口腔种植
生物激活理念
ORAL IMPLANTS
Bioactivating Concepts

QUINTESSENCE PUBLISHING

Berlin | Chicago | Tokyo
Barcelona | London | Milan | Mexico City | Paris | Prague | Seoul | Warsaw
Beijing | Istanbul | Sao Paulo | Zagreb

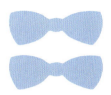

口腔种植生物激活理念

ORAL IMPLANTS Bioactivating Concepts

（奥）劳尔夫·艾沃茨（Rolf Ewers）
（瑞士）托马斯·兰布瑞克（J. Thomas Lambrecht） 主 编
徐连来 汪晓晖 李 潇 时绍忠 主 译
于 鹏 陆学伟 曲 哲 副主译

北方联合出版传媒（集团）股份有限公司
辽宁科学技术出版社

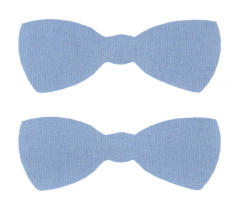

图文编辑

刘 浩 张 宁 王 玥 杨 帆 王静雅 纪凤薇 刘玉卿 张 浩 杨 洋

This is translation edition of ORAL IMPLANTS Bioactivating Concepts
By Rolf Ewers, J. Thomas Lambrecht
Simplified Chinese translation right was arranged with Quintessence Publishing Co., Ltd.

著作权合同登记号：06-2019第44号。

图书在版编目（CIP）数据

口腔种植生物激活理念 /（奥）劳尔夫・艾沃茨（Rolf Ewers），（瑞士）托马斯・兰布瑞克（J.Thomas Lambrecht）主编；徐连来等主译. —沈阳：辽宁科学技术出版社，2024.4
ISBN 978-7-5591-2805-8

Ⅰ. ①口… Ⅱ. ①劳… ②托… ③徐… Ⅲ. ①生物材料—应用—种植牙—研究 Ⅳ. ①R782.12

中国版本图书馆CIP数据核字（2022）第214580号

出版发行：辽宁科学技术出版社
（地址：沈阳市和平区十一纬路25号 邮编：110003）
印 刷 者：凸版艺彩（东莞）印刷有限公司
经 销 者：各地新华书店
幅面尺寸：210mm × 285mm
印 张：30.25
插 页：4
字 数：600 千字
出版时间：2024 年 4 月第 1 版
印刷时间：2024 年 4 月第 1 次印刷
出 品 人：陈 刚
责任编辑：殷 欣
封面设计：袁 舒
版式设计：袁 舒
责任校对：李 霞

书 号：ISBN 978-7-5591-2805-8
定 价：798.00 元

投稿热线：024-23280336
邮购热线：024-23280336
E-mail:cyclonechen@126.com
http://www.lnkj.com.cn

序言 Foreword

本书主要从外科角度提纲挈领地展现当代种植修复在科学与临床基础上所蕴含的知识和理论。

感谢在世界范围所谓“基尔联系（Kiel-Connection）”内外的专业关系网所建立的长期友谊，主编们成功地吸引了在这一领域享誉国际的专家们为他们的课题投稿。

深入了解伤口愈合、骨生理学、种植设备、生物材料、生物表面及植骨材料，是获得成功美学效果及远期成功不可或缺的先决条件，以上内容在本书中都有详尽的阐述。

最先进的种植修复治疗主要需要由口腔修复医生、外科医生、牙科技师和牙科卫生士组成的团队执行“以修复为导向”的治疗计划。本书中有部分章节专门从病例相关的评估到最终的修复体戴牙等多方面进行讨论。

以标准、先进的设计来获得尽可能好的美学与功能的成功效果，对于整个团队来说都是一项艰巨的挑战。

本书介绍了普遍标准和先进的临床程序，以及硬组织与软组织处理的要点和技巧，以获得理想的位点生长与连续的修复重建。关于植骨材料在骨增量手术中使用的建议，是基于全球口腔颌面外科最受尊敬的机构之一——30余年的科学和临床研究。藻源性可吸收材料是BMP、VEGF等生物活性生长因子的理想载体，是未来骨再生的重要因素。关于并发症的章节涵盖了计划不当引起的一系列问题：医疗事故、种植体周围感染、与药物或放射治疗有关的问题，以及如何处理这些问题。

简而言之，本书应该是口腔临床医生的必需品！

Wilfried Schilli

Axel Kirsch

前言 Preface

在出版了黑色封面的《Oral and Implant Surgery: Principles and Procedures》（称为“领结书”）之后，这次我们很高兴地按序呈送给读者这本白色封面的新书。

这是第一本包含了关于骨内种植学大量章节的图书，它促使我们通过关注生物激活的理念来扩展这一主题。

结合临床资料和多名作者的评论，根据他们个人和团队的研究，以及他们的经验，试图保持一个类似的模式，我们非常感谢网络，让我们能够“雇佣”这么多的朋友和同事来帮助我们把控这个项目。这并不是一件容易的事情，它象征着一种跨学科的理解、尊重，甚至是友谊。

我们衷心感谢来自多个国家的临床医生和研究团队，以及我们在临床日常工作中的同事，他们奉献了他们的知识，也牺牲了大量的宝贵时间。

封面上的“领结”这次也是在奥地利维也纳手工制作的。羽毛代表书写，水尺代表平衡，平衡临床和相关研究的观点、论点和哲学。

本书主要的支持人员包括我们的秘书Gerhild Oertlin、Birgit Massariolo、Evelyne Gerber、Hermine Rainer、Regina Zink、Carina Sanda和Maria Öttl，我们的技师Alicja Gawronska和Tanja Friedmann，摄影师Karl Englisch和Julius Silver，翻译和“润色”编辑Susan Holmes和Anya Hastwell，平面艺术设计师Manphuong Huynh女士，以及由Johannes Wolters领导的Quintessence出版社的团队。我们与这些人的沟通是非常顺畅的。

我们真诚地希望能够向学生、助理、新的和有经验的执业医师与临床医生，以及所有年轻有为、与时俱进的博士和研究生们奉献上此书。

Rolf Ewers
J. Thomas Lambrecht
维也纳，巴塞尔
2013年1月

译者名单 Translators

主　译

徐连来　汪晓晖　李　潇　时绍忠

副主译

于　鹏　陆学伟　曲　哲

译　者（按姓名首字笔画为序）

于焕斌　王欣玮　王浩荣　王鲲鹏　尹雪兰
邓天政　吕欣蔚　刘云锋　闫　景　孙　亮
李　颖　李异雷　李伶俐　余　琳　张　倩
张馨露　陆子文　陈宇航　陈靖文　邵中南
罗琴琪　姜兆霞　徐千惠　高月喜　曹志龙
梁晗婷　谢炅东

译者简介 Translators

主译

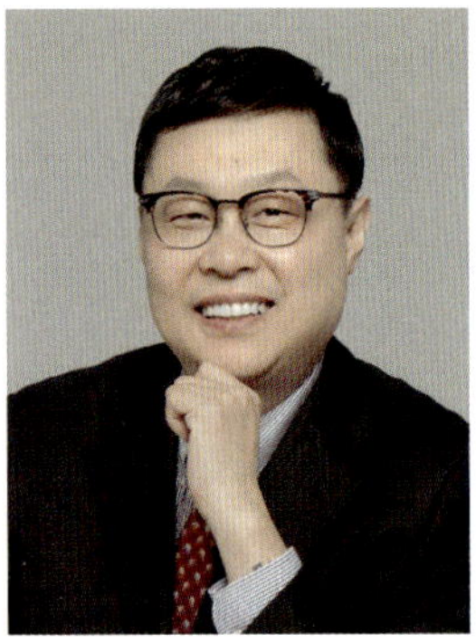

徐连来 主任医师，硕士研究生导师。1987年本科毕业于天津医科大学并留校任教。1989年开始，于天津医科大学开展种植牙临床、教学、科研工作，从事种植牙医、教、研工作30余年。美国gIDE/LLU终身临床导师，华人美学牙科学会副会长，北京种植牙学会理事，互联网口腔医学会常务理事。海南医学院、北华大学客座教授，海南省干部保健局特聘专家，世界知名种植体Zimmer、Nobel Biocare、Camlog等资深国际讲师。多次任国外著名专家在华授课的临床手术示教专家，曾任多个中国大型齿科连锁企业副总裁、学术委员会主席、总院长、种植牙总监。多次受邀参加国际有关种植牙技术及种植牙未来发展趋势学术研讨会，并参与组织多场有一定影响力的大型国际学术论坛。

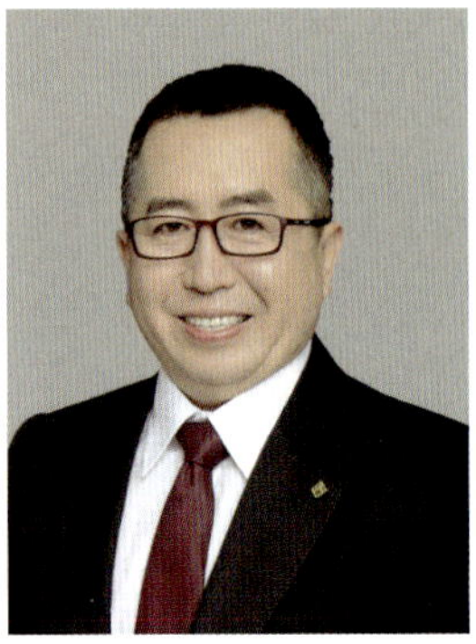

汪晓晖 1994年毕业于第四军医大学（现空军军医大学）口腔医学院，长期从事口腔种植修复临床工作，现就职于北京劲松口腔医疗集团，任国际部首席医疗官（COM）。

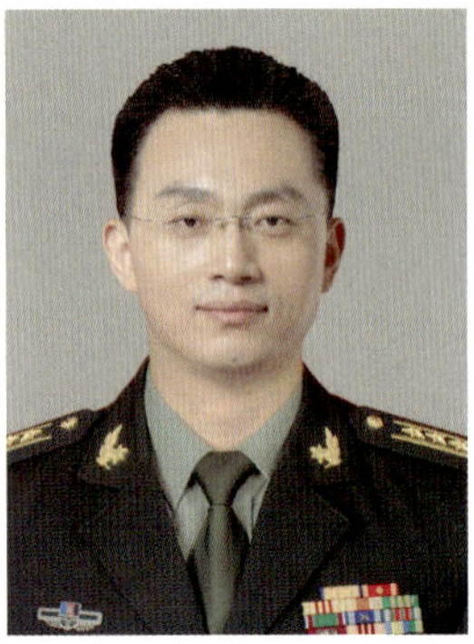

李潇 主任医师，硕士研究生导师。南部战区总医院口腔科主任，博士毕业于第四军医大学（现空军军医大学），博士后研究在华南理工大学完成。先后主持和参与国家级、省部级和军队级科研项目13项，获批国家发明专利和实用新型专利3项，获军队科技进步和医疗成果奖励2项。发表科研论文40余篇，参编专著1部，主译专著2部。培养研究生10余名，曾任中华口腔医学会全科口腔医学专业委员会常务委员、口腔材料专业委员会委员，广东省口腔医学会老年口腔医学专业委员会副主任委员、口腔修复学专业委员会常务委员，全军口腔医学专业委员会常务委员。广东省和广州市科技项目评审专家，广州市劳动能力鉴定专家，广州市医疗事故鉴定专家。

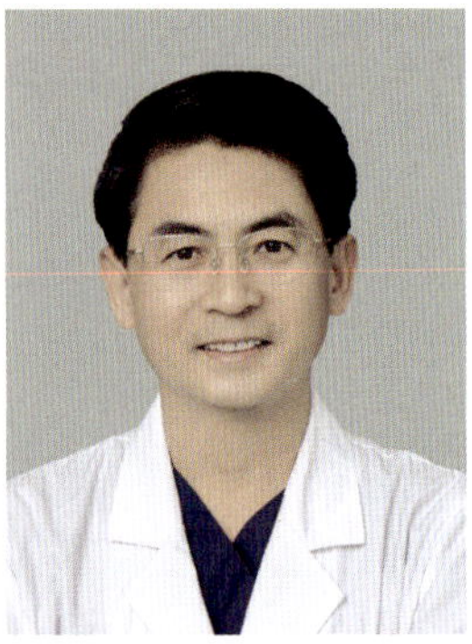

时绍忠 口腔种植硕士，副主任医师。曾任职于北京拜博口腔·美维口腔医疗集团医疗总监。毕业于北方医学院口腔医疗专业，于德国法兰克福大学牙医学院、北京大学口腔医学院多年深造。2009—2010年，进修美国UCLA/gIDE口腔种植硕士课程（UCLA/gIDE One Year Implant Master Program）；2011—2012年，进修美国UCLA/gIDE口腔美学硕士课程（UCLA/gIDE One Year Esthetic Master Program）。Nobel、Straumann中国区讲师。曾获拜博口腔医疗集团、美维口腔医疗集团大赛一等奖，全国民营口腔病例展示最佳病例。

副主译

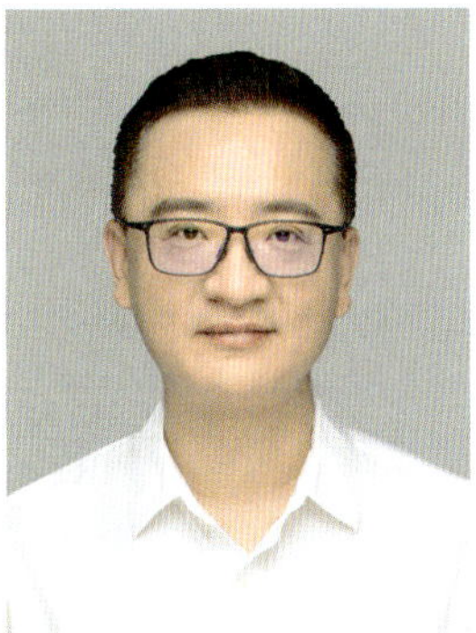

于鹏 口腔种植硕士，副主任医师。毕业于天津医科大学，荷兰阿姆斯特丹口腔医学中心访问学者。国际种植牙医师学会（ICOI）中国专家委员会理事，中国医学装备协会（POCT）分会委员，北京口腔医学会口腔种植专业委员会委员，天津口腔医学会口腔种植专业委员会委员、口腔修复学专业委员会委员。参译《穿颧种植——循解剖之道》。擅长单颗牙、多颗牙以及美学区种植修复，各类骨增量、骨移植及软组织移植、复杂的无牙颌种植修复以及种植失败病例再种植治疗。

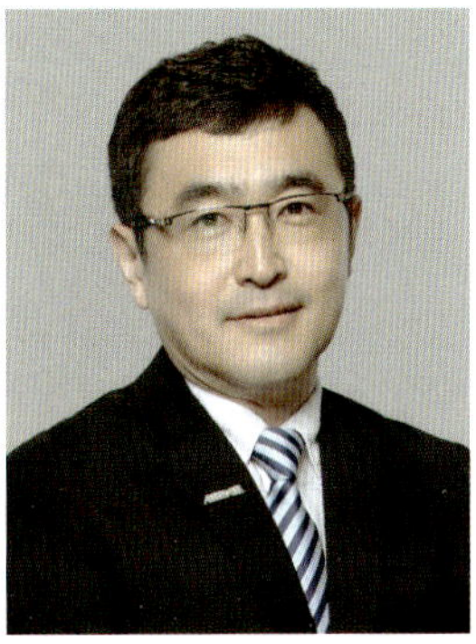

陆学伟 医学硕士，主任医师。毕业于哈尔滨医科大学。瑞尔集团上海中心门诊部主任，瑞尔齿科华东一区院长，瑞尔集团口腔种植专科委员会副主任委员。Straumann特聘讲师，Nobel培训讲师，Osstem AIC讲师。

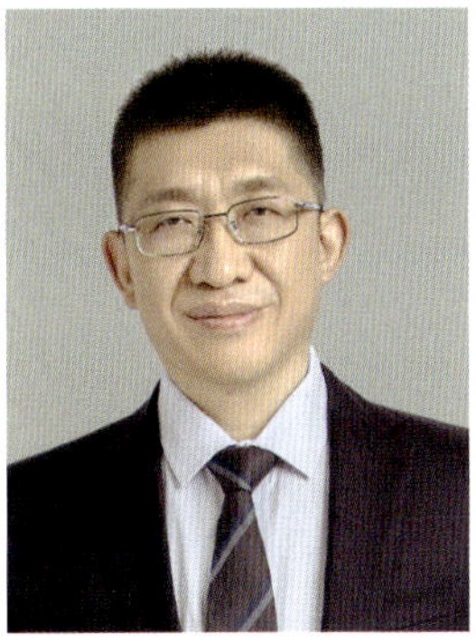

曲哲 主任医师。大连市口腔医院种植科主任。于奥地利维也纳医科大学获得医学博士学位。中华口腔医学会口腔种植专业委员会委员，辽宁省口腔种植专业委员会副主任委员，国际口腔种植学会专家组成员（ITI Fellow）。一直从事骨组织工程构建和种植体表面性质的研究。承担教育部归国人员启动基金项目1项、国家人力资源和社会保障部归国博士基金项目1项以及其他省市级科研项目5项。在国际期刊发表具有较高影响因子的SCI英文论文8篇，国内核心期刊论文30余篇。获得大连市科技进步奖一等奖、辽宁省医学科技三等奖、大连市科技进步奖三等奖和大连市科技发明三等奖各1项。

主编和编者 Editors and Authors

主编

Prof. Dr. Dr. Rolf Ewers
University Hospital for Cranio-Maxillofacial and Oral Surgery
Medical University of Vienna
Währinger Gürtel 18-20
A-1090 Wien-Austria
Email: rolf@cmf-vienna.com

Prof. Dr. Dr. J. Thomas Lambrecht
Clinic for Oral Surgery,
Oral Radiology and Oral Medicine
School of Dental Medicine,
University of Basel, Hebelstrasse 3
CH-4056 Basel-Switzerland
Email:
J-Thomas.Lambrecht@unibas.ch

编者

Prof. Dr. Jürgen Becker
Department of Dental Surgery and Research, University Hospital
Düsseldorf, Moorenstr. 5
D-40225 Düsseldorf-Germany
Email: jbecker@uni-duesseldorf.de

Dr. Dr. Gido Bittermann
Department of Oral and Maxillofacial Surgery
University Medical Center Freiburg
Hugstetter Strasse 55
D-79095 Freiburg-Germany
Email: gido.bittermann@uniklinik-freiburg.de

Dr. Dr. Lorenz Brauchli
Erlenstrasse 7
CH-9469 Haag-Switzerland
Email: lbrauchli@yahoo.com

Prof. Dr. Chris M. ten Bruggenkate
Faculty of Dentistry
VU University Medical Center
Amsterdam, De Boelelaan 1117
NL-1081 HV Amsterdam-Netherlands
Email: c.tenbruggenkate@vumc.n

Dr. Dr. Nardy Casap
Department of Oral and Maxillofacial Surgery
Hebrew University-Hadassah
Faculty of Dental Medicine
Jerusalem 91120-Israel
Email: nard@md.huji.ac.il

Dr. Dorothea C. Dagassan-Berndt
Clinic for Oral Surgery, Oral Radiology and Oral Medicine
School of Dental Medicine,
University of Basel, Hebelstrasse 3
CH-4056 Basel-Switzerland
Email: Dorothea.Berndt@unibas.ch

Michael Ermer
Department of Oral and Maxillofacial Surgery
University Medical Center Freiburg
Hugstetter Strasse. 55
D-79095 Freiburg-Germany
Email: michael.ermer@uniklinik-freiburg.de

Prof. Dr. Andreas Filippi
Clinic for Oral Surgery, Oral Radiology and Oral Medicine
School of Dental Medicine,
University of Basel, Hebelstrasse 3
CH-4056 Basel-Switzerland
Email: Andreas.Filippi@unibas.ch

Prof. Dr. Dr . Dr. phil. nat. Christian Foitzik
Surgical and Implant Center
Nieder Ramstädter-Str. 18-20
D-64283 Darmstadt-Germany
Email: foitzik@t-online.de

Univ.-Prof. Dr. med. univ. et med. dent. Robert Gassner, MBAe
Department of Oral and Maxillofacial Surgery,
Medizinische Universität
Innsbruck, Anichstrasse 35
A-6020 Innsbruck-Austria
Email: robert.gassner@uki.at

Dr. Susanne Gintenreiter
Manager
Algoss GmbH, Schumanngasse 15
A-1180 Wien–Austria
Email: s.gintenreiter@algoss.at

Dr. Atsuyuki Inui
Department of Orthopedic Surgery
University of California, Davis
4635 Second Avenue, Sacramento, CA, 95817-USA
Email: atsuyukiinui81@gmail.com

Prof. Dr. Ole T. Jensen
Clear Choice-Denver
Centrum Complex, East Tower
8200 E. Bellview Ave. , Ste. 500
Greenwood Village, CO 80111-USA
Email: Ole.Jensen@clearchoice.com

Prof. Dr. Dr. Dr. h. c. Ulrich Joos
Clinic for Cranio-Maxillofacial Surgery
University Hospital of Münster
Albert-Schweitzer-Campus 1
D-48149 Münster-Germany
Email: joos@uni-muenster.de

Prof. Dr. Fouad Khoury
Private Dental Clinic Center for Implantology and Oral Surgery
Am Schellenstein 1
D-59939 Olsberg-Germany
Email: KlinikSchellenstein@t-online.de

Dr. Axel Kirsch
Talstrasse 23
D-70794 Filderstadt-Germany
Email: axelkirsch@aol.com

Dr. Sebastian Kühl
Clinic for Oral Surgery, Oral Radiology and Oral Medicine
School of Dental Medicine, University of Basel, Hebelstrasse 3
CH-4056 Basel-Switzerland
Email: Sebastian.kuehl@unibas.ch

Prof. Dr. Dr. Günter Lauer
Department of Oral and Maxillofacial Surgery
Universitätsklinikum Carl Gustav Carus, Fetscherstraße 74
D-01307 Dresden-Germany
Email: Guenter.Lauer@uniklinikum-dresden.de

Robert E. Marx, DDS
Division of Oral and Maxillofacial Surgery, University of Miami
Miller School of Medicine,
1500 NW 12 Avenue
Jackson Medical Towers
Suite 1020 East,
Miami, FL 33136-USA
Email: RMarx@med.miami.edu

Prof. Dr. Dr. Ulrich Meyer
MKG Münster
Schorlemerstrasse 26
D-48143 Münster-Germany
Email: praxis@mkg-muenster.de

Vincent J. Morgan, DMD
501 Arborway
Boston, MA 02130-USA
Email: vmorgan@bicon.com

Ass. Prof. Mag. Dr. Doris Moser
University Hospital for Cranio-Maxillofacial and Oral Surgery
Medical University of Vienna
Währinger Gürtel 18-20
A-1090 Wien-Austria
Email:
doris.moser@meduniwien.ac.at

Prof. Dr. Katja Nelson
Department of Oral and Maxillofacial Surgery
University Medical Center Freiburg
Hugstetter Strasse 55
D-79106 Freiburg-Germany
Email: katja.nelson@uniklinik-freiburg.de

PD Dr. Hans-Joachim Nickenig
Department of Oral and Maxillo-, and Facial Plastic Surgery
University Hospital of Köln
Kerpener Strasse 32
D-50924 Köln-Germany
Email: hans-joachim.nickenig@uk-koeln.de

Prof. Dr. A. Hari Reddi
Ellison Center for Tissue Regeneration and Repair
Department of Orthopaedic Surgery
University of California, Davis
4635 Second Avenue, Sacramento, CA, 95817-USA
Email: ahreddi@ucdavis.edu

Dr. Guenter Russmüller
University Hospital for Cranio-Maxillofacial and Oral Surgery
Medical University of Vienna
Waehringer Guertel 18-20
A-1090 Wien-Austria
Email: guenter.russmueller@meduniwien.ac.at

PD Dr. Dr. Christian Schopper
University Hospital for Cranio-Maxillofacial and Oral Surgery
Medical University of Vienna
Währinger Gürtel 18-20
A-1090 Wien-Austria
Email: Christian.schopper@meduniwien.ac.at

Prof. Dr. Frank Schwarz
Department of Dental Surgery and recording – West German Jaw Diseases, University Hospital of Düsseldorf, Moorenstr. 5
D-40225 Düsseldorf-Germany
Email: frank.schwarz@med.uni-duesseldorf.de

DI Dr. Dr. Rudolph Seemann, MBAe
University Hospital for Cranio-Maxillofacial and Oral Surgery
Medical University Vienna
Währinger Gürtel 18-20
A-1090 Wien-Austria
E-mail: rudolf.seemann@meduniwien.ac.at

Dr. Wiebke Semper Hogg
Department of Oral and Maxillofacial Surgery
University Medical Center Freiburg
Hugstetter Strasse 55
D-79106 Freiburg-Germany
Email: wiebke.semper@uniklinik-freiburg.de

Prof. Dr. Dr. Kurt Schicho
University Hospital for Cranio-
Maxillofacial and Oral Surgery
Medical University of Vienna
Währinger Gürtel 18-20
A-1090 Wien-Austria
Email: kurt.schicho@
meduniwien.ac.at

Prof. Dr. Dr. Rainer Schmelzeisen
Department of Oral and
Maxillofacial Surgery
University Medical Center Freiburg
Hugstetter Strasse. 55
D-79095 Freiburg-Germany
Email: rainer.schmelzeisen@
uniklinik-freiburg.de

Prof. Dr. E.A.J.M. Schulten
Academic Centre for Dentistry
Amsterdam
Gustav Mahler Laan 3004
NL-1081 LA Amsterdam-
Netherlands
Email: e.schulten@acta.nl

Dr. Klaus Sinko
Weihburggasse 11/5
A-1010 Wien-Austria
Email: ordination@sinko.at

Dr. Else Spassova
Algoss GmbH
Schumanngasse 15
A-1180 Wien–Austria
Email: e.spassova@algoss.at

Boyd J. Tomasetti, DMD
University of Colorado, School of
Dentistry
7889 South Lincoln Court
Littleton CO 80122-USA
Email: bjtrmoms@aol.com

Dr. Michael Truppe
Albertgasse 3/6
A-1080 Wien-Austria
Email: mtruppe@eurodoc.at

PD Dr. Clemens Walter
Clinic for Periodontology,
Endodontology and Cariology
School of Dental Medicine,
University of Basel
Hebelstrasse 3
CH-4056 Basel-Switzerland
Email: Clemens.Walter@unibas.ch

Prof. Dr. Roland Weiger
Clinic for Periodontology,
Endodontology and Cariology
School of Dental Medicine,
University of Basel, Hebelstrasse 3
CH-4056 Basel-Switzerland
Email: Roland.Weiger@unibas.ch

Dr. Dr. Arno Wutzl
University Hospital for Cranio-
Maxillofacial and Oral Surgery
Medical University of Vienna
Währinger Gürtel 18-20
A-1090 Wien-Austria
Email:
arno.wutzl@meduniwien.ac.at

Prof. Dr. Nicola U. Zitzmann, PhD
Clinic for Periodontology,
Endodontology and Cariology
School of Dental Medicine,
University of Basel, Hebelstrasse 3
CH-4056 Basel-Switzerland
Email: N.Zitzmann@unibas.ch

Prof. Dr. Dr. Joachim E. Zöller
Department of Oral and Maxillo-,
and Facial Plastic Surgery
University Hospital Köln
Kerpener Strasse 32
D-50924 Köln-Germany
Email: joachim.zoeller@uk-koeln.de

目录 Contents

扫一扫即可浏览
参考文献

第 1 章

基本原则
Basic Principles

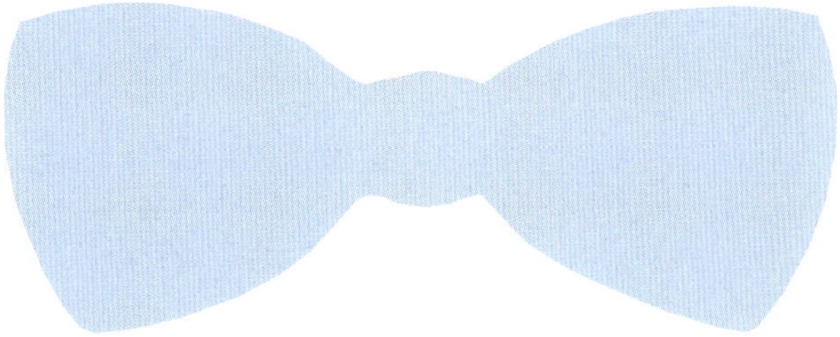

1.1 Arno Wutzl

1.1.1 Günter Lauer

1.1.2 A. Hari Reddi, Atsuyuki Inui

1.1.3 Robert Gassner

1.2 Christian Schopper, Doris Moser

1.2.1 Else Spassova

1.2.2 Else Spassova, Susanne Gintenreiter

1.2.3 Joachim E. Zöller, Hans-Joachim Nickenig

1.2.4 Ulrich Joos, Ulrich Meyer

1.3 Clemens Walter, Roland Weiger

1.3.1 Günter Lauer

1.1 细胞及亚细胞骨生理学

Arno Wutzl

引言

骨是一种动态变化的组织，具有两种特定的功能：在运动中行使生物机械功能和维持体内矿物质的动态平衡。

骨的结构

无论是典型的长骨（如下颌骨），还是外观相对扁平的骨（如头骨），其外部都是由一个致密的结构（皮质骨）所组成，而它们的内部是由精细的小梁组成的三维网状结构（松质骨）。成人骨由约80%的皮质骨和20%的松质骨组成。在代谢上，松质骨被认为要比皮质骨活跃得多。组织学上，编织骨和板层骨是可以区分的：编织骨通常是在胎儿和出生后骨发育过程中形成的；在成人体内只形成板层骨，但在骨折愈合等促进骨形成的条件下，此时主要形成编织骨[1]。

骨是由矿物质、有机基质、细胞和水组成。矿物质约占骨干重的2/3，主要由结晶羟基磷灰石形式的磷酸钙和镁、锶、碳酸盐、柠檬酸和氟化物等矿物离子组成[2]。有机基质的主要成分是蛋白多糖和蛋白质，其中90%为胶原蛋白（以Ⅰ型胶原蛋白为主）。在骨发育过程中，大量正常胶原蛋白沉积是获得足够的骨量和矿物质密度所必需的，因此对优化骨生物力学性能至关重要。

骨组织也含有少量的非胶原蛋白，如骨钙素、骨唾液蛋白、骨桥蛋白和骨连接蛋白。这些蛋白质似乎也参与了基质矿化的过程。

骨不仅在骨发育（骨生成）期间不断更新，而且在以后的生命（骨改建）中也是如此。

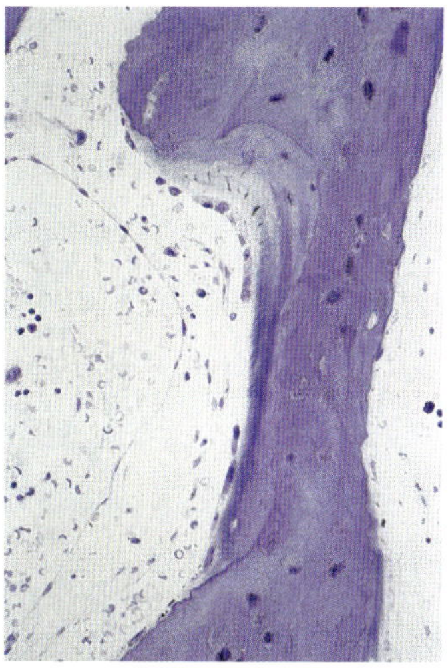

图1-1 具有成骨细胞来源的骨内膜细胞的松质骨。（版权：Russmüller）

成骨细胞与骨内膜细胞

成骨细胞是来源于间充质的完全分化细胞，它不仅能够产生有机基质的各种成分，而且还能产生启动和促进类骨组织（如非矿化组织）矿化过程所需的各种因子。成骨细胞是立方体状细胞，细胞基部有一个圆形的细胞核，胞浆具有强烈的亲碱性，有一个明显的高尔基复合体，在骨表面形成连续的单细胞层（图1-1）[2]。

研究者已证实的成骨细胞的发育阶段有：间充质干细胞、间充质细胞（诱导性骨原细胞）、骨原细胞、成骨前细胞、成骨细胞和骨细胞[3]。成骨细胞成熟的过程需要按次序地激活和抑制编码表型与调节蛋白的特定基因[c-fos、前胶原-a（Ⅰ）、碱性磷酸酶、骨桥蛋白、骨钙素]。促进前趋体细胞分化的因子包括多种骨形态发生蛋白（BMP，如BMP-2）、转化生长因子-β、成纤维细胞生长因子、甲状旁腺激素（PTH）、PTH相关肽、1,25-二羟基维生素D_3[$1,25-(OH)_2D_3$]和胰岛素样生长因子-1。Cbfa1、Msx-2、c-fos和fra-2是已被确认为对骨形成起到关键调节作用的转录因子[3]。

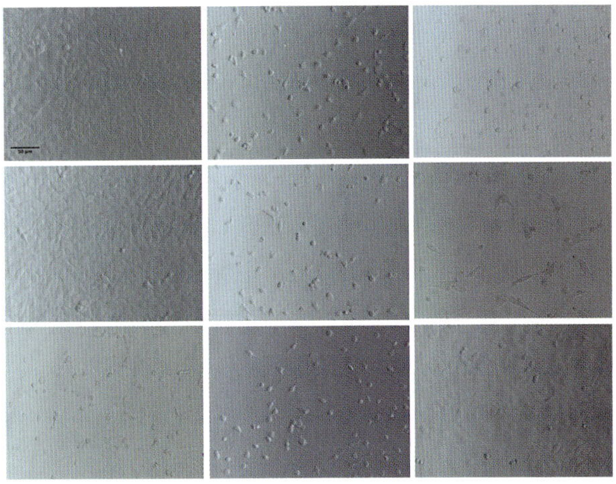

图1-2 不同浓度的鼠基质细胞。（版权：Russmüller）

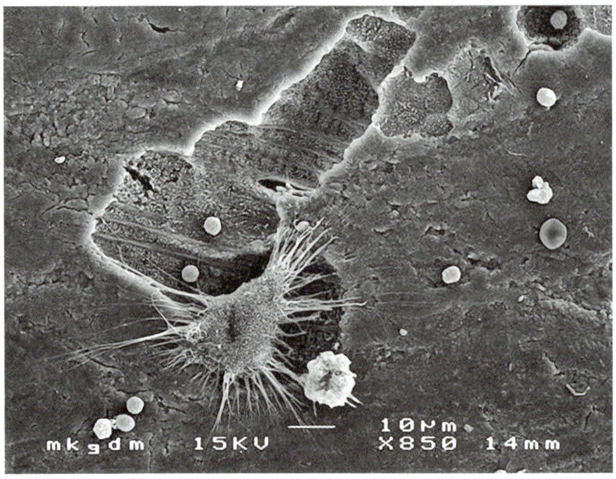

图1-3 骨切片上破骨样细胞的电镜观察。（版权：Russmüller）

骨细胞

骨细胞（图1-2）是成骨细胞分化末期的非增殖细胞，在新骨形成过程中已被矿化基质包裹[2]。但是，骨细胞与骨表面的成骨细胞和骨内膜细胞接触，这是一个类似合胞体的功能网络的一部分：骨细胞伸出的长细胞质通过贯穿整个骨基质的骨小管系统，分别通过与成骨细胞或骨内膜细胞的缝隙连接来建立细胞间的接触。

骨细胞通过与周围细胞外液交换钙离子，可能在调节血浆钙动态平衡中发挥作用。此外，由于骨细胞通过释放骨活性前列腺素而对流体应力产生反应，它们可能会将机械负荷转化为适当的刺激，从而进行骨改建[3]。

破骨细胞

破骨细胞是负责骨吸收的细胞。破骨细胞是一种多核巨细胞，含有多达20个细胞核。它们被吸引到皮质或小梁骨表面，并被来自钙素、生长因子、细胞因子或前列腺素的刺激所激活。活跃的破骨细胞经常出现在吸收陷窝（Howship's陷窝）中，这是它们自身吸收活动的结果。通常，活跃的破骨细胞的一个非常典型的超微结构特征是“皱褶边缘”（图1-3），它是由面对骨基质部位的质膜的深皱褶组成[2]。皱褶边缘被所谓的“清晰区”包围，这是细胞和骨表面紧密结合的外围环，从周围的细胞外液隔层中隔离吸收部位。破骨细胞通过分泌H^+和溶酶体酶，包括胶原酶、组织蛋白酶、抗焦油酸性磷酸酶等，来吸收骨矿物质和有机基质。

破骨细胞来源于单核/吞噬系的多潜能造血前体细胞。可能是在早期的原单核细胞阶段分化为单核/巨噬细胞或破骨细胞。然而，破骨细胞也产生于外周血单核细胞或驻留的巨噬细胞。与单核/巨噬细胞相比，破骨细胞不表达Fc受体，而表达钙调素和维甲酸（$\alpha_v\beta_3$ Integrin）受体。破骨细胞骨吸收的程度取决于新的破骨细胞（破骨发生）的形成和已存在的成熟破骨细胞的募集与激活。这些过程由多种细胞因子、生长因子和激素控制。

骨改建

成人骨在一生中处于持续改建过程中（图1-4）。骨改建是骨适应外界机械应力变化的基础，也是保证体内钙和无机磷稳定的要求。在松质骨中发生的我们称为“骨改建单元”的变化是按如下顺序进行的：改建周期是由破骨细胞骨吸

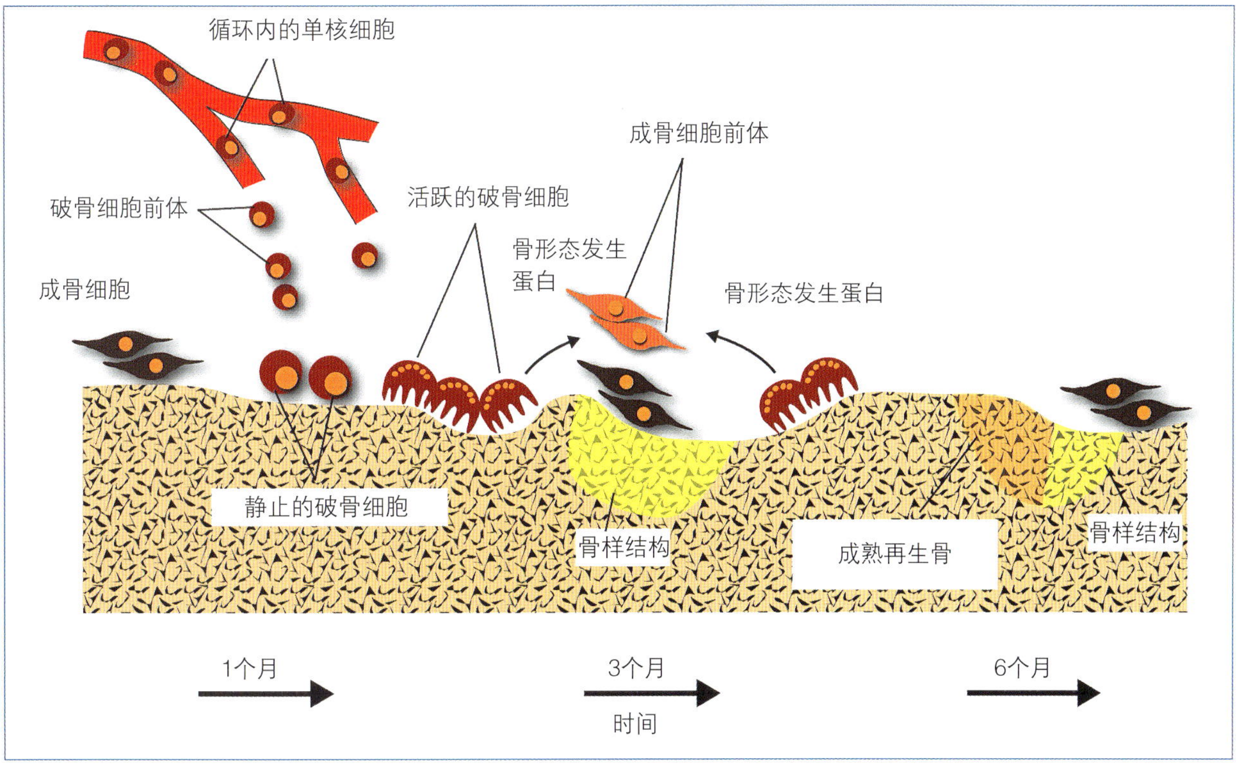

图1–4 骨改建单元以破骨细胞的形成并发挥功能开始，依次是成骨细胞前体、成骨细胞发挥成骨作用并转化为静止骨细胞。

收引起的，吸收期的持续时间估计为43天[4]。随后是成骨细胞前体进入吸收部位的逆转期（7天）。最后是骨形成阶段（145天）。

通过骨基质的沉积和矿化，成骨细胞前体分化为成熟的成骨细胞，并使腔内充满新的骨。最后，重建一个“骨结构单元”，然后进入休息阶段。皮质骨的重塑遵循上述小梁骨的相同原则。皮质骨主要是通过哈弗氏管内的骨内吸收[5]，因此破骨细胞形成一个前进的通道，随后再由成骨细胞形成新骨进行充填。

据估计，完整重建周期的持续时间在皮质骨中约为3个月，在松质骨中约为6个月[2]。

细胞因子对骨改建的局部调节作用

由于骨改建过程是一个循环的程序，骨形成与骨吸收紧密相伴（“耦合现象”）。骨改建受到全身激素以及生长因子、细胞因子和前列腺素等局部因素的控制，这些因子是由（前）成骨细胞在骨改建单元内产生的，并以自分泌/旁分泌的方式作用于各种类型的骨细胞。值得注意的是，除降钙素外，这些骨活性激素和因子的特异性质膜或核受体主要存在于成骨细胞中。这就解释了为什么破骨细胞的形成和功能发挥需要有成骨细胞家族细胞的参与，并在生理条件下保持骨形成和吸收之间的平衡。

由成骨细胞系细胞表达的细胞核因子κB受体活化因子配体（RANKL）和同样由成骨细胞产生的骨保护素（OPG），作为可溶性诱饵受体，或作为单核破骨细胞前体细胞（图1–5）上表达的拮抗受体。RANKL和OPG这两种因子的鉴定，使我们对破骨细胞的形成和骨改建的认识取得了重大进展。

RANKL[6]的受体激活因子是肿瘤坏死因子（TNF）配体家族的成员之一，是由317个氨基酸

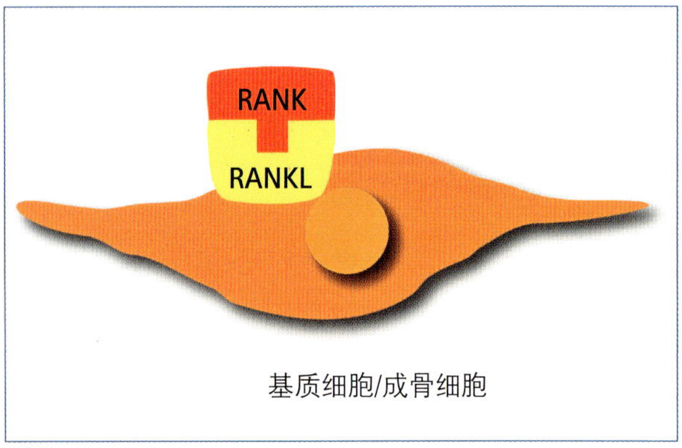

图1-5 （a）成骨细胞和破骨细胞通过RANK-RANKL信号通路相互调节。

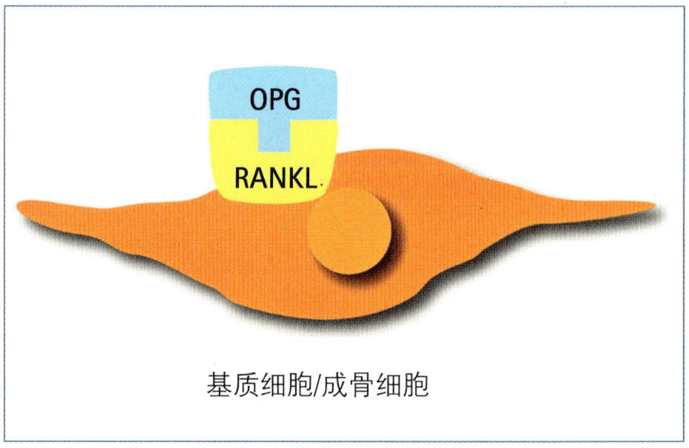

图1-5 （b）成骨细胞和破骨细胞通过RANKL-OPG路径信号通路相互调节。

组成的多肽。在骨和淋巴组织中，RANKL的稳态mRNA水平最高；RANKL在心脏、骨骼肌、肺、胃、胎盘和甲状腺中检测到较低的水平[7]。RANKL已被证明能刺激破骨细胞前体细胞的分化、存活和融合，激活成熟的破骨细胞并抑制破骨细胞的凋亡[8]。RANKL在骨和免疫系统中的中心作用已在去除RANKL小鼠中得到证实：这些动物完全缺乏破骨细胞，在巨噬细胞集落刺激因子（M-CSF）的存在下，破骨细胞的分化和活化只需RANKL的表达[9-10]。而M-CSF的作用是由c-fms介导的，RANKL的受体是核因子-κB（RANK）的受体激活因子。RANK由破骨细胞、树突状细胞、T细胞、B细胞和成纤维细胞表达[7]。

1997年，骨保护素（OPG）被两个团队独立发现[11-12]。OPG是由401个氨基酸组成的前肽，是TNF受体超级家族的成员之一。在骨、肺、心脏、肾脏、肠道和甲状腺等多种组织中都检测到了高水平的OPG mRNA[7]。在骨组织中，OPG主要是由成骨细胞系产生的[13]。OPG是RANKL的诱饵受体，从而抑制破骨细胞前体细胞的分化、存活和融合，抑制成熟破骨细胞的活化并诱导破骨细胞的凋亡[8]。

最近，Hofbauer及其同事提出了激素和细胞因子调节破骨细胞功能的“收敛假说”[7-8]。这一假说提出，多种“上游”激素和细胞因子聚焦在“下游”因子RANKL和OPG表达水平的调节上，改变活性破骨细胞池的大小。这两个“下游”因子的平衡通过调节破骨细胞的发生、活化和凋亡来调节骨吸收。

白细胞介素-1（IL-1）是由活化的单核细胞、成骨细胞和肿瘤细胞所产生，一种最强有力的骨吸收刺激因子和骨形成抑制因子[14]。肿瘤坏死因子-α（TNF-α）是另一种具有较强骨吸收活性的促炎细胞因子。TNF-α已被证明参与肿瘤和非肿瘤诱导的骨量减少[14]。

白细胞介素-6（IL-6）是第三种“经典的”吸收细胞因子。在人体和动物实验中有间接证据表明单核细胞产生IL-6是由雌激素来调控的[15]。转化生长因子-β（TGF-β）不仅是由免疫系统产生的，而且也是由成骨细胞产生的，因此富含在细胞外骨基质中。在大多数系统中，TGF-β通过阻断破骨细胞前体细胞的增殖和分化而干扰骨碎裂的发生。此外，TGF-β还抑制成熟破骨细胞的活性，促进其凋亡[5]。同时，TGF-β对成骨细胞有较强的刺激作用，因此是调节骨改建的关键因素。值得注意的是，TGF-β在成骨细胞中的表达受到合成激素类固醇的正调控[16]。

胰岛素样生长因子-1（IGF-1）对骨改建的局部调控具有特别重要的作用，因为IGF-1促进了成骨细胞前体细胞的增殖，增强了成熟成骨细胞的骨基质合成。

前列腺素（prostaglandins，PGs）在健康与否的骨代谢中都起着重要的作用[17]。前列腺素在如类风湿关节炎或牙周病等多种疾病中似乎是骨吸收的重要介质。值得注意的是，前列腺素像许多其他骨活性因子一样，似乎对骨改建具有双重影响。尽管也抑制成熟成骨细胞中的胶原合成，但前列腺素通过促进成骨细胞前体细胞的复制和分化，从而促进骨形成[17]。

系统性激素

1,25-二羟基维生素D_3［1,25-$(OH)_2D_3$］促进了钙和磷酸盐的肠道吸收，促进了肾小管对钙的吸收。此外，类固醇激素还能促进成骨细胞的增殖、分化和功能。1,25-$(OH)_2D_3$诱导成骨细胞表达Ⅰ型胶原、骨钙素、骨桥蛋白等骨基质蛋白。除了其对成骨细胞的作用外，该激素还能促进未分化的血液前驱体细胞向破骨细胞的转化。

甲状旁腺激素（PTH）对血清钙水平有短期调节作用。它通过促进破骨细胞的分化、募集和激活，增加肾小管对钙的吸收，促进骨吸收。PTH显然也在骨形成中起作用，就像激素能够诱导成骨细胞的增殖一样。

降钙素是成熟破骨细胞活性的抑制剂，然而这种激素在调节人体骨转换中的生理作用尚不清楚。

雌激素在调节骨转换中的重要作用已经通过雌激素缺乏导致骨吸收增强的临床观察得到证实。雌激素通过抑制IL-6/IL-6R系统信号通路的转导以及对成骨细胞OPG表达的上调而抑制破骨细胞的形成[18]。雌激素还抑制破骨细胞的活性，并促进TGF-β介导的破骨细胞凋亡[19]。

雄激素在维持骨量方面的重要性在于其缺失会导致很快的骨丧失[20]。和雌激素一样，雄激素能够显著刺激成骨细胞的增殖，更重要的是，雄激素能抑制钙离子激素诱导破骨细胞的形成作用。糖皮质激素对骨形成和骨吸收具有复合的作用，其中抑制骨形成细胞Ⅰ型胶原合成的作用最为明显。刺激破骨细胞形成，诱导高钙尿症，抑制维生素D非依赖性的肠钙吸收，也是类固醇对骨量和骨密度的严重负效应。

调节钙的动态平衡

体内钙的动态平衡是通过钙代谢激素［如1,25-$(OH)_2D_3$和PTH］在其3个经典靶器官（骨、肠和肾上腺）的作用和它们相互作用来实现的。因此，激素对肠道内钙的吸收和肾脏对钙的处理是决定骨密度的主要因素之一。

在人类和许多其他物种中，小肠是钙吸收的最重要部位，而大肠在这方面只是次要地位。钙通过细胞间途径和细胞旁路途径从肠道吸收。值得注意的是，由于1,25-$(OH)_2D_3$对各个转运步骤的刺激作用，细胞间的钙转运高度依赖维生素D；因此在维生素D缺乏的情况下，当细胞间的钙转运受到抑制时，细胞旁路途径可能是肠道钙吸收的更重要途径。

1.1.1 骨组织工程学

Günter Lauer

引言

在口腔和颌面外科手术中，颌骨丧失有不同的病理和条件。如拔牙后牙槽嵴萎缩、颌骨囊肿，以及其他上颌骨或下颌骨良性肿瘤和恶性肿瘤。这些骨缺损或缺失通常采用自体骨移植或骨替代材料治疗。因此，连续的重建过程令植入种植体成为可能。

新鲜的自体骨是理想的移植材料，因为它提供了成骨所必不可少的具有活性的、免疫相容的细胞，因此自体骨移植仍是“金标准”。对于小的骨缺损，可以从下颌骨或颅骨采集自体骨；较大的缺损则需要从髋部移植含有皮质骨和松质骨的髂骨[1]。然而，自体骨移植存在必须要进行供区的手术、有限的来源、供区部位的并发症（疼痛期加长、感染和骨折）[2]、需要住院和需要全身麻醉等缺点。因此，患者往往拒绝行自体骨移植术。

临床上可以使用生物材料作为替代方案，这些骨替代材料（如羟基磷灰石、磷酸三钙、玻璃陶瓷和脱钙骨基质）来源丰富，可单独应用[3-5]或与生长因子结合使用[6]。它们的优点是资源无限，初期的力学性能取决于材料类型。然而，它们在骨传导或骨诱导方面的能力往往是有限的。可以通过生物材料与生长因子[7-8]或成骨细胞结合加以改进，这就是组织工程方法[9]。

组织工程的定义

如Langer和Vacanti[9]所述，通常组织工程的定义为“一个跨学科的领域，它将工程学和生命科学的原理应用于开发的生物替代物质来恢复、维持或改善组织功能或整个器官的生物物质”。组织工程也被定义为“了解组织生长的原理，并将其应用于生产功能性替代组织供临床使用”。进一步的描述：“组织工程的一个基本推论是，利用组织工程系统的自然生物学特性，瞄准在组织功能的替换、修复、维护和/或增强等方面，开发新的治疗策略，并取得更大的成功。”

更简单的定义是联合细胞、生物材料/支架、生长因子和机械应力，目的是创造用来替代新的组织以供替换。在生物材料、干细胞、生长和分化因子以及仿生环境方面的科学进步创造了独特的机会，使得可以在实验室中联合利用工程细胞外基质（“支架”）、细胞和生物活性分子的组合来制造组织。组织工程现在面临的主要挑战是实验室培育的移植组织需要具备更复杂的功能以及功能和生物力学方面的稳定性。组织工程的成功，以及人体替代部件的真正发展，依赖工程和基础研究的融合与转化。因此，促进生物学、材料科学和生物信息学方面的发展是必要的，特别是在组织和基质工程、生长因子和干细胞方面。

迄今为止，由不同生物材料与成骨细胞和前体细胞组成的组织工程骨移植物已被用于治疗颌面部各种疾病的患者[10-12]。我们的团队在不同的体外研究、临床前及临床研究中观察到组织工程骨不同的形态。理想的骨活检收集部位、成骨细胞分离与成骨细胞培养等问题已经在很多研究中被关注。在一项临床前研究中，我们的团队评估了组织工程骨形成新生骨的有效性。在一些临床研究中，对实验室培育骨的再生能力进行了评估。下颌骨囊肿用组织工程骨或自体髂骨松质骨块充填。在上颌窦底提升手术和下颌骨三明治骨成形术中，研究了不同的生物材料，作为组织工程结构中重要的成分对成骨及骨化的影响。最后讨论了组织工程骨移植对牙萌出等生长事件的影响。下文将详细介绍这些不同的方面。

骨收集和成骨细胞培养

为了将组织工程方法应用于患者，进行了很多方面的研究，以优化成骨样细胞的采集与培养。探讨了颌骨不同的采样部位以及骨活检的一致性对细胞培养过程中触发成骨细胞生长的影响。此外，还对人成骨样细胞长期培养过程中的培养条件进行了评价，重点研究了不同培养基和抗坏血酸对成骨细胞的影响[13-15]。

建立上颌和下颌骨的原代细胞培养[13]。在第三磨牙拔除过程中，骨以两种形式获取：用骨凿、骨锤或Luer钳采集骨块，使用钻获得骨泥收集在骨收集器（Sulzer-Medica）中。两种类型的骨最初在少量培养基中进行培养，以使标本能够附着在培养皿上，并使细胞生长。在17例骨块活检中，16例出现成骨细胞生长，成功率为94%。在20例骨泥培养物中，有3例由于细菌污染而被丢弃，另外4例没有发生成骨生长。所有培养成功率为65%，非污染培养成功率为76.5%。在骨块培养中，平均8天后观察到成骨细胞的自发生长，骨泥在18天后观察到生长情况，差异有统计学意义（$P<0.025$）。

用非放射性试验EZ4U（Biozol Diagnostica）和溴代脱氧尿苷（BrdU）标记技术分析细胞增殖和活力。后者决定DNA的合成速率，因为BrdU被结合到DNA中，而不是胸腺嘧啶。EZ4U试验的基础是，活细胞线粒体的细胞内还原系统将浅黄色的四唑盐还原成强烈的红色福尔马赞衍生物；第3次传代，成骨样细胞的增殖与活检采集技术和活检定位有关。

经EZ4U试验，骨块培养细胞增殖率明显高于对照组（$P<0.025$）。骨块培养的BrdU标记指数（58.76%）也高于骨泥培养的BrdU标记指数（53.14%）。

上颌细胞增殖率高于下颌骨［EZ4U：上颌活检0.453光密度（OD），下颌活检0.392 OD；BrdU标记：上颌骨57.80%，下颌骨54.32%］。无统计学意义。

采用碱性磷酸酶组织化学（ALP）、光学显微镜和形态计量学3种不同的方法检测细胞分化情况，并用分析3.1计算机程序（软成像系统）对阳性细胞进行定量分析。免疫组化法检测细胞培养中Ⅰ型胶原含量，骨钙素ELISA法测定细胞培养上清液中骨钙素含量。采集技术和取样部位对3种细胞分化指标均无显著影响。而在骨泥培养中，Ⅰ型胶原、ALP和骨钙素的表达较低。

在不同培养液的比较中，含10%小牛血清的Opti-MEM（Gibco）在长期培养的第4代细胞中增殖率最高。5代以上细胞增殖与分化之间存在相互关系，第4代有一个转折点。此外，抗坏血酸（50μg/mL）可促进分化的增加。因此，含10%小牛血清的Opti-MEM是培养成骨样细胞的最佳培养基。传3代后成骨基因分化的细胞数量最多，加入抗坏血酸可促进成骨细胞分化。然而，为了使这一方法适合于患者，采用了Dulbecco改良的Eagles培养基和自体血清代替小牛血清。

细胞分离——用于移植的成骨细胞培养

术前8周上颌骨取材建立成骨细胞原代培养[13]，局部麻醉下取骨（5mm×5mm×4mm）活检，保存于生理盐水中，转移至实验室。在层流罩下，先用70%乙醇快速冲洗骨，然后用磷酸盐缓冲溶液（PBS）冲洗3次，破碎成1mm×1mm×1mm的骨块，作为分离块培养。细胞体外生长通常在10～15天后出现（图1-6）。

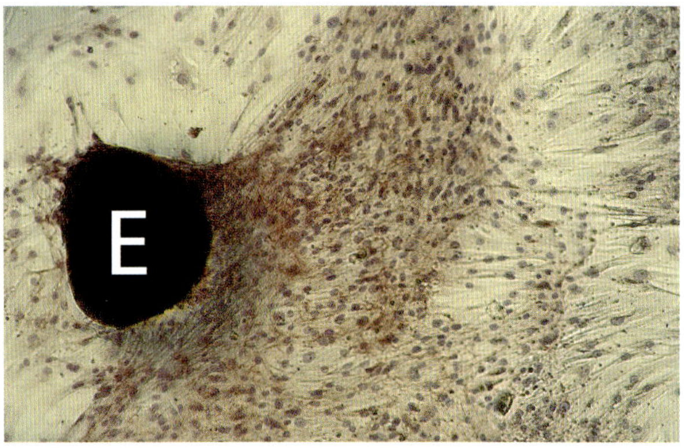

图1-6 从小的骨分离块上生长出的成骨细胞附着在培养皿上（E）（250×）。

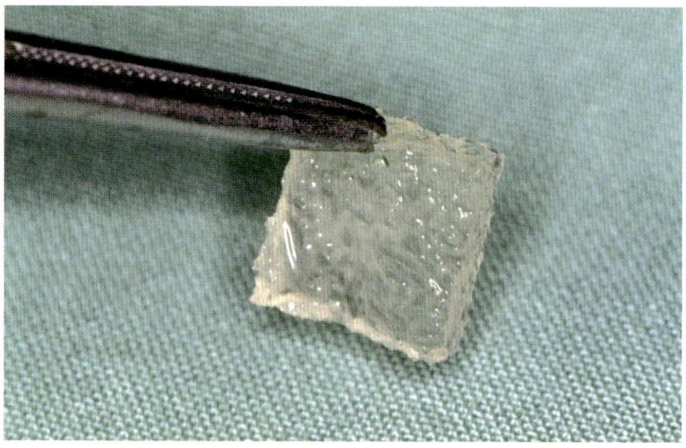

图1-7 组织工程骨由胶原、脱钙多孔的牛骨基质和接种的人成骨细胞构成（大小为3mm×10mm×10mm）。

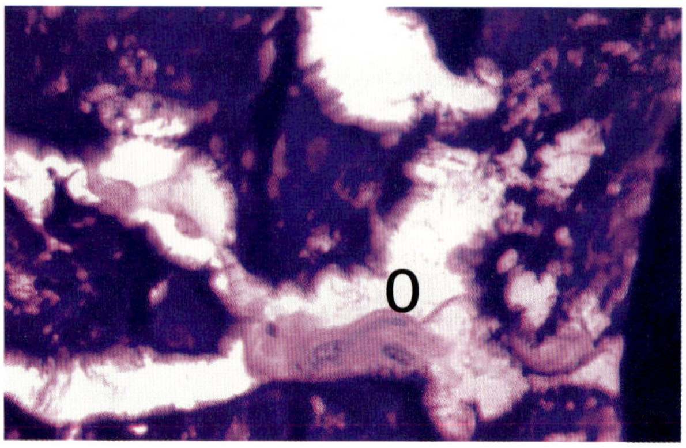

图1-8 在胶原基底上的组织工程骨的半厚切片。显示多孔海绵状骨胶原被成骨细胞所包覆（O）。

组织工程

在骨移植组织工程中，将成骨细胞接种于不同的生物材料上。平均8~12周后，二次培养的成骨样细胞被胰蛋白酶化，分散在密度为5×10^5的支架上，每个支架含40μL培养基[16]。组织工程骨移植物通常再培养2天，直至进行骨增量手术。

不同的材料被用作支架：Osteovit，一种可吸收的脱钙牛胶原骨基质（Braun Aesulap）（图1-7和图1-8）；Tutobone，一种溶剂脱水的矿化牛骨（Tutogen Medical）；BONIT，一种基于双相磷酸钙（HA和β-TCP）的合成矿物基质颗粒（DOT）；一种二氧化硅基材料。

在临床前的研究中，胶原羟基磷灰石膜（HAP，一种由矿物和有机材料组成的复合材料）和聚丁酸酯膜（PHB）（一种聚合物）被用作支架[17-18]。

临床前研究

异位或异位种植和骨生长的连续评估是评价生物材料成骨基因潜能的一种既定方法。该支架可以单独植入，也可以与骨细胞[19-20]或生长因子[21-23]结合。采用无胸腺裸大鼠异位种植模型，观察培养贴附到PHB或HAP上的人上颌骨来源的成骨细胞的成骨潜能[24]。植入前，采用ELISA检测了成骨细胞在两种支架上培养后培养液中显示骨钙素。

在HAP上培养的成骨细胞中，骨钙素含量为5.98~6.64μg/L（平均6.24μg/L）；在PHB膜上培养的成骨细胞中，骨钙素含量为5.75~6.83μg/L（平均6.46μg/L）。

植入24天后，所有标本都被一个非常薄的纤维包膜所包围，就像筋膜一样。PHB样品完好无损，僵硬，保持了最初的形状，在48天和96天后仍保持不变。HAP样品在24天和48天后已经裂解成单个颗粒，96天后裂解更为明显。同时观察到纤维组织数量增加。

对种植体切片的光学显微分析显示，接种细胞的种植体显示了各个阶段的骨形成，而没有接种细胞的PHB或HAP支架没有任何骨形成。在种植体及周围可以观察到一些炎症细胞。

植入接种有成骨细胞的PHB和HAP 24天后，形成矿化和非矿化骨样组织，周围有少量纤维组织。在PHB中，矿化骨组织明显增多（$P<0.05$）。成骨细胞是最常见的细胞类型，覆盖PHB纤维和HAP颗粒。矿化是从生物材料表面进入纤维或颗粒之间的空间。HAP周围出现了更多的巨噬细胞，使得材料表面开始形成陷窝进而出现吸收。

48天后，两种材料的矿化组织数量减少（PHB支架中的矿化组织从21.5%减少到13.7%，HAP中的矿化组织从13.2%减少到9.6%），非矿化基质也开始减少。纤维样组织增多。HAP颗粒本身变得更小，被更少的巨噬细胞包围。PHB纤维和HAP颗粒及新形成的矿化基质被成骨样细胞构成的骨膜样层覆盖。

96天后，骨样组织的数量进一步减少（PHB 6.1%，HAP 3.2%），纤维样组织尤其是在HAP上增加（64.9%）。巨噬细胞在两种材料中都可见，但在HAP中的频率是前者的2倍。在HAP颗粒表面，仍存在吸收陷窝。HAP材料在24天和96天相比有统计学上显著的吸收（$P<0.05$），同时纤维组织明显增加。在PHB材料的边缘，可见矿化骨的斑块。RT-PCR测试证实，接种了成骨细胞的PHB和HAP在植入24天、48天后表达骨钙素基因。

总之，附着在HAP或PHB支架上的人上颌成骨细胞可以诱导异位成骨的形成，这说明活细胞是一个重要的先决条件，而永生化的成骨细胞不能诱导骨化[20]。此外，这些组织学发现提供了PHB和HAP都具有高度生物相容性的证据，植入物的炎症反应都很小。

最后，它们确实能充分诱导异位骨形成。然而，骨量取决于组织工程支架的类型和植入期的长短，在短时间的植入后显示出更多的骨，而随着时间的延长，形成的骨会减少。

临床研究

除了我们自己的临床前研究外，其他各种动物研究表明，植入成骨细胞的支架可以诱导“小型”下颌骨的骨形成[24-27]。此外，很多病例报告展示了组织工程骨在口腔和颌面外科的不同应用，用来填补骨缺陷和缺损[10-11,28-30]。然而，这些报告大多是个案研究，与“金标准”的自体松质骨移植比较是具有可比性的。因此，经过几项前期研究，我们设计了一项对比研究，以证明组织工程骨在诱导颌骨囊肿骨化方面与松质骨一样有效。随后对组织工程骨的进一步临床应用指征进行了评价。

为了判断植骨成功与否，临床检查和放射学随访是常用的评估技术。临床随访需要对软组织伤口愈合期间和后续随访期间进行常规检查。术前、术后即刻及术后3个月、6个月、12个月拍摄X线片（常为曲面断层片）（Orthophos 3，Sirona Dental系统；64kV，16mA），观察骨密度及其变化。此外，在种植体植入前手术过程中（如三明治骨成形术）获得了组织学样本。组织学切片是从种植体植入过程中，空心钻头中的圆柱体骨上切割出来的。

德国德累斯顿工业大学卡尔·古斯塔夫·卡鲁斯大学医院伦理委员会（机构评审委员会）批准了移植组织工程骨的临床研究（EK 69052002）。

囊肿摘除术

在几个临床病例研究中，组织工程骨在有限的上颌骨和下颌骨缺损诱导骨形成与骨化方面显示出了有希望的结果，如在上颌窦底提升手术或囊肿治疗组中[10-11,29]。然而，为了清楚地证明

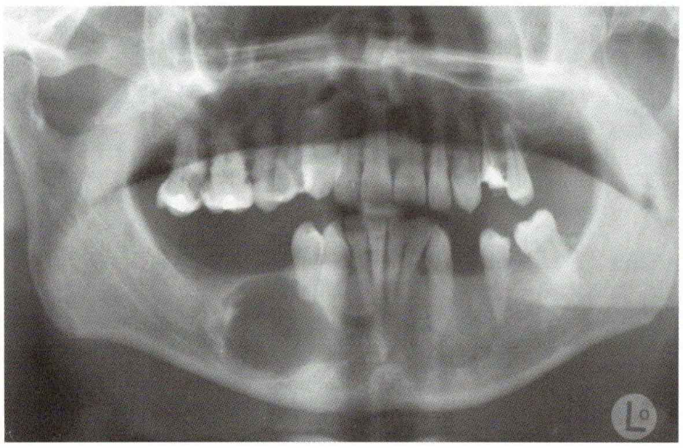
图1-9 术前曲面断层片示45颌骨囊肿，波及44与43根尖部位。

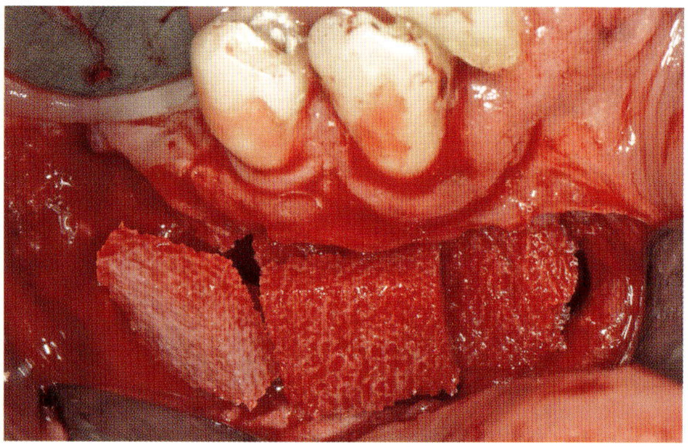
图1-10 手术部位，摘除囊肿组织，骨缺损处完全充填组织工程骨。

组织工程骨在产生骨化方面的有效性，达到与松质骨具备可比性是所期望的，并将提供进一步的证据。因此，对连续患牙源性囊肿的患者进行了骨再生评估，比较了自体组织工程骨移植和髂骨自体骨移植的效果[31]。研究包括20例患者（女性5例，男性15例），平均年龄45.6岁（16～72岁），在德国德累斯顿工业大学卡尔·古斯塔夫·卡鲁斯大学医院口腔颌面外科接受治疗。所有患者在接受囊肿摘除前都进行了X线片检查（图1-9）。9例患者（试验组）采用组织工程骨（接种了自体成骨细胞的胶原基支架）充填11个空洞（有2例患者有2个囊肿）（图1-10），11例患者（对照组）用自体海绵髂骨作为充填物。在自体成骨细胞治疗开始时，试验组的每一位患者都被告知了风险和可供选择的程序（如自体骨移植），并签署了知情同意书。在最后的手术前，对所有囊肿在局部麻醉下进行解剖，以获得组织学诊断。11个诊断为牙源性囊肿，6个诊断为根性囊肿，5个诊断为角化囊肿。

患者在全身麻醉下采用标准化技术治疗。翻起黏骨膜瓣后，用车针进入囊肿并进行摘除。囊腔进行了彻底刮除，在角化囊肿的病例中，做了囊性外周骨扩大切除术以防止复发。同时，第三磨牙被拔除，如有必要，受影响的牙齿要么被拔除，要么使用根管治疗加根尖切除术进行治疗（图1-11）。术中小心保护下牙槽神经。在囊腔充填中，试验组采用组织工程骨，即自体成骨细胞接种的胶原生物材料。对照组用Shepard凿子从髂嵴取出自体海绵骨。伤口一期缝合，7～10天后拆除缝线。每日监测伤口初期愈合情况、裂开情况或脓液感染情况。所有囊肿均行显微镜检查。

两组临床愈合模式相似。试验组6例，对照组6例，伤口二期愈合。所有伤口均无急性感染迹象，经局部碘酒消毒和生理盐水冲洗后愈合。20例患者共拍摄104张曲面断层片，术前22张、术后即刻22张、3个月后17张、6个月后21张、12个月后22张。用Adobe Photoshop Elements 2.0软件对数字化曲面断层片（Epson Scanner Expression 1680pro，Seiko Epson）进行处理。在每位患者中，不同时间拍摄的X线片在对比度和尺寸上是匹配的，以指定的牙齿的放射清晰度作为参考。对照区（牙齿）和感兴趣区（囊肿腔）通过255个色调的灰度等级用灰度直方图来定义。计算感兴

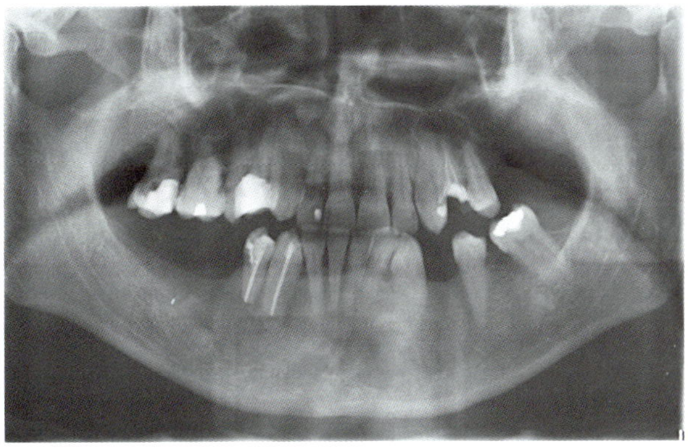

图1-11 术后9个月曲面断层片示涉及45和44、43根尖部的颌骨囊肿，囊腔已经完全骨化。

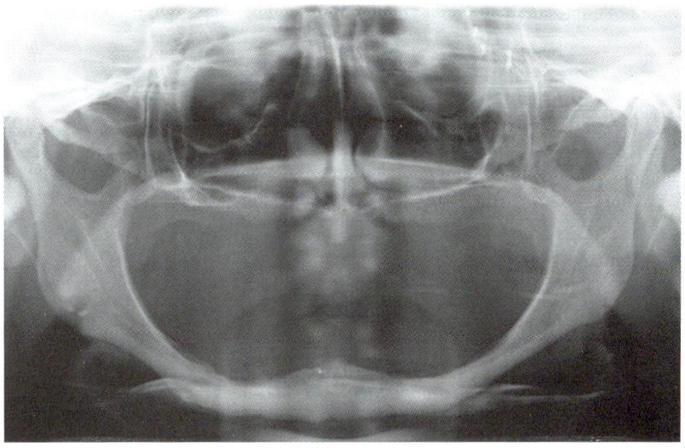

图1-12 曲面断层片示三明治骨成形术前极度萎缩的下颌骨。

趣区的平均灰度值，然后相互比较。

对术后X线片的计算机分析显示，对照组术后即刻和术后6个月骨密度稍高，3个月后试验组骨密度稍高。在12个月后的影像中，骨密度有明显的差异，试验组的骨密度值高于术前的灰度值（110.9% vs 79.2%），这一差异在统计学上没有显著性。然而，这些数据表明，在颌骨缺损的有限尺寸中，组织工程骨移植与自体骨移植有类似的成骨效果，但降低了供区的并发症。

三明治骨成形术

在下颌骨中，外伤后导致的牙槽骨缺失和因牙齿缺失与老化引起的牙槽骨萎缩是牙槽嵴垂直向骨增量的常见指征。水平截骨术同时以“三明治”的形式插入骨以增加牙槽嵴高度是一项成熟的技术[32-35]。当颅骨块与软组织形成有蒂连接时，可以给嵌入的移植物保证更好的血液供应。同时基底骨不容易吸收[34,36]。与这些优点相比，供体部位仍需手术获得自体骨作为植入材料，导致供体部位出现并发症以及植骨后不可预测的萎缩[37-39]。使用同种异体骨保护自体骨时[40]，可能无法为骨结合种植体的重建提供理想的种植区。总之，三明治骨成形术的缺点往往与被植入的移植材料有关。因此，组织工程骨的使用可能是另一种选择。下面的报告描述了三明治骨成形术结合组织工程骨移植进行牙槽嵴增量的治疗结果。

6例患者（男性1例，女性5例，年龄52～67岁）进行了三明治骨成形术和组织工程骨移植。男性患者是因鳞状细胞癌导致的牙槽突切除，女性患者是拔牙后出现的牙槽骨萎缩。术区位于颏孔间4例（图1-12），下颌前磨牙/磨牙区2例；全身麻醉3例，局部麻醉3例。通过前庭切口翻起黏骨膜瓣，采用水平截骨将牙槽骨与下颌基骨分离。每侧垂直截骨后，分离并向上推移骨段，在此过程中注意不要分离舌侧黏膜。

确保牙槽骨段的充分移动后，进行冠向移动，用微型板固定在理想的位置上（图1-13）。根据生物材料的稳定性，使用了1个或2个直的X形或L形微型固定板。材料中，Tutobone最稳固，接种有成骨细胞的Osteovit较柔软并具有韧性。接下来将组织工程骨移植物植入间隙内（图1-14）。使用了3种不同的生物材料应用于组织工程骨的制备，包括Osteovit、Tutobone和Bonit，并都进行了成骨细胞接种。最后使用5-0可吸收缝

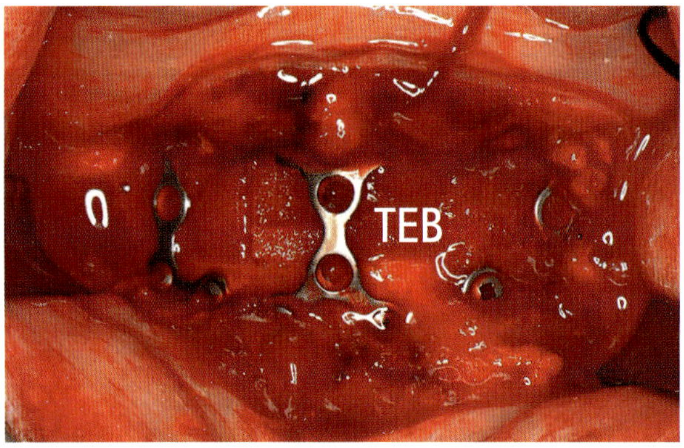

图1-13 手术部位，下颌骨水平截骨后上段骨块垂直向上移位后固定。骨块仍然附着在黏膜上，通过钛板固定在下颌骨基部。缺损区充填组织工程骨（TEB）（接种有自体成骨细胞的Osteovit）。

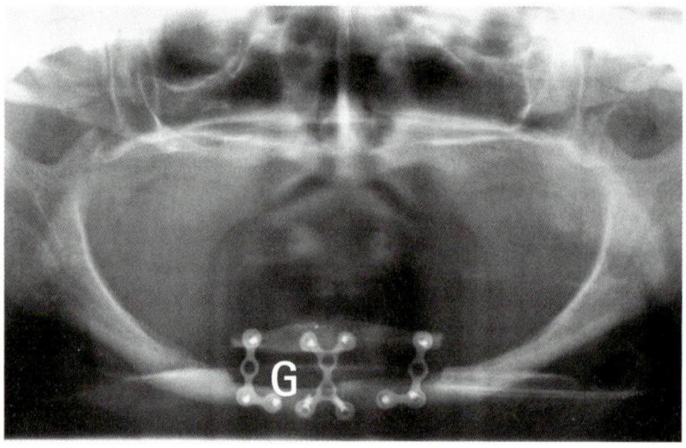

图1-14 三明治骨成形术与组织工程骨（成骨细胞接种）移植术后即刻拍摄的曲面断层片示间隙内（G）充填的植入物清晰可见。

线（Ethicon）将黏骨膜瓣减张并缝合在原来的位置。围手术期及术后2天，给予阿莫西林3×2g。术后初期所有患者均表现正常。6例患者中5例，唇颊侧前庭沟底的牙槽黏膜由于与移动的骨段一起向上移动，导致前庭沟变浅。然而，所有患者的舌侧黏膜均未受影响。在由颏神经管辖的区域内，没有患者患有永久性的感觉减退。

高度的增加在骨增量手术后（图1-14）和进一步的治疗过程中，尤其是种植手术后明显可见（图1-15）。每位患者的数字化全景扫描都是尺寸匹配的，以便测量下颌骨高度的变化。6个月后的X线片回访检查示一些病例在截骨间隙仍有透射影。这表明新形成的组织的矿化尚未完成。然而，在用组织工程骨进行三明治骨成形术后，所有患者都在此时进行了种植体植入手术。

2例接受基于Tutobone的组织工程骨的患者，约4周后在前庭黏膜下观察到炎症反应，出现一个小瘘管并排异出生物材料。清洗炎症部位并定期消毒。局部麻醉下清创，在种植体植入6个月后这些瘘管最终愈合。一例患者在每侧下颌前磨牙/磨牙区植入种植体1颗，另一例患者在颏孔间植入4颗种植体（均为Xive种植体，3.8～11mm）。所有种植体初期稳定性好，之后进行了6个月的骨结合。骨增量手术后12个月，二期手术暴露种植体，完成修复治疗。在上颌左右两侧和下颌前牙区，将两颗种植体以杆卡连接，安装覆盖义齿。在长期随访中，1例患者右侧前磨牙/磨牙区种植体周围有慢性种植体周围炎，其中2颗种植体在植入3年后拔除。在3年以上的观察期内，其他所有种植体均稳定。

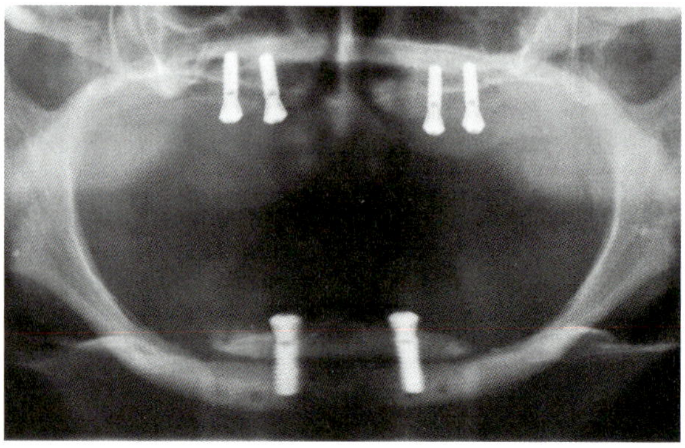

图1-15 三明治骨成形术6个月后，拆除固定钛板和同期种植体植入后的曲面断层片。骨间隙的宽度变小，但仍未完全骨化。

2例以Osteovit为基材的组织工程骨治疗的患者，软组织愈合完全正常。1例患者植入前的X线片检查观察到植入的组织工程骨未完全骨化。但是也可以在颏孔间植入2颗种植体。在其他患者中，行三明治骨成形术6个月后，在双侧前磨牙/磨牙区植入2×2种植体是可行的。在种植体窝洞的制备过程中，取材并对其进行了组织学研究。在移植Osteovit组织工程骨进行骨增量6个月后，类骨样形成仍可见（图1-16）。这一发现与X线片示的透射区相对应（比较图1-15），解释为不完全矿化的迹象。在其他材料的标本中，可以观察到残存的Tutobone和Bonit材料，嵌入在新形成的骨中。

种植体骨结合6个月后进行修复。此时三明治骨成形术植入的组织工程骨已完全骨化，如复查的曲面断层片所示（图1-17）。为了使种植体周围的软组织状况稳定（图1-18），1例进行了前庭沟成形术。这位患者接受了种植体支持式覆盖义齿。使用Bonit基质的组织工程骨的2例中，术后愈合完全正常。三明治骨成形术后即刻X线片，可以清楚地区分植入的组织工程骨和周围骨。6个月的骨化期后，进行了种植体植入。

这时的X线片检查已不能将骨增量区与周围的骨区分开来。一例患者左侧前磨牙/磨牙区植入种植体3颗，另一例患者在颏孔间区植入2颗种植体（Xive 3.8mm、11mm），埋入式愈合，获得了初期稳定性。骨结合6个月后，暴露种植体，用牙冠或覆盖义齿进行了修复。种植体周围软组织状况满意，种植体周围局部的黏膜保持稳定。

用不同时间点的曲面断层片评估下颌骨高度的变化。分别在使用组织工程骨进行骨增量术前、术后即刻和12个月后在曲面断层片上测量下颌骨的绝对高度，来确定增加的骨量。

术后即刻骨高度增加3.75~6.85mm，术后1年降至2.50~5.75mm。使用Osteovit为基质的骨增量术后1年骨高度损失最小，在Tutobone组中骨增量术后1年与术后即刻相比出现了最大的骨高度减少。这可能是由于术后软组织愈合期间出现的并发症所致。

腭裂牙槽骨成形术

在唇腭裂患者中，牙槽骨移植是治疗方案中必不可少的组成部分。其作用是稳定牙弓，并允许侧切牙、尖牙在正确的位置萌出[41]。来自髂骨或颅骨的自体骨仍然是移植的“金标准”，尽管自体骨的获取会导致供体部位的并发症[42-43]。基于我们前期令人鼓舞的结果[44]，我们采用了Osteovit为载体材料的组织工程骨移植[45]。

5例患儿（女孩1例，男孩4例，9~16岁），采用组织工程骨材料充填牙槽裂。所有患儿均为单侧完全性唇裂、牙槽嵴裂和腭裂。4例年龄在9~10岁的儿童在混合牙列和恒尖牙萌出前进行了二次骨成形术。1例开始治疗较晚，在16岁时，恒牙列上进行了骨成形术。所有的患儿目前都被跟踪了3年或更长时间。在使用接种有自体成骨细胞的组织工程化植骨材料治疗开始时，患儿和他们的父母被告知风险和替代程序（如自体骨移植），并签署知情同意书。拍摄X线片、曲面断层片或数字断层片来显示牙槽嵴裂和腭裂（图1-19）。

在全身麻醉下，拔除乳侧切牙后，沿第一恒磨牙至对侧中切牙的龈缘切开。从骨面剥离骨裂区的黏骨膜。由于需要提供足够的活动度和皮瓣的长度，所以在其基底部做了骨膜减张切口。剥离掉牙槽嵴裂上所有残余的软组织。注意避免

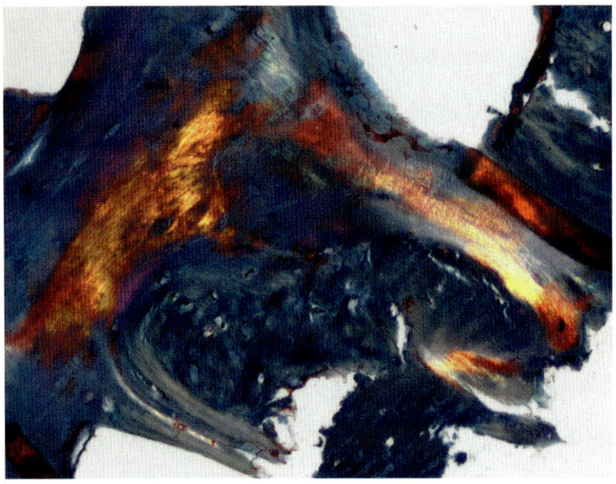

图1-16 三明治骨成形术和使用Osteovit组织工程骨移植术6个月后，在进行种植时取样的组织学观察。在偏光显微镜下，橙色区显示非矿化骨的骨样形成（250×）。

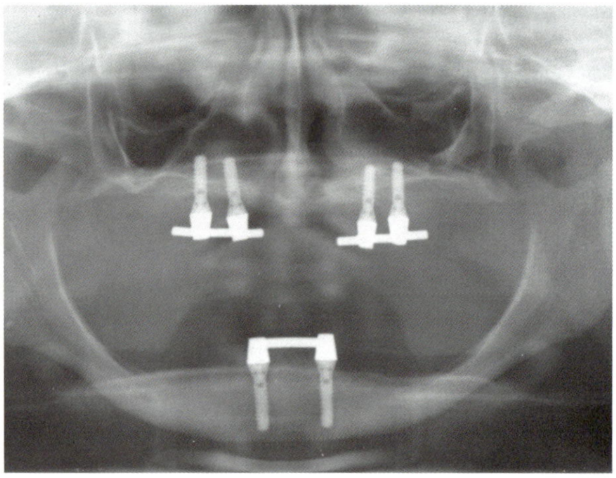

图1-17 三明治骨成形术后12个月、骨固定板取出与种植体植入6个月后的曲面断层片。与图1-14相比，巨大的骨间隙现在已经完全骨化。

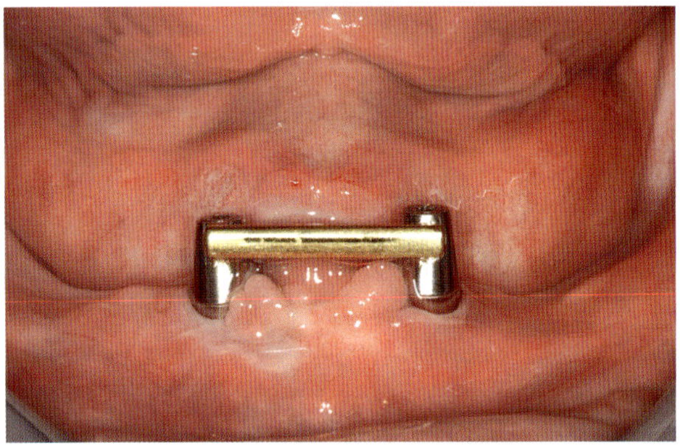

图1-18 三明治骨成形术后12个月、骨固定板取出与种植体植入6个月后的临床照。种植体用杆连接。

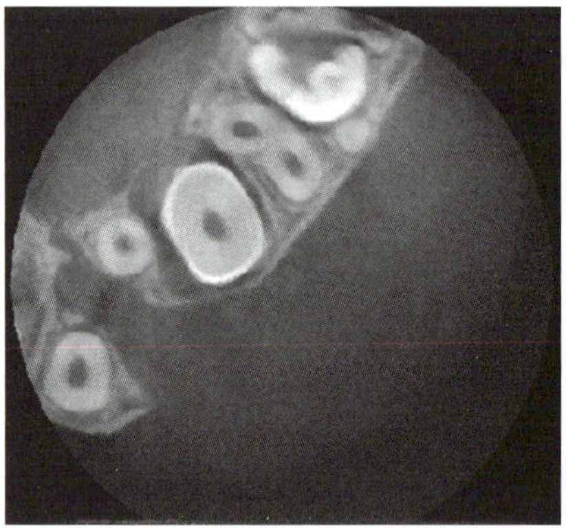

图1-19 组织工程骨移植前牙槽嵴裂的数字断层片示骨裂痕清晰可见。

损伤邻近裂口处覆盖在未萌出牙齿表面的菲薄骨板。将鼻部的黏骨膜向上推进，关闭瘘口，重建鼻底。牙槽嵴裂的定义是中线处或侧面的骨质缺损，裂隙的鼻部和腭侧表面覆盖黏骨膜。为防止进一步骨质流失，本阶段未拔除多生牙。牙槽嵴裂完全填满组织工程骨，如接种有自体成骨样细胞的Osteovit骨胶原海绵（Braun Aesculap）。

移植物被牢固地包裹缝合，以实现牙槽骨的完全重建。使用可吸收缝线无张力关闭伤口。每天检查一次伤口愈合情况。应用抗生素2天。由于

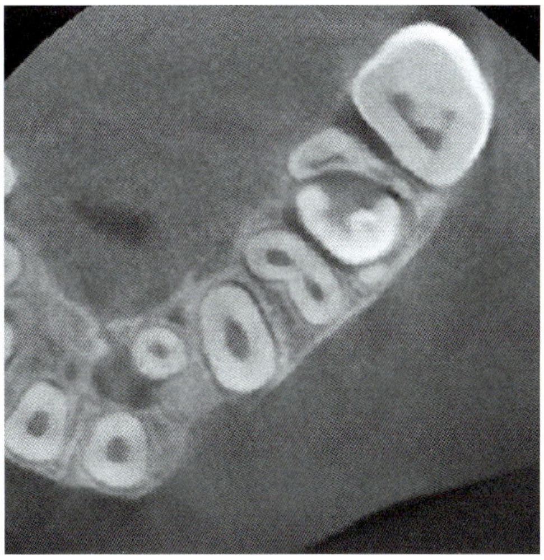

图1-20 组织工程骨移植8个月后牙槽嵴裂数字断层片示骨裂隙已经明显骨化。

没有做进一步的手术，未进行组织学采样分析。根据移植区牙的萌出和移动情况，对植骨结果进行临床和X线片评估。术后伤口正常愈合，未发生裂开或感染。在植骨后8个月的数字断层片上，骨裂隙骨化（图1-20），牙齿，特别是尖牙，自发地迁移到移植物中。侧切牙已自行对齐，在恒尖牙萌出的过程乳尖牙脱落。术后18个月，X线片示骨裂完全闭合。恒尖牙完全萌出，接近达到正常位置。中线调整，然后进行固定正畸治疗，以恢复理想的牙弓和咬合关系。

结论

组织工程骨移植物是通过在可吸收材料上接种成骨细胞或前体细胞而产生的。成骨细胞通过从上颌骨或下颌骨采集的小的骨片组织培养获得。不同的可吸收生物材料可作为支架。在使用胶原基质材料（如Osteovit）方面，我们积累了良好的经验。在有限的颌面部骨缺损和缺失的情况下，组织工程骨移植可以取代传统的髂骨移植，获得足够的骨增量和骨化，因此进一步可以完成牙齿萌出的生理过程或进行种植体植入重建等。

1.1.2 骨形态发生蛋白对骨形成与骨再生的生物激活作用

A. Hari Reddi, Atsuyuki Inui

摘要

骨移植促进骨科手术植入部位的骨修复。骨形态发生和再生的主要信号是骨形态发生蛋白（BMP）。从脱钙骨基质中分离出BMP。BMP诱导新的软骨和骨形成。骨诱导是一个顺序级联。BMP是多向性的形态蛋白家族。可溶性BMP与骨的细胞外基质结合。BMP与胶原和硫酸肝素结合。BMP通过磷酸化Smads信号结合同源性BMP受体[1-3]。BMP被越来越多地应用于骨科、牙科和口腔外科的种植手术中。

引言

骨移植已经被骨科医生用来帮助骨修复超过1个世纪了[4-5]。其中，Urist做出了关键的发现，脱钙冻干兔骨块在肌肉中植入时会诱导新骨[6]。脱钙骨基质中新骨形成的分子信号的本质是什么？

脱钙骨基质的骨诱导作用

脱钙骨基质（DBM）是由成年大鼠股骨干和胫骨粉碎的骨粉在0.5mol/L盐酸中脱钙得到的（图1-21）[7]。骨诱导是一个顺序级联，可视为生物链反应[2,7-8]。前体细胞趋化、有丝分裂及其向软骨和骨的分化是该级联的3个关键步骤。软骨是一种短暂的中间产物，骨是持久的组织。因此，新骨是由软骨内成骨形成的。趋化性是细胞对脱钙骨基质释放因子所形成的化学梯度的定向迁移。DBM是一种特殊的骨的细胞外基质（ECM）。DBM最初与血浆纤维蛋白结合[9]。下面我们总结一下针对DBM的细胞学和分子学的变化[3]。

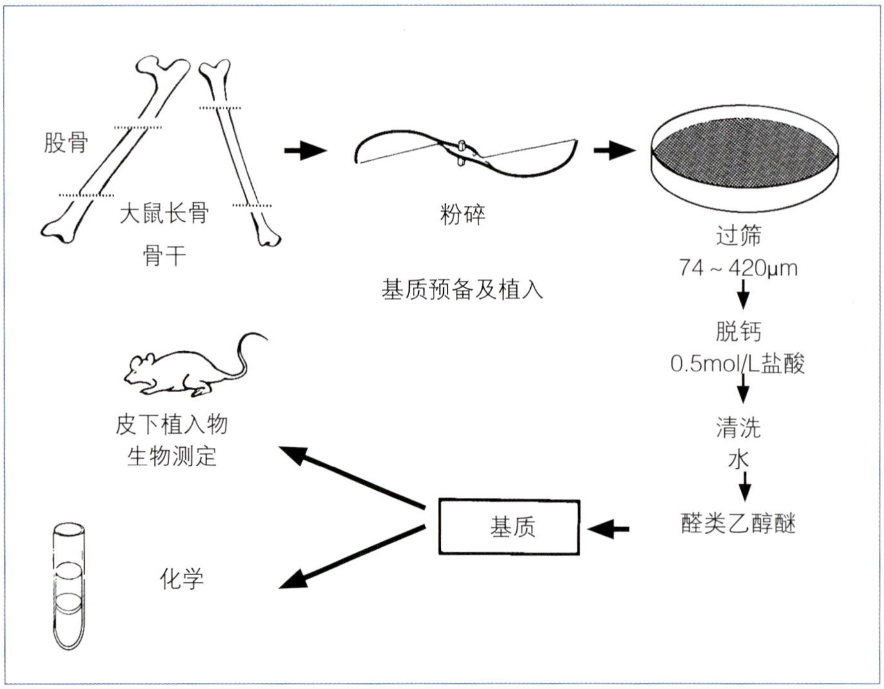

图1-21　来自大鼠长骨（股骨、胫骨）脱钙骨基质的制备。骨干轴向切片，清洗去骨髓，乙醇脱水，粉碎、筛成离散颗粒。骨粉在0.5mol/L盐酸中脱钙，在水中清洗，在乙醇和乙醚中脱水。将脱钙骨基质（DBM）植入到28～35天大的同种异体大鼠皮下。提取不溶性脱钙骨基质中的化学成分，将蛋白质纯化，分离骨形态发生蛋白（BMP）。

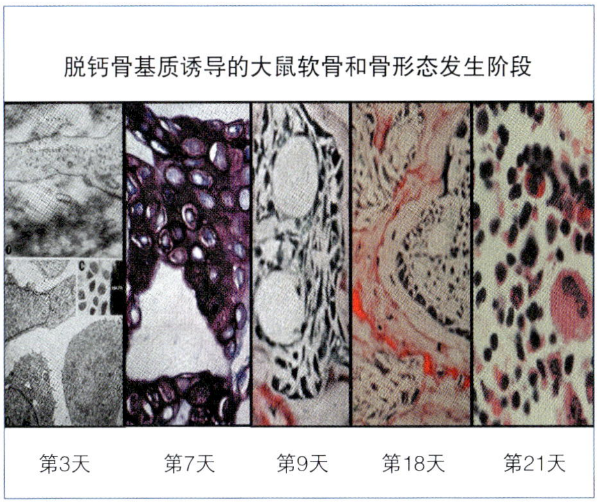

图1-22 脱钙骨基质诱导的大鼠软骨和骨形态发生阶段。在第3天，基质细胞相互作用，导致第7天时形成透明软骨。第9天明显可见血管侵入和血管生成。第18天，破骨细胞引起的骨改建导致含有骨髓的小骨形成，并在第21天充满红细胞、粒细胞和巨核细胞构成的造血谱系。

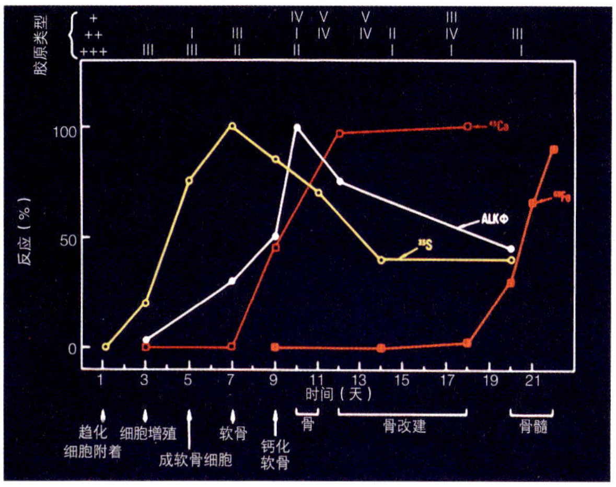

图1-23 软骨内骨形成的时间顺序图。

第3天间充质细胞附着在DBM表面并增殖。这一步骤是细胞增殖的绝对先决条件。第5天出现明显的成软骨细胞分化，第7天和第8天在植入物中可见大量透明软骨。第9天软骨肥大，第10天～第12天出现伴随血管侵入植入物及相应的成骨细胞分化。碱性磷酸酶是骨组织的一种酶标志物，在骨形成的第10天～第12天达到最大值。第21天新形成的小骨是造血骨髓的发生部位（图1-22）。这种顺序级联确实让人联想到在发育中软骨内骨的形成（图1-23）。

分离来自脱钙骨基质的分子信号

从DBM中分离信号需要一系列的生物测试来检测趋化性、有丝分裂、软骨形成和成骨。骨的体内诱导是一种重要的生物检测方法。脱钙骨处于固态状态。DBM是在4.0mol/L胍、8.0mol/L尿素和1.0%（wt/vol）的十二烷基硫酸钠（SDS）等解离试剂中提取的。解离提取过程溶解了约3%的蛋白质，残留的97%为不溶性交联胶原I。单独的提取物或仅残余物不能产生骨诱导。然而，在不溶性胶原基质残渣中加入可溶性提取物可恢复骨诱导作用（图1-24）。这一关键实验[10]明确地证明了可溶性蛋白与不溶性胶原基质的分离表达和再次重建。回顾1981年的实验，在1988年组织工程术语出现之前，本实验建立了可溶性信号在不溶性细胞外基质或支架中作用的组织工程范式。

BMP的纯化与分子克隆

上述可溶性信号的分离提取和重组实验是BMP纯化与克隆的关键第一步[10]。

为了净化少量的BMP，必须在开始时就准备大量的原料。因此，从大鼠到牛骨进行了转换。牛骨DBM，经分子筛凝胶过滤得到的富含50kDa以下的片段，在大鼠实验证实了骨诱导性[11-12]。BMP-2、BMP-3、BMP-4、BMP-7和BMP-8[13-14]进行了分子克隆，均有较好的诱导作用。BMP与转化生长因子-β（TGF-β）有关。BMP是二聚体分子，由两条构象临界的二硫键连接在一起的

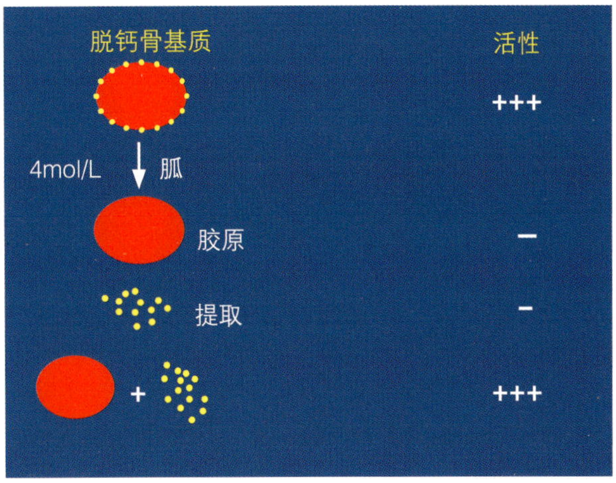

图1-24　胶原骨基质支架的分离提取与重建。提取液中的可溶性信号（BMP）与细胞外基质的不溶性胶原支架之间存在协同作用。

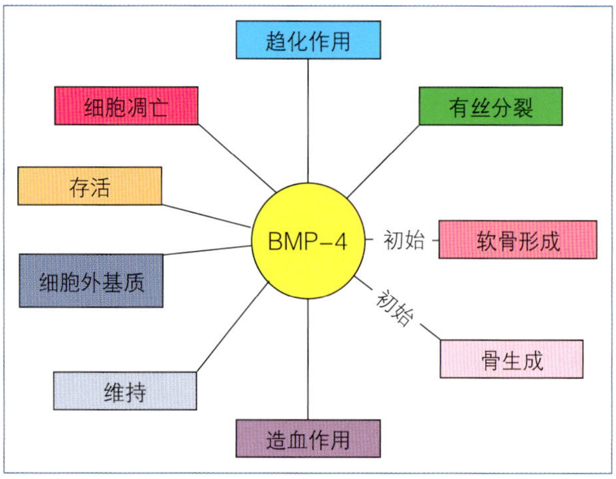

图1-25　重组人BMP-4是一种具有趋化性、有丝分裂和分化活性的典型的多向效应分子。

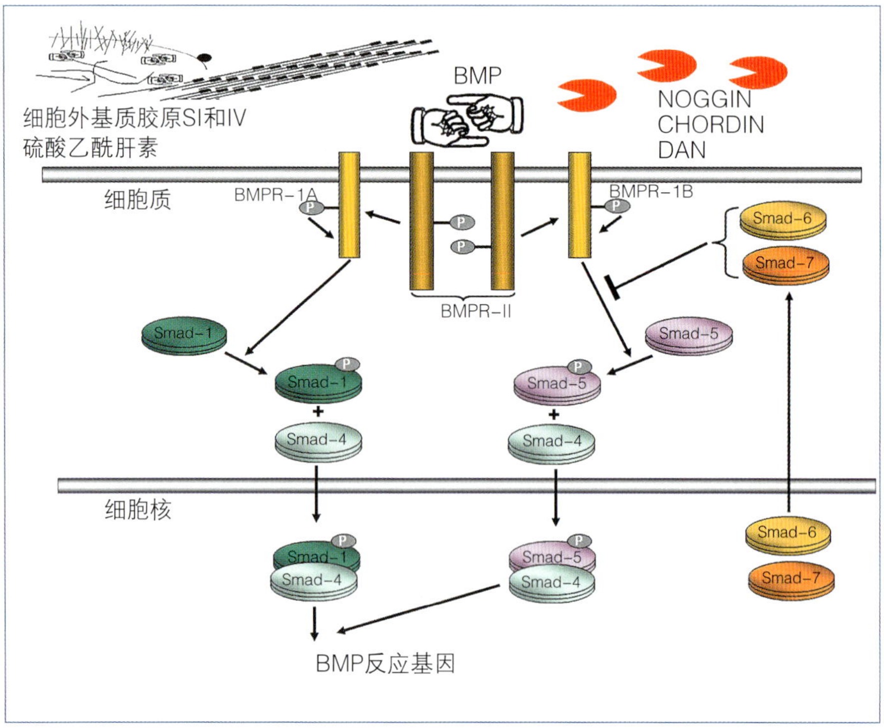

图1-26　BMP信号通路。BMP是二聚体信号。它们与ⅠA型、ⅠB型和Ⅱ型受体相互作用。蛋白激酶磷酸化Smad-1、Smad-5和Smad-8以及信号复合物在细胞核内启动基因表达。

多肽链组成[11,14]。BMP以浓度依赖性的多向性方式起作用（图1-25）。基因的多向性是一个基因或蛋白质在多个步骤中起作用的特性。BMP是人类单核细胞的趋化剂，其有效浓度为飞摩尔级（femtomolar），表观亲和力为100pM。有丝分裂和分化需要更高的BMP阈值。因此，BMP是以浓度依赖的方式激发其作用的多效性分子。

BMP的受体与信号

BMP与胶原和肝素等细胞外基质成分结合。

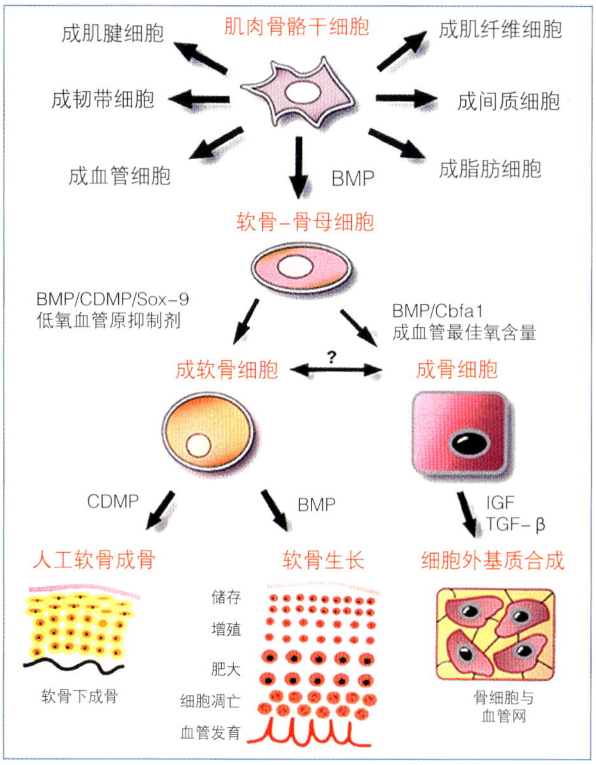

图1-27 BMP是一种谱系导向的形态发生蛋白，作用于相应的肌肉和骨骼干细胞。软骨-骨母细胞系是由骨形态发生蛋白（BMP）诱导形成的。

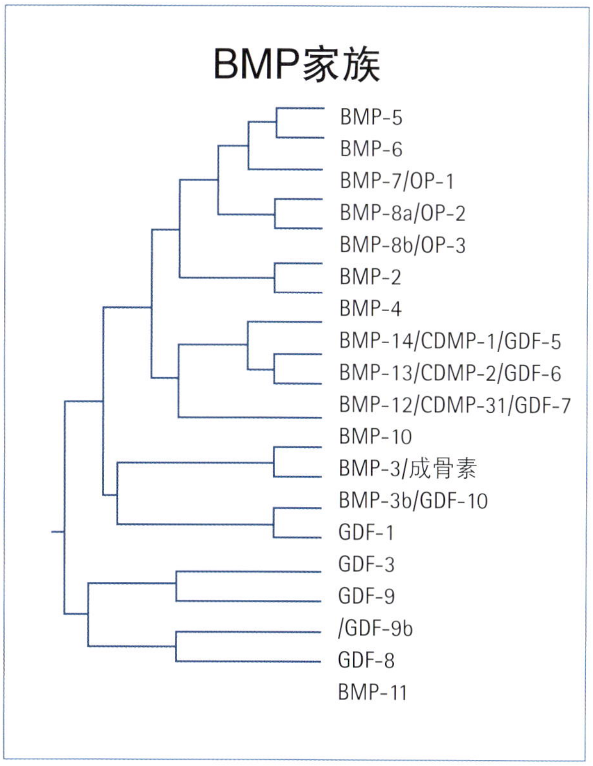

图1-28 BMP家族包括3个主要亚家族：BMP-2和BMP-4；BMP-3和BMP-3b；BMP-5、BMP-6、BMP-7和BMP-8。

BMP家族与组织再生

- 骨科
  - 骨折
  - 脊柱/融合
  - 关节软骨修复
- 牙科/口腔外科
- 牙周外科
- 颅颌面外科
- 整形外科

图1-29 骨形态发生蛋白在骨科、牙科/口腔外科、牙周外科、颅颌面外科和整形外科中的临床应用。

这种与细胞外基质的亲和力保证了BMP在体内的局部作用和限制扩散。二聚体BMP通过向BMP受体传递信号来激发其生物学作用。重组人BMP-4与BMPR-ⅠA和BMPR-ⅠB两种Ⅰ型BMP受体结合（图1-26）。BMP-2和BMP-7以及CDMP-11也与ⅠA和ⅠB两种Ⅰ型BMP受体结合。Ⅱ型BMP受体磷酸化Ⅰ型BMP受体。

激活的Ⅰ型BMP受体磷酸化细胞质的Smad。Smad是作为转录激活因子的细胞质底物。Smad与果蝇Mad（母体抗皮肤生长因子，DPP）和3种相关基因Sma-2、Sma-3、Sma-4有关。术语“Sma”和“Mad”被融合成Smad，以便统一术语。在哺乳动物中，Smad家族有8个成员。磷酸化的Smad-1、Smad-5和Smad-8与Smad-4合作是介导BMP信号的功能中介。TGF-β的效应通过Smad-2和Smad-3传递。Smad-6和Smad-7是抑制Ⅰ型受体激酶的Smad。BMP似乎决定和指导了干细胞谱系与分化的形态发生（图1-27）。猪肌肉骨骼干细胞有一系列的分化方向，可以分化为成肌纤维细胞、成软骨细胞、成骨细胞、成韧带细胞、成肌腱细胞、成血管细胞或成脂肪细胞。

BMP可将干细胞向成软骨/骨原细胞系诱导。组织特异性分化是由组织特异性转录因子进一步调控的，如Sox-5、Sox-6和Sox-9调控向软骨的分化，Runx-2和Osterix调控向骨的分化。

在BMP家族中有将近20个成员（图1-28）。为什么会有这么多BMP？这说明，BMP除了调控骨的发生功能以外，完全有可能还有其他的功能。BMP最初是从骨中分离和克隆的。最近对基因敲除小鼠的研究表明，BMP-2基因敲除显示出心脏缺陷。BMP缺失小鼠缺乏中胚层诱导。BMP-7的靶向性缺陷研究显示了其对肾脏和眼睛发育中起着至关重要的作用[15]。

BMP的临床应用

BMP基础科学的快速发展已经产生了令人振奋的临床应用。BMP-2和BMP-7已被开发用于各种骨科应用，包括胫骨骨不连续和脊柱融合。此外，潜在的应用包括口腔外科、颅颌面外科和整形外科（图1-29）。目前临床应用中一个非常关注的问题是胸椎和颈椎的脊柱融合术。某些意想不到的并发症可能是由于BMP-2使用量过大（10～30mg），导致不适当的释放和诱导异位骨的形成。开发与BMP结合、限制BMP快速释放的生物材料是一项重要的挑战。外科手术领域应用的新可能性具有巨大的潜在效用。

1.1.3 生物活性的BMP-2对纳米晶金刚石涂层种植体的作用

Robert Gassner

引言

种植体已经革命性地改变了所有医学和牙科领域患者的治疗。当治疗骨和软骨疾病/退变以及牙齿脱落时，钛已经发展成为主要的原材料，用于进行个体化的骨结合的组织置换方案。这主要是由于钛的生物惰性行为和特点。钛种植体尤其在健康、年轻和成人患者中能提供良好的效果。然而，如果种植部位骨愈合不良，任何种植体的成功率都会受到影响。由于骨质疏松、年龄、放射治疗、双膦酸盐摄入、感染、严重创伤或其他与骨病理有关的变化等均能影响骨的变化和动态平衡，种植体部位的骨愈合常常受到限制[1]。

然后，局部骨修复能力的减弱阻碍了骨结合。种植体植入后骨密度和体积的降低导致其初期稳定性不足，这是种植体骨结合过程中的一个决定性指标。种植体与骨界面存在4种材料相关因素，即种植体表面组成、表面能、表面粗糙度和表面形貌。近年来，微纹理表面被认为对成骨细胞来说是有利的三维环境。然而，与细胞信号传递相关的细胞/基质/底物相互作用发生在纳米级，并且已经证明不同类型的细胞对纳米形貌的反应不同[2]。

在纳米陶瓷和纳米直径碳纤维上培养细胞时，细胞反应增强。研究还表明，纳米多孔羟基磷灰石颗粒植入牙槽骨缺损中可以聚集更多的骨基质蛋白，如骨涎蛋白和骨桥蛋白。钛基材料表面的纳米结构对这些蛋白质的表达有着深远而迅速的影响[3]。这表明，表面纳米结构影响细胞外基质，对细胞黏附和生长因子等生物活性分子起重要作用[4-6]。本节通过6个部分来讨论基于纳米技术和物理吸附技术获得的含有生物活性BMP-2的纳米晶金刚石（NCD）涂层种植体一些研究，目的是克服现存骨愈合和骨结合时的一些缺点。

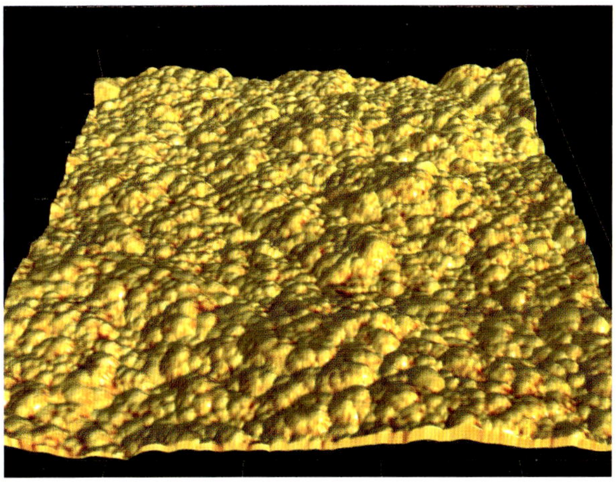

图1-30 纳米晶金刚石薄膜的原子力显微镜（AFM）图像（6.7μm×6.7μm）。（图片来源：J Nanosci Nanotechnol 2007; 7: 4581-4587）

纳米晶金刚石（NCD）表面

由于钛本身是生物惰性的，不允许对其纯表面进行生物活性修饰，因此，开发了纳米晶金刚石（NCD），并被成功地用于各种生命科学应用。NCD薄膜在细胞培养过程中是有益于细胞生长的基质[3]。因此，NCD也被应用于组织工程领域中。NCD是采用一种改进的热丝化学气相沉积技术形成的，其sp2-杂交小于3%，晶粒尺寸为5～20nm，如原子力显微镜（AFM）检测所示（图1-30）。

初沉积的NCD表面具有较强的疏水性。然而，它可以有效地改性，以表现出更多的亲水性。表面结构的改变是影响多种细胞生长和分化能力的有效手段。对任何特定细胞类型的特殊需求都可以通过经验来证明。然而，NCD的灵活特

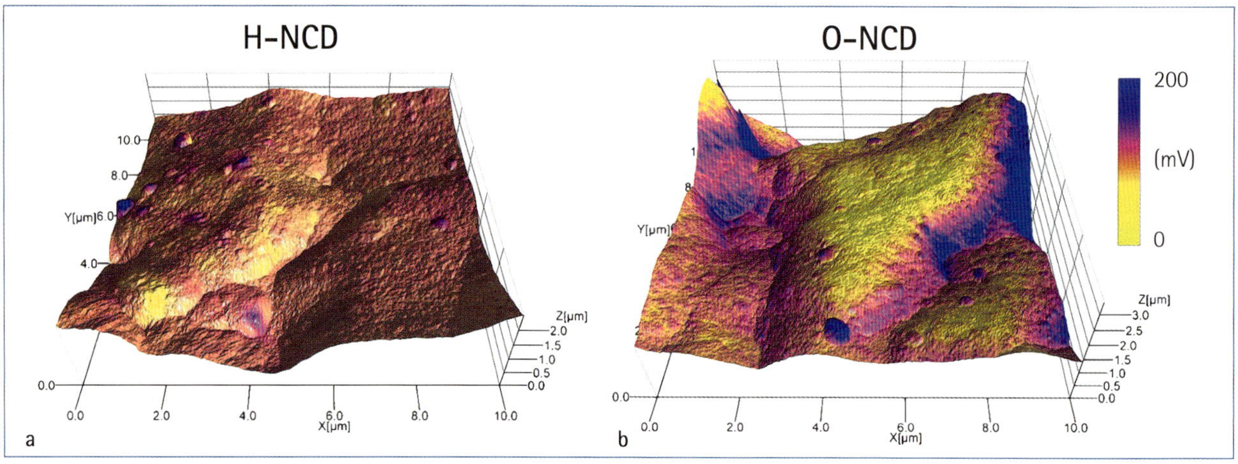

图1-31 AFM图像-不同含氧量NCD涂层钛膜的三维形貌，不同的颜色对应着不同的表面电位信号。（a）H-NCD钛膜（在样品温度为800℃，压力为5×10^{-6}mbar时，在原子氢中暴露10分钟）。XPS测试证实氧含量为2.57at.%。（b）O-NCD钛膜（在氧射频等离子体中氧化），氧含量为18at.%。（图片来源：Diamond & Related Materials 2008;17:1089-1099）

性似乎优于塑料表面，而塑料表面的质量很难改变。除了其分子特性外，NCD的晶体结构特性也影响着细胞的生长。因此，将表面功能化与任何一种三维结构改进的NCD涂层相结合，开辟了一种新的途径。NCD的物理特性和有效的电化学特性使其可以定制专门的装置，用于骨病的治疗甚至诊断应用。

纳米晶金刚石（NCD）的表面修饰

这种合成纳米晶金刚石的新技术可以对基底材料进行不同的表面改性[4]。采用改进的热丝化学气相沉积技术制备NCD薄膜。涂层处理后，表面的空余键为氢末端的NCD（H-NCD），因此膜具有疏水性。在400℃下进行4小时的表面热处理，用21%的氧代替氢已形成含氧的功能基团（羰基、醚基或羟基），使薄膜具有亲水性（O-NCD）。因此，在本研究中比较了3种不同的基团：纯钛（对照组）、H-NCD（疏水表面）和O-NCD（亲水表面）。

利用数字图像技术测量水滴的高度与宽度之比，来计算在不同NCD表面的水接触角，以揭示不同表面的疏水性或亲水性。然后用X线光电子能谱（XPS）和原子力显微镜（AFM）表面电位测量（图1-31）对NCD涂层种植体的表面结构进行评价。研究了不同的NCD表面化学键末端对表面电位的影响及其对体内结缔组织愈合的影响。接下来在体内将NCD膜整合到Wistar大鼠皮下，并进行了组织学评价，发现O-NCD表面细胞数明显增加，形成的瘢痕组织更加松软，这是调控结缔组织在体内黏附的一种很有前途的技术（图1-32）。

体外BMP-2的物理吸附

通过物理吸附法将骨形态发生蛋白-2（BMP-2）吸附到纳米晶金刚石涂层表面进行功能化改性[2]。物理吸附的基本相互作用力是范德华力。虽然相互作用能很弱（10~100meV），但物理吸附在自然界中起着重要的作用。在物理吸附过程中，原子或分子的电子结构几乎不受干扰。

由于其随机取向的结构，NCD涂层表面似乎与复杂的分子能形成牢固地结合。应用各种高度灵敏的分析方法，发现这种相互作用是非常稳

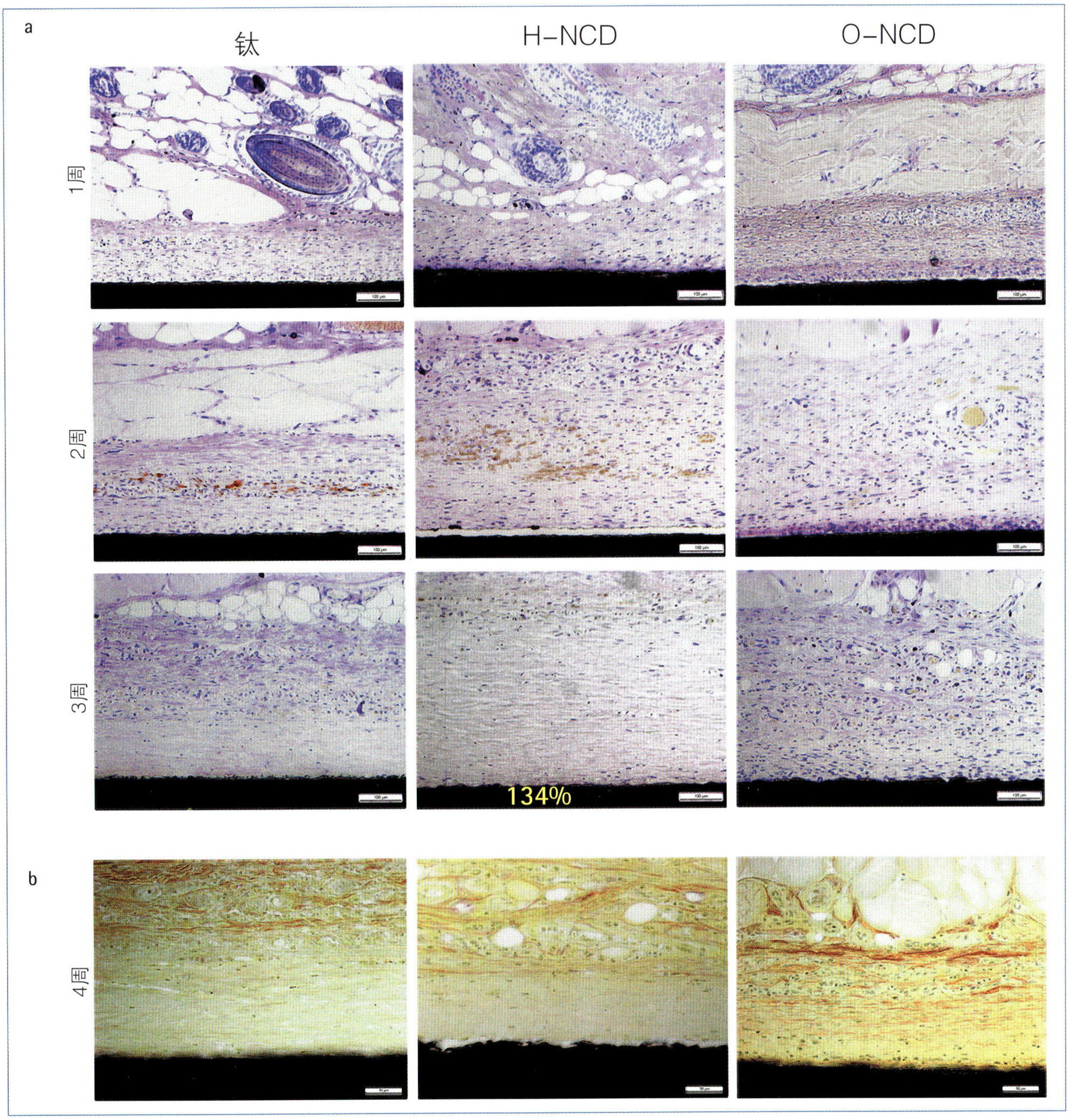

图1-32 （a）HE染色的钛、H-NCD和O-NCD材料体内植入后的代表性组织切片。在距离涂层10μm处进行细胞计数。培养2周和4周后O-NCD表面细胞数显著增加。（b）Van Gieson染色显示在不同材料附近胶原结缔组织的形成。钛和H-NCD周围细胞数量少，形成紧密的瘢痕。相反，O-NCD结缔组织松散，含有大量细胞。（图片来源：Diamond & Related Materials 2008;17:1089–1099）

定的。理论计算进一步证实了实验测量的BMP-2与NCD之间的黏附强度（图1-33）。氧处理通过表面含氧功能基团的出现使NCD具有亲水性。这一特殊表面的NCD与BMP-2的结合能比疏水表面更高，在该表面培养细胞的效果更好。最重要的是，在这种结构表面，吸附的BMP-2是完全活性的。在体外对骨肉瘤细胞培养时，BMP-2处理的NCD表面显著上调了细胞碱性磷酸酶的表达，这是成骨分化的特异性标志。几个洗涤步骤（总共3个）并没有从NCD表面去除BMP-2，提供了生理

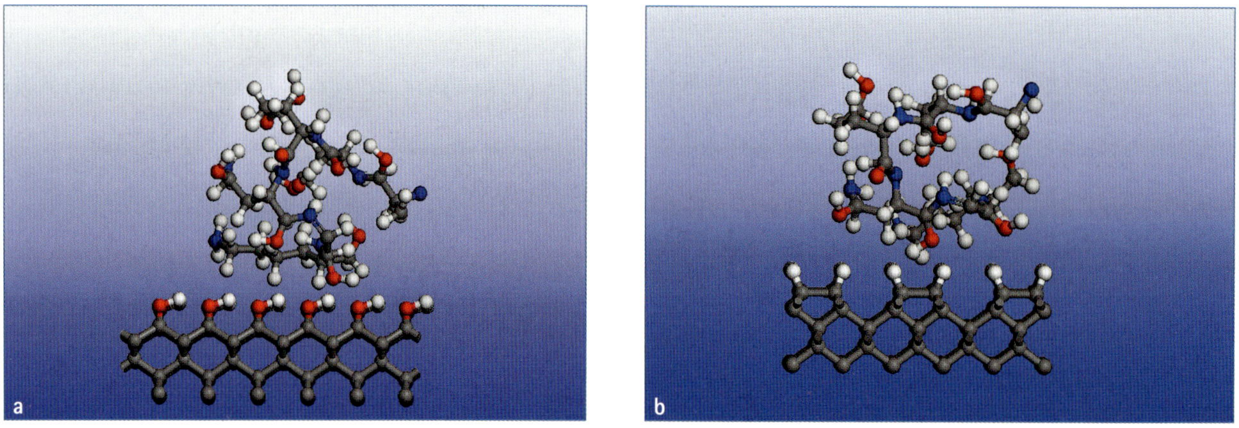

图1-33 NCD表面吸附BMP-2片段的理论模型。（a）O-NCD（100）表面吸附BMP-2片段的模式图，吸附的BMP-2的几何结构为直立的形状。（b）H-NCD（100）表面吸附BMP-2片段的模式图，吸附的BMP-2的几何结构为平行于表面。（图片来源：Biomaterials 2006;27:4547-4556）

吸附的有效性证据（图1-34）。因此，这种简单的方法使得可以在其表面进一步形成具有复杂仿生涂层的多功能表面，为新型医疗设备和种植体以及组织工程中创新支架的设计提供了基础[7]。

体内BMP-2的物理吸附

在骨内种植体表面制备纳米晶金刚石涂层，再用BMP-2进行物理吸附，实现稳定的表面功能化[5]。强的物理吸附与NCD的独特性质直接相关，具有活性的BMP-2在O-NCD表面具有强烈的吸附作用。用单分子力谱法对蛋白质在生理条件下于NCD表面的结合进行了监测，并通过力场计算，进一步证实了各自的吸附能力。以这种方法优化的种植体表面在植入绵羊颅骨时增强了在体内的骨结合（图1-35）。这些结果提示该技术可很容易地用于骨愈合的临床治疗。在物理吸附了生理剂量的BMP-2的NCD表面培养原代人骨髓间充质干细胞时，强烈激活了细胞成骨标志物的表达。医学种植体正越来越多地用于年迈虚弱患者的骨中。由于年龄、严重创伤或与病理有关的骨改变，种植体部位的骨愈合常常受到限制。因此，我们的研究结果证实，在所有研究组种，表面修饰、氧末端并吸附BMP-2的NCD具有最佳的骨-种植体接触率（BICR）（图1-36）。

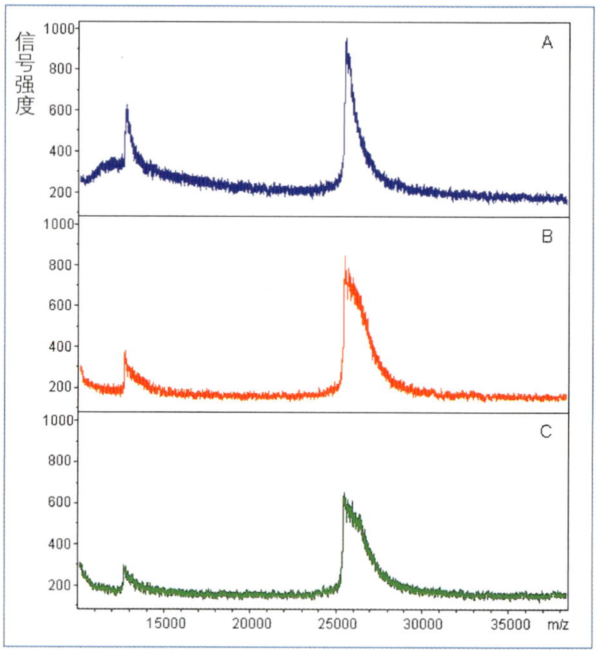

图1-34 NCD表面物理吸附的BMP-2的MALDI/TOF-MS光谱。将40pmol BMP-2添加在NCD表面上，芥子酸溶于1：1乙腈/0.1%三氟乙酸中作为MALDI基质（A）。（B）用乙腈水（1：1）清洗后。（C）用相同的混合物进行再次洗涤后，线性模式下平均180激光照射，分别用MALDI/TOF-MS记录吸附量。（图片来源：Biomaterials 2006;27:4547-4556）

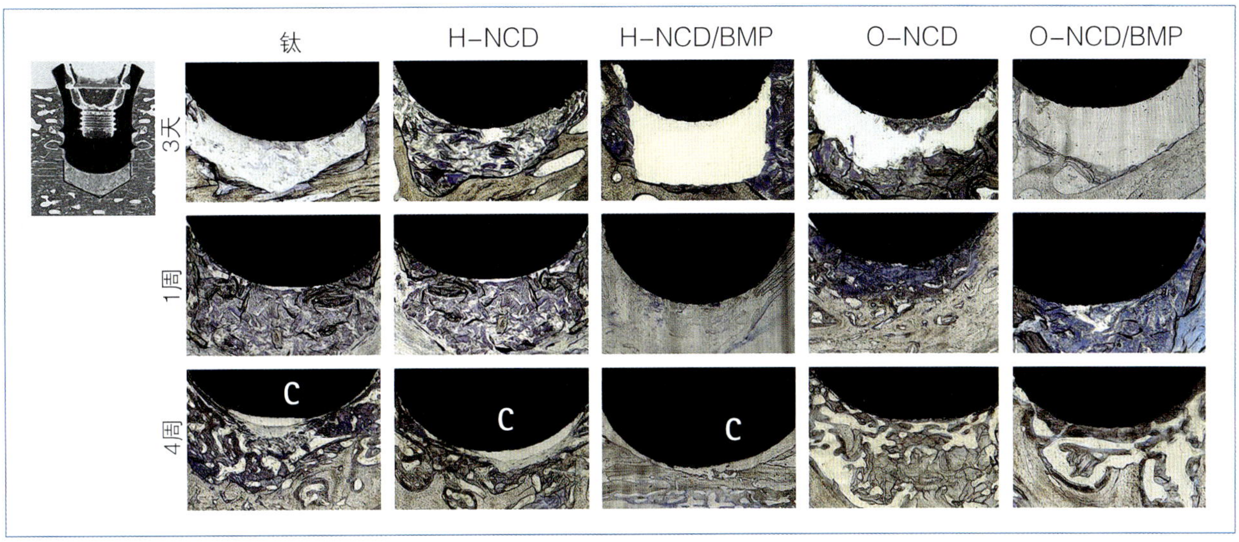

图1-35 植入BMP-2/NCD涂层种植体后骨愈合的组织学观察。代表性的甲苯胺蓝染色骨切片。所有实验组试件（术后3天、1周和4周）均采用切割-研磨法处理。在钛、H-NCD和H-NCD/BMP周围观察到结缔组织（C）。（图片来源：Biomaterials 2008;29:2433-2442）

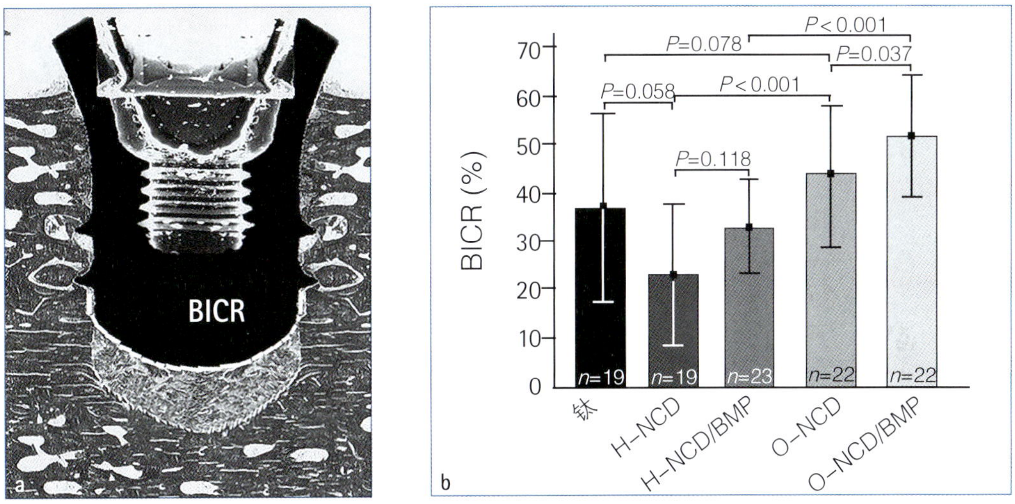

图1-36 愈合后骨-种植体接触率的测定。骨-种植体接触率（BICR）只在相对骨再生区域的种植体根尖表面测定（a），数据来自种植体植入4周后的试样测试（b）。（图片来源：Biomaterials 2008;29:2433-2442）

间充质干细胞的抗辐射性

在骨结合和骨再生中，组织来源的间充质干细胞（MSC）的活性和分化能力是导致骨伤愈合或炎症、纤维化甚至坏死的主要因素。体外射线照射人骨髓间充质干细胞后，随着剂量的增加，细胞的自我更新能力大大降低。然而，有丝分裂停滞的细胞仍然能够分化为成骨细胞和前脂肪细胞（图1-37）。放射治疗后，骨可能会发生放射性骨坏死。猪下颌骨是一种与临床情况相当的大型动物模型，1周内接受2×9Gy的分割照射。这种治疗类似于30×2Gy照射的头颈部肿瘤患者的标准化临床治疗方案。在猪模型中，照射后的骨折表

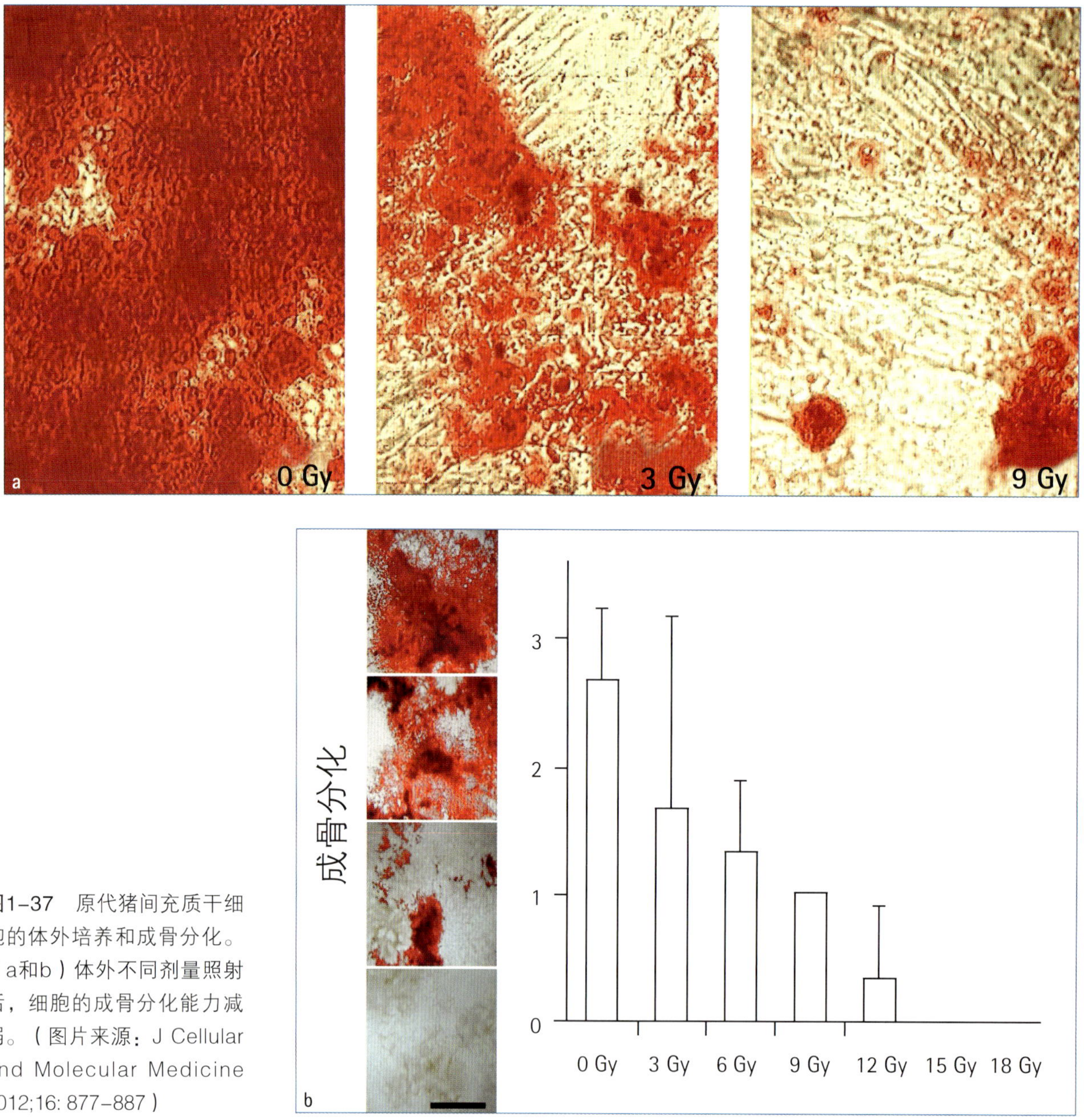

图1-37　原代猪间充质干细胞的体外培养和成骨分化。（a和b）体外不同剂量照射后，细胞的成骨分化能力减弱。（图片来源：J Cellular and Molecular Medicine 2012;16: 877-887）

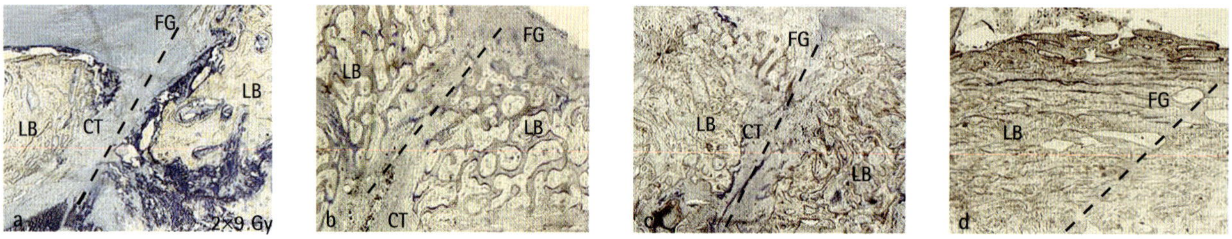

图1-38　受照射的猪下颌骨骨折愈合情况。8周后观察骨折线的愈合情况。（a和b）显示了典型的愈合不良，（c和d）显示更快的愈合。（a和c）为照射组，（b和d）为对照组。虚线标记原有骨折间隙（FG）的边缘；蓝色染色代表结缔组织（CT），LB代表局部骨组织。（图片来源：J Cellular and Molecular Medicine 2012;16:877-887）

现为骨愈合延迟（图1-38）。在照射后不同时间点分离骨髓间充质干细胞，其增殖能力和成骨分化潜能无明显变化。因此，对猪下颌骨进行单剂量9Gy、18Gy的体内照射后，立即分离出骨髓间充质干细胞。经9Gy照射后的骨髓间充质干细胞在增殖和成骨分化方面无显著性差异（$P > 0.05$）。然而，从18Gy照射的标本中分离出的骨髓间充质干细胞表现出较低的成骨分化能力，在前2周，细胞的增殖率大大降低。但在此后，细胞恢复并表现出正常的增殖行为[6]。这些结果表明，MSC在体内能有效地抵抗高剂量的辐射。因此，这一发现应该应用于未来的医疗和牙科种植的治疗理念中，来保护再生组织不受辐射的影响。

物理吸附BMP-2的纳米晶金刚石涂层种植体与接受放射线照射骨的结合

放射治疗后，辐射范围内的骨、骨膜和上覆软组织发生充血、炎症和动脉内膜炎。这些情况最终导致血栓形成，细胞死亡，进行性血管萎缩和纤维化。因此，受照射的区域没有足够的氧气供应，部分是低氧。因此，局部细胞减少，最终缺乏成纤维细胞、成骨细胞和未分化的骨潜能细胞。此外，血液供应，如下颌骨的主要动脉血液供应来自下牙槽动脉以及骨膜动脉，其血管供应发生明显的内膜纤维化和血栓形成。这些变化的综合效应最终导致受影响的骨的修复和再生明显减少，辐射影响的区域，特别是在高剂量放疗后，该区域使用骨内种植体进行修复重建时，会导致成功率降低和高的种植失败率，主要原因是放射治疗极大地减少了种植体骨结合。

活性的具有多向分化潜能的间充质干细胞（MSC）或母细胞的存在被认为是骨结合和骨再生的关键因素。通过猪的体内实验，研究了大型动物下颌骨骨折模型下，辐射对间充质前体细胞存活的影响[6]。观察了表面固定BMP-2的NCD对照射后骨固定螺钉骨结合的影响[8]。X线和组织学检查示下颌骨折裂处在照射后4周和8周仍未愈合，而与之对照的是，未接受照射的下颌骨在同样的时间内出现了骨再生和骨折愈合。这与照射后的下颌骨骨折间隙不愈合的临床表现一致。各组在任何时间点均无种植体丧失。骨固定螺钉的骨-种植体接触率（BICR）评价表明，在骨折愈合的早期阶段，物理吸附的BMP-2具有很强的骨诱导作用。接受了辐射的动物，使用商业种植体时，BICR明显低于物理吸附BMP-2的NCD表面。虽然在照射后的骨中对骨种植体进行即刻负荷会导致种植体脱落数的增加，但这些结果仍然是重要的相反发现，因为固定有BMP-2的表面显著增加了种植即刻和早期的BICR。组织学上，吸附了BMP-2的NCD能加速骨形成，尽管随着时间的推移，BMP-2的活性下降，但仍能改善辐射骨的骨改建。下一步，应该对其他生长因子单独或与吸附BMP-2的NCD联合应用，对改善辐射骨中的种植体骨结合的影响进行评估。

结论

利用纳米技术和物理吸附技术应用于种植领域正在发展具有生物活性的种植体表面。在金属或其他生物相容性材料表面沉积纳米晶金刚石（NCD）涂层后，只需物理吸附就可使其与生物活性大分子进行功能化。进一步，钛种植体表面的NCD涂层可以与物理吸附BMP-2明确结合。BMP-2的活性形式与O-NCD形成最强的相互作用。在生理条件下，用单分子光谱法监测蛋白质二聚体的结合。通过力场计算进一步证实了相应的吸附能。在早期阶段，更多的细胞被募集到伤口床上，更多的骨量在这个过程的后期积累起来。原代人间充质细胞在体外培养于吸附有BMP-2的O-NCD涂层钛种植体上，能较强地激活成骨标志物的表达。这种表面生物改性的种植体，即使在照射后的条件下，也能在体内表现出增强和加速的骨愈合。因此，随着这一革命性、易于应用的技术的发展，现在已开始应用于骨结合的临床治疗。

致谢

感谢所有参与这项工作的同事，特别是Mag biol Christian Gritsch（†）。

资助与支持

①Austrian Nano-Initiative of the Austrian Ministry（Bundesministerium für Verkehr, Innovation und Technologie und Bundesministerium für Wirtschaft und Arbeit, project title: NaDiNe），②European Commission-RTN project DRIVE（MRTN-CT-2004-512224），③Jubilee Fund of the Austrian National Bank（no. 12518），④Austrian Science Fund FWF（NRN 093），⑤Jubilee Fund of the Austrian National Bank（no. 12246），⑥Österreichische Forschungsförderungsgesellschaft（FFG）-Laura Bassi Center of Expertise 'DiaLife'（no. 822773），⑦Tyrolean Future Fund 'Smart Implants-Monitoring of osseous healing and bone remodeling in vivo'，⑧Straumann Basel, Switzerland（titanium dental implants, SLA-titanium discs），⑨MedEl, Innsbruck, Austria（titanium substrates），⑩Synthes, Salzburg, Austria（titanium reconstruction plates and screws）.

1.2 生物材料与骨修复

Christian Schopper, Doris Moser

引言

在过去的几十年里，颌骨骨缺失的治疗经历了几个思维上的变化。在种植体成为为牙科修复体提供支持和固位的新方案之前，大多数情况下，只要能产生足够数量或体积的新硬组织，为黏膜支持的义齿提供固位就足够了。当时，骨增量材料是否血管化，进而完全活化与否就不是那么重要，只要它们能牢固固定在骨增量的部位就可以。随着骨内种植体时代的到来，重建的硬组织的质量比单纯的骨数量更重要，植入到骨组织中的异体装置需要活性的骨组织随时间沉积在其表面上，因而就需要活性的宿主组织。本节主要介绍外科重建手术后的骨的结构适应及其内在的改建。

骨愈合

骨是一种高度血管化的组织，它依赖血管运输必需的营养物质和氧气，以及提供循环的成骨因子和干细胞[1]。因此，血管在骨形成和骨修复中都是成骨过程的关键因素[2]。血管生成是指从现有血管中产生新血管的过程[3]。在创伤愈合和缺血组织的修复过程中，血管内皮细胞及其前体细胞积极地参与了修复过程。血管生成因子主要有成纤维细胞生长因子（FGF）和血管内皮生长因子（VEGF）。这两种因子都刺激内皮细胞产生蛋白酶和纤溶酶原激活物，降解血管细胞膜，使内皮细胞增殖和迁移[4]。内皮细胞和内皮母细胞聚集形成新血管，分泌关键因子，如血小板衍生生长因子（PDGF）、VEGF和骨修复素-1，招募平滑肌细胞与血管周细胞来稳定和支持新形成的血管[5]。

骨组织来源于机体产生骨、淋巴和造血功能的多能细胞[6]。这些细胞通过两种机制之一分化成骨：软骨内成骨或膜内成骨。在软骨内成骨过程中，骨通过软骨的介导形成。这一机制在骨折愈合中起着重要作用，但在骨重建过程中，膜内骨化起主导作用。膜内成骨形成过程如下：间充质干细胞通过序贯分化途径形成成熟的成骨细胞，而不经过软骨成骨过程。所谓间充质干细胞，也称为成骨细胞前体，增殖并形成成熟的成骨细胞，合成和分泌主要的骨基质蛋白（如Ⅰ型胶原，骨有机基质的主要成分）和骨特异性蛋白（如骨钙素和骨桥蛋白），来决定骨的结构和功能[1]。

在骨折修复中，骨重建过程启动一系列的再生步骤，这些步骤在时间段上是相互重叠的[7-11]。在骨组织损伤后，血管破裂导致凝血级联激活，并在移植区形成血肿。炎症细胞、成纤维细胞和干细胞被招募到这个部位，这与生长因子和细胞因子的释放有关。然后肉芽组织逐渐被纤维软骨组织所取代，形成一个软骨痂，包括由原有血管形成的新血管。随后，软骨痂被羟基磷灰石矿化，形成硬骨痂的编织骨。最后，在骨再生的重建阶段，硬骨痂的编织骨被次级板层骨所取代，损伤部位的血管供应恢复到正常状态。

除FGF和VEGF外，许多因损伤和骨重建所诱导发生反应的生长因子与细胞因子被认为在骨修复过程中起重要作用[7,9,11-13]。这些包括转化生长因子（TGF）家族、骨形态发生蛋白（BMP）家族、胰岛素样生长因子（IGF）家族和血小板衍生生长因子（PDGF）家族[8-9,11-12,14-15]。这些因子由修复位点的多种细胞类型产生和/或反应[11-12,14-15]。因此，甲状旁腺激素（PTH）、生长激素、类固

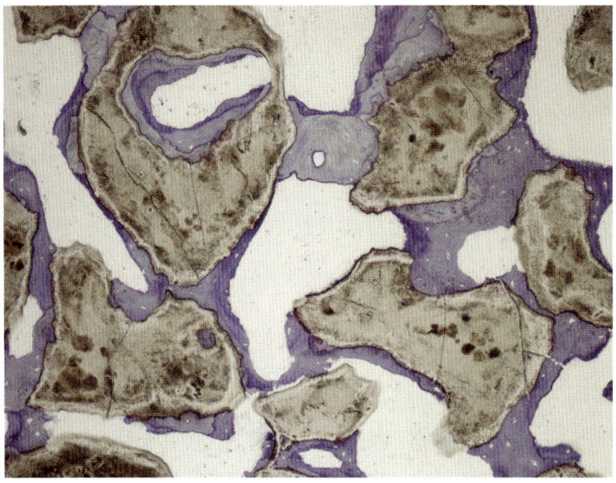

图1-39 未脱钙骨组织学观察，硫蛋白染色，放大率10×。显示植入后的Interpore颗粒（Cross），表现为材料周围同位的骨生成。单个颗粒被新形成的骨小梁包裹。看不到骨侵入颗粒内部，也未见材料吸收。

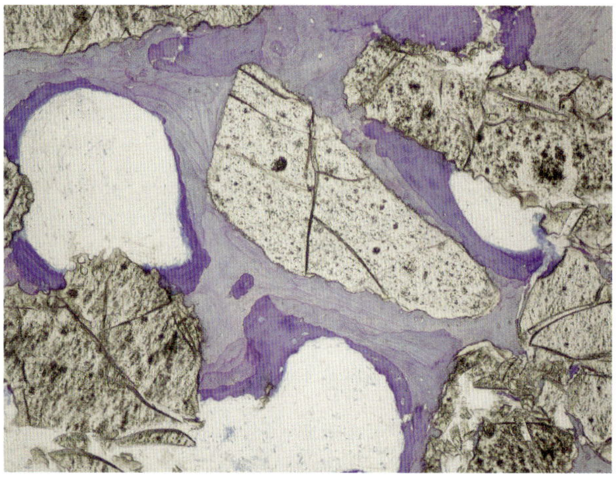

图1-40 未脱钙骨组织学观察，硫蛋白染色，放大率10×。显示植入后的Calcitite颗粒（Calcitek），表现为材料周围同位的骨生成。单个颗粒被新形成的骨小梁包裹。看不到骨侵入颗粒内部，也未见材料吸收。

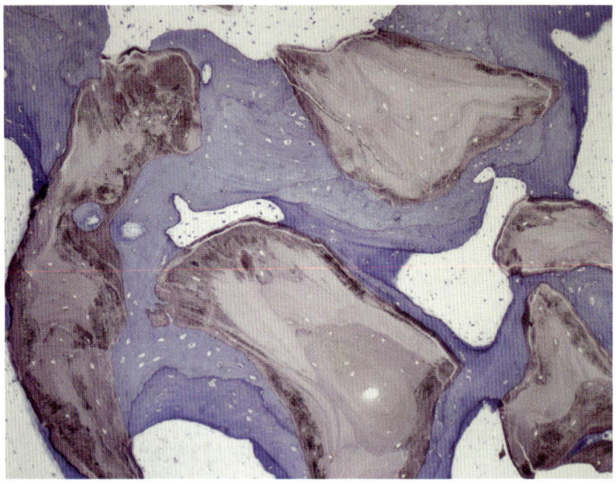

图1-41 未脱钙骨组织学观察，硫蛋白染色，放大率10×。显示植入后的Bio-Oss颗粒（Geistlich），表现为材料周围同位的骨生成。单个颗粒被新形成的骨小梁包裹。看不到骨侵入颗粒内部，也未见材料吸收。

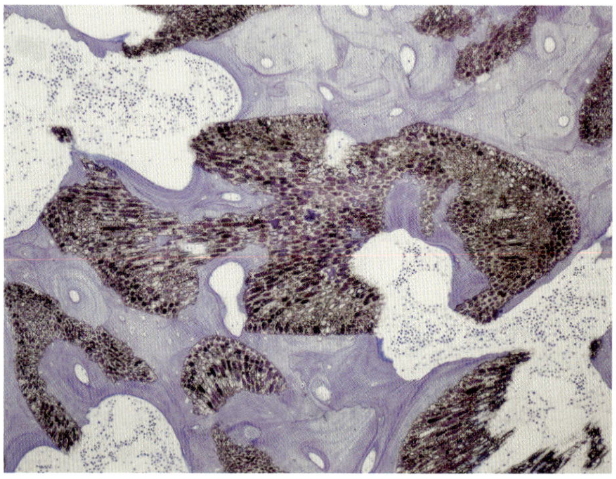

图1-42 未脱钙骨组织学观察，硫蛋白染色，放大率10×。显示植入后的Algipore颗粒（Dentsply Friadent），表现为材料周围同位的骨生成。单个颗粒被新形成的骨小梁包裹。可见孔隙内成骨和继发形成的新骨替代吸收的材料颗粒。

醇、降钙素和维生素D等系统因子也能调节骨代谢与血管化[9]。

生物材料与骨重建

在骨重建手术中，应用的材料种类繁多。生物材料支架是组织再生的三维模板，为调节骨形成提供特殊的条件[16]。生物材料必须具有生物相容性，以最大限度地减少不良的炎症反应。此外，支架的力学、化学和生物学性能应适合于具体的应用。支架的特性，如孔隙率、形貌和材料组成，决定了上述的性能（图1-39～图1-42）[17-18]。仅能引导和支持骨再生的支架，称为骨传导支架（图

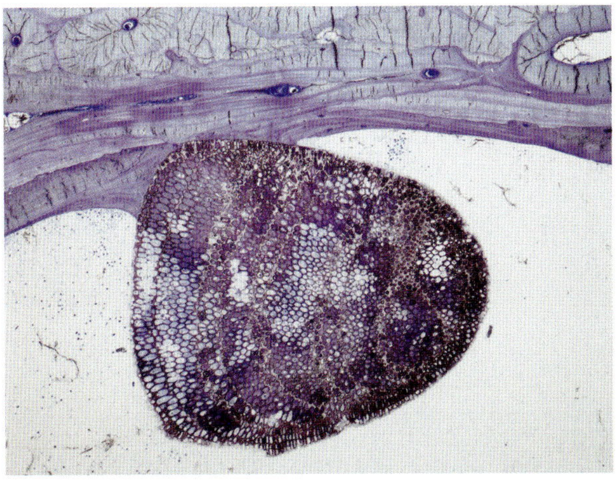

图1-43 未脱钙骨组织学观察，硫蛋白染色，放大率10×。图示骨从相邻的板层骨传导到一个FRIOS Algipore颗粒。新形成的矿化骨基本占据了生物材料的孔隙结构。

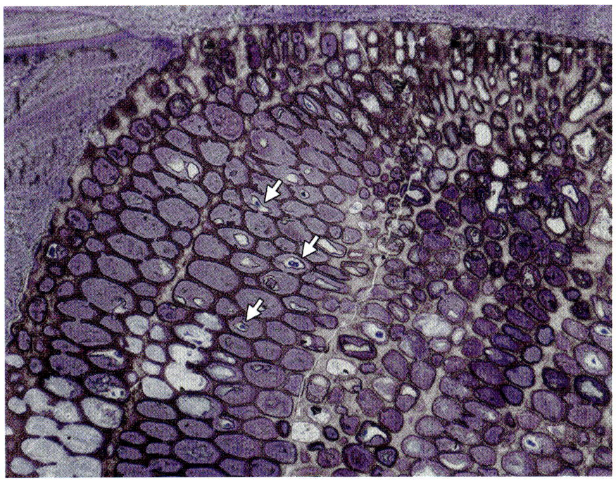

图1-44 未脱钙骨组织学观察，硫蛋白染色，放大率40×。图1-43局部放大，显示在多孔骨中可以看到活性的成骨细胞（骨细胞，箭头所示）。

1-43和图1-44），而能通过传递诱导因子主动地促进骨再生的支架称为骨诱导支架[1]。

骨传导支架和骨诱导支架通常模仿天然骨进行设计，而天然骨是一种多孔的复合材料，主要由Ⅰ型胶原基质中的羟基磷灰石组成[19]。因此，Ⅰ型胶原、羟基磷灰石和其他磷酸钙生物材料被广泛应用于骨组织重建。这些支架材料促进成骨细胞和成骨母细胞的附着与分化，以促进骨组织的形成[20]。用于骨再生的其他材料包括合成的、生物相容性的和可生物降解的聚合物或可注射的水凝胶[21]。由于它们的骨传导特性，生物材料支架也可以作为生长因子、细胞因子或细胞移植的载体[1]。

就其本身而言，生物材料是异物，不是机体生长过程自然形成的，但可以为新骨的形成提供框架。对生物材料植入反应的骨生长可以被认为是宿主反应的结果[22]。通常需要一个可生物降解的支架，它将提供空间和稳定性，直到新骨的形成基本完成，然后随着时间的推移逐渐退化，为新的骨组织形成提供空间[21]。如果是这样，种植体植入到增量的骨组织后，牙种植体与活性骨间会形成更高的接触率[22]。孔隙大小、结构和相互连接对生物材料周围的骨生长以及血管和骨细胞进入该支架材料至关重要（图1-44）。

骨改建与生物材料置换

骨组织终生都处在改重过程中。骨改建是由成骨细胞和破骨细胞共同作用引起的，骨缺损也是通过它们的作用来修复的[23]。在稳定的代谢平衡下，骨吸收和形成是平衡的，从而使旧骨或有缺损的骨组织不断被新的组织所取代，从而适应机械负荷和应变[24]。成骨细胞和破骨细胞在重建过程中密切协作，称为基本的多细胞单元（BMU）。在皮质骨中，BMU形成一个圆柱形管，逐渐地在骨内进行挖掘（图1-45）。由于表面/体积比要大得多，因此小梁骨比皮质骨的改建更为活跃。

破骨细胞穿过骨小梁表面，挖出一条吸收陷窝沟。在一个改建周期，吸收开始于破骨细胞前体的迁移并在一个多细胞单元（BMU）形成的切割锥形体处分化为破骨细胞。骨吸收后，情况发生逆转，单核细胞出现在骨表面，为成骨细

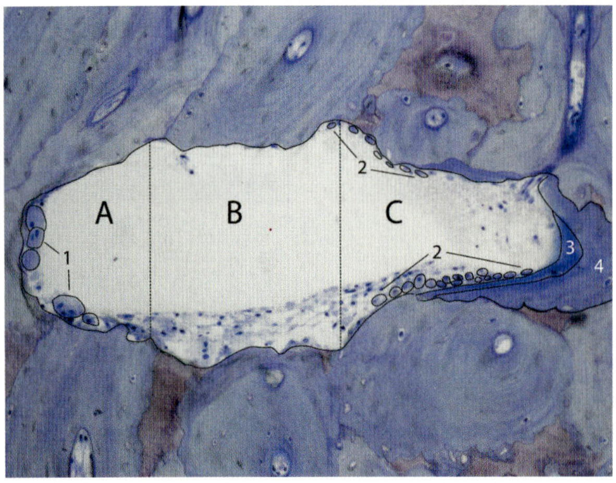

图1-45 未脱钙骨组织学观察，硫蛋白染色，放大率20×。一个基本的多细胞单元（BMU），也称为基本改建单元（BRU）或骨结构单元（BSU），在皮质骨中的纵向次序活动。在切割锥（A）处，破骨细胞（1）正在挖掘一个隧道。在逆转区（B），单个核细胞跟随破骨细胞，衬里在吸收的表面。在闭合锥（C）处，由成骨细胞（2）形成的新骨正在取代以前的吸收骨。类骨质的接缝（3）和编织骨（4）仍然形成新的皮质骨。

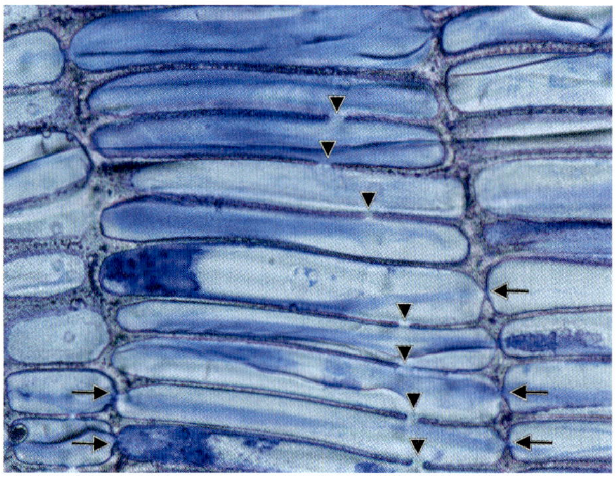

图1-46 未脱钙骨组织学观察，硫蛋白染色，放大率100×。在一个FRIOS Algipore颗粒（100%羟基磷灰石）中，管状孔结构的壁仍然完整，但在尖部（箭头所示）和侧面（三角所示）可见微小的穿孔。

胞的分化和迁移提供信号。在骨形成阶段，成簇的成骨细胞在BMU的闭合锥形体中一层层地形成新骨，直到切割锥形体被修复，吸收骨被新骨完全替代（图1-45）。在一个改建周期结束后，衬里细胞覆盖表面，并开始静息期。骨改建是由成骨细胞系细胞分泌消化酶并表达NF-κB配体受体激活物（RANKL）而激活的。RANKL与破骨细胞前体表面的RANK受体相互作用，导致属于破骨细胞系的造血细胞活化、分化和融合，开始骨吸收。成骨细胞和骨髓细胞产生的骨保护素（OPG）可以阻断RANKL的作用，调节骨吸收。

骨改建也会影响骨结合生物材料，如磷酸钙，如果它们的化学和结构组成允许支架降解[25]。只有活化的骨移植材料将充分参与骨吸收的过程。因为如前所述，破骨细胞介导的磷酸钙基质的降解，需要活的骨细胞提供的分子信号刺激。此外，破骨细胞前体细胞向吸收位点的迁移和补充取决于生物材料支架内外表面的毛细管网络。

理想情况下，磷酸钙的吸收速率应与新骨形成的速率相似[26]。体内生物降解的发生可以通过溶解或细胞介导[22,27]。负责磷酸钙吸收的细胞群主要由多核细胞、破骨细胞和巨噬细胞组成[28-30]。生物降解速度和吸收过程中所涉及的细胞类型都取决于材料性质，如Ca/P摩尔比率、结晶度、粒径、表面积和孔隙率，以及局部生物环境，如pH、血管和细胞的存在以及H_2O的含量[20]。通常，磷酸三钙组成的磷酸钙比由羟基磷灰石组成的磷酸钙具有更高的降解率（图1-46和图1-47）[25,31]。具有相互连接微孔的生物材料的整合、改建和吸收更好（图1-46）。更大的表面积被认为有助于更高的骨诱导蛋白吸收和离子交换，以及通过溶解和沉积形成类骨磷灰石[32-33]。表面粗糙度还能促进血管生成和骨形成及改建细胞的附着、增殖和分化[34-35]。

骨对外部机械刺激的反应是根据需要进行骨

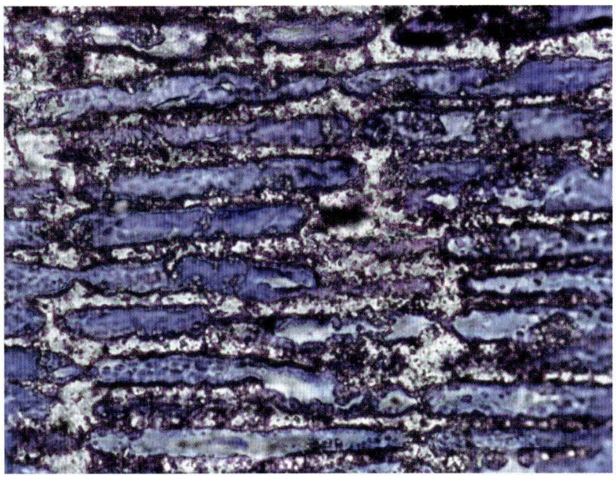

图1-47 未脱钙骨组织学观察，硫蛋白染色，放大率100×。在实验中使用双相（70%磷酸三钙，30%羟基磷灰石）FRIOS Algipore颗粒，可见生物材料的降解明显增强。由于微孔壁中磷酸钙发生水解，管壁出现明显的崩解。

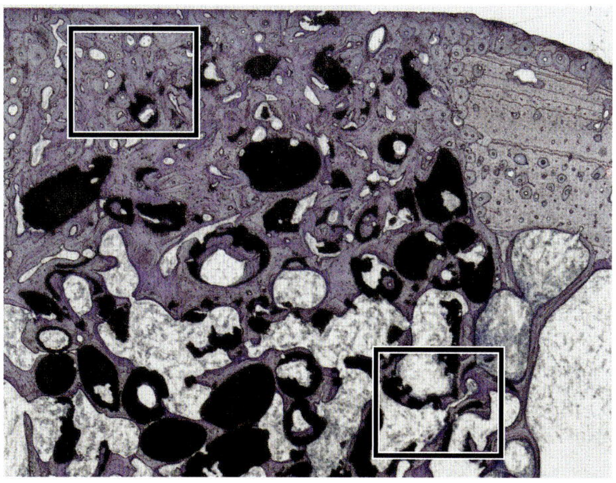

图1-48 未脱钙骨组织学观察，硫蛋白染色，放大率1×。使用绵羊制作皮质－松质肋骨缺损动物模型。在植入FRIOS Algipore颗粒12个月后，手术缺损的原始范围仍然可见。左上角方框的放大图见图1-49，右下角方框的放大图见图1-50。

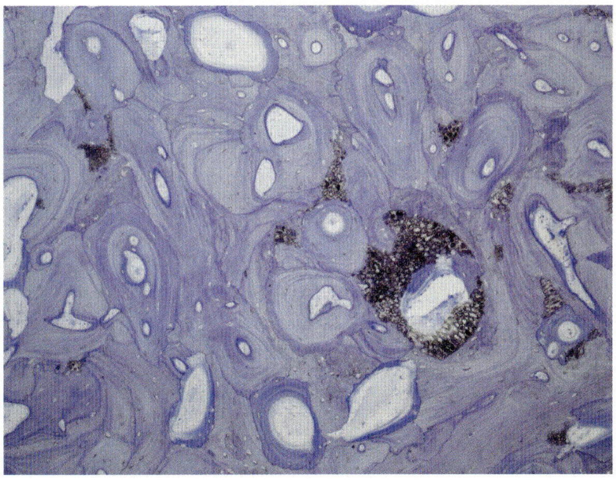

图1-49 未脱钙骨组织学观察，硫蛋白染色，放大率10×。图1-48局部细节。大多数生物材料颗粒在皮质骨改建过程中被溶解。残留的部分位于继发形成的新皮质骨之间，原有的皮质骨结构已基本恢复。

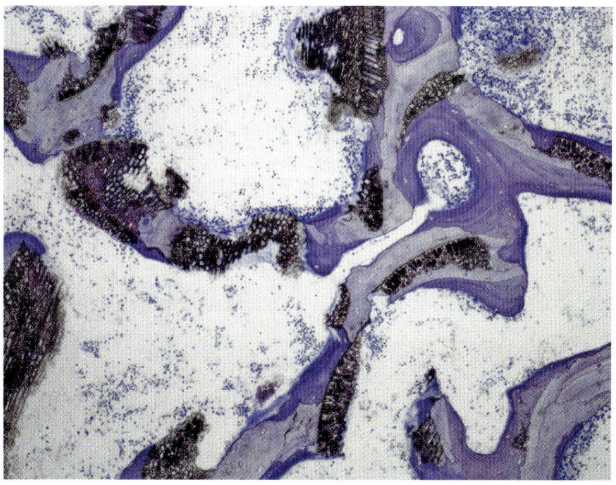

图1-50 未脱钙骨组织学观察，硫蛋白染色，放大率10×。图1-48局部细节。在松质骨改建后，残余的生物材料被整合到小梁骨的框架中。原有的松质骨结构已在很大程度上再生。

量的增加或减少[31]。由于皮质骨和松质骨的改建模式不同，骨改建过程中生物材料支架的替代也因骨缺损部位是皮质骨或松质骨的不同而有所不同。在最好的情况下，经过显著的替换阶段会恢复最初的骨结构（图1-48～图1-50；另见第3章和第4章临床病例）[27]。

1.2.1　磷酸钙生物材料

Else Spassova

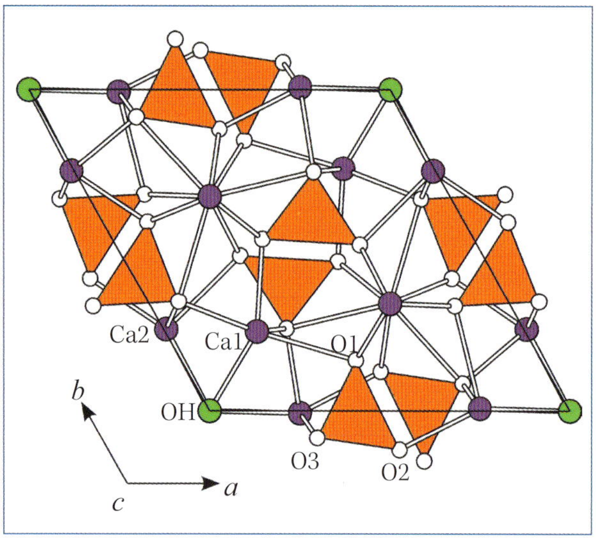

图1-51　羟基磷灰石晶体结构沿晶格矢量c的投影。晶体数据：六角形，空间群类型$P6_3/m$（编号176），a=9.432Å，c=6.881Å。显示了磷酸盐四面体（▲）和围绕原子Ca1和Ca2（●），氧原子O1、O2、O3（○）以及OH基团（●）的配位图。羟基氧原子与Ca2原子键合，其中，OH基的氢原子在统计上沿c方向无序排列。

引言

骨组织是具有动态各向异性构成不同水平组织的有机复合体系。有机物的主要成分是胶原纤维（约占20%），除此之外，其他少量有机物以蛋白质、脂肪、糖蛋白和多糖形式存在[1-2]。无机部分（高达65%）主要由磷酸钙、大量碳酸盐、镁、钠、钾、氟盐等微量元素组成。低结晶度磷酸钙和高取代度碳酸羟基磷灰石形式的磷酸钙是骨矿物质的主要成分[3]。基本上，骨矿物质负责骨组织的刚性和韧性（机械稳定性、承受硬冲击的能力），并且与胶原与骨细胞结合提供其弹性和固有的改建能力。从材料工程的角度来看，骨是一种包括骨细胞和血管在内的有机-无机基质[2]。

由于创伤性或非创伤性原因而丧失或缺失的骨组织需要替换或重建是人工硬组织形成材料开发和制造的主要原因。对于骨形成材料的生产，骨组织的物理、化学和机械性能的知识尤为重要，因为它们为骨形成材料生产提供了必要的定量和定性的参数。有许多不同的外科技术用于有效的骨再生，这在很大程度上取决于患者具体情况而使用不同的骨增量材料。目前，自体骨移植因其在成骨潜能、力学性能方面具有明显的优势以及不会出现不利的免疫应答而被认为是“金标准”。另一方面，自体骨的应用存在一定局限性，如采集过程中需实施额外手术，获取足够大小和形状的移植物，以及供体部位可能发生并发症的风险（如长期疼痛、骨折、神经损伤或感染等）[4-5]。此外，自体骨移植可发生不受控制的吸收和明显的体积丧失[6-7]。为了克服这些缺点，已经开发了多种植骨材料，如同种异体骨、异种骨等异体生物材料作为有机或无机骨替代物（植骨材料）。它们的应用在很大程度上取决于缺损的程度以及解剖因素，如骨来源、骨质量和手术入路。垂直向骨增量、上颌窦底提升和小的局部缺损（如拔牙窝、小囊肿或牙周袋等）的修复可以通过移植植骨材料来实现。在上颌较大的骨缺损和大面积骨萎缩可以通过骨/牙槽嵴劈开、带蒂的三明治骨成形术、马蹄形Le Fort Ⅰ型截骨术，采取骨移植、收集的骨（骨屑）和骨代用品结合应用来治疗[7]。

历史上，磷酸钙陶瓷是作为骨替代物研发的，因为其在化学成分上类似于天然骨的无机部分。在医学上的应用可追溯到20世纪70年代[8-10]。由于羟基磷灰石（HA）是天然骨的主要成分，因此HA基生物材料是可靠的。化学纯磷酸钙羟基

表1-1 成年人硬组织成分。重量百分比，不包括Ca/P摩尔比率[11]

	牙釉质	牙本质	骨	化学计量（HA）
Ca^{2+}	HA	35.1	34.8	39.6
PO_4^{3-}	17.7	16.9	15.2	18.5
Ca/P 摩尔比率	1.63	1.61	1.71	1.67
Na^+	0.5	0.6	0.9	—
Mg^{2+}	0.44	1.23	0.72	—
K^+	0.08	0.05	0.03	—
CO_3^{2-}	3.5	5.6	7.4	—
F^-	0.01	0.06	0.03	—
Cl^-	0.30	0.01	0.13	—
$P_2O_7^{4-}$	0.022	0.10	0.07	—
无机物总量	97.0	70.0	65.0	100
有机物总量	1.5	20	25	—

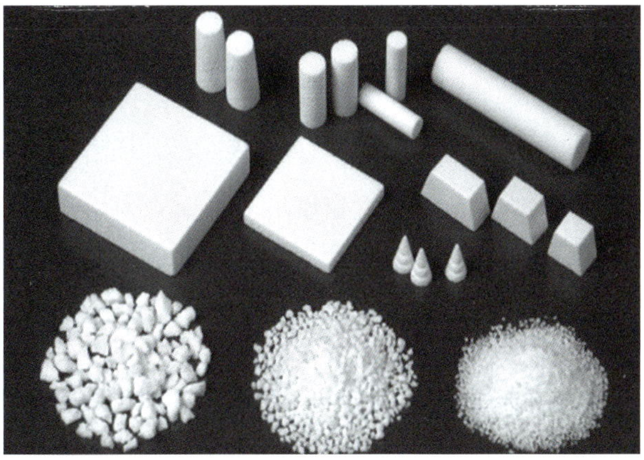

图1-52 不同物理形态的HA骨移植材料：致密或多孔、块状、圆柱体、锥体、颗粒或粉末。（如Yoshikawa et al, 2009[5]; ©2009 J R Soc Interface）

磷灰石［$Ca_5(PO_4)_3OH$］的晶体结构为六角形，空间群为$P6_3/m$，每单位晶胞为两个公式单元（图1-51）。

骨磷灰石含有大量的碳酸盐和许多微量元素（表1-1）。

因此，骨磷灰石的化学式可以表示为

$Ca_{10-a}Mg_bNa_cK_d(PO_4)_{6-e}(CO_3)f(OH)_{2-g}Cl_hF_i$，

如果除去重量小于1%的微量元素，则表示为

$Ca_{10-a}(PO_4)_{6-b}(CO_3)_c(OH)_{2-d}$。

羟基磷灰石由于其化学成分与骨矿物质的相似性，作为陶瓷骨替代材料已超过35年的研究历史。许多临床研究证实其在骨传导方面具有优异的生物相容性和生物活性[8,10-11]。已经开发出各种合成技术用于HA骨移植材料的生产。主要方法是湿法合成，其中有沉淀法、磷酸钙水解法[1,12]、电泳沉积法[13]、溶胶-凝胶法[14-15]、水热合成法[16-17]、固相合成法（包括高温合成法和燃烧合成法[18]或两者结合）。根据所应用的技术不同，可制备不同形貌、不同化学计量比、不同结晶度以及不同物理形状的HA材料。根据具体的临床应用，许多烧结的HA产品可有粉末、致密或多孔类型，大多为颗粒状或块状（图1-52）。目前市场上广泛使用的HA材料可作为骨移植材料。一般来说，这些产品显示出优异的骨传导性能，但是只有非常有限的证据显示是由细胞介导的生物降解[2,19-20]。

致密型HA

历史上，合成（烧结）致密型羟基磷灰石考虑到是为种植体承重，所以是固体形式。

纯致密型HA陶瓷的常用制备方法是固相反应，包括化学计量HA粉末的致密化（Ca/P摩尔比率为1.67），高温和长时间多次热处理[1]。产品是高度结晶体，但在烧结过程中，通常会有形成

其他相的风险，如氧化钙（CaO）。这样的杂质相对HA在体内产生不利影响[21]。同时发现，当烧结温度和结晶度较低时，HA的骨传导率较高[3,22]。虽然致密型HA陶瓷具有直接沿其表面支持骨形成的能力，但是由于相对差的机械特性，导致医学上应用的数量有限：断裂韧性（K_{Ic}）不超过1.0MPa·m$^{1/2}$（人骨2～12MPa·m$^{1/2}$）和Weibull模量（慢裂纹生长系数）在潮湿环境中（n=5～12）较低[1]。它的骨结合也受到因缺乏孔隙而影响骨-种植体接触，这意味着致密烧结HA不是适合的承重骨种植体材料。

多孔羟基磷灰石

人们认识到，开发具有适当多孔结构的HA陶瓷是提高其生物活性（骨结合）的一种方法，利用磷灰石的骨传导特性并允许骨向支架的多孔结构内生长。在这个意义上，多孔HA作为骨形成材料被广泛应用。各种各样的技术可以获得多孔HA产品。

合成多孔羟基磷灰石

制造合成多孔HA陶瓷的一些常规方法是使用适当的造孔剂（如石蜡、萘、过氧化氢）烧结HA粉末，该造孔剂在升高的温度下产生气体，或者烧结混合有机球状物的HA浆料。通过在烧结过程中蒸发聚合物球状颗粒，在陶瓷材料形成孔隙。用这些技术得到的孔是不均匀的，形状不规则，孔径为100～600μm，并且只有部分相互连接[1,5]。一种创新的方法——泡沫凝胶技术，可以生产出三维完全互相连通的多孔结构。其平均孔径为150μm，平均孔间距为40μm[5,23]。

改性羟基磷灰石

另一种提高HA生物活性的方法是将其化学成分调整到尽可能接近天然骨的化学成分。如上所述，除了钙、磷酸盐和羟基离子外，骨矿物质还含有许多在硬组织的生物化学中起重要作用的离子。一种潜在的改善骨结合的方法是将这些离子中的一些掺入HA中。最常见的方法是用浓度为2%～8%的碳酸盐离子掺入，这就类似于骨组织中碳酸盐的含量[3,11,21,24]。结果表明，碳酸盐的掺入不仅提高了HA的溶解度，而且体外培养实验中显示刺激了的人成骨样细胞的增殖[25]。骨矿物质中存在的其他离子也被结合到HA结构中，如Mg^{2+}、F^-和Na^+。发现将正磷酸根用4%～8%的碳酸根（所谓的B型取代）和0.5%～1.5%的镁离子取代，这一变化特别重要，因为它将导致大的晶格应变并显著增加溶解度[26-27]。体外和体内研究表明，硅酸盐改性HA陶瓷时，Si^{4+}离子还可增强HA的生物活性，尽管目前还缺乏足够的系统数据来说明其在HA生物学行为中的作用[28-30]。

天然的多孔HA（异种移植物和人工合成HA）

同种异体骨（人类）或异种骨（动物）是植骨材料的常见选择。同种异体骨移植是从尸体来源获取的人类骨组织，可有冷冻干燥、深冷冻和冻干脱钙等形式。它们具有天然骨和Ⅰ型胶原的原始多孔结构，是骨的主要有机成分。同种异体骨一个主要优点是它可以有各种形状和大小，从而避免了其他区域（供骨区）二次手术和供区并发症。然而，关于安全、储量和保存或其中含有的某些成分存在一些争议。还有异体和排斥反应以及感染性病原体如HIV、丙型肝炎等的传播风险[31-32]。

异种骨来源于其他物种，大部分来自牛骨。近年来，由于牛海绵状脑病（BSE），已经开始从其他脊椎动物（如马或猪）中的HA作为异种植骨材料。异种骨是HA，其中含有的有机物通过高温（1100℃）烧结或通过逐步退火工艺（直到

300℃），然后再经过化学碱处理（NaOH）去除掉。剩余的无机结构具有与天然骨相似的结构，它具有骨传导和骨能够向其结构内生长特性。应该注意的是，异种移植与同种异体移植有相同的问题，只是来自不同的物种，可能会引起更多的免疫学问题和感染问题[33]。

另一种异种植骨材料是珊瑚衍生物，称为珊瑚HA。其来源于具有天然大孔结构的珊瑚，是由含锶、镁、氟等杂质的文石形式的碳酸钙组成。珊瑚HA是通过热处理和水热转化的制备方法，将碳酸钙转化成羟基磷灰石。所获得的材料特征为碳酸钙框架内含有$CaCO_3$ HA[34]。在制造过程中，珊瑚内原始的相互连通的宏观孔隙率得以保持，其孔径为200～500μm。珊瑚HA被认为是一种有良好生物相容性且具有骨传导作用的生物陶瓷。由于晶相的组成和不可预测的降解模式，珊瑚HA的体内反应显示出并不一致的结果[11,35]。

最初，认为异种移植物将在体内降解，但多年来，这个假说一直不能被证实。它们只显示有轻微的吸收，并在体内作为异物材料很多年。

天然来源的另一种植骨材料是植物源性的。这是一种孔隙率较高的HA陶瓷，在包裹磷灰石的海藻中获得。这些藻类除了有机物外，还含有微孔的三维硬组织支架（骨架），这些主要由方解石形式的碳酸钙（$CaCO_3$）组成。具有硬性组织构架的海洋生物的特点是，存在少量不同的元素，如Sr、Mg、Fe和其他微量元素。起初，原始藻类经过热处理，除去全部有机物。然后通过水热化学转化将藻类中具有硬组织构架的方解石转化成单相碳酸盐HA（藻源或藻源HA），其中原始藻类的硬组织的微观结构保持不变[36]。该材料在三维空间上具有互相连通的复杂微孔结构，具有不同大小的孔径（纳米孔径和微米孔径分别为1～10nm和50～100μm）。据报道，藻类来源的HA具有较高的生物活性，吸收缓慢，直至逐步被新骨完全取代[37-40]。

磷酸三钙与双相羟基磷灰石-磷酸三钙生物陶瓷

除羟基磷灰石（HA）外，化学式为$Ca_3(PO_4)_2$的纯磷酸三钙相（TCP）是最常用的植骨材料。TCP材料的制造技术包括湿法和固相法，类似于HA陶瓷生产。TCP产品主要有大孔颗粒骨或块状骨等不同形状的植骨材料。与HA相比，TCP陶瓷在体内的吸收速率和吸收动力学有所不同[41-43]。而HA只有轻度的化学降解，主要是细胞介导的生物降解，而TCP显示出较高的降解速率。HA的生物降解主要是由水解过程引起的，而TCP的生物降解完全是吸收造成的。然而，研究表明，在某些情况下，这种吸收过程进行得非常快，新骨的形成跟不上生物陶瓷的降解速度，用于生长骨的支架可能过早消失[2,44-46]。

因此，为了结合HA的稳定性和支架作用以及TCP的快速生物降解这两种纯相的各自有利特性，已经开发了许多HA/TCP不同比例组成的双相磷酸钙（BCP）材料[2,19-20,47-48]。由于BCP吸收增强（较单一HA），利于新骨形成的空间比纯HA多（成骨更快）。TCP组分水解释放Ca^{2+}和PO_4^{3-}离子，刺激骨形成。剩余的HA相充当支架，并防止骨增量后的骨量损失。BCP概念其实就是一个平衡，是由HA的稳定相和TCP的可溶解相组成。因此，HA-TCP复合材料在体内的生物可吸收性大小可以通过相组成来控制[20]。针对各种不同情况下，通过改变两种材料的相比，可以获得用于该病例的最佳植骨材料。到目前为止，几乎所有的BCP都是人工合成的，这意味着它们很难再吸收，部分HA成分将残留在体内，像一个隔离物或异物材料一样。这就是为什么与纯HA陶瓷相比，特别是具有较高HA含量的两相材料并没有表现出显著改善的生物降解速度的原因。具有明显可吸收性的HA组分的唯一双相材料是取自矿化的红海藻来源的生物陶瓷[36,38]。关于BCP的生物活性，发现新骨的形成与HA有显著的关系[48]。此外，实验结果表明，BCP对纤维蛋白原、胰岛素、Ⅰ型胶原的吸附能力明显高于HA，塑形能力也优于HA[20]。

通常，理想骨缺损重建不仅要保证恢复丧失的体积，而且要恢复丧失的骨的支撑功能。这个过程应该是一个再生的问题，而不是简单的修复，要重建出形态和功能。大多数HA植骨材料主要是骨传导性植骨材料，而不是被生物降解或重塑。如今，正在出现由从替代到刺激机体进行组织再生的转变。下一代生物材料将是生物活性材料，其设计为既有可吸收支架又有骨诱导物质，将细胞信号放大、分化，加速新骨形成。为此，磷酸钙植骨材料需要适当的化学成分（可替换材料）、表面结构和形态来达到最佳的整合与释放的骨诱导机制。

1.2.2 材料表面增量

Else Spassova, Susanne Gintenreiter

当任何材料植入体内时，都会引起各种化学、物理和细胞反应，不论是局部还是全身。为了优化植入材料，了解发生在生理环境中其表面或与界面上发生的反应是很重要的。在初始阶段，生物分子将与生物材料的表面分子相互作用和相互应答。

物理化学因素影响表面的反应性，从而引起或经历化学、物理或细胞变化。骨增量材料具有作为支架来替换丧失的组织的基本功能，理想情况下应该促进新组织的形成和再生。这就意味着，具有潜在骨替代功能的这种结构的化学成分，在植入体内后对骨结合是必不可少的。Hench及其同事提出了关于骨与生物材料表面结合机制的第一个假设[1]，他们假设在生物活性玻璃上存在导致富含磷酸钙（磷灰石）产生化学相互作用表面反应层[2]。其他学者发现，除了界面化学，植骨材料表面形态在成骨中起着重要的作用[3-5]。潜在的骨结合材料应该在微米尺度范围内展现表面微形貌，而在亚微米或纳米尺度范围，骨组织与种植体表面形成微机械交叉结合[5-6]。种植体表面设计影响骨传导，维持临时支架的稳定并使成骨细胞能够增殖、迁移和分化，并且产生细胞外基质以生成新组织。现代的植骨材料不仅应具有适当的表面形貌，还应具有三维相互连通的多孔结构，以支持细胞向支架内部深处生长。由不同大小、形状和互连的孔组成的三维结构有利于体液的最佳流动与细胞迁移，从而控制骨再生的路径和程度[7]。

图1-53～图1-61描述了几种常见的磷酸钙生物陶瓷的多孔结构：小牛骨HA（Bio-Oss，Geistlich）、藻类衍生的（藻源性）HA（Algipore，Dentsply Friadent）和人工合成的TCP（Cerasorb，Curasan）。所有这些颗粒状材料都用于受力不是很大骨缺损的治疗。为了比较不同产品的孔径和几何形状，利用扫描电镜在相似的放大倍数下进行研究。

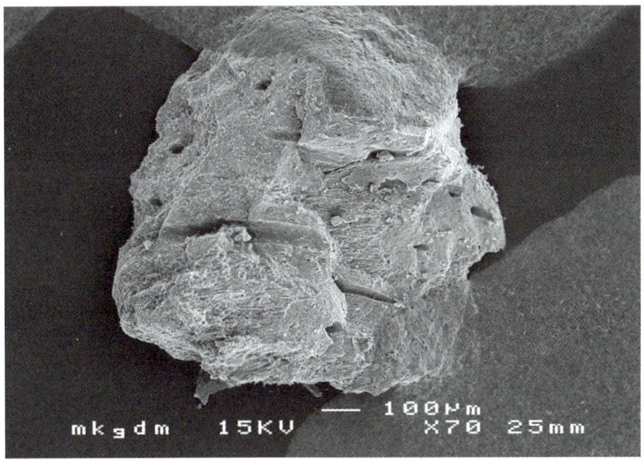

图1-53 小牛骨HA 70×扫描电镜。

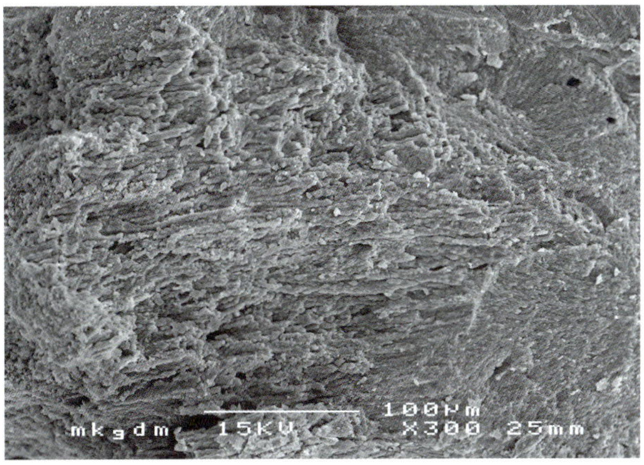

图1-54 小牛骨HA 300×扫描电镜。

牛骨移植材料结构特征主要是纳米孔（孔径为20～50nm），它们并不是完全互相连通的（图1-53～图1-55）。藻源性材料的显微结构与天然生长的含钙质海藻的硬组织形态相似。多孔结构由相互连通的微孔和部分纳米孔组成，其孔径主要分别为1～4μm和10～60nm（图1-56～图1-58）。大多数合成TCP材料只有部分相互连接的孔（直径为2～5μm），这些孔是由成孔反应物形成的（图1-59～图1-61）。

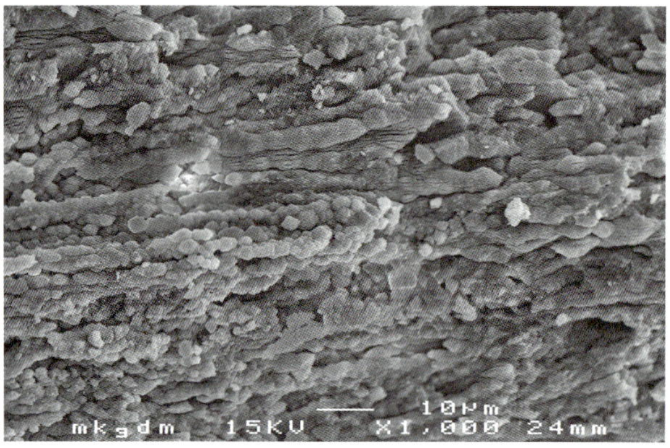

图1–55　小牛骨HA 1000×扫描电镜。

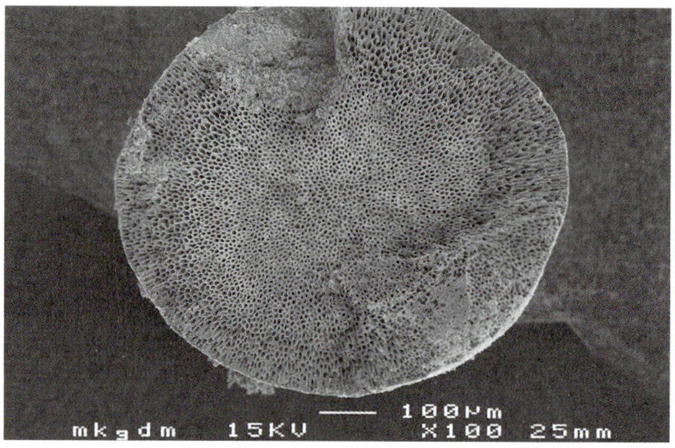

图1–56　藻源性HA 100×扫描电镜。

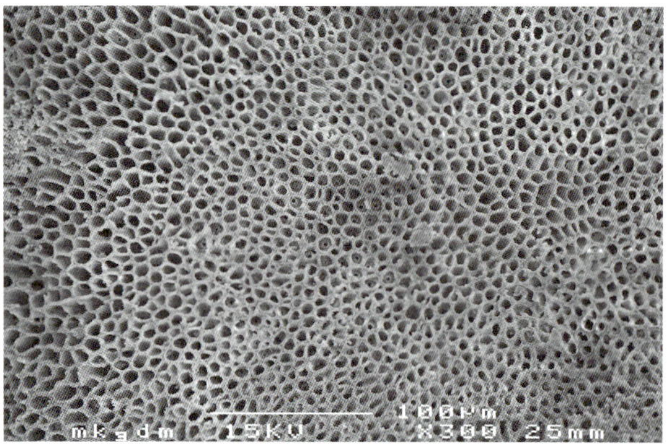

图1–57　藻源性HA 300×扫描电镜。

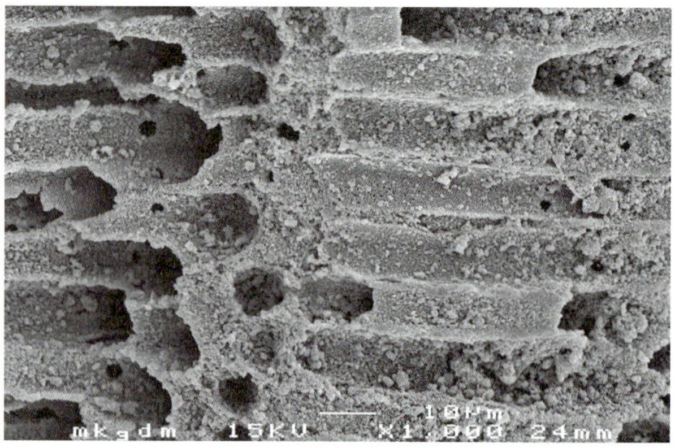

图1–58　藻源性HA 1000×扫描电镜。

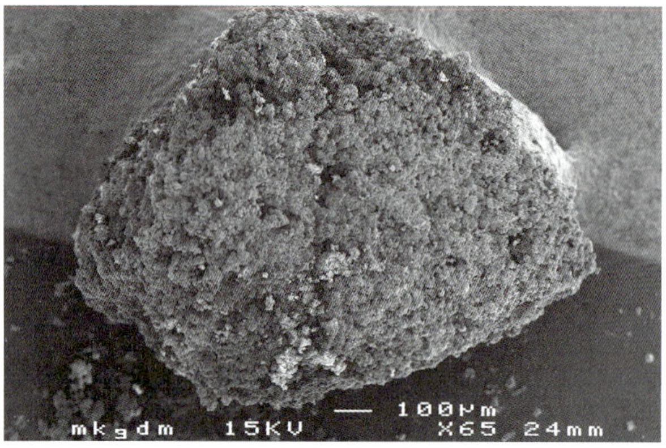

图1–59　人工合成TCP 65×扫描电镜。

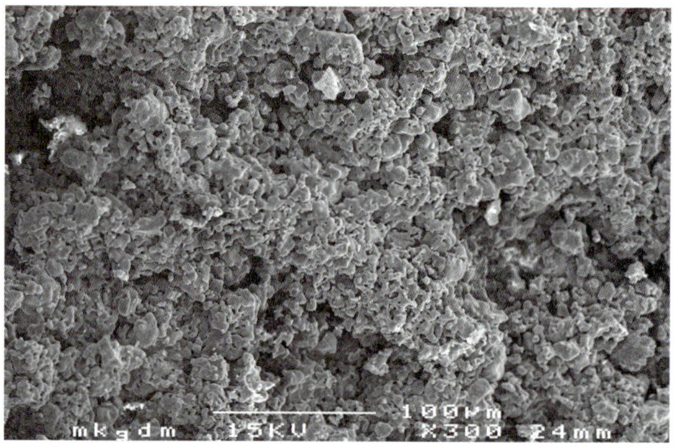

图1–60　人工合成TCP 300×扫描电镜。

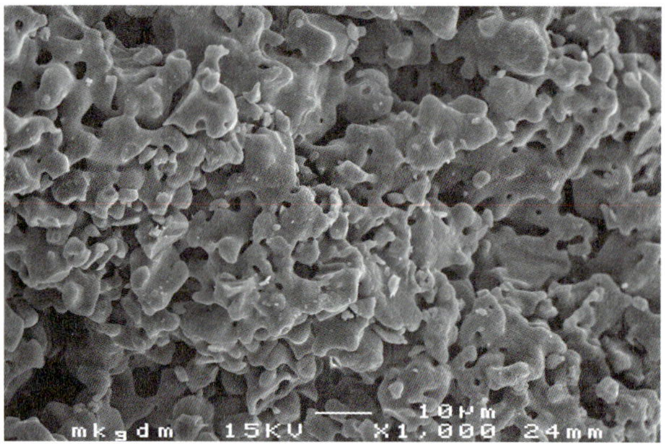

图1–61　人工合成TCP 1000×扫描电镜。

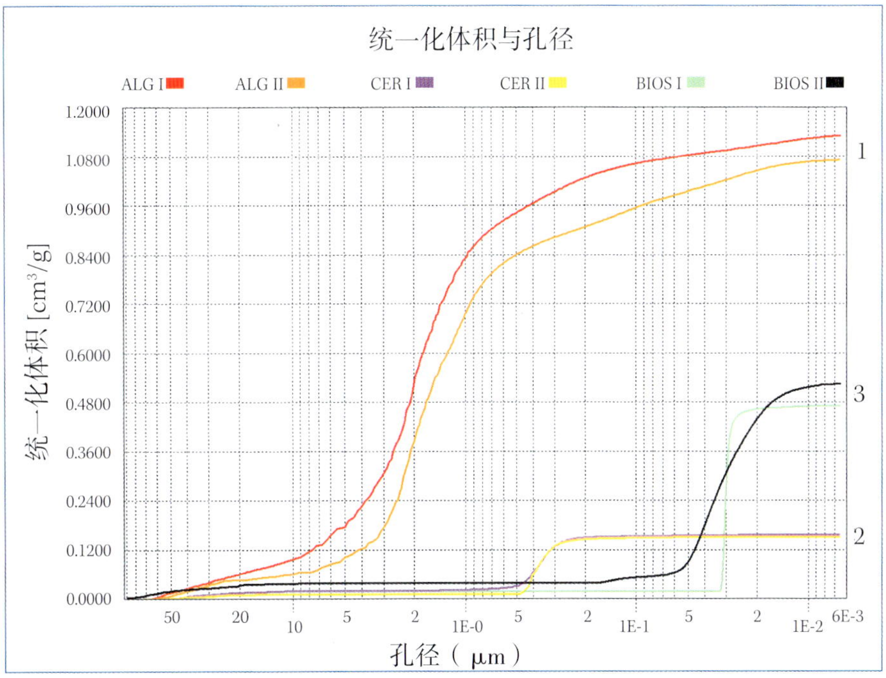

图1-62 不同磷酸钙植骨材料的孔隙率（Hg孔隙率侵入曲线）：1. 藻源性HA（Algipore，Dentsply Friadent）；2. 人工合成TCP（Cerasorb，Curasan）；3. 小牛骨HA（Bio-Oss，Geistlich）。

一种理想的骨增量材料应该具有与天然骨相似的相互连接的多孔形态。同时，它必须具有足够的稳定性，以利于植入，保持其多孔结构，以促进持续的骨再生。通常，“孔隙率”一词一般与植骨材料的表面积有关。然而，表面积在体内的重要性有时被高估[8]。更重要的是结构形态的影响，包括孔体积分数（图1-62和图1-63）、孔尺寸大小（图1-53～图1-61）以及互相连通尺寸、密度和表面粗糙度等方面。很明显，骨再生的速度与孔隙率的增加有关[9-11]。

图1-62和图1-63显示了3种植骨材料的孔隙率数据。基于孔径为1～4μm互连的微孔和10～60nm孔径范围内的纳米孔，藻源性HA表现出最高的孔隙率（约1.10cm³/g）。合成TCP材料的孔隙率低（约0.15cm³/g），这是因为部分连通的孔径在2～5μm的范围内。小牛骨几乎完全是纳米孔（为20～50nm），孔隙率约为0.5cm³/g。

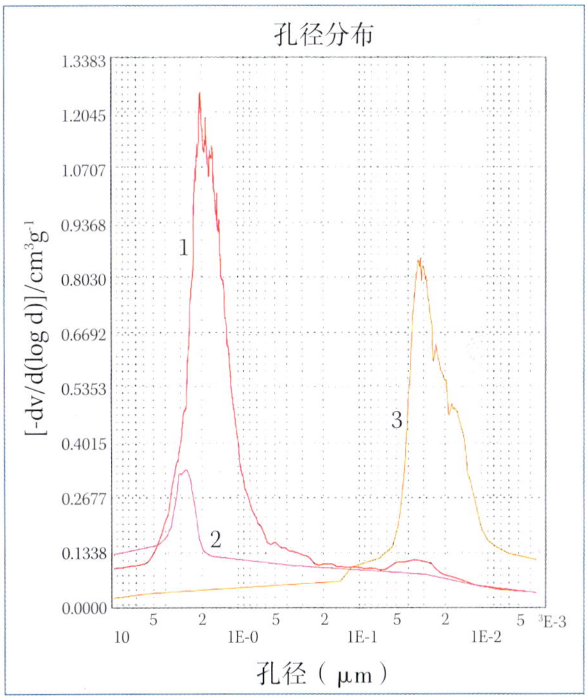

图1-63 不同磷酸钙植骨材料的孔径分布（Hg孔隙率侵入曲线）：1. 藻源性HA（Algipore，Dentsply Friadent），2. 人工合成TCP（Cerasorb，Curasan），3. 小牛骨HA（Bio-Oss，Geistlich）。

然而，在文献中有关于最佳孔径存在争议。据报道，最利于骨生长的孔径在100～150μm至500～600μm范围内[12-15]。同时，允许骨组织生长的孔隙为100～135μm、40～50μm和约5μm[11]。最近的体外和体内研究已经表明，除了宏观（肉眼所见）孔隙率外，植骨材料内部微观孔隙率水平也影响其生物学行为[10,16-17]。纳米孔对于骨和支架的支撑是很重要的，但是在骨再生和改建中起的作用不大，因为在这个尺度范围内的孔对于骨细胞的长入比较困难。这些事实表明孔隙大小不是骨生长速率的控制因素，更重要的是互连孔的大小和密度、几何特征以及孔的通过性[15,18-19]。

体外研究表明，不同三维通道（孔）的几何形状是影响组织生长速率的重要因素。在这些实验中，观察到细胞网干的形成和组织生长总是在高曲面区域开始进行。据推测，机械力是驱动曲面组织生长的因素。对此假设的解释是系统演化使表面张力尽量最小化，而在高曲率（曲面）区域表面张力最大[20]。支持这种观点的间接证据可以在膜形成机制、晶体生长或相变的物理学中找到答案，其趋向是减少表面张力。在植骨材料植入初期，高曲面（率）区域的成骨细胞增殖率高于平坦区域的成骨细胞增殖率。因此，通过细胞网干的进一步生长，孔的形状得以保持，但直径有所减小[15,19]。

综上所述这些体外研究，可以得出结论，对于具有较高表面张力的小孔径，组织生长速率较高，这意味着成骨细胞表现出比大孔更强的长入微孔的倾向。

种植体表面设计还可以对血细胞的初始活性、血小板活化水平和纤维蛋白吸附产生深远的影响。作为凝固反应产物的血凝块与种植体表面接触，可刺激诸如细胞因子、生长因子和血小板微粒释放，直接影响骨传导性[5,21]。

此外，诸如血管的生成和营养传递等过程对骨再生至关重要，但是缺乏它们是如何受生物材料的化学和结构构架影响的有关信息。

利用特定的生物分子，如生长因子和涉及细胞分化、血管生成和组织形成的多肽，对植骨材料表面进行生物活化是细胞诱导和刺激反应的有力工具。

组织工程是利用干细胞、生长因子和多肽等成分结合人工支架[1,21-23]进行组织再生的一种潜在方法，但仍有许多问题需要克服。

生物可降解的临时三维多孔结构，具有功能化表面，可以触发特异性细胞反应，其吸收速度与组织再生速度相同，是植骨材料研究的方向。

1.2.3 氧化锆

Joachim E. Zöller,
Hans-Joachim Nickenig

引言

氧化锆陶瓷在骨科手术中的成功应用，增加了牙科对锆基材料的需求，如作为传统冠和桥的替代品，以及基台和种植体的应用。

由于氧化锆拥有优良的机械性能和化学性能以及与天然牙相似的颜色，而具有出色的美学效果，因此氧化锆被广泛地用作修复材料。由于氧化锆的生物相容性、骨传导性、减少菌斑累积的趋势以及与软组织的相互作用，产生牙周结合（图1–65），氧化锆也被确认为是“新一代”种植体的首选材料（图1–64）[1]。

氧化锆与骨结合

当暴露于氧气下时，锆变成氧化锆（ZrO_2）。氧化锆也可以制备成胶体悬浮液，用于喷涂到（钛）表面。

实验研究表明，氧化锆种植体表面存在成熟骨组织[2]。据报道，在负荷24个月后，骨–种植体接触（BIC）面积的百分比为66%～81%（实验研究）[3–6]。特别是在超微结构水平上，经过改性的烧蚀表面，氧化锆种植体显示出与钛种植体相似的骨结合[7]。

氧化锆与口腔内细菌的相互作用

种植体周围菌斑聚积和进行性骨丧失之间的相关性已经有了大量报道。不同材料的细菌黏附力不同，细菌黏附力与表面粗糙度呈正相关。氧化锆可作为种植体基台的适合材料，其细菌聚集、吸附低于钛[8–9]。

氧化锆与牙周结合

用氧化锆制成穿龈袖口部分，显示结缔组织的黏附性与机械光滑钛表面相似。组织学观察表明，两种种植体的胶原纤维排列相似[10]。

免疫组织化学评价方法，钛和氧化锆愈合帽周围软组织比较证实，钛愈合帽周围的软组织炎症反应较明显[11]。

对骨面上钛种植体软组织进行的组织学和光谱研究也显示钛存在污染[12–13]。为了提高耐腐蚀性，开发了外陶瓷层表面修饰；体外炎性巨噬细胞反应的研究表明，和陶瓷颗粒相比，与钛颗粒共同培养的原代巨噬细胞可释放出更高量的

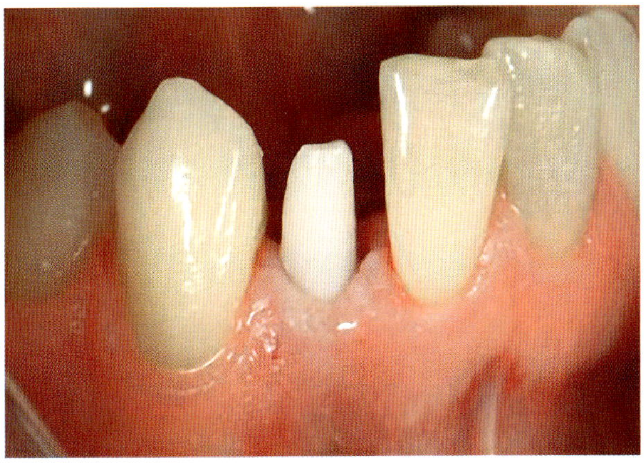

图1–64 因氧化锆有良好的生物相容性，被认为是种植体材料“新一代”的选择。

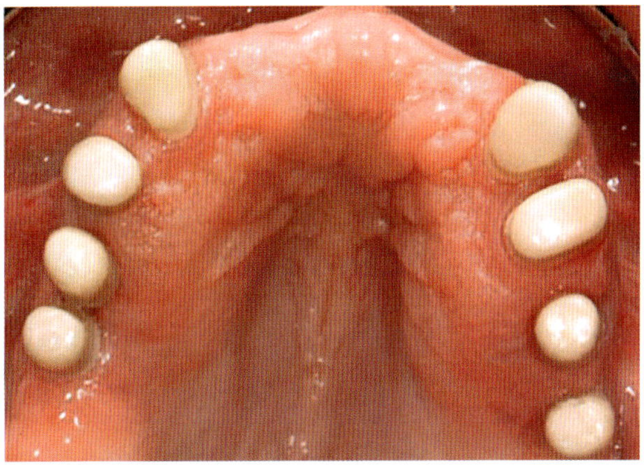

图1–65 因氧化锆良好的机械性能和化学性能，被广泛应用于修复体材料的制作，同时其颜色与天然牙十分接近，美学效果极佳。图示为氧化锆基台。

TNF-α、IL-6和IL-1β[14]。氧化锆涂层具有潜在的生物学效应[15-16]。Bylski等通过体外研究证实了与钛颗粒相比，陶瓷颗粒具有生物惰性特征[17]。

氧化锆种植体存留率

2009年，系统性的文献综述显示（随机），关于氧化锆种植体的对照临床试验结果较少。系统性组织学动物研究综述显示，氧化铝、氧化锆和钛之间的BIC相类似。氧化锆种植体的研究显示，存留率1年为98%，21个月为84%。综述的作者指出，一般的陶瓷种植体，特别是氧化锆种植体的科学临床数据不足，难以推荐用作常规临床种植使用[1,18]。具有粗糙表面（酸蚀）的一段式氧化锆种植体的成功率高于常规氧化锆种植体。对831例植入的氧化锆种植体进行5年评估，未进行表面处理的氧化锆种植体成功率为92.77%，酸蚀表面氧化锆种植体成功率为97.60%[19-20]。与能够承受的咬合力相比，两段式氧化锆种植体的生物力学稳定性似乎接近临床应用的要求：一项体外研究显示，在相对低的负荷下，种植体底端出现的折断率很高[21]。

新型陶瓷材料

一项口内双侧对称前瞻性研究，基于种植体周围软组织再生过程中IL-6和TNF-α的免疫组织化学分析，评估了不同种植材料{新陶瓷涂层［(Ti, Nb)ON］对钽和钛钽合金属层}对细胞因子表达的影响（图1-66）。TNF-α和IL-6的表达显著低于(Ti, Nb)ON（等离子化学氧化）覆盖的种植体愈合帽。另一基于这项研究的结果，显示出该陶瓷涂层作为生物相容性材料有非常好的应用前景。

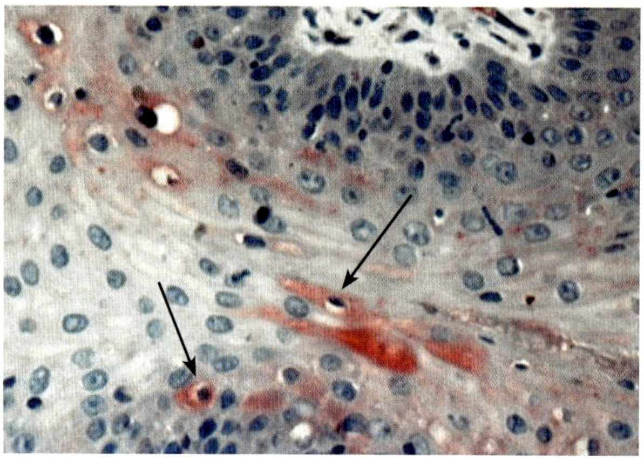

图1-66 IL-6在钛覆盖螺钉种植体周围组织中的细胞表达。中心是表达IL-6的两个细胞（箭头所示），它们具有不同的细胞结构、细胞核和红色的细胞浆（原始放大400×）。

我们的研究结果可能与种植体周围炎的预防有关；Perala等[22]报告了细胞因子激活可能与脂多糖吸附到钛表面有关，特别是当使用不同类型的种植体时。为了提高耐腐蚀性，开发出了陶瓷涂层[12-15]。

结论

氧化锆的特性是具有骨传导性，减少菌斑聚集的倾向，以及与软组织产生良好的牙周结合，这些特征可能与种植体周围炎的预防有关。

从生物力学的观点来看，所有的氧化锆一段式、两段式种植体都需要进一步的临床研究。

另一种选择似乎可以使用“混合系统”，即钛种植体带氧化锆颈圈或钛种植体带氧化锆涂层。

还应考虑到一些有潜力，在生物性能上具有与氧化锆相当的新型陶瓷材料的研究。

1.2.4　种植体骨结合的负荷相关因素

Ulrich Joos, Ulrich Meyer

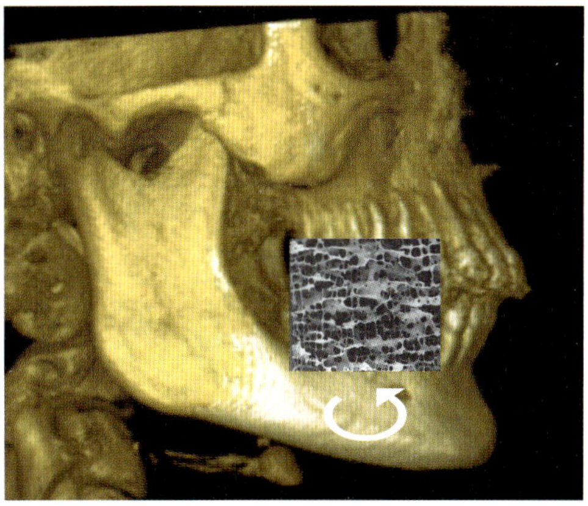

图1–67　相关咀嚼负荷的传递。

引言

种植体的骨结合是种植体长期临床成功的前提。骨结合过程受到多种环境因素的影响。决定种植体–骨相互作用结果，这取决于种植体与骨相关的方面。与种植体相关的方面包括材料、形状、微观结构、表面形态和化学特性等方面。

与骨相关的方面包括骨生物学、生理学和生物物理学。从某一方面来说，负荷后骨出现的反应是影响这一过程的主要因素之一。种植体的成骨是一个复杂的过程，由细胞和脱细胞完成。骨细胞外基质负荷后出现的矿化是成熟骨形成的最终步骤。为了深入了解与负荷相关的骨结合过程，甚至在纳米级别，必须应用微观分析生物学和结晶学进行研究。本章将深入探讨“种植体骨结合”这一主题。特别关注种植体设计和负荷方案的新进展，旨在加速种植体的骨结合。

一般考虑（总则）

口腔种植在临床上已成为常规治疗，这一事实深深地改变了传统口腔修复概念。种植体的长期成功，需要种植体牢固在机体骨内。功能性骨结合就是种植体表面（螺纹、孔及表面形态）与骨组织相互交锁在一起。临床和实验研究都表明，当在不同环境、不同骨量和骨质的骨中植入种植体时，都可以实现骨结合[1]。

最近的研究表明，即使在负荷下愈合，也能够实现与不受干扰骨结合同样的结果[2]。各种研究表明，与下颌骨相比，上颌骨长期种植体脱落率较高，提示上颌骨的骨量和骨质是导致种植体脱落率较高的主要原因[3]。种植体骨结合失败可以认为是直接附着在种植体表面的矿化细胞外基质出现了问题，因为种植体–骨结合依赖完整的矿化界面形成。种植体的失败主要有两个原因：①细菌感染；②负荷（过载）有关。因此，充分了解骨组织矿化过程对于深入了解种植体–骨界面反应是至关重要的[4]。

种植体表面的结构和功能性组织特性表现出人工材料（如钛、磷酸钙）与人体种植体植入部位的微环境之间的相互作用有关（图1–67）。人工材料与骨之间的动态相互作用是相互关联的，因为通常一个物体会影响到另一个物体。不同的骨组织相互作用是不同的，因为细胞以及生物物理微环境不同，例如皮质骨和松质骨是不同的。因此，人们通过改变种植体特性或骨特性来改善和促进种植体周围的骨形成。最值得注意的是，可以通过改变种植体表面特征（材料、表面形态、表面化学特性）[5–7]和种植体几何形状来改善骨结合[2,8]。这两方面因素影响种植体负荷。此外，骨结构本身（如皮质骨和松质骨）对种植体周围的负荷环境有很大影响。

在这方面需要注意的是，“骨结合”一词最初由Brånemark等[9]定义为骨与种植体的直接接触，后来在功能上重新定义为负荷下骨与种植体

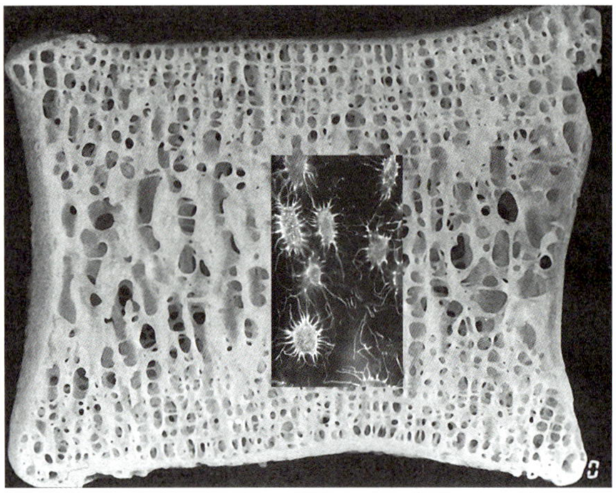

图1–68 与负荷相关骨变形。

的直接接触，这一术语没有明确、详细的定义。特别是，在微米尺度和纳米尺度上，界面上的动态细胞过程和非细胞过程尚未完全阐明。此外，在体内环境中，骨–生物材料相互作用的早期方面尤其是在开始的几秒到几分钟内变化机制还不为人所知。关于种植体骨结合两个方面的最新知识更加有限，尤其是生物矿物质如何形成的过程。为了深入了解种植体界面的骨结合状态，根据有关种植体骨结合的最新知识，评估不同水平下的骨结构和骨生理。

骨的特性对负荷效应的影响

骨的特性会通过两种方式影响种植体附近的矿化细胞外基质。首先，从宏观和微观上观察，种植体的几何形状和植入方法（以种植窝洞的制备为例）确定了骨与种植体的关系。其次，骨对种植体周围微环境有重要影响（负荷）。

矿化作用不仅是骨组织存在或形成重要的决定性特征，也是使种植体即使在负荷时仍能保持稳定的基本保证。骨组织基本上可以认为是一种复合材料（由矿物质增强的软组织网络），具有刚性和弹性两方面特性[10]。它是由多种类型的细胞和钙物质（主要是钙和磷酸盐组成的羟基磷灰石）组成。从形态学上讲，有两种不同结构和功能的骨组织：皮质骨和松质骨。这两种骨组织对种植体植入作用不同[11]。皮质骨和骨小梁系统结构非常利于负荷的传导，通过细胞对负荷的感知，以及紧随其后的细胞反应之间的动态反馈传递负荷（图1–68）。这两种组织，组织学和超微结构外观存在差异，这在一定程度上与其功能不同有关：皮质骨部分提供机械和保护功能，而松质骨参与代谢功能（如同源钙）。这两个方面（结构和代谢）都与负荷下种植体表面矿化细胞外基质的特性密切相关。

骨–种植体相互作用的第一个指导原则是种植体设计应具有初期稳定性。第二个原则是，种植体植入方向必须有利于力的传递，不破坏骨组织的材料生物力学特性而导致的矿化基质的微骨折。第三个原则是，种植体植入后应与骨直接接触。这3个先决条件，先不考虑骨组织的生物活性，主要是骨组织作为复合材料所产生的作用与种植体形状紧密相关。

最近研究显示，锥形即“根”形种植体，种植体向骨的负荷传递的生物力学特性方面显示出比较大的优势[2,12]。

种植体的螺纹宏观上是使种植体机械固定在骨内的表面特征[13]。带螺纹种植体可以通过本身具有的自攻性或使用螺纹成型钻预备种植窝洞，以便将种植体植入牙槽骨中。组织学分析表明，带自攻性种植体与骨接触较好，与预备的种植窝洞相比，牙槽嵴顶部这种接触更为明显[14]。各种实验研究结果表明，种植体初期稳定性在很大程

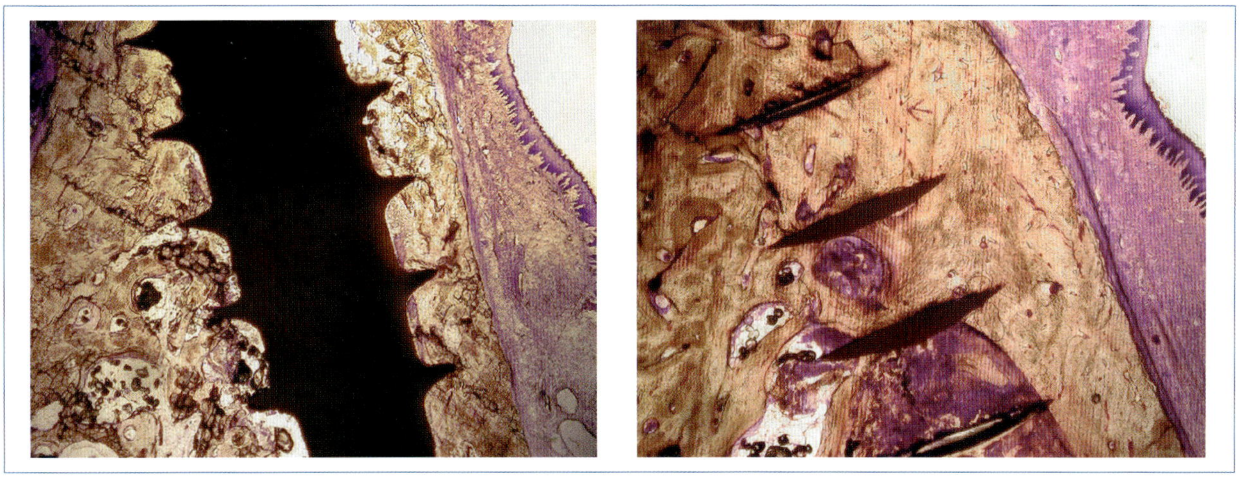

图1-69 种植体植入后（1小时）骨-种植体直接接触的组织学表现。种植体与皮质骨层和松质骨层的植入螺纹之间存在直接紧密接触。

度上取决于种植体形状与手术期间种植窝洞预备的质量有关。种植体和骨组织之间直接接触之所以可以直接实现，是因为皮质骨具有高达5%的弹性（松质骨具有更高的弹性）。如果种植体植入时没有超过皮质骨弹性阈值，则可以确保种植体与现有矿化基质之间的直接接触。因此，预备植入窝洞的直径应该与种植体直径相吻合。通过骨组织的轻微膨胀，可以在大面积上实现与种植体直接接触。故而，骨重建过程中会有更多的新骨形成（成骨）。实验研究显示，按标准方式植入的种植体可以产生良好的组织反应。组织学评价显示，带螺纹锥形种植系统的种植体与周围骨组织接合较好[15]。当使用锥形种植体系统时，植入后种植体和骨组织之间的直接接触表面积较大（图1-69）。相比之下，圆柱形种植系统的缺点是牙槽嵴顶处与骨组织接合不佳[14]。Sowden和Schmitz将带自攻性螺钉植入颅骨，在超微结构水平上观察到机体骨组织与钛表面良好适应性[16]。一些研究显示，将带自攻性锥形螺钉植入有负荷或非负荷位置后，经过长期组织学研究显示，在这两种情况下，种植体周围的骨组织都能够维持[17]。相反，如果种植体植入经机械预备的植入窝洞中时，由于压力过大（如使用骨挤压器，或者由于采取级差备洞）影响到皮质骨的弹性，则会降低种植体初期稳定性。最近的研究表明了这一点，在种植体周围骨组织有微骨折发生[18]。在这种情况下[19]观察到较高的骨与种植体接触并不一定出现种植体稳定性的改善[18]，表明必须仔细分析除了骨与种植体接触本身因素外，还有哪些与骨结合有关的因素。

骨生物学对与负荷相关骨结合的影响

为了了解早期和长期的负荷效应，必须考虑到骨生物学。骨是人体的一种组织，它具特定的能力，在某些情况下可以再生和修复。种植体骨结合就是这样一种再生过程。如果没有这种独特的骨生物学特征，种植体就不会成功。种植体周围组织愈合环境、出生后与胚胎发育过程中在许

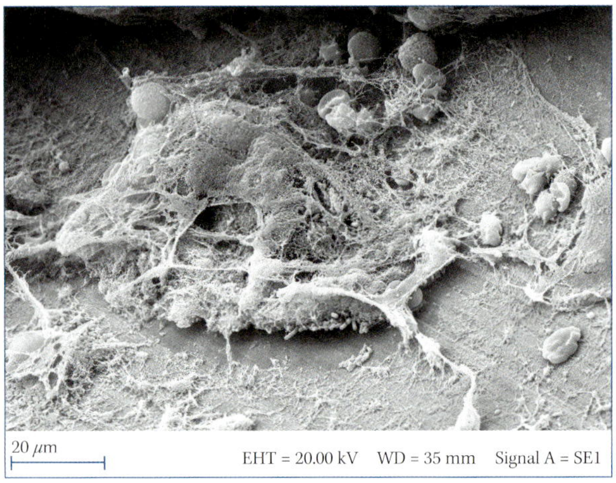

图1–70 成骨细胞–种植体相互作用的扫描电镜图像。

多方面有所不同，骨缺损愈合基本理论与骨结合中骨的形态和骨形成相似。

因此，在骨修复和再生过程中，于新形成的组织、覆盖种植体的外部软组织和邻近种植窝洞（皮质骨和骨髓）之间，必须启动细胞之间的相互作用。所有的细胞都是通过环境获得信息，负荷可以通过这个微环境传递信息，如果没有负荷，细胞将显著降低其生化活性。各种细胞来源（骨膜细胞、皮质骨细胞、来源于周围软组织的细胞和骨髓细胞）和建立这些区域的信号负责组织愈合的有关特征。种植体骨结合较高的临床成功率就是基于骨生物学具有一些独特特征这一事实。在骨修复和再生过程中，种植体的骨结合发生在纳米级的种植体表面和种植窝洞周围的组织之间（图1–70）。尽管修复和再生是常用的可互换术语，但在矿物质形成方面具有不同的过程。这是因为修复（修建）与新合成的细胞外基质的基质囊泡矿化启动有关[10]。相反，再生（改建）并不依赖于基质囊泡的形成。它通过溶解和形成胶原相关生物矿物质，达到平衡而起作用。种植体周围的成骨细胞、骨细胞和破骨细胞从组织中释放出来，提示这些信号分子在局部作用以聚集和诱导骨细胞增殖与分化。尽管修复组织中骨形成细胞的起始形态、发生信号的性质和来源尚未完全确定，但已识别出许多信号，其中最重要的信号之一就是负荷。

骨生物学对矿物质形成的影响可视为高度复杂和动态的细胞驱动过程。生物和生物物理参数，通过调节骨细胞反应，从而影响种植体表面骨修复和骨改建的成功[20]。骨微环境的状况（负荷、温度、O_2张力、血管）影响种植体表面的细胞响应[21]。两个主要因素具有特殊的相关性。组织维持和形态直接取决于种植体植入时的手术创伤程度，以及种植体负荷下的相关变形，尤其是即刻或早期负荷时。因此，骨结合的初始模式很大程度上取决于手术预备植入位点表面的细胞和基质的状况[3,22]。手术创伤本身是否会导致手术部位出现细胞或非细胞成分的干扰，文献中一直是相当有争议的主题[22]。据最近的数据分析，在超微结构水平上还没有令人信服的显示，如果按常规进行外科手术，并未出现种植区表面细胞活性的任何改变或骨矿物质的任何分解。骨在负荷下的变形程度（在所产生的应力和应变分布的意义上）可能是更重要的调节因素，这取决于骨组织的物理特性（E模量、弹性、强度）、所施加的力的方向和数量，以及在很大程度上取决于种植体的几何形状[23]。

由于皮质和松质组织的复杂结构（非均匀、非各向同性的组织特性）以及所涉及的技术问题，很难直接确定力–组织形变关系。尽管很难准确确定种植体附近的形变，但是种植体微环境中的细胞形变程度在很大程度上将决定后续矿化过程的结果。

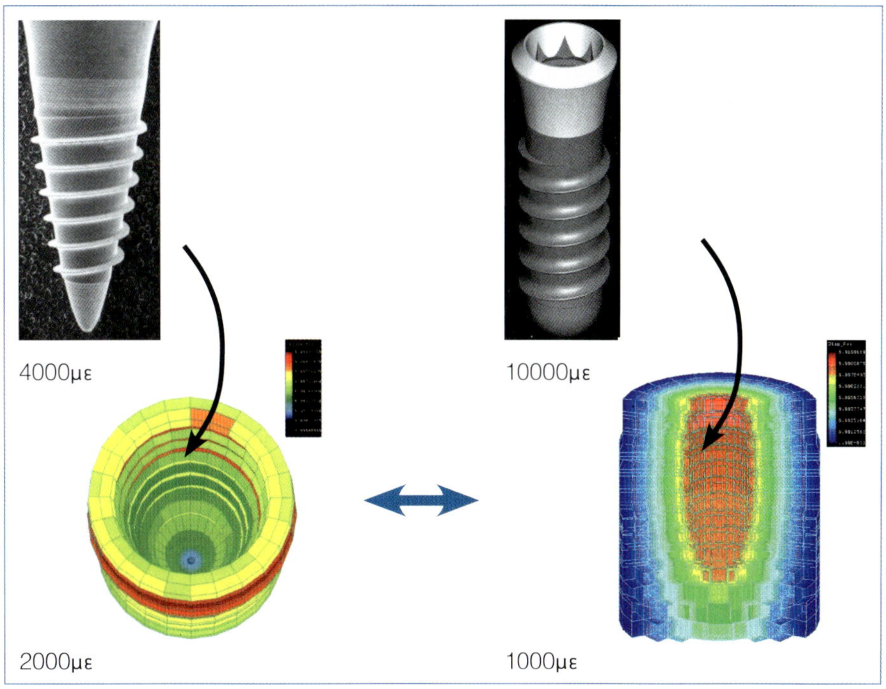

图1–71 通过锥形（左）和圆柱形（右）种植体的骨应变分布的有限元分析。可以看出，锥形种植体周围的峰值应变较小。在锥形种植体周围，种植体界面处的应变分布也更加均匀。

与负荷相关骨结合

最近的研究表明，骨组织对机械环境的变化表现出非凡的适应行为，这通常被认为是表型可塑性[24]。一种特定的应变相关信号被认为是控制这种骨组织改建的自我调节模式[25–26]。这种机制包括骨重建的基本多细胞单元（BMU）。BMU内的效应细胞已被证明以相互依赖的方式发挥作用。与激素或细胞因子相关的因素相比，与负荷相关的骨反应的重要性可以通过以下事实得到印证，即尽管激素或细胞因子可能导致多达10%的后天骨强度和骨量的变化，但40%是由力学效应决定的。截瘫患者的四肢骨量减少（>40%）表明了这一点。根据Frost的理论[24]，假设有充足的血液供应，在骨组织内经过生理性负荷的骨细胞很可能是成骨的[27]。然而，如果愈合的骨组织承受过度的应力，将导致纤维形成[28]。各种体内研究证实了细胞形变与骨重建之间的关系。截骨术后，在骨生长、骨折愈合和牵张成骨过程中，对骨组织进行负荷会导致应变相关的组织发生反应[29–30]。而生理性骨负荷（500～3000$\mu\varepsilon$）导致成熟骨形成，较高峰值应变（>5000$\mu\varepsilon$），已知是超过生理性的，会导致不成熟骨矿物质和成纤维细胞的形成（图1–71）。

关于种植体界面的微动产生的相关矿化现象，第二个方面很重要。微动不仅影响成骨细胞的行为，而且对物理化学驱动的矿化过程也具有深远的影响。已知脱细胞环境中的胶原矿化受到暴露的胶原所受的应力调节（图1–72）。超过一个明显的阈值，胶原矿化将失败，这是由于胶原纤维空间取向产生的干扰。缺陷矿物形成的实验结果[31]与有机分子应变相关矿物形成的理论计算结果一致。

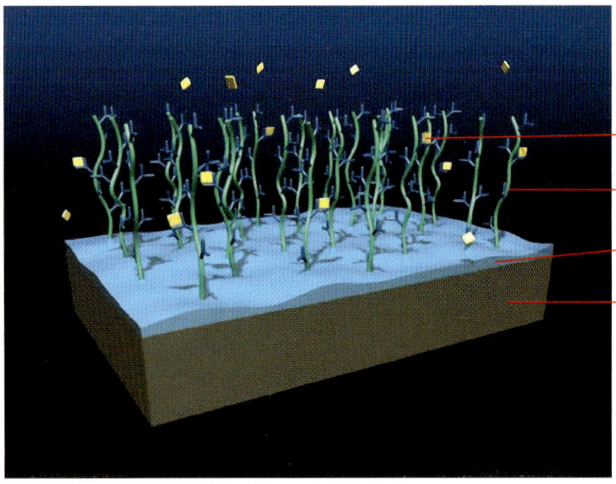

图1–72　种植体界面矿化示意图。

各种体内试验研究证实了负荷对种植体周围骨愈合过程的调控。Corso等[32]、Szmukler–Moncler等[33]证实了种植体在负荷下骨愈合情况。他们发表了一篇关于负荷时机和微运动对骨与种植体界面影响的文献综述。为了采用一种关键的方法来研究种植体表面矿化的问题，必须强调一些关键点。大多数关于骨愈合的研究在光学显微镜水平上显示了骨反应，并且这些研究很多是在脱矿的标本上进行的，从而影响了对骨愈合过程中矿化特征的评价。现今各种分析方法都可以对骨矿化有更精确的了解，这对于在某一水平上评估负荷对矿化的影响是非常重要的。

应用于种植体界面的分析方法

为了在适当的水平上了解种植体界面的负荷效应，必须了解所应用的分析方法是很重要的。细胞外基质的矿化作用是结合了非细胞矿物学特性和生物现象。因此，必须通过组织学、组织化学和生物化学技术以及矿物学研究（图1–73）评估（人工）体外环境或体内情况下进行种植体表面矿化研究。组织学和生物化学标准包括从细胞的分子特征到种植体微环境中细胞外基质组成的各个方面[34]。最近，许多关于骨蛋白的基因探针的应用，使得通过细胞基因芯片评估多表型标记基因的表达变得更加容易。矿物学方面研究包括：从早期（基质囊泡形成）到成熟生物矿物形成后期时间和空间基础上的细胞超微结构分析[35]。

通过各种矿物学研究已提高了对种植体表面矿化的认知[36]。应用先进的元素定位测量[37]可以区分与骨相关的成熟的或不同组成的矿物形成。分析技术[38]对种植体的矿物形成特征提供了更详细的分析。另外，一些新技术还允许植入物探针（TOF–SIMS）进行生化和结晶学联合分析，这对于充分了解骨结合过程很重要。虽然这些技术中的大多数在应用方面进行过介绍和评估，但在种植体临床前或临床中研究中，这些技术获得的信息有限。因此，有关体内或体外矿化实验报告应根据方法不同而进行深入分析，再下结论。

口腔种植手术中的一个常见问题就是种植体颈部部分骨质吸收。临床实践中可看到牙槽嵴顶骨矿物质丧失，这是一种常见的现象发生在种植

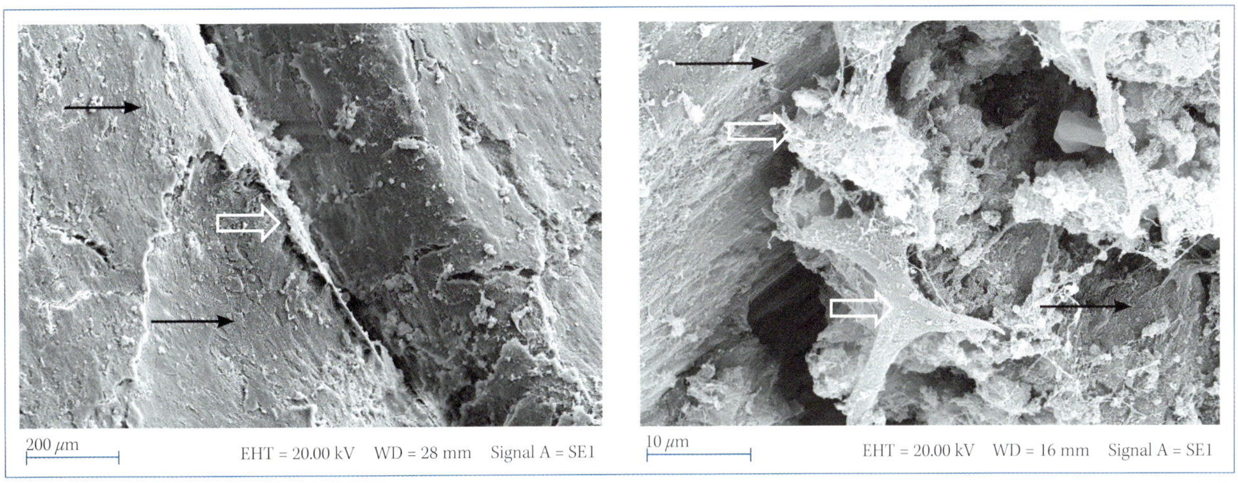

图1-73 种植体-骨界面有机和无机矿物质高分辨率扫描电子显微镜图像，小箭头所示矿化物质，大箭头所示骨组织中的有机物（细胞、蛋白质）。

体负荷的不同阶段，在X线片上也会观察到种植体周围边缘骨高度的降低。动物实验研究证明，边缘骨丧失增加可能与咬合负荷过度有关[39]。临床报告显示，边缘骨丧失与种植体设计、功能异常和较大弯曲力矩等因素有关[39]。虽然没有发现种植体表面结构与边缘骨丧失之间的关系，但各种实验研究表明，组织水平的微动与骨改建之间存在着很强的相关性。在牙槽嵴顶部[40]，超过4000με，被认为是造成矿化基质损失的原因。因此，超过生理耐受力的不停的负荷被认为是影响种植体在不同解剖位置存活的一个因素[33]。较高的生理应变环境（>4000με）下，会有纤维组织的生长，尤其是植入位点骨受损的情况下，可能是许多种植体长期失败的根本原因。过度负荷引起的种植体失败似乎主要取决于骨的数量和质量。在机械负荷作用下，牙槽骨高度对微运动的影响也起到了一些作用，但作用很小。对种植体表面负荷分布的数值评估表明，即使种植体有双层皮质骨固定，种植体植入位点骨的数量或质量不足也会导致种植体-骨界面的应变升高。双皮质固定通常被认为可以消除根端应变峰值，减少松质骨应力和应变[41]，从而保留现有的骨矿物质或使骨基质矿化。当种植体位点的尺寸减小或杨氏弹性模量较低时，基质矿化不佳这一现象会变得很严重。优化的种植体几何形状能够减少牙槽嵴顶应变[23]，因此可以通过将局部应变均匀化来提高临床种植体的成功率[2,42]。

成骨细胞培养模型和非细胞模型常用于评估种植体表面特征和负荷对矿化基质形成的影响[43-45]。在传统的成骨细胞培养中，矿化类骨仅在较长时间后形成结节的多层结构中可以观察到[46]。关于体外评估生物材料表面的骨样矿物形成，必须对形成的晶体结构进行详细的分析评估[47]。大多数关于种植体表面矿化的体外研究的一个缺点是缺乏关于表面结构和矿物质结构的分析数据。表面磷酸钙或碳酸钙的沉淀与骨样磷灰石的形成存在明显差异[48]。值得注意的是，细胞培养中生物矿物质形成能力的研究普遍存在一些争议。争议不仅在于种植体表面的矿物形成，而且在其他方面也存在不同观点。只有在适宜的培养条件下，一些细胞才能在细胞培养中形成骨样结节[46]。越来越多的证据表明，一些细胞在体外培养似乎能够最终分化成骨组织。由于在细胞培养中，基质囊泡介导的矿化并没有随后发生胶原矿化，直到现在人工材料表面骨样矿物质的形成才被证实[35]。在体外试验中，种植体表面可以形成骨样结构，这是一个常见现象。将钛种植体用含钙材料（羟基磷灰石、磷酸三钙、碳酸钙）进行表面涂层或施加负荷是广泛使用的、旨在改善表面矿物质形成的技术[49]。种植体上出现的初始矿化结构，无论是从细胞外液中沉淀出来的还是由细胞活性引导的[50–51]，都被认为可以改善成骨细胞活性[52–53]。虽然超微结构分析没有显示令人信服的骨样胶原矿化，但种植体的负荷试验提供了一些蛛丝马迹。

结论

目前关于负荷与种植体骨结合的关系为临床医生提供了大量信息。骨结合的各个方面（如初期稳定性和长期功能）、现有骨的维持（改建）和新骨形成都是由复杂的生物和生物物理因素与负荷相关的相互作用驱动的。这些因素相互关联，并以非常规动态的方式相互影响。尽管关于种植体骨结合的某些细节存在不确定性，但可以观察到，最近对种植体骨结合的理解已经从组织学的水平转移到了微观（纳米级）的水平，并从静止的生物化学亚细胞水平转移到了高度动态的生物化学亚细胞水平。非常幸运的是，种植体愈合的理论与种植体设计的改进同时进行，更重要的是增加了种植的临床成功率。

1.3 牙龈（病理）生理学

Clemens Walter, Roland Weiger

引言

牙龈在牙齿周围，是覆盖牙槽骨的口腔黏膜的一部分[1]。上下颌骨颊侧和舌侧，牙龈止于膜龈联合处（图1–74）。在腭侧，牙龈没有明确的界限与腭上皮相连。牙龈宏观上由3部分组成：边缘龈（游离龈）、附着龈和牙间牙龈（龈乳头）。龈乳头的存在取决于邻牙接触点到牙槽嵴顶之间的距离[2]。龈沟是指牙和边缘龈之间的区域。

龈沟底与牙槽嵴顶之间的距离在牙周健康的情况下是相对稳定的。术语“生物学宽度”是指结合上皮和结缔组织附着的组织学尺寸。“生物学宽度”平均为2mm[3]。

龈下冠边缘放置位置不正确，可能导致致病性生物膜的积聚，随后导致牙龈炎和牙周附着的丧失[4–6]。从临床角度来看，建议修复体边缘与牙槽嵴顶边缘之间的距离至少3mm[6]。

可以分为两种不同的牙龈上皮：结合上皮和口腔上皮。牙龈固有层包括血管、淋巴管、神经系统和越隔纤维（图1–75）[1,7]。牙龈组织血液供应很好。然而，男性和女性以及不同年龄组的毛细血管密度不同[8]。

龈沟液是一种血液超滤液，由宿主部分（包括中性粒细胞颗粒和基质金属蛋白酶）或外源部分（包括细菌或细菌衍生物）组成[9]。

从临床角度来看，“健康”或“正常”牙龈是可以见到的。然而，这种牙龈可能只有在实验条件下可见[1,10]。口腔内藏有大量的革兰阴性菌和革兰阳性菌、需氧菌或厌氧菌以及其他一些微生物，包括真菌和病毒。因此，牙龈组织通常处于防御状态。几种免疫调节机制或外在因素可能影响牙龈疾病的发展。

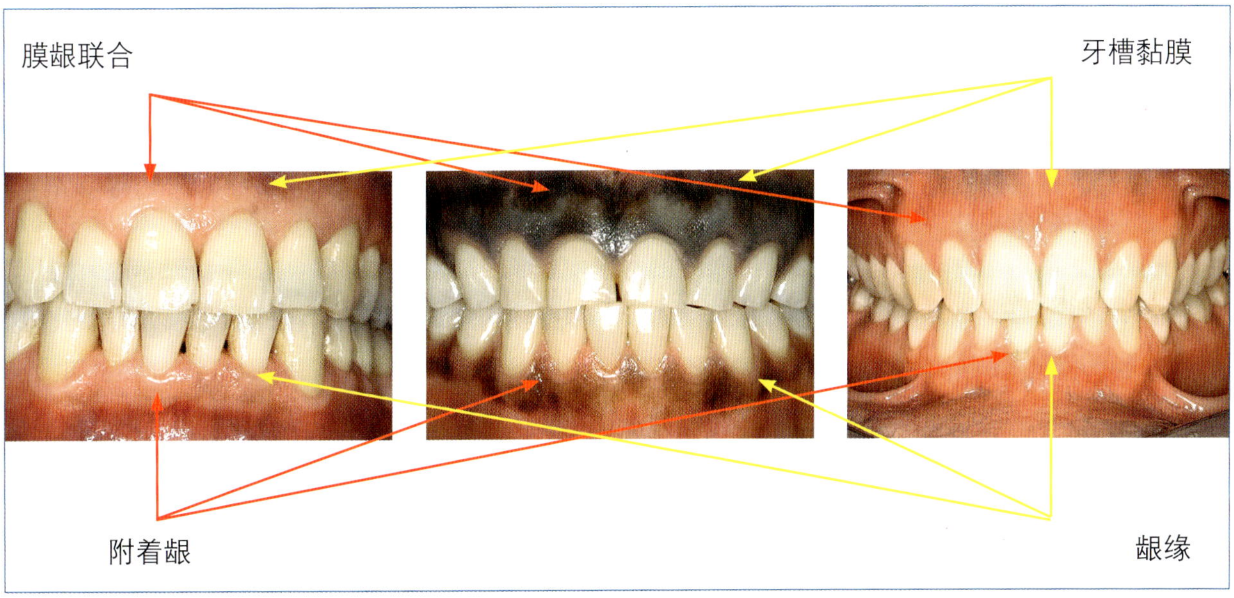

图1–74 牙龈组织的外形描述。

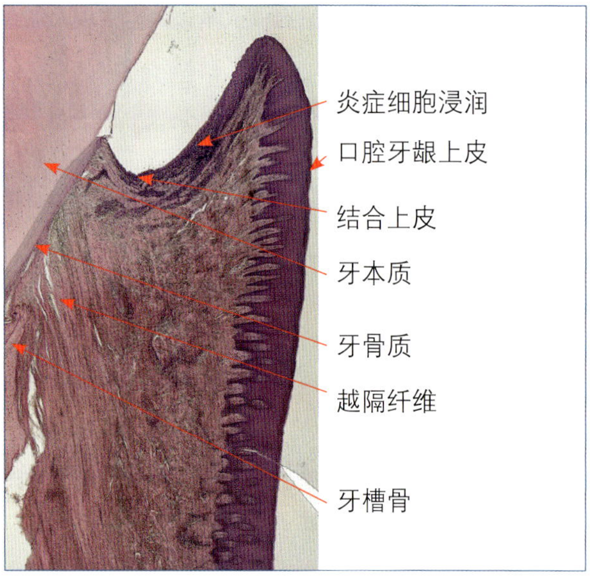

图1–75 轻度龈炎的人牙龈组织的组织学表现。

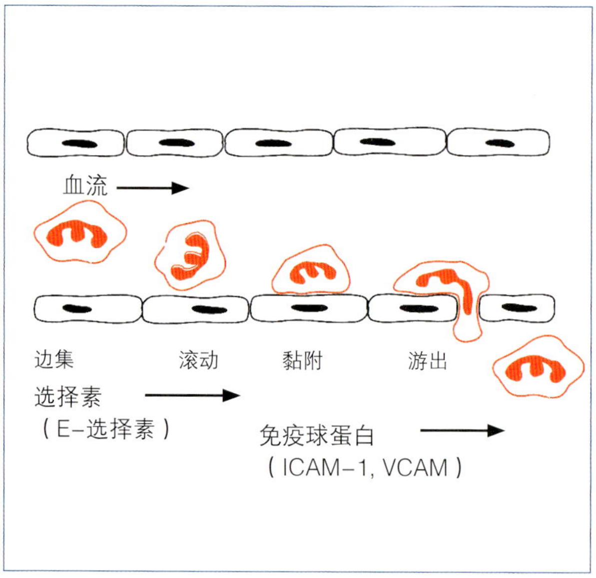

图1–76 白细胞渗出过程。（图片来源：Dr M. Krüll）

免疫调节机制

微生物导致牙齿附近牙龈组织的炎症反应[11–12]。炎症的典型症状，即红、肿、热、痛和最终功能丧失（功能障碍）等不同的症状[1]。牙龈组织细胞在炎症反应中是关键因素，能够表达抗菌肽（其中包括β–防御素），产生促炎介质（包括细胞因子如IL–8、IL–6）和脂质介质（如前列腺素、血小板活化因子、补体因子）；或者调节方式（如趋化白细胞到达炎症部位的方式）[1,13]。

细胞黏附分子的表达

炎症反应的特征是白细胞从小静脉迁移到血管外腔（图1–76）[14]。白细胞渗出依赖于参与的两种细胞类型上黏附分子的序列表达[1,15–17]。白细胞渗出的过程简单描述为4个步骤：边集—滚动—黏附—游出[14]。促炎介质（如TNF–α或脂多糖），可以调节牙龈组织细胞（包括上皮细胞和内皮细胞）上黏附分子的表达。第一步，白细胞在趋化素介导下沿着活化的内皮细胞表面滚动。第二步，白细胞开始沿着表面滚动并黏附（由白细胞上的整合素和内皮细胞上免疫球蛋白基因介导）。最后，它们在内皮细胞之间或通过内皮细胞游出迁移到牙龈组织。

牙龈组织中包含多种细胞、黏附分子及表达：

- E–选择素（CD62E）是选择素中的一种[18–19]。在急性或慢性激活的内皮细胞上表达，介导白细胞的滚动和黏附。白细胞与E–选择素的黏附可能触发炎症部位额外黏附分子的聚集和激活。
- 常见黏附分子ICAM–1（CD54）是免疫球蛋白基因家族的一员[18]。ICAM–1在内皮细胞、上皮细胞以及不同类型的白细胞上表达。此外，在不同促炎介质（包括TNF–α、IL–1，以及来自革兰阴性厌氧菌脂多糖，如牙龈卟啉单胞菌）的刺激下，产生炎症[17]。
- 血管细胞黏附分子–1（VCAM–1，CD106）也是免疫球蛋白基因家族的一种

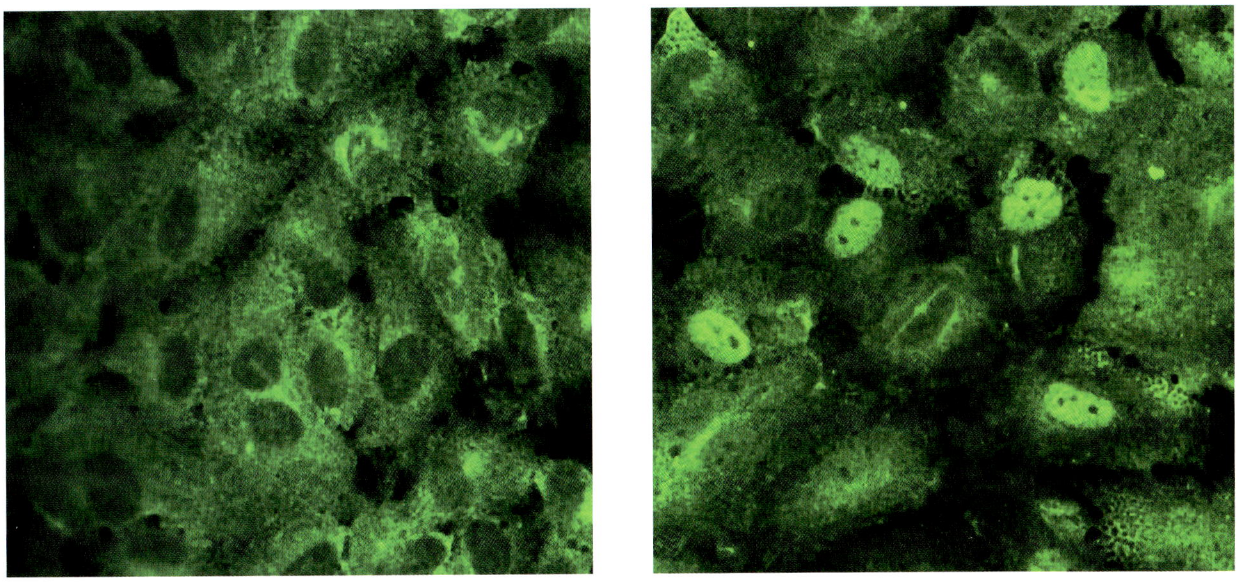

图1-77 牙龈卟啉单胞菌刺激内皮细胞中NF-κB的易位[17]。右侧图片示未经刺激的对照组细胞。经受刺激牙龈内皮细胞核的荧光强度增强表明NF-κB的细胞核易位。

蛋白质，是单核细胞和淋巴细胞表达的受体的反配体[18-19]。VCAM-1主要存在于活化的内皮细胞和一些白细胞亚型中，它被认为在趋化单核细胞进入急性和慢性炎症区域方面起着重要作用。

信号

从细胞外刺激到细胞表面蛋白质（如细胞黏附分子）表达的典型信号传导途径是脂多糖与受体（如TLR4）的结合[20]。该受体通过衔接蛋白进入细胞溶质，激活第二信使或激酶，从而激活转录因子[17,21]。转录因子进入细胞核，与DNA中的一个特定区域结合并诱导相应基因的转录。蛋白质表达导致产生的mRNA转化为刺激蛋白质。大多数细胞对细胞外刺激的反应是由激酶和磷酸酶介导的。炎症细胞中最重要的激酶家族之一是丝裂原活化蛋白激酶（MAPK）[17,21]。MAP激酶家族在哺乳动物细胞中至少有4个亚族。这些包括细胞外信号调节激酶ERK1/2，也称为p42/p44 MAPK；应激激活蛋白激酶（SAPK）[=c-jun N-末端激酶（JNK）]；ERK5/big MAP激酶1（BMK1）；p38 MAPK[22]。

黏附分子的表达依赖于转录因子的激活。在初级转录因子中，NF-κB在这些促炎分子的调节中起核心作用[17,21,23]。在恒定条件下，NF-κB存在于胞液中，是自然产生的抑制剂I-κB。在用革兰阴性菌（包括牙龈卟啉单胞菌）或细胞因子（包括TNF-α或IL-1）刺激后诱导的NF-κB的易位是由该抑制剂的磷酸化和降解所调节。在转移到细胞核后，它结合到基因的κB-特异性启动子/增强子区域，如ICAM-1（图1-77）。

影响牙龈结构的行为和内在因素

口腔卫生对牙龈组织的影响

40年前，Löe和Theilade[11,24]研究小组进行的一项研究证实，累积的口腔微生物与牙周病、牙龈炎的发展有关[12]。在经典的21天牙龈炎实验中，牙龈上菌斑的累积与牙龈炎症程度相关联。口腔卫生恢复后，几天内牙龈炎症状明显减轻。

在一项纵向研究中，证实并进一步分析了斯堪的纳维亚牙周病患者，菌斑诱导的牙龈炎症在临床上对附着丧失的影响[25]。经过26年观察，用炎症牙龈部位与不发炎的部位相比，会有大约70%的附着损失[25]。

如今，菌斑被认为是生物膜，简单地说就是一种附着在牙齿湿润表面上的复杂细菌结构[26]。生物膜保护微生物免受宿主免疫反应或抗菌剂的影响，因此比较难治疗[26]。

烟草对牙龈组织的影响

烟草是影响全身和口腔健康的一个重要风险因素[27-29]。与此相反，随着烟草使用的增加，牙龈炎症或牙周探测出血的临床特征越来越模糊。微生物对细胞、组织和器官等各种功能的广泛影响可能是由烟草介导的，从而导致牙龈组织的破坏。文献中讨论了烟草对牙周组织或免疫反应潜在生物学机制[29-31]。由于烟草存在不同成分，其中某些成分效应相互对立。然而，在提取烟草诱导的结缔组织、血管代谢以及骨细胞介导和体液免疫的特性时，吸烟最有可能改变合成代谢和分解代谢机制之间的生理平衡，因为它与免疫系统和相关的组织机制相互作用有关[29-33]。吸烟者具体的临床图片、治疗结果/反应解读了“吸烟者牙周炎”这一术语[34]。

激素变化对牙龈组织的影响

女性在月经、怀孕、更年期或药物治疗期间的激素变化会影响牙龈生理学，并可能导致疾病易感性增加，包括牙龈炎或肿瘤的发生[11-12,35-37]。雌激素和黄体酮水平的增加被认为会影响牙周组织、免疫和/或口腔微生物群的组成[38-41]。

孕妇患牙龈炎很常见，发病率为35%～100%[11,41]，此外，菌斑积聚易感性增加，同时可能会因修复体或牙石边缘的悬突而加剧[6]。

妊娠期化脓性肉芽肿（PG）的发病率高达5%[41-42]。PG主要指由各种刺激引起的炎症性增生，包括口腔内大量结节状生长物[43]。孕期血液循环中的雌激素和黄体酮影响机体生物与免疫生理功能[39,44-46]。其中一些可能由于刺激成纤维细胞生长因子和转化生长因子-β1在成纤维细胞中的生成而促进增生性肉芽反应[46]。此外，雌激素还会使巨噬细胞血管内皮生长因子（VEGF）的生成发生改变。孕期VEGF在PG中高度表达，但分娩后几乎无法检测到。这表明VEGF在化脓性肉芽肿的发生和消退中起着关键作用[47-48]。

压力对牙龈组织的影响

压力可能由急性或慢性压力源引起[12,49-50]。压力源可以是内在的，也可以是外在的，通常被定义为任何引起个体适应性、非特异性神经和生理反应的因素。慢性压力源的持续时间相对较长，包括一些“生活事件”，如失去家庭成员、关系破裂、长期疾病、流产或“日常琐事”。还有一些相对较短时间的事件，如交通堵塞、手术、牙科检查或体检中出现的不愉快及其他方面问题，可能会对个人造成急性压力。生理反应是由几种免疫—大脑—免疫的免疫调节途径介导的[51]。个体的压力应对行为主要取决于遗传、环境和发展因素以及在生活过程中获得的经验。

一些研究表明，负面因素、抑郁、焦虑或不良应对行为影响牙周组织[49,52-53]。负面因素可能通过不同途径介导的牙龈炎等导致牙周疾病的易感性增加[54]。可能的机制是，由于压力，口腔卫生可能受到忽略[55]。此外，Deinzer及其同事的一项研究显示，学业压力可导致牙龈液中IL-1分泌增加[56]。这种细胞因子是产生破骨细胞的强刺激物。另一种炎症细胞因子IL-6在抑郁症女性的牙龈液中升高[57]。此外，在一次参加重大医学考试的学生中，观察到一种重要唾液抗体免疫球蛋白A长期分泌减少[58-59]。皮质类固醇、儿茶酚胺肾上腺素和去甲肾上腺素是肾上腺皮质在下丘脑释放激素刺激下产生的主要应激激素。在牙龈沟液和唾液中发现应激介导的皮质醇水平增加[60-62]。此外，应激性高皮质类固醇血症与斑块和牙龈炎水平的升高有关[60]。此外，动物实验证据表明，牙周组织在压力出现后会发生变化[62]。抑制应激能改善牙周病原菌牙龈卟啉单胞菌侵害后的附着丧失。体外实验结果表明儿茶酚胺对口腔某些细菌的生长有影响[63]。因此，应激诱导的龈沟液中儿茶酚胺水平的增加可能能够介导生物膜的形成。

结论

口腔-胃-肠黏膜的连续内衬上皮在牙-牙龈界面中断。口腔中含有各种微生物，包括细菌、病毒和真菌。牙龈组织具有高度特异性，通过几种免疫调节机制保护系统器官免受潜在持续的微生物侵害。似乎“正常”牙龈是一种虚拟的假设。然而，行为或激素的变化可能改变体内平衡，并引起牙龈疾病。

1.3.1 软组织工程

Günter Lauer

引言

牙齿缺失后，义齿对颌骨造成的非生理性负荷会导致牙槽嵴萎缩，从而导致骨组织和软组织丧失。目前对于口腔修复而言，种植是治疗的首选。在重度牙槽骨萎缩病例中，可能需要用游离或带血管的骨移植进行骨增量。然而，多年的经验表明，种植体植入后的成功与否不仅取决于种植体周围的骨质，还取决于软组织。因此，修复前种植体周围可进行软组织处理。

口腔软组织标准二次手术包括开放性前庭沟成形术，降低口腔底部，在进行肿瘤切除的情况下，松解舌头[1-3]。这些方法的目的是在义齿承载区或种植体穿龈部位的周围形成局部稳定的固定牙龈[4]。因此，种植体的长期效果得到了改善[5]。在这些手术过程中，表面形成开放性伤口，需要用上皮移植进行覆盖。

在这些常规的软组织移植手术中，多年来，用于覆盖口腔黏膜缺损，采用的是皮肤移植[6]。皮肤移植的主要缺点是易发生角化过度和生长毛发。此外，种植体穿出部位皮肤（移植物）也可能发生增生[7]。皮片既不能分化成黏膜，也不能满足机械应力的要求。只有当这些皮片很薄时，临床效果与愈合过程才能和腭黏膜移植后一样好[8]。黏膜移植没有上述缺点[9]。黏膜移植可防止细菌入侵和某些化学物质侵害。这点在种植体口腔黏膜穿出部位非常重要。但角化的腭黏膜数量有限。因此，使用角化腭黏膜的移植仅限于小缺损[8]。在较大的重建手术中，黏膜的来源是一个主要问题。在这里，组织工程领域提供了一个机会，通过培养自体角化细胞移植进行大面积上皮缺损重建。

从上皮细胞培养到黏膜组织工程

上皮细胞培养，3T3成纤维细胞

早在引入软组织工程的概念之前，上皮细胞，特别是皮肤角化细胞的培养就已经建立并完善到一定程度。随后，在普外科和整形外科中角化细胞进行了早期临床应用。这是30多年前报道，人工培养的皮肤细胞移植首次用于治疗大面积烧伤[10-11]。因此，上皮细胞可以大规模培养是一个先决条件。尽管之前已经有过关于报道成年哺乳动物皮肤上皮的培养[12]，发现小鼠成纤维细胞和上皮生长因子的使用对角化细胞的增殖具有一定作用[13-14]，可以培养出面积较大的上皮片。然而，这些培养原代上皮细胞的条件并不真正适合用于临床选择性手术的移植。不过，在肿瘤相关手术和牙周手术中，首次报道了用3T3小鼠细胞和胎牛血清培养的口腔黏膜的临床应用[15-17]。为适应择期手术中移植组织的培养条件，介绍了体外培养技术并用自体血清代替胎牛血清的方法。

牙龈角化细胞的体外培养

使用体外培养技术，可以在没有3T3小鼠细胞的情况下建立初级牙龈上皮细胞培养[18-20]。因此，避免了小鼠DNA组分转染人类细胞的风险。在一些研究中，比较了体外培养技术与单细胞悬液培养技术的效果[20-22]。体外培养法在促进原代牙龈角化细胞培养中最可靠（图1-78）。

自体血清

烧伤患者移植培养的皮肤角化细胞后的临床随访研究表明，这些患者产生了抗牛血清蛋白的抗体[23]。认为这是一种额外的风险，在接受选择

性手术的患者中应避免这种风险，例如，修复前的种植体周围角化细胞移植手术。另一种方法是用自体血清代替牛血清。

为了评价自体血清细胞培养生长的效果，对牙龈角化细胞培养进行了个体比较。在自体或胎牛血清的培养基中培养24天后，对表面覆盖的细胞平面评估显示，两种血清在每位患者体内促进细胞生长方面是相同的[24]。

患者年龄，培养细胞衰变

通常进行种植牙手术的患者在40岁以上。因此，研究了供者年龄对体外培养牙龈角化细胞生长和增殖的影响。对5例40岁以下和5例40岁以上患者进行了牙龈活检。在60天周期内，每培养4天，测定DNA合成率和DNA含量，作为上皮细胞生长的参数。DNA合成率显示，年轻患者培养第8天～第12天的增殖明显较高，而老年患者培养第24天～第28天的增殖高峰明显较高。然而，在年轻患者的培养过程中，DNA含量作为细胞生长的一个参数在整个培养过程中的测量值要高出老年患者的2/3。因此，尽管老年患者也可以培养出足够数量的牙龈角化细胞，但存在明显的年龄依赖性[22]。

在40～60天后的长期原代培养中，上皮细胞层开始解体。角化细胞从培养皿中分离出来，在单层中留有间隙。剩下的细胞由卵圆形变成星形。

值得注意的是，口腔角化细胞只能传代一次，理想的情况为细胞培养的早期阶段，直到第25天。一般来说，14～21天的时间被认为是获得上皮细胞活性和数量的最佳时间，适用于不同年龄的患者[22,25]。

此外，作为口腔黏膜移植组织工程研究，还测试了在几种其他生物材料上牙龈角化细胞的生长情况[26]。

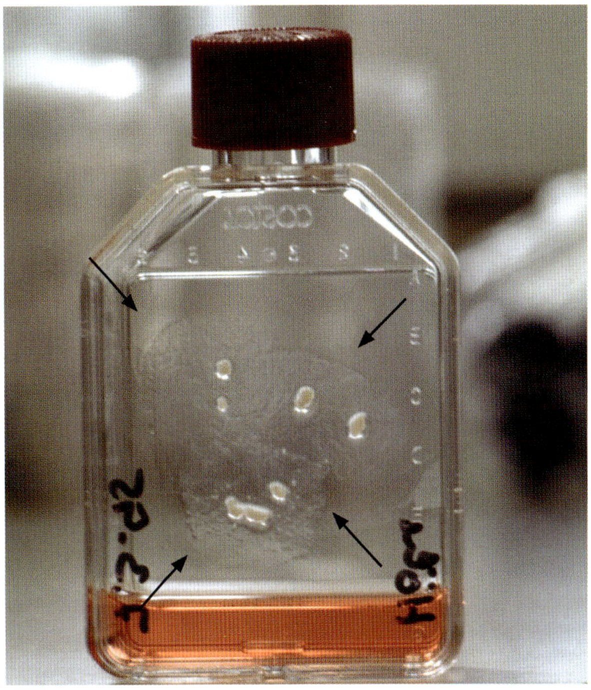

图1–78　培养瓶上覆盖着一层致密的口腔角化细胞（箭头之间）。上皮细胞的生长是从体外小块组织开始的。

口腔黏膜移植组织工程

为了进行黏膜移植的组织工程研究，从患者身上取小块牙龈活检（最大直径6mm）和50mL静脉血。组织保存在培养基中。二者都被送到组织工程实验室做进一步的处理。通过离心用静脉血制备自体血清。通过显微分离将口腔组织分为结缔组织和上皮组织。

组织工程口腔角化细胞移植

当开始口腔角化细胞培养时代，因当时只使用上皮组织，因此放弃了结缔组织培养。将活检下来的上皮组织浸入70%乙醇中，用磷酸盐缓冲盐水洗涤3次，然后切成小块（体外组织：1mm^3）。将这些体外组织接种到培养瓶中（图1–78），覆盖2mL培养基，并在37℃下保持95%空气和5%二氧化碳的湿润空气中[27]。3～5天后，

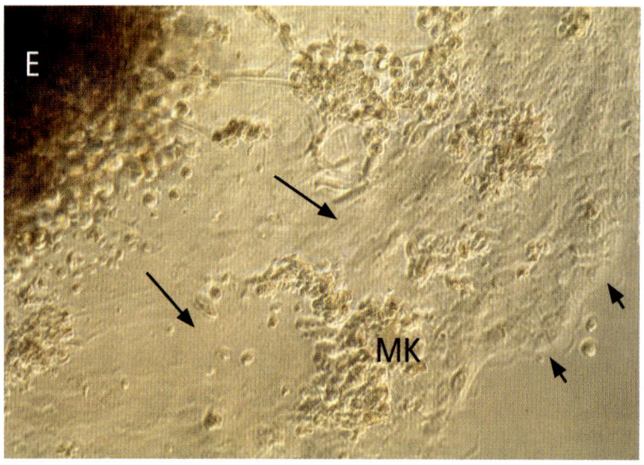

图1–79 在培养皿体外培养组织（E）的底部，上皮细胞（箭头所示）从那里开始生长。贴壁上皮细胞层上有迁移性角化细胞（MK）。箭头所示上皮岛边界。光学显微照片，放大400×。

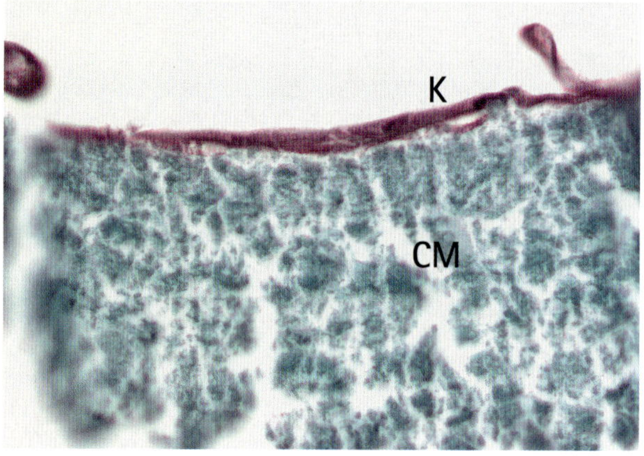

图1–80 组织工程口腔角化细胞移植的光学显微照片。胶原膜（CM）被一层口腔角化细胞（K）覆盖。角化细胞的细胞质形状非常扁平。光学显微照片，弹性蛋白吉姆萨染色，放大400×。

牙龈角化细胞从体外组织迁移到培养皿的底部，形成上皮岛（图1–79）。在培养早期阶段，在这些小岛上可以观察到单个细胞的迁移。这些细胞小岛呈放射状扩张，形成融合的牙龈上皮层。在最初的方法中，大约21天后，原代培养物的上皮细胞层被酶分离，然后附着在作为载体凡士林薄膜上。按照最初用于皮肤角化细胞移植的方式，将角化细胞加载体移植到患者身上[10]。为了简化外科医生对培养的牙龈角化细胞的操作，我们测试了一些口腔手术中常用的可作为载体材料的生物材料。代替凡士林薄膜材料，其中对聚交酯箔（KLS Martin）、Ⅰ型胶原膜（天然马胶原膜，Baxter免疫）和Ⅰ型胶原海绵（天然马胶原，Resorba Clinicare）等材料进行了测试。在这种方法中，在牙龈角化原代细胞培养14～21天后，将上皮细胞层用酶分离并作为单细胞悬浮液接种到载体材料上，密度为20000～50000细胞/cm^2。培养物保存在补充了特定添加剂的培养基中。细胞黏附在不同的材料上，形成一个个上皮层[26,28]。在这3种材料上，可以观察到牙龈角化细胞的生长良好，不同来源的生物材料载体上[29]的上皮细胞生长相当。再过2～3天，总培养时间约为4周，胶原载体（图1–80）上的2～3个细胞层组成的上皮大小达15cm^2，可以准备移植。

组织工程口腔角化细胞和口腔成纤维细胞移植

为了使组织工程得到的黏膜与真正天然的黏膜相似，需要一种含有成纤维细胞成分的纤维结缔组织。有报道称，将异体脱细胞真皮基质（AlloDerm；LifeCell）作为结缔组织部分（EVPOME）[30–31]。然而，除了黏膜下结缔组织基质外，活体成纤维细胞的重要性已在体内和体外移植研究中得到证实[32–35]。

因此活检在显微条件下被解剖成上皮部分和结缔组织部分（图1–81），上皮部分被切割成小块（图1–82；ET），从这些组织中培养出角化细胞（图1–83；ET）。结缔组织部分（图1–82；CT）通过消化（酶）（图1–83；CT）每毫升含10000个成纤维细胞。14～21天后，用胰蛋白酶对成纤维细胞进行消化为单细胞悬浮液，接种到胶

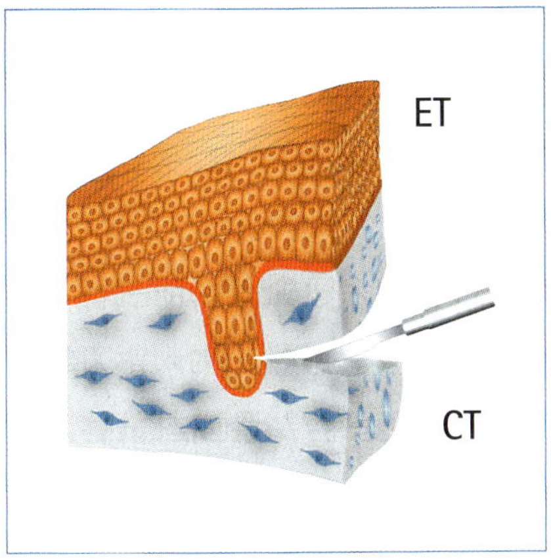

图1-81 口腔角化细胞和口腔成纤维细胞移植的组织工程示意图。组织块由上皮组织（ET）中的和角化细胞和结缔组织（CT）中的成纤维细胞组成。组织块在显微条件下分离出上皮部分和结缔组织部分。

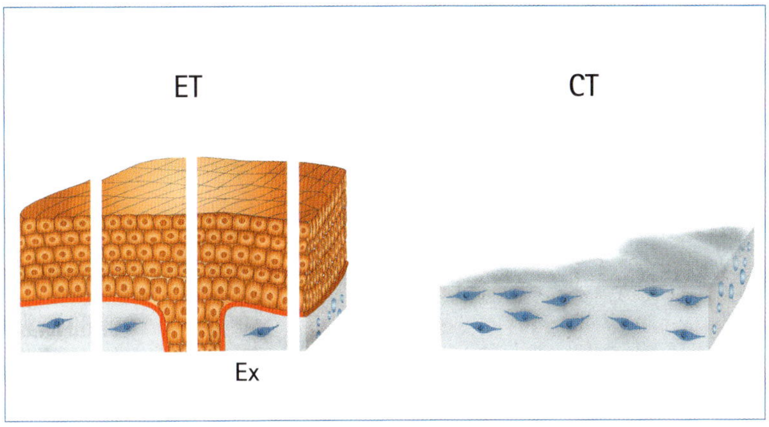

图1-82 口腔角化细胞和口腔成纤维细胞移植的组织工程示意图。上皮组织（ET）被切割成小块组织（Ex），对结缔组织（CT）进行消化，以分离出成纤维细胞（图1-83）。

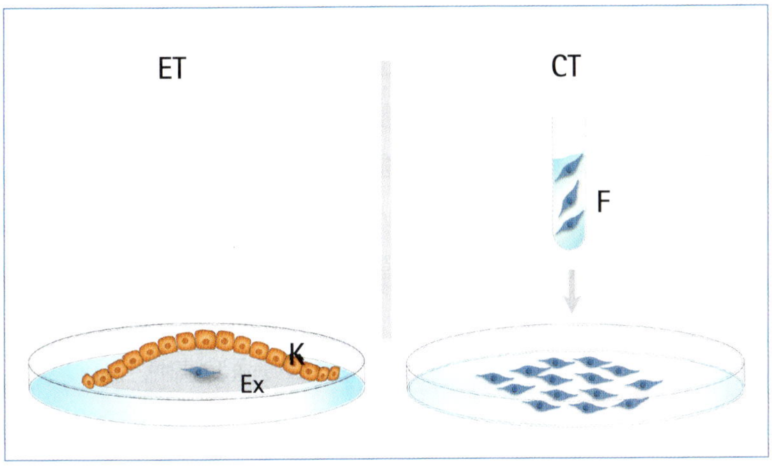

图1-83 口腔角化细胞和口腔成纤维细胞移植的组织工程示意图。将小块组织（Ex）放置在培养皿上，角化细胞（K）开始接种到培养皿上。从结缔组织（CT）中，将成纤维细胞（F）溶解在试管中，然后接种到培养皿中。

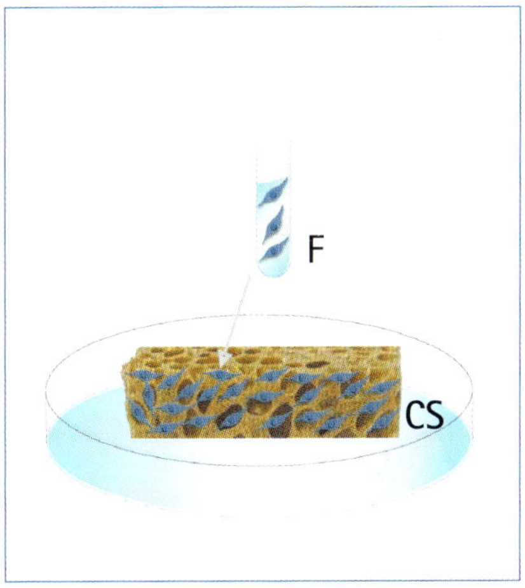

图1-84 口腔角化细胞和口腔成纤维细胞移植组织工程示意图。当成纤维细胞和角化细胞在单独培养皿中增殖后，首先将成纤维细胞（F）接种到胶原海绵（CS）中，培养24～48小时，然后再接种角化细胞（图1-85）。

原海绵中（图1-84）。经过一夜的培养，将含成纤维细胞的胶原海绵涂上口腔角化细胞悬浮液，如图1-85所述进行培养。再培养2天后，组织工程口腔角化细胞和口腔成纤维细胞移植就可以进行了。该移植物由海绵上的角化细胞层和海绵中成纤维细胞组成（图1-86）。

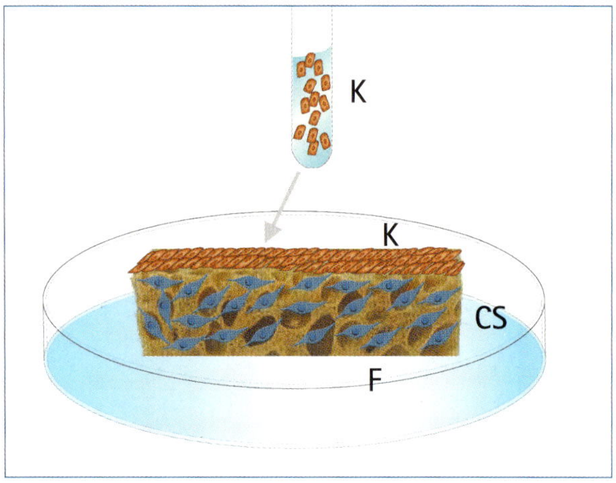

图1–85 口腔角化细胞和口腔成纤维细胞移植组织工程示意图。在胶原海绵（CS）中培养成纤维细胞后，角化细胞（K）在不同的培养基中增殖，最终接种到胶原海绵（CS）上，制成组织工程口腔角化细胞和口腔成纤维细胞（F）移植材料。

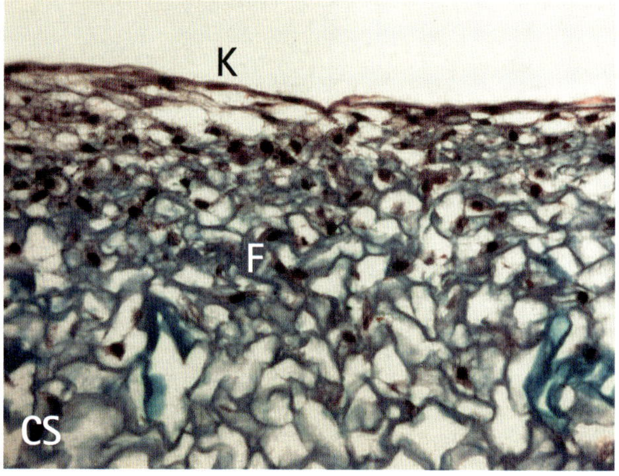

图1–86 组织工程口腔角化细胞和口腔成纤维细胞移植光学显微照片。胶原海绵（CS）表面覆盖着几层口腔角化细胞（K）。角化细胞的细胞质形状较扁平。海绵孔内有成纤维细胞（F）。光学显微照片，弹性蛋白吉姆萨染色，放大400×。

组织工程口腔角化细胞移植的外科应用

德累斯顿工业大学和弗莱堡大学伦理委员会（15022002，94/99）批准了使用组织工程黏膜移植物进行的临床研究。自1991年以来，培养的自体口腔黏膜或组织工程口腔黏膜已用于多种外科手术。此外，组织工程黏膜移植也被用于口腔颌面外科中头颈部肿瘤切除后的整形重建手术和泌尿外科[27,36]。

手术程序与传统的前庭沟成形术、口底降低术或传统的舌松解术没有区别[3,37]。手术后，伤口表面被组织工程移植材料覆盖，伤口用敷料固定。以下简要介绍了这两个步骤。

种植体周围前庭沟成形术和口底降低

前庭沟成形术和降低口底的目的是在义齿承载区或种植体周围有局部稳定的黏膜（理想的角化黏膜）。种植体周围稳定的软组织可提高种植体的长期存留率[38]。进行此类手术的典型例子是种植体周围软组织炎症和皮肤移植后黏膜增生（图1–87）[7]。

局部麻醉下，进行前庭沟成形术。按照Clark方法，手术部位翻半厚瓣[37]。游离黏膜瓣向根方推移，游离边缘通过5–0可吸收缝线（Ethicon）固定在骨膜上。将组织工程口腔角化细胞移植物置于骨膜表面。通过一个覆盖丙烯酸护板，将移植物固定在适当的位置，护板用螺钉固定。

口底降低手术，需在全身麻醉下进行，同时进行前庭沟成形术。在下颌骨附着龈边缘的舌侧，两侧从第一磨牙至侧切牙切开。保留骨膜，对下颌舌骨肌进行分离。肌肉在下颌骨附着起始处切断。黏膜瓣的游离边缘用单缝线，向根方向两侧缝合固定。侧边，缝线穿入在前庭沟成形术中分离的黏膜游离端。丙烯酸护板组织面用软衬，然后将组织工程化的移植物放在伤口表面，用丙烯酸护板固定。

在一项临床随访研究中，对42例局部前牙区域前庭沟成形术患者和25例前庭沟成形术并进行口底降低的患者，进行组织工程口腔角化细胞

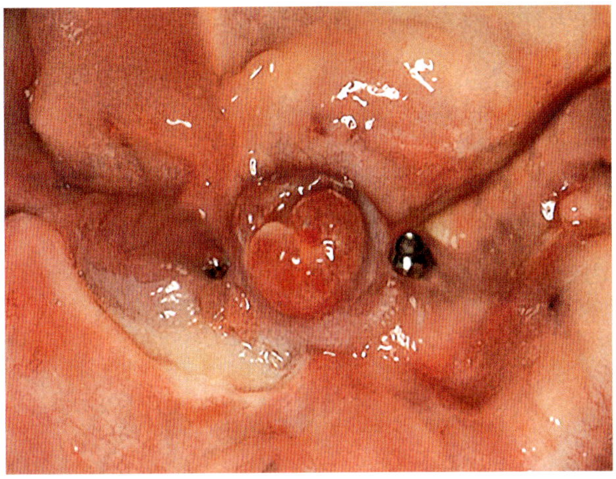

图1-87 牙槽嵴皮肤移植后开裂，种植体周围黏膜增生的临床情况。

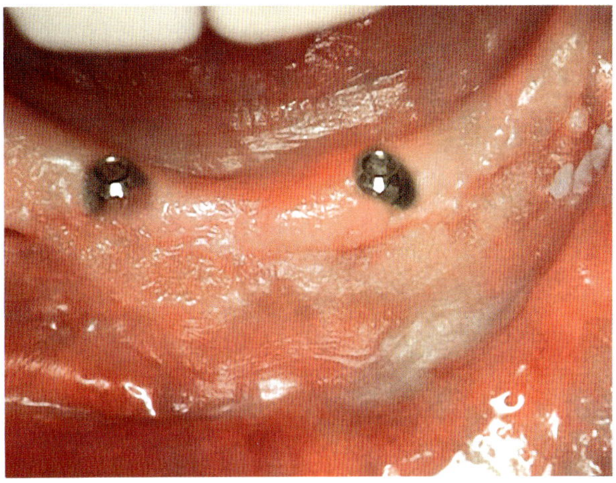

图1-88 术后6周的临床情况（图1-87），去除种植体周围的过度增生组织，应用组织工程口腔角化细胞移植覆盖上皮缺损，可见前庭沟冠方有宽的角化黏膜（牙龈）。

移植（胶原膜上的牙龈角化细胞）的愈合情况研究，适应证为种植体周围黏膜不稳定（活动）或以前的种植体周围的黏膜/组织增生（图1-87）。当创面敷料保护板在7天后拆除时，表面仍容易出血。移植后10天，由于缺少角化和黏膜下组织，出现了浅粉色的易损表面。伤口一般在接下来的几天内稳定下来，20天后痊愈。移植后50天，移植物表面稳定，出现角化（图1-88）。6个月至1年后，移植组织的质地发生了变化。靠近牙槽嵴出现角化组织，而前庭沟至瘢痕线处是非角化黏膜。瘢痕线确定了组织分离的前缘（图1-89）。

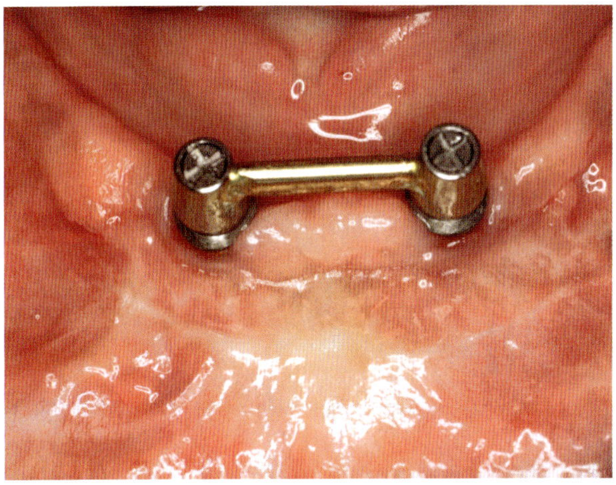

图1-89 组织工程口腔角化细胞移植6个月后的临床情况（图1-87）。种植体周围的角化黏膜已消失，但前庭有一条白色的瘢痕线，代表前庭沟成形术前缘。因此，大部分移植区域已从角化黏膜变为非角化黏膜。

在长期的临床随访中，前庭的深度（白色瘢痕线和牙槽嵴之间的距离）被用作移植区域伤口收缩参数[39]。在前牙45、43、41、31、33和35的区域中，1周、4周，6个月、12个月后、60个月以上，对其进行了长达10年的监测。术后6个月内，前庭沟深度明显下降，是创面开始收缩的标志。例如，在尖牙区域，最初的前庭深度为9.6mm，6个月后仅为4mm。随后，在长达10年的观察期内，深度下降停止，期间前庭深度进一步下降。前庭沟深度1年后为3.3mm，10年后为2.2mm。

口腔卫生对种植体周围黏膜的质量有影响[38]。因此，在长期的随访中，我们测量了一些口腔

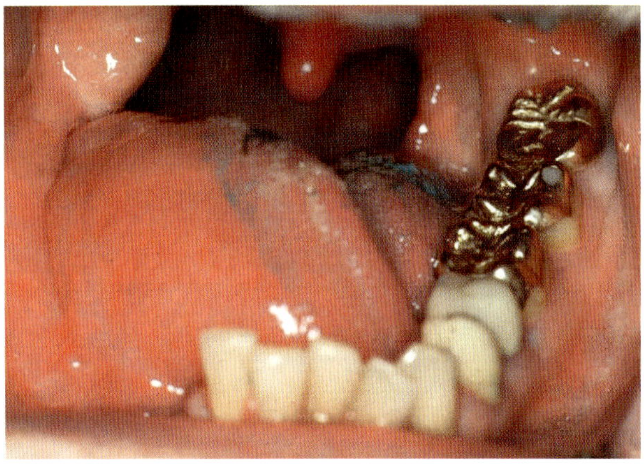

图1-90 右侧口腔底部肿瘤切除后的临床情况。该缺损被舌覆盖，因此舌与牙槽嵴顶和颊黏膜相连。

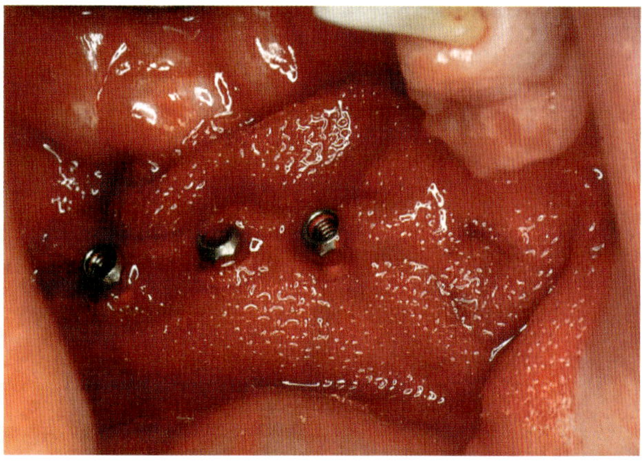

图1-91 舌和前庭沟成形术后部位。上皮缺损由组织工程口腔角化细胞移植物（胶原膜上的角化细胞）覆盖。

卫生参数，以观察是否对角化和前庭沟深度的减少没有负面影响。从1年的随访数据（菌斑指数0.73；龈沟出血指数0.17；探诊深度2.45）到5年或5年以上的数据（菌斑指数0.92；龈沟出血指数0.35；探诊深度3.53）均有增加。

舌松解术

舌松解术和口底黏膜移植术的目的是改善舌的运动以及随后的食物摄入、吞咽和说话；也旨在使以前患过鳞状细胞癌的患者口底前部和两侧能够进行修复（T期：T1和T2）。舌被用来覆盖口腔底部的缺损，并附着在内侧颊黏膜上。因此，牙槽嵴上没有附着龈（图1-90）。在舌松解术前，患者在肿瘤切除和局部缺损用舌瓣覆盖术后6～18个月无复发。在一项临床研究中，对10位患者进行了评估，其中包括伤口愈合、移植以及功能改善。

在全身麻醉下进行舌松解术。黏膜切开后，沿着瘢痕将组织分离，以松解舌。制造出的上皮缺损为4cm×6cm～6cm×9cm。彻底止血，将组织工程口腔角化细胞移植物（胶原膜牙龈角化细胞）放置在口腔底部的伤口表面（图1-91），并用4-0可吸收缝线（Ethicon）固定。此外，通过环形单缝合将伤口上纱布敷料固定在移植物上，8～10天除去敷料，不需要伤口的进一步特殊护理。

通常术后8～10天取出口内敷料，其中5例患者发现上皮化的伤口表面覆盖了一些纤维蛋白。1例患者术后20天仍可见伤口残留，主要为非上皮化伤口表面。最后在第30天观察到完全上皮化。然而，随后舌牙槽沟严重萎缩，舌的活动性只有极有限的改善，并伴有严重的瘢痕形成。在其他病例中，愈合过程没有出现临床并发症。

术后15～18天形成一个完整的黏膜层（图1-92），只观察到创口表面有一些收缩和舌牙槽沟变平。然而，在整个术后随访期间，初期舌活动度的改善得以维持，3例效果非常好，6例效果良好。7例患者的言语改善良好，8例患者有可

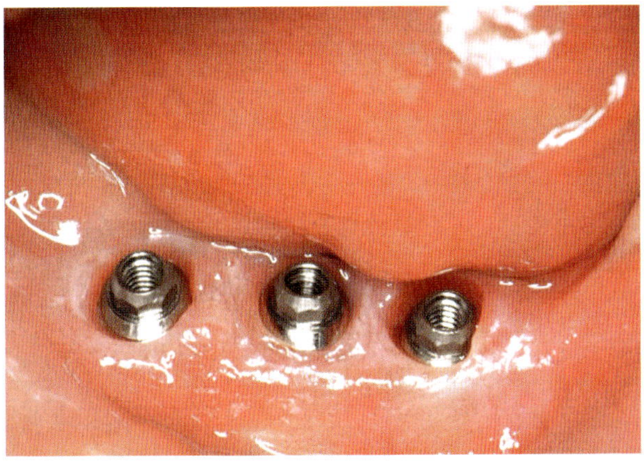

图1–92　组织工程口腔角化细胞移植18天后口腔的临床情况。种植体周围有稳定的黏膜。

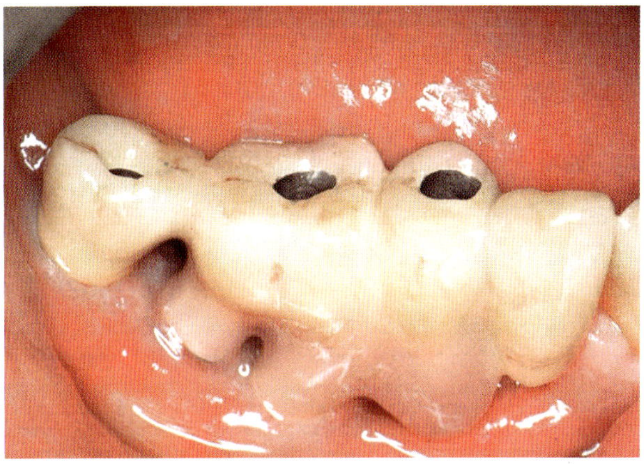

图1–93　组织工程口腔角化细胞移植1年后口腔的临床情况。采用固定修复，保持种植体周围软组织状态稳定。

能进行修复[27]。除了1例患者的修复是黏膜支持式外，其他的口腔修复都是种植体支持式。患者接受可摘覆盖义齿，也可接受固定桥修复（图1–93）。一例患者没有修复，另一例患者由于牙槽嵴上没有足够的固定黏膜而修复失败。

口腔黏膜移植术后供区创面覆盖

在泌尿外科手术中，尿道下裂和尿道上裂患者也采用口腔黏膜移植术，以形成新的尿道或治疗尿道狭窄[40–41]。由于不能关闭供体部位伤口或通过滑动皮瓣关闭供体部位伤口，导致供区瘢痕化、开口受限、腮腺导管损伤和移位。为避免二次创面愈合及瘢痕形成等并发症，将自体组织工程口腔黏膜移植物覆盖于供区部位。因此，早在泌尿外科手术之前进行的组织工程口腔角化细胞培养的移植组织，同时也用来覆盖口腔内上皮缺损。

在16例尿道下裂和尿道上裂患者中，从口内颊黏膜获取自体口腔黏膜，形成新的尿道形状。将移植物缝合在导尿管周围，并与原尿道吻合。同时，口腔内供区被自体组织工程口腔角化细胞移植物覆盖；胶原膜缝合到伤口表面（图1–94），用纱布敷料包裹。

伤口愈合较快，可以观察到口内软组织运动良好。口内黏膜供区平均需要16天才能形成完整的黏膜层。术后3个月，移植黏膜与自体黏膜之间无法进行临床分离（图1–95）。仅可见轻微的瘢痕形成，不会导致开口受限。

术前和术后1天、1周、2周、6周、6个月分别测量开口度。术后2～6周，开口度完全恢复。开始手术侧开口受限约3mm，随着训练开口度恢复正常。

在手术后4年内病例，没有任何并发症，如严重的瘢痕、开口受限、腮腺导管口损伤和移位，移植物大小为11cm×4cm。因此，使用组织工程口腔角化细胞移植物有助于避免瘢痕化、开口受限、腮腺导管口损伤和移位[27]。下一步将直接使用这些组织工程化的角化细胞移植物进行尿道重建。

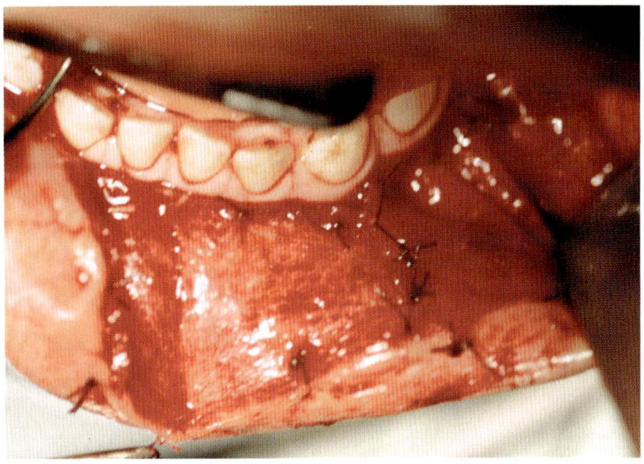

图1-94 取口腔黏膜全厚瓣进行尿道重建的口腔临床情况。供区组织工程黏膜移植物覆盖（胶原膜上的角化细胞）。

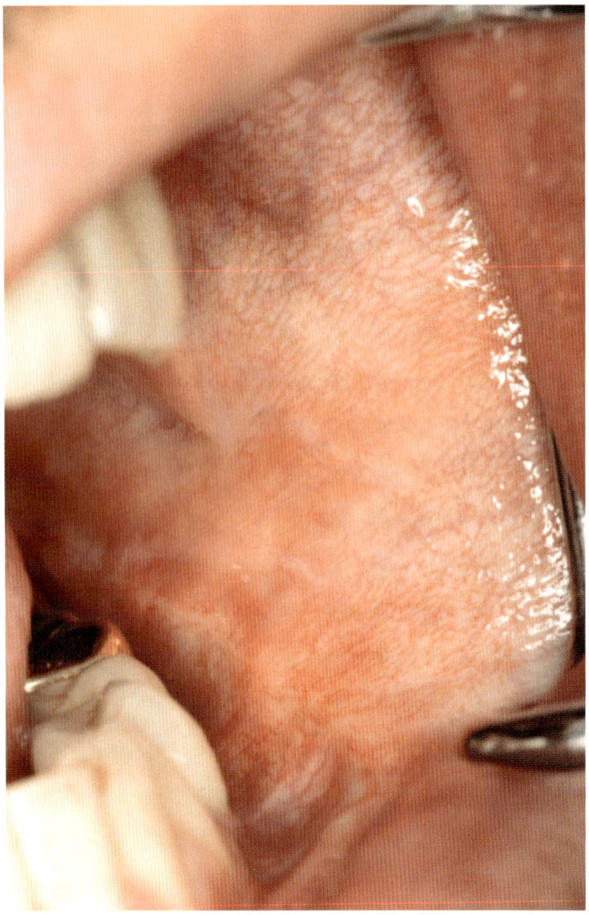

图1-95 尿道重建的全厚瓣黏膜移植后3个月口腔的临床情况。供区用组织工程黏膜移植物（胶原膜上的角化细胞）覆盖，临床上无法区分移植黏膜和自体黏膜，牙齿附近有轻微的瘢痕。

组织工程口腔角化细胞和口腔成纤维细胞移植的外科应用

应用组织工程口腔角化细胞移植在前庭沟成形术中的临床经验提供了证据，表明移植区域存在相当大的伤口收缩和角化丧失。体外和体内实验表明，黏膜下结缔组织和成纤维细胞在上皮细胞分化中起着重要作用[32-34]。因此，我们研究了在患者体内组织工程口腔角化细胞和口腔成纤维细胞移植（TEOKOFG）对角化黏膜生长与伤口收缩的临床影响。在这些患者中，在种植体植入前（图1-96）或植入后骨结合时期对牙槽嵴上的软组织进行处理及进行前庭沟成形术。组织工程口腔角化细胞移植，移植也包含成纤维细胞，使用TEOKOFG。骨膜外伤口表面覆盖有组织工程口腔角化细胞和口腔成纤维细胞移植物（植入口腔角化细胞和口腔成纤维细胞的胶原海绵）（图1-97），并用丙烯酸夹板固定14天。当拆除夹板时，可以看到伤口是一个鲜嫩但上皮化的表面，胶原海绵已经完全消失。术后28天可见完全上皮化（图1-98）。前庭沟成形术后6个月，在移植区发现一层完全角化的黏膜。在超过4年的临床随访中，这一区域的角化面积基本稳定（图1-99）。只有很小的瘢痕收缩，即使经过这么多年的时间，仍然可以看到一个周围0.7cm宽的角化黏膜。与单细胞型移植相比，前庭没有单独的瘢痕线，其间只有非角化的黏膜。活检证实了临床特征，组织学对照显示有角化上皮、网状突起，此外还有免疫组织学细胞角化蛋白1、2、10、11的表达（图1-100）。

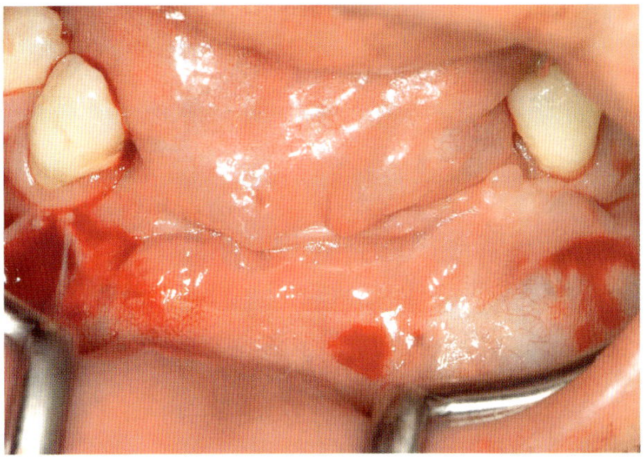

图1–96 外伤致下颌前牙缺失后口腔临床情况。牙槽嵴无黏膜附着，未见明显前庭沟及舌侧沟。

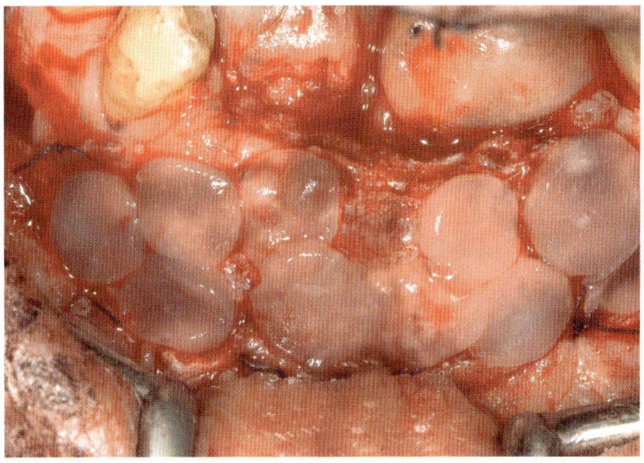

图1–97 口内术区：前庭沟成形术进行骨膜外分离，伤口处放置组织工程口腔角化细胞和口腔成纤维细胞移植物。

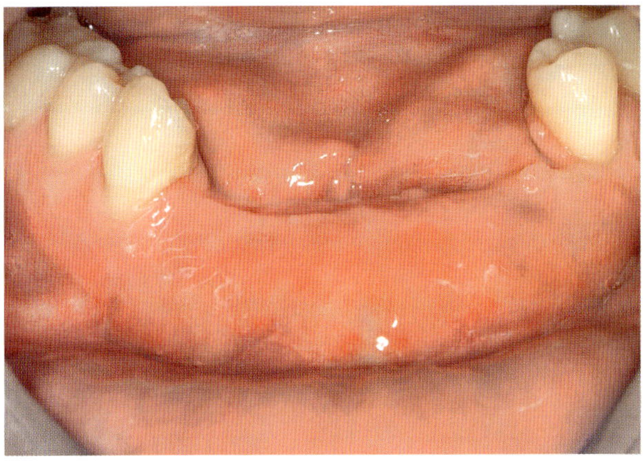

图1–98 组织工程口腔角化细胞和口腔成纤维细胞移植后28天的临床情况。种植体植入前牙槽嵴上已经有稳定的黏膜。角化的典型特征部分可见。

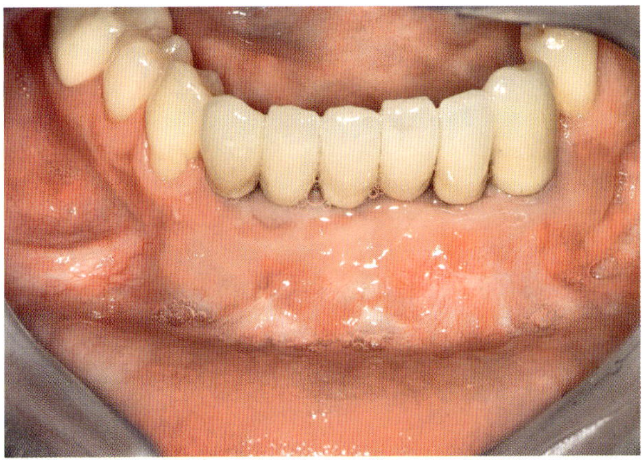

图1–99 组织工程口腔角化细胞和口腔成纤维细胞移植术后4年的临床情况。种植体固定桥修复治疗，种植体周围有稳定的角化龈（牙龈黏膜），无炎症表现。

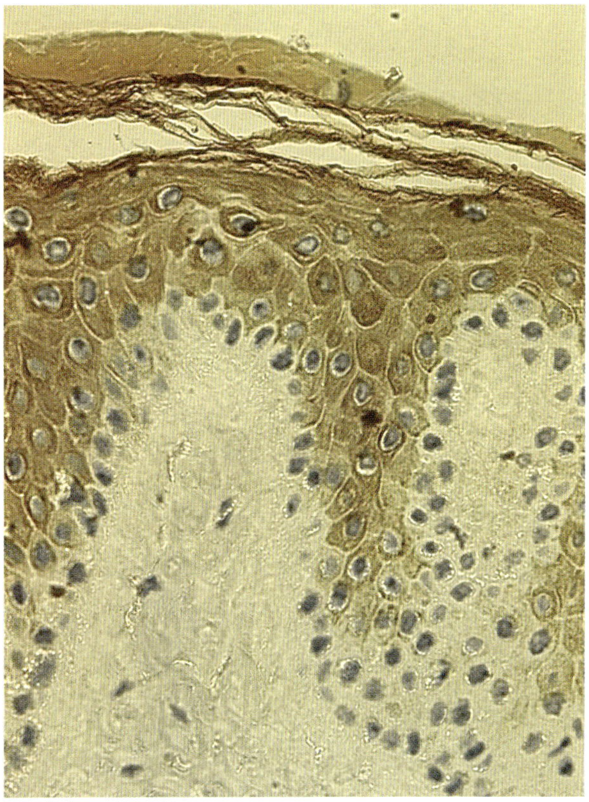

图1–100 组织工程口腔角化细胞和口腔成纤维细胞移植术后1年活检的抗CK 1、2、10、11（AE2抗体）免疫组织学。表现出典型的特点，角化层旁边及所有基底细胞层上面染色显示有很深的网状突起，光学显微镜照片，放大400×。

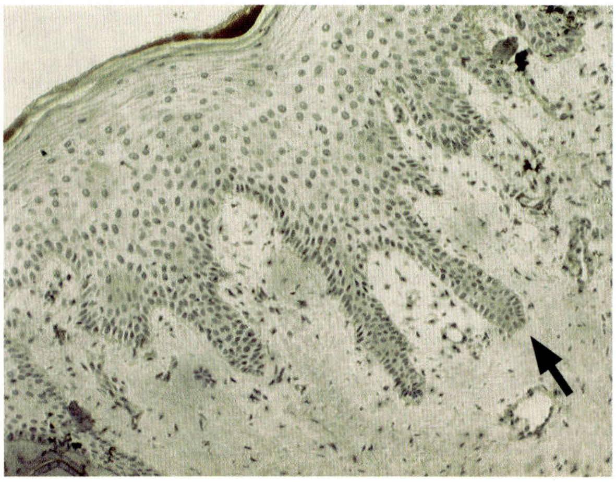

图1-101 组织工程口腔角化细胞和口腔成纤维细胞移植16天后活检的抗层粘连蛋白免疫组织学。沿着基底膜有线性染色，已经形成了网状突起（箭头所示）。光学显微镜照片，放大400×。

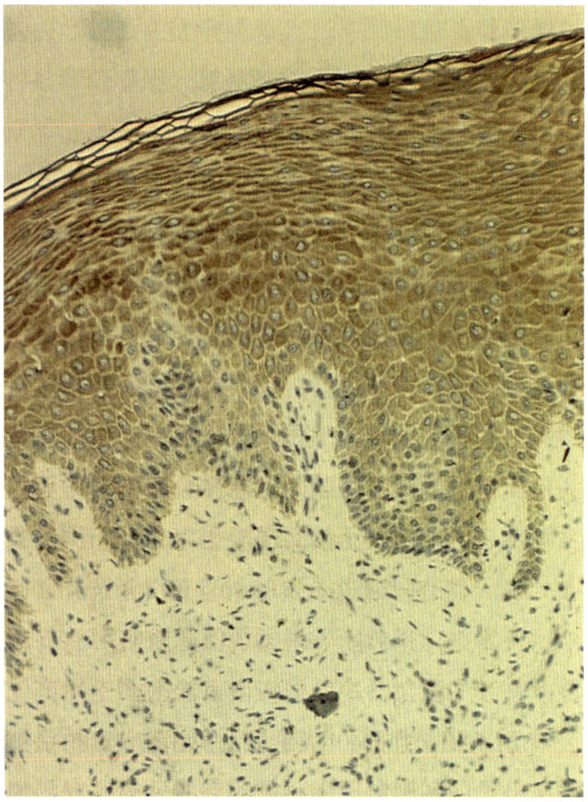

图1-102 抗CK 5、6免疫组织学-移植组织工程口腔角化细胞6周后活检-基底角化细胞的典型标志物。有多达20层角化细胞和染色的基底上细胞层。这是早期愈合的迹象。光学显微照片，放大400×。

组织学结果——移植前后上皮细胞形态和细胞生物学分化的研究

对不同时间点的组织工程黏膜移植的愈合情况、上皮和结缔组织的分化情况进行了评价。采用常规组织学和免疫组织学。

选择抗不同细胞内外蛋白抗体作为免疫组织学标志物。基底膜蛋白、层粘连蛋白、Ⅳ型胶原和上皮细胞的某些细胞骨架蛋白、细胞角化蛋白可作为伤口愈合和上皮细胞分化的标志物[42]。细胞角化蛋白5和6对基底细胞有特异性，细胞角化蛋白1、2、10、11和17标记细胞位于上皮的上基底层[43]。在原位和体外研究中，比较不同来源的上皮细胞，并观察上皮细胞-黏膜移植后牙龈上皮生长过程中的细胞生物学变化[5]。

第8天去掉敷料，取活检的组织学评价显示，角化细胞聚集，在水肿的伤口浅表层处形成富含细胞外基质的结缔组织。在这些角化细胞聚集的基底边缘，部分基底膜在抗胶原Ⅳ和抗层粘连蛋白的作用下出现点状免疫组化现象。这些聚集的角化细胞对细胞角化蛋白（CK）5、6和17的反应强烈。

第16天，多层上皮形成。基底上层的角化细胞表达CK 1、2、10和11，反之所有基底层中CK 5、6和17没有表达。黏膜上皮位于连续基底膜上，Ⅳ型胶原和层粘连蛋白呈线性分布（图1-101）。

在多层上皮中，一些角化细胞的细胞核结合了抗溴脱氧尿苷[44]。术后4～8周，可见20～40层细胞层状上皮，层次不清楚。细胞角化蛋白5、6和17在各层均呈阳性（图1-102）；抗细胞角化蛋白1、2、10和11除基底层外，在各层均呈阳性。在进一步的术后观察期间，移植黏膜的组织学结构改变为正常形态。6个月后，观察到一种分化的黏膜上皮，并可分为不同的层。在靠近牙槽嵴的活检中，观察到更明显的网状突起形成，以及一个发育良好的角质层。由细胞角化蛋白染色判断，细胞分化与正常牙龈相似。CK5和6主要在基底和相邻的基底上层表达，而CK 1、2、10和11反应仅限于上层（图1-100）。这些现象是在30个月或更长时间的活检中发现的。

在靠近瘢痕线的活检中，组织学与牙槽黏膜相似。存在一层膨起并缺乏网状突起。

组织工程口腔角化细胞和口腔成纤维细胞移植后的角化黏膜活检，组织学和免疫组织学显示具有牙龈黏膜典型特征，上层为角化不全，深层网状突起细胞角化蛋白1、2、10和11染色阳性。

结论

软组织移植的组织工程自口腔角化细胞移植开始有了很大进展。它已成为口腔外科的一项非常有前途的技术。从开始仅由上皮细胞组成的简单移植物向由细胞外基质和两种或两种以上不同细胞类型形成的更复杂移植物发展，此项成果显示出了组织移植显著的技术优势。从临床图片和组织学数据来看，必须得出结论，口腔角化细胞和口腔成纤维细胞移植诱导形成一种特殊的黏膜，即牙龈黏膜。

第 2 章

临床计划
Clinical Planning

2.1 Andreas Filippi

2.2 Dorothea Dagassan-Berndt, J. Thomas Lambrecht

2.3 Rudolf Seemann, Rolf Ewers

2.4 Frank Schwarz, Jürgen Becker

2.5 Kurt Schicho, Michael Truppe

2.5.1 Michael Truppe, Rolf Ewers

2.5.2 Sebastian Kühl, Rudolf Seemann

2.6 J. Thomas Lambrecht

2.7 Vincent J. Morgan

2.8 Katja Nelson, Wiebke Semper Hogg, Axel Kirsch

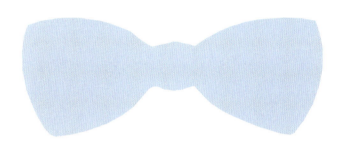

2.1 患者的选择

Andreas Filippi

引言

与正畸和面部手术的适应证相比，大多数情况下，种植义齿仅是一种备选的方案。因为有其他替代治疗方案可选，如常规固定桥、单端粘接桥、固定-可摘联合义齿、黏膜支持式活动义齿、短牙弓修复、正畸关闭缺牙间隙等。与任何其他可选程序一样，受益和风险必须得到合理的平衡。无论如何，手术对患者的风险都不应超过潜在的受益。例如，如果对重要的邻近结构（鼻腔、上颌窦、邻近牙根、下牙槽神经）有很高的损伤风险，或者如果预测种植体的预后较差，则不应该植入种植体。风险-受益评估不仅应是治疗计划的中心内容，而且还应在术前与患者充分讨论沟通。

此外，还必须从预后的角度对种植体与可能的替代方案进行比较。现在传统的义齿可以产生很好的长期效果，但是种植牙只对那些风险因素很少或没有风险因素的患者有效（风险因素如牙周炎、吸烟、缺损情况、高位笑线）。因此，患者的选择也应该考虑到这方面。

另一个标准是主治牙医的资质如何。并不是每个牙医都接受过牙科种植的各种难度的训练。但是，许多牙医不能也不会接受这一事实，这实际上导致近年来越来越多的种植失败。在这个问题上的国际标准是SAC分类，它非常精确地定义了种植手术的不同难度，并根据医生接受的培训和从业的时间经验，规定了谁应该执行哪个程序和哪个重建[1]。

最后但同样重要的是，患者对治疗结果的预期起着非常重要的作用，并且由于患者可获得丰富的相关信息，从而预期可能会很高。因此在计划阶段的关键问题之一是患者的预期是否能得到满足。为了评估这种可预测性的结果，牙医执行治疗需要广泛的、基础的生物学知识。图2-1～图2-3为成功植入种植体的病例研究照片。

种植学中的风险因素

在种植手术中主要有3种类型的风险因素：

1. 使用的种植系统。重要的是要认识到，原则上，只有在经过多年的高质量试验证明其长期成功的种植系统，以及有一个活跃和独立的研究团队为背景的情况下，才应该使用该种植系统。重要的是要确保螺钉

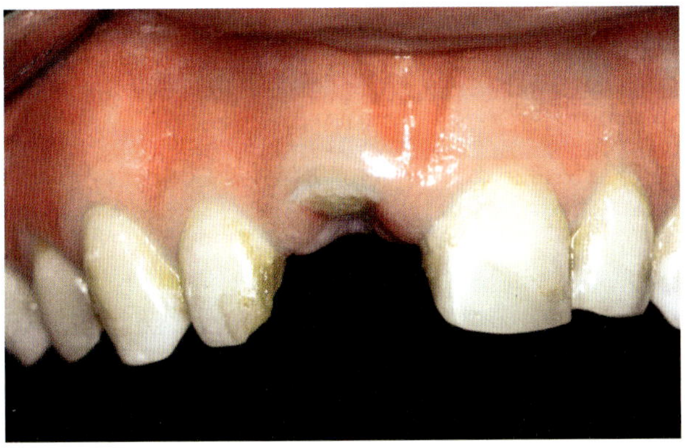

图2-1　25岁女性患者11牙冠根折。

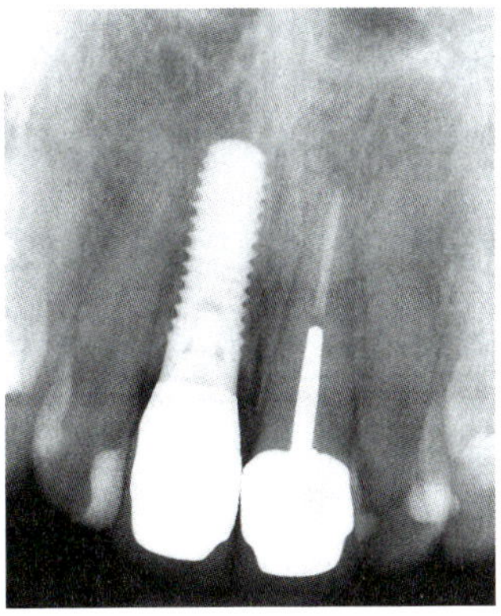

图2-2　拔除11残根。种植体植入6周后的影像学情况。

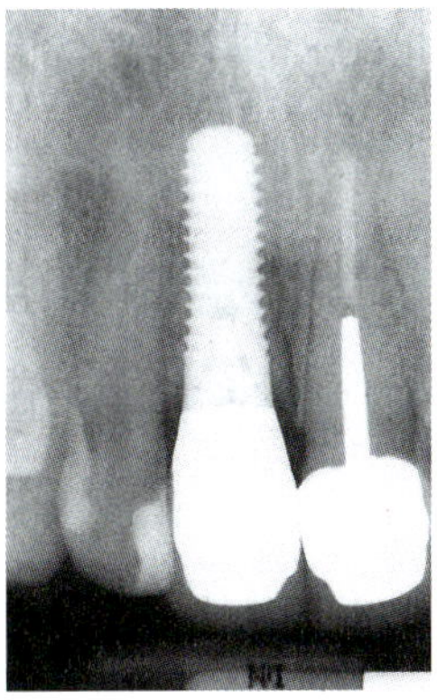

图2-3　患者32岁，种植体植入7年后稳定的影像学情况。

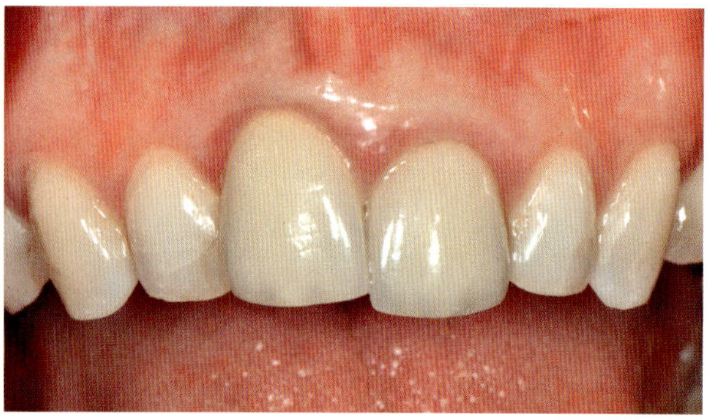

图2-4 11植入后7年明显下移，颊侧牙龈萎缩。

或基台等替换部件在几十年后仍然可以获得。从这个角度来看，为了患者的安全，应避免选择刚成立的或者很小的公司以及仿制品。

2. 外科医生。不是每个外科医生都能完成所有难度的手术操作。SAC的分级以及国内外先进的培训资质对患者的长期预后和质量保证有很大的帮助。

3. 患者。可能存在与患者相关的生理解剖或医疗风险，必须在植入前对患者进行评估和讨论。只有完全了解患者的个人风险，患者才能决定是否同意治疗方案。

种植前的风险评估

近年来种植的适宜年龄问题得到了重新讨论。特别是在可见的美学区域，已经不再像以前那样从17岁开始种植，但是还是要等到前牙区颌骨发育完全[2]。这是因为临床上发现在20岁左右植入种植体，数年后往往会出现明显的龈缘下移，种植体周围软组织也随之丧失，无法再矫正（图2-4）。

风险评估应基本采用标准化公式进行（图2-5）。包括患者的局部和全身免疫状况，以确定是否影响伤口愈合问题或增加种植失败的风险。应该评估的风险因素包括糖尿病（患病时长、是否控制良好、是否存在长期损害）、头颈部放疗、（药理学）免疫抑制、骨质疏松症、双膦酸盐治疗等。

用几个参数记录种植体周围炎的个体风险。这些参数是与年龄、最大探诊深度、吸烟量（包/年）、口腔卫生和个别病例的IL-1测试相关的牙周抵抗力和因此造成的牙周骨丧失。后一种附加测试是牙周抵抗力的另一种测量方法，因此是预测未来几年种植体周围骨稳定性的一种指标。从目前的角度来看，IL-1测试并不是在每次植入术前都要使用的标准测试[3]，而是只在个别病例中使用（特别是在耗时、耗力的种植修复治疗之前）。尤其吸烟和IL-1检测阳性是主要的风险因素[4-5]。

还需评估可能的副功能性习惯和磨牙症。如果磨牙症没有得到治疗，就不应该行种植或引导骨再生。

种植的风险随着损失骨量的增加而增加。因此骨增量的类型需要仔细评估（不需要植骨、同期进行植骨、分两阶段种植）。

最后一点是患者的基本资料。这包括患者对治疗结果的期望，患者对现有风险因素（吸烟、口腔卫生、牙周炎）的态度，以及患者的经济情况。

总体风险等级在风险评估表的结尾。这为牙医提供了很好的参考指标，同时对患者也是重要的决策标准。因此在术前完成此风险评估表并与患者进行讨论尤为重要。

对于美学区域的种植，它依赖于笑线以及主要针对粉色美学的可预测性的参数（牙龈轮廓、龈乳头保留、牙龈退缩的风险），这些参数都需要在术前进行记录（图2-6）[6]。除上述患者的期望和笑线外，还需对牙龈生物型、邻牙牙冠形状、局部炎症情况（无、慢性、急性）及邻

种植风险评估

姓：＿＿＿＿＿＿＿＿＿＿　名：＿＿＿＿＿＿＿＿＿＿　出生日期：＿＿.＿＿.＿＿

就诊日期：＿＿.＿＿.＿＿　医生：＿＿＿＿＿＿＿＿＿＿

1. 免疫状态	❑ 正常		❑ 下降
2. 牙周状况	❑ 好	❑ 一般	❑ 差
3. 最大探诊深度	❑ ≤3mm	❑ 4～5mm	❑ >5mm
4. 吸烟量	❑ 0	❑ <10支/天	❑ >10支/天
5. 磨牙	❑ 否		❑ 是
6. 口腔卫生	❑ 很好	❑ 合格	❑ 不合格
7. 局部解剖学			
标准种植	❑		
种植+同期骨增量		❑	
种植+骨增量两阶段手术			❑
8. IL-1测试（在患者是牙周病和吸烟者的情况下）	❑ 阴性		❑ 阳性
9. 患者特征	❑ 随和		❑ 不随和
总体风险：	❑ 低	❑ 中	❑ 高

图2-5　瑞士巴塞尔大学口腔外科、口腔放射学和口腔医学系对于后牙区种植的风险评估表。

美学区种植风险附加评估表

患者美学预期	低	中	高
笑线	低位	中位	高位
牙龈生物型	低扇形，厚	中等扇形，中厚	高扇形，薄
牙冠形态	矩形		三角形
种植位点感染	无	慢性	急性
邻牙骨水平	与接触点＜5mm	与接触点5.5～6.5mm	与接触点＞7mm
邻牙修复状态	无修复体		有修复体
软组织解剖	软组织完整		软组织缺损
牙槽嵴解剖	无骨缺损	水平向骨缺损	垂直向骨缺损
总体风险：	❏ 低	❏ 中等	❏ 高

图2-6 瑞士巴塞尔大学口腔外科、口腔放射学和口腔医学系对于美学区的种植风险评估表。

牙修复情况进行评估。相邻牙根的骨水平是非常重要的：如果骨上缘与邻面接触点之间的距离＞5mm，龈乳头的出现就不是可预期的，存在“黑三角”的风险。此外，以前手术造成的局部软组织瘢痕和任何局部骨解剖缺陷也要一并记录。

决策

一旦所有必要的参数被组合和评估，牙医必须首先决定是否能够执行计划的程序。在术前访谈过程中，患者会被告知其个人风险状况。只有这样，患者才能合法地决定是否愿意同意计划的手术。风险评估表和术前讨论的文档（图2-7）都是患者记录的组成部分。

关于种植牙的患者信息

教授/博士 ______________ 通知我（姓名）______________________________

关于以下内容，我于　　年　　月　　日在巴塞尔接受了个人采访。

❍ 种植位置 _____________________________，种植数量：___
❍ 骨块植骨术，供骨部位：_______
❍ 用骨替代材料进行骨增量
❍ 其他类型的骨增量（上颌窦底提升、骨扩张、骨劈开、骨牵张、结缔组织移植）：

____

我已被告知我的个人风险（单独的表格），包括手术期间及手术之后可能的并发症及其后果。我已被明确告知（勾选以下清单）：

❍ 伤口感染
❍ 种植牙是用人工牙根代替天然牙根。有2%～3%的可能性，种植体无法愈合，需要再次取出。在97%～98%的病例中，种植体可以成功愈合，其中大多数可持续终生
❍ 与天然牙一样，种植体周围也会发生炎症（种植体周围炎），这可能导致种植体失败。因此，种植体和其他牙齿一样需要每年至少检查两次
❍ 上颌窦膜破损，有上颌窦感染的风险
❍ 下颌神经损伤和/或舌神经损伤
❍ 骨增量材料的吸收，如由于感染导致
❍ 如果种植体失败，可能需要制作新的修复体（牙冠、固定桥、活动义齿）。由此产生的费用由患者承担
❍ 其他项 ....

我已被告知替代治疗方案和不接受治疗的后果。我已被告知有关财务方面的情况（费用、保险费用等）。上述情况我均已清楚了解。

患者的签名 ______________________________ 牙医的签名 ____________________

图2-7　瑞士巴塞尔大学口腔外科、口腔放射学和口腔医学系所有种植术前访谈的记录表。

2.2 成像技术

Dorothea Dagassan-Berndt,
J. Thomas Lambrecht

可用的成像技术

口内X线检查对小梁骨结构进行详细的成像，并在二维上显示局部解剖情况。它提供了关于垂直和近远中骨尺寸的信息[1]。牙科X线检查对患者的主要优点是，可以迅速获得，效益/费用比高，而且辐射暴露最小[2]。据报道口内拍X线片的有效剂量是4.5μSv（SD ± 3.2）[3]。

种植前规划和术后检查需要精确的定位调整，这可以通过平行投照或分角技术实现[4-5]。通过这种技术，可以在不失真的情况下观察到牙槽嵴。采用咬合块固定后拍摄标准化的口内X线片可以获得更高的精度，其精度明显高于曲面断层片和常规X线片[5]。

咬合片不适合种植学，因为它只能显示颌骨的外部轮廓和宽度，而不能显示骨形态的精确性，如缺损或倒凹[4]。

全景断层扫描（PTG）提供了牙-颌面部情况的概览。在种植手术前，对上颌窦底部和下颌管的成像特别重要[4,6]。

全景断层扫描技术在多大程度上能够满足种植前的计划还存在争议。一些学者指出在PTG上进行垂直尺寸的测量就足够精确了[7-10]。其他学者指出了全景断层扫描的失真和放大趋势的缺点[11-13]。放大率为10%～30%，因此变形和放大是无法预测的[14]。附加的总和效应使得评估和定位解剖结构变得困难[14]。在上颌骨，牙齿或种植体的图像和实际位置之间的最大差异会出现在尖牙与前磨牙区域。就下颌骨而言，这种差异特别出现在侧切牙、尖牙和第一磨牙区域[15]。在术前植入计划和术后检查时，必须牢记全景断层片的这些投影现象，并且必须将其纳入此类射线摄影的评估中。

在某些情况下，下颌管的成像很困难，因为它并非总是被致密的骨板包绕[16]。在这种情况下，应进行更详细的成像，以便进行可靠的计划。

所选择的放射学方法不仅决定了解剖结构的可见性，而且直接影响种植体尺寸的选择。当根据传统断层扫描（见下文）或全景断层扫描制订种植计划时，各自在85%和93%的情况下出现种植体尺寸（长度、直径或两者）的改变[17]。

使用金属参考球校准根尖X线片，以及在计划植入种植体期间使用金属参考球校准全景断层扫描，提高了确定种植体长度的准确性[17]。

全景断层扫描技术被认为是一种较好的标准方法，成本相对较低，辐射暴露最小，只要患者的位置准确，就可以生成一个概述图像，提供关于垂直向骨情况的信息[18]。骨质量受损或骨量减少的情况下，需要在第三个平面进行额外的二维（2D）成像或三维（3D）成像来可视化单个解剖结构[4]。

头颅侧位片在种植牙科中仅在评估中线联合区的角度、厚度和垂直向骨高度时起作用。这也为评价上颌与下颌骨的关系提供了一种有效的方法[2,4]。也可用于腭部正畸种植体位置的规划和控制[19-20]。

横断面影像可以通过多种方法生成，并用于可视化第二平面。这些成像技术包括：扩散层析成像、常规层析成像（线性和多向系统）、计算机断层成像（CT）、锥形束计算机断层成像（CBCT）和磁共振成像（MRI）。

由于技术的进步，扩散断层和传统断层在可用性与实用性方面，以及在有效辐射剂量方面，都已被CBCT所取代[21]。

传统的断层扫描提供了有关颊舌侧骨量、下

颌管位置或上颌窦底的位置信息。在适当的放射学模板中的放射性不透明标记使定位更容易[4]。然而，在使用该技术时，并非所有的病例中都能可靠地显示下颌管[8]。

传统的断层扫描技术在种植牙科中的好处是一个有争议的问题。Frei等[8]在下颌后牙区标准种植中，描述了对所选择种植体尺寸的轻微影响（手术中16.9%的种植体直径不同），而Schropp等[22]指出，常规断层扫描对种植体尺寸的选择有影响。相比之下，Diniz等[23]没有发现对种植体尺寸选择的影响，但描述了在骨增量过程中具有更好的可靠性。与计算机断层扫描技术相比，在测量下颌管距离的准确性方面没有发现任何差异[16,24]。

传统断层扫描技术在种植前诊断中的经典适应证是对有骨缺损的有限区域进行种植规划[4]。鉴于辐射暴露，目前需要对CBCT进行研究。三维技术被推荐用于广泛或更复杂的种植规划[4]。

锥形束计算机断层扫描（CBCT）技术最先应用于血管造影[25-26]。16年后，它开始应用于牙科领域[27-28]。CBCT是一种三维成像技术，与CT相比，它容易获得、成本相对较低、分辨率好、辐射暴露相对较低[3,29]。

CBCT成像的适应证几乎涉及牙科的所有领域[30]。CBCT的一个主要应用方面是种植前诊断[31]。为了最大限度地降低术中出血可能造成神经损伤和并发症的风险，CBCT非常适合于对下颌管成像[1,32-34]。最佳植入位置至关重要。它不仅可以保护解剖结构，还可以确保种植修复体的功能和美观。CBCT的精度是众多研究的焦点，不仅研究了植入过程中的几何精度，而且还研究了基于CBCT的数据传输到导航工具的精度[29,35-37]。据报道，CBCT的几何精度在亚毫米范围内，因此足以在此基础上规划种植体的植入。基于CBCT数据的导航规划也显示出足够的临床应用精度[38-41]。

大小不等的扫描体积（3～22cm）[42]，意味着CBCT成像可以单独解决手头的问题。有15家制造商、24种不同设备拥有这项技术[43]。

CBCT的成功应用很快带来了一定的振奋，在此背景下，一些学者将CBCT描述为“金标准”或“护理标准”[44-47]。Koong和Scarfe从辐射剂量和一般医疗成本的经济性方面高度评价了该技术[30,48]。

从这个角度来看，专业协会发布了关于使用和应用CBCT的指南[2,49-51]。当前的知识状况和即将到来的技术进步将在未来几年继续改变、改进这些建议。

CBCT单元的空间分辨率为0.076～0.4mm体素尺寸。与CT相比，CBCT更高的分辨率可以被其他因素显著降低，如正畸装置或种植体的伪影或仅仅是不同组织间的对比关系[30,52-54]。

CBCT技术的另一个缺点是没有亨斯菲尔德（Hounsfield）单位。这些单位相当于亨斯菲尔德比例尺上的CT值，它与描述单色X射线穿透物质时的衰减的线性衰减系数有关。CT扫描的亨斯菲尔德量表能够对植入前的骨质量进行评估[55]。影响种植成功的因素不仅有骨量，还有达到足够初期稳定性所需要的骨质量[56-57]。采用CBCT不能像采用CT一样进行评估[58-59]，因此采用了不同的方法来进行改进[60-63]。目前，这些早期的尝试很有希望，何时能可靠地付诸实施还有待观察[63-64]。与传统的牙科成像技术相比，CBCT更适合于种植前种植窝洞的形态评估[65-68]。这主要是因为在观察解剖标志时可以有更高的精度[1,32]。引用的适应证应根据ALARA原则对患者的剂量进行研究[21,69]。

三维计算机断层成像技术在10多年前就被应用于骨缺损或复杂手术的种植体或骨增量计划中[4]。现在CT技术似乎有了很大的改进，所以CT图像也可以用于一些重要的解剖结构在全景断

表2-1 各技术的有效剂量（最小和最大剂量）[3]

有效剂量	口内X线	PT	CBCT	CT
平均值	4.5	9.9	193.7	795.7
标准值	3.2	6.0	251.1	325.8
最小值	0.3	2.9	13.0	474.0
最大值	8.0	24.2	1073.0	1160.0

层扫描上无法识别的情况[70]。

与CBCT相比，CT通常被认为分辨率较低且患者辐射暴露较高[3]。

CT优于CBCT的一个优点是更好的信噪比。这意味着CT能够显示软组织[30,54]。

CT和CBCT的图像数据可以通过DICOM数据导出输入到不同的软件中，因此可以使用钻孔导向器进行种植规划[71-74]。无论在随后的治疗过程中是否使用特定的软件或硬件来规划种植体的植入，建议使用具有射线阻射标记的放射学模板。

辐射剂量

在决定哪种射线投照方法最合适时，一个重要的标准是患者相关的有效辐射剂量。这与所选成像方式、曝光时间、所选参数（mA和kV）以及要显示的区域无关。虽然确定X射线管发出的剂量相对简单，但很难确定患者的有效剂量[50]。

《纽约时报》的一篇头版文章引起了人们对CBCT在正畸治疗中的应用以及相关辐射剂量的关注[75]。牙科X线片是人群中最常应用的X线片之一[76]。虽然一人进行一次全景X线照射的危险可能很小，但对全体人口有效剂量的总体增加是一个严重的问题[77]。最近发表的另一篇文章再次引发了关于牙科X射线增加颅内脑膜瘤风险的讨论[78]。另一个日益被忽视的因素是辐射暴露的危险随年龄而变化。对10岁以下儿童来说，辐射剂量值是实际剂量的“3”倍，10～20岁青少年为“2”倍，20～30岁的成人为“1.5”倍[51]。

表2-1按最低和最大剂量列出了各个技术的清单[3]。在牙科放射技术中，口内X线片的有效剂量最低（平均4.5μSv），紧随其后的是全景X线断层摄影术（平均9.9μSv）、CBCT（平均193.7μSv），CT最高，有效剂量平均为795.7μSv[3,70,79-81]。

牙科X线机的制造商数量众多，因此很难全面了解最佳设备及其有效剂量。各个单位灵活的指标和设置选项使得它们之间的差别很难区分[66,82-85]。然而，现在已经建立了小、中、大视野CBCT的分类[85]。从患者的角度来看，影响放射防护的最重要的决定是使用哪种成像技术。三维成像的适应证应根据严格的标准确定。决不能仅考虑CBCT技术良好的可用性或者出于经济性考虑，为分期偿还昂贵的CBCT设备费用而决定患者的暴露方式。

如果需要根据指示进行三维成像，则应尽可能最好地利用现有的基础设施，并应通过减少视野和设置参数来进一步减少辐射[85-86]。降低kV参数可以减少有效剂量[43,86]。

对于种植或骨增量的规划，全景断层扫描可以说是一种简单、高效、低辐射的方法，可以在正常的变化范围内显示重要的解剖标志。临床和放射学结果的结合决定将要进行的成像技术是否是适用的，特别是在严重的缺损情况下以及复杂的植入或骨增量情况下。建议尝试所有可用的技术，在个别病例中适当应用低辐射或无辐射的技术[49]。到目前为止，对于植入前成像的合适或最佳技术还没有结论性的共识[68]。使牙医成为专家的因素之一是，能够在基于最新科学技术的诊断信息的必要性与患者的成本和风险之间取得平衡[48]。

基于X线检查的三维设计

种植体的长期成功与所选择的种植位置的骨的质量和数量以及机械和咬合因素有关[87]。因此，只有植入完美位点的种植体才能实现生物力学、功能和美学上的长期成功[88]。

为了实现这些目标，许多学者在初步调查的基础上，为了做出正确的种植体选择和确定理想的种植体数量，开发了实现精确种植规划的方法。研究模型、按照修复方案设计的诊断蜡型以及从牙科X线到全景X线断层扫描，再到CT检查的放射成像为种植的精确规划提供了基础[89-90]。

理想修复体重建的信息可以通过放射导板整合到从口腔内X线片到通过CBCT或CT进行三维成像的任何成像方法中。用放射导板进行三维规划的好处已经得到证实[91-92]。

除了提供种植体方向信息外，具有射线阻射牙齿的X线放射导板还可显示缺损形态的程度，并可预先计划必要的增强手术。如果这些导板被精确地制作出来，就可以生成位于导板和骨之间的软组织的有价值信息。在严重缺损的情况下进行大面积种植时，也可以提前告知患者最终的局部义齿或全口义齿的外观，并将患者的期望纳入计划中。

从功能和静态方面进行三维修复体预规划，在美学区域和复杂的缺损情况下尤为有利。如果将修复考虑纳入手术规划中，则可以更好地规划结果的可预测性[4]。二维和三维设计相结合，则比二维引导的设计更具可预测性[92]。CT数据为修复引导的三维设计提供了基础。这种导航引导的植入设计比徒手植入更精确[72,93-94]。关于虚拟计划最棘手的事情是将计划的数据传输到术中实际应用[91-92]，这可以借助于手术导板或真正的导航来完成[68]。基于CT的设计的可靠性和准确性足以满足临床应用需要[89,95]。将基于CT的设计精度分为轴偏差和线性偏差。轴偏差为0°～3°，线性偏差最大在0.33mm范围内[90,96-97]。

由于存在高辐射剂量、低空间分辨率、高成本和牙科修复材料造成的伪影等缺点，基于CT数据进行修复设计受到了批评[98]。同时，有足够的证据证明CBCT数据的准确性，可以将其视为CT数据的充分替代品[38-41]。关键是将虚拟数据转换到手术结果时的准确度。对于基于CBCT的数据，这意味着最大轴偏差为4°～14.5°，线性偏差为0～4.5mm[38-41]。

这些偏差对成功地应用于简单的种植病例影响不大。对于复杂的病例，特别是无牙颌，这种技术很容易失败，因为不可能在术中稳定地固定种植导板[88]。为此开发并应用了计算机辅助的手术导航系统[99-101]。

这些“真正的”导航系统的精度为（0.96±0.72）mm（0～3.5mm）[88,101]。许多外科医生仍然更喜欢第一钻导航，这为它们提供了足够的灵活性，即使是在手术期间，也能根据医生的经验，改变既定的计划，调整种植体的位置。然而，在邻近重要结构或极其复杂的种植病例中，应避免这种可变性，并应选择基于计算机的设计[4]。

各种软件程序可以用来实现修复引导的设计，但通常需在程序内标定参照点。因此，在许多情况下，需要扫描更大的视窗来进行三维修复设计，而不仅仅是实际的植入位置。对患者明显较高的辐射量和花费与所获得的信息量，两者之间应该进行权衡决定取舍。

术后影像学评估

术后放射学检查记录种植体的植入位置或骨增量情况，并作为评估种植体周围骨或骨增量材料在生理改建或炎症吸收过程中的参考[102]。对长期检查而言，牙槽骨高度的影像比种植体肩台的影像更重要[103]。除了提供档案记录外，种植体或骨增量术后的图像还有助于排除手术过程中产生的严重并发症。

在没有并发症的情况下，根据ALARA（可实现前提下尽可能低的）原则，应当采用使种植或骨增量术后结果可视化的尽可能低辐射暴露的成像方式。这是由于认识到在这个阶段不能对手术进行任何改变，因此也不能对治疗结果进行任何改变。例如，国际上发表的《种植牙放射学影像指南》中，对于合适的术后成像方法尚缺乏证据[2,49,51]。

口内X线片检查适合标准情况，即无并发症的伴有或不伴有骨增量的种植。X线片以高精度显示种植体周围的硬组织，从而为后续检查提供第一参考图像。完美的X线片只描绘了种植体周围的近中和远中硬组织以及骨-种植体界面的放射透射性[104]。它们无法显示舌侧或颊侧骨的情况。

存在大的缺损情况或涉及大范围的骨增量的操作中，全景断层扫描提供了必要的全局视图。除了种植体周围组织外，在曲面断层图中还可以看到特别重要的邻近解剖结构，如上颌窦底部或下颌管。因此可以在垂直和近远中向评估对这些结构的潜在损伤。然而，在进行种植体植入规划时，必须考虑由叠加或投影引起的误差。

全景断层扫描中种植体位置的评估受几何投影的影响很大，类似于牙根角度的显示[14-15,105-107]。如果有并发症，特别是对重要邻近解剖结构的损伤，则需要对第二个平面进行分析。为此，使用了特殊技术，如CBCT或CT[108]。CBCT比其他成像方法具有许多优势，尤其是在种植规划方面。然而，植入后评估时有一些明显的缺点[109]。这些缺点包括无法以足够的精度区分硬组织和软组织[29,110]以及伪影导致的图像质量降低[52]。伪影可能会影响图像质量，从而导致不准确或甚至不正确的诊断[111-112]。种植体的术后CBCT图像与光束硬化伪影相关，仅允许非常有限的评估种植体周围区域和种植体之间的区域[50]。对于钛种植体，X线被种植体吸收，不再可用于种植体后面的成像。这种信息的丢失反映在所谓的吸光伪影中。对种植体周围硬组织的描述与真实情况不符。这可能会导致误诊，尤其是在诊断种植体周围炎时。

种植体骨结合的程度无法通过放射学手段直接观察到。局部的骨组织不能与骨结合后的材料和未形成骨结合的材料进行区分[104,113]。Micro-CT断层成像不仅能显示局部和替代骨，还能显示骨替代材料周围新形成的小梁结构[114]。目前，这类图像的辐射强度更高，因此还没有用于临床。此外，种植体颊侧表面必须至少有0.5mm的骨板，才能在CBCT中显示[113]。

长期放射线文档记录

种植体的长期记录以术后X线片为起点，该照片提供了牙槽骨水平的参考值。随后可评估生理改建和种植体周围的变化[102]。即使牙科放射图像的有效剂量很低，但还应尽可能减少其引起的暴露（ADA科学事务委员会，2006年）[115]，应严格按照ALARA原则选择成像方法。

种植修复应定期接受临床和放射学复查[116]。首先要明确两个方面：一是生物力学并发症，如种植体构件的断裂、种植体与基台之间的匹配不准确、基台与修复体结构之间的匹配不准确等。另一方面，生物并发症的评估，显示骨-种植体接触和种植体边缘骨水平[116]。

种植体边缘骨水平的稳定性是衡量种植体种植成功与否的重要指标之一[104]。与种植体界面紧密贴合的骨表明良好的骨结合[103]。在种植体失败的病例中，有两种影像学表现可被鉴别：第一种是在整个种植体周围有一个很薄的放射透光区，这表明没有直接的种植体-骨接触，第二种是边缘骨丧失增加[116]。放射学支持的分类将这些骨缺损细分为水平向骨吸收、碗状骨吸收、漏斗状骨吸收和槽状骨吸收[117]。这些影像学发现提示可能的种植体周围炎过程[1]。这些种植体图像仅显示骨-种植体界面，但不能证明骨结合[104]。在另一种分类中，骨内成分与牙槽上缺损成分基本不同[118]。对于种植体周围牙槽骨的哪部分壁受到影响，由于其二维性，因此不能用X线片或曲面断层片进行单独的亚分类。由于种植体引起的伪影，CBCT成像会受到很大影响，因此只能在个别的病例中显示骨壁情况。

精确的正交投照方向是使边缘骨水平可视化所必需的。平行投照技术允许对牙槽嵴进行无畸变成像。即使是轻微的倾斜也会导致叠加，使临床骨缘评估变得困难或不可能。在临床条件下，X线片对种植体的投影方向往往比较困难。根据种植体在颌骨内的倾斜度，平行度不一定能准确地转移[119]。记录过程中可以通过使用个性化胶片夹获得标准化[120]。只有当这些复诊X线片的精度得到保证时，才能正确判断种植体的长期疗效。使用个性化制作的亚克力定位辅助装置确实提高了X线片图像质量，并允许在数年内重复拍摄图像[116,121-122]。

通过这种方法，X线片能达到最高的精度[5,123]。与组织学切片相比，通过标准化的X线片拍摄，种植体周围骨嵴显示0.2mm的准确率为89%［（0.34±0.30）mm］[124-125]。通过X线片检测种植体周围骨吸收的可预测性为61%～83%[87,126]。

除了成像技术的准确性、平均4.5μSv（0.3～8μSv）的低辐射暴露的优点外[3,127]，口腔X线片还具有使用便利和花费低的优点。平行投照X线片拍摄的方法，比常规胶片夹的X线片具有更好的图像质量，需要更少的重复，因此从辐射安全的角度来说更可取[116]。

文献中对于种植体周围骨水平是否可以通过全景断层扫描来评估的观点不同。3～5lp/mm时的全景断层图分辨率低于10～25lp/mm时的X线片分辨率。一方面，有报道认为全景断层摄影和口腔X线片对种植体周围骨高度评估有相似的一致性[128]，一致性标准为±1mm。另一方面，全景断层成像的图像质量不足以提供对种植体边缘骨水平的良好评估[129]。

实际测量值与全景断层图测量值之间的差异为［（0.21～0.41）±0.35］mm，这表明，如果患者定位正确，全景断层片适合作为一种可接受的精确放射成像方法来评估种植体周围骨水平[125,130]。

利用CBCT成像技术理论上可以弥补牙科二维成像的不足。实际上，口腔内大量的充填体或修复体会降低CBCT显示种植体的图像质量[3,52,109,112]。当种植牙出现并发症时，应特别使用CBCT[1]。与组织学标准相比，CBCT准确度为［（0.17±0.11）～1.2］mm[125]。CT图像的变异稍高，为（0.18±0.12）mm[125,131]。例如，通过CBCT可以清楚地看到相邻结构中的错误定位。

种植修复长期随访的目的是早期发现种植体周围的变化，通过局部措施防止炎症的进一步发展。要对种植体状况进行良好的放射学评估，最重要的因素是影像学图像的质量和检查人员的经验[87,126,132]。

综上所述，考虑到放射防护，口腔内X线片（牙片）是一种简单、实用、有效的种植体植入后监测方法。如需拍摄超过5张口腔内X线片，出于辐射防护的考虑，应首选曲面断层片[81]。这些图像应该作为患者每年复查的一部分。在植入后的前3年随访中，每年都要进行影像学检查。在此之后，应根据临床经验决定何时拍摄随访X线片[126]。

鉴于缺乏第二层面的评估，评估长期并发症时，医生应根据具体情况决定是否值得采用CBCT成像，尤其是考虑到图像数据中可能存在的伪影。

2.3 退后一步规划（种植手术前植入规划）

Rudolf Seemann, Rolf Ewers

冠修复——种植以修复为导向，而非修复以种植为导向

种植牙是一种安全的口腔治疗方法，成功率在95%以上[1]。虽然手术成功的主要定义是种植体的骨结合，且不损害精细的解剖结构，如下牙槽神经，但上部修复才是患者的首要目标。到20世纪90年代，根据种植窝洞和适当的导航技术可以进行种植体位置规划。在计算机断层成像的基础上，对种植体的位置进行了具体的规划[2]。这需要昂贵的跟踪设备。使用安装在钻头和患者身上的红外跟踪器和红外反射器，非常耗时，但可使得在计算机上利用二维CT切片图像或三维效果图实现钻头的可视化。由于反射镜经常被遮挡，术中可能出现的长串误差及其不同的精度使得这种系统不切实际，因此需要开发新的方法。导板引导种植提供了一个选择，并将一些复杂的步骤转移到计划阶段，而在手术中使用模板仍然是一个相当简单的机械辅助。

虽然钻孔导板可能没有任何修复概念，但关键优势是让修复和骨驱动种植计划的结合成为可能。因此，一个好的种植开始于一个合适的蜡型或一个良好的义齿，以满足所有的修复要求，如正中咬合、正确的覆盖和咬合、完美的发音、美学设计的牙齿和适当地选择牙齿的大小、形状和颜色。在使用诊断蜡型的情况下，为了达到这些目的，可以改变义齿蜡基托上牙齿的位置。

在第一步修复计划之后，技师将用放射线阻射的合成材料复制诊断蜡型。然后让患者佩戴该

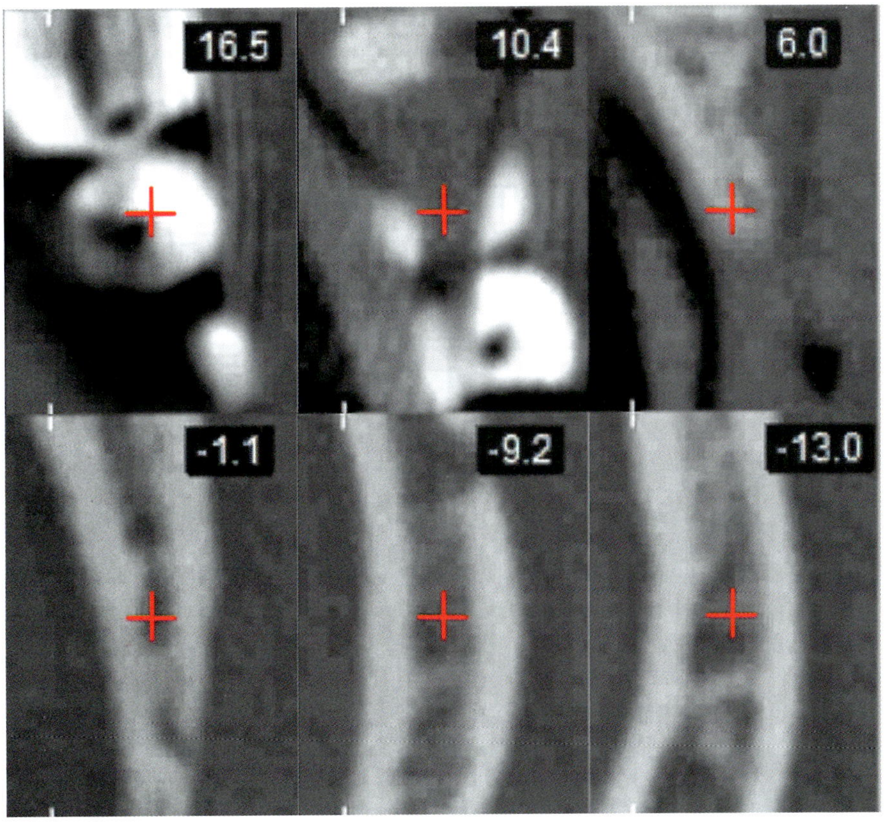

图2-8 牙冠俯视图。右上角的数字表示到种植体颈部平台的距离。负数表示在种植体内，正数表示在冠内。

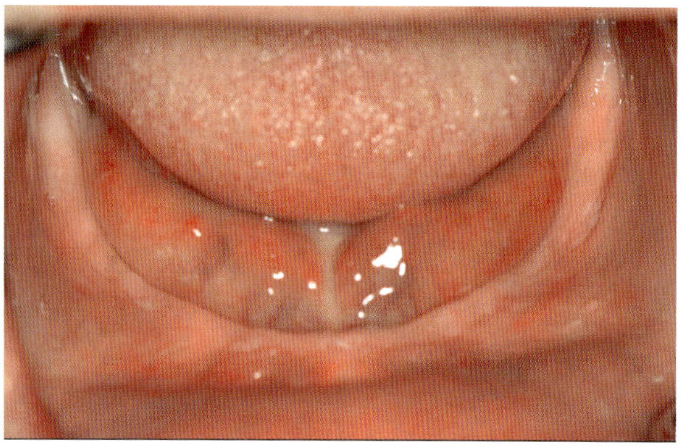
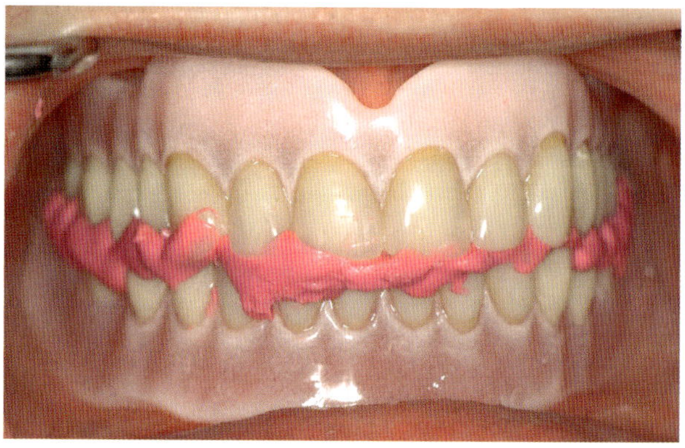

图2-9　初始情况。右图为临时义齿咬合情况。

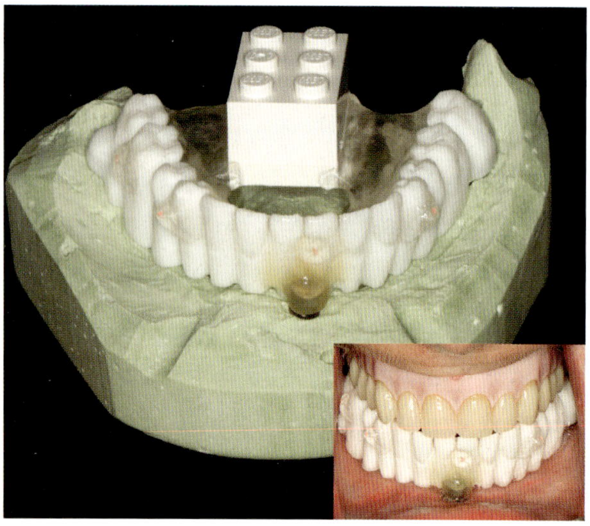

图2-10　采用放射线阻射树脂复制下颌修复体。乐高积木用于匹配数字CT和真实钻孔导板。右下插图显示放射导板安装在临时种植体上。

放射导板进行计算机断层扫描。利用获得的计算机断层图（CT）或数字化断层图（DVT）数据为基础，使用特定的设计软件进行设计。由于放射导板的放射阻射性，牙医现在可以使用牙冠的CT或DVT图像作为起始位置，沿修复体长轴设计植入轴（图2-8）。咬合面中心的孔有助于识别二维CT或DVT平面上的牙齿解剖结构。这个过程最一致的虚拟模型是牙冠俯视图，它显示了CT或DVT体积的二维横截面，垂直于种植体长轴，范围为2～3颗牙齿。在三维结构中显示种植体的长轴可以进一步辅助设计从牙冠向下的种植体位置。根据典型的牙科CT或DVT影像，朝向牙弓的正交截面也提供一个额外的辅助。沿着牙弓或垂直于牙弓的切面（分别类似于曲面断层或牙科CT）可以显示出与相邻牙齿或颊侧和舌侧皮质骨的适当相关性，而传统的轴位、冠状位和矢状位断层诊断评估往往无法提供这些切面。

使用计算机鼠标“拖放”可以更改植入位置。直接点击种植体使其在平面上移动；点击种植体旁边意味着角度也可以在平面上修改。由于一个平面中只能进行二维设计，因此必须在另一个正交截面中考虑第三个平面。虽然设计主要在常规CT或DVT截面中进行，但所有其他视图（通过牙冠向下显示种植体长轴）都起到控制作用，允许种植体依据牙冠的位置放置，从而实现真正的修复引导的种植。尤其是，沿种植体长轴从冠部向下滚动鼠标可在不同的视图中进行观察，有助于提高三维空间的理解。设计完成后，利用设计软件计算出虚拟种植备洞方案。桌面共享或会议软件允许口腔修复医生、种植外科医生和技师在远程医疗会议上讨论计划。

该技术既可用于无牙颌患者，也可用于牙列部分缺失的患者。当余留的牙齿可以保证修复体的固位时，可以使用临时种植体为无牙患者提供帮助[3]。

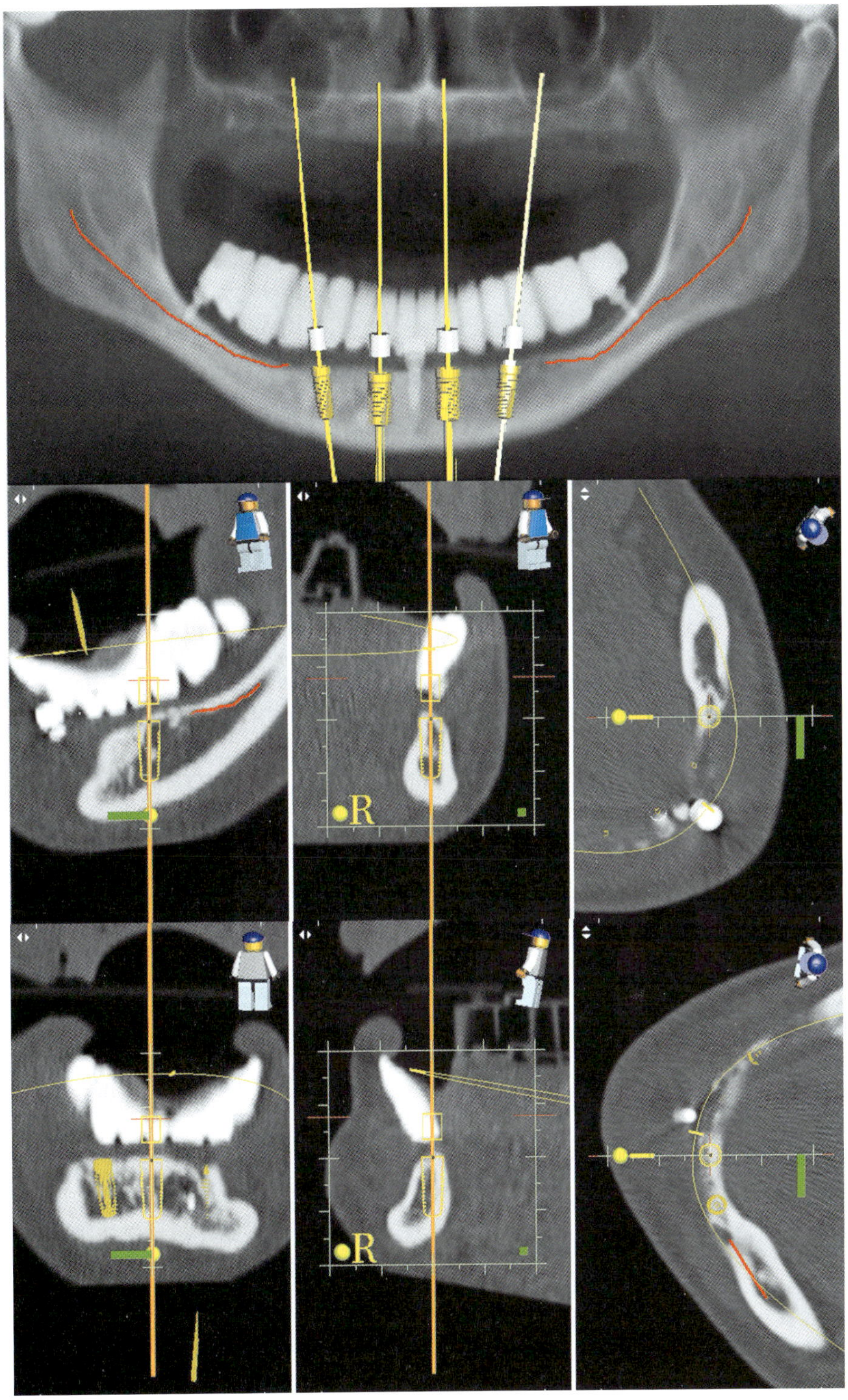

图2-11 使用Med 3D软件虚拟设计种植体的三维位置（CeHa imPLANT）。黄色线条显示植入轴。下两行显示34和32种植体在不同轴面的位置。

通过使用临时种植体，甚至可以为无牙颌患者预先制备一个固定的长期临时桥，首先预制临时修复体放置在临时种植体上，并且粘固在钛桩上，实现了与种植体的固定连接，由技师设定的间隙将补偿轻微的不准确。

图2-9～图2-12显示一位女性无牙颌患者。在放置完临时种植体并对其进行制取印模后（图2-9），再由技师制作不透射放射导板（图2-10）。患者戴着放射导板去拍摄CT。在CT扫描的基础上，使用Med 3D（CeHa imPLANT）设计种

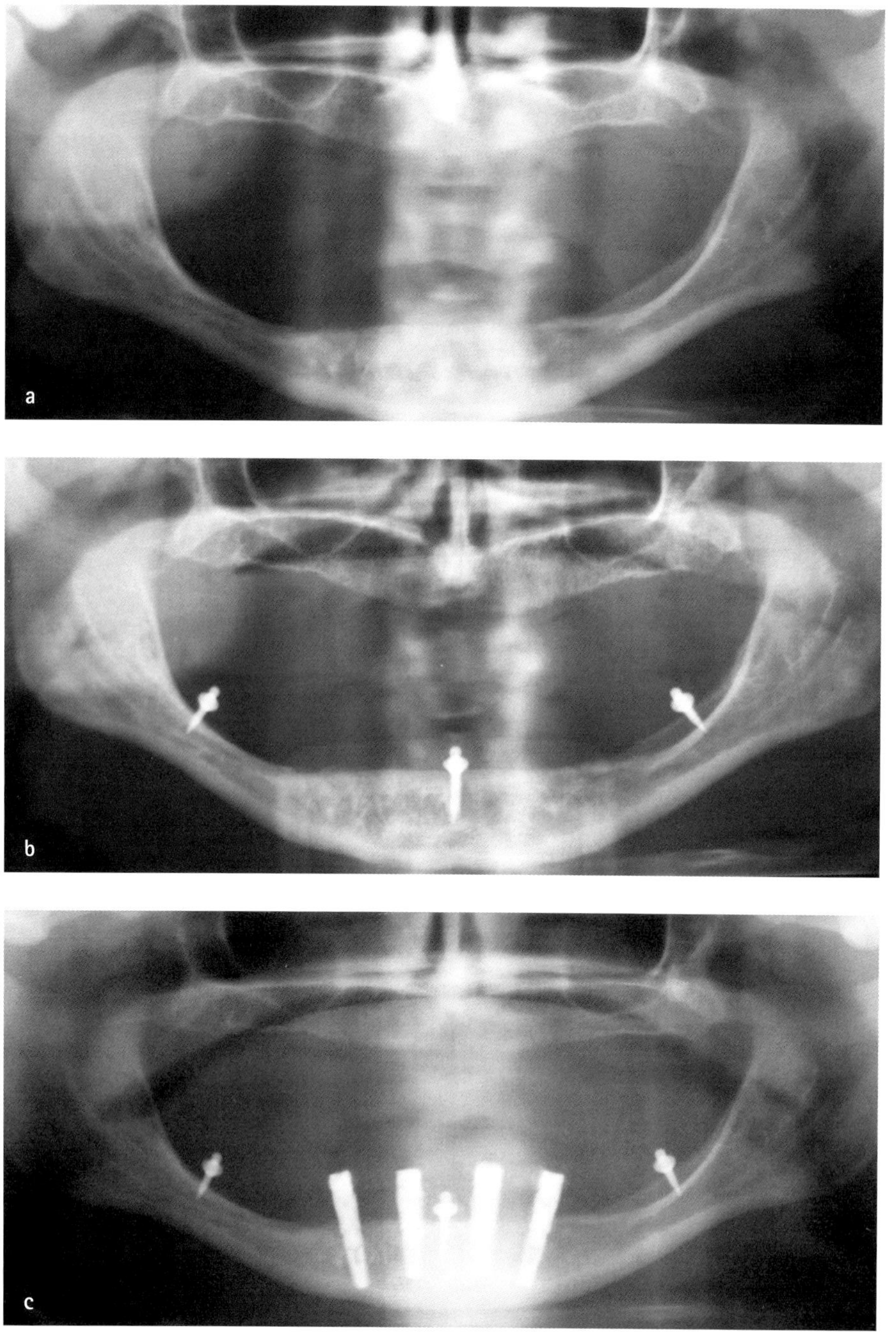

图2–12 术前曲面断层片（a）。临时种植体（b）。种植体植入术后情况（c）。

植体的位置（图2–11）。由技师将放射导板制作为种植导板。然后通过种植导板的引导环来引导种植体的植入。X线检查如图2–12所示。

2.4 平台转移——生物学原理和临床意义

Frank Schwarz, Jürgen Becker

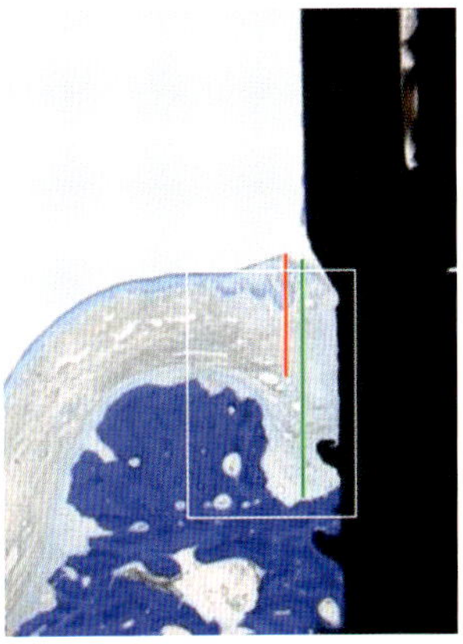

图2-13 种植体的生物学宽度。牙槽骨由于初始生物学宽度不足而引起的牙槽骨吸收；红色线：1.3mm，绿色线2.7mm（犬模型，TB染色，OM 40×）。

种植体周围的骨重建

临床研究表明，普通种植体的生物学宽度由长度为1.5～2mm的结合上皮（JE）和高度为1～1.5mm的上皮下结缔组织组成[1-3]。

Berglundh和Lindhe[4]在动物实验中表明，黏膜厚度至少为3mm，才能形成稳定的生物学宽度。在这个维度之下，牙槽嵴顶骨吸收可能被认为是种植体植入后的一种生物效应（图2-13）。从本质上讲，这种观察对一阶段（开放愈合）和两阶段（闭合愈合）愈合过程都是相似的[5]。Weber等[6]指出，结合上皮根尖延伸与牙槽骨间的距离在闭合愈合后减少，而在开放愈合后增加。

然而，在负荷后的第1年中，特别是两段式种植体经常与牙槽嵴顶水平的变化有关，变化为1.5～2.0mm[7-9]。此外，之前的实验数据表明，种植后牙槽骨嵴的重建和吸收在颊部比在舌侧更为明显[10]。

一些学者还指出了种植体-基台界面微间隙对种植体周围龈沟内细菌定植的潜在作用[11-13]。此外，生物力学方面，如界面剪切强度[14]以及种植体内部设计的影响（如宏观和微观结构）[14-16]，还有种植体的加工颈圈也有被讨论[5]。的确，位于骨嵴下方的机械钛种植体表面显示了明显的骨水平变化[17]。然而，这些负面影响可以通过使用颈部表面粗糙的种植体来减少[18]。特别是，根据牙槽嵴劈开的设计，机械加工钛种植体颈圈选择在犬模型上的尺寸大小为1.5mm或者0.4mm。

两种种植体均按照标准种植方案在牙槽骨嵴上方约0.4mm处备入，并配有高度抛光的标准基台（直径3.8mm，高度4mm）（图2-14和图2-16）。组织学检查显示，两种类型的种植体于植入4周后在边缘骨适应方面有明显差异。详细地说，传统种植体的嵴顶部分的加工似乎是通过一层薄薄的非矿化组织从边缘骨中分离出来的。这导致了种植位点的牙槽骨在嵴顶区漏斗状的吸收（图2-15）。相反，所有表面粗糙的种植体在临床植入深度的水平上都表现出直接的骨-种植体接触，从而导致了较不明显的牙槽嵴骨重建（图2-17）[18]。

综上所述，种植后种植体周围初始的骨量变化可能主要受以下因素的影响：

- 建立良好的生物学宽度。
- 相对于机械加工颈部的位置，植入得过深。
- 基台炎症细胞浸润。

目前可用的临床数据并没有显示出任何特定种类的种植体表面设计在保持牙槽嵴骨水平方面有任何显著的优势[19-20]。

平台转移——基本概念

种植体周围黏膜复合体的建立似乎不受种植体类型（一段式与两段式）或愈合方式（即非埋入式与埋入式）的影响[21-22]。先前的动物实验研究指出，在两段式平台转移种植体周围显示出上皮成分减少（同义词：超越平台转移）（图

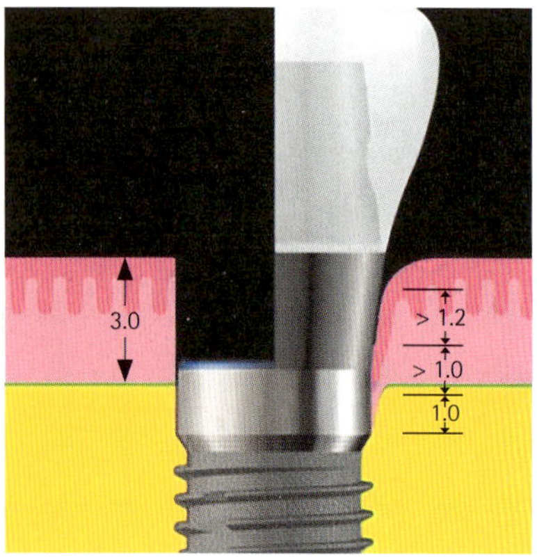

图2-14 种植体的生物学宽度。Camlog种植体（Wimsheim，Germany），机械加工颈圈区域为1.5mm（Promote，Camlog），按照标准原则，在骨上方约0.4mm处植入。

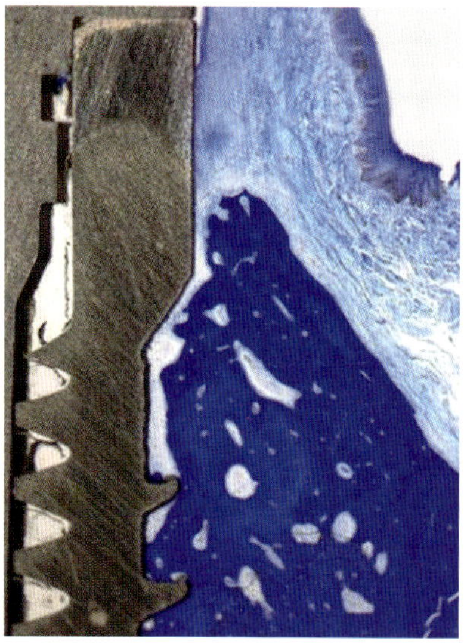

图2-15 伤口愈合4周后：Promote（Camlog）种植体从边缘骨的深加工部分分离出结缔组织（犬模型，TB染色，OM 45×）。

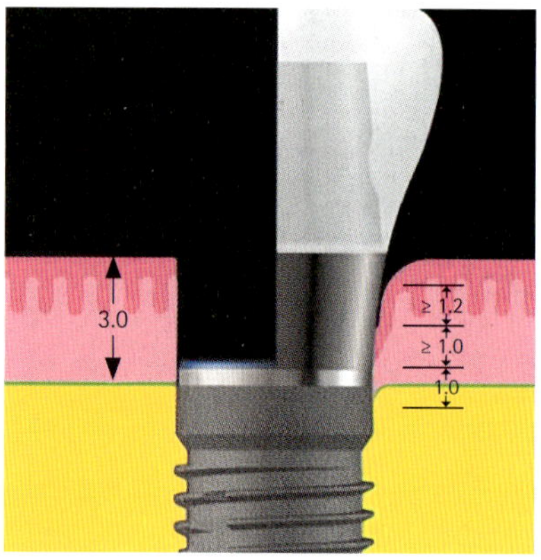

图2-16 Promote Plus（Camlog）种植体，减少的抛光颈圈面积为0.4mm。根据标准的种植原则，没有机械加工的部分被植入到牙槽嵴顶以下的位置。

2-18）[23-24]。

基本上，这种设计基本原则是通过连接一个小直径的基台与大直径的种植体平台来实现的。取决于当前可用的种植体直径，根据目前可用的种植体直径与选择的基台直径可能的变化值为0.3~0.5mm。

据推测，种植体-基台界面的水平向内直径减少产生的位置差距可能会使基台界面处炎症细胞与牙槽嵴顶支撑之间的距离增加，从而减少其对骨吸收的潜在影响。此外，随着暴露的种植体表面积增加，牙槽骨的吸收量减少，以使软组织可以最小量地附着在暴露的种植体表面（图2-19）[25]。

另外，这种结构还可以提供一些生物力学上的优势，因为与匹配的种植基台相比，三维有限元模型分析指出，它减少了牙槽嵴骨-种植体界面的应力集中[26]。

平台转移——生物学原理

两项动物实验研究，旨在探讨宽直径平台转移的非埋入式种植体对犬模型软组织和硬组织变化的生物学影响（图2-20）。特别是，将喷砂酸蚀一段式种植体在使用完全匹配（CAM）或小直径的愈合基台（CPS）随机地植入在这些动物的下颌骨。在种植后的第7天、第14天和第28天，使用小直径的愈合基台（CPS）种植体的连接上皮平均长度较小，说明0.5mm的平台转移差距可以防止结合上皮根向生长（图2-21）。与使用相匹配的基台相比，颊侧牙槽骨保留为（0.4±0.5）mm，舌侧牙槽骨保留为（0.1±0.5）mm。然而，由于这些差异并没有达到统计学意义，因此结论是匹配基台和小直径基台在愈合28天后，骨组织水平都发生了变化。

关于种植体周围黏膜随时间的稳定性，还不能得出最终的结论。因为屏障上皮和上皮结缔组织中胶原纤维的组织结构可能需要至少6~8周的

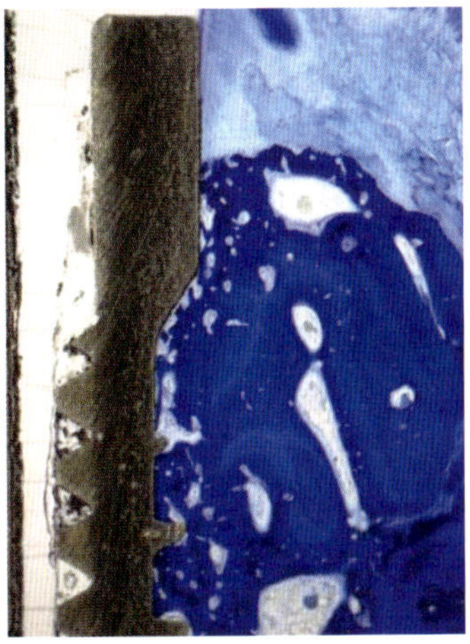

图2-17 4周后创口愈合：Camlog种植体在临床植入深度水平与周围骨有着直接的接触（犬模型，TB染色，OM 45×）。

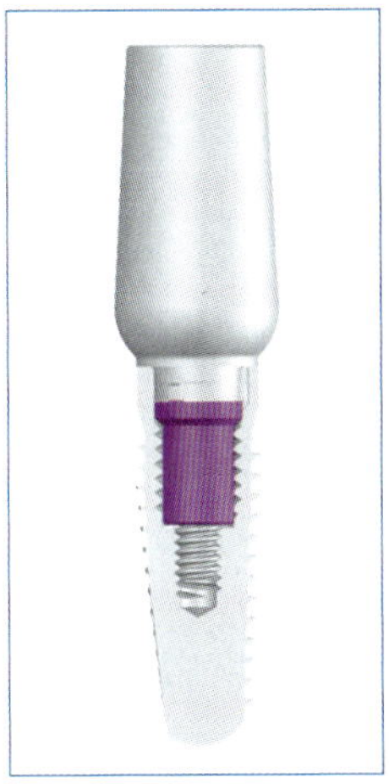

图2-18 具有相互匹配的端对端的种植体与基台连接时的生物学宽度。

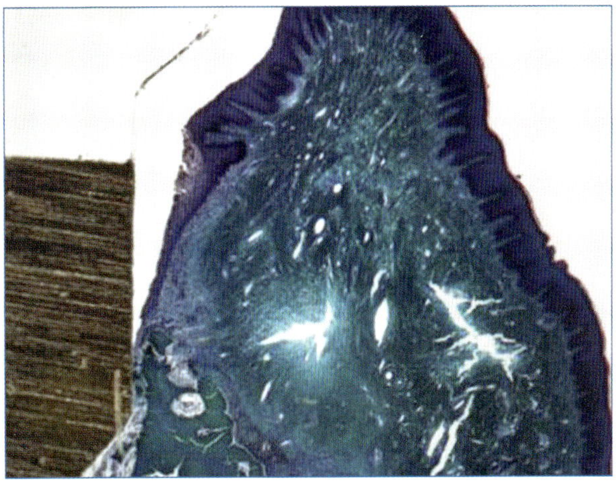

图2-19 结合上皮经常沿着相匹配的种植基台平面扩散到牙槽嵴顶（犬模型，愈合7天，颊侧面，MG染色，OM 40×）。

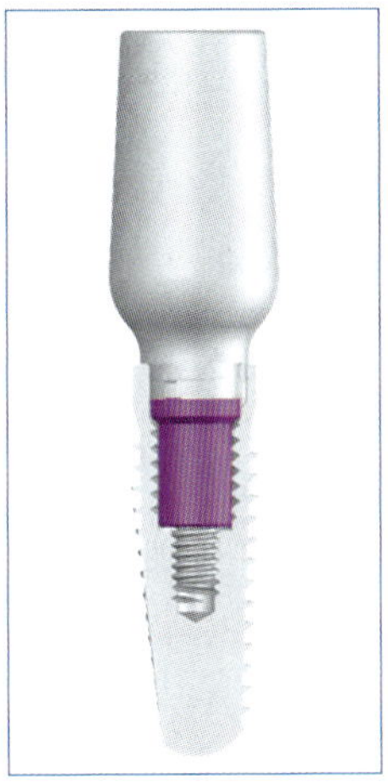

图2-20 平台转移装置。

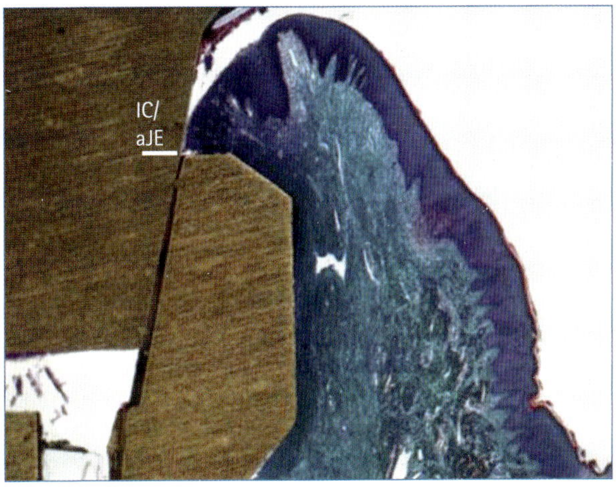

图2-21 0.5mm的周围水平差距（平台转移）可以防止结合上皮根向生长（犬模型，愈合7天，颊侧面，MG染色，OM 40×）。

愈合时间才能成熟[27]。

随后的一项研究旨在对平台转移的非埋入式种植体周围软硬组织的稳定性进行为期6个月的研究。特别是，在比格犬下颌骨的牙槽嵴上方0.4mm处植入种植体，并随机分配匹配或不匹配的愈合基台（0.3mm环向水平差距）。愈合24周时，完全匹配的基台与小直径基台的结合上皮根方的边缘骨丧失在颊侧分别为（0.2 ± 1.2）mm和（0.3 ± 0.8）mm，舌侧分别为（0.2 ± 0.9）mm和（0.3 ± 0.8）mm。

这些变化在小直径愈合基台中没有那么明显，差异也并没有达到统计学意义。进而，平台转移种植体对于保持骨水平的稳定可能并没有那么重要。

从临床的角度来看，种植体支持的软组织的调节通常是通过在植入过程初期频繁更换临时基台来完成。在非平台转移种植体的种植方案中软组织的改变被证明与结缔组织区的种植体肩台位置和牙槽嵴水平位置的改变有关[28]。

然而，最近的一项动物实验研究（未发表的数据）已经表明，类似的效果在平台转移种植体中也可以观察到。特别的是，对于钛或者氧化锆基台如果频繁更换（2×）基台将会使结合上皮和上皮结缔组织区向根尖方向移动，在愈合8周后将会导致牙槽嵴顶水平的改变。

因此，无论是匹配的还是不匹配的基台，在种植体周围伤口愈合的初始阶段（4～6周），临床医生都应该仔细考虑重复的基台拆卸/重新连接对软硬组织的有害影响。

总之，目前现有的临床数据[23-24]表明：

- 平台转移减少了生物学宽度的上皮宽度。
- 平台转移不降低基台炎症浸润对骨吸收的潜在影响。
- 然而，在一定程度上，平台转移可以保持骨水平的稳定（与非平台转移种植体的计算差异：0.2～0.5mm）。

平台转移——临床思考

最近，临床前试验观察到平台转移的概念可以保持牙槽骨的水平，并且这一观点得到了一项系统评估结果的支持，该结果共评估了10篇临床研究文献[29]。

尤其是当平台转移种植体愈合12～60个月后，其近期骨丧失明显减少（平均差异为0.37mm），与非平台转移种植体相比有显著差异（$P < 0.01$）。有趣的是，当周围水平差距＞4mm时，这种正效应更为明显[29]。

目前，人们认为平台转移种植体对于保存软组织水平的潜在影响是存在争议的。Canullo等[30]报道，平台转移种植体相对非平台转移种植体在愈合25个月时黏膜改变（+0.18mm vs -0.45mm）和龈乳头高度（+0.0045mm vs -0.88mm）有明显改善。Kielbasa等[31]在平台转移种植体功能负荷1年后并没有观察到对软组织反应（即乳头评分）的显著影响。

然而，尽管对软组织保存的结果相互矛盾，但周围水平不匹配显然与种植体周围微生物区的差异无关。因此，可以像非平台转移种植体所标注的那样去比较龈沟出血指数和菌斑指数[32-33]。

总之，目前的临床对照研究[29]表明：

- 平台转移可保留邻近X线所示的骨水平（与匹配台牙相比的差异：0.35mm）。
- 平台转移可能不被认为是种植体周围疾病的局部风险指标。
- 需要进一步的临床研究来评估平台转移概念在保存软组织水平方面的潜在有益价值，特别是在美学区。

2.5 面部美学工程

Kurt Schicho, Michael Truppe

引言

计算机辅助设计和导航方法在颅颌面外科中的常规应用早在10多年前就已经开始了[1-4]。今天，许多具体的应用显然不再被视为一种创新，而更多的是一种既定的标准程序。然而，研究和开发活动仍在继续，以便扩大适应证的范围，改进处理方式，使技术更易于使用。本节将专注概述计算机辅助种植的相关内容，包括在考虑口腔种植和修复学与整个面部美学方面最新发展的展望。由于技术与美学的紧密结合，我们称之为“面部美学工程”。

种植体植入的“传统方法”

不考虑各种基于计算机的种植设计和种植技术工具的可用性与普及性。种植窝的预备仍然经常是“自由手”进行的。在这种情况下，口腔颌面外科医生必须将影像中的视觉信息与其手术室（OR）中患者种植部位的实际解剖情况结合。在术前缺乏精确设计的情况下，此时种植备洞的明显缺点就是存在牙槽神经损伤的风险。在任何情况下，未来种植体的冠修复都需要在单独的治疗步骤中完成。也就是说，没有即刻修复的选择。

导板备洞

关于导板的这个问题（至少部分）通常由牙科技师制作的手术导板来解决。传统的（即手工制作的）简易导板易于操作，并为种植手术过程中种植体植入的方向提供术中支持。当然，在这种治疗工作流程中，外科医生、修复医生和牙科技工室之间必须进行良好的交流或可靠的信息共享。

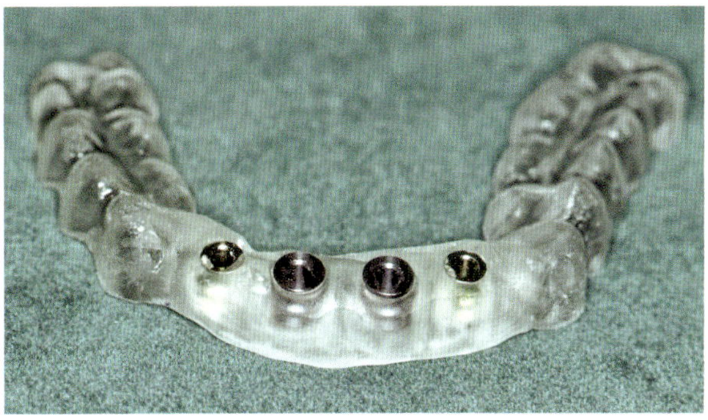

图2-22 传统的种植导板，由牙科技师制作。特点是操作简单，但是在种植手术过程中不提供任何可供修改的治疗计划。

计算机辅助设计系统的优势是可以使不同的医生与技师之间有效地相互交流，这一系统可以有效地避免了任何信息的丢失，并且能够进行精确和高效的相互间远程设计（图2-22）。除此以外，患者术前的基本信息只能通过类似“教科书案例”来加以说明。因此，这是在虚拟设计的情况下，将患者的个人信息通过计算机来辅助设计帮助患者制作个性化治疗方案。因此，这就直接导致了对技术创新的明确需求。本节简要介绍了计算机辅助牙科种植治疗概念的核心思想。

三维设计：计算机辅助牙种植的“共同点”

不论术前种植的实际计划如何（即术中导航或通过快速成型制作的导板进行种植预备），计算机辅助设计和模拟的特点在近10年已经被广泛认可[5-9]。计算机软件和硬件（特别是图形处理器和储存器的增加）的技术进步直接带动了影像引导手术技术的进展，并且毫无疑问，这一进展是巨大的。主要的成就可以从用户的满意度和“可视化能力”方面看到。

在导航牙科种植学发展的早期，三维的计划几乎总是与术中导航相关。因此，需要一个跟踪系统（通常是以光电为基）以及特殊的导航工具，这些导航工具是与钻头和患者相连的各种坐

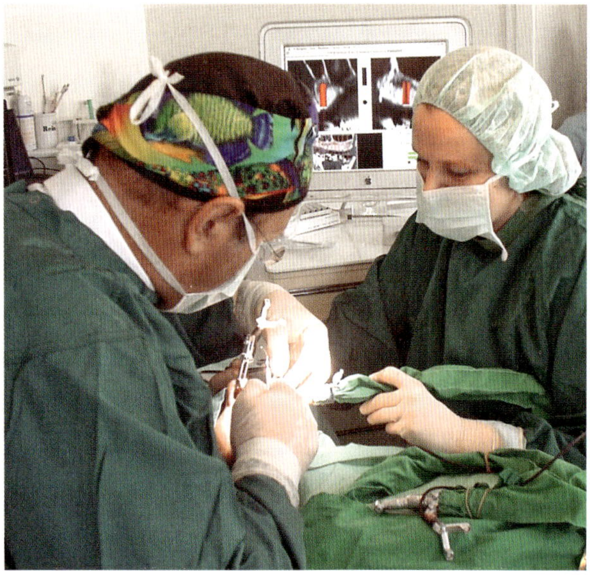

图2-23 典型的私人诊所内就诊环境。虽然光电实时跟踪是众所周知的，也是一门发展成熟的技术，但是它需要一些技能和额外的应用扩展才能很好地服务于日常应用。因此，许多牙科种植医生不愿使用计算机辅助技术。

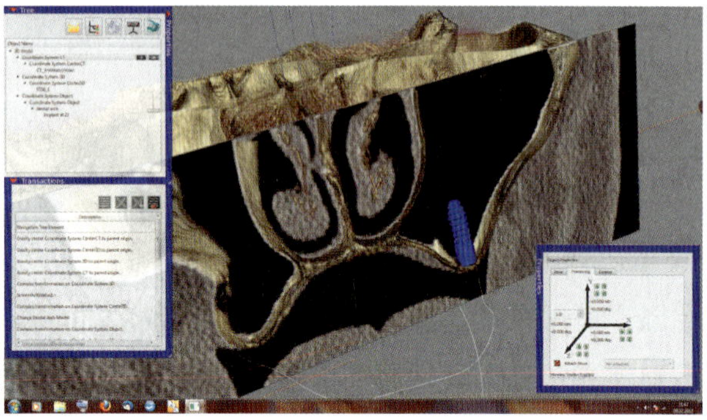

图2-24 计算机辅助的三维设计可以实现对患者的个人解剖和骨情况进行综合判断。在这位患者中，右侧窦壁外侧的切口变得清晰；信息具有相关性，例如用于监测上颌窦底提升植骨。灵活定义切割平面可以详细和可靠地评估每一个案例。对每个剖面的灵活判定提供了对每一种情况的详细和可靠的评估。所有对象（如CT数据集、种植体等）的同步管理都需要坐标系统（图像右下方）。在这个例子中，剖面用纹理映射来表示。计划的每一步都会自动记录在程序中，并且是可逆的（“撤销功能”）。一颗种植体已经被设计并以蓝色可视化标记（Artma虚拟种植系统）。

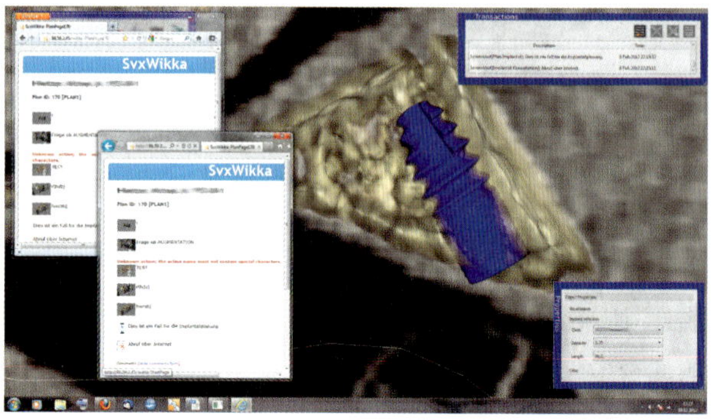

图2-25 在远程设计规划环境中，远程专家可以很容易地参与交互式虚拟治疗的准备工作。外科医生、修复医生、放射科医生和牙科技师之间花费最少的时间实现密切合作。所有设置（例如阈值等）都可由所涉专家独立修改，即完全适应其个人和具体要求。图像右下角：选择种植体类型和尺寸的菜单。图像的左侧显示远程会诊。参与准备案件的两位同事通过常见的Web浏览器（Artma虚拟种植系统）联系在一起。

标系统。

虽然术中导航是一项成熟的技术，非常适合于常规临床应用，但它从未像预期的那样建立和普及。最主要的原因可能是内部图像制导所需的技术开支（图2-23）。因此，许多种植医生放弃了导航，尽管他们还是会强烈欢迎基于计算机辅助的三维引导设计。

下面我们演示了一个现代影像引导外科软件与互动远程设计功能的充分整合。图2-24～图2-29展示了由Michael Truppe博士和他的团队开发的Artma虚拟种植系统。图像由牙科计算机断层摄影（如图中所示）或锥形束计算机断层扫描（CBCT）重建。

除了强大的图像引导手术软件所提供的众所

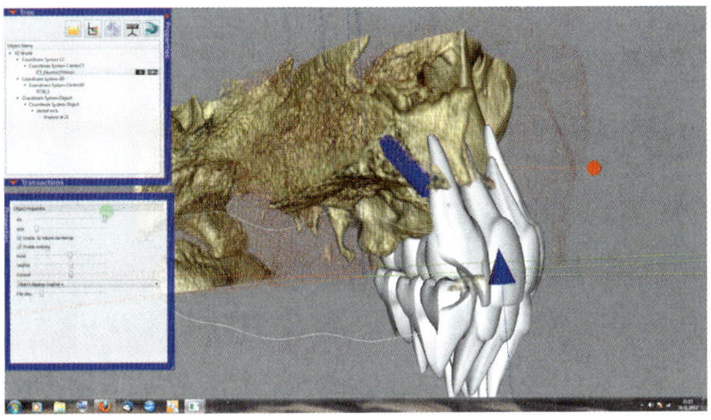

图2–26 在远程规划过程中，利用增强影像拍摄现实技术，可以显示和讨论虚拟牙列的各种建议。最后，通过一个快速成型过程来实现最优的设计方案，从而能够即刻修复（Artma虚拟种植系统）。

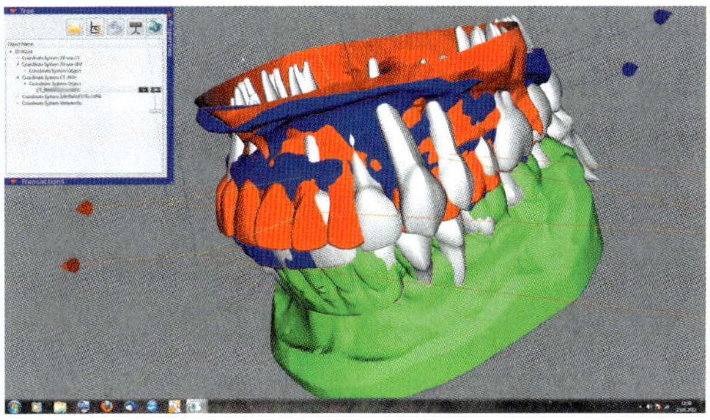

图2–27 利用虚拟规划技术，对多种治疗方案进行可视化和讨论。每种结构（即患者的颌骨或CT扫描后的牙齿模型；模拟不同冠长的牙列等）与一个明确定义的坐标系相关联。注册后，使用叠加图形可以使这些结构组合和可视化。导航（或快速成型导板）确保计划准确可靠地传递给患者（Artma虚拟种植系统）。

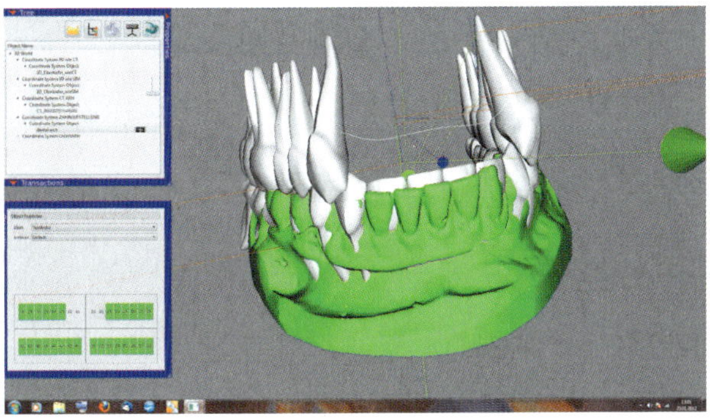

图2–28 在图像左下角可以看到，每颗牙齿都可以分别“打开”和“关闭”。因此，计划制订（或交互远程计划）成为一个清晰的逐步规划过程。在本例中，在上颌骨的虚拟牙弓中，牙齿是从牙齿库中生成的，并叠加到扫描的常规蜡型上（Artma虚拟种植系统）。

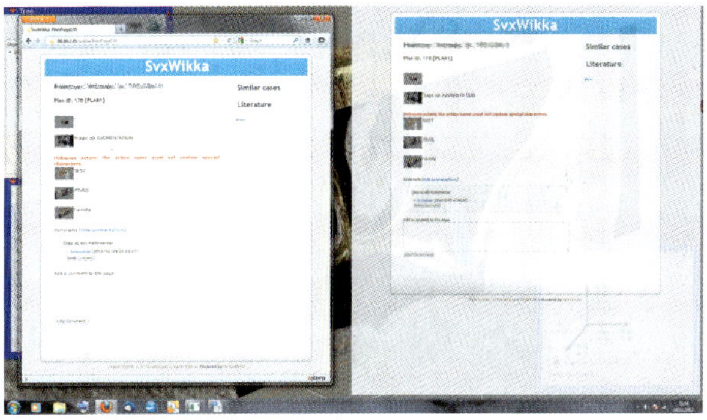

图2–29 最近的发展是将虚拟3D规划完全集成到在线平台中，这是一种在种植计划中开辟全新视角的方法。每一个病例都可以被相关的专家访问，甚至在手术中也是如此，他们不仅可以查看患者的所有个人数据，而且从数据库和相关文献还可以自动提供类似的病例。每一个步骤和决定都被准确地记录下来，并且允许对所有的考虑因素进行充分的重建，这些考虑因素都有助于患者的治疗（Artma虚拟种植系统）。

周知的功能外，最值得注意的创新点是“新媒体远程诊疗方法”。

这意味着我们熟悉的远程计划过程的某些功能通过增加的虚拟图书馆在很大程度上增强了手术安全性，也提供对类似案例的访问，以及与当前患者状况相关的具体文献。系统自动保存所有设置和修改。因此，整个规划过程变得完全透明，以后也可以重建。这可能有助于建立新的质量保证标准，因为所有相关专家的决定都是“可复制的”。

以计算机为基础的三维规划（从导航中所知）和快速成型技术的结合，取得了突破性的进展。这使得它能够受益于综合强大的三维规划的所有功能，包括来自远程交流的帮助（交互远程规划）和紧密集成工作流、牙医和技师之间的紧密配合，但不需要承担术中跟踪技术的开销。

这标志着“Camlog导航系统”（Camlog Biotechnologies）概念的诞生，该系统提供了全面的术前规划指导，由于将大部分工作委托给牙科技工室，以及从传统的定位钻种植导板中积累的经验，使得手术过程的处理更加容易，经济效益得到了很大提高，以及操作过程的简便，就像传统的定位钻种植导板那样。当然，通过这些创新的治疗工作流程，即刻修复也可以实现[10]。

最新的趋势："面部美学工程"

针对最新的发展趋势，我们引入了"面部美学工程"这一术语，目的是想表达将相当抽象的术语"美学"与"工程"和一般的精确性相结合的想法。"面部美学工程"包括基于计算机的三维规划和术前模拟，以及包括牙种植在内的颅颌面外科软组织预测。复杂的数学/生物力学模型提供了面部软组织行为的特征，这是由硬组织水平的改变造成的。这些可以是正畸手术中的骨切除术（由手术导板支持），也可以是患者个性化植入一些三维的PEEK（聚醚醚酮）植入物，例如放置在颧骨或下颏。根据术前设计的结果，这种植入物可以在快速成型过程中非常精确地生产出来。通过使用远程交流也很容易获得，这样就可以进行高效的交互式远程规划，从而优化整个过程。特别是，在牙科种植中，可以为修复体制作提供几种备选方案，就像常见的CAD/CAM程序中所熟悉的那样。根据这些（虚拟）牙列，可以模拟每颗牙齿的预期术后外观，让患者能够"选择"最优的一个。

这一想法在牙科种植中没有实现，直到后期计划工作流程建立[10]。不管应用的是哪种特定的商业产品，开辟"面部美学工程"达到即刻种植修复的目的是后期计划的关键所在。"经典的方法"基本上是：①判断骨质；②规划种植体；③植入种植体；④完成修复体制作。相比之下，在"面部美学工程"中，修复体的制作是通过考虑整个面部的美学进行设计。

这种方法最大的好处是将整个面部包含在审美的考虑之中。因此，可以在同一个虚拟计划过程中模拟和实际规划多个美学修复方案。这是因为，由于使用远程规划，所有可能参与其中的医生（例如颅颌面外科医生、整形外科医生、口腔外科医生，甚至是头发移植外科医生）都可能参与其中。可以从一开始就积极参与其中，直到完成最终的美学结果。因此，这一概念为面部美容外科开辟了全新的视角。

2.5.1 计算机引导下种植体的植入

Michael Truppe, Rolf Ewers

引言

口腔种植外科手术的演变，从种植窝的自由手预备到种植窝预备导板的使用来指导种植体的位置，这些都是种植体在口腔领域广泛应用的基础。这一发展是由一个共同的目标驱动的：为患者实现最佳的功能和美学，在计划过程中强调患者的个体、主观目标和治疗结果的观念。团队合作的方法，包括修复医生和牙科技师，通过远程交流进行数据交换，并使这些程序产生更可预测的结果。

根据CT或DVT等三维成像数据，对解剖学进行三维重建，是模拟种植体位置和修复学的基础。影像引导下的手术可以精确、可靠地实现术前计划，不论计划或术中执行的具体方法如何[1]。

上颌无牙颌的口腔种植即刻负荷修复术（all-on-4）[2]早在1976年第一次应用于临床工作中[3]。随着时间的推移，覆盖义齿已经演变成由计算机制作的修复体上部结构，并且是在种植手术前就已经准备好的。在同一计划步骤中，可以在手术前同时生成用于指导种植手术的导板。然而，基于这种方法的种植体与上部结构之间的匹配精度（除固位引导针外）并不表示相对骨的最佳植入位置。尽管在体内，导航误差可能大于颊舌侧骨的安全边界，但X线检查并没有提供任何定量测量。

在最终参数，如颈部、深度和角度误差比较上，使用相同的种植导板的不同外科医生之间有显著差异[4]。蒙特卡洛（Monte Carlo）计算机模拟显示，实际计划的种植位置与最终植入位置之间存在显著差异[5]。

这种基于计算机辅助设计的风险带来了固有的和根本的局限性。因此，我们正在探索替代计算机辅助的工作流程，以提高个人手术技能、经验和能力。

影像引导外科的发展

1908年，Horsley[6]在一只猴子的头上贴上了一个框架，这使他能够将框架所定义的笛卡尔坐标系分配给动物的大脑。立体定向的框架概念100年后还在使用，由于下颌骨和上颌骨为外科导板提供了一个坚固稳定的框架。计算能力和可视化的巨大进步消除了刚性框架的限制，使得影像引导手术在神经外科中不可或缺[7]。这也为口腔种植手术的培训和交流开辟了前景。达芬奇机器人系统在世界各地安装了1800台，最初是为微血管外科设计的，但是目前正应用在各个领域，如泌尿外科、普通外科、妇科、心胸外科、儿科及耳鼻喉科等[8–9]。在系统故障的情况下，对于缺乏常规手术经验的医生来说是一个严重的问题。学习曲线对于达芬奇机器人的使用来说是非常重要的，研究发现只有当一位外科医生完成了大约250次手术后，达芬奇机器人的使用才算平稳[10]。应用影像引导机器人进行的体外自动牙种植实验表明，目标配准误差为（1.42±0.70）mm，这就是表示需要对患者的颌骨和头部进行刚性固定[11]。很明显，目前的计算机辅助医学的解决方案，无论是机器人或基于导板的手术，只有在有一定工作经验的外科医生手中才是安全和可预测的。在口腔引导种植手术方面有着潜在的发展前景，在系统故障的情况下不存在无法克服的安全问题，用新的可视化技术提高外科医生的技术和能力。

导板引导手术和即刻负荷

口腔种植即刻负荷的趋势[12–14]要求术后种植体与上部结构为被动就位[15–17]。预制固定修复体的使用依赖于手术导板的使用[18]。

计算机引导下种植牙的准确性及临床疗效的一篇系统评价[1]，显示种植体颈部的平均偏差为1.07mm，根尖端的平均偏差为1.63mm。3种不同的计算机辅助手术系统在牙科种植中的准确性评价表明，3D打印数字化导板与光敏数字化导板之间没有显著差异[19]。这导致了这样一种可能性，即在假定可接受的上部结构被动结合的情况下，这种不准确仅仅是指种植体相对于骨的位置，而没有在种植体的失败率相关研究中发现问题[20]。为了使实际的手术结果与被动匹配的要求相一致，我们设想了一个工作流程，包括在手术中对种植体位置进行光学口内扫描，从而使实际的手术结果符合实际情况。因此，实际的种植位置根据预先设计的模拟的种植位置进行更新。包括咬合面在内的聚甲基丙烯酸甲酯（PMMA）材料对义齿进行快速椅旁切削，可使义齿在术后实现即刻负荷。这意味着外科医生可以根据实际条件自由地使用他所选择的影像引导手术导航，而不影响最终修复的被动就位。这尤其意味着术中种植体位置的优化以及主动或基于导板的图像引导手术和自由手备洞的相互替代使用是可能的。

增强现实可视化

增强现实可视化是一种将虚拟仿真与操作领域实时结合起来的概念，在主动图像引导手术中实现人的视觉可视化的控制[21-25]。关键的解剖结构和手术模拟种植体的位置在操作区域中是实时叠加在一起的视频图像中[26]。消费电子产品的技术支持确保了可视化软件的进一步技术进步和小型化。在神经外科领域中，在增强现实的指导下，实现实时反馈被认为是下一个前沿[7]。一个主要的优点是可以互动训练，这对于手术导板来说是不可行的，这样的互动式训练直接导致了一个较短时间的学习曲线。主动导航，特别是现实可视化，让外科医生根据需要调整治疗方案。

远程会诊

远程放射学是远程医学的一个成熟分支。尽管在美国现在正在将夜间或周末一半以上或全部的放射学实践的医疗服务外包给远程放射学公司，放射学家们正在再次考虑放射学的商品化[27,29]。计算机辅助使种植自动化的方法可以外包给为外科手术引导提供初步治疗计划的商业网络[28]。但是，为了满足患者对最佳美学的不断增长的期望，在模拟治疗的过程中，患者的直接互动参与似乎是必需的。诊疗椅旁的相互交流是牙科特有的。这些要求与一般的远程医疗不同，可以说是知识的内包，提高了个别种植专家的椅旁交流能力。

目前的趋势是实行点对点的医疗保健，医学2.0类似于网络2.0[30]。在美国，80%的互联网用户在线收集信息[31]。最明显的挑战是将互联网上的健康信息和患者与医生之间的交流汇集在一起，与专业人士就一个复杂的案例进行讨论，并为患者提供第二意见，同时符合安全标准[32]。Wiki，一种高度开放和互动的交流方式，根据患者自身的三维可视化数据，同时将外科种植体与患者的意见和期望联系起来[33-34]。

开放源代码和开放端口

我们提出了一个工作流程，将远程会诊集成到治疗计划中，通过增强现实可视化来模拟椅边诊疗，以便与患者讨论治疗方案，允许由主动影像导航系统在手术过程中发生变化，并通过椅旁光学口内扫描来保证种植体与上部修复结构的完美匹配。该软件源代码是开放的，使用影像引导手术工具包（IGSTK）作为一个高级的、基于组件的框架，为影像引导手术应用程序提供了通用功能[35]。三维成像数据（CT，DVT）存储在一个

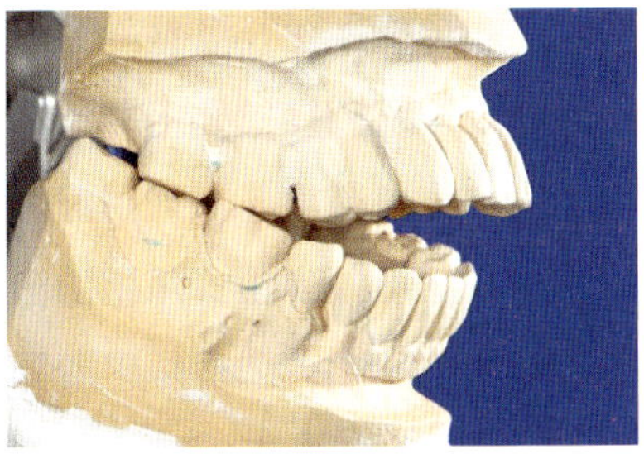

图2-30 开殆患者的侧面照。

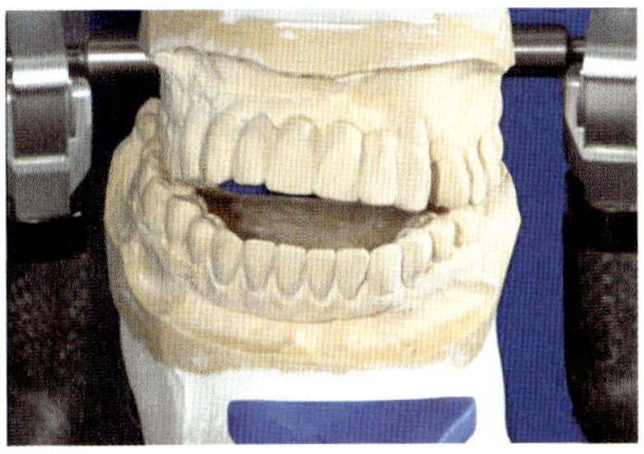

图2-31 开殆患者的正面照。

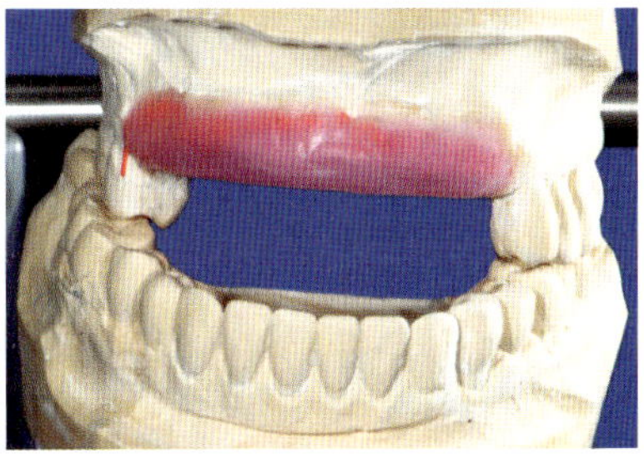

图2-32 在传统的设计过程中，我们会制作一个诊断蜡型，来模拟上颌牙槽嵴的骨增量。

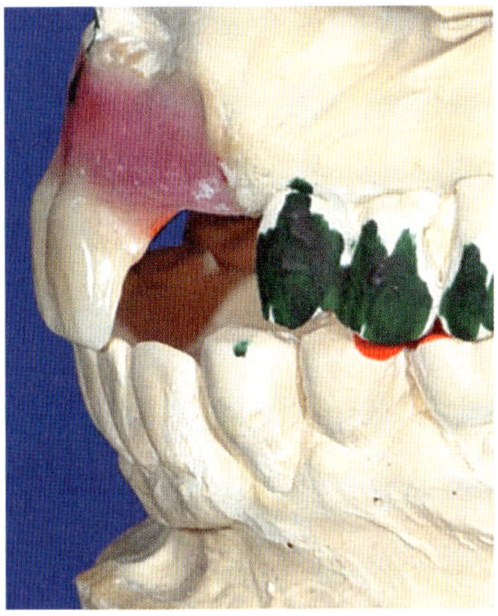

图2-33 在骨增量之后，上颌前牙被固定，在没有进行增量前，诊断蜡型的增量被作为增量手术细微结果的参考。

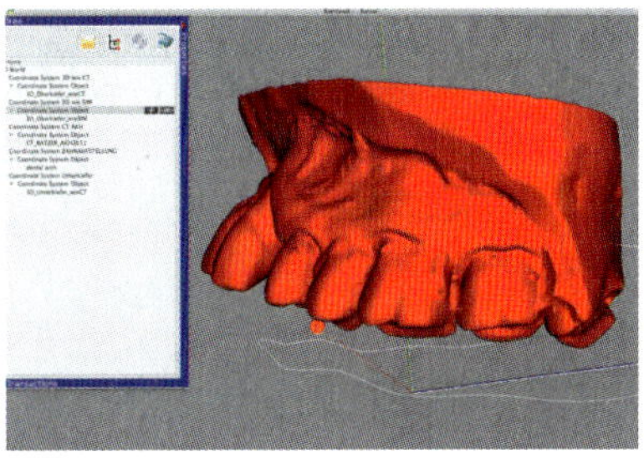

图2-34 与图2-33中相同的横向视图，这次是在模拟软件中，石膏的三维扫描在计算机显示器上显示出来。所有的结构都可以对齐，以便在单独的坐标系中进行手术模拟（图像的左边部分）。

开放源代码的图像存档和通信系统（PACS）中。治疗小组的不同成员可以访问本地存档的数据，通过远程交流，使用远程放射学已使用的流程[36]。

为了交流治疗计划[37]，我们使用了一个Wiki风格的概念[38]，它也用于协作社交网络，以便为病例报告[39]提供一种开放的格式，从而构建一个基于种植引导证据的数据库。

基于增强现实的椅旁模拟

最近牙科技工室的CAD/CAM仿真模拟软件，包括对拟定的牙列进行真实重建。牙科DVT系统包含了获取面部三维扫描功能的选项。然而，这些数据的分散性和碎片化并没有加快椅旁虚拟操作的决策。

增强现实性具有增强规划设计的潜力，并使其更加以患者为中心，根据患者的反馈对椅旁模拟加以修改，第一代图像引导外科系统中使用的叠加图形已经演变成复杂的渲染。“真实”患者的视频图像从任何角度都可以与其相应的虚拟牙列进行实时重叠。

临时修复体的椅旁CAD/CAM切削，从增强现实叠加中的可视化虚拟仿真出发，可以从口内检查到模拟CAD/CAM切削的修复体。对虚拟前牙牙齿位置的修改意味着需要重新进行椅旁切削，并且可以对牙齿动态的形态变化加以修改。植入手术前可以检测到不满意的软组织形态。

虚拟模拟、最佳植入位置和椅旁真实的软组织反应之间的直接联系使得复杂的模拟修复结果成为可能，且模拟比传统方法具有更高的可预测性。

远程交流在治疗计划中应用的病例研究

传统的工作流程从灌制石膏模型开始（图

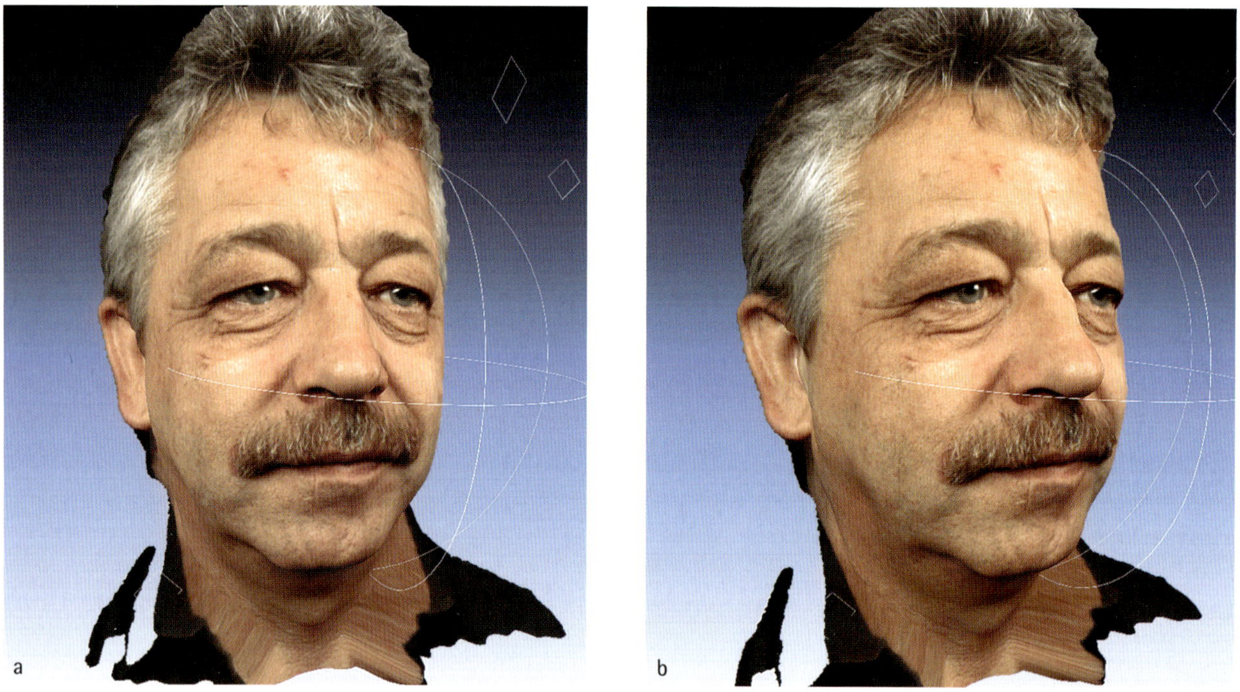

图2-35 （a和b）在复杂情况下，还可以对面部进行三维扫描。通过光学手段对面部进行扫描，并可通过纹理映射与患者的照片相结合，从而形成真实的三维渲染。

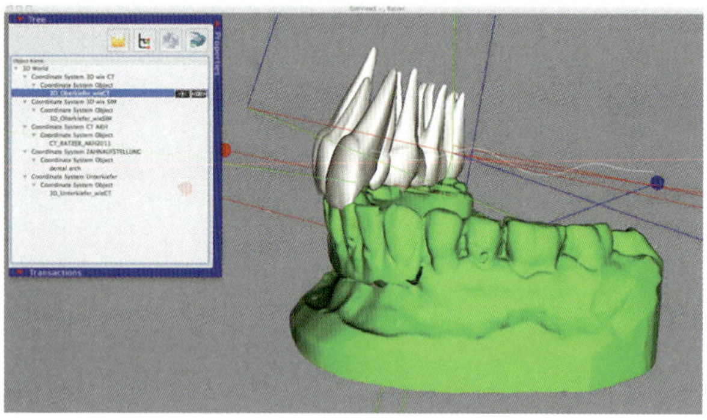

图2-36 相应的扫描下颌石膏模型。图2-34是上颌骨的扫描模型。这些模型是通过“虚拟面弓”安放的，因为它们对应于患者的CT扫描。作为一种模拟，“虚拟标准牙列”相对于人的下颌牙列来排列。模拟上颌前牙的根部在后期计划中显示最佳种植位置。

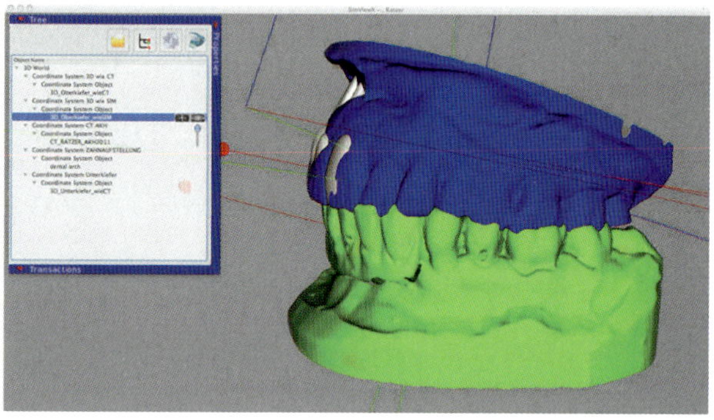

图2-37 牙科技师对上颌模拟诊断蜡型的扫描（骨增量在图2-32）并在图2-33中放置前牙，模拟扫描上颌牙列。模拟上颌完整牙列的扫描（蓝色）相当于我们上颌牙齿的虚拟设置。

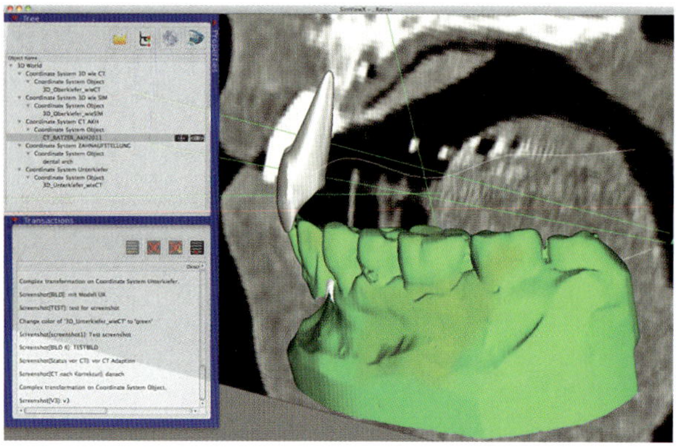

图2-38 在验证了虚拟上颌牙与传统诊断蜡型和模拟之后，我们显示虚拟牙齿相对于三维扫描石膏上CT扫描的位置。问题是，CT是后期计划工作流程中的最后一步，而不是过去的第一步。很明显，前牙的根，作为最佳种植位置的参考，是在骨之外的。不进行骨增量的传统种植治疗是不可能的。可以精确地定义所需增加量，也可以定义所需的折中方案。所有计划步骤以及术中步骤都以数字化方式记录（图像的左下角）。

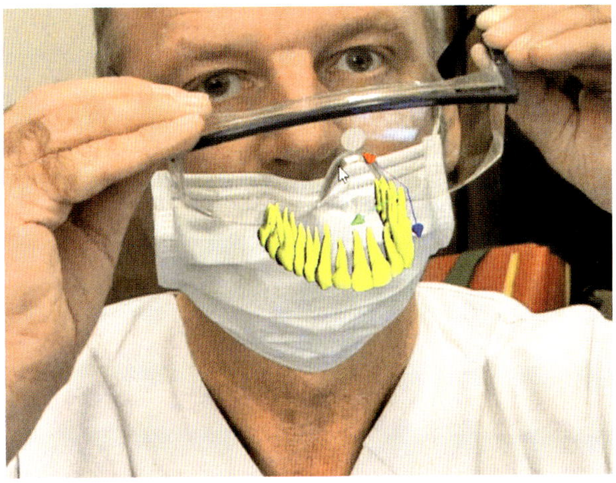

图2-39 我们的目标是与患者以互动的方式模拟椅旁操作程序。作为一种新的发展，“虚拟牙齿”与患者的实时视频融合在一起。护目镜由3个标志物加以追踪，代表一个虚拟的面弓。在上面的示例中，来自图2-36的虚拟牙齿与实时视频图像合并，从而产生了美学制作的后期计划。

2-30和图2-31）。牙科技师需要通过诊断蜡型来模拟支撑组织（图2-32），以使前牙处于最佳位置（图2-33）。在远程会诊的病例中，石膏模型表面的激光扫描被发送到办公服务器（图2-34）。可以选择转移面部的三维扫描（图2-35）。基于大型数据库的经验数据设计最佳的前牙位置与咬合平面曲度，然后制作真实的诊断蜡型（图2-36）[40]。传统的诊断蜡型是通过远程会诊来与虚拟蜡型相匹配（图2-37）。作为最后一步，基于CT覆盖设计表明必需的骨增量（图2-38）。增强现实可视化是对未来的展望（图2-39）。

2.5.2 种植导板

Sebastian Kühl, Rudolf Seemann

引言

种植体的位置取决于各种解剖结构。首先，牙冠需要放置到正确的位置以达到美观效果。另一方面，种植区需要有足量的营养丰富的骨。种植设计的进一步限制是精细的解剖结构，如下牙槽神经、切牙神经、邻牙牙根或上颌窦。种植体的长期成功很大程度上取决于正确的种植体位置。美学和功能方面必须兼顾特定的解剖位置，反之亦然，在某些情况下，解剖位置可能不得不被调整，以实现功能和美学上可接受的结果[1]。

为了正确评估理想的种植体位置与骨和软组织存在量的关系，术前必须进行精确的规划[2-3]。此外，必须清楚地识别重要的解剖结构，如下颌神经，以避免任何意外损伤[4]。考虑到这些方面，在种植牙科推荐使用导板进行放射诊断、治疗规划和外科手术[5]。

导板制作的常规操作流程是基于石膏模型制作诊断蜡型并制作理想的修复体。这个诊断蜡型被复制为一个X线阻射的导板，用于之后治疗的计划（图2-40～图2-43）。特别是在无牙颌患者中，使用临时种植体来增加支持（图2-40）。蜡牙被带X线阻射标记点的树脂（放射导板）代替。

佩戴X线阻射标记点的导板，患者进行计算机断层扫描（CT）或数字断层扫描（DVT；syn：锥形束计算机断层扫描，CBCT）检查。

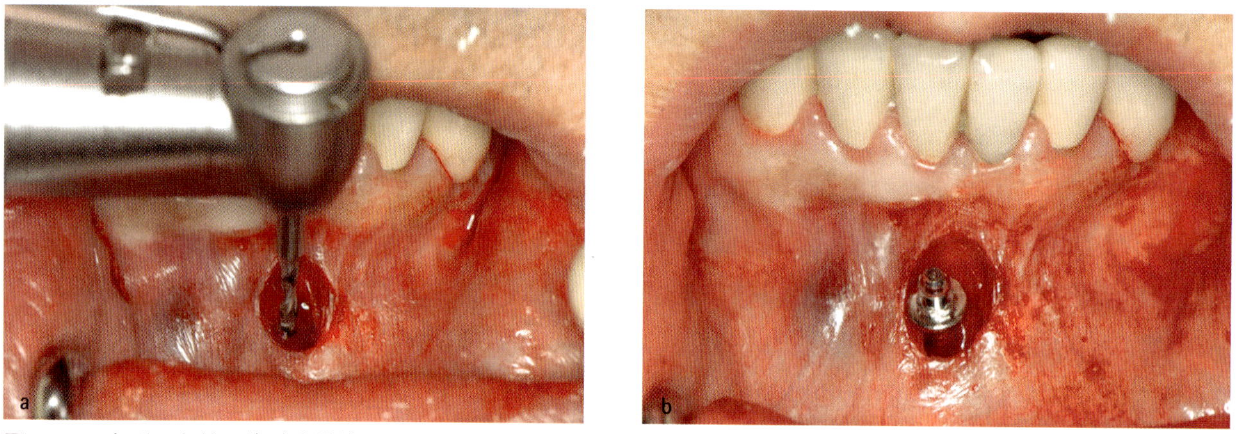

图2-40 （a和b）植入临时种植体，由于深的牙周袋导致周围骨大量缺损，需要拔牙。

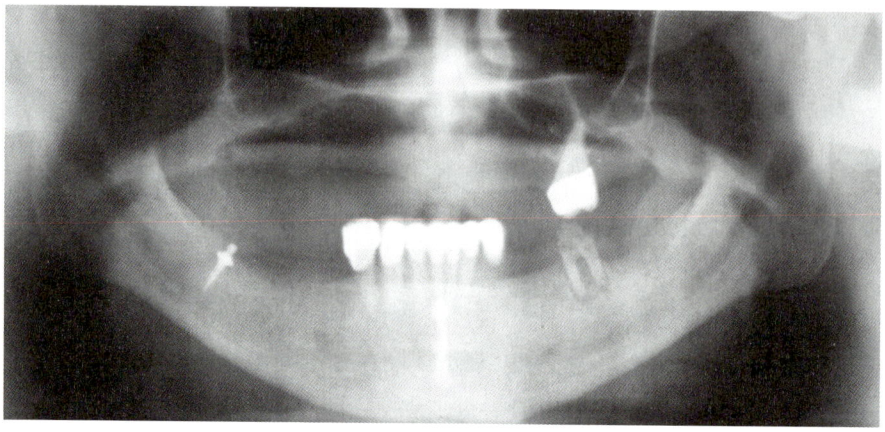

图2-41 术后曲面断层片示两颗临时种植体，36显示慢性根尖感染，但在种植后要拔除。

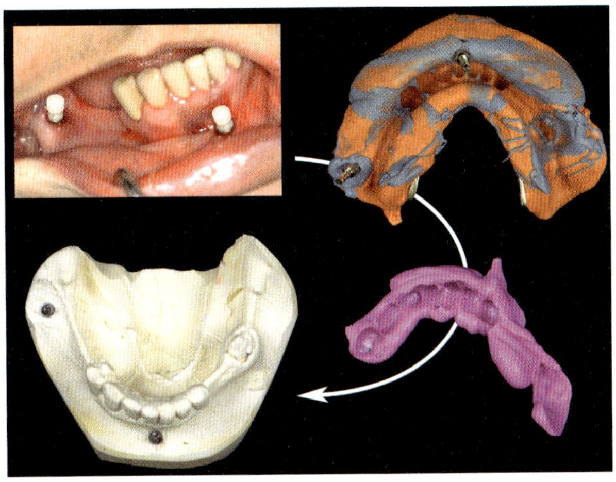

图2-42 种植体植入前的印模咬合检查。

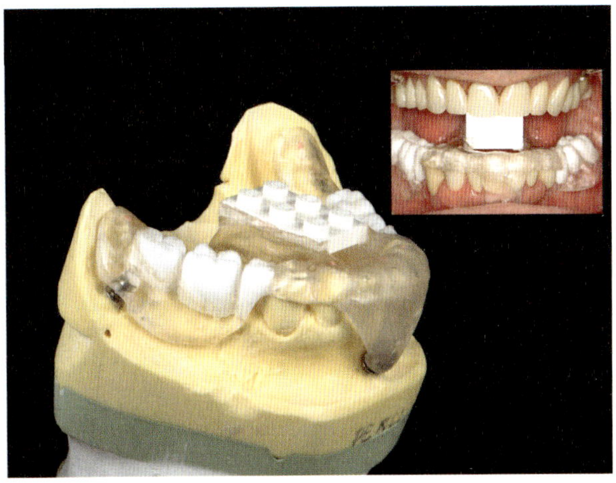

图2-43 制作的X线阻射导板放置在临时种植体上。右上小插图显示了口内情况。（图片来源：Hanspeter Taus and Rudolf Hrdina, Labor BSI）

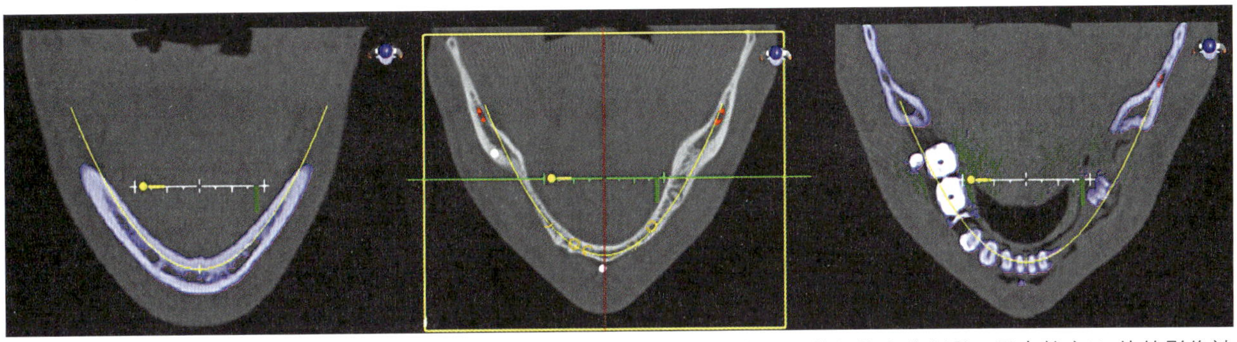

图2-44 用于三维表面渲染或体积渲染的图像准备。左图显示了通过选择适当的阈值来分割骨。具有较高Hu值的影像被认为是骨。中间图像显示所需剪除的部分，切除脊柱和舌骨的不必要信息。在右图中，咬合平面中的伪影通过橡皮擦工具移除或通过格式刷工具（Med 3D，CaHa imPLANT）虚拟增强。

多种计算机程序可实现种植体位置的虚拟设计。数字化放射学数据（主要保存在标准DICOM文件中）必须在虚拟设计之前进行预处理，不同的可视化，如冠状、轴向和矢状平面切片，三维图像（体积渲染或表面渲染），虚拟邻近区域的曲面断层片，有助于外科医生规划。特别是对于三维图像，需要骨组织分割（软组织和硬组织的数字分离）（图2-44）。为了匹配DICOM数据和真实X线阻射导板的不同坐标系，必须在软件中识别配准标志物（图2-45）。虚拟种植体沿着种植体轴定向并绕过解剖结构，例如邻牙牙根、上颌窦或神经（图2-46）。

根据X线阻射标记点的放射导板，制作出手术导板，在导板中放入种植体引导环[6-9]。

引导环是导向技术的核心要素。在种植窝洞预备过程中引导备孔并且可以根据虚拟种植计划植入种植体。

基本原则

有两种不同的导板制作系统可供选择（表2-2）：立体光固化导板（ST）和技工室制作导板（LT）。立体光固化导板的制作是基于虚拟立体图形数据集（STL）的快速成型技术。放射导板和外科导板是不一样的，与此形成对比的是，技工室制作导板是在物理石膏模型上制作的。引导用的引导环由牙科技工室的技师放入放射导板

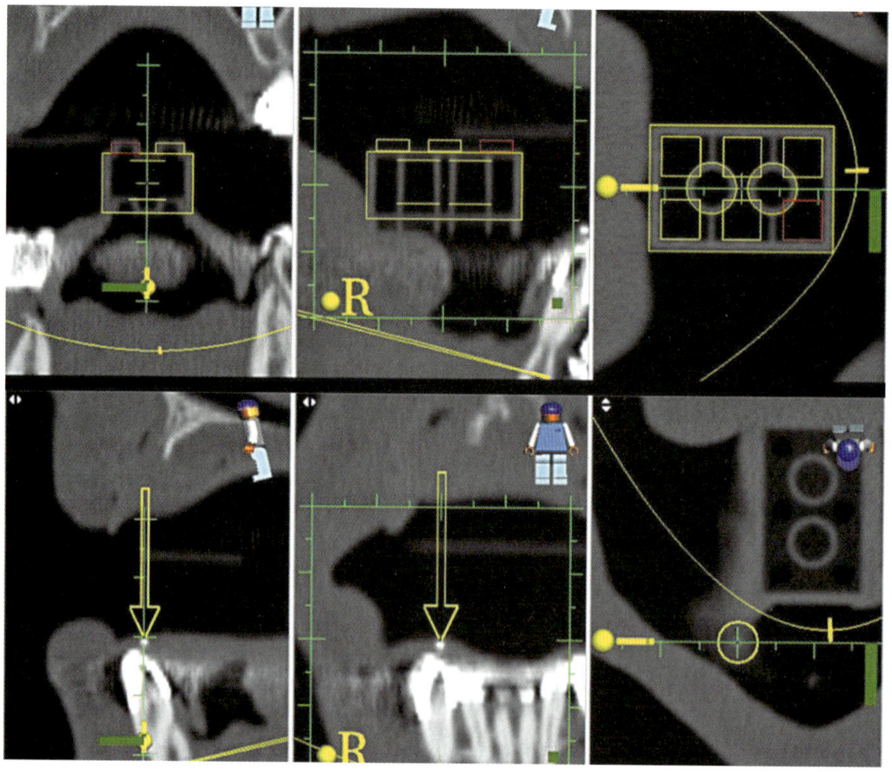

图2-45 配准标志物的识别。在上排，虚拟乐高积木与DICOM乐高积木对齐。在下排，两个安全标记中的一个位置由黄色箭头标记。

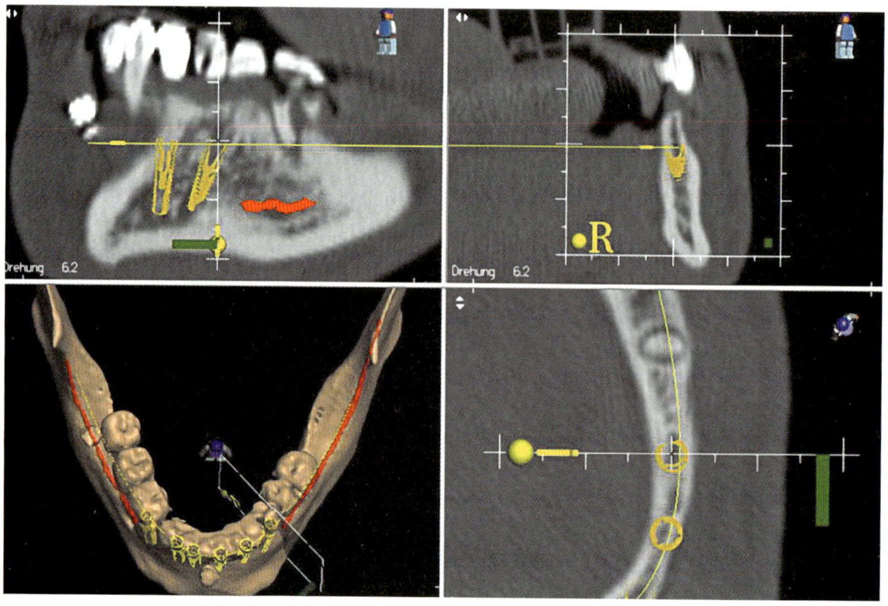

图2-46 根据骨量和相邻的解剖结构设计种植体的大小、长度和位置。

中。因此，放射导板和外科导板是相同的。制作工艺上的差异对临床有影响：立体光固化导板可以设计为骨支持，这对于无牙颌患者翻开全厚瓣使种植导板直接固定在骨上有了可能。一方面，这种导板需要非常大的翻瓣。相比之下，技工室制作导板至少需要由黏膜支撑，因此与作为骨支撑的导板相比，由于软组织弹性，增加了导板的不精确性。一种良好的微创替代方案是使用临时种植体（图2-40）。使用临时种植体或相邻牙齿进行充分固定可以使全厚瓣得以保留。

除导板制作外，还可以区分两种钻孔技术，可分为“套管与引导环匹配”系统和“钻与引导环匹配”系统。

套管与引导环匹配系统允许临床进行标准方

表2-2 钻孔导板的工作流程。左侧：牙医部分。右两列：技工室制作导板或立体光固化导板。常见步骤以共同单元格表示。可选步骤（1~5、7、11、13）以斜体印刷

<table>
<tr><th></th><th>牙医</th><th>技工室制作导板（LT）</th><th>立体光固化导板（STL）</th></tr>
<tr><td rowspan="5">修复计划</td><td>1. 3颗临时种植体的植入</td><td></td><td></td></tr>
<tr><td>2. 藻酸盐印模，咬合记录，面弓</td><td></td><td></td></tr>
<tr><td></td><td colspan="2">3. 石膏模型的制作（在具有3颗临时种植体替代体和LT的情况下）；将模型安装在⽛架中；制作蜡型</td></tr>
<tr><td>4. 口内试戴诊断蜡型</td><td></td><td></td></tr>
<tr><td></td><td>5. X线阻射导板的制作：X线阻射义齿复制蜡型；在放射导板中插入诸如放射性不透明配准标志物、金属棒、乐高积木等配件</td><td>5. X线阻射导板的制作：用X线阻射的义齿复制蜡型</td></tr>
<tr><td rowspan="2">修复计划的CT和扫描</td><td>6. 患者可用X线阻射的放射导板，拍CT或CBCT</td><td></td><td></td></tr>
<tr><td></td><td></td><td>7. 蜡片和石膏模型激光表面扫描或X线阻射导板的CT</td></tr>
<tr><td></td><td>8. 计算机设计</td><td></td><td></td></tr>
<tr><td rowspan="3">钻孔导板的制作</td><td></td><td>9. 使用导板机器人（如Schlick Hexapod平台、GonyX台等）制造外科导板</td><td>9. 通过快速成型制作外科导板</td></tr>
<tr><td colspan="3">10. 钻孔导板的控制（如金属枢轴和控制板）</td></tr>
<tr><td></td><td colspan="2">11. 用外科导板将种植体位置转移到石膏模型上；人工模拟复合；制作修复体</td></tr>
<tr><td></td><td>12. 导板引导植入</td><td></td><td></td></tr>
<tr><td></td><td>13. 通过被动就位技术修复</td><td></td><td></td></tr>
</table>

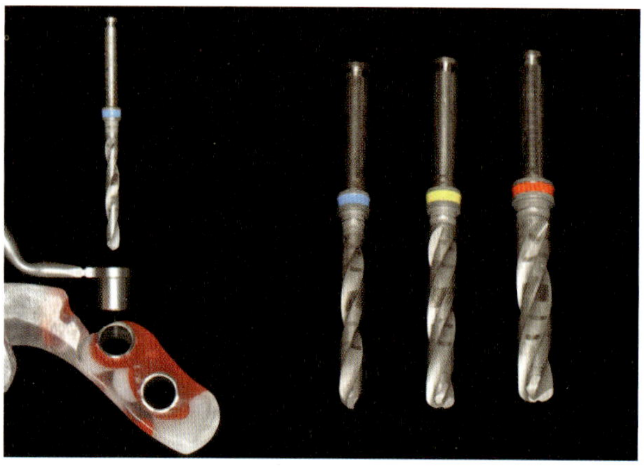

图2-47 Straumann导板系统的套管与引导环匹配系统。

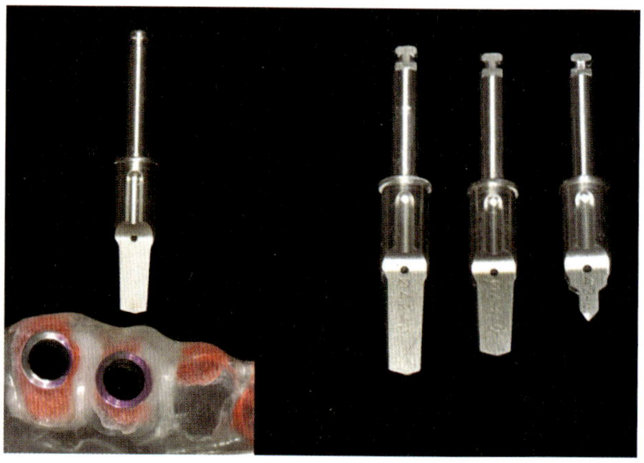

图2-48 Camlog导板系统的钻与引导环匹配系统。

案钻孔，从第一次钻孔开始逐步增加直径和全长预备（图2-47）。为此，必须减少固定导板套管的内径。这是通过使用外径完全适合导板引导环（套管与引导环匹配）并根据钻孔方案和特定植入系统减小内径来实现的。

相比之下，钻与引导环匹配系统仅使用一个引导环（结合到导板中的管）进行引导（图2-48）。从第一次钻孔开始，进行全直径的预备。预备的深度各不相同，从短钻开始，最后用全长钻头完成。

不同的钻孔技术对临床实用性有影响。由于钻与引导环匹配系统不需要额外的套管来减少（内）直径，因此便于手术。两个导航系统都配备有内部冷却系统，这可能有利于避免在种植窝洞预备期间过热。

最后，几乎所有常见的种植体系统都有自己的手术套件，用于引导种植。所有系统之间的基本差异可以在“半程引导”与“全程引导”系统中看到[10]。后者涉及引导准备和引导种植体穿过最后一个套管（“完全引导”）。相比之下，半程引导系统仅允许引导钻孔，进行徒手种植体植入（“半引导”）。

全程引导系统理论上的优势在于更高的精度和直接用于预制CAD/CAM的上部结构修复种植体的可能性。

临床经验表明，在任何情况下，由于全程引导系统仍然有较大的误差，以至于很难做到在种植后即刻载入预成制作的最终修复体[11-12]。

技工室制作导板（LT）

针对两种不同的病例和系统讨论了技工室制作导板的整个工作流程：带有Med 3D的Camlog Guide系统（Camlog）（病例A，图2-49～图2-55）和带有Straumann Guide系统的Straumann coDiagnostiX（病例B，图2-56～图2-64）。为了制作目前的石膏模型，必须对口腔取藻酸盐印模。使用聚醚代替藻酸盐并不会提高导板的精度，并且由于成本和时间消耗的增加，不推荐使用。

将模型放置到殆架后，进行蜡型制作。蜡型的设计应考虑到修复，并模仿理想的最终修复体的位置和形态（图2-51和图2-56）。对于导板制作，蜡型必须通过X线阻射的材料复制，主要是通过将硫酸钡（粉末）以1：2的比例加入到冷却固化的聚甲基丙烯酸甲酯（PMMA）中而产生。或者，可以使用预制的X线阻射的牙齿（牙冠）。由于三维射线影像中出现轮廓的可视化得到改善，所以蜡型牙齿的单独转换是有利的。此外，牙龈厚度的信息可以通过测量骨和放射线阻射牙齿的基底之间的距离来获得（图2-58）。

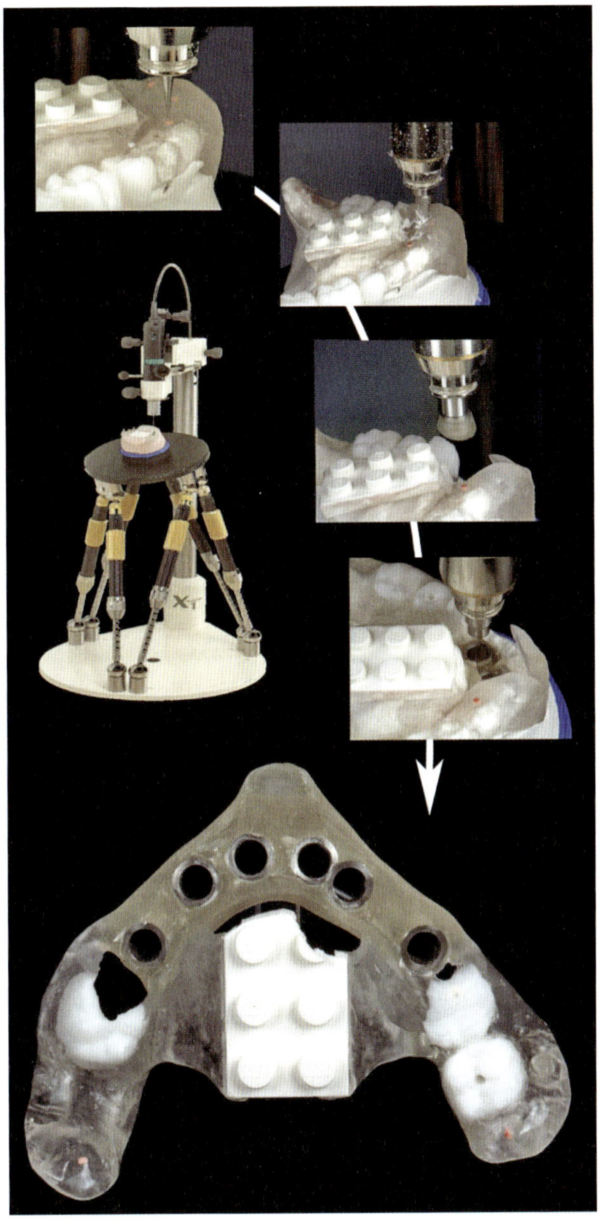

图2-49 病例A：通过修改X线阻射后的导板制作外科导板。引导环在计划的位置放入并粘固。（图片来源：Hanspeter Taus and Rudolf Hrdina, Labor BSI）

应通过在X线阻射的牙齿上钻一个孔来始终指示基台的理想轴线。这可以在虚拟计划期间优化种植体位置和轴向。在导板中包含X线阻射的牙冠后，还必须包含系统特定的配准标志物。

每个基于技工室系统都有其特定的配准标志物。Med 3D需要放入乐高积木（图2-43）。Straumann coDiagnostiX使用3根钛针作为参考

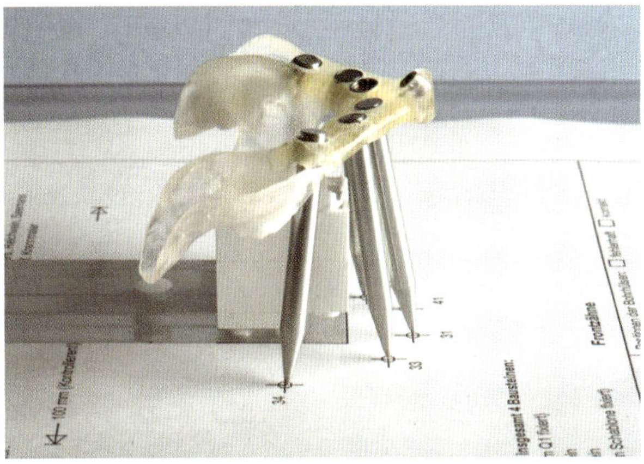

图2-50 通过控制金属枢轴和打印来控制外科导板。

物，包括在一个特殊的预制板（templiX）上（图2-57）。该板必须粘固到放射导板上，用于将模型和导板固定到GonyX（Straumann）钻孔台上（图2-59）。对于Med 3D系统，必须将乐高积木装入导板，以便将导板固定在钻孔台上（Schlick Hexapod）。

一旦将导板固定安装在钻孔台的模型上（用于Straumann的GonyX和用于Med 3D的Schlick Hexapod），就可以取出导板并用于CT或CBCT图像采集。导板必须具有精确且可重复的口内固位，以确保准确性。如果导板抖动，则必须采用新的印模来制作新导板，可以通过冷却固化树脂［例如制模树脂（GC）］校正最轻微的运动，但通常不建议这样做。

使用完美贴合的原位导板，应拍摄CT或CBCT。在图像采集之后，必须将三维数据集转换为DICOM格式并加载到特定软件（Med 3D或Straumann coDiagnostiX）中。为了进行设计，需要将CBCT或CT数据集中可见的配准标志物（用于coDiagnostiX的钛针、Med 3D/乐高积木）与软件设计的相应配准标志物进行匹配。一旦实现了完美的配准，就可以根据可见的义齿修复和骨情况执行虚拟种植规划（图2-46和图2-58）。

这种规划阐明了种植体、修复体、骨和软组织状况之间的关系，并有助于防止可能的并发

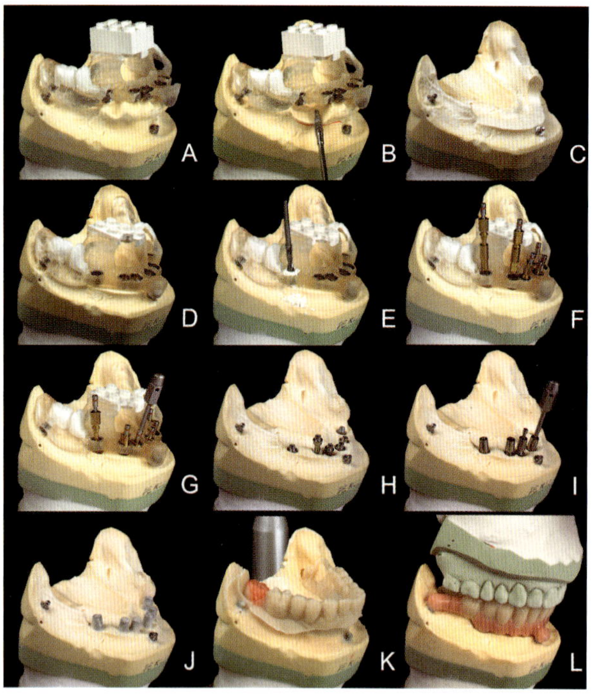

图2-51 修复体的制作。计划的植入种植体位置需要去除石膏（A～C）和稍后手术期间去骨量（未示出）。外科导板设置于临时种植体（D）上并用于放置技工室替代体（E～G）。钛基台连接到种植体替代体（H和I）。为了代偿手术过程中的不准确性，在被动就位技术（J）的意义上，使用小蜡层覆盖钛基台。临时桥制作（K）并且可选择地安装在临时种植体上（L）。（图片来源：Hanspeter Taus and Rudolf Hrdina, Labor BSI）

症。使治疗结果变得可预测，并且患者可以在手术前充分了解其外科手术程序。

coDiagnostiX软件和Med 3D都是"开放式"系统，这意味着几乎可以选择任何种类的种植体品牌和类型进行虚拟规划。一旦清楚确定了种植体的大小、轴向位置（拖放），软件就会生成钻孔计划，牙科技师会使用该计划将引导管正确地放置到导板中（图2-49）。上述匹配程序在这一部分中起着关键作用。戴入导板的患者的CT或CBCT进行真实的3D图像数据收集，其中导板的配准标志物（钛针或乐高积木）是可见的。通过将这些真实的3D配准标志物与软件投射的虚拟配准标志物相匹配，（实际）CT或CBCT数据集的虚拟坐标系和导板对齐。由于导板在X线检查之前安装在

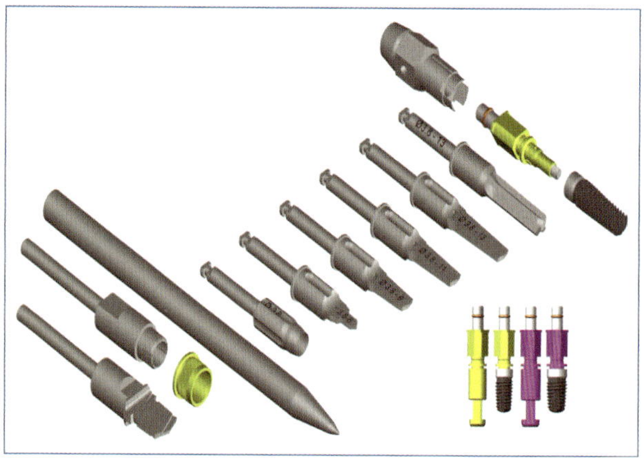

图2-52 完整的Camlog导航系统由定位钻和定位工具、枢轴、牙龈环切、先锋钻、4个增加长度的钻头和导向定位基台构成。

钻孔台（Schlick的六脚架或GonyX台或任何其他台面）上，因此可以将每颗种植体的虚拟坐标转移到钻孔台中。

除了钻孔计划外，两个软件都会生成一个控制打印件，可用于在放入导板后检查正确的套筒位置（图2-50）。检查套筒后，导板可用于引导手术。第一步是检查患者口腔中导板安放的正确、精确和可重复性。口腔内的安放必须精确地对应于在图像采集时的拟合。如果有足够数量的附着龈则可以进行不翻瓣手术，那么术后的并发症将会减少[13]。在牙龈切开后，在不增加黏膜的情况下进行种植窝洞预备。在病例A中，额外的拔牙和切除术需要进行黏膜切开手术。在病例B中，由于附着牙龈较大，可以进行不翻瓣植入（图2-60和图2-61）。建议在低速下钻孔以避免过热，这是因为钻头在种植窝洞预备中被水冷却较少。由于钻头在引导套筒中的摩擦，可能产生额外的热量。特别是，钻与引导环匹配系统具有有利的小钻孔体积和小切割线，其产生较少的热量。在Camlog Guide和Straumann Guide的情况下，制备的适当深度是可控制的，牙龈厚度必须加到测量的种植窝洞深度上。在手术后1年显示稳定和健康的软组织（图2-55），尽管患者从未更换过病例A中的临时固定树脂桥。在两种情况下（图

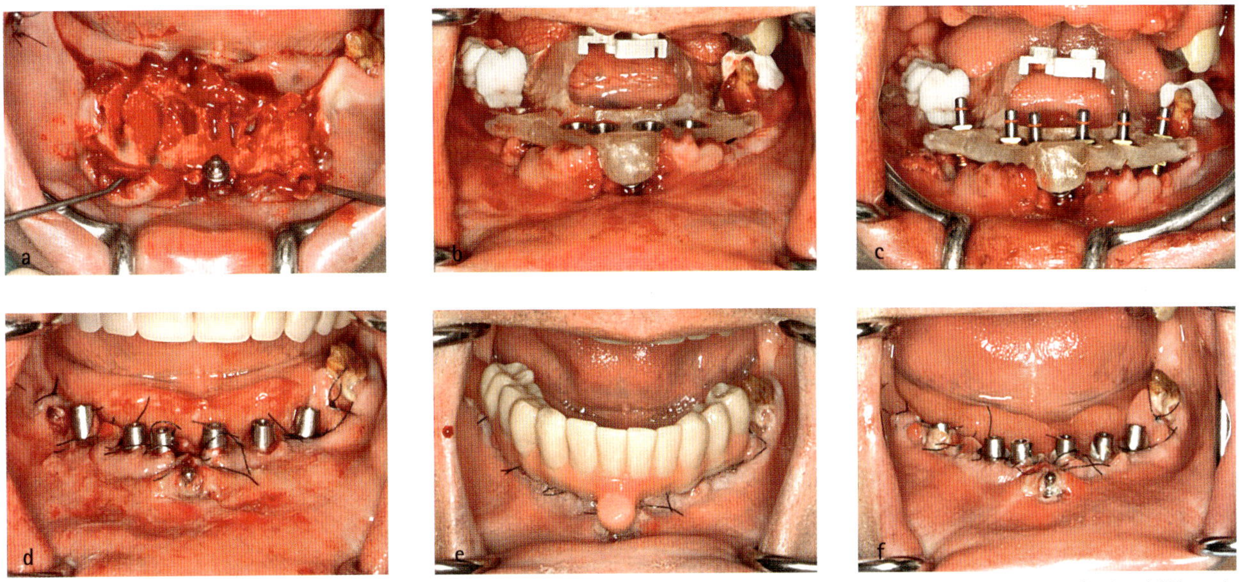

图2-53 （a~f）拔牙后牙槽嵴及骨膜下剥离。切开剥离放置手术导板，种植体植入，放置临时基台，临时冠桥的口内就位，术后第6天口内情况，拆线当天。

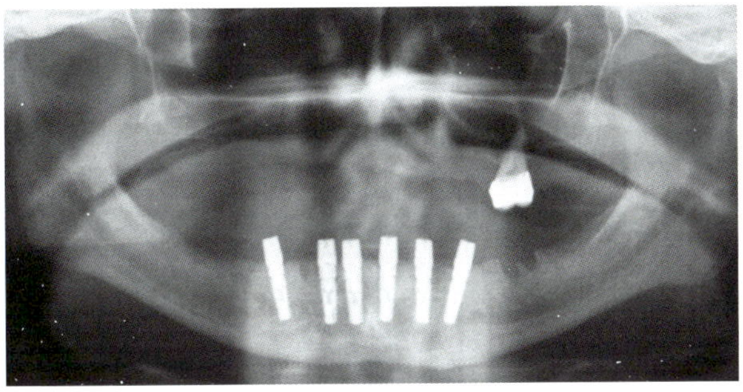

图2-54 术后曲面断层片。

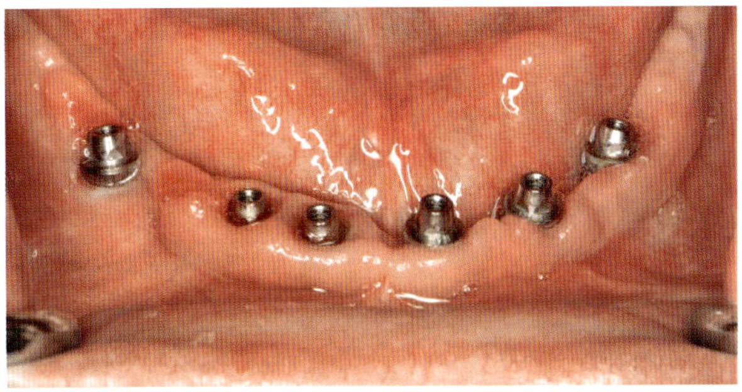

图2-55 1年随访时的口内情况。

2-54，图2-62和图2-63）都精确地复制了实际计划的情况，并且根据修复前规划可以完成最终修复（图2-64）。

立体光固化导板（ST）

导板制作的第一步与LT的第一步相同（表2-2）。与LT相反的是，用于引导钻孔的管未被牙科技师整合到放射导板中。外科导板代表了一个全新的导板，它是通过快速成型制作生成的。与LT相反，ST需要将放射导板通过CT或通过激光表面扫描另外扫描。此外，必须对患者进行一次佩戴放射影像导板的CT检查。两个数据集都必须加载到特定的设计软件中，并且需要进行匹配，以便将修复体（由放射导板表示）叠加在骨上。对于匹配过程，使用包含在导板中的配准标志物会很有帮助。这些标志物由8~12个标记点表示，这些点在射线影像中易于定位，并且应该远离伪影区（即由于牙冠和充填物造成的伪影的咬合面）。在汇总数据集之后，配准虚拟CT和真实导板。在更多技术术语中，计算DICOM数据集到导板的变换（即平移和旋转）。基于修复体和解剖情况之间的可见关系，虚拟以修复为导向的反向种植设计可以与LT导板设计的特点相当。一旦种植计划确定后，软件将创建STL数据集。该数据集被发送到制造中心，其中导板通过立体打印光固化技术生成。

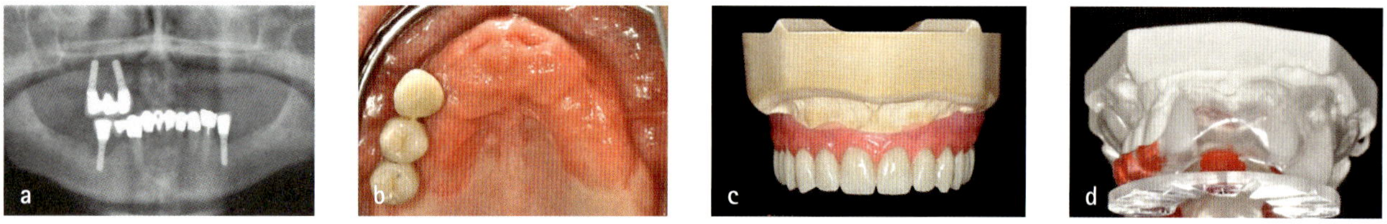

图2-56 病例B：（a）曲面断层片。（b）临床情况。（c和d）诊断蜡型转化为X线阻射的放射导板。

图2-57 templiX板包括coDiagnostiX设备的配准标志物，以3个钛针（箭头所示）表示。

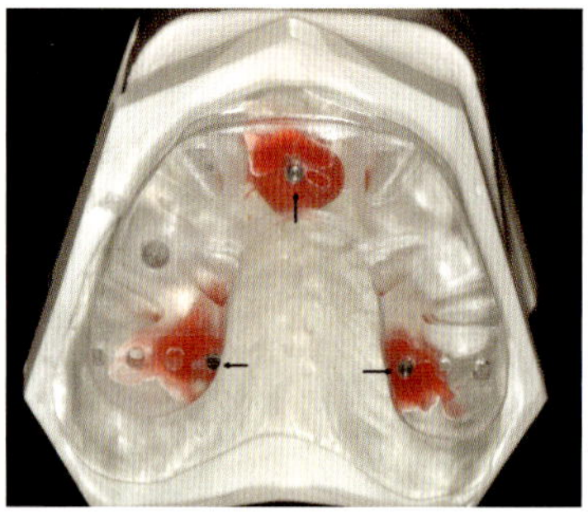

图2-58 颊腭向剖面通过种植体的虚拟规划（病例B）。可以清楚地评估出种植体轮廓、理想种植体轴向和黏膜厚度。

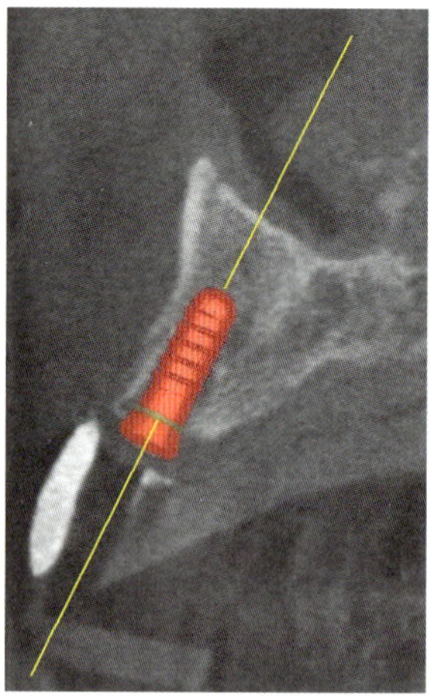

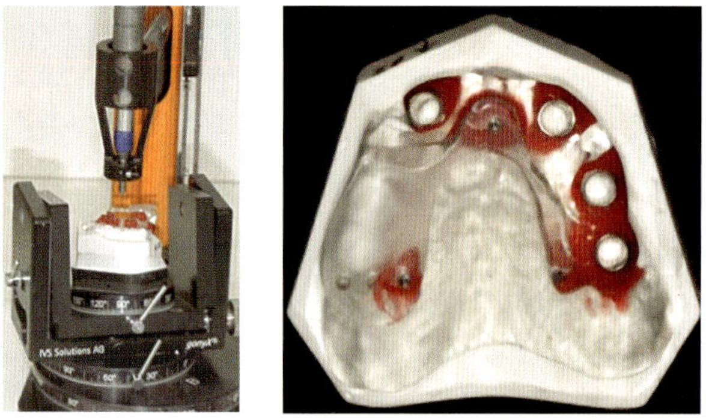

图2-59 在虚拟计划之后，导板安装在GonyX钻孔台上，并且根据虚拟计划将用于引导的套管结合到导板中。

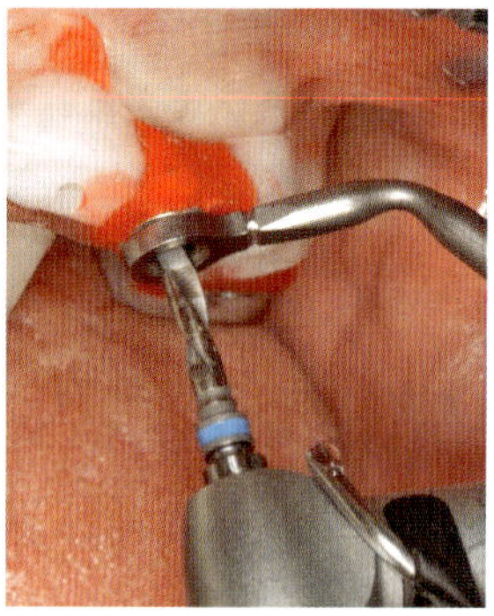

图2-60 根据Straumann Guide装置的套管与引导环匹配方案制备种植窝洞。

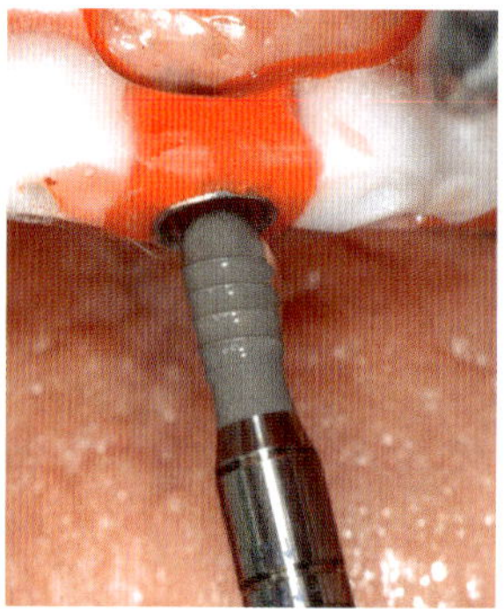

图2-61 通过引导环完全引导种植体植入。

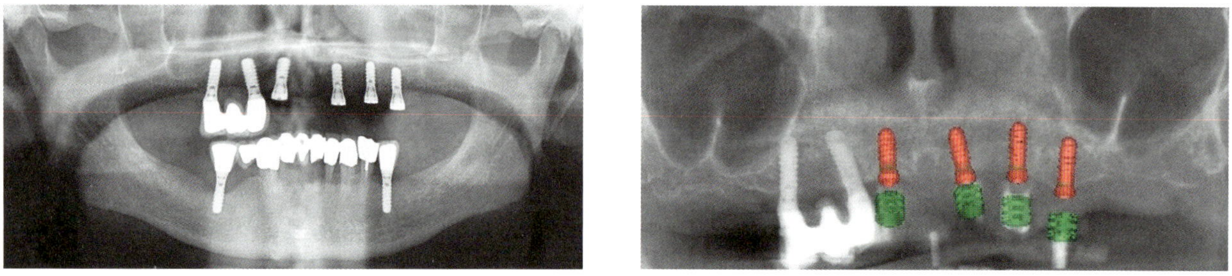

图2-62 术后曲面断层片与虚拟重建的全景影像。

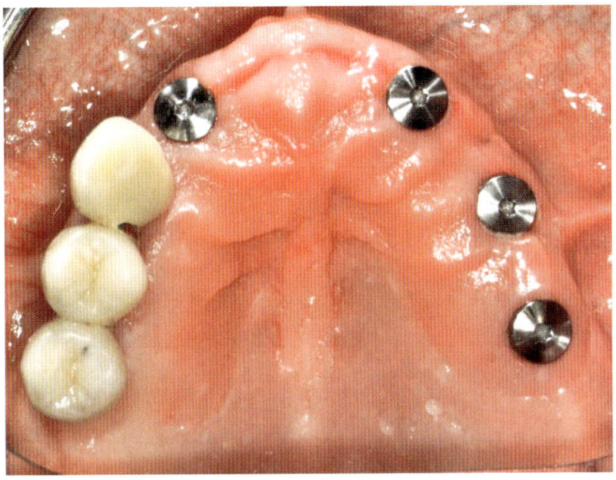

图2-63 不翻瓣手术后1周的临床口内情况。

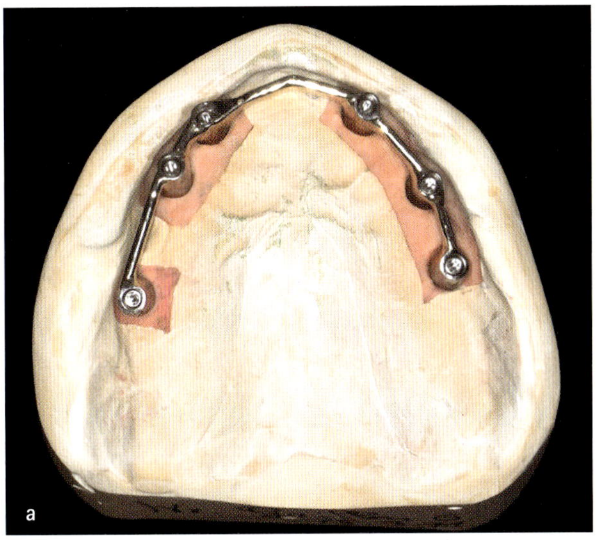

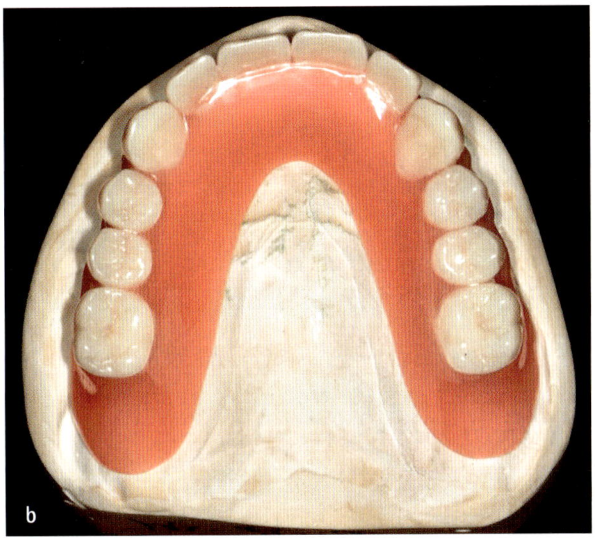

图2-64 （a和b）戴入口内前的最终修复。

导板种植手术的准确性

除了可广泛应用之外，整体精度是手术导板使用的主要决定性因素。德国标准化研究所（Deutsche Institut für Normung或DIN）将误差定义为“不符合要求规范的特征值（DIN1319-4 1999）”[14]。这里定义为与正常值相对的任何偏差比通常认为的误差要更确切。

在测量技术中，两种误差是不同的：①随机误差：是由于在测定过程中一系列有关因素微小的随机波动而形成的具有相互抵偿性的误差。②系统误差：在重复性条件下，对同一被测量物进行无数多次测量所得结果的平均值与被测量的真值之差。另外，必须研究随机误差，以便得出精度规律和偏差。为了避免额外风险，与精准解剖结构的安全距离应该补偿预期的误差。

为了更好地理解，请仔细查看整个操作流程（图2-65）。可以根据广义高斯误差来计算总误差，其包含不同误差的相关性。在相关的情况下，总误差甚至可能小于单个误差。然而一般来说，具有最大值的误差对整体误差的影响最大。

最重要的误差是由于CT或CBCT的有限分辨率。在这种情况下，奈奎斯特（Nyquist）频率必须被提及，即最高精度只能是分辨率的2倍。在CT的情况下，分辨率是各向异性的，即前进轴和图像平面具有不同的分辨率，而在数字断层摄影中，分辨率是各向同性的。CT分辨率约为0.5mm，DVT分辨率在0.1～0.4mm[15]。因为在各向异性分辨率下，3个坐标轴的计划精度不同。

此外，设计取决于成像对比度。因此，Loubele等测量了CT和DVT中小牙胺尖点的距离。两种不同的成像断层扫描仪的准确度相同：（0.5±1.2）mm[16]。因为头部移动，患者在CT检查期间可能产生了另一个高达5mm的误差[17]。

设计软件产生了其他误差，例如配准误差，计算误差和由于数字程序引起的算法误差。有限的显示器分辨率和CT图像的缩放是额外的误差源。

导板本身的制作还存在其他误差。在LT的病例中，另一个误差取决于石膏模型的准确性，这一误差是如此之高以至于可以忽略。Wenz及其同事们报告（10±5.5）μm[18]。

术中造成的误差：

1. 导板就位错误。
2. 引导钻的钻头偏差。
3. 由于钻头和种植体植入的力导致的手术导板变形。

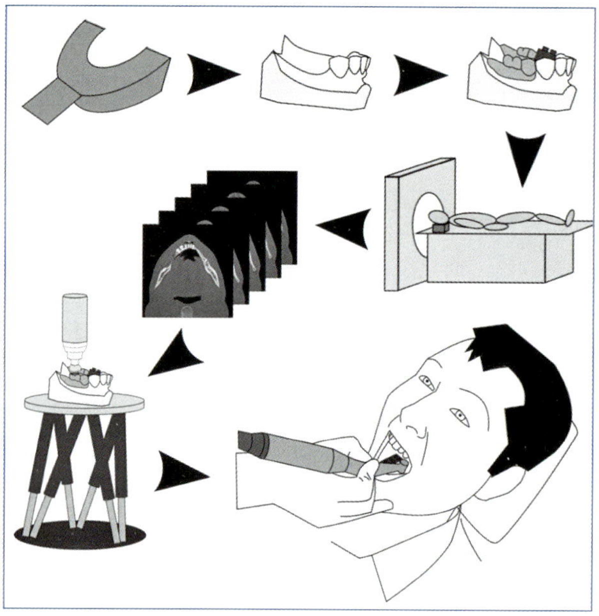

图2-65 完整的误差链：印模→石膏模型→放射线阻射导板制作→CT扫描→导板修改→引导环放入→种植手术。

为了测量总体准确度，采用了几种研究方法。这些当然会展示其他误差。

由于已经描述了整体误差的起源，在文献中应该定义产生的测量误差。植入位置具有6个自由度，其中一个度（即围绕植入轴的旋转）可以被忽略。3个自由度涉及沿3个轴（x，y，z）的平移，3个涉及围绕这些轴的旋转。平移误差可以在修复体或顶点水平给出。由于角度误差，顶点水平的平移误差高于修复水平的平移误差。如上所述，围绕植入种植体轴线的旋转不能通过传统的引导系统确定，并且取决于内部修复结构是否对齐，例如一侧的缺口和凹槽以及另一侧的螺距，它可以被忽略。

总体误差通常不报告为三维矢量和两个角度，而是作为一维平均方根误差和角度。此RMS误差（或有时报告为xyz误差）计算如下：

$$\varepsilon_{xyz} = \sqrt{\varepsilon_x^{\ 2} + \varepsilon_y^{\ 2} + \varepsilon_z^{\ 2}}$$

由于这些一维误差被报告为随机误差，如均值和标准差，因此问题出现了为什么这些不显示零均值？如上所述，随机误差为零均值。三维矢量的每个分量具有或至少应该具有零均值，但绝对（即Euclidean或RMS）距离不具有。后者是平方分量之和的平方根。虽然报告为正态分布，但它不是正态分布的。图2-66将正态分布和模拟绝对误差与标准正态分布误差进行比较（一个零均值和标准偏差）围绕3个坐标轴中的每个轴。由此产生的RMS误差分布是右倾的并且低估了高分位数。与正态分布不同，正态分布的上限很容易通过求和平均值和标准偏差的1倍、2倍和3倍来计算，其中包含84.1%、97.7%和99.9%的数据，这种新颖的分布包含的数据较少。

相比之下，角度误差不是作为三维矢量而是作为单个角度误差报告。它是在计划和实际植入位置之间的平面中确定的。

虽然略高于50%的病例会表现出更高的准确性，但一维平移误差的平均值并不是衡量安全距离的好方法。虽然平均值和标准偏差的3倍之和不包含99.9%而是99.5%，但这个数字给出了一个很好的上限误差边界。

根据系统（表2-3），因此应考虑相对精细的解剖结构在顶点水平应有1.8～8.4mm的安全距

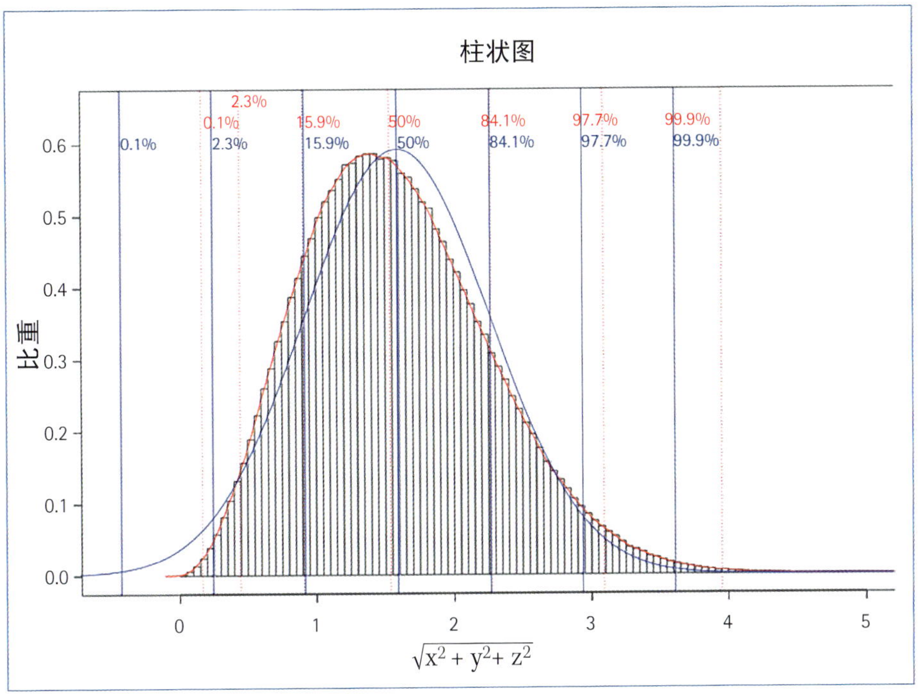

图2-66 绝对平移误差和概率密度函数的直方图。蓝色线表示正态分布的分位数，红色线分位数表示绝对误差的分布。

表2-3 在科学文献中报道的整体精度。第1列为研究者，第2列为导板系统，第3列为修复体水平的绝对位移误差，第4列为顶点水平的绝对位移误差，第5列为角度误差，第6列为研究类型：（C）尸体；（M）模型；（H）人

研究者	导板系统	修复体水平的绝对位移误差（mm）	顶点水平的绝对位移误差（顶端种植体）（mm）	角度误差（°）	研究类型
van Steenberghe et al, 2002[19]	Litorim	0.8 ± 0.3	0.9 ± 0.3	1.8 ± 3.8	C
Van Assche et al, 2007[8]	NobelGuide	1.1 ± 0.7	1.2 ± 0.7	1.8 ± 0.8	C
Sarment et al, 2003[20]	Simplant	0.9 ± 0.5	1.0 ± 0.6	4.5 ± 2.0	M
Di Giacomo et al, 2005[6]	Simplant	1.5 ± 1.4	3.0 ± 1.8	7.3 ± 2.7	H
Ozan et al, 2009[21]	Stent Cad	1.1 ± 0.7	1.4 ± 0.9	4.1 ± 2.3	H
Behneke et al, 2011[22]	Med 3D	0.3 ± 0.2	0.5 ± 0.3	2.1 ± 1.31	H
Van Assche et al, 2010[8]	NobelGuide	0.6 ± 0.3	0.9 ± 0.4	2.2 ± 1.1	H
Nickenig et al, 2010[23]	CoDiagnostiX	0.9 ± 1.1（内侧–外侧） 0.9 ± 1.2（前后）	0.6 ± 0.6（内侧–外侧） 0.9 ± 0.9（前后）	4.2 ± 3	H

离，来考虑修复体部件的密合度，此时系统仅允许通过使用被动就位技术即刻修复并且将牙修复体粘接在口腔中。

优点和缺点

首先，导板的最大优点是可以将计划的种植体位置转换为在种植手术中转换成精准的确定位置。与自由手植入相比，计划的种植体位置允许更好的修复体效果，尤其是在无牙颌患者中。

其次，人类视觉系统对深度感知能力有限。从视觉力水平考虑，距离和角度比深度更准确。此外，空间和视觉限制了角度判断能力。手术导

板保证植入位置良好。

不翻瓣手术取决于外科医生的定向能力。在有的上颌窦或其他骨量不足的无牙颌病例中，手术导板成为一种有用的工具。不翻瓣手术已被证明可以降低患者的术后并发症，对接受抗凝治疗的患者尤其有益，因为很少发生术后出血。由于钻头的精确引导，准备好的种植窝洞保持尽可能小，与徒手钻孔相比，这可以导致更高的初期稳定性。

当然，手术导板的最大缺点是额外的成本和耗时。另外，外科医生必须意识到钻孔导板的精度有限，这主要是由于在设计期间有限的放射分辨率。

尽管有这些优点，导板引导手术并不能代替口腔外科手术或手术技能。在熟练的外科医生手中，手术导板是实现更好和更可预测手术效果的一种非常好的方法。

2.6 种植体植入和负荷的时机

J. Thomas Lambrecht

种植体植入时间

种植体的植入时间不同。最初在20世纪80年代，种植体被植入到拔牙后愈合的窝洞内。牙齿拔除后即刻种植术始于20世纪90年代[1]，并在2005年被Araujo等通过实验证明[2]。他们发现，在比格犬拔牙创植入种植体显然不能阻止在拔牙窝壁上发生的骨重建。这个研究建议，在拔牙后发生的牙槽骨吸收必须与在新鲜拔牙创中植入种植体一起考虑[2]。

Schropp等[3]在46位患者中随机评估了钛种植体即刻植入与延迟植入在拔牙窝内后的骨愈合情况。这里，在即刻种植的情况下，拔牙窝中的种植体的相关骨下缺损中产生新骨。

在Cochrane对拔牙后种植体植入时间的系统评价中，未发现足够的证据来确定即刻、早期或延期种植的可能优缺点[4]。

种植体植入的时间分为4种类型：拔牙后即刻种植、软组织愈合后早期种植（4~8周）、部分骨愈合后早期种植（12~16周）和延期种植（6个月以上）[5]。种植体植入时所需的临床情况包括从无愈合到拔牙后部位的完全愈合（表2-4）。作为选择何种类型的种植体植入时机的有用指南，可以通过有12个方面（表2-5）的美学风险评估（ERA）[5]。

在4类标准基础上，Chen和Buser[6]通过PubMed检索和选定期刊的人工检索进行识别，以确定报道拔牙后种植体结果的英文临床研究。他们得出结论，骨增量手术可有效促进拔牙后种植体的骨再生和消除骨缺损，并且即刻（1型）和早期种植（2型和3型）比延期种植（4型）更成功。大多数研究报道存留率超过95%。对于即刻（1型）和早期（2型）种植，观察到相似的存留率。唇颊侧黏膜边缘的退缩在即刻种植（1型）中是常见的。风险指标包括薄龈组织生物型、种植体的偏唇侧植入错位、唇侧骨壁薄或受损。

表2-4 拔牙后种植体植入时间的分类和描述性术语［表格来源：Implants in Post-Extraction Sites-a literature update. In: Buser D, Wismeijer D, Belser U (eds). ITI Treatment Guide, vol 3: Chen S, Buser D; Implant Placement in Post-Extraction Sites. 10. Quintessence, 2008］

分类	描述性术语	拔牙后的时期	种植体植入的理想临床情况
1型	即刻种植	0	拔牙创骨组织与软组织无愈合
2型	软组织愈合后早期种植	通常4~8周	拔牙部位软组织愈合，无骨愈合
3型	部分骨愈合后早期种植	通常12~16周	拔牙部位软组织愈合，骨显著愈合
4型	延期种植	通常6个月甚至更久	拔牙部位完全愈合

表2-5 美学风险评估（ERA）从12个方面进行评估，影响拔牙术后种植体治疗效果的因素［表格来源：Buser D, Wismeijer D, Belser U (eds). ITI Treatment Guide, vol 3: Chen S, Buser D; Implant Placement in Post-Extraction Sites. 10. Quintessence, 2008］

美学风险因素	低	中	高
全身状况	免疫系统完整的健康和合作的患者		免疫系统下降
吸烟习惯	不吸烟	少量吸烟（<10支/天）	重度吸烟（≥10支/天）
患者美学预期	低	中	高
笑线	低	中	高
牙龈生物型	低扇形，厚	中等扇形，中厚	高扇形，薄
牙冠形态	矩形		三角形
种植位点感染	无	慢性	急性
邻牙骨水平	与接触点≤5mm	与接触点5.5～6.5mm	与接触点≥7mm
邻牙修复状态	无修复体		有修复体
缺牙部位宽度	1颗牙（≥7mm）	1颗牙（<7mm）	2颗牙或更多
软组织解剖	软组织完整		软组织缺损
牙槽嵴解剖	无骨缺损	水平向骨缺损	垂直向骨缺损

早期种植（2型和3型）与即刻种植（1型）相比，黏膜退缩的发生率更低[6]。当种植体被植入至感染部位时，在这样一种特殊情况下，Waasdorp等[7]基于Medline/PubMed系统的文献搜索，认为种植体可以植入到有根尖周和牙周感染的部位，但在种植之前必须彻底清除这些部位的感染。通常进行引导骨再生以充填骨-种植体间隙和/或拔牙窝缺损。尽管存在争议，但应使用全身性抗生素，直到进一步的对照试验证明不需要如此。

拔除牙齿并进行即刻种植受许多因素影响，这最终影响整个治疗计划[8]。在决定即刻或延迟种植时，仔细选择合适的病例是避免治疗失败和美学并发症的最重要因素[9]。在拔牙后采用即刻种植修复时，诊断和治疗计划是取得成功的关键因素[10]。即刻种植的优势，例如整体治疗时间缩短、手术时间减少，从而降低总体成本，前牙松动度可能暂时不是最关键因素。目前尚不确定何时以及是否能够对这一主题有最终结论。

种植体负荷时机

根据之前的定义并考虑Cochrane报告[11]和第四届ITI共识会议，Gallucci等[12]推荐以下种植体负荷定义：

- 常规负荷：未戴入临时修复体，种植体在植入后愈合期超过2个月。
- 早期负荷：植入种植体后1周至2个月，将修复体连接到种植体上。
- 即刻负荷：在种植体植入后1周内完成种植体的修复。

根据Gallucci等[12]最新的关于种植体负荷的共识性陈述：

对于无牙颌下颌骨和上颌骨，现有文献支持植入粗糙表面种植体后6～8周内，下颌固定或可摘义齿，上颌骨固定义齿修复体。因此，对于大多数患者而言，在这些时间段内为这些牙种植体进行修复应该被视为常规。

在这段时间内（6～8周）种植体支持上颌覆盖义齿修复的证据较少。同样，2～6周在无牙颌牙弓中种植进行修复的科学证据仍然有限。

对于下颌无牙颌，文献支持粗糙表面种植体可以用固定修复体或覆盖义齿即刻修复。

在上颌无牙颌的情况下，文献支持对粗糙表面种植体可以采取即刻修复。这两个共识声明都是在治疗过程复杂的情况下做出的。对于具有相当的知识、经验和技能的临床医生，关于上述适应证，本方案内的治疗可被视为有效的治疗选择。对于上颌无牙颌，存在的数据不足以支持种植体支持式即刻修复的覆盖义齿修复。对上颌和下颌无牙颌，建议在特定条件下进行常规负荷（等候2个月以上）。这些特殊症状包括但不限于牙槽嵴骨增量、上颌窦底提升，以及存在口腔副功能、上颌覆盖义齿并且需要与患者实际状况结合考虑。

对即刻单颗种植体的即刻修复和负荷的Meta分析显示，与延期种植即刻修复/即刻负荷相比，即刻种植的风险更高[13]。

预计今后将有更多的科学证据支持CAD/CAM技术。这些将在种植治疗方案中变得更加突出[14]。

2.7 短而窄的“鳍式”种植体

Vincent J. Morgan

短而窄的“鳍式”种植体的历史

Bicon系统起源于1968年，美国陆军资助Thomas Driskell在俄亥俄州哥伦布的Battelle纪念研究所开发一种独立式单牙替代种植体。

Driskell的初始种植体——Synthodont，由高密度氧化铝制成[1]。1981年，他推出钛合金种植体——Titanodont[2]。目前的Bicon种植体于1985年作为精准“鳍式”种植体引入，随后称为Stryker种植体（图2-67）[3]。1985年生产的所有组件和仪器与今天生产的种植体、组件和设备完全兼容。

Bicon与其他种植体的区别仅在于其独特的几何形状。与所有种植体一样，Bicon的几何设计决定了它的临床和机械能力。

设计背后的科学

1892年，德国外科医生Julius Wolff发表了他的开创性观察结果，即骨改变其外部形状和内部松质骨结构，以应对其上的压力[4]。Wolff医生的骨建模和重塑定律是经过时间验证的，临床上成功的Bicon设计背后的科学，该设计需要理解和应用许多基本的生物、机械和冶金原理，当5.0mm超短种植体和3.0mm窄种植体设计能够生物相容地将咬合力从其修复体转移到其周围的骨数十年时（即使是未经修饰的修复体），这也是一项重大的工程挑战。

最重要的是，短和窄种植体的设计使它的每一个特征都得到了优化，是以往任何一款种植体所不能同时拥有的（包括了种植体可用表面积和长度）。

临床成功是需要对种植体所有特征进行适当的整合。Bicon经过验证的全面设计概念为临床医生和患者提供了临床功能，例如骨下种植体植入（图2-68），采用360° 通用基台从而获得无炎症细菌下密封连接（图2-69）。

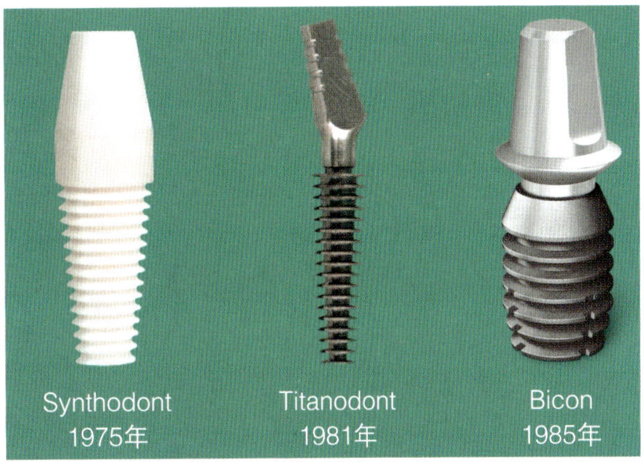

图2-67 Synthodont、Titanodont和Bicon种植体[1-3]。

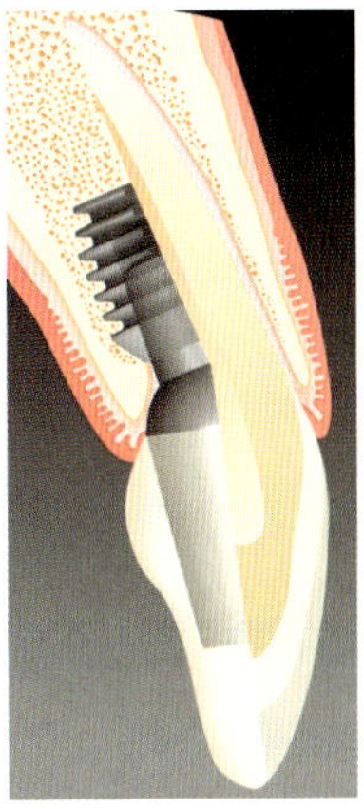

图2-68 图解Bicon设计。

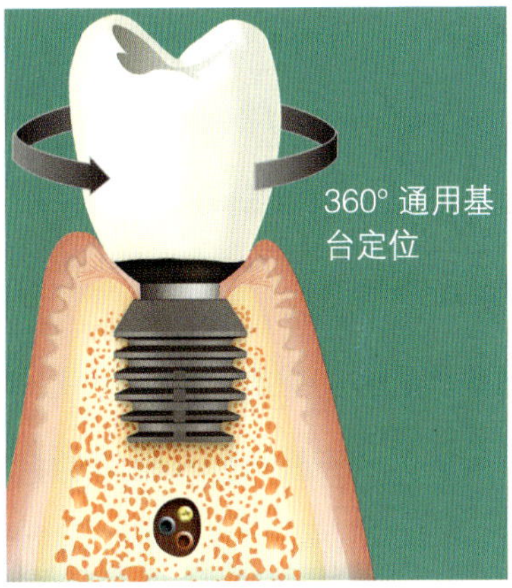

图2-69 图形描绘了360° 通用基台定位。

设计的主要特点

自1985年成立以来[3]，Bicon一直有3个重要的设计特征（图2-70），其功效已通过大量临床试验证明。首先，Bicon种植体在基台和种植体之间具有防菌的1.5° 锥度（磨削或冷焊）连接（图2-71），能够进行360° 的通用基台定位。防菌连接消除了与临床气味、味道、炎症和骨质吸收相关的感染性细菌。常见于基台螺纹连接处（图2-72）[5-7]。

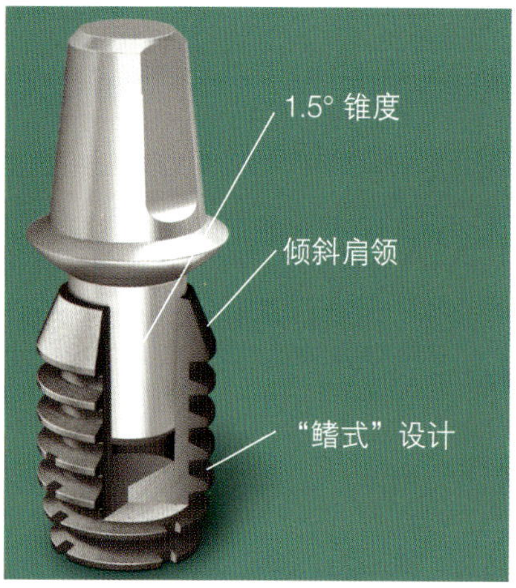

图2-70 Bicon设计的图片特征：“鳍式”设计，倾斜肩领，防菌的1.5°锥度连接体。

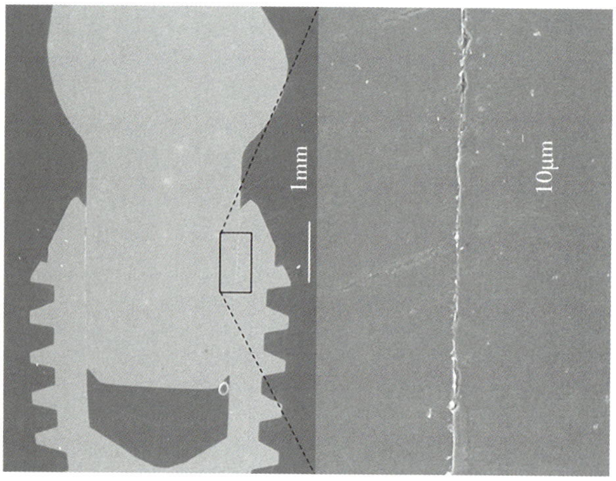

图2-71 描绘密封连接的电子显微镜照片[8]。

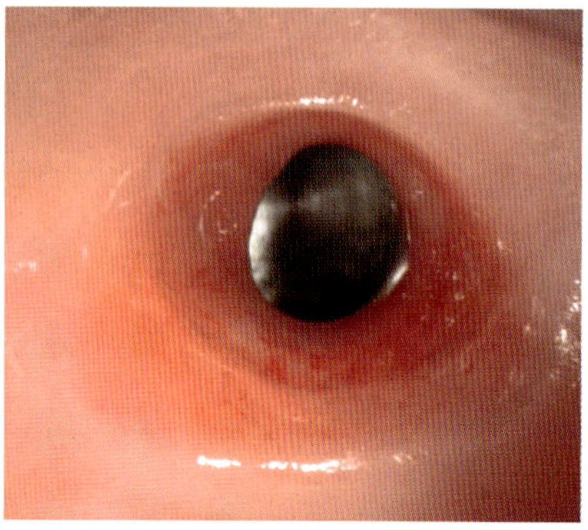

图2-72 种植窝和软组织龈沟的视图。

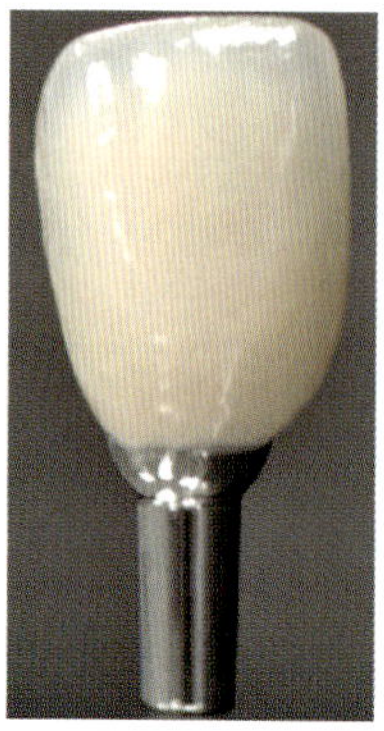

图2-73 一体式基台冠（IAC）[9]。

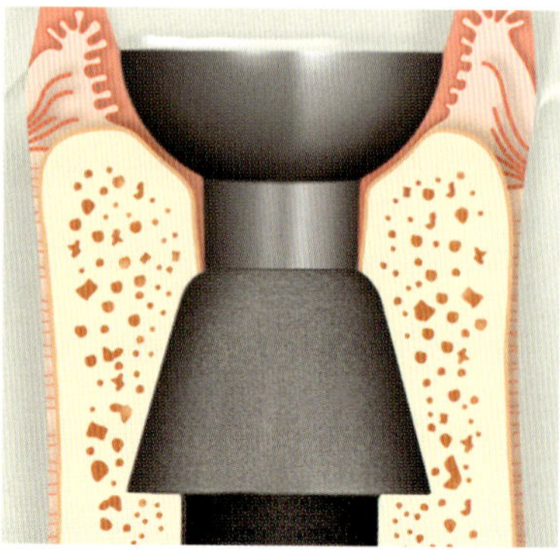

图2-74 描绘“倾斜肩领”和“肩台连接”的图像。

由于临床医生了解细菌对牙齿周围牙槽骨的有害影响，所以对于细菌而言，密封连接的优点是显而易见的[5-6,8]。

360°的通用基台定位提供了牙冠口外粘接；使用无粘接和无螺纹的一体式基台冠™（图2-69，图2-73和图2-105）[9]；修复体的口内敲击连接，消除了切割、分度和焊接的需要；随着时间的推移，可以对基台进行多次轻松拆除；并且在修复之前、期间甚至之后都进行轻微的修复体美学遮挡和旋转调节。此外，它提供了使用修复体定位和固定基台的机会，即使种植体之间是不平行的（图2-125，图2-127，图2-133和图2-136）。

其次，Bicon种植体有一个倾斜肩领，当它位于骨嵴下方时，便于将咬合负荷适当地转移到骨组织中（图2-74）[10]。更实际的是，即使种植体与另一颗种植体或牙齿相邻，通过为牙间乳头提供足够的骨支撑，倾斜肩领也可以促进种植美学的修复。自1985年以来，倾斜肩领设计一直是合理的生物学宽度的基础，早在“平台转移”这个术语被创造出来之前[11-12]。

再次，自1985年以来，Bicon种植体呈平台状、锥形、根状结构，比相同大小的螺纹种植体增加了大约30%以上的表面积[13]。更重要的是“鳍式”种植体提供了牙周膜内成骨的快速形成（每天20～50μm），产生独特的皮质样哈弗氏

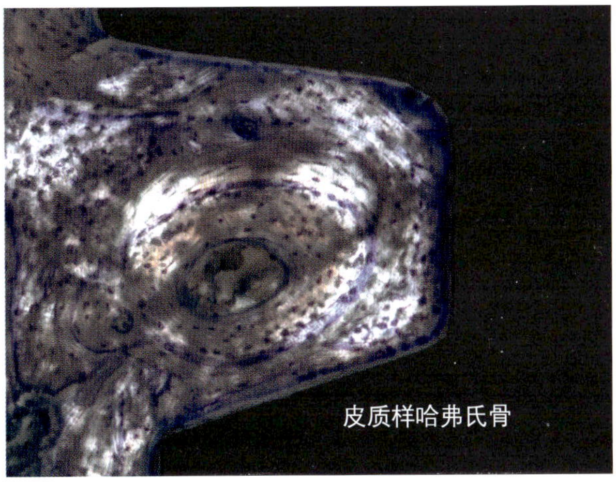

图2-75 Bicon种植体的偏振光学显微照片，经过3年的功能性负荷后回收，描绘了“鳍式”螺纹之间区域中央部分的皮质样圆周层状构型。（图片来源：PG Coelho）

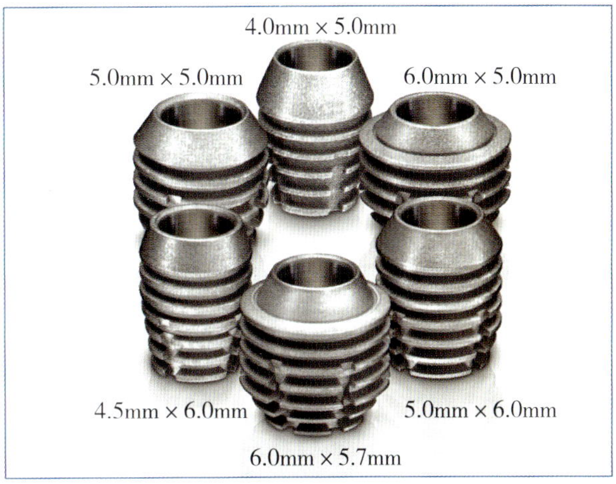

图2-76 超短种植体。

骨，具有不同的临床性能，其种植体螺纹周围骨附着速度较慢（每天1～3μm）（骨是由成骨细胞介导细胞间形成的骨）（图2-75）[13-14]。可以类比土壤中的桩子和固化水泥中的桩子的机械性能。此外，种植体平台提供了骨的压缩力转移[11,15]。

短的“鳍式”种植体

自1985年以来，Bicon的8.0mm短种植体一直在使用，自1997年和2010年以来，分别使用5.7mm和5.0mm超短种植体（图2-76～图2-78）。

一种细菌密封、1.5°锥度冷焊接基台-种植体连接、骨下植入常有“鳍式”螺纹的倾斜肩领、锥形、根形体[11]，这些特征不仅通过将咬合力转移到骨内可承受的应力来代偿种植体的应力集中；它们还保证了种植体周围组织健康的牙龈美学（图2-72）以及具有中央血管系统的皮质样骨的愈合组织形成（图2-75）。更重要的是，整个设计为患者和临床医生提供了在只有少量骨高度和宽度的缺牙位点的种植体植入成为可能。这种能力不仅避免了骨移植手术的成本和发病率，而且避免了无法植入种植体的许多有形和无形成本。

由于它们的长度短只有5.0mm，并且能够与

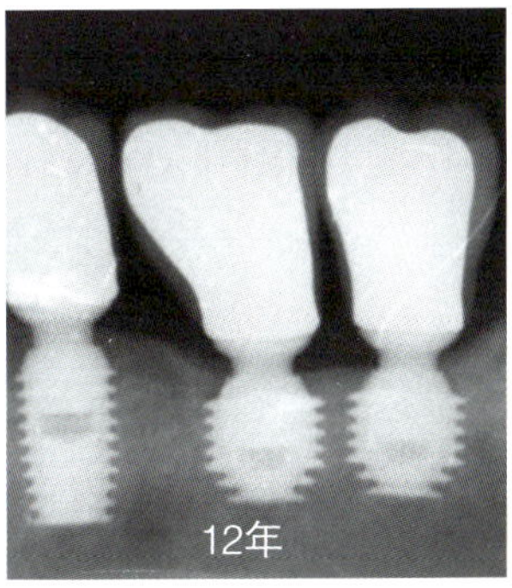

图2-77 术后12年的X线片。

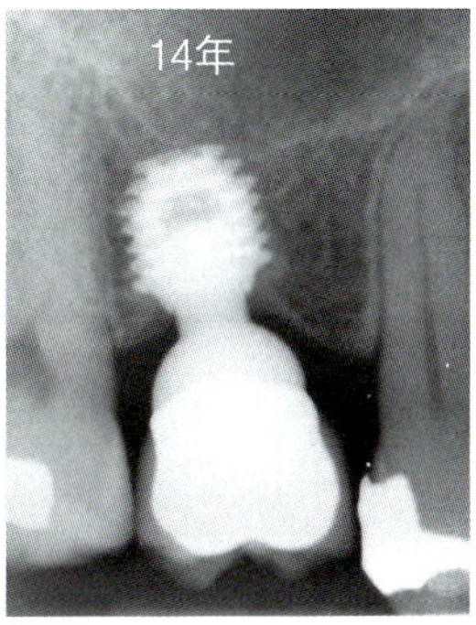

图2-78 术后14年的X线片。

未经固定的修复体一起使用，因此可以避免广泛而昂贵的治疗，包括骨移植、神经移位，以及定制附件的复杂修复导板等常规的外科手术（图2-79～图2-83）[16]。

每当医生能够自信地为患者提供直接且经济有效的种植术而没有骨移位术的固有风险和费用时，种植治疗的接受度显然会增加[16]。

窄的“鳍式”种植体

Bicon系统提供直径为3.5mm的种植体，自2010年开发出直径为3mm的种植体。Bicon的窄种植体有助于恢复先天缺失的上颌侧切牙和下颌切牙以及萎缩性牙槽嵴，种植体的倾斜肩领增强了

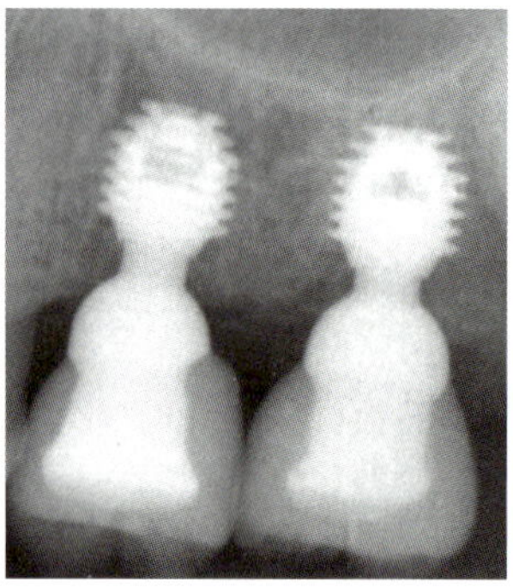
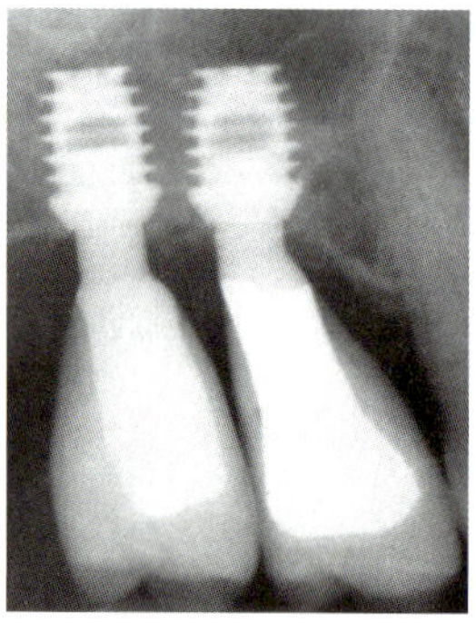

图2-79和图2-80 短种植体相对于上颌窦的影像学表现。

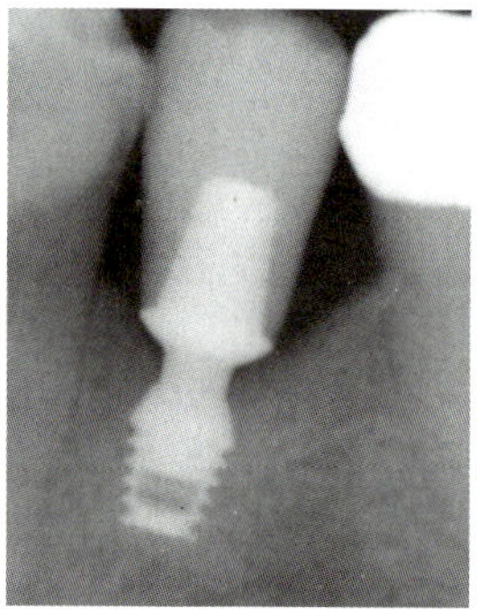
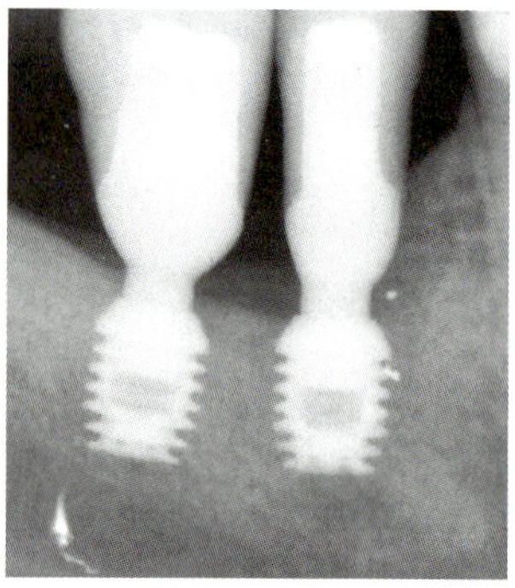

图2-81和图2-82 短种植体相对于下牙槽神经管的影像学表现。

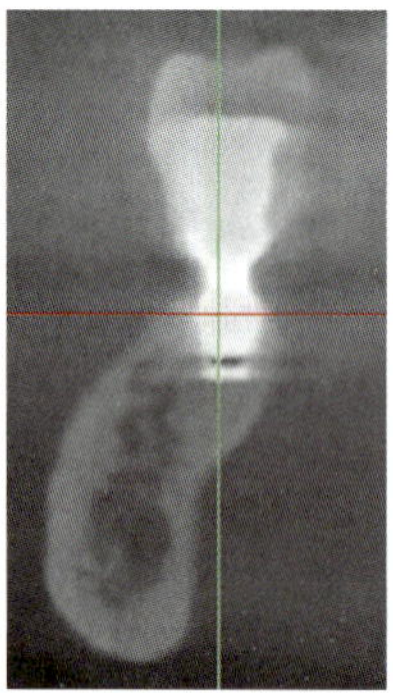

图2-83 CT扫描断层图像显示4.0mm×5.0mm种植体种植2年后成功的种植位点。

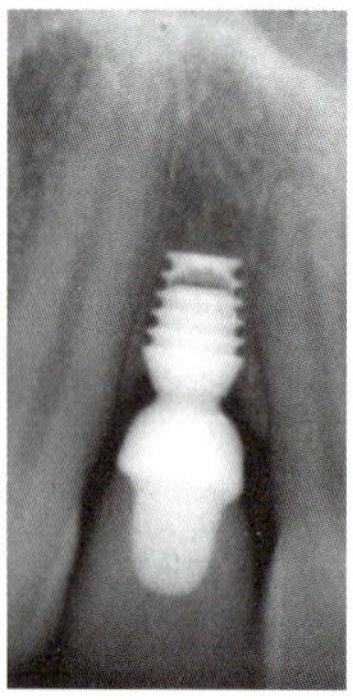

图2-84 修复4.0mm×5.0mm理想半球形种植体的影像学研究。

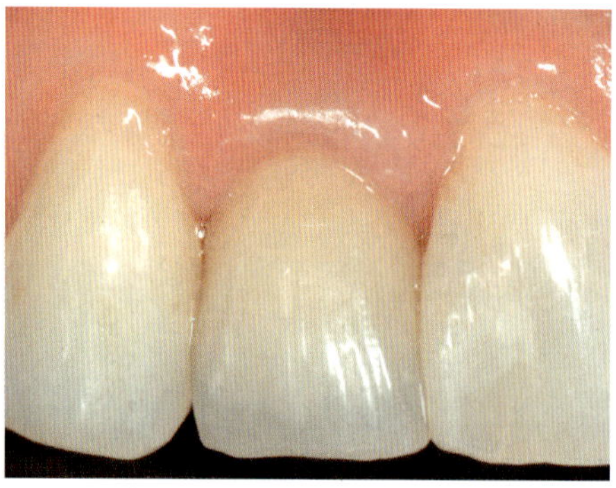

图2-85 修复4.0mm×5.0mm种植体支持式修复体的临床口内照。

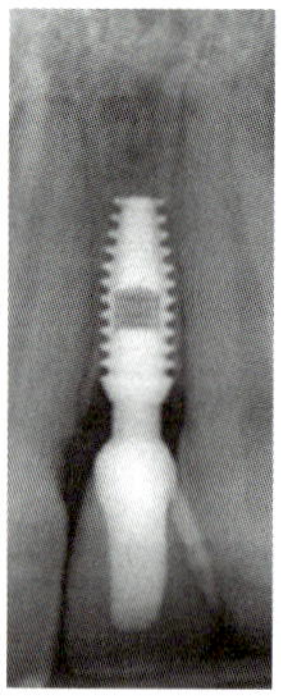

图2-86 修复3.0mm×8.0mm种植体的X线片。

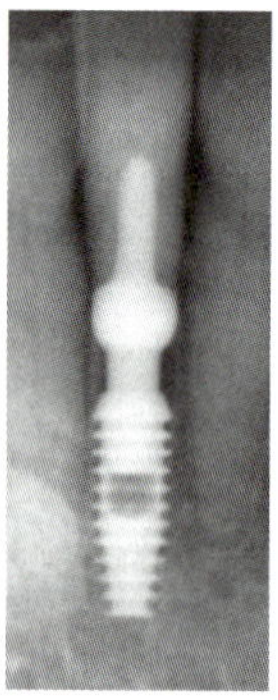

图2-87 3.5mm×8.0mm种植体术后5年X线片。

对牙槽骨的保护，同时为牙间乳头提供了空间，即使在空间极小的情况下也能提供自然的牙龈美学效果，因为种植体的平台在种植位点窝洞处的直径只有2.0mm（图2-84～图2-87）。

围绕短而窄的“鳍式”种植体的种植体周围骨

Bicon种植体通常不会造成骨吸收。事实上，种植体植入后的骨量增加已经有很好的记录，就像这个随访7年病例（图2-88和图2-89）。

Yoo等[17]评估了347颗即刻负荷的Bicon种植体周围的牙槽骨水平的变化，并且报告了149颗种植体（32.2%）中没有骨吸收或骨增加，其中5颗种植体获得超过2.0mm的骨增量。Urdaneta和合作者报告说，326颗种植体中有81颗在牙冠戴入平均约70.7个月后表现出牙槽骨增加[16]。回顾性研究表明，种植体植入后其周围骨量的增加与种植体相对应的天然牙相关；用球形基底的预成基台修复；磷酸钙涂层（Integra-CP）种植体；直径5.0mm、长8.0mm的种植体，而不是直径5.0mm、长11mm的种植体；以及每日摄入的非甾体类抗炎药量（NSAIDs）。

Bicon种植体周围记录的牙槽骨稳定性可能是对机械负荷的生物学反应。Wolff表示，骨会根据功能应力改变其外形和内部结构[16]。Frost提出了用于骨塑形的最小有效应力（MES）的概念，其范围为1500～2500με，并报告了位于MES以上应力将导致皮质骨质量和结构发生改变，所以应将应力保持在该阈值内或低于该阈值[18]。回顾性研究表明，直径5.0mm、长8.0mm的磷酸钙涂层（Integra-CP）Bicon种植体周围骨量的增加随牙冠的戴入显著增加相关[16]。笔者假设下颌后部咀嚼力产生的应力大小分布在直径5.0mm、长8.0mm的Bicon种植体周围；使得与种植体接触的骨的负荷量等于或高于骨重建所需的最小有效应力水平，从而导致骨量的正向增量，这在骨密度和牙槽嵴高度方面均有所体现（图2-90和图2-91）[16]。

临床研究表明，通过增加牙冠与种植体比率（C/IR）来使应力增加后发现并不会在Bicon种植体周围骨产生有害影响。一项研究报告C/IR高达4.95：1，对单牙Bicon种植体的牙槽骨水平没有显著影响[19]。Birdi及其同事评估了309颗短Bicon种植体，并得出结论，C/IR与牙槽骨水平之间没有统计学上的显著相关[20]。Schulte等报道了889个冷焊接锥度连接单颗种植体修复病例中有的16个失败的种植病例，并得出结论，那些功能性种植体和那些失败的种植体的C/IR之间没有临床显著差异[21]。

对于Bicon种植体，咬合力主要通过平台之间的骨消散；而对于螺纹根形的种植体来说，力通过种植体螺纹的内径和外径区域分布[11]。Bicon种植体上平台之间的独特应力分布导致独特的骨微观结构。一项人体检索研究表明，在皮质骨和骨小梁区域垂直于种植体的长轴并且沿着种植体的长轴（“鳍式”螺纹之间）运行的类似哈弗氏的微观结构，揭示了功能性负荷的Bicon种植体随着时间的推移发生独特的骨微观结构演变[22-23]。

临床情况：手术

Bicon种植体不仅可用于所有传统治疗，更重要的是，可用于仅针对采用Bicon设计操作或可能的技术。

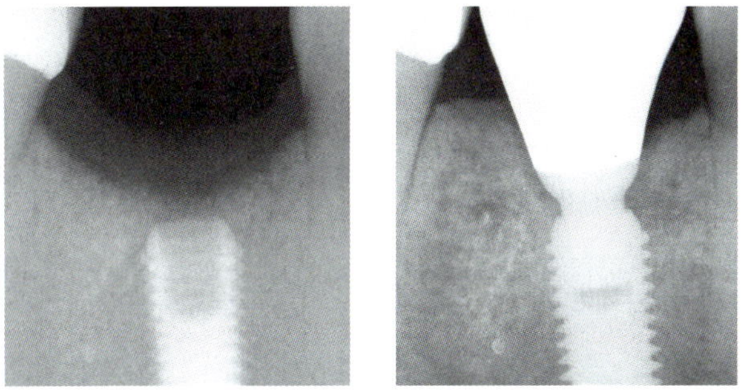

图2-88和图2-89 植入后7年的影像学图像描述骨量增加。（图片来源：R. Noone）

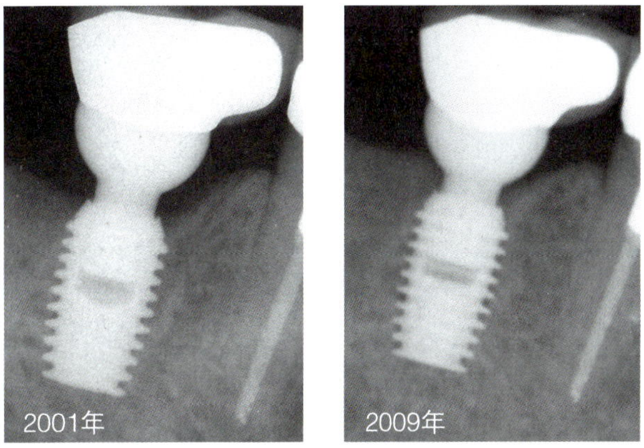

图2-90和图2-91 在2001年和2009年牙冠之间的牙槽嵴顶增加的放射线图像。骨向种植体基部界面和朝向基台的球形基部生长。此病例包括5个与骨增加有关的因素：每天服用西来昔布洛芬或布洛芬控制关节炎疼痛；下颌骨种植体5.0mm宽、8.0mm长；HA涂层（Integra-CP）；植入的种植体邻近天然牙；种植体-基台之间的球形基底[24]。

Bicon种植体用于一期、二期或即刻并行使功能技术的手术，可以将种植体放置在牙槽嵴顶的下方、平齐或上方（图2-92和图2-93）。无论如何放置，均以1100r/min的速度的导向钻来预备种植窝并确定种植体的最终位置和深度。手动或闩锁扩孔器以50r/min的速度使用，无须冲洗，以0.5mm的增量顺序扩大种植窝，直至达到所需的植入直径。

这种速度下备洞，临床医生可以在预备种植窝同时获取自体骨（图2-94）。缓慢备洞大大延长了钛钻的使用寿命，这将能允许备洞车针

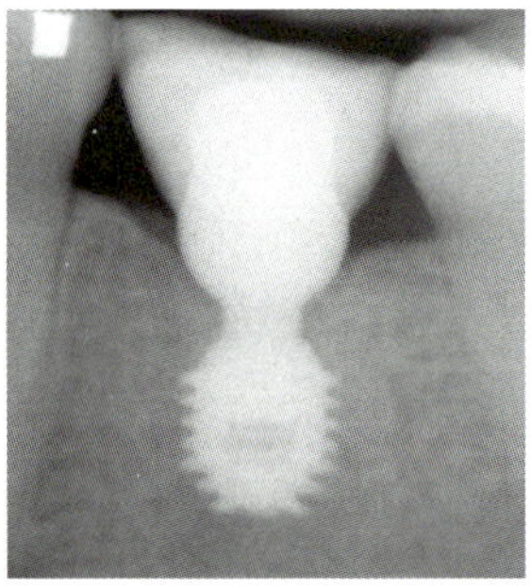
图2-92 X线片示种植体位于牙槽嵴以下。

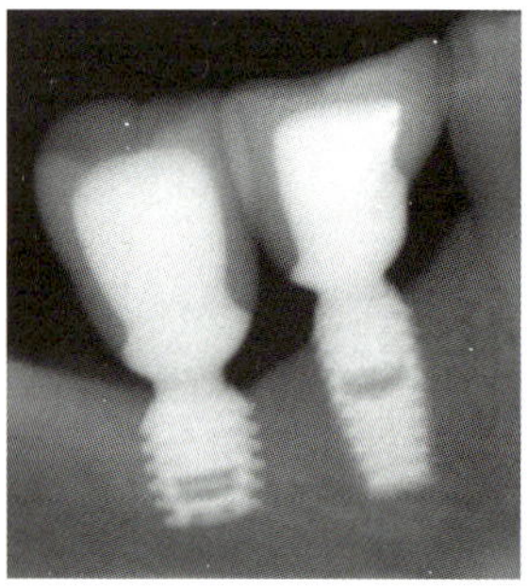
图2-93 X线片示种植体在牙槽嵴上方。

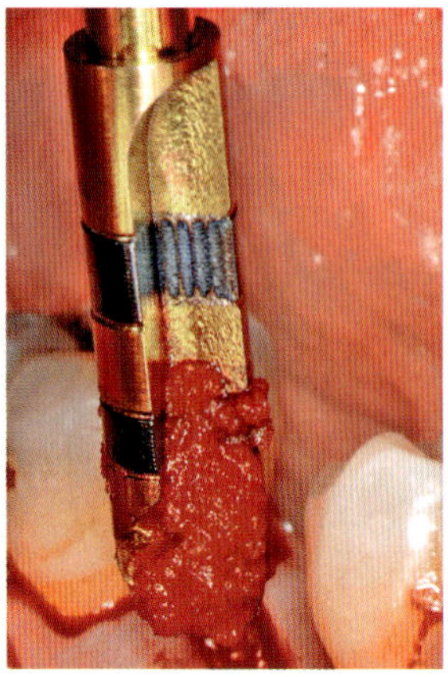
图2-94 用取骨钻在无水冲洗下以50r/min取骨。

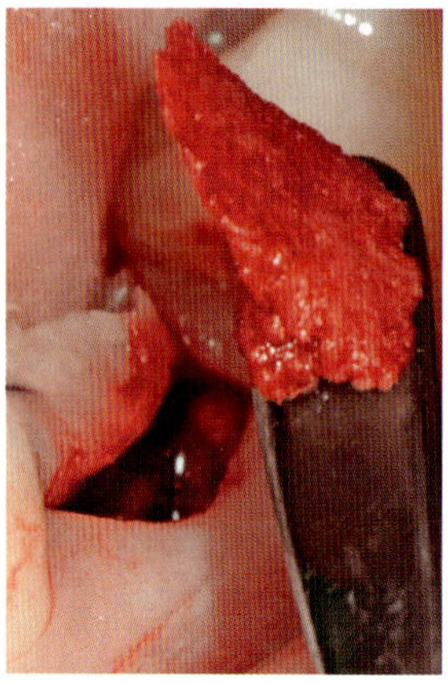
图2-95 截骨钻取的自体骨放置在种植体表面。

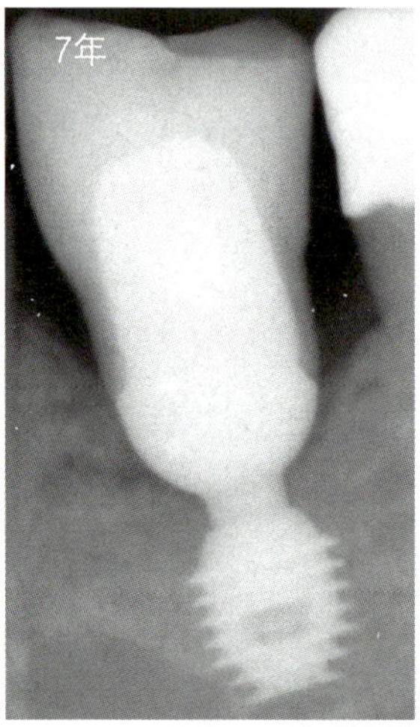

图2-96 7年后X线片[19]。

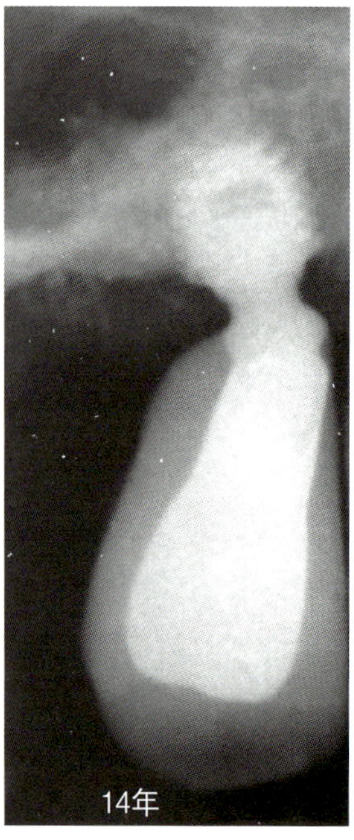

图2-97 14年后X线片[19]。

使用超过200次。一旦种植窝预备完成，种植体固定没有对骨造成压力。取得的骨被放置在种植体上，让血液和骨结合具有保护性愈合作用（图2–95）。

有一个倾斜的肩领，Bicon种植体可以始终提供牙龈美学修复，因为保持在种植体肩台上方的骨为牙间乳头提供支持，这很容易实现。

临床情况：修复

虽然Bicon种植体可以用所有传统的修复技术进行修复，但本节将展示仅在Bicon种植体中实用的或可行的病例。

即使对于单个修复体，冠也可以比种植体长5倍（图2–96～图2–99）[19]。

0°、10°、15°和25°角度基台为非平行种植体实现平行牙冠提供了无限的可能性（图2–100）。

烤瓷熔附金属

熟悉桩核修复的临床医生将发现桩核修复与修复Bicon种植体的相似性。选择合适的基台，使其适合临床修复空间，它可以根据需要进行修改。类似于用于天然牙常规闭合窗口印模、制作，接着口内冠粘接。另外，种植体水平印模可以为技师选择合适的基台和制作牙冠。由于360°的通用基台定位，牙冠也可以通过口腔外粘接，消除了与多余粘接剂残留的相关问题（图2–69和图2–105）。

一体冠

对于突破性的无粘接和无螺钉一体冠（IAC）（图2–73，图2–101，图2–102，图2–105和图2–106），能够提供钛的最大龈下轮廓可以使用任何Bicon基台[9]。由于多晶陶瓷材料的体积更强，IAC提供了使用小至4.0mm×2.0mm的修复体

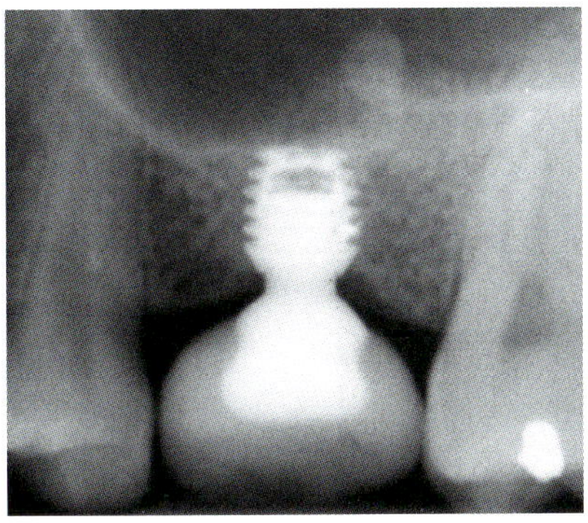

图2-98 5.0mm×5.0mm种植体修复后影像。

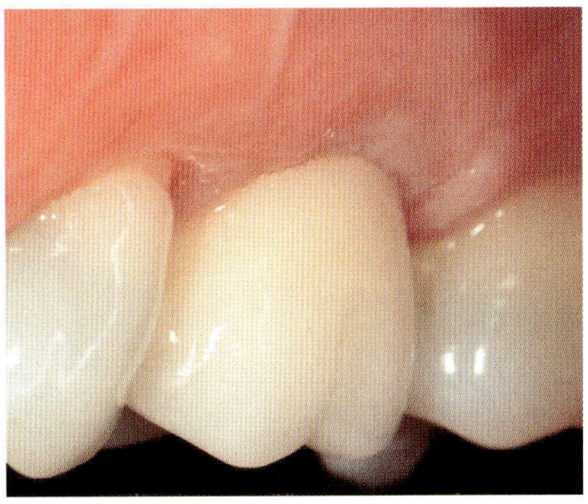

图2-99 IAC修复上颌磨牙的临床照。

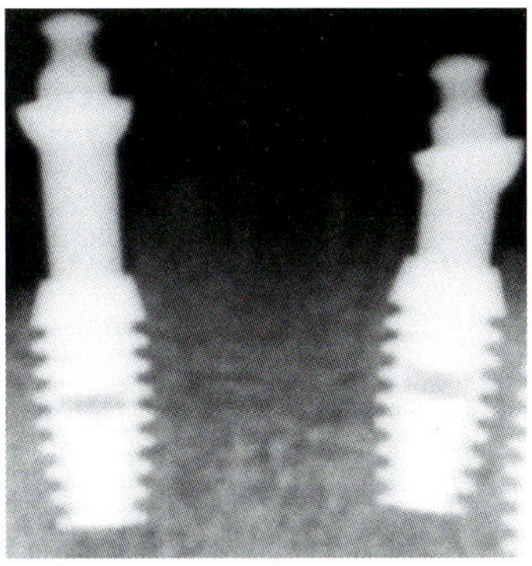

图2-100 X线片示使用平行短O形环桥体的修复有角度差异的种植体。

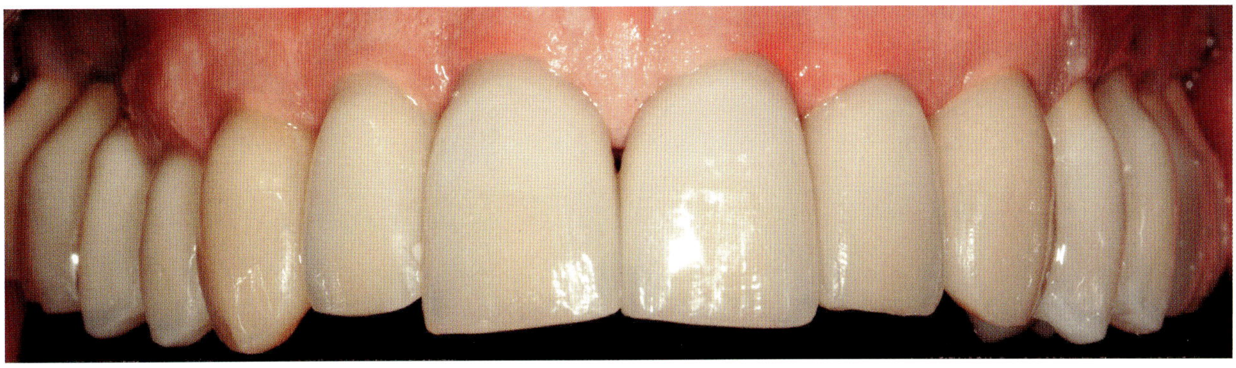

图2-101 IAC修复的全牙列。

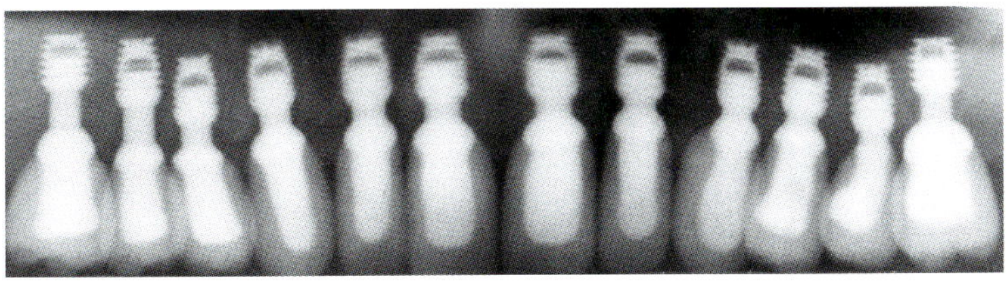

图2-102 IAC修复体的X线片。

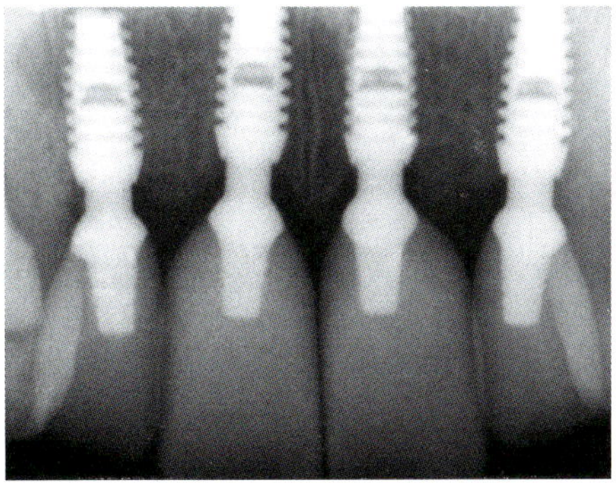

图2-103 X线片示最小修复体金属支撑（基台）。

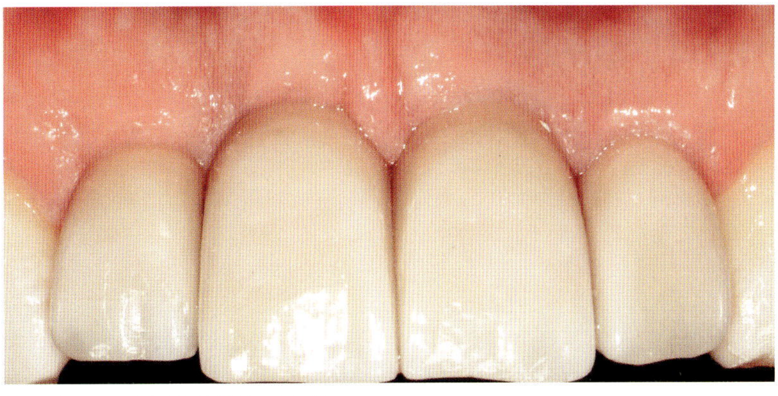

图2-104 4颗IAC的临床口内照。

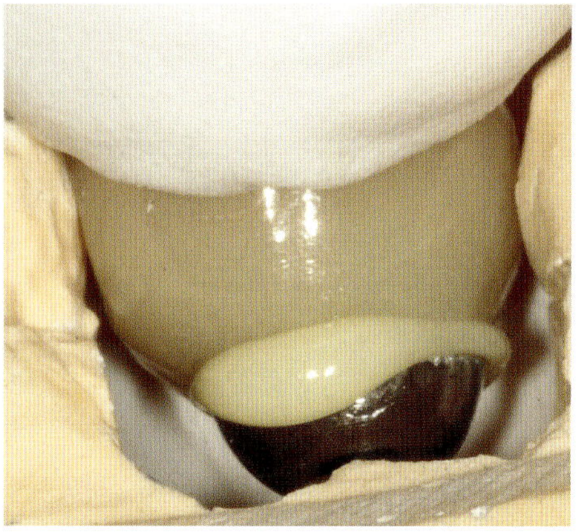
图2-105 CAD/CAM修复体的口外粘接。

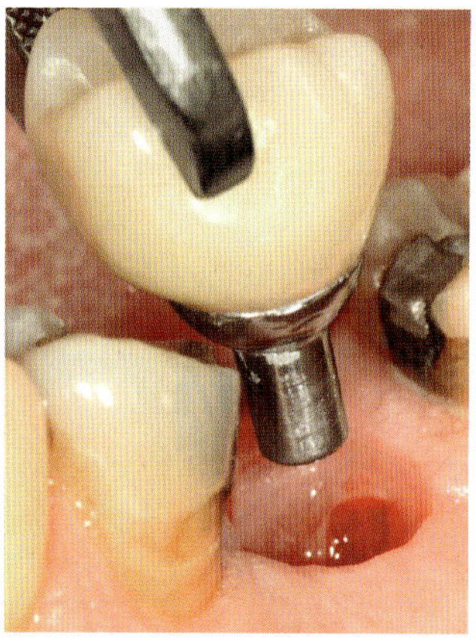
图2-106 口外粘接冠的戴入。

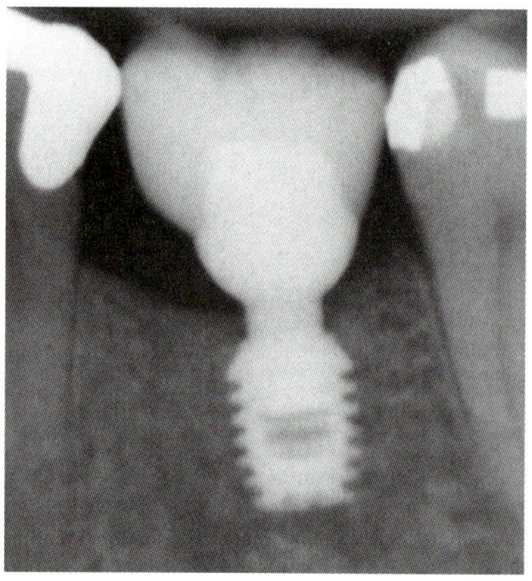
图2-107 口外粘接的CAD/CAM冠的X线片。

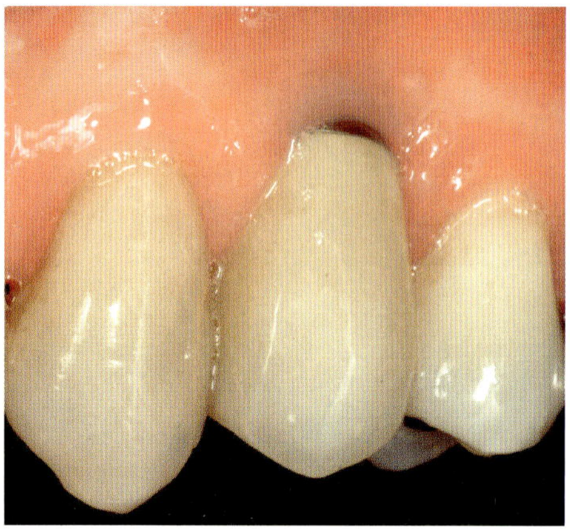
图2-108 金属边缘的临床口内照。

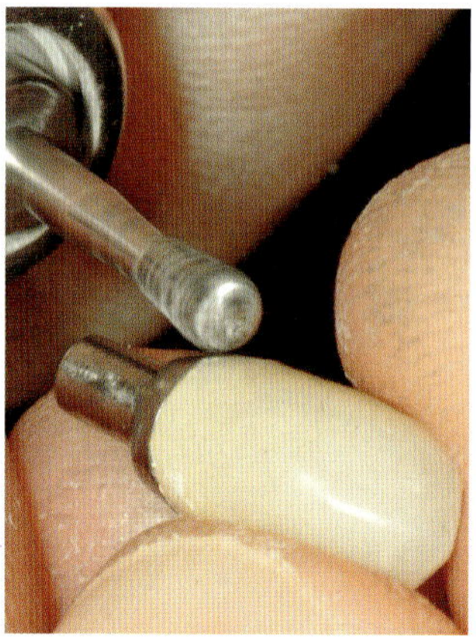
图2-109 打磨金属边缘的临床照。

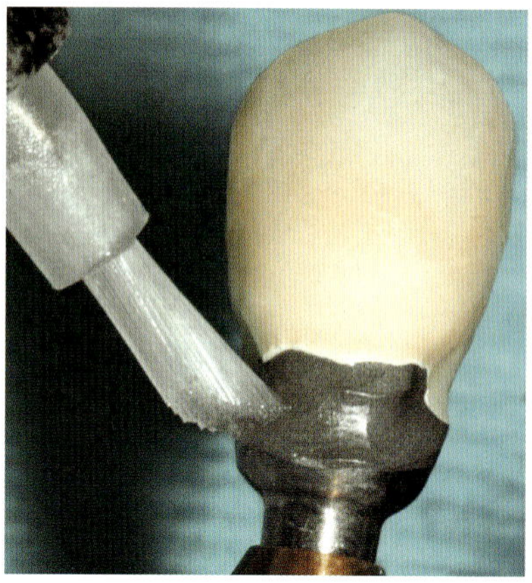
图2-110 涂布粘接剂。

的机会（图2-103和图2-104）[23]。

因此，每个基台在使用上更加普遍，消除了螺钉固位基台带来的许多美学和技术问题。

在形成种植体水平印模之后，在技工室通过将纳米陶瓷间接复合材料通过化学和机械结合到基牙的钛表面来制作IAC，它具有最大的钛基底实用轮廓，或者通过将CAD/CAM制作的修复体粘接到基台上（图2-105～图2-107）。

IAC使临床医生能够很容易地隐藏金属边缘和临床冠长差异。在用微金刚石车针调整边缘后，在钛基台上涂上底漆，再进行遮色处理。然后加入聚合瓷材料，光固化，用软粉色硅胶轮、尼龙毛刷、带抛光膏的毛刷和棉抛光轮依次抛光（图2-108～图2-114）。

IAC的另一个好处是口腔内对较大的邻间隙或咬合接触进行调整，在应用模塑液体和光固化多聚合瓷材料之前，通过去除IAC来粗糙和清洁表面，可以实现对开放近端或咬合接触的封闭（图2-115～图2-119）。最后进行了最终的调整和抛光。

360° 通用基台定位

360° 通用基台定位的可能性提供了桥体和冠的口外粘接与口内粘接，以及用于永久修复体修复固定桥和套筒式修复体的基台定位与固位（图2-105，图2-107，图2-131和图2-132）。

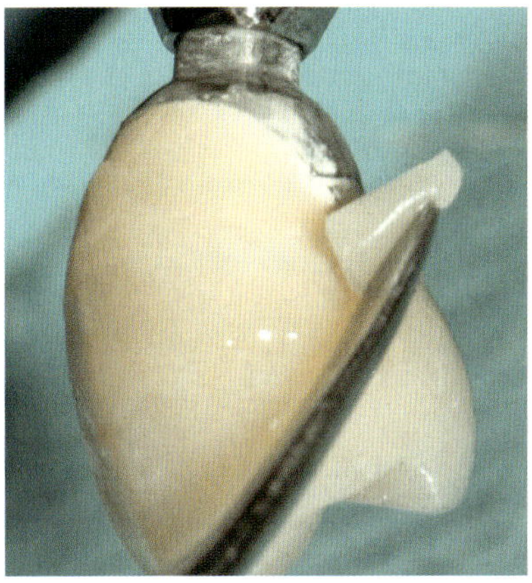
图2-111 应用聚合瓷材料。

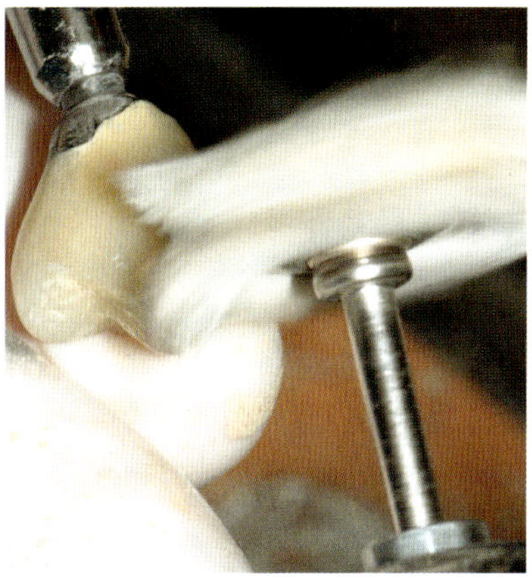
图2-112 抛光牙冠。

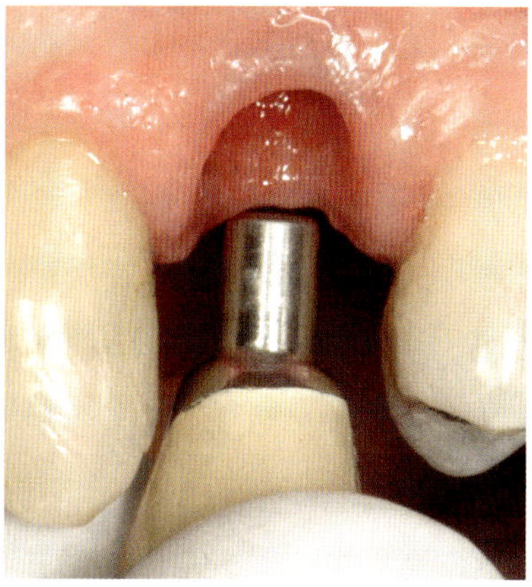
图2-113 IAC的再戴入。

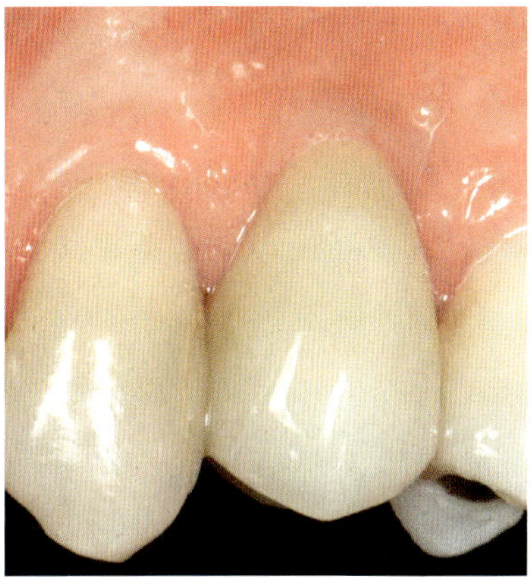
图2-114 术后临床照（与图2-107比较）。

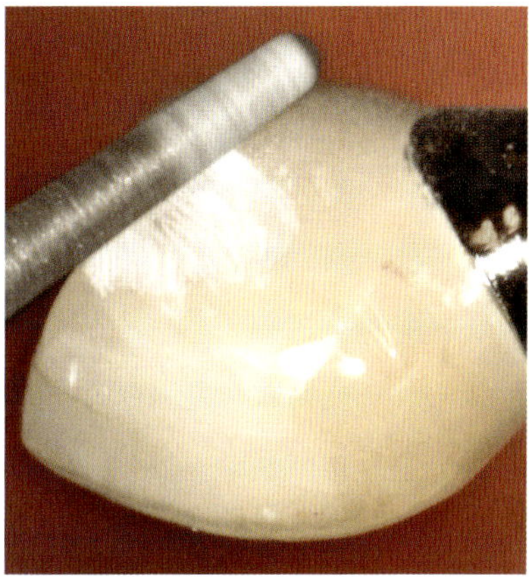
图2-115 对于邻面的粗糙化。

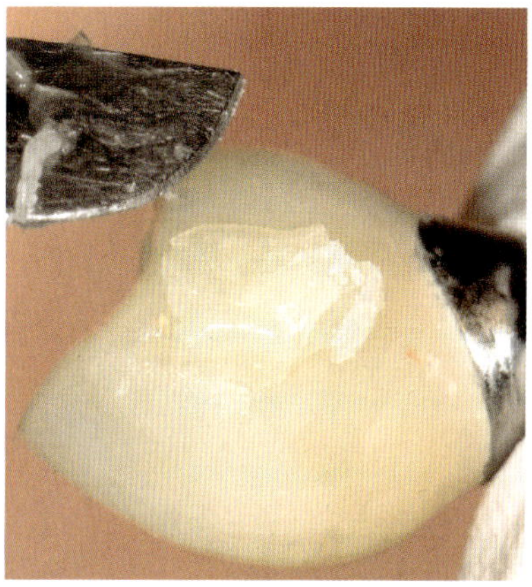
图2-116 添加到邻面表面的聚合瓷材料。

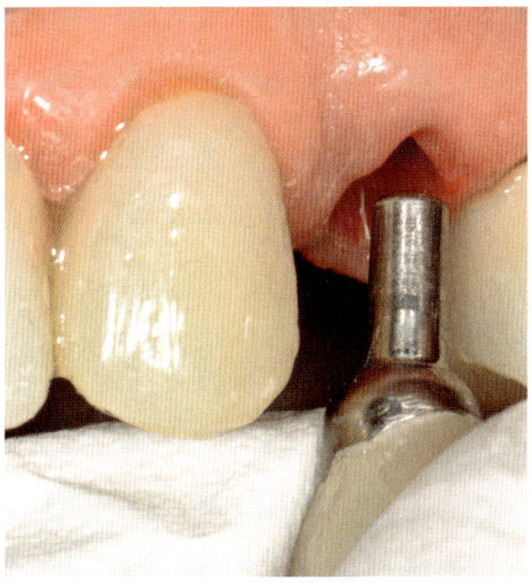
图2-117 IAC放入建立的近接触。

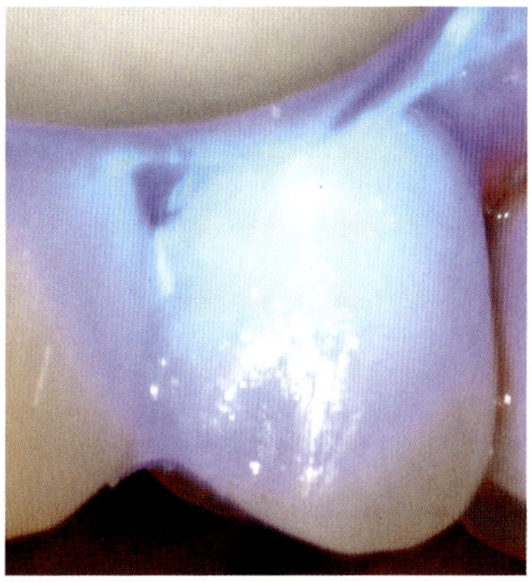
图2-118 聚合瓷材料的光固化。

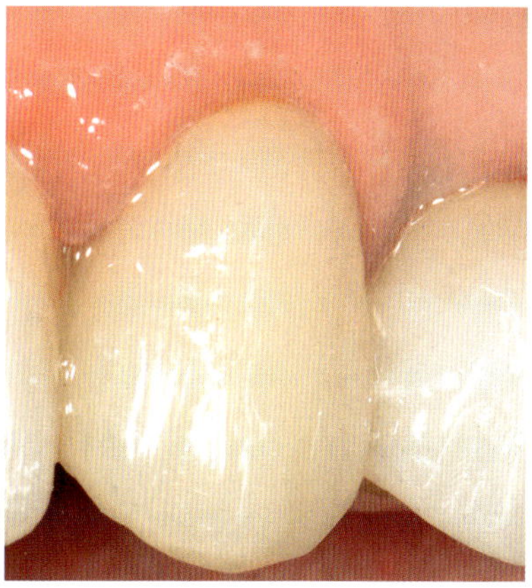
图2-119 功能性紧密接触的临床照。

修复体口内粘接

用IAC可靠地实现了修复体口内粘接。通过将粘接剂涂布于IAC基台表面进行粘接。在两个牙冠上添加聚合瓷材料后，在对材料进行光固化和抛光之前，它们被准确地固定在一起（图2-120～图2-124）。

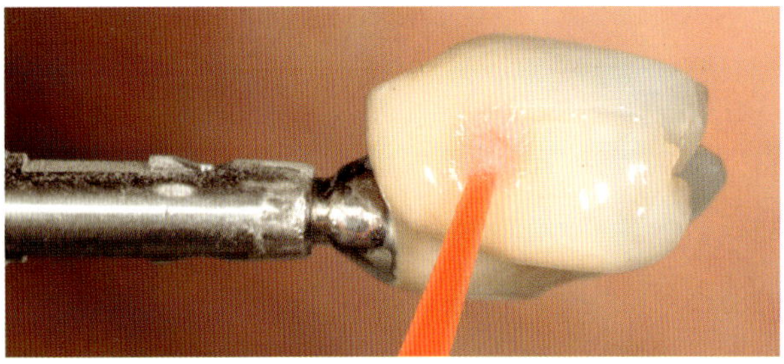

图2-120 修复液体材料被施加到桥体的远中表面。

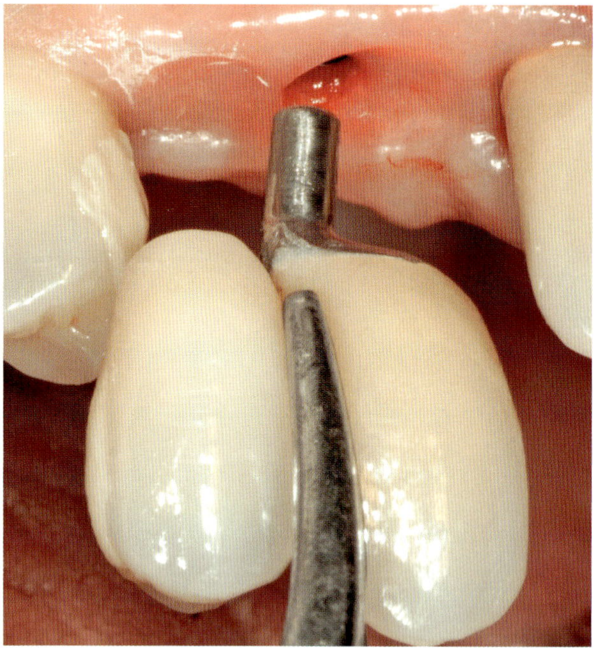

图2-121 悬臂桥体在远中表面放入额外聚合瓷材料。

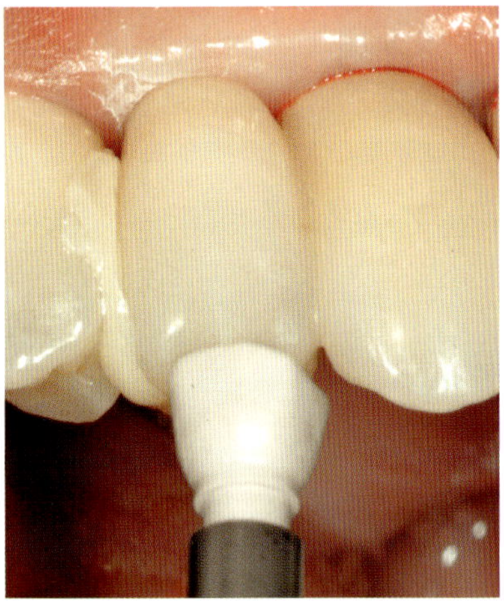

图2-122 IAC在修整和抛光聚合瓷材料之前就位，其添加是为了实现独立单元的粘接。

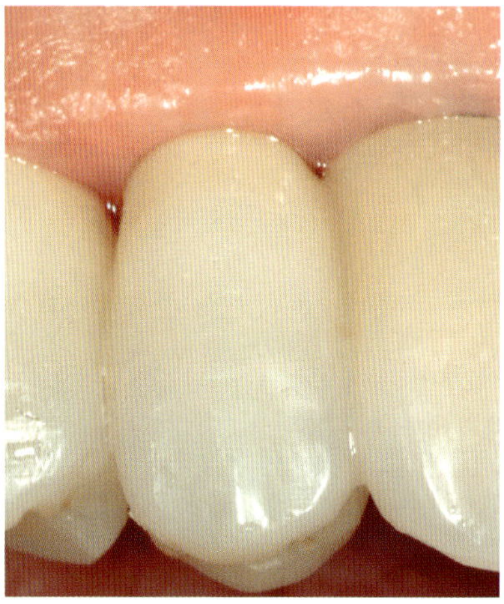

图2-123 完成口内粘接桥的临床照。

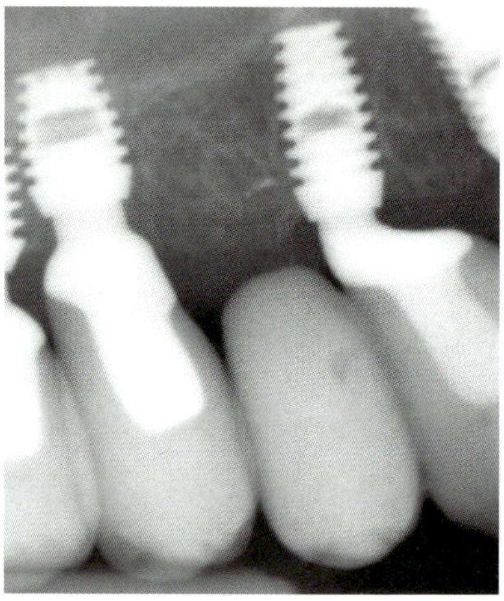

图2-124 口内粘接桥的X线片。

口外粘接

由于其可360° 的定位，所以一个牙冠可以在口外被粘接到Bicon基台上。在口外去除多余粘接剂之后，粘接好的修复体可以放入种植体中（图2-105～图2-107）。

固定桥与导板修复

Bicon的360° 通用基台定位为临床医生提供了使不平行的种植体一次性戴入各自基台的机会。在下颌种植修复中可以融合两种修复方式，证明了Bicon种植系统独特的临床能力。最终的修复体首先使尖牙基台就位，该基台在修复体移除之前被轻轻地放置。随后，修复体被确定就位磨牙基台。在X线片确认恰当的就位之后，基台最终就位，使用纤维增强树脂（Trinia，Bicon）的上部结构固定修复，以常规方式粘接在两个基台上（图2-125～图2-130）。

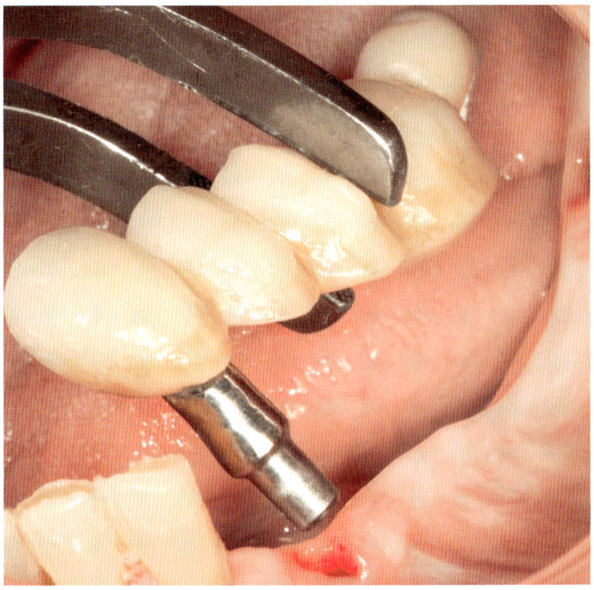

图2-125 最终的修复体首先就位尖牙基台。

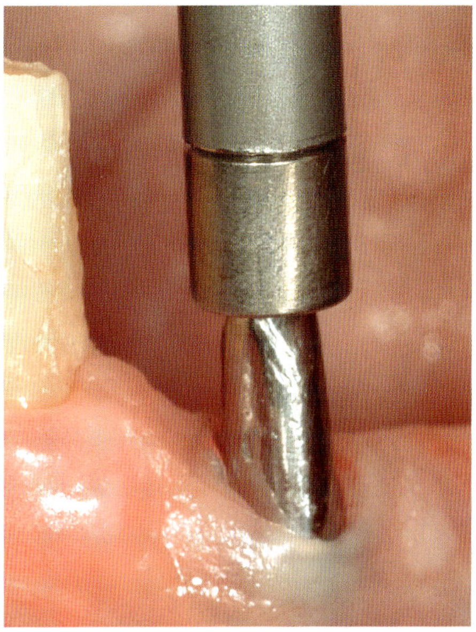

图2-126 尖牙基台固定就位。

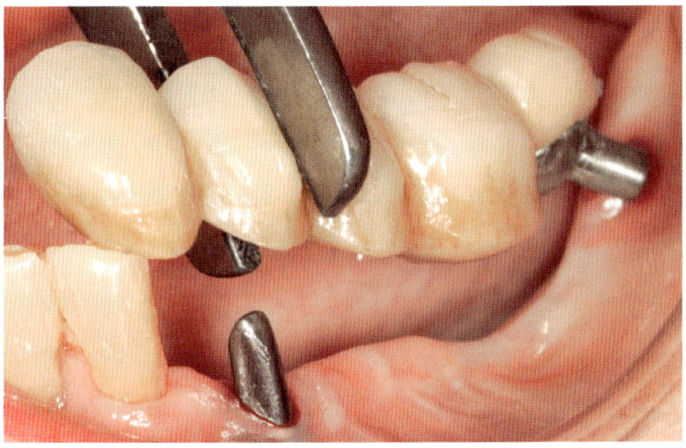

图2-127 修复体放置，确定就位磨牙基台。

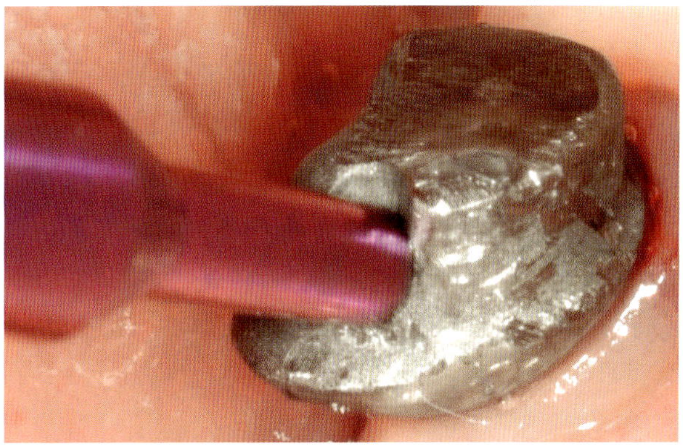

图2-128 磨牙基牙基本固位。

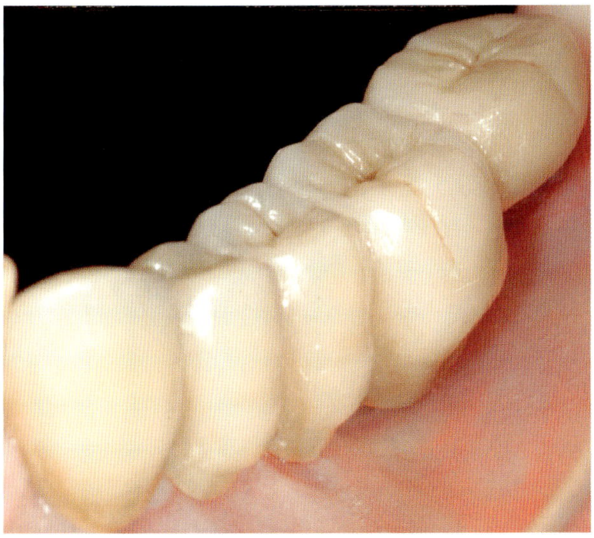

图2-129 粘接修复体的临床照。

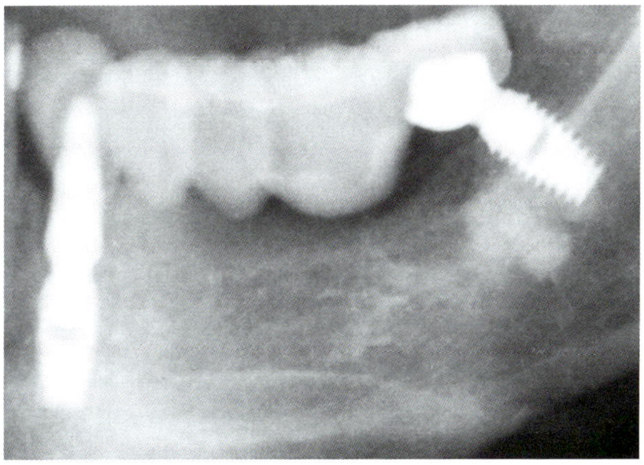

图2-130 粘接修复体后的X线片。

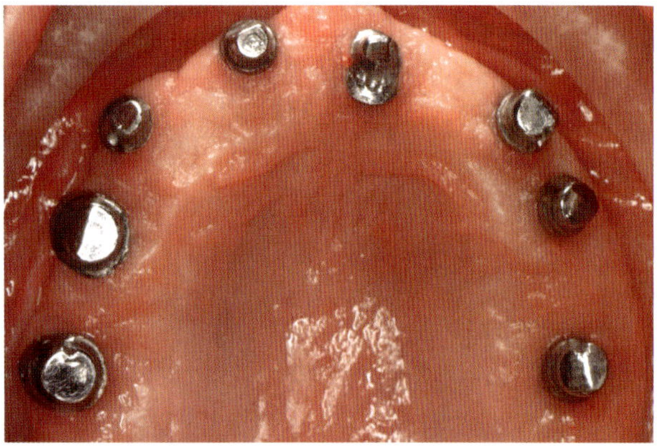

图2-131 研磨过的基台的咬合面观。

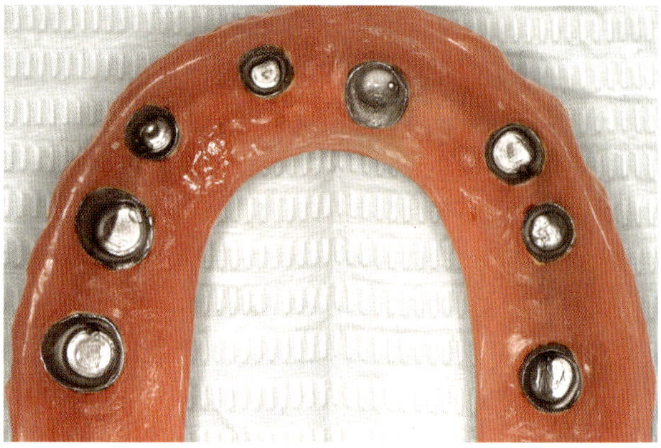

图2-132 套筒冠覆盖义齿。

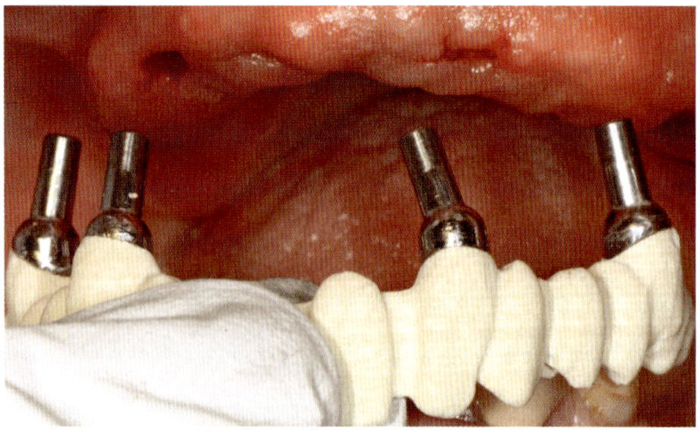

图2-133 纤维增强树脂支架用于将4个基台就位于种植体中。

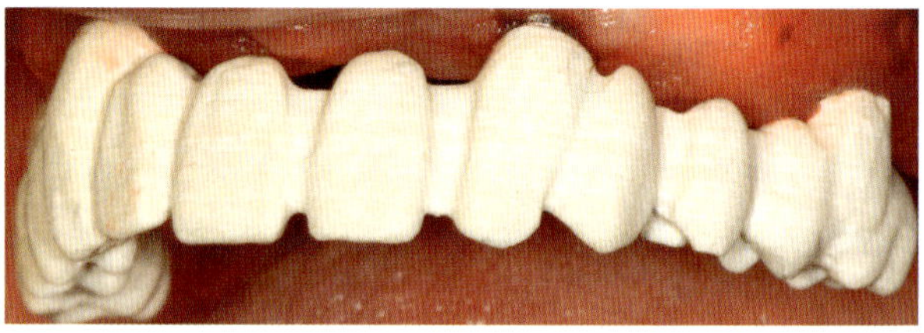

图2-134 纤维增强树脂支架的安放。

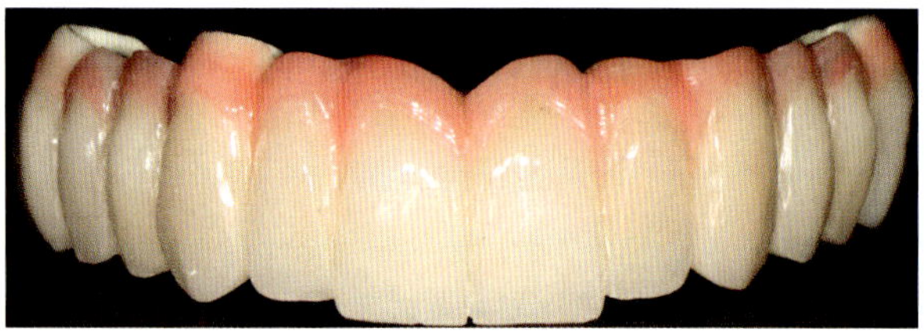

图2-135 成品树脂牙。

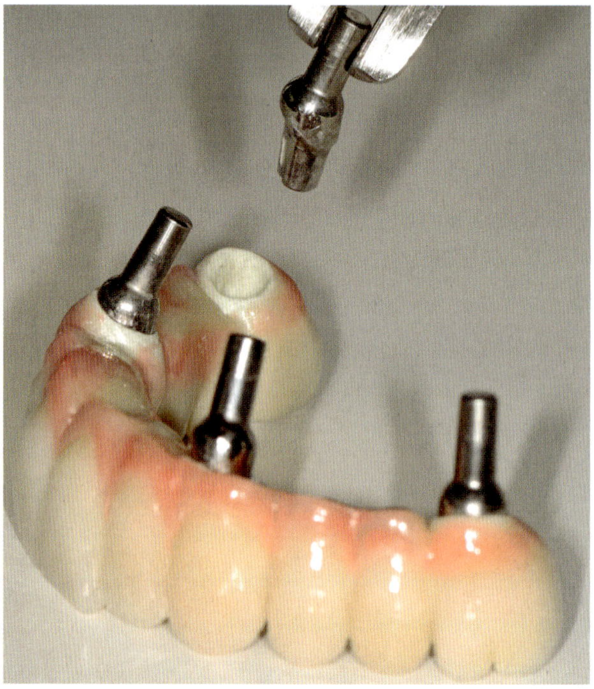

图2-136 基台被放置于最终修复体。

无原始铸件的套筒式修复体

由于实心0°、10°、15°和25°基台是无螺纹设计，并且具有360°的通用定位，所以实现平行就位修复很容易。基底本身可以研磨，不需要再次铸件（图2-131和图2-132）。

最小修复体

不同于金属陶瓷冠，聚合瓷或纳米陶瓷材料需要少量的金属支撑（图2-103和图2-104）；因此需要基台尺寸较小，因为较小的基台在使用中更常见。此外，不太理想的种植体位置和方向用较小的基台进行修复更容易实现美观。

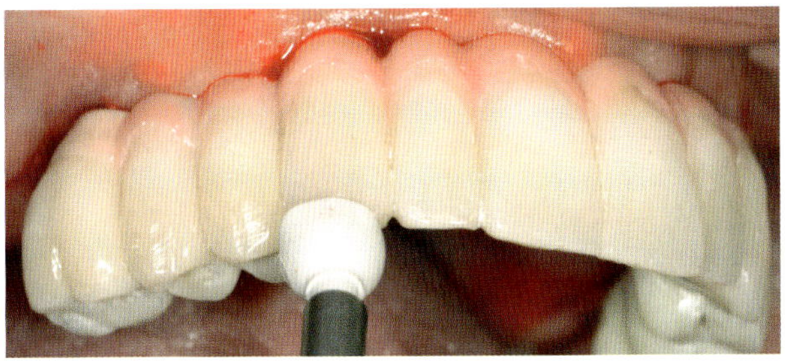

图2-137 试戴修复体确认就位。

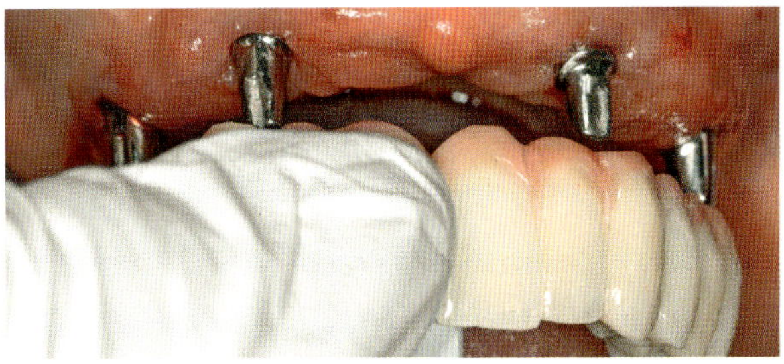

图2-138 去除修复体以确定基台最终就位。

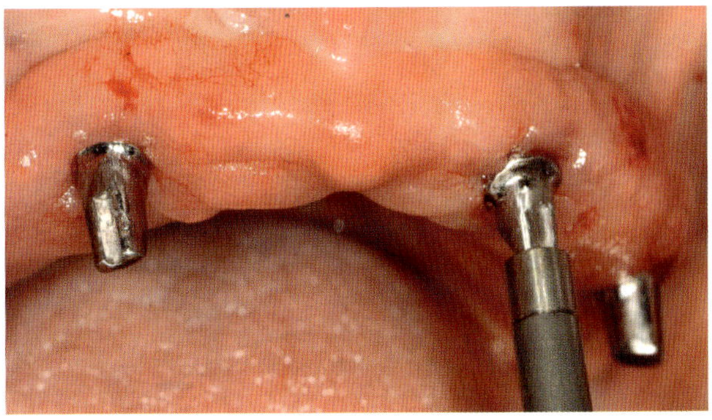

图2-139 桥体最终定位。

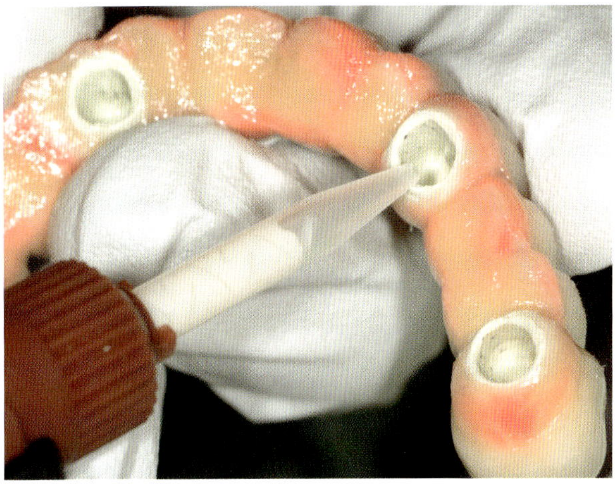

图2-140 永久粘接剂被注入修复体。

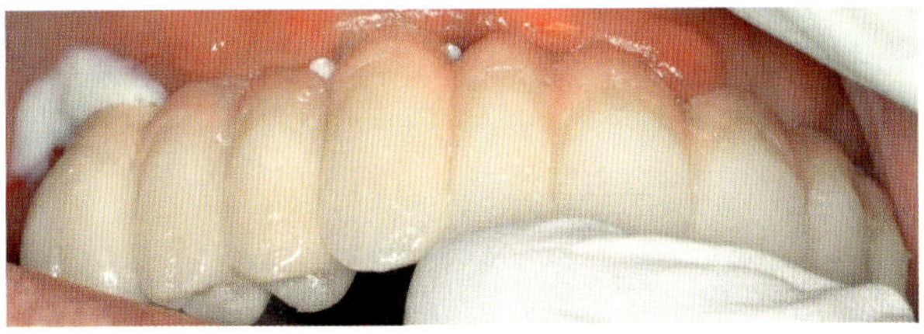

图2-141 修复体固定在适当的位置。

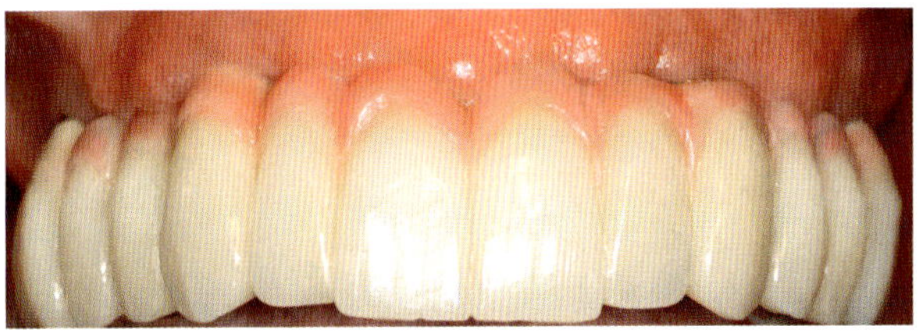

图2-142 粘接修复体的口内观。

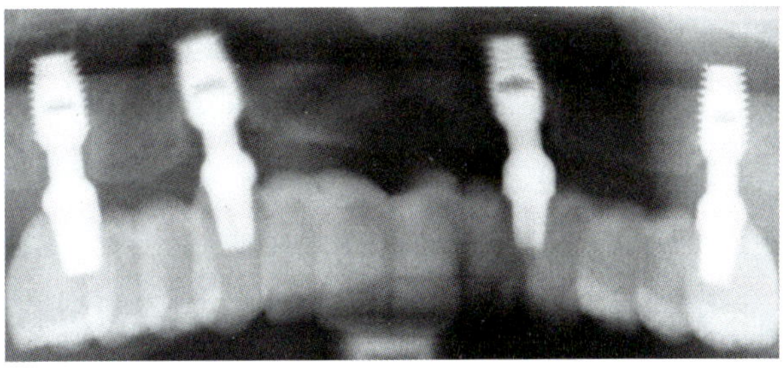

图2-143 X线片示4颗种植体无金属支架全牙弓固定修复体。

CAD/CAM修复

CAD/CAM复合材料切削与Bicon的360° 通用基台定位提供了突破性的全牙弓固定修复体。研磨纤维树脂（Trinia，Bicon）修复体与无金属支架的试戴和最终聚合瓷修复体粘接，与基台一致，就位方向顺利（图2-133～图2-143）。

总结

希望通过阅读本节内容、参考文献和影像资料，临床医生能够对优秀简单的Bicon设计所带来的显著的临床益处有深入的理解，这样医生及其患者可以得益只有Bicon种植体才可能带来的益处。

2.8 种植体-基台连接

Katja Nelson, Wiebke Semper Hogg, Axel Kirsch

引言

由于对骨生物学和牙种植体骨结合的认识不断成熟，目前关于口腔种植的相关研究已经越来越多地转向种植体配件上。

两段式种植体是为了满足钛种植体成功骨结合而发明的，包括20世纪70年代Brånemark及其同事提出的两阶段手术程序[1]。两段式种植体由种植体和支撑修复体上部结构的基台组成[2]。基台用基台螺钉紧紧固定到种植体上：这个组件称为种植体-基台复合体。种植体与基台之间的连接区具有可选择的位置参数，以确保基台的就位，并允许将口内情况精确地转移到模型上（图2-144）。

最初，种植体-基台的连接设计与外部六角形位置指数被视为“金标准”[1]。外六角设计与技术并发症有关，如基台螺钉断裂或松动[3-5]。

Binon分析表明，外六角形连接中基台的旋转自由度与基台螺钉松动有直接关系[6]。为了减少技术并发症的发生率，并提高对咀嚼力的机械稳定性，将内部连接以及位置参数的几何变化引入口腔种植市场。如今，常见的种植体基台连接可以分为外部连接和内部连接设计（表2-6）。位置参数可以定位在种植体的外部或内部，以允许种植体部件在不变的位置上进行匹配[2]。

种植体-基台连接位置稳定性研究

为了在修复体阶段精确地确定基台位置，基台在种植体内/外的位置的稳定性是必要的。基于笛卡尔坐标系的基台位置需要二维固定［横坐标（x）和纵坐标（y）］。采用各种抗旋转设计，保证了x轴的位置稳定性。普通种植系统中使用的大多数指标是基于3个几何设计：多边形（如六边形、八边形和十二边形）、复合多边形和凸轮槽连接设计[7]。基台在种植体内/外的垂直定位可分为两个主要原则：基台与种植体的接触表面是水平的，或者可以基于锥形表面（图2-145）[2]。

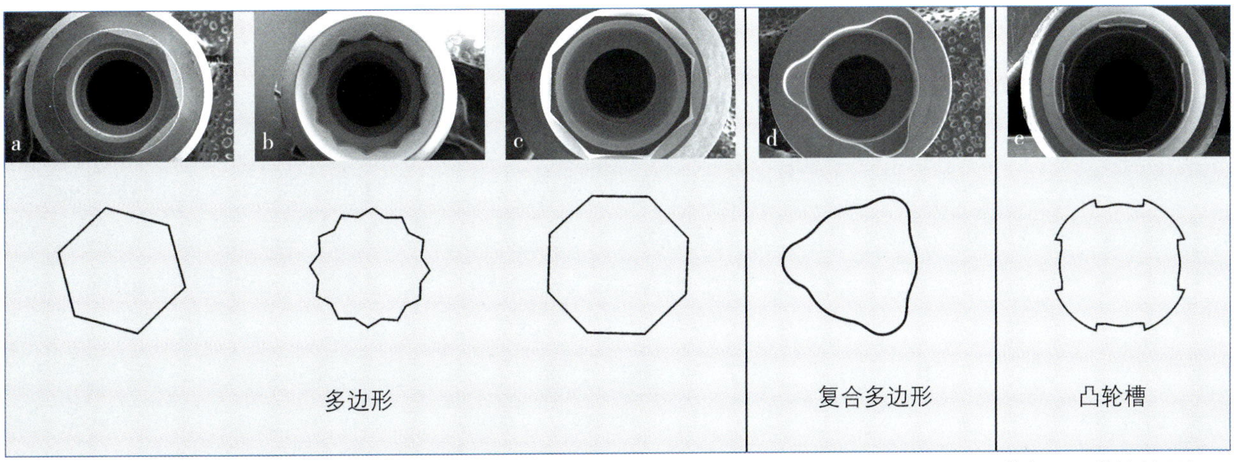

图2-144 大多数种植系统的抗旋转指标是基于3个几何设计：多边形、复合多边形和凸轮槽。扫描电子显微镜从顶部显示市场在售种植体：（a）外六边形（SteriOss, Nobel Biocare）。（b）内八边形（TissueLevel, Straumann）。（c）内双六边形（十二边形）（Astra, Astra Zeneca）。（d）复合多边形（Replace Select, Nobel Biocare）。（e）内凸轮槽（BoneLevel, Straumann）。

表2-6 几何形式列表用于抗旋转指数及其在种植体内（内/外）的位置以及普通植入系统的种植体-基台配合表面的设计

种植体系统（公司）	抗旋指数的几何设计（外部/内部）	对接面的设计（端对端/锥形）
3i Osseotite (Biomet 3i)	外六边形	端对端
3i Osseotite Certain (Biomet 3i)	内六边形	端对端
Ankylos C/X (Dentsply Friadent)	内凸轮槽	锥形
Astra Tech (Astra Tech)	内双六边形	锥形
BioHorizons External (BioHorizons)	外六边形	端对端
Replace Select (Nobel Biocare)	复合多边形	端对端
Nobel Active (Nobel Biocare)	内六边形	锥形
Camlog (Camlog Biotechnologies)	内凸轮槽	端对端（套管与引导环匹配）
ConeLog (Camlog Biotechnologies)	内凸轮槽	锥形
SICace (SIC Invent)	内六边形	端对端
Straumann Bone Level (Institut Straumann)	内凸轮槽	锥形
Straumann Tissue Level (Institut Straumann)	内八边形	锥形
Tiolox (Dentaurum Implants)	外六边形	端对端
Xive (Dentsply Friadent)	内六边形	端对端
Xive TG (Dentsply Friadent)	外方	端对端

设计具有长内连接的端对端连接，以提高螺钉连接的稳定性[8-9]。端对端接头需要间隙配合，而锥形连接是基于严密配合的[10]。在锥形连接中，机械稳定性受配件间严密配合产生的静摩擦力的影响[11-12]。严密配合是通过用系统特定的扭矩值拧紧基台螺钉来实现，导致基台进入种植体轴向移位（沿y轴）；出现摩擦力，阻止基台的移动[10]。

种植体-基台连接精度

将口内情况复制到石膏模型，开始修复阶段；需要对种植体组件进行定位（转移杆、替代体和基台等），替代体和基台等进行接合定位。为了保证种植体部件的原始位置的再现，位置指标必须精确。

抗旋转指数精度

一些研究调查了种植体-基台连接中基台的旋转自由度，之前的六边形指数设计值为3°~11°[6,13-15]。目前对第二代和第三代位置参数设计（多边形、复合多边形和凸轮槽）的研究表明，它们的旋转自由度为2°~7°。一些指标设计显示出与之前六边形设计类似的值，只有少数显示出旋转自由度降低[7,16]。确定影响旋转自由度依赖于几何形式的参数[17-18]。在多边形中，点的数目和半径，以及在多边形轮廓中，大小和缺口的设计影响旋转自由度。

所有种植组件的制造中，几何设计是影响旋转自由度的唯一参数[16]。三维模拟现实中，基台的旋转自由度影响修复体就位以及基台与上部结构边缘间隙的大小[19]。增加旋转自由度可能有助于张力的产生，据报道，所有多单位种植修复体存在这种情况[20,23]。

基台垂直向位置精度

在以端对端接触连接为特征的种植系统中，放置基台之后观察到垂直偏差最小（< 10μm）[7,24]。在具有锥形种植体-基台连接的系统中，可以看到基台在戴入后增加的垂直位移，随着施加到螺钉上的扭矩的量而变化。这些值可以高达140μm[16]，这是由于基于严密配合的锥形连接的性质。这些连接需要一定数量的轴向（垂直）位移来发挥它们的机械性能[7,25-26]。

渗漏

据推测，沿基台与种植体之间的微间隙的渗漏是种植体周围牙槽骨丧失的主要因素之一，并导致种植体周围边缘炎症反应[27]。所有种植体-基台连接中接触面都显示出微间隙，并且不会形成防渗漏复合体：若干体外研究[24,28-31]记录到在不同种植体-基台连接设计中，种植体-基台复合体渗漏的存在。利用光学显微镜对具有接触的种植体进行微间隙检测，表明只有配合好的表面才能准确接触[32,28]。基于锥形连接的种植体同步放射成像显示，没有表面接触，只有配件局部的接触，可能导致基台在无负荷条件下的微间隙（图2-146和图2-147），同时发现种植体疲劳负荷后材料磨损程度高，种植体-基台微间隙增大[33-36]。

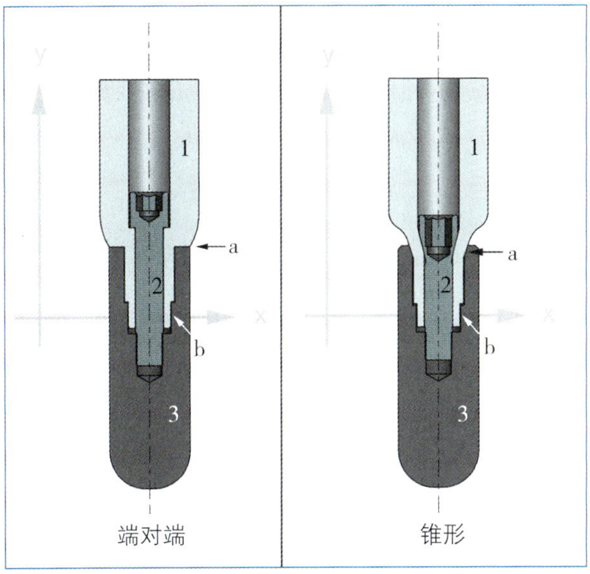

图2-145 左：种植体-基台连接对接口（a）是基台（1）与种植体（3）的接触面。（b）描绘了防止在x平面（水平）中基台的旋转运动的内部连接（2：基台螺钉）。右：种植体与锥形接触面连接（a），该表面对基台（1）的垂直位置（y）起决定性作用。基台位置的变化可以发生在两个方向（x，y）。（b）该连接接触是内部的，其功能和几何形状接触面相同。用一个系统特定的扭矩值来紧固基台螺钉（2），以确保锥形系统中种植体与基台的严密配合。

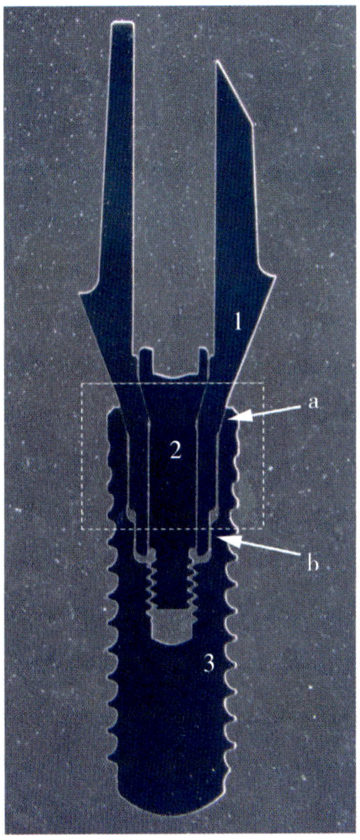

图2-146 具有锥形接触面（a）的种植体的扫描电子显微图像。抗旋转设计（b）位于种植体内。虚线正方形显示图2-144所示的截面（1：基台；2：基台螺钉；3：种植体）。

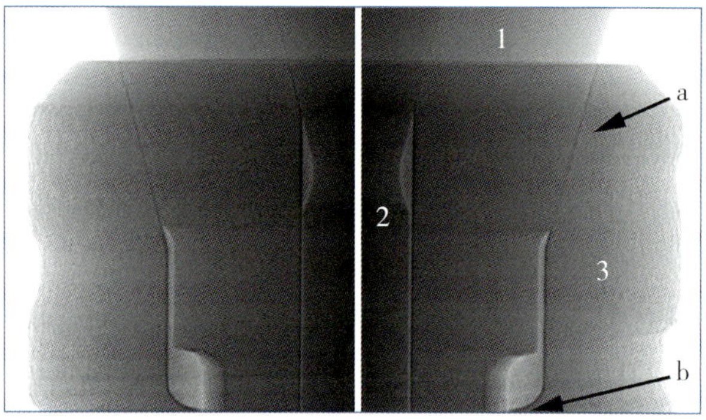

图2-147 非负荷状态下锥形种植体-基台复合体的动态放射线图像。黑线表示在基台（1）接触面和种植体（3）之间的微间隙（a：匹配表面；b：记录；2：基台螺钉）。

致谢

笔者想提及并感谢所有使本章能顺利完成的人：Silvan Kraft、Juergen Mehrhof、Susanne Nahles、Alexander Rack、Tanja Rack、Heinrich Riesemeier、Gerda Siebert、Michael Stiller、Erik Trostmann、Simon Zabler。这项工作的一部分是由柏林洪堡大学、CAMLOG基金会和德国研究基金会资助完成（DFG: Ne1649/Za656）。

第 3 章

骨再生技术与骨分类
Bone Regeneration Techniques and Bone Classification

3.0~3.5　Rolf Ewers

3.6　Guenter Russmüller

3.0 概述

在修复前手术中，“增量”一词指的是采取措施恢复缺失的骨组织。牙槽骨缺失的增加应成为被替换组织的再生（恢复原状），而不是简单的空间修复（瘢痕形成）[1]。因此，骨组织和软组织手术应重建所需替代组织的形态和功能[2]。

骨组织是一个高度动态的系统，通过各种影响之间的平衡来保持其结构；这就是所谓的重塑[3]。一方面，破骨细胞吸收旧骨；另一方面，成骨细胞形成新的骨基质[4]。

再吸收活动的优势可能导致下颌骨萎缩，在植入前必须重新建立（增量）。在重构过程中，破骨细胞、成骨细胞及其前体细胞的活化依赖于微循环的性质，而微循环在代谢微调节中也起着重要作用[5-6]。骨缺损的重建性骨移植修复并不总是形成良好的血管化骨，即使是在缺损被充填的情况下[7]。真正的再生意味着该缺损充满了可存活的矿化组织，这些组织以骨的形式进行建模和重构，而不是骨丧失活力或瘢痕组织的混合物。骨缺损的处理方法可根据骨结合程度进行区别。这些方面只能是晚期发现，以确定至关重要的矿化[8]。然而，常规活检分析是不切实际的。由于缺乏验证移植物性能的侵入性手段，硬组织增量可以根据所采用的移植物的血管化程度进行经验分类，以提示移植物可能的生命力。

因此，我们建议早期的分类[9]（图3-1）对于缺损重建中的骨生成技术，根据血管化或诱导血管化可分为5类[2]：

- Ⅰ类：显微吻合游离骨瓣（图3-2）。
- Ⅱ类：牵张成骨（图3-3）。
- Ⅲ类：带蒂节段截骨加无血管蒂间植骨（Inlay植骨）（图3-4）。
- Ⅳ类：骨形态发生蛋白诱导成骨（帐篷杆情况）（Onlay植骨）（图3-5）。
- Ⅴ类：无血管蒂骨移植（Onlay植骨或引导骨再生）（图3-6和图3-7）。

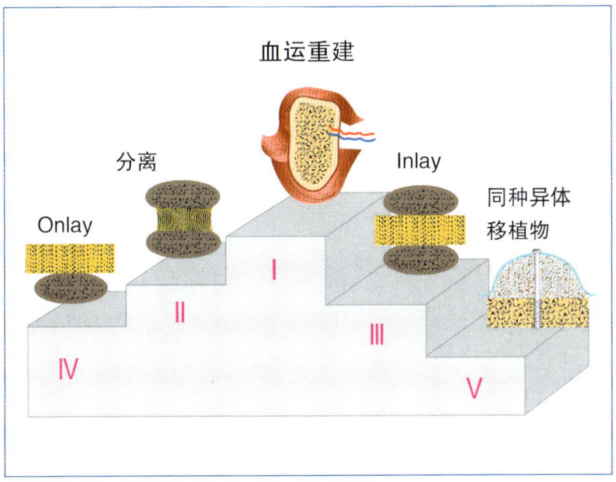

图3-1 骨增量技术分类。骨的质量取决于移植物血管化的程度或血管形成的诱导作用，可以按照奥运会奖牌类比：金牌、银牌和铜牌（Ⅰ类：显微吻合游离骨瓣；Ⅱ类：牵张成骨；Ⅲ类：带蒂节段截骨术；Ⅳ类：骨形态发生蛋白诱导成骨；Ⅴ类：无血管蒂骨移植）。

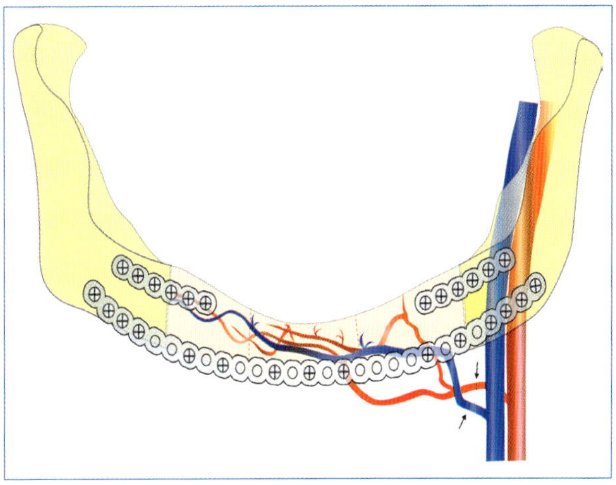

图3-2 Ⅰ类：显微吻合游离骨瓣。

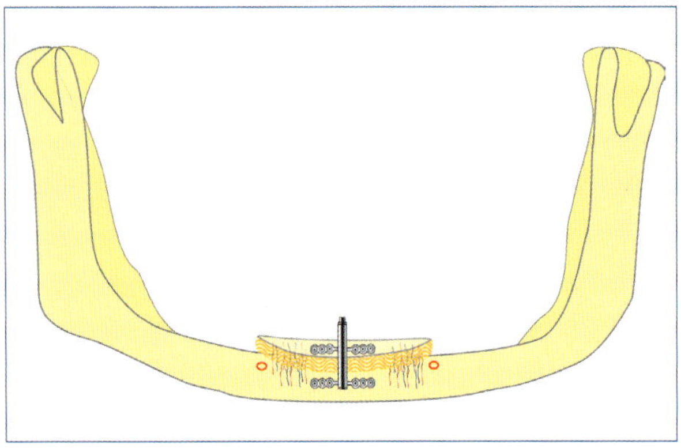

图3-3　Ⅱ类：牵张成骨。

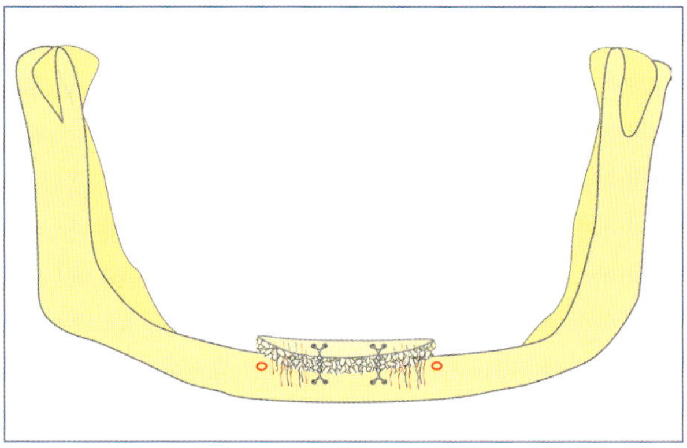

图3-4　Ⅲ类：带蒂节段截骨术。

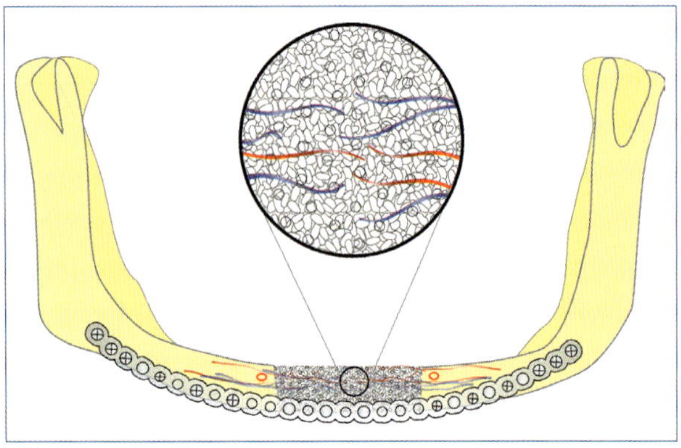

图3-5　Ⅳ类：骨形态发生蛋白诱导成骨。

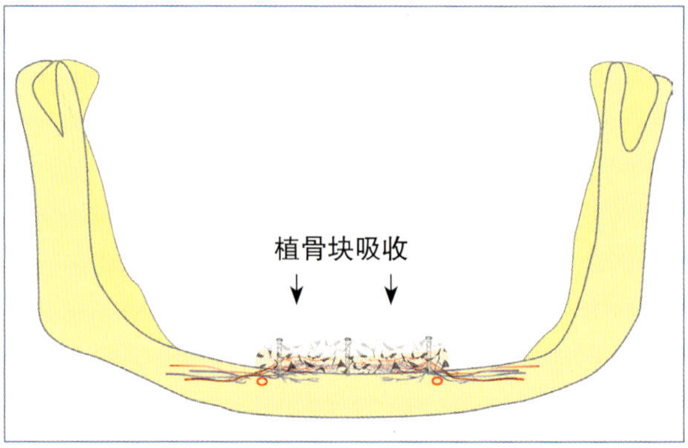

图3-6　Ⅴa类：Onlay植骨。

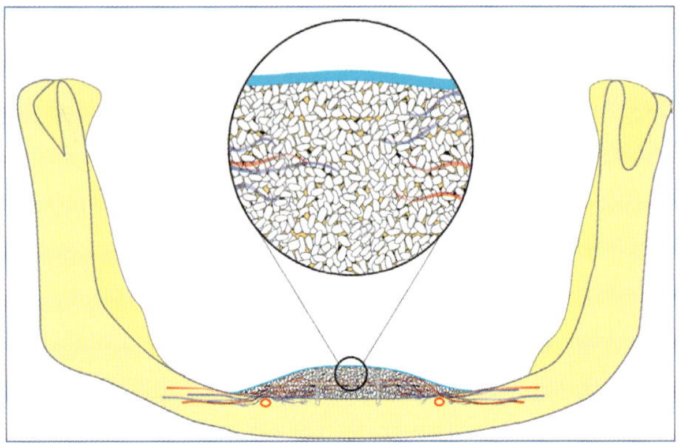

图3-7　Ⅴb类：引导骨再生。

Ⅰ类：显微吻合游离骨瓣

骨移植结合附着的血管，包括动脉和静脉，作为一种复合带蒂移植物，通过显微再吻合完全恢复了活力[10]。当这一过程完成时，就像在游离腓骨移植中一样，骨的体积稳定性会持续，因为有源源不断的血液供应到移植物上[11]。与其他任何增量技术相比，新骨在质量、功能、稳固和无缝集成方面更像原生骨。因此，骨生成是高度稳定的，不发生继发性缺血而吸收。

这适用于高度受损的部位，如图3-8～图3-11所示，患者45岁，左下颌骨单眼轻链肉瘤，经STL模型规划、带血管蒂髂骨移植物重建和单步手术后切除。术后随访19年，曲面断层片（图3-10）及临床照片（图3-11）显示，显微吻合骨移植血管化良好，种植体周围无再吸收。

Ⅱ类：牵张成骨

在愈伤组织牵张的过程中，被缓慢分开的截骨以致成骨，这是由骨形态发生蛋白级联引起的高度血管化的遗传反应表观[12]；最终结果比在典型的骨移植中发现的更为重要[13-14]。牵张成骨形

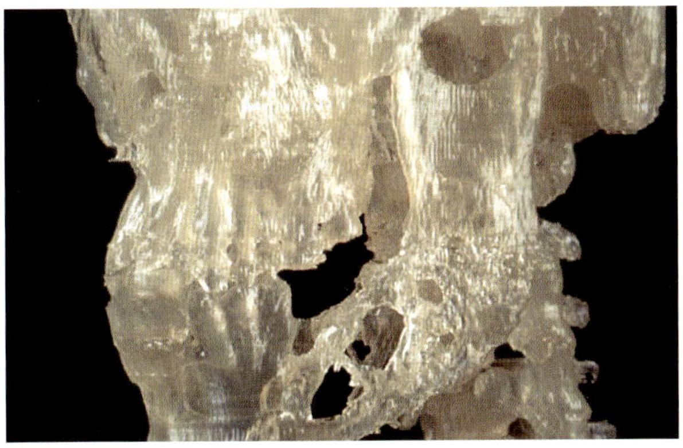

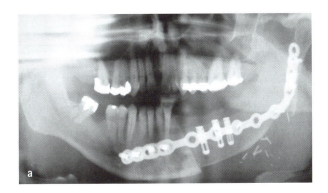

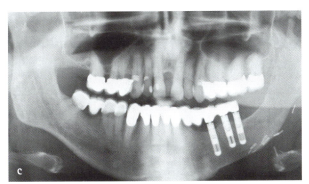

图3-8 45岁左下颌骨单眼轻链肉瘤STL模型。

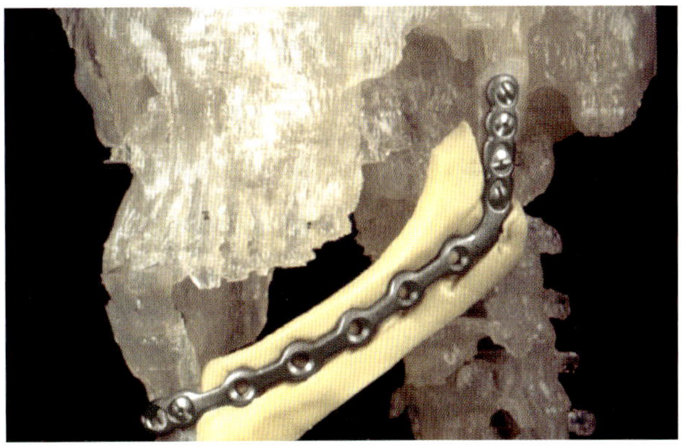

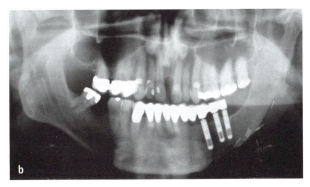

图3-9 肿瘤切除后的模型操作，采用钛切除板和塑料模板。

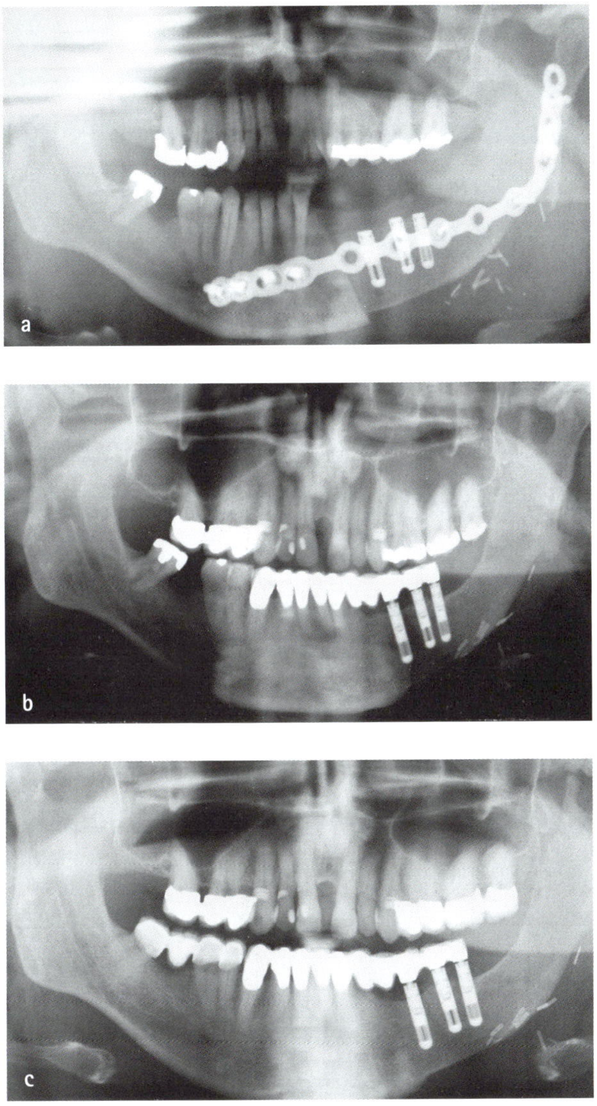

图3-10 切除左下颌骨后带血管蒂髂骨移植和种植体一期手术的曲面断层片。（a和b）手术后不久。（c）术后19年。无移植物骨吸收，种植体周围无骨吸收。

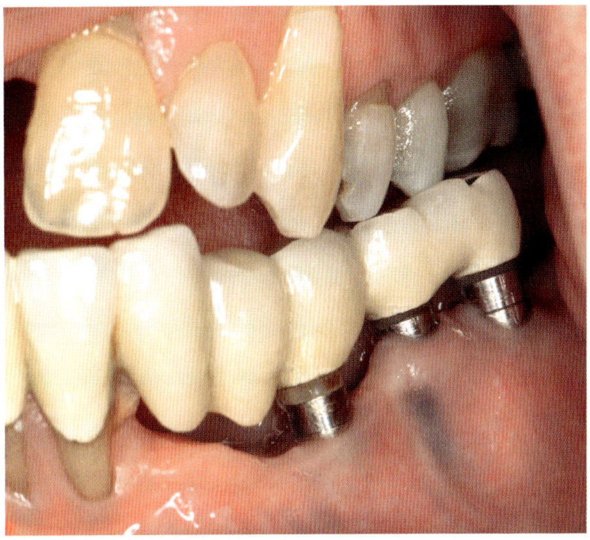

图3-11 术后19年的修复工作。（图片来源：Dr Leopold, Vienna）

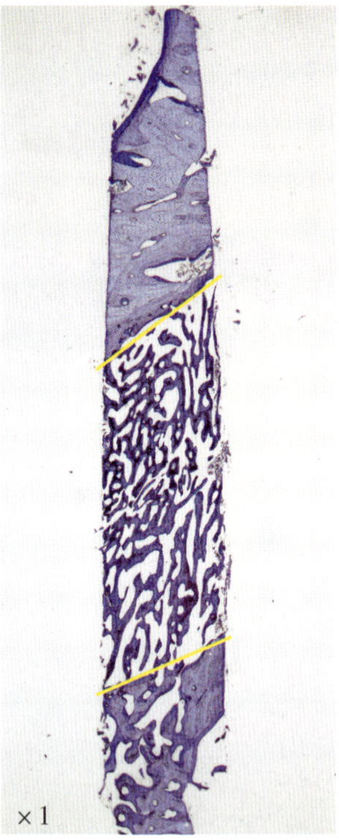

图3-12 硬组织组织学（在Donath和Breuner，1982之后）[17]一例来自54岁患者45位点的环钻样本，经过3周的逐渐垂直牵张和3个月的治疗时间（顶端，尾部）。黄色标记显示以前的截骨线。

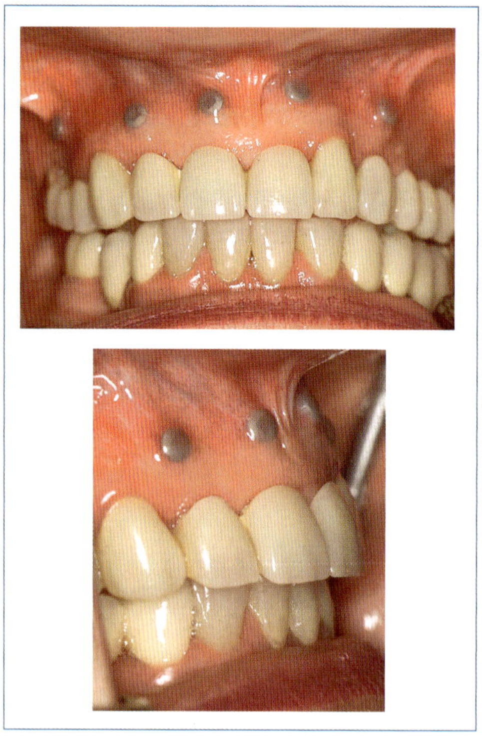

图3-13 髂嵴自体骨移植，16-26区环状植骨后骨吸收的研究，术后6个月螺钉突出可见。（图片来源：Dr Fahrenholz, Vienna）

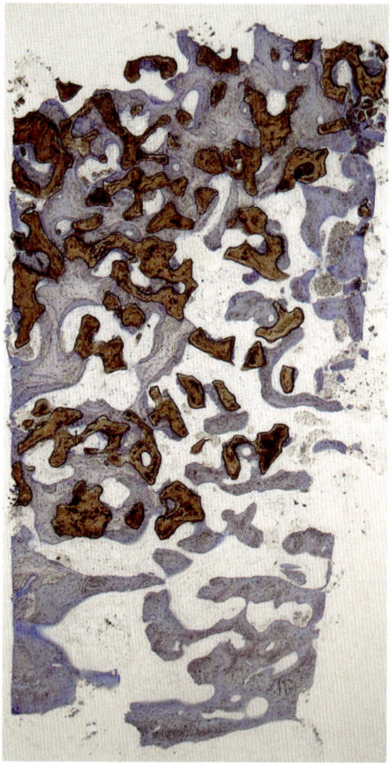

图3-14 在上颌窦底提升中应用Bio-Oss7年后，未脱钙切片的组织学。骨替代物被新形成的骨头包围，没有任何骨增量材料再吸收的迹象；甲苯胺染色（2x）。（图片来源：Dr Schmidinger, Seefeld）

成血管化良好的各向同性骨，其形态与牵张愈伤组织相同[15]。只要有足够的愈合时间，牵张区域内几乎没有吸收，避免扭转和压缩，直到层状骨形成和重塑，需要4～6个月[16]，如图3-12中未脱钙的锯切和研磨硬组织组织学切片所示[17]。

Ⅲ类：带蒂节段截骨术（Inlay植骨）

牙槽骨节段截骨术，用于将骨块移动并稳定到新的位置，为骨内植骨提供骨内空间。这类似于一种牵张术，在这个过程中，骨段按既定距离分开，然后将骨头嫁接到骨缝中[18-19]。移动的节段作为骨膜骨瓣保持附着于骨膜血液供应，因此是良好血管化的移植物，尽管植入间隙必须用非血管化材料充填。这种技术的整体吸收率远低于分层移植过程中开放皮瓣的吸收率。在这种情况下，移植物的植入部位通常采用块状自体移植物、颗粒状材料如Algisorb颗粒或骨形态发生蛋白-2（BMP-2）等作为移植物。增量材料的主要分类为4组：

自体骨

自体骨移植主要来源于骨盆骨髂前棘、下颌骨颏部区或下颌磨牙区。松质骨比皮质骨具有更强的诱导能力，重塑更快，但吸收也更快（图3-13）[20]。

同种异体骨

同种异体骨要么是深度冷冻（至少-80℃），

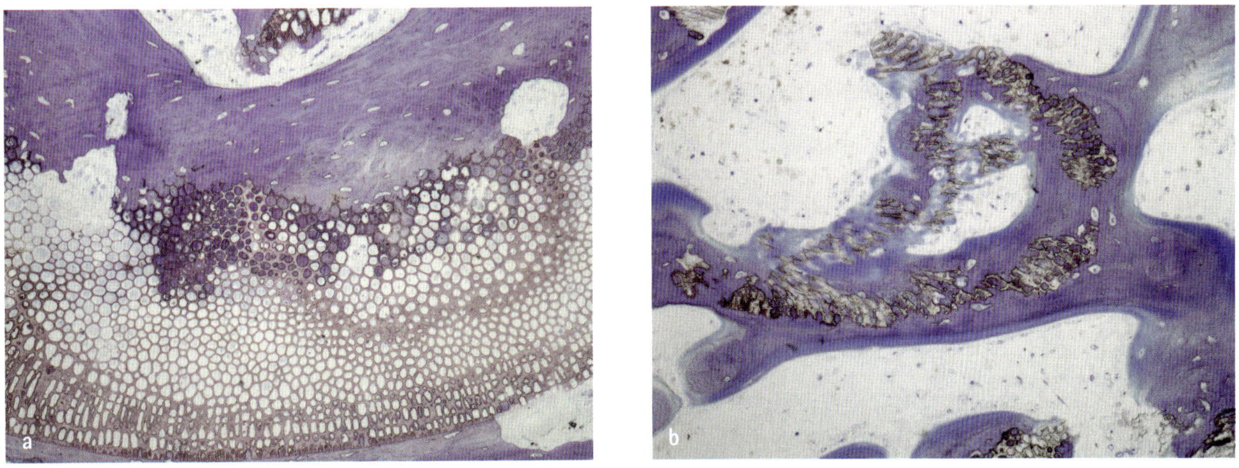

图3-15 6个月愈合后的人体组织：Algisorb颗粒。（a）部分材料完全融入骨内，部分材料孔隙被骨充填，未见异物反应。这些是生物相容性和免疫相容性的征象（20×）。（b）Algisorb颗粒，与其周围沉积的骨关系密切。另一个值得注意的方面是充满新鲜骨的孔隙，这些孔隙被卷入到材料中。这是骨传导率的一个标志。还要注意颗粒的再吸收开始。治疗时间：6个月（20×）。如果没有其他引用，第3章和第4章的所有骨组织学切片都未脱钙和硫蛋白染色。

要么是从人体上冻干的骨头，也就是所谓的“骨库”。这就带来了传染病传播的风险。由于其良好的移植物特性，尽管存在传播感染的风险，但均质移植物在重要手术中得到了广泛应用。

异种异体骨

移植物来自外源。这意味着总是存在传播感染的风险。牛骨虽然没有被内源性骨吸收和替代，但却得到了广泛的应用（图3-14）[21]。

异质成形的材料

非反应性（惰性）外来材料可作为移植材料。最常见的是合成磷酸三钙和羟基磷灰石。由于这是一种合成产品，因此没有通过这些材料传播感染的风险。它们应具有生物相容性、免疫相容性和骨传导性（图3-15）[22]。由于相互连接的微孔隙率[8,23-24]（图3-16），这些材料可以显示出良好的再吸收动力学（图3-17）[25]。纳米多孔材料，如来自牛（各种牛）的异种羟基材料，即使经过几十年也不会再吸收，因此应被视为异物材料[26]。

一位63岁患者，由于在上颌窦底提升和用牛骨制生物材料充填后牙槽嵴萎缩而造成种植体失败，我们进行了第二次上颌窦底提升和用Algisorb颗粒充填。组织学图像提供了两种材料的直接比较其不同的生物动力学性质和吸收动力学（图3-18）[8]。当使用从海藻中提取并综合转化为羟基磷灰石的同种异体骨形成材料Algisorb颗粒时，其骨形成能力和再吸收材料的能力可以在活组织检查中得到证明（图3-19～图3-23）[27-29]。图3-20还显示了藻类球的独特特征是细胞能够通过藻类球的孔隙向外扩散，从而在孔隙内形成骨（图3-21）。

骨传导作用

骨形成材料的再吸收替代对于骨形成和种植体骨结合的完整性是必不可少的[30]。当骨传导移植物材料没有再吸收时，本质上仍然是一个异物，就像这个珊瑚羟基磷灰石孔间孔（Cross）在23年后具有良好的骨结合，但即使在如此长的时间之后，也只是在颗粒周围没有任何再吸收的迹

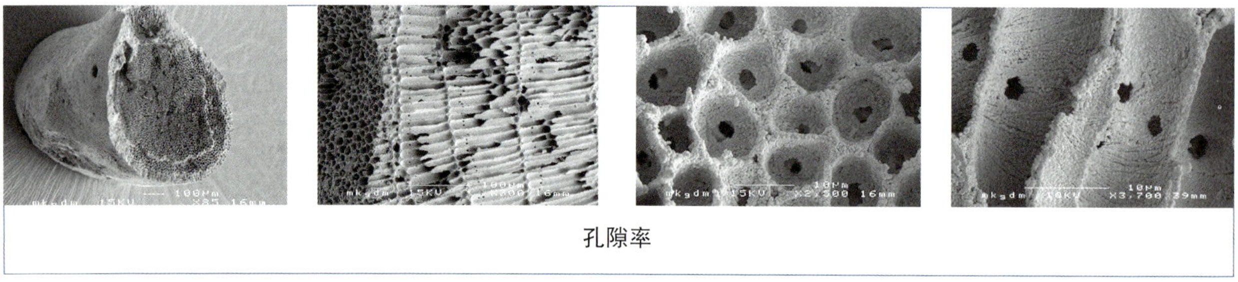

图3-16　扫描电镜图像显示了骨形成材料Algisorb颗粒在不同放大倍数下的横断面和纵断面孔隙率。

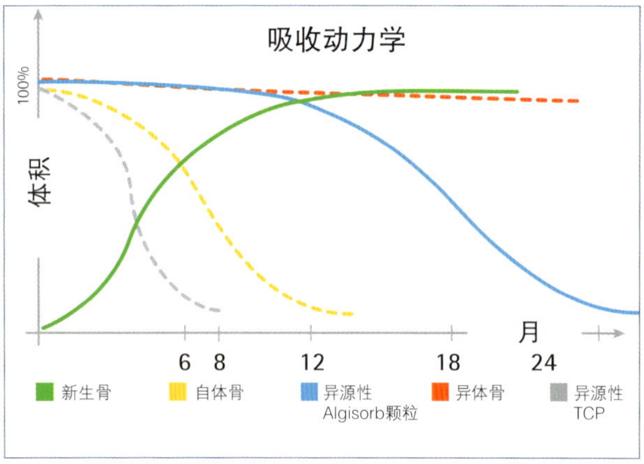

图3-17　骨替代品和骨形成材料的新骨形成时间跨度与不同的再吸收时间。

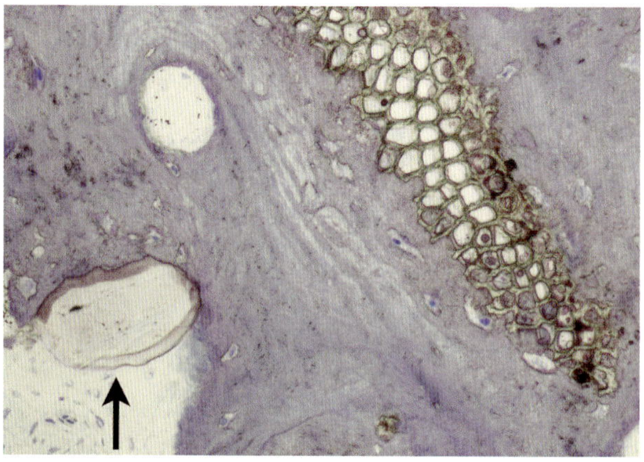

图3-18　一位63岁患者组织学表现，愈合8年后的Bio-Oss颗粒（Geistlich）（箭头所示），愈合6个月后的Algisorb颗粒（右侧）。Bio-Oss部分被骨包绕，外表面无明显的再吸收，骨未向颗粒内生长。Algisorb颗粒完全被骨所切割，间隙中充满了新形成的骨。Algisorb颗粒部分被吸收，同时被新形成的骨所替代（20×）。

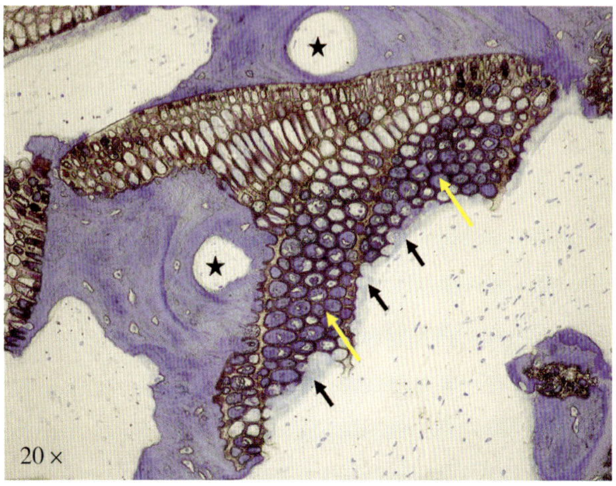

图3-19　一位73岁患者经过13个月的治疗后的组织学表现，Algisorb颗粒部分被吸收，孔隙中充满骨。两个骨块清晰可见（★）。颗粒在重塑过程中与骨一起被重塑。黑色箭头所示囊腔内含有破骨细胞的Algisorb颗粒的吸收；黄色箭头所示颗粒孔内充满新形成的骨（20×）。

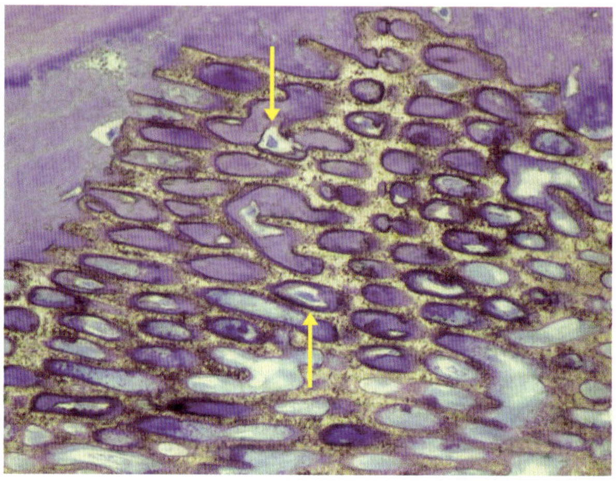

图3-20　一位50岁患者在21个月的愈合时间后的组织学表现，说明细胞迁移。Algisorb颗粒的孔隙中充满了骨和重要细胞。箭头所示细胞（40×）。

象（图3-24）。

当移植物直接与种植体表面接触时，骨结合可能会受损，因为它对感染的抵抗力较低（图3-25和图3-26）[31]。因此，必须将增量材料区分为两类：骨替代材料和骨形成材料，以区分其进行替代吸收的能力[26]。骨形成材料在重塑过程中通过爬行替代作用被吸收和替代[22]。相比之下，骨替代材料基本上取代了这个位置，骨矿物未被吸收的例子，Algisorb颗粒（Osseous formerly C Graft）或Algipore（Dentsply Friadent）是一种非常具有骨传导性的骨，牙种植体完全被骨包围后，很少有同种异体材料存留（图3-27）。骨替代材料包括非骨吸收或骨吸收非常缓慢的羟基磷灰石制品，如无机异种骨移植材料[32]。

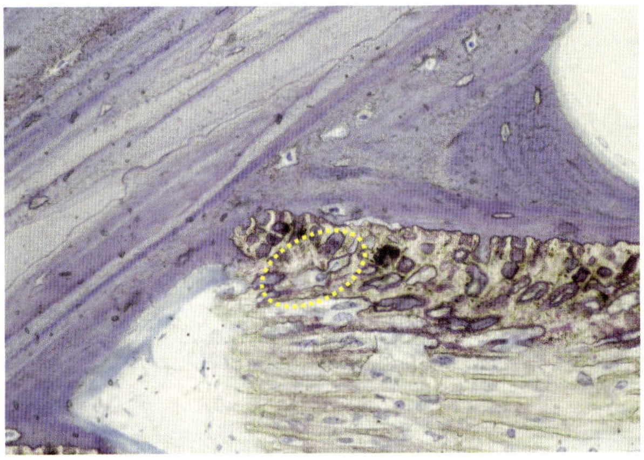

图3-21 一位42岁患者在11个月的愈合时间后的组织学表现，显示骨结合的Algisorb颗粒。颗粒很好地融入骨，新形成的骨也在颗粒顶部的孔隙内。颗粒的孔隙大部分为骨。Algisorb颗粒的孔洞有1～2μm宽，我们经常看到细胞穿透这些孔洞。这叫作“Diapedesis”（黄色圆圈所示）（40×）。

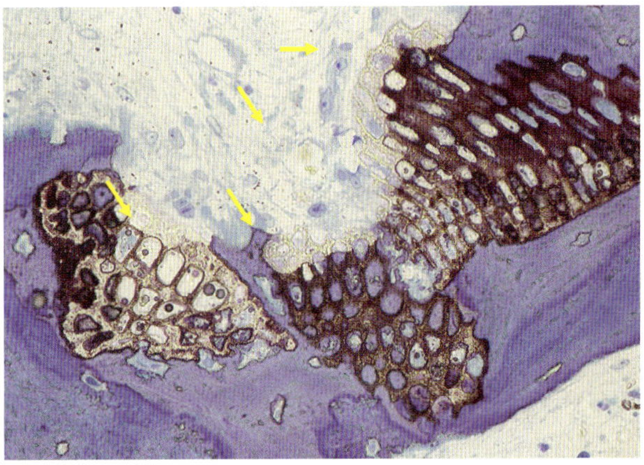

图3-22 一位40岁患者在10个月的愈合时间后的组织学表现，说明Algisorb颗粒通过破骨细胞活性的吸收（箭头所示）。一个颗粒被并入骨内，骨部分被破骨细胞和新形成的骨分解。颗粒内孔隙以骨为主（20×）。

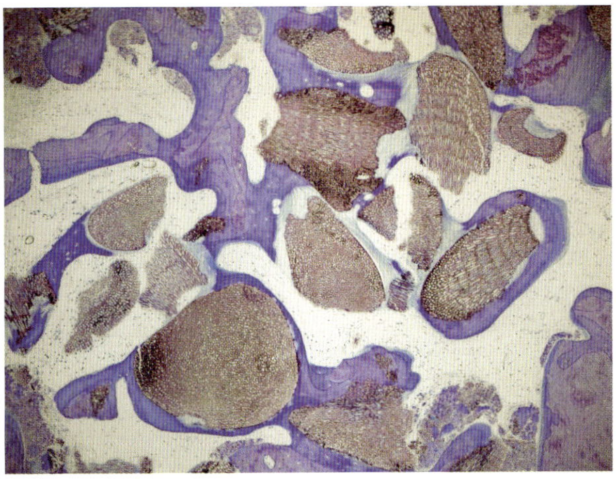

图3-23 一位52岁患者15个月愈合后的组织学表现，可见新生骨小梁网状结构。Algisorb颗粒被新生骨包裹，彼此之间连接着与松质骨结构相对应的小梁结构（4×）。

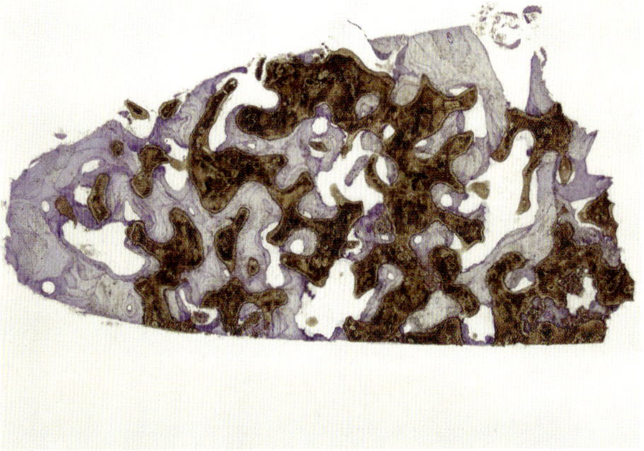

图3-24 一位43岁患者植骨术后23年愈合的骨核心标本组织学表现。即使经过如此长时间的掺入，该材料仍具有良好的骨结合性，没有任何再吸收的迹象（2×）。

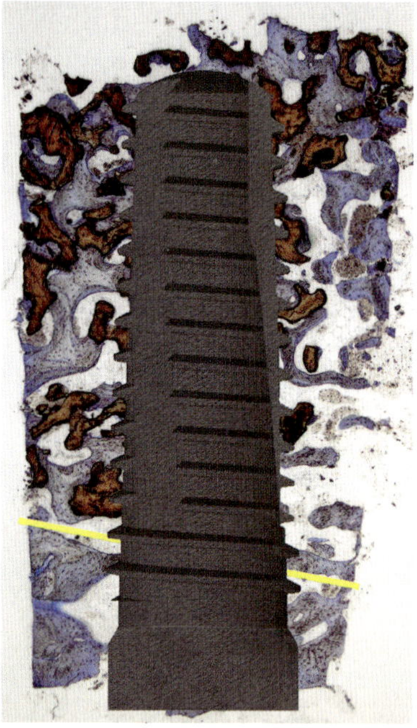

图3-25 组织标本模拟种植体覆盖图3-14。由于所述的牛骨材料在使用7年后仍然存在，许多牛骨颗粒会与种植体的钛材料直接接触。黄色线表示局部发现的骨与新形成的骨之间的边界（2×）。

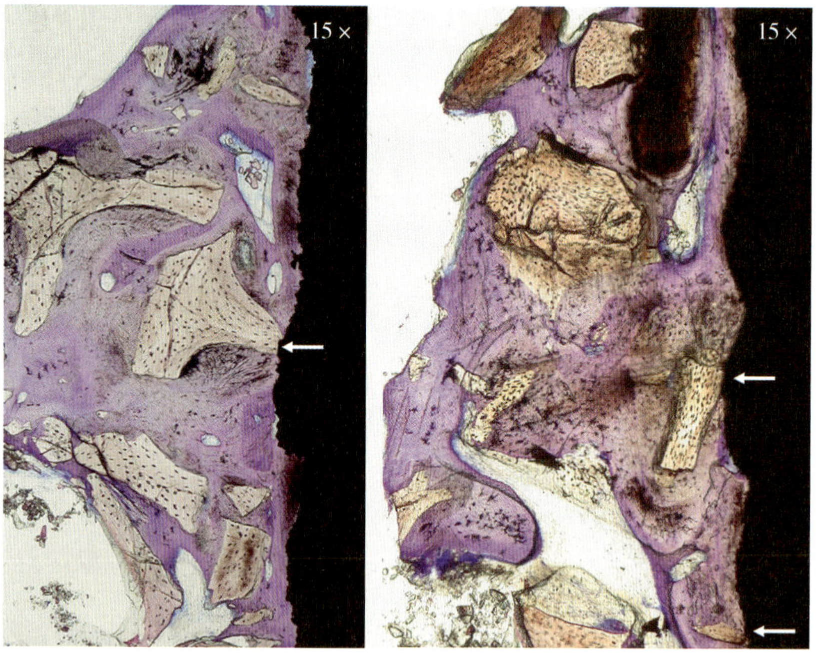

图3-26 种植体放置近19年被移除后的组织学硬组织切片的放大图，由于种植体周围感染和使用Bio-Oss进行上颌窦底提升并同时植入种植体后的上颌窦炎。箭头所示骨增量的异物材料与种植体的直接接触。

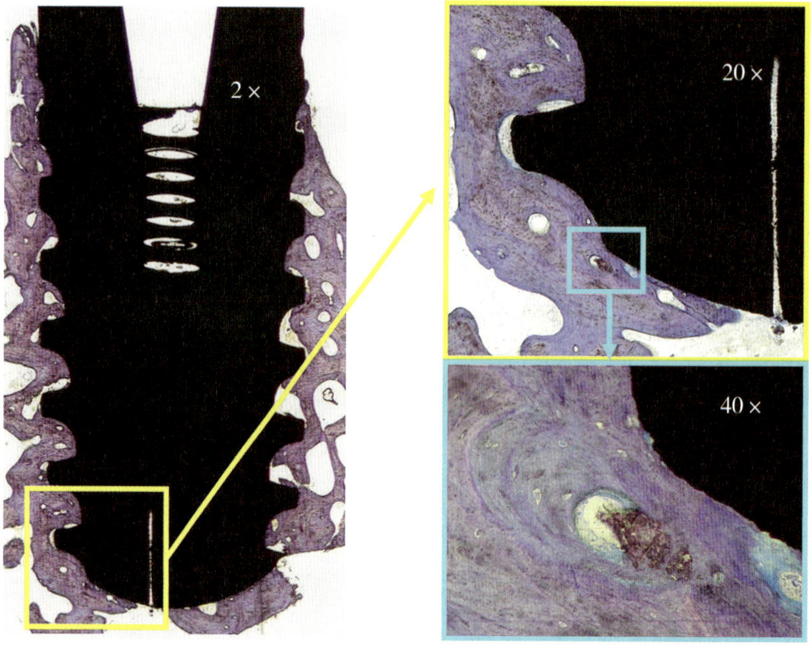

图3-27 种植体周围骨结合的组织学图像的放大图。5年前，角化囊肿性牙源性肿瘤切除后，用Algisorb颗粒充填了一个巨大的下颌骨缺损，3年后骨结合。除了在高倍镜下看到的小残余，这种材料被重塑形成新的骨。由于种植体直接位于复发性角化囊肿性牙源性肿瘤（2×、20×和40×）旁，所以必须将种植体移除。

Ⅳ类：骨形态发生蛋白（BMP）诱导成骨

BMP-2的使用提供了一种新的增强功能，包括增量信号诱导，以增强和分化成骨细胞（和血管母细胞）细胞系[33-34]。

使用BMP-2通常需要基质或支架，因为仅使用胶原蛋白并不能保持空间[35]。该材料可以作为一个外置式（Onlay）、内置式（Inlay），或几乎任何重建方案的一部分，如使用同种异体骨的下颌连续性骨缺损[36]。骨形态发生蛋白诱导形成的骨被认为是新生骨的形成与基于细胞的治疗密切相关[37]。

Ⅴa类：无血管蒂骨移植——Onlay植骨

无血管蒂的自体块状骨移植物稳定地固定在宿主受区上[38]。这些移植骨块必须重新血管化，并通过替代进行显著的重塑[39]。不同类型的移植物通常不会成为块状移植物的混合物，块状移植物的体积损失可能高达50%[25,40-41]，而髂骨皮质骨、颅骨和下颌块状骨有不同的反应[42-44]。

Ⅴb类：引导骨再生

引导骨再生的基本原理是利用膜作为屏障，重塑骨缺损，防止增生性结缔组织和上皮细胞的快速及意外生长。

外科手术及其应用

表3-1列出了属于每个分类类别的手术程序，将在下面的章节中进行描述。

表3-1　按血管化程度分级的再生手术流程

Ⅰ类：显微吻合游离骨瓣	Ⅳ类：骨形态发生蛋白诱导成骨
腓骨、肩胛骨或髂嵴	Onlay（钛网）
Ⅱ类：牵张成骨	移植（裂）
纵向	移植（截骨术）
垂直	同种异体骨
水平	**Ⅴa类：Onlay植骨**
横向	垂直向Onlay移植
Ⅲ类：带蒂节段截骨术	骨片移植
通过牙槽窝充填保持牙槽嵴	结合垂直和水平嫁接
窦底进入式植骨（上颌窦底提升植骨）	**Ⅴb类：引导骨再生**
三明治截骨术（Inlay）	同种异体、异质或异种移植
带蒂三明治成形术（PSP）	垂直增量
岛骨骨膜瓣	水平增量
Horseshoe Le Fort Ⅰ型介入截骨术	结合垂直和水平增量

3.1 Ⅰ类：显微吻合游离骨瓣

理想的移植物是带血管蒂的硬组织和软组织结构，通过血管再吻合转移到缺损部位。即使在复杂的口腔和颌面部手术缺损（图3-28）中，骨结合和稳定重建也可以通过良好的固定移植重建来实现。带血管蒂骨瓣的来源包括髂嵴（图3-8～图3-11）、肩胛骨、桡骨和腓骨，腓骨是最常使用的部位。图3-28～图3-33显示一位73岁患者，下颌骨重建，左侧下颌鳞癌后出现部分颌骨病变，缺损用KLS Martin固定，口内覆盖带血管蒂的游离空肠移植物。术后39个月行带蒂游离腓骨移植术，骨缺损用钢板固定。移植体修复后重建。如果没有带血管蒂的骨移植提供最佳的骨愈合，就无法治疗这种类型的缺损。大约8个月后，患者接受了4颗超短Bicon种植体和一个固定的非金属桥的治疗（图3-33）。

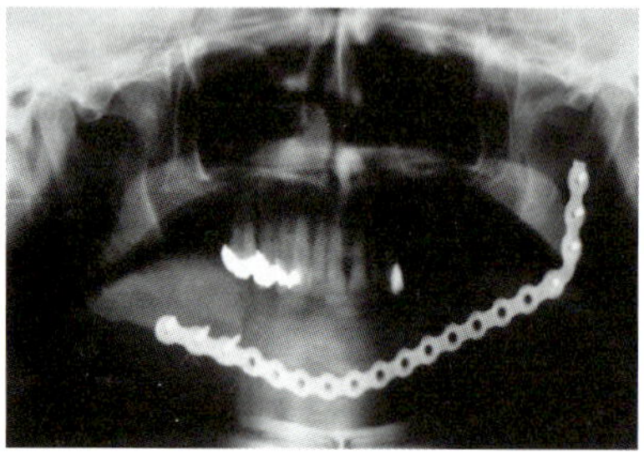

图3-28　一位73岁患者因鳞癌部分切除下颌骨后。下颌骨通过骨合成板（KLS Martin）来稳定。首先用带血管蒂的空肠移植物覆盖口内缺损。

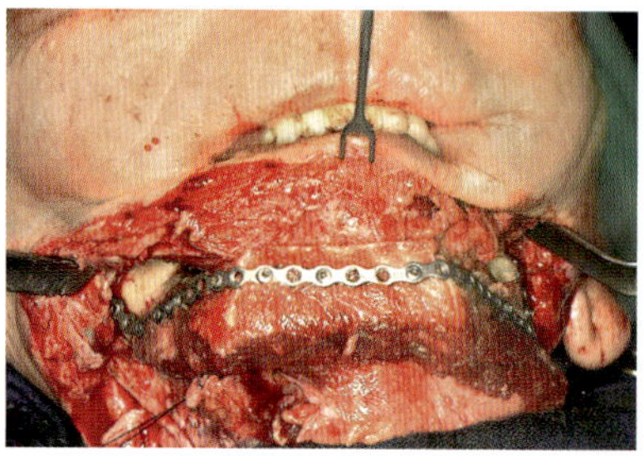

图3-29　下颌骨残端与接骨板下游离腓骨移植的术中情况。

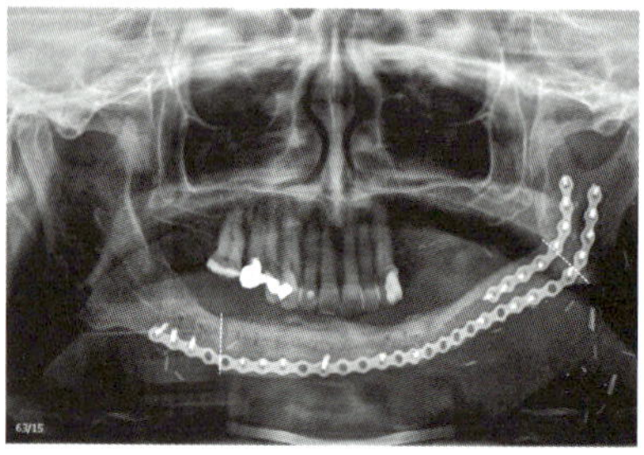

图3-30　2个微型骨合成板（KLS Martin）稳定再吻合游离腓骨移植术后的曲面断层片。两条白线表示移植腓骨的范围。

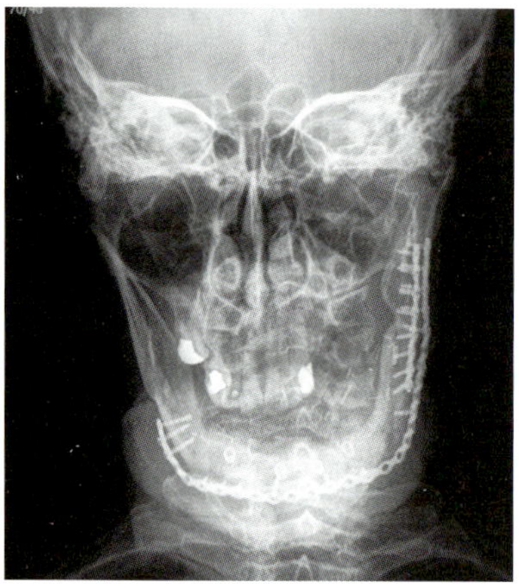

图3-31　游离腓骨移植后颅骨前后片肿瘤切除后39个月以及植入4颗4.0mm×5.0mm Bicon种植体8个月后。

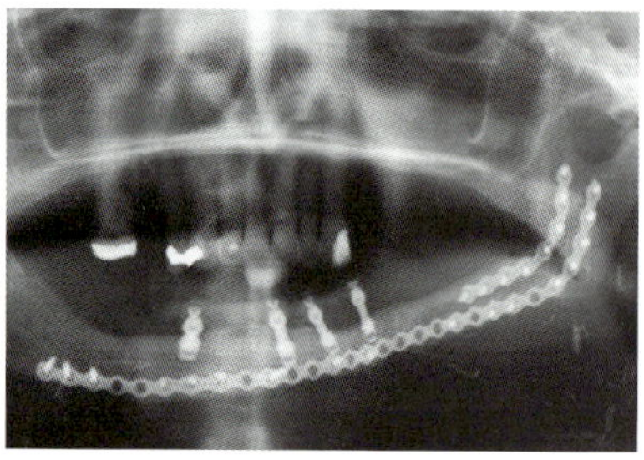

图3-32　曲面断层片和固定非金属桥使用后情况相同。

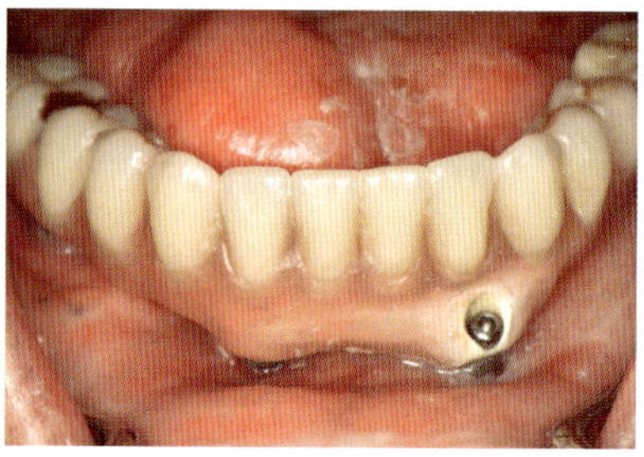

图3-33　4颗4.0mm×5.0mm Bicon种植体上的固定非金属桥。（Lab. Odontotecnico Perpetuini, Rome）

3.2 Ⅱ类：牵张成骨

骨牵张的方法，最初由Ilizarov和Deviatov描述[12]骨形成作为一种渐进性牵张，已在口腔颌面外科中得到广泛应用[45]，以治疗上下颌大面积骨缺损为**“纵向牵张成骨”**（骨转运）（图3-34），临床病例如图3-35～图3-43所示。

这位46岁的患者，在左侧有一个未手术的单侧唇腭裂，并有一个巨大的口鼻瘘管。我们决定使用双侧牵张装置固定在上颌骨上（图3-37）。首先是右侧被牵张，15周后左侧开始。采用正畸弓杆引导牙弓两侧骨移动，缩小腭裂骨间隙。分别在13、12和25、26之间进行截骨，先在右侧进行，成功牵张后在左侧进行。在分散的新骨骨固位后（图3-40），牙齿间隙行种植。用带蒂舌瓣闭合腭黏膜缺损（图3-43）。

牙槽骨牵张主要用于提高牙槽骨高度或宽度，有许多适应证（图3-34a）。骨质因其优良而被评为Ⅱ类。牵张骨的理论总是在组织学研究中得到认定（图3-41）。在牙槽骨区域，我们区分和水平牵引这种方法的骨生成，必须提到的是，牵张装置引起的黏膜穿孔（图3-44），以及因为必须在口腔内佩戴牵引器几个月而导致患者不适。其他缺点包括可移位的骨段可能会脱位（图3-45～图3-47）。此外，被牵张的骨经常显示为玻璃手表形状，如果牵张太快（图3-48），除了非常高的复发率（如果没有稳定足够长的时间），我们有时会看到骨头完全坏死，尤其是在狭窄的间隙内（图3-49）。最严重的并发症是下颌骨骨折（图3-50和图3-51）。我们在132例牵张病例中经历了6次骨折。这就是为什么我们实际上已经放弃了这种方法，转而采用垂直和横向一步法或两步法带蒂三明治成形术，除非在严重创伤或烧伤病例中需要大量新的软组织。在非指明的情况下（即当有足够的骨进行牵张时），在牵张进行时不会出现并发症。然而，如果骨量为8～9mm，并且需要牵张，将会遇到很多并发症。

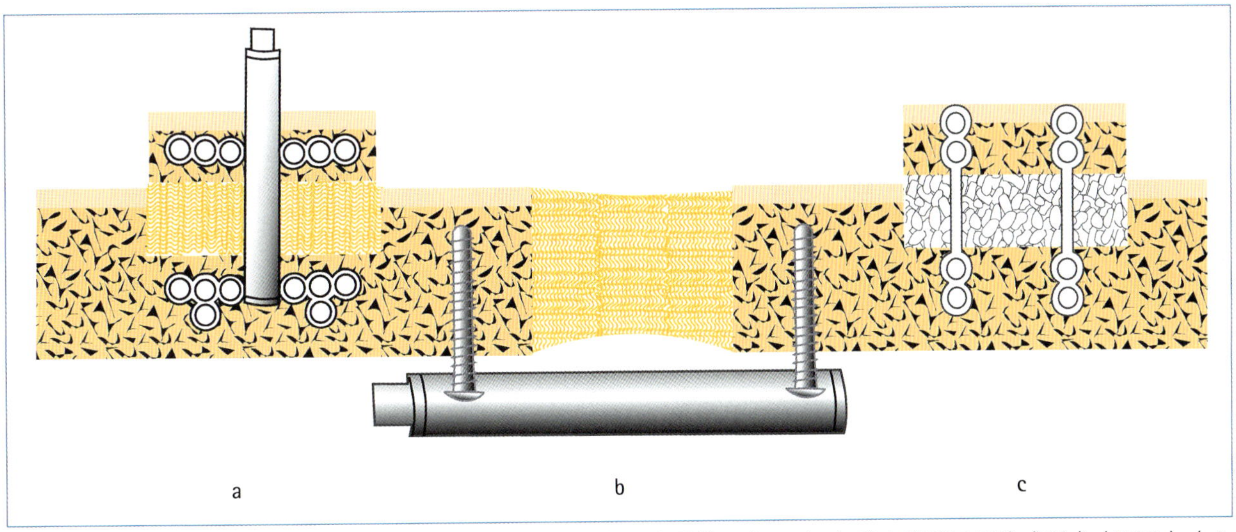

图3-34　经典牵张成骨（Ⅱ类）：（a）垂直向。（b）多向（骨转运）。（c）垂直带蒂三明治成形术（PSP）（Ⅲ类）。

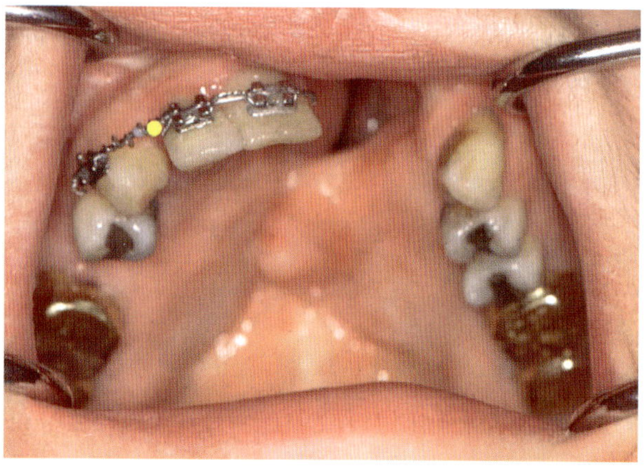

图3-35 左侧未手术单侧唇腭裂伴巨大口鼻瘘的口腔内情况。黄色圆点指出了正确的牵张位置是在牙齿13和12之间。

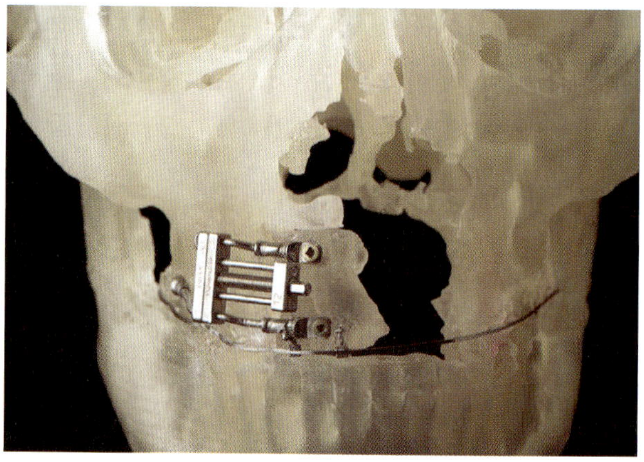

图3-36 STL模型显示巨大的骨缺损，由于腭裂与试验智能应用KLS马丁牵张装置在右侧，在牙齿13和12之间的区域。

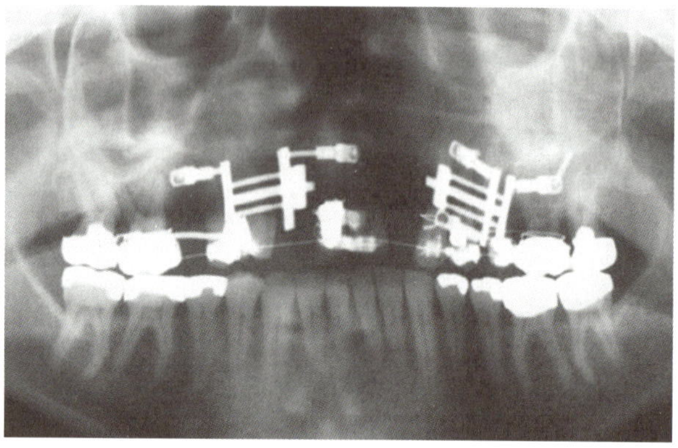

图3-37 曲面断层片示右侧撑开10mm后，左侧开始撑开。在整个牵张阶段，直到种植体植入之前，牙齿已经通过正畸直丝器械被稳定下来。

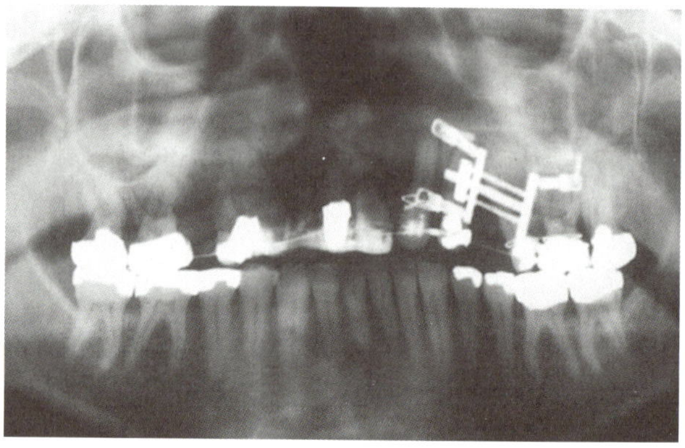

图3-38 右侧牵张装置取出后，左侧分离10mm后的曲面断层片。

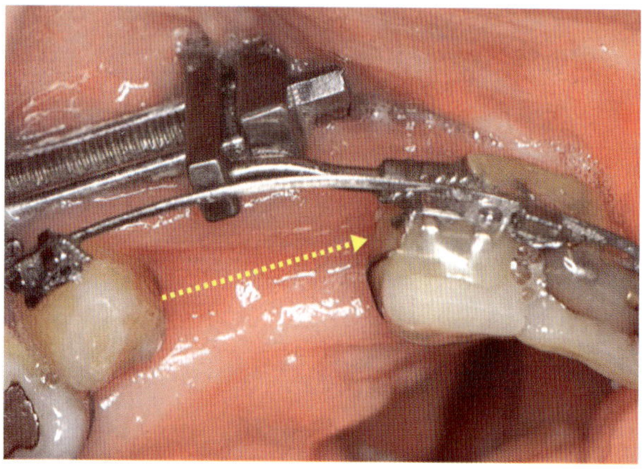

图3-39 右侧牵张结束时口腔内情况。注意牙齿13和12之间的间隙（见图3-35上的黄色圆点）。这两颗牙齿之间已经扩大到这么多软组织。

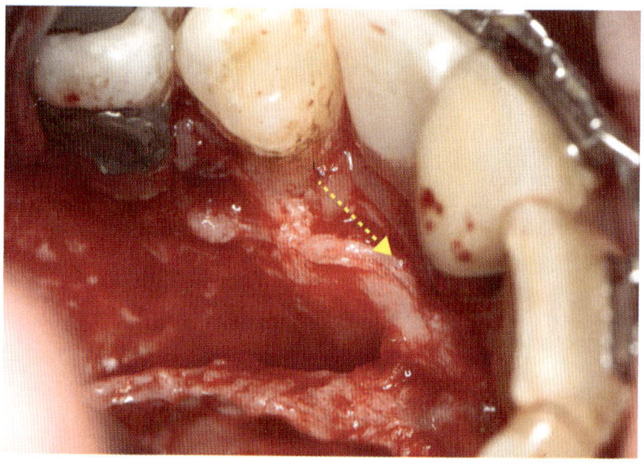

图3-40 应用种植体前将黏骨膜瓣偏转。牙齿13和12之间的组织似乎是实心骨。

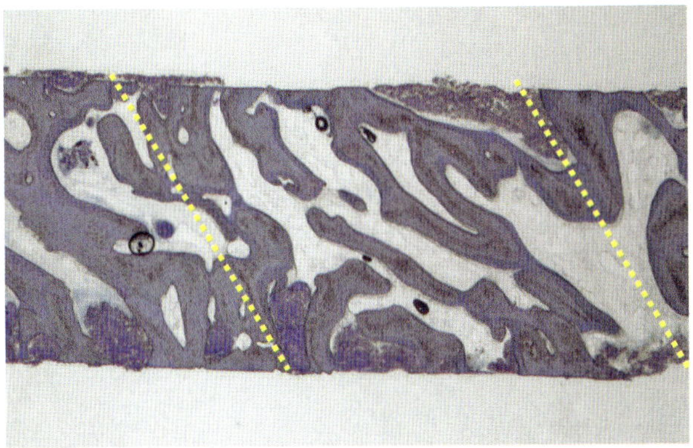

图3-41 种植体植入前取的核心标本未脱钙组织学制备显示，前一次截骨之间有良好的带血管蒂的新骨形成（黄色虚线所示），使骨宽约10mm（4×）。

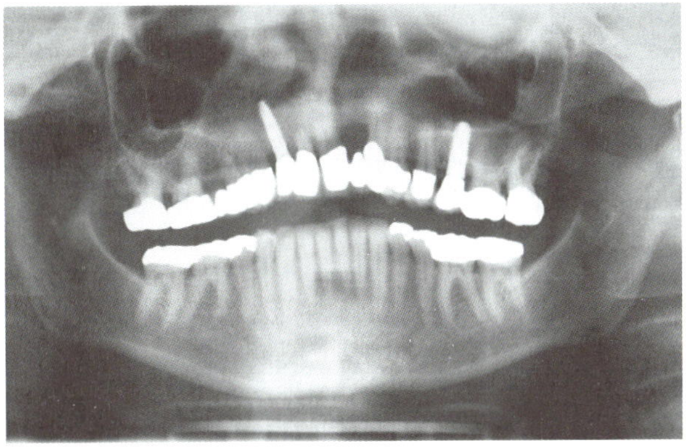

图3-42 取出固定正畸矫治器，植入种植体，10年后完成冠状位定形后的曲面断层片。

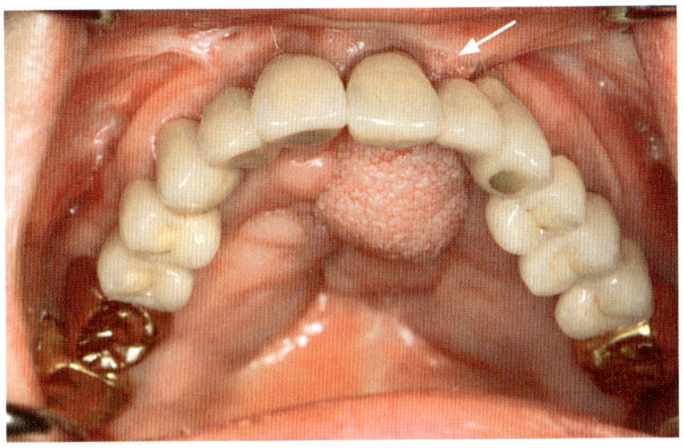

图3-43 口腔内情况，10年随访。注意带蒂舌瓣封闭的口鼻瘘（箭头所示舌瓣向颊黏膜的延伸）。（修复工作：Dr Fahrenholz, Vienna）

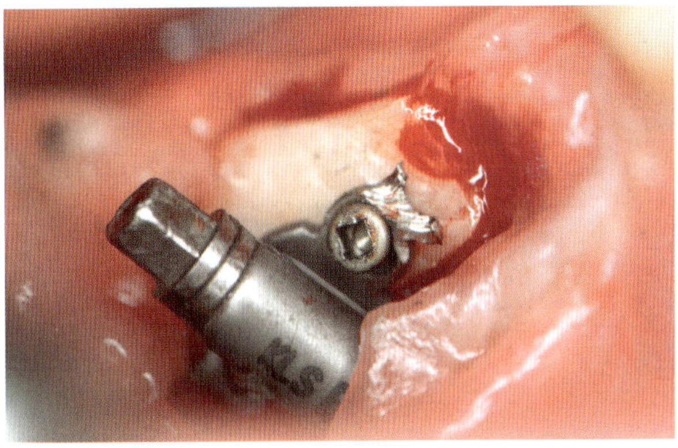

图3-44 在不可避免的牵张装置穿过黏膜处周围，黏膜明显裂开。

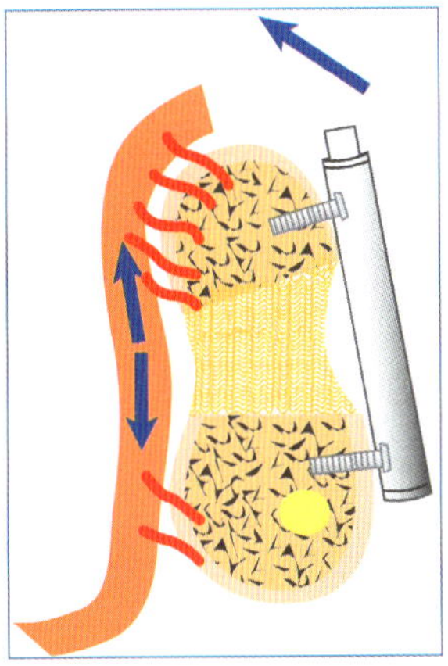

图3-45 由于肌肉力量的作用，移位的骨段脱位。

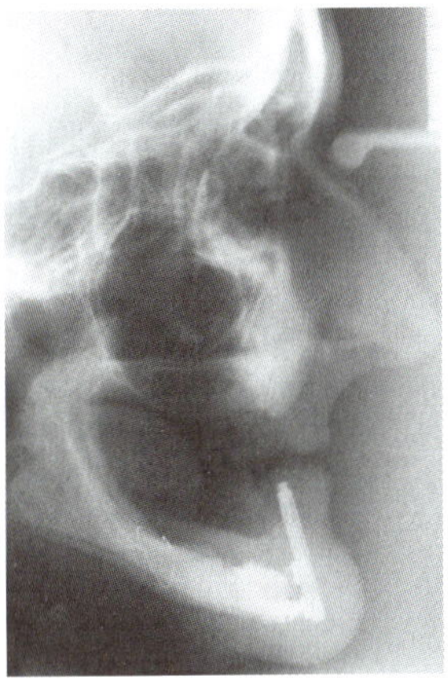

图3-46 56岁患者下颌骨牙槽突颏孔间牵张术开始时的头颅侧位片。

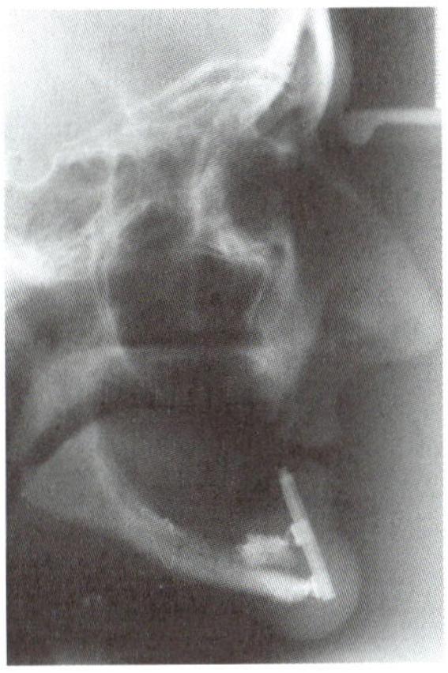

图3-47 同一例患者6个月后，牵张装置舌侧脱位明显。

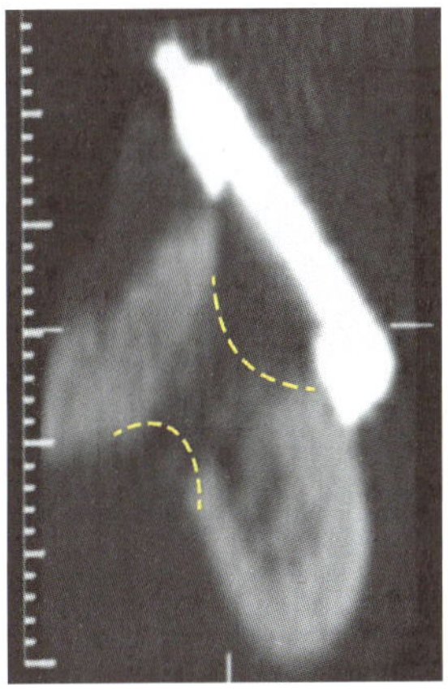

图3-48 重新形成的下颌骨横向CT切片，显示了牵引形成骨呈手表玻璃状（黄色虚线所示）。

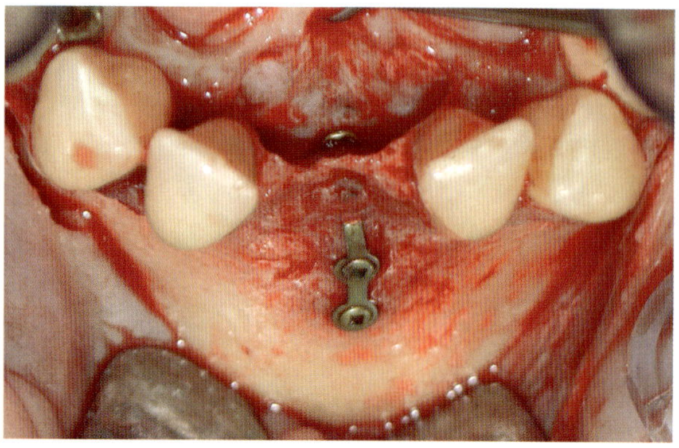

图3-49 使用下颌牵张装置后（Stryker Leibinger），下切牙区移动骨段完全坏死。

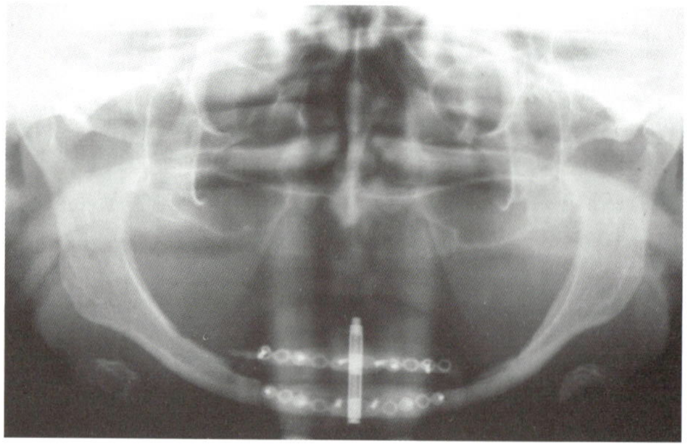

图3-50 一位50岁患者在严重萎缩的下颌骨颏孔间牙槽嵴牵张时的曲面断层片。

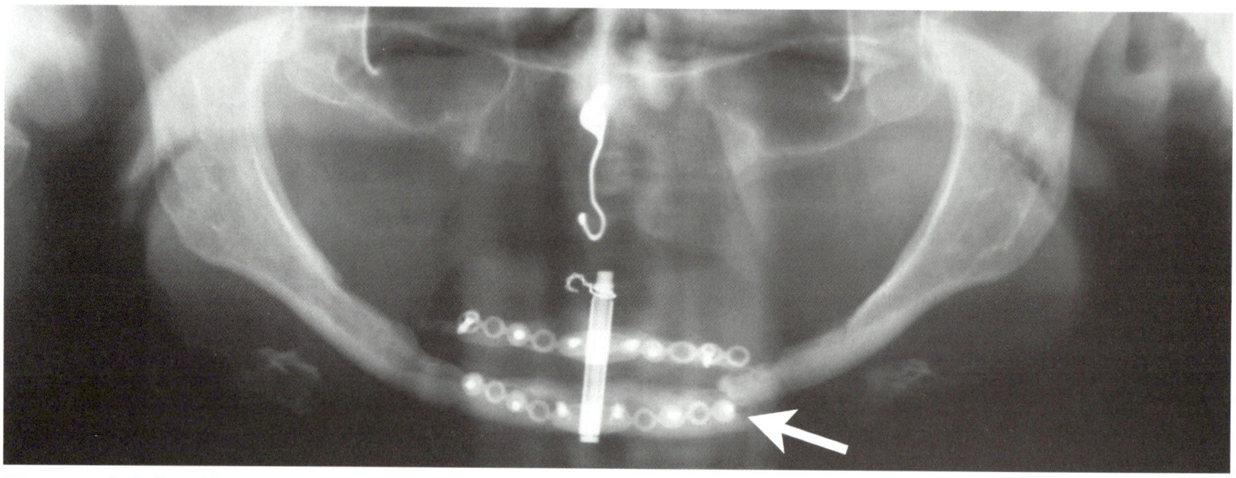

图3-51 患者曲面断层片见图3-50，4周后，下颌骨在左侧下牵张板远端（箭头所示）骨折。采用Otten方法，临时性颌间固定，上颌有弹性钩[72]。

垂直渐进性牵张成骨

图3-52～图3-61所示一位58岁女性患者为前牙缺失后重度骨缺失，上颌骨垂直逐渐牵张成骨的过程（Wang和Al-Shammari, 2002）[46]。两个由Chin开发的主要牵引器[47]并由Stryker Leibinger发售。这些牵引器的优点是它们埋入在牙槽骨内，因此不会影响患者（图3-53和图3-54）。然而，如图3-55所示，缺点之一是种植体的后期植入可能会出现困难。足够的（几乎太多的）新骨形成，甚至在种植时必须去除部分牙槽突。在常规钻孔导板的帮助下，将种植体植入到需要的位置（图3-56和图3-57）。从图3-58～图3-61可以看出，该结果在临床和影像学上都是稳定的，且多年来令人满意。

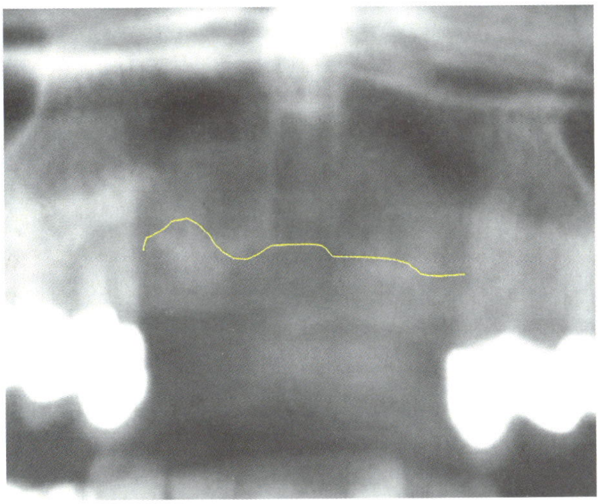

图3–52 曲面断层片示外伤引起前牙12、11、21、22缺失后明显的骨缺损。

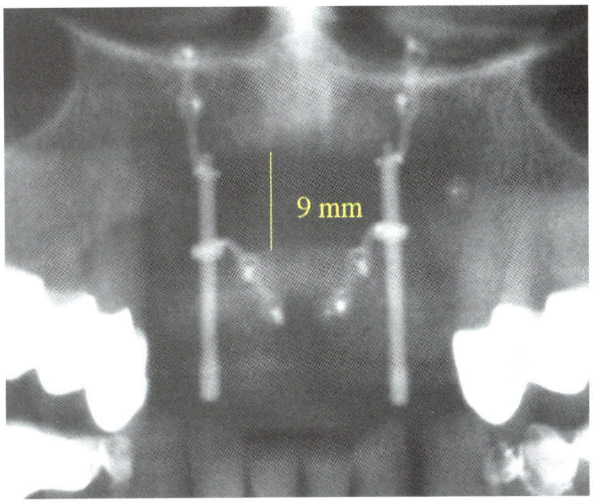

图3–53 牵张成骨后的曲面断层片，用两个牵引器牵张[47]（Stryker Leibinger），18天内新骨形成9mm。

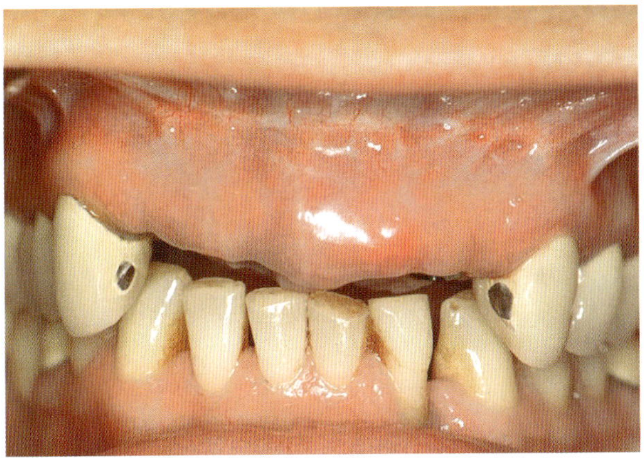

图3–54 牵张成骨结束时的临床情况。

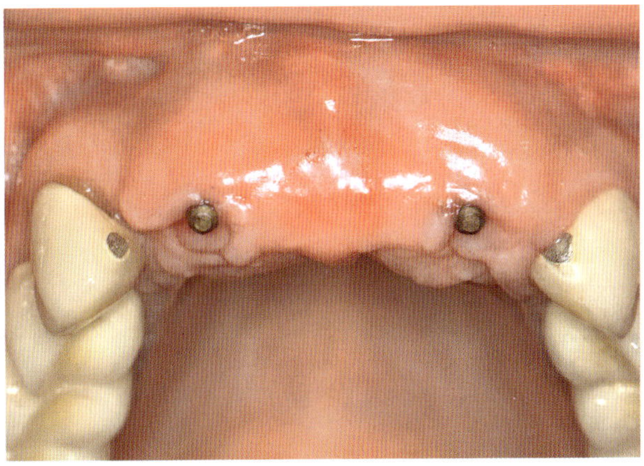

图3–55 显示的是位于牙槽骨内的牵张装置。

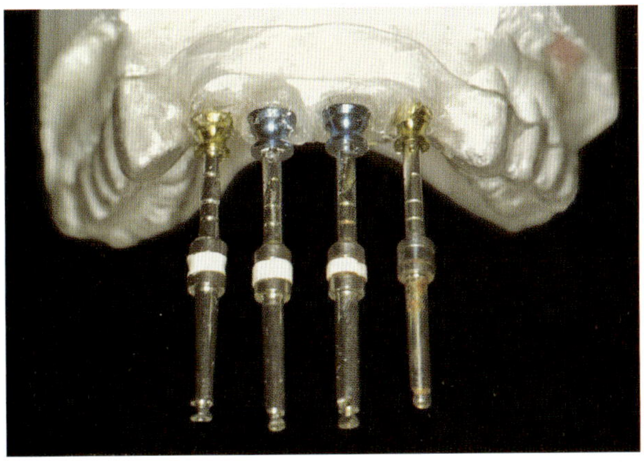

图3–56 制备具有平行排列的先锋钻和种植体之间足够距离的非全程导航导板。

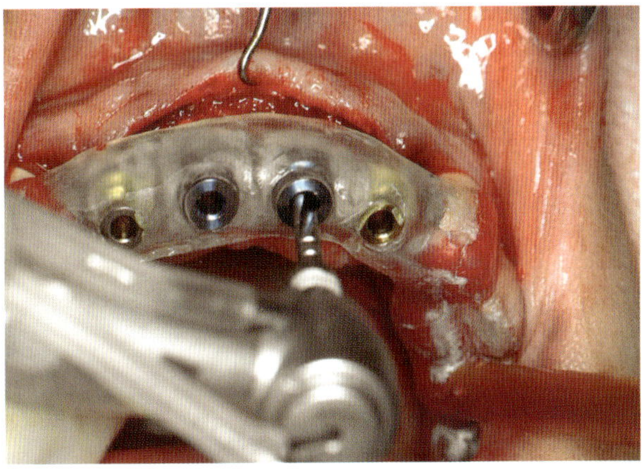

图3–57 先锋钻导板，用先锋钻标记种植体位置。

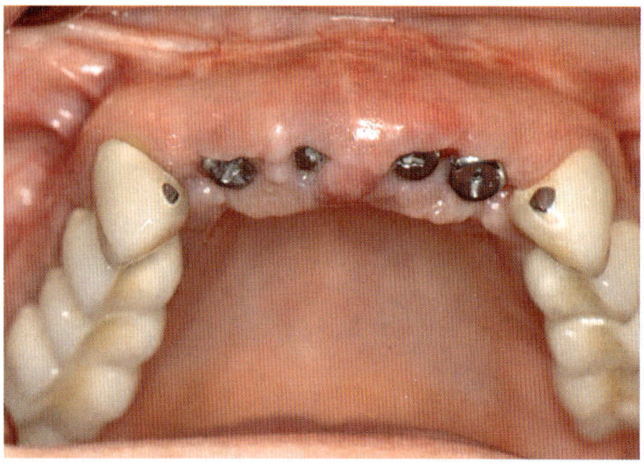

图3-58 种植体暴露后与放置牙龈成形器后的临床情况。

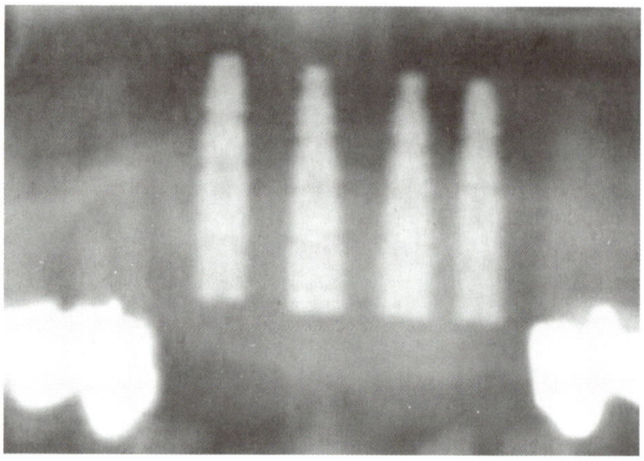

图3-59 4颗种植体植入后的曲面断层片：牵张骨区域现在几乎完全骨化。

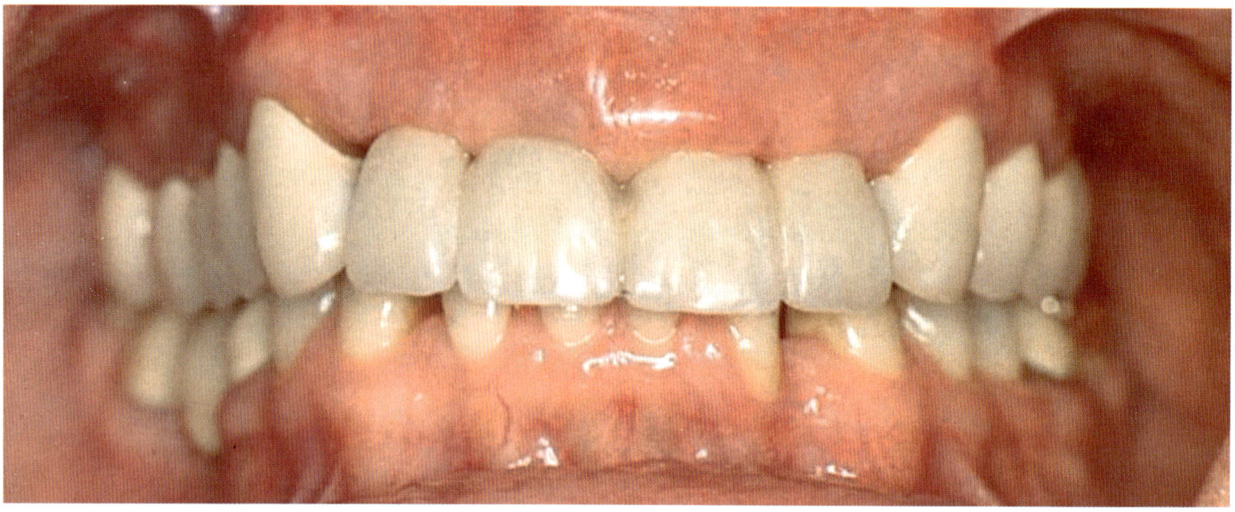

图3-60 种植体植入6个月后，使用丙烯酸树脂长期临时修复牙龈轮廓。（图片来源：Dr Fahrenholz, Vienna）

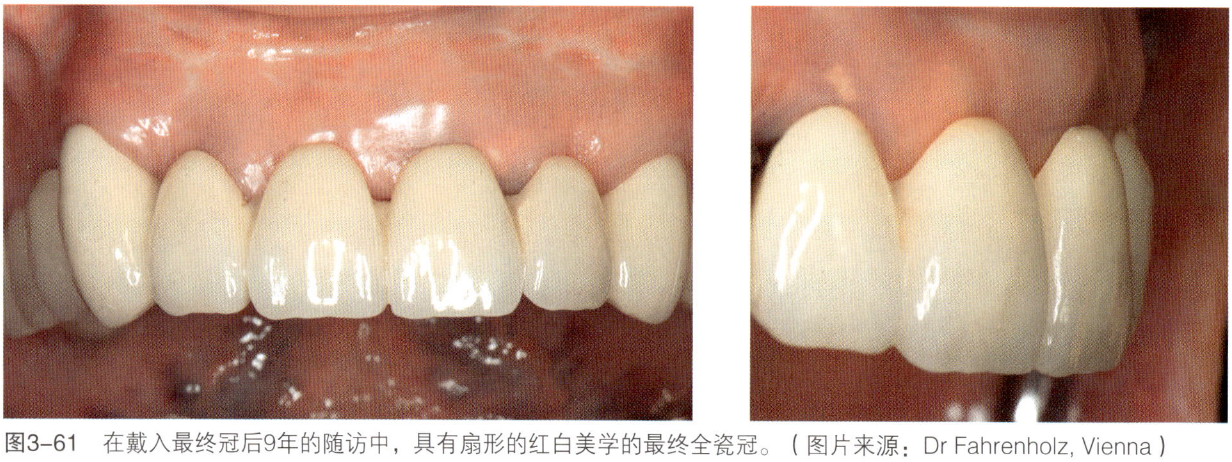

图3-61 在戴入最终冠后9年的随访中，具有扇形的红白美学的最终全瓷冠。（图片来源：Dr Fahrenholz, Vienna）

3.3　Ⅲ类：带蒂节段截骨——Inlay植骨

在某些方面，我们将其描述为一种嵌入式移植（Ⅲ类），即使用自体骨移植或不同种类的骨增量材料，以及至少有两层带血管蒂骨的覆盖。在这一组中，我们也将至少有三面骨壁的骨增量视为一种特殊的嵌入式骨成形术。以下方式被包括在这个分类中：

- 牙槽窝充填保存牙槽嵴。
- 骨增量。
- 上颌窦底提升术。
- 带蒂三明治成形术。

牙槽窝充填保存牙槽嵴

- 上颌拔牙后的牙槽窝充填。
- 上颌拔牙后延期牙槽窝充填。
- 下颌拔牙后牙槽窝充填。

嵌入式骨块就像被骨包围的牙齿，骨块是嵌入的，所以属于Ⅲ类。

拔牙是一种涉及软组织和骨组织的复杂的生物力学关联过程，随着伤口的愈合，导致牙槽骨和软组织结构的生理适应或改变（图3-62）[48]。目前存在两种不同的缺损分类。Caplanis等[49]使用所谓的拔牙窝缺损深度分类（EDS）（图3-63）。这是基于术后即刻的情况，包括检查软组织和骨组织，尽可能不剥离黏膜。然后根据分类进行治疗程序（表3-2）。在少数情况下，骨可以通过正畸控制促进生成。这主要是一种非手术技术，其基础是牙槽骨跟随缓慢牵引移动的牙齿生长，以便有足够的种植窝洞立即种植（图3-64～图3-74）。

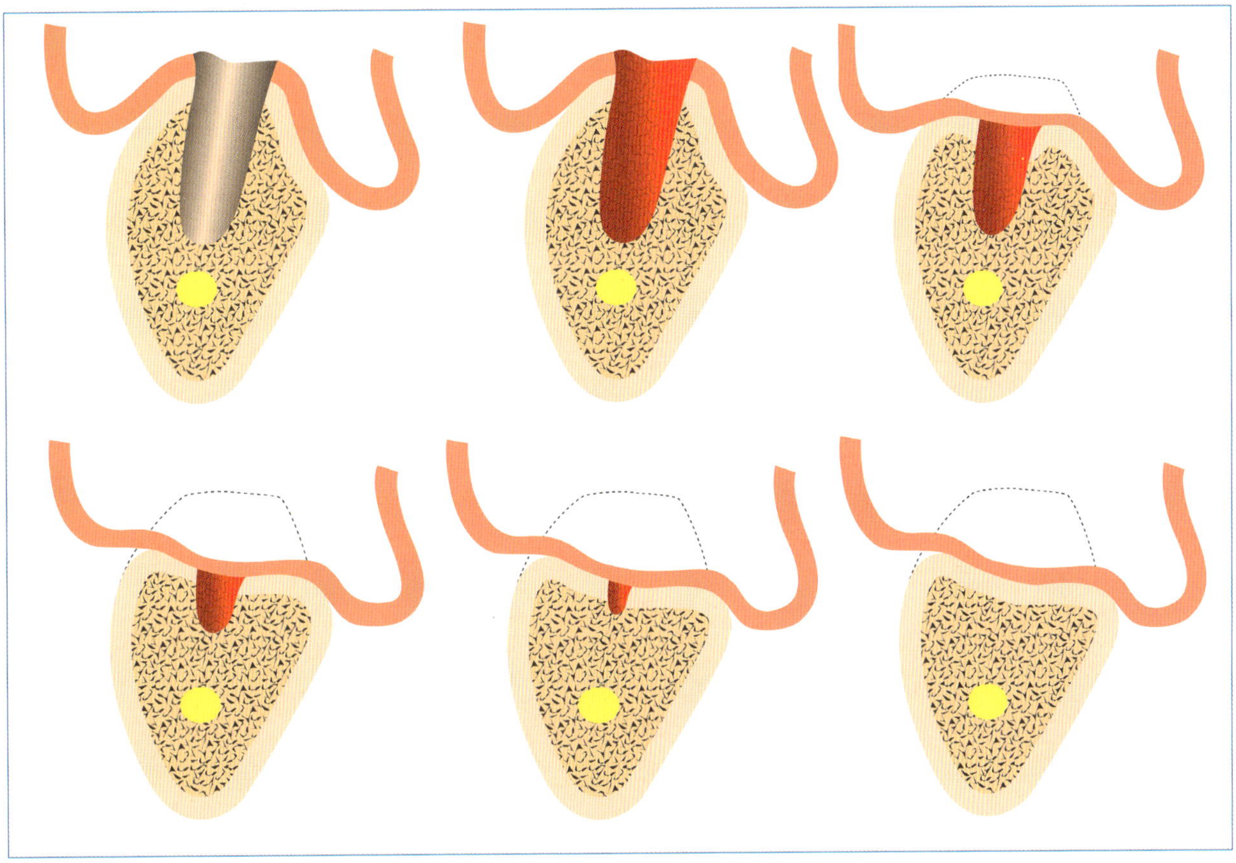

图3-62　拔牙后下颌骨萎缩示意图，拔牙后牙槽窝未充填成骨材料，未覆盖膜。

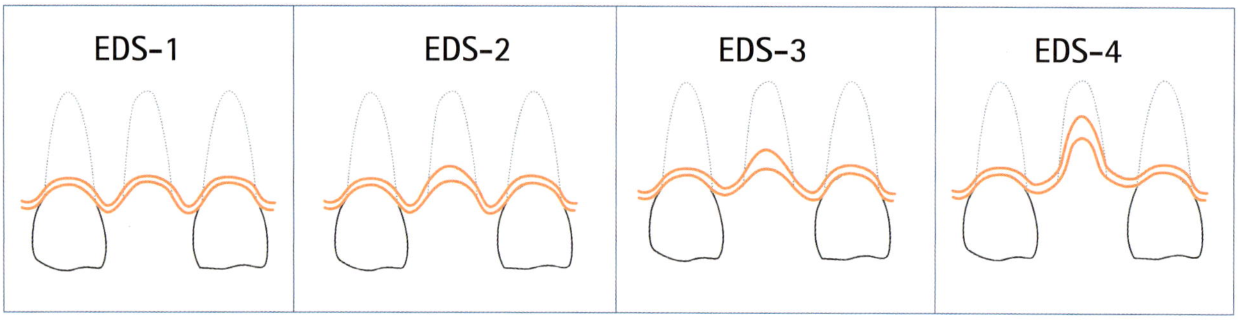

图3-63 拔牙后即刻按缺损深度分级（EDS）划分骨-软组织关系[49]。

表3-2 提取缺损评估、分类和管理*

EDS缺损类型	一般的评估	涉及的牙槽骨壁的数量	生物型	骨（mm）	至参考点距离（mm）	理想软组织状态	诊疗建议
1	无缺损	0	厚	0	0～3	可预测的	直接植入（一期）
2	无缺损至轻微损伤	0～1	薄或厚	0～2	3～5	可实现的但不可预测的	牙槽骨增量或即刻种植（一期或二期）
3	中度受损	1～2	薄或厚	3～5	6～8	轻微受限的	牙槽骨增量，然后植入种植体（二期）
4	严重受损	2～3	薄或厚	≥6	≥9	有限的	牙槽骨增量后再植入（三期）

*Caplanis等[49]

正畸牵引法作为牙槽嵴保存的一种基本方法，是替代种植前骨增量的一种方法[50]。Sclar[48]强调了拔牙对牙槽嵴宽度造成损伤的重要性。剩余骨体积在充填Algisorb颗粒等成骨材料时具有足够的骨再生潜能可以进行骨再生，条件是：

· 牙槽嵴缺损宽度小于相邻牙齿间近远距离的1/3。
· 牙槽骨存在颊、腭、舌壁。

如果缺损的宽度超过相邻牙齿或颊、腭或舌牙槽骨之间距离的1/3，则需要采用多阶段骨增量方法。

Wang和Al-Shammari介绍了目前对拔除伤愈合后软组织和骨情况的分类[46]。这种HVC骨缺损的分类是基于牙槽嵴的水平和垂直缺损，将缺损分为以下几类（图3-75）：

· H：水平。
· V：垂直。
· C：组合（复合）。
· Ⅰ级：小，≤3mm。

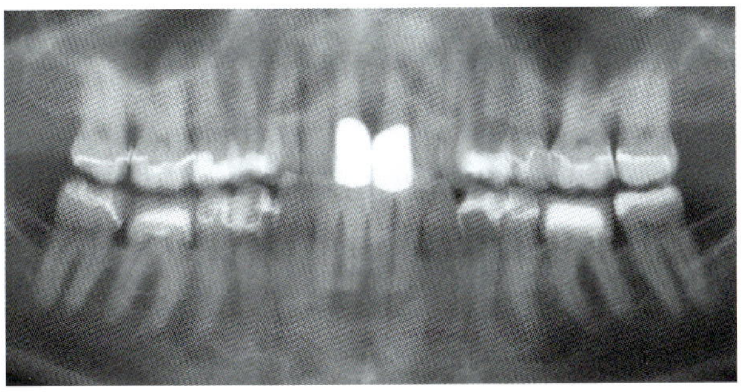

图3-64　患者A曲面断层片：显示11和21牙齿上镶有金属冠（后续阶段见图3-65～图3-74）。

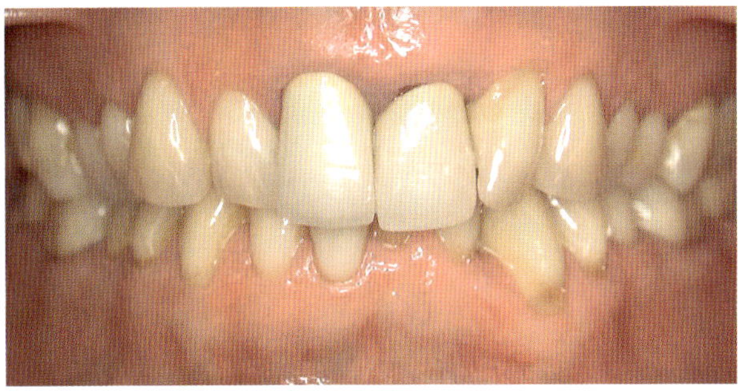

图3-65　临床情况：上颌前牙区切缘走行不协调，将下颌前牙挤到一起。

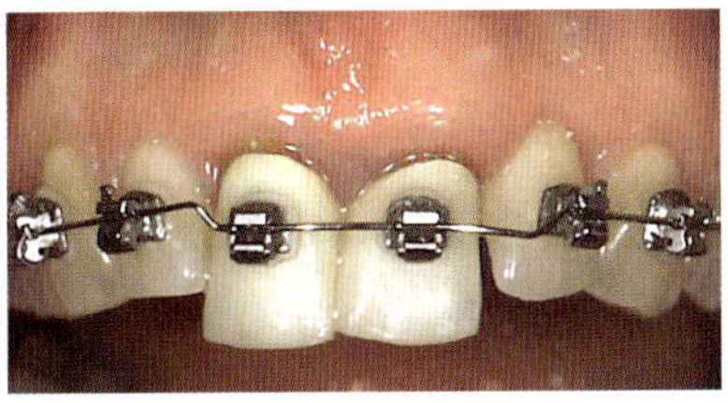

图3-66　上颌前牙区正畸牵引术后。

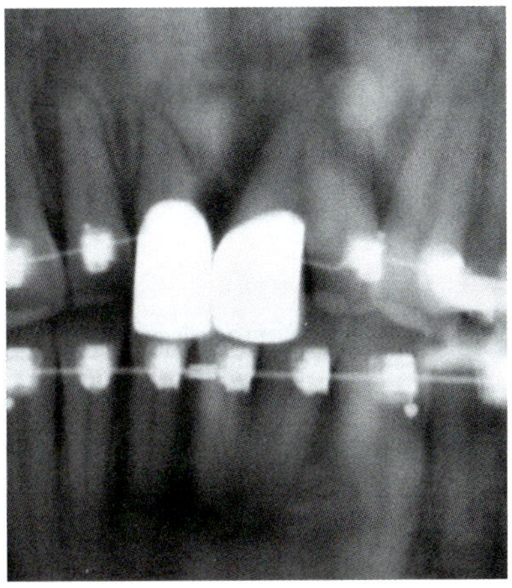

图3-67　拔牙前11、21曲面断层片。

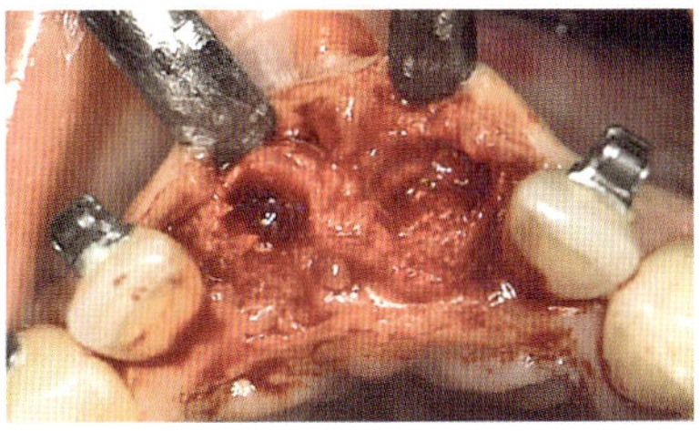

图3-68　拔除11和21后骨储备充足的术中情况。

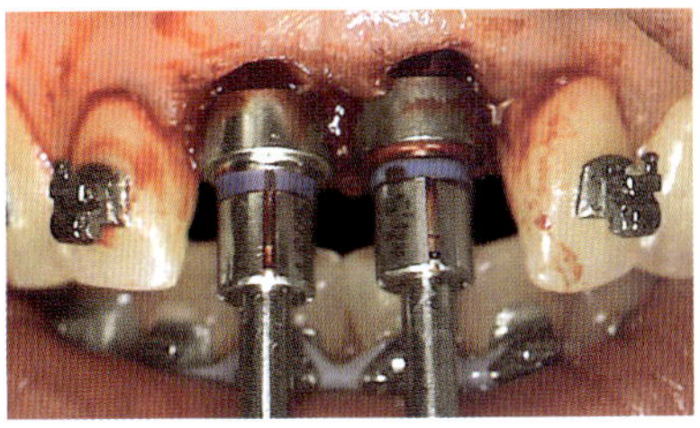

图3-69　植入种植体。

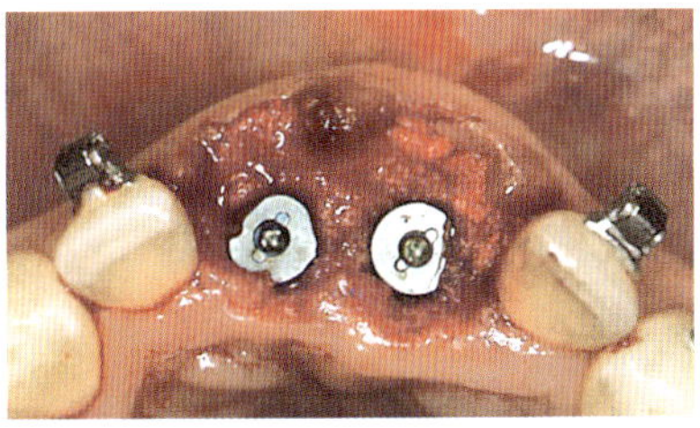

图3-70　种植体周围自体骨增量的殆面观。

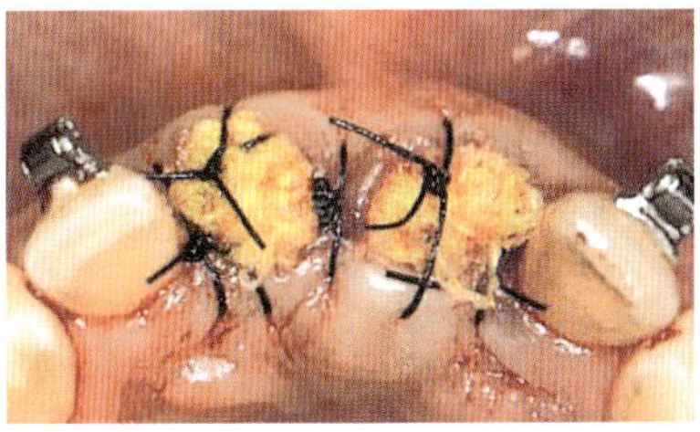

图3-71　凡士林碘仿纱条填塞和间断缝合。

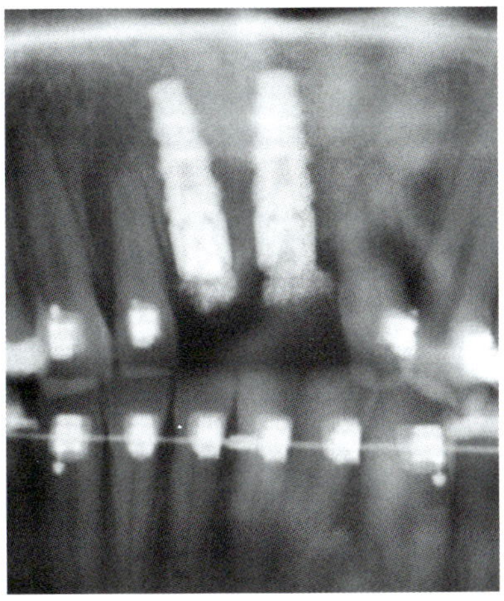

图3-72　术后即刻曲面断层片。

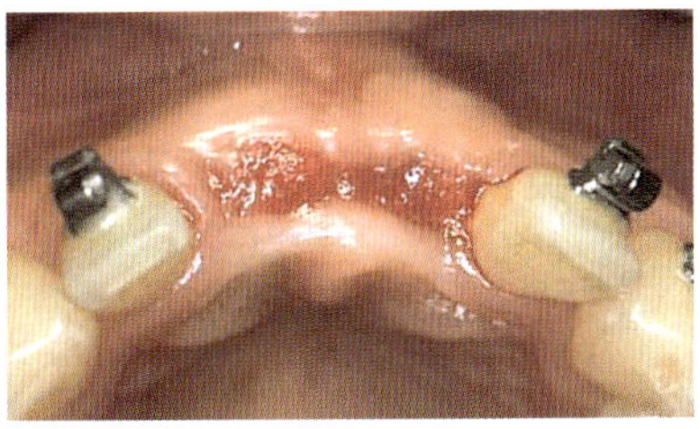

图3-73　2周后上皮愈合情况。

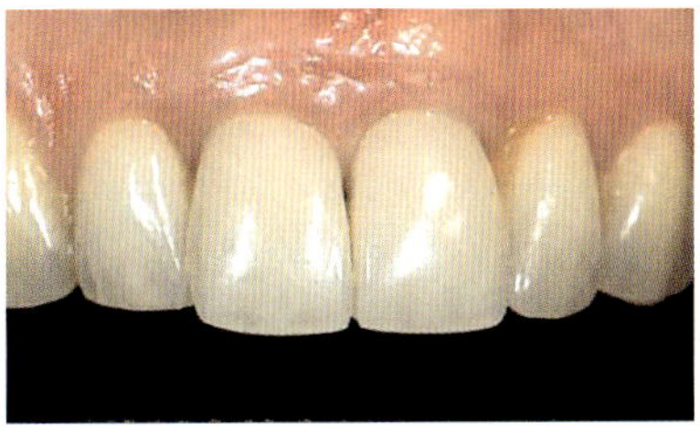

图3-74　戴临时冠6个月后，种植体间无炎症黏膜伴乳头状突起。

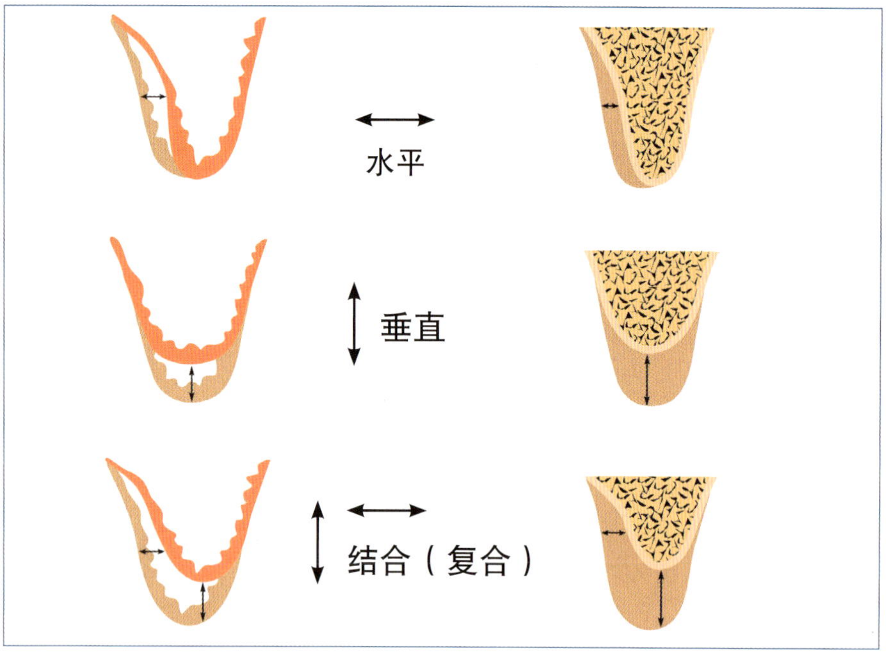

图3-75 水平向或垂直向骨缺失或两者结合，愈合后的拔牙窝。（根据Wang和Al-Shammari）[46]

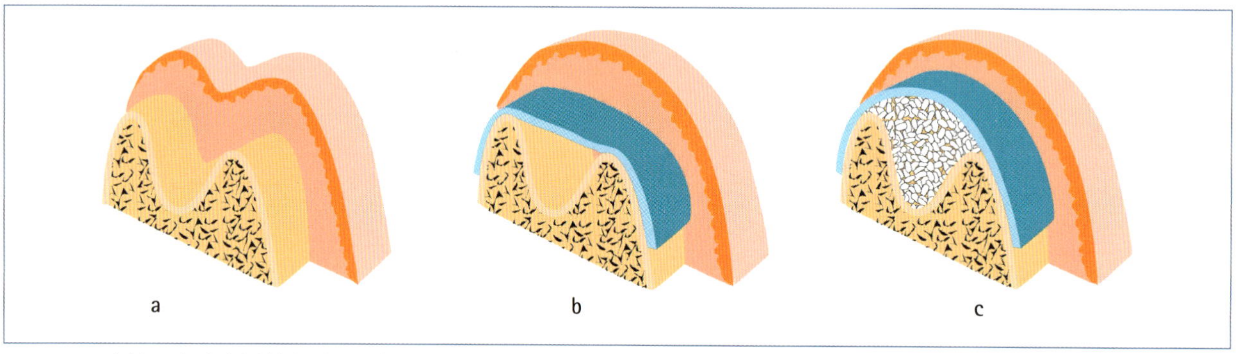

图3-76 在拔牙窝或多壁缺损（a）中，在引导骨再生的意义上，用膜覆盖可实现腔体内骨再生（b）。使用同种、异种或同种塑性材料，并覆盖膜（c）可获得额外的体积。

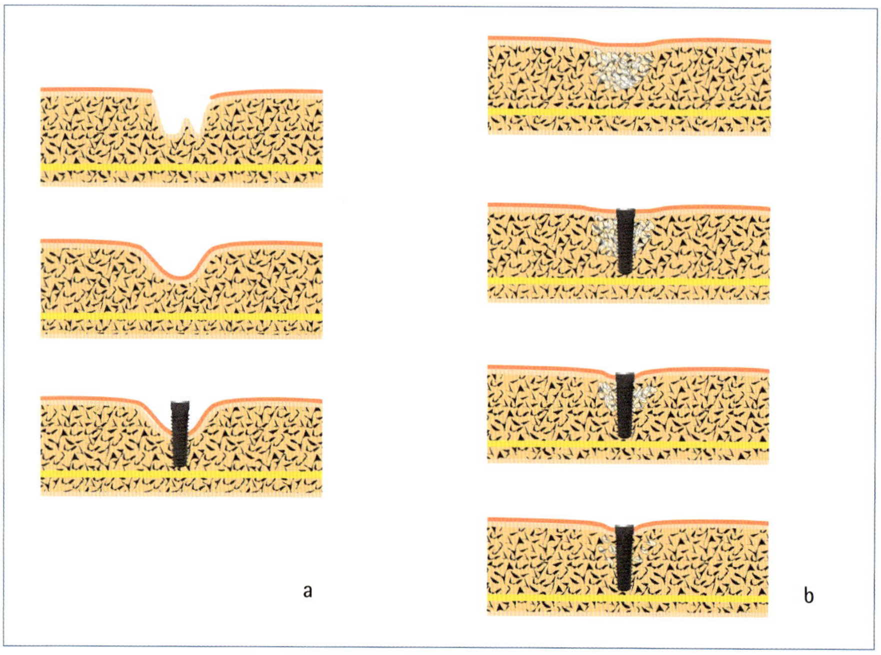

图3-77 拔牙后种植的牙槽窝情况：（a）没有和（b）有充填的拔牙窝。

· Ⅱ级：中，4～6mm。
· Ⅲ级：大，≥7mm。

通过适当的方法，可以显著减少拔牙后的形态学变化（图3-62）[51]。引导骨再生的引用，以及用骨形成材料（如Algisorb颗粒和膜覆盖）对拔牙后骨缺损（图3-76a）进行系统充填，使得牙槽嵴保存成为可能（图3-76b）。如果仅仅使用固定牢固的骨膜，无法达到所需的体积。使用合适的成骨材料可以达到预期的效果（图3-76c），通过充填牙槽嵴可以防止所担心的牙槽嵴塌陷。此外，这些措施确保在下牙槽神经上方的关键区域内有足够的骨高度，以便植入长种植体（图3-77）。

上颌拔牙后牙槽窝充填

图3-78～图3-83显示一位59岁的患者在拔除14（牙齿不值得保留）后立即用Algisorb颗粒充填牙槽窝（图3-78）。术后X线片（图3-79）显示牙槽骨完全充填和3个月后的临床照片（图3-80）显示牙槽骨愈合后过程无炎症，无骨萎缩，龈乳头轮廓良好。黏膜打开后，可以看到残留的颗粒与这种高度多孔的材料，尤其是当使用吸收膜后（图3-81）。由于膜的快速吸收，成纤维细胞也比成骨细胞更快地生长到颗粒的孔隙中，引导骨再生在黏膜下的上区。因此，表面颗粒不成骨。保留这些颗粒是有意义的，因为它们支持种植体周围的黏膜，并且永远不会被感染。一旦修复完成，引人注意的美学龈黏膜状况稳定多年，呈现出平衡的红白美学（图3-82）和多年后极少的骨吸收（图3-83）。

上颌拔牙后延期牙槽窝充填

图3-84～图3-97显示一位70岁老人，15位点有局部根尖感染，牙齿不值得保留。由于局

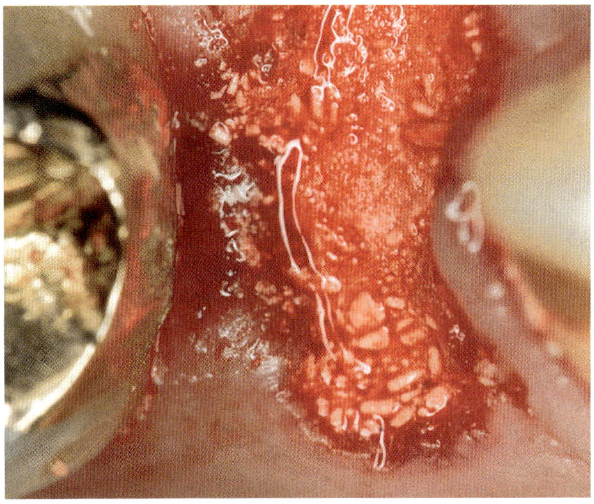

图3-78 患者B：立即用Algisorb颗粒充填牙槽窝，然后用可吸收胶原膜覆盖并缝合（后续阶段见图3-79～图3-83）。

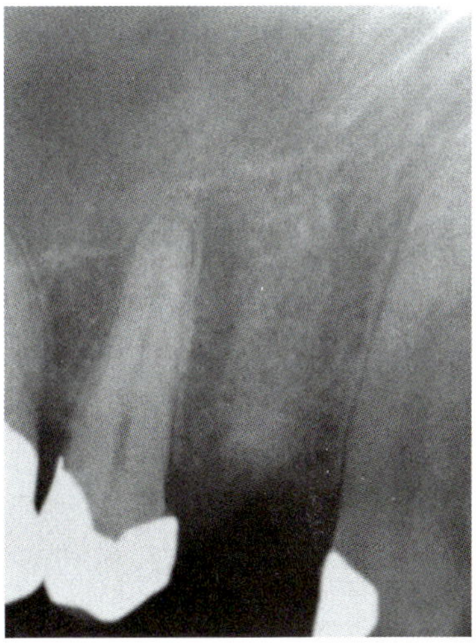

图3-79 12天后X线片，可确认牙槽窝被充填。

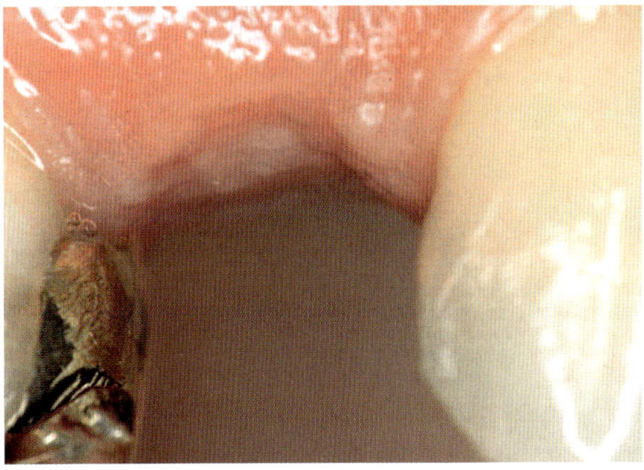

图3-80 通过植入前牙槽嵴保留，黏膜无炎症，高度无降低，在牙槽窝充填3个月后进行种植。

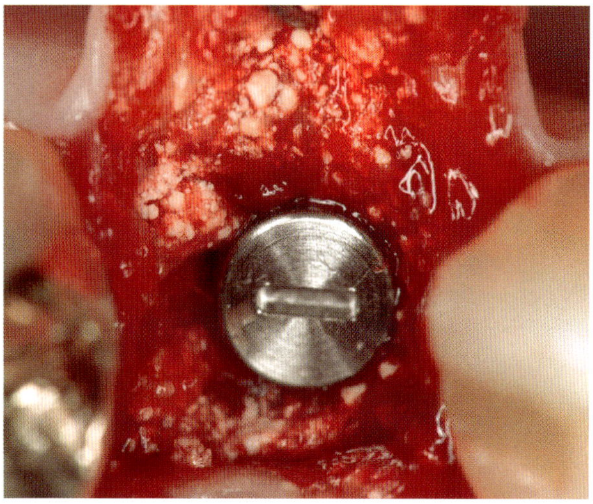

图3-81　植入种植体，安装覆盖螺钉，植入Algisorb颗粒以支持种植体周围的牙龈。

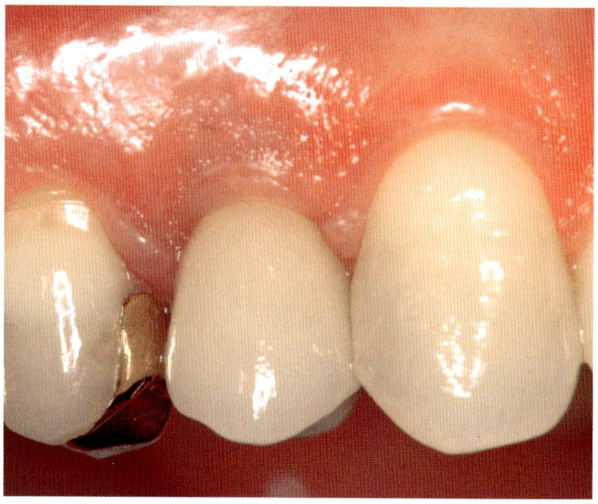

图3-82　7年后龈乳头状态。（图片来源：Dr Fahrenholz, Vienna）

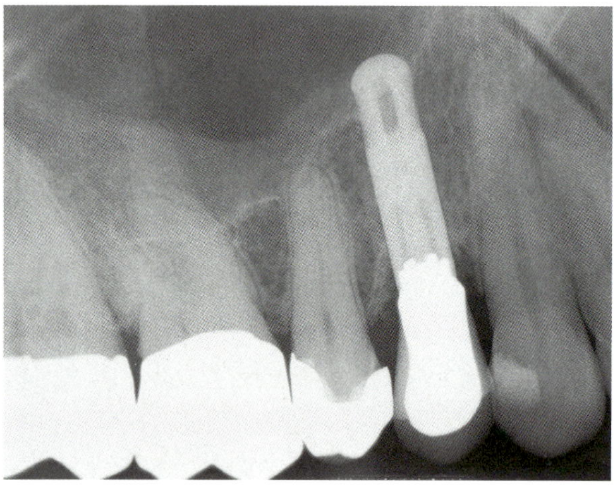

图3-83　7年后的根尖片。

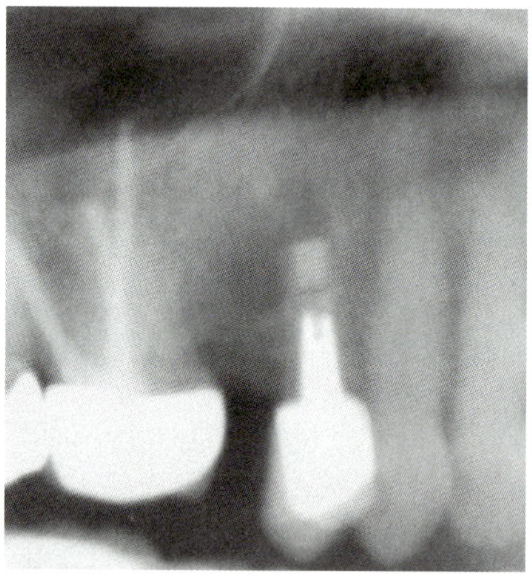

图3-84　患者C：拔牙2周后的曲面断层片截图（后续阶段见图3-85～图3-97）。

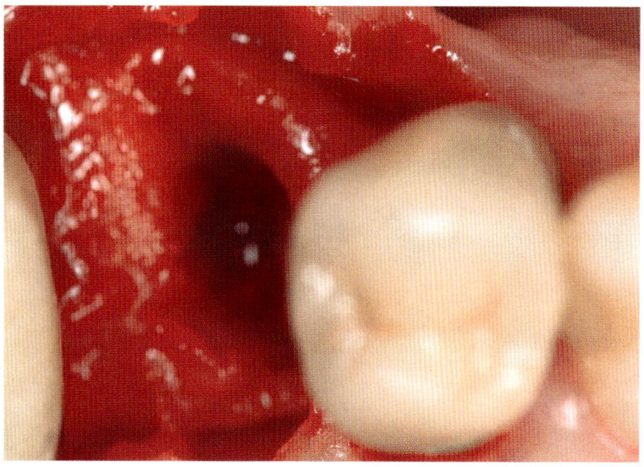

图3-85　术中情况：拔牙2周后彻底刮除情况。

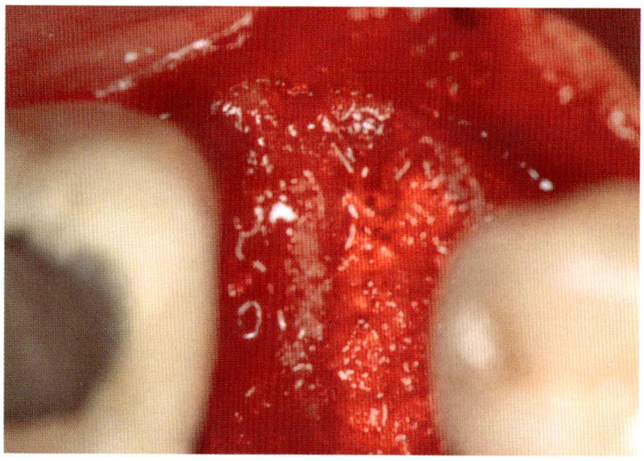

图3-86　Algisorb颗粒充填后的情况。

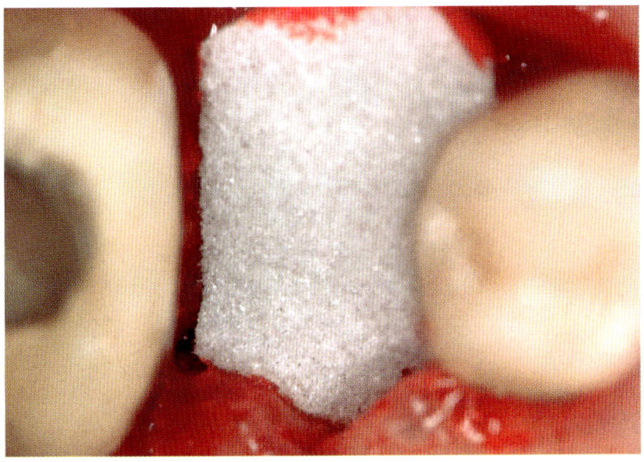

图3-87　用胶原纤维覆盖。

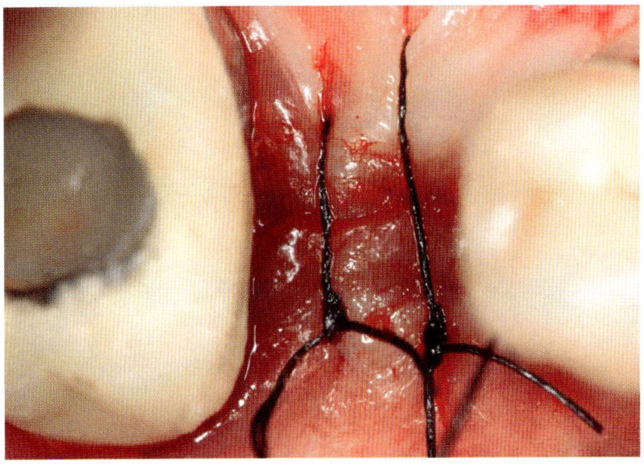

图3-88　4-0合成缝线缝合黏膜后的情况。

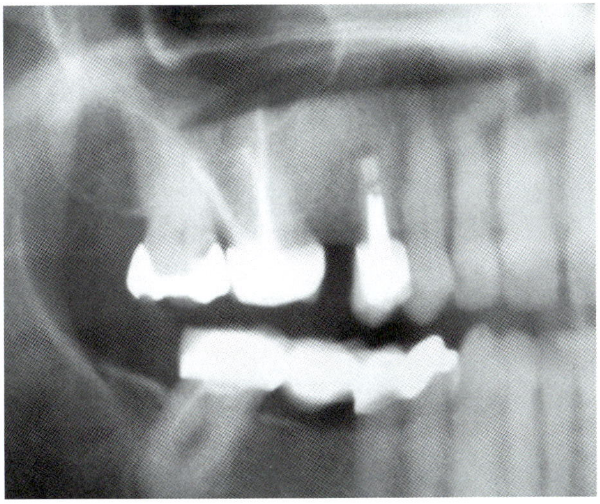

图3-89　5个月后的曲面断层片截图。

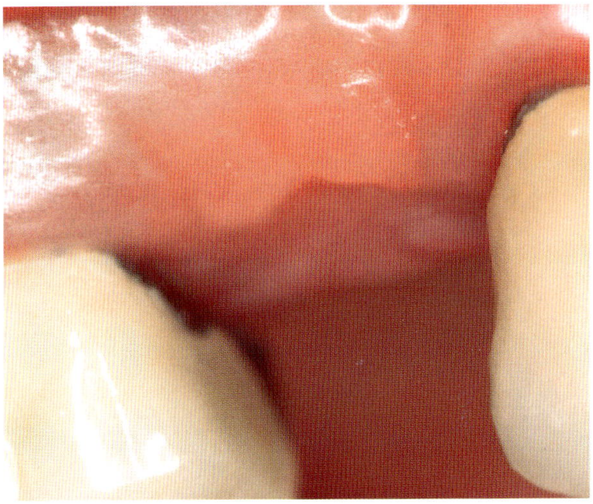

图3-90　种植前牙槽骨保存良好，黏膜无炎症，高度无降低。

部根尖感染，最初无法充填骨增量材料。术后曲面断层片清晰显示15根尖周的放射性透射影（图3-84）。拔牙2周后，将牙槽窝重新打开，再次彻底清创（图3-85），充填Algisorb颗粒（图3-86），覆盖可吸收胶原膜并缝合（图3-87和图3-88）。5个月后的曲面断层片示牙槽窝和缺损完全充填（图3-89）。图3-90显示了软组织结构的无炎症愈合和保存，这是由于底层硬组织结构的保留所致。

5个月后，黏骨膜被重新打开（图3-91）；在完全密封的拔牙窝内，仅残留少量颗粒。在冷却下经过适当的备孔和骨扩张后（图3-92），植入种植体（图3-93）。我们不移除少量残留的Algisorb颗粒，这些颗粒在稳定种植体周围的黏骨膜时部分融合，之后在基台周围完全没有感染。术后曲面断层片示骨增量形成的新骨位置良好（图3-94）。愈合6个月后，种植体暴露（图3-95）。12年后的随访检查（图3-96和图3-97）

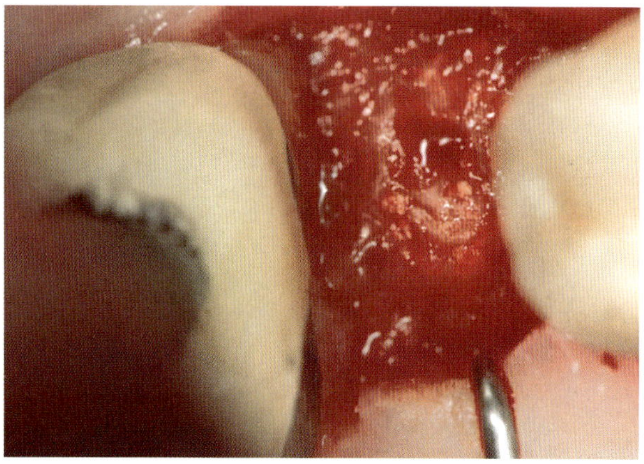

图3-91 5个月后切开黏膜。还能看到Algisorb颗粒的残余，这些不会被移除，之后有助于种植体周围黏膜的稳定。

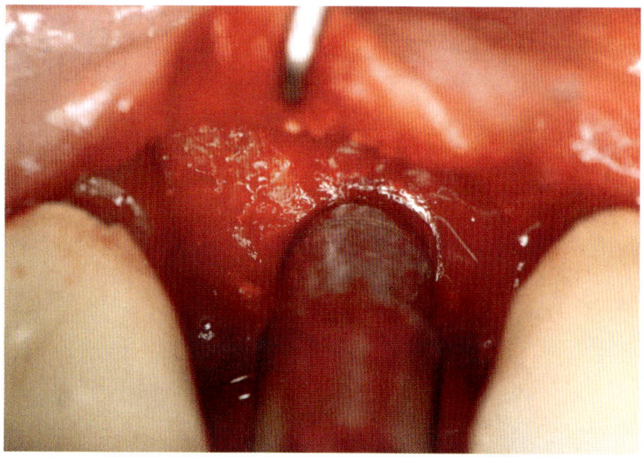

图3-92 皮质骨钻孔后逐渐变宽。

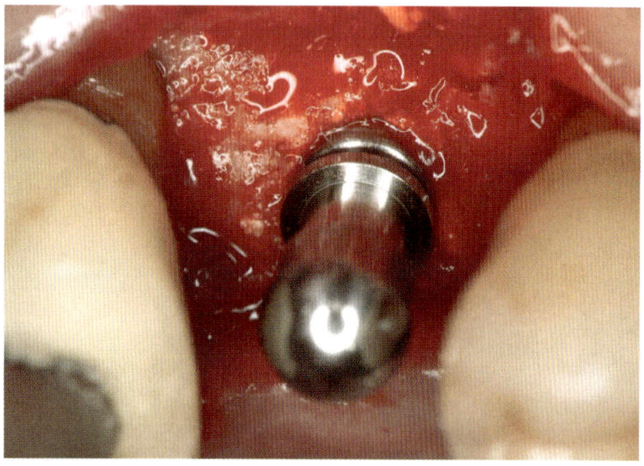

图3-93 使用扩骨器扩孔后植入种植体。

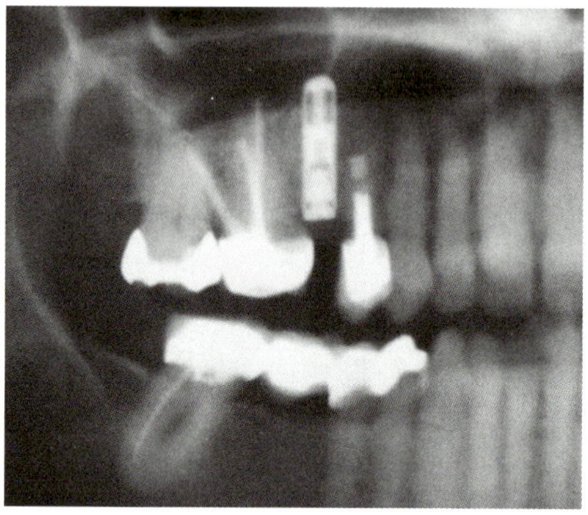

图3-94 种植体暴露前的曲面断层片截图。

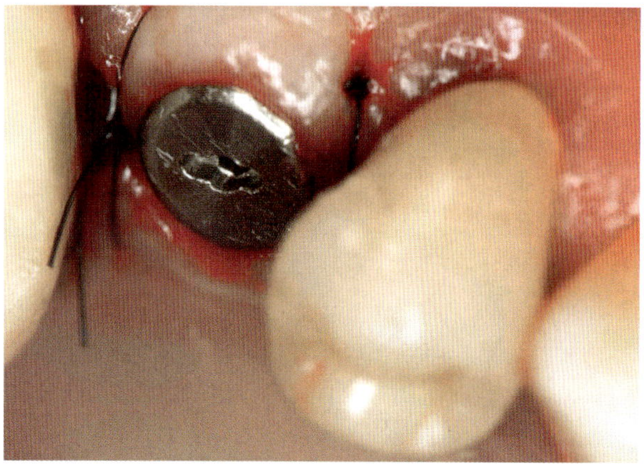

图3-95 愈合6个月后种植体暴露情况。

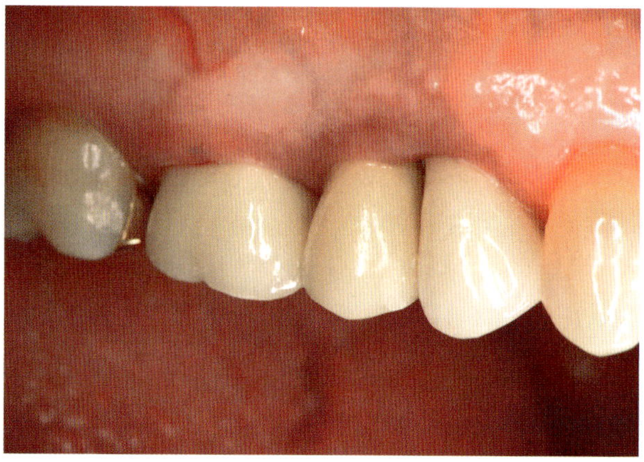

图3-96 12年后的情况。

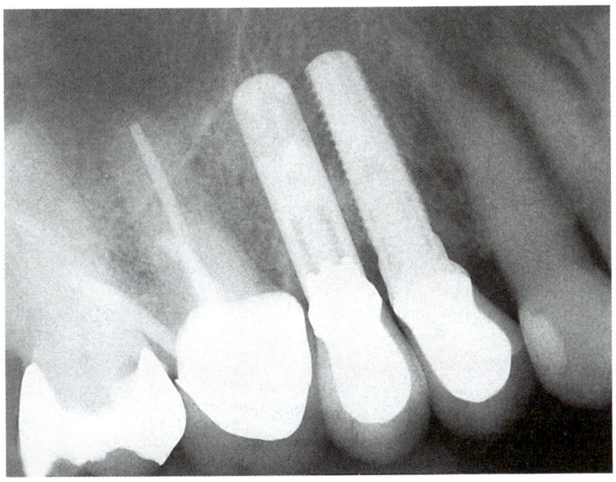

图3-97 牙槽窝充填12年后，种植体植入15位点；9年后，即刻植入14位点。

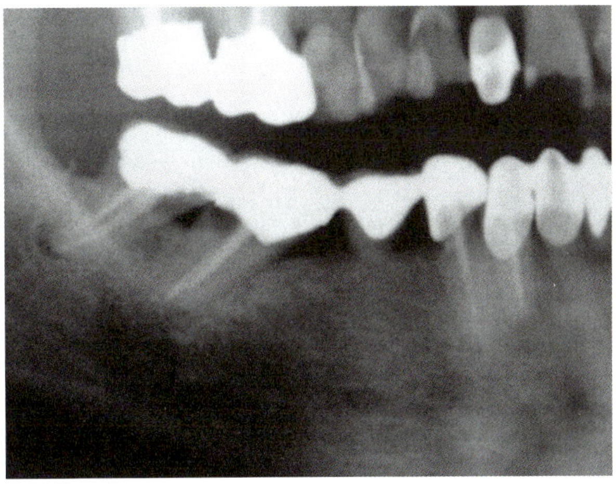

图3-98 患者D：一位59岁患者的曲面断层片，其中47和48不值得保留（后续阶段见图3-99～图3-112）。

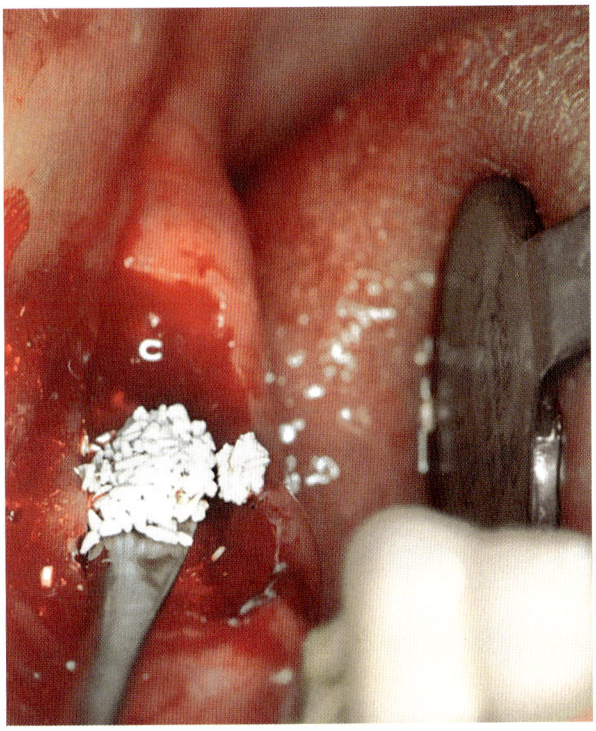

图3-99 取下43远端固定部分义齿，拔除47和48后的手术情况，牙槽窝里充满了Algisorb颗粒。

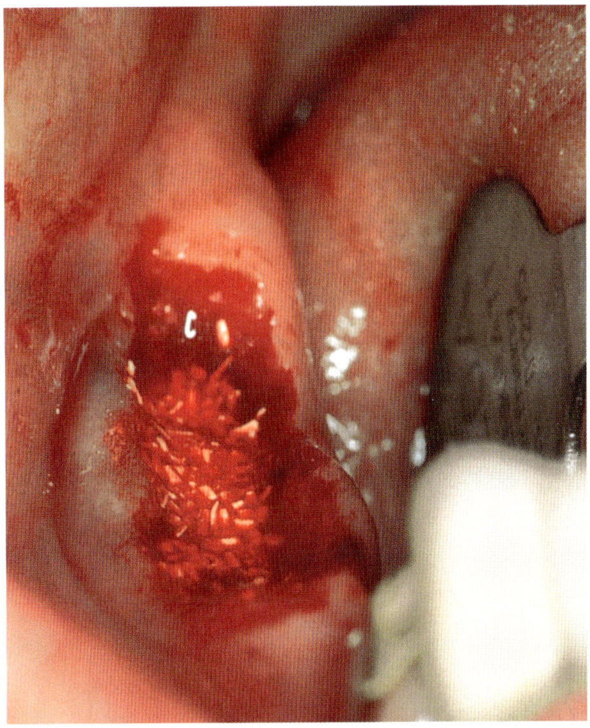

图3-100 Algisorb颗粒充填牙槽窝后的情况。

显示满意的美学效果，没有种植体周围骨吸收。

下颌拔牙后牙槽窝充填

下一个病例是一位59岁的患者，47和48需要拔除，并有足够的垂直向和水平向骨（图3-98～图3-112）。拔牙后立即用Algisorb颗粒充填，用可吸收胶原膜覆盖并进行初级缝合（图3-99～图3-102），2个月后的曲面断层片示完整的牙槽骨充填并保留牙槽嵴（图3-103）。3个月后再次打开时，临床表现也证实牙槽嵴顶保存成功。只有少数在牙槽窝边缘能看到骨颗粒和新形成的骨质完全密合（图3-104）。除了治疗计划中

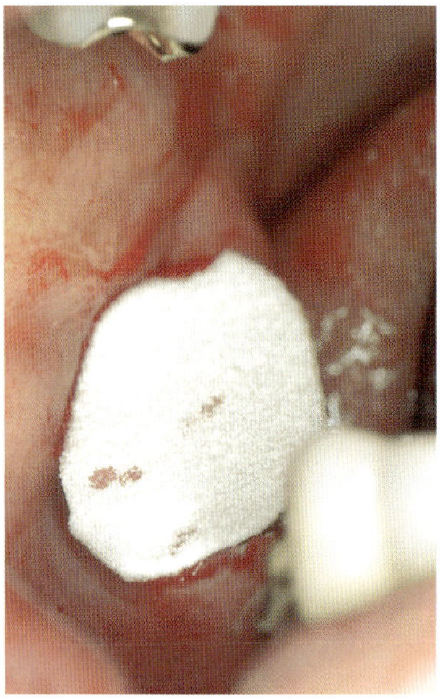

图3-101 用胶原膜覆盖Algisorb颗粒。

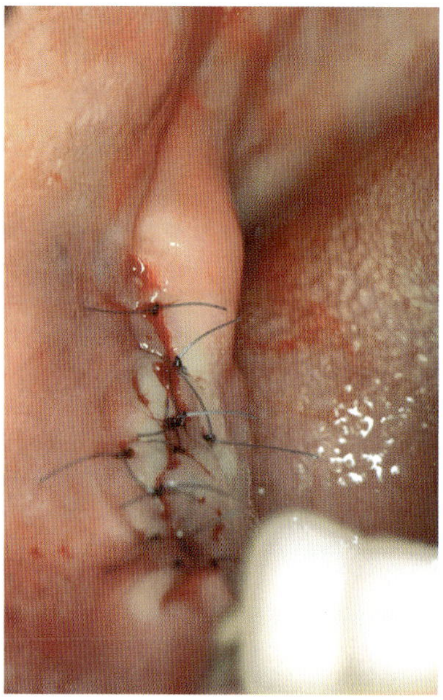

图3-102 采用6-0合成缝线对牙槽窝进行关闭。

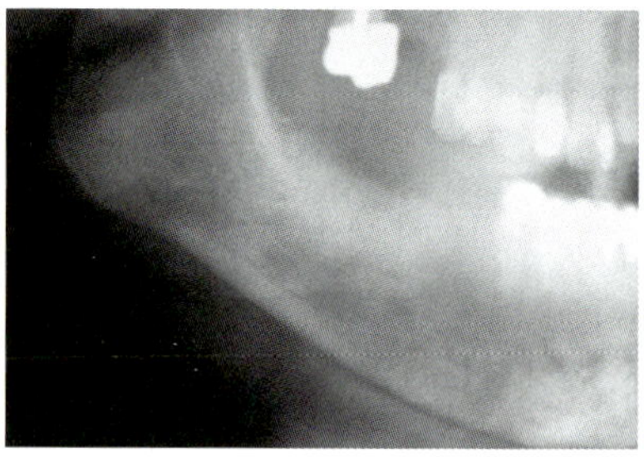

图3-103 Algisorb颗粒充填牙槽窝2个月后的曲面断层片截图。

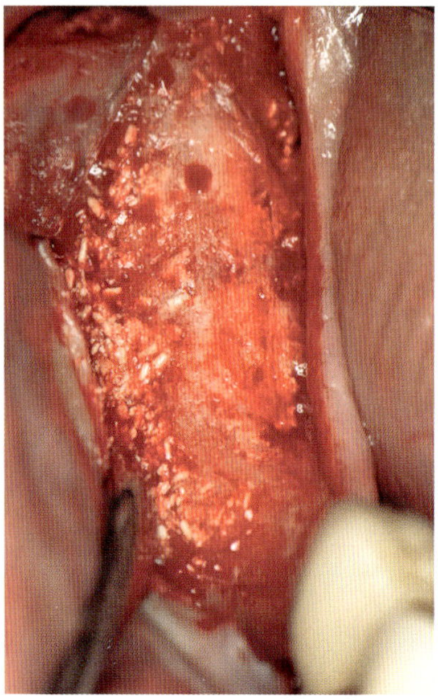

图3-104 3个月后暴露。边缘区域仍可见少量Algisorb颗粒残留，这些不会被移除，之后有助于种植体周围黏膜的稳定。

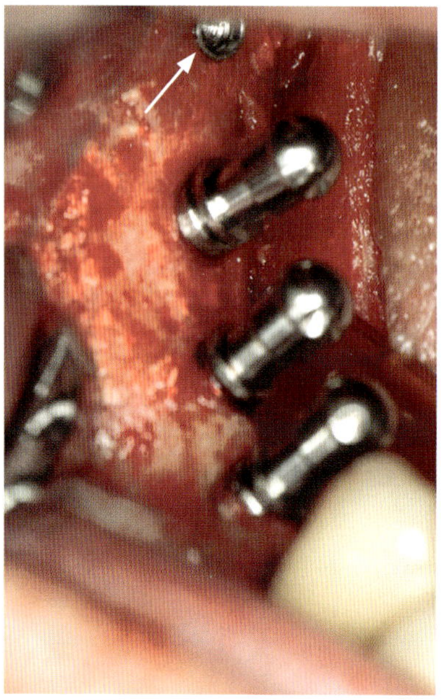

图3-105 植入3颗种植体和1颗试验性种植体（箭头所示）后情况，患者欣然同意。

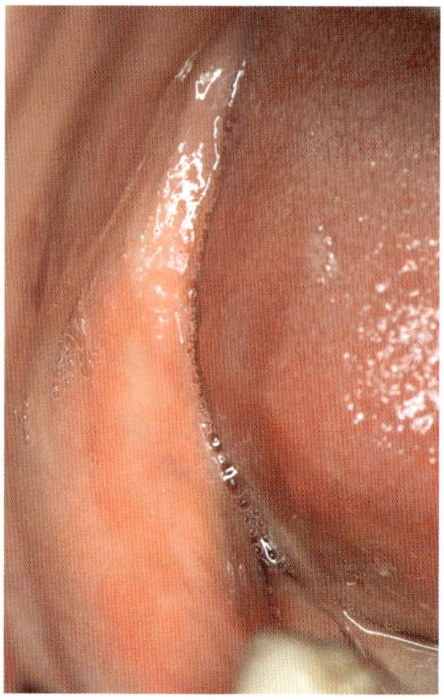

图3-106 拆除缝线4周后愈合情况，创面无炎症。

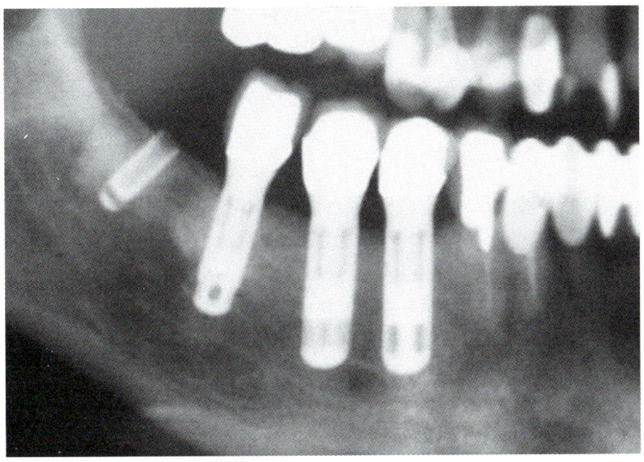

图3-107　曲面断层片示了4年前植入的3颗种植体和1颗试验性种植体。

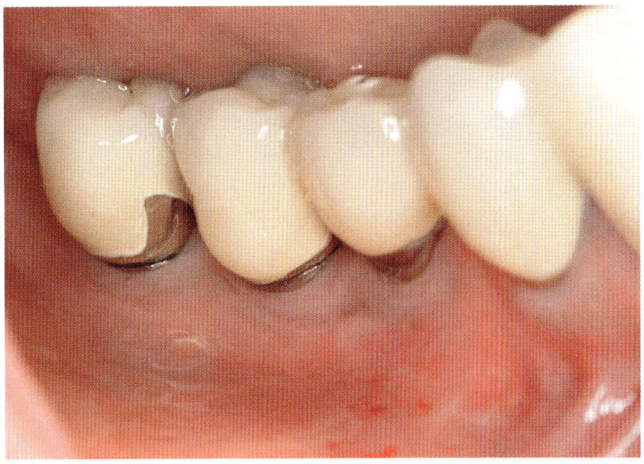

图3-108　植入种植体及单冠修复5年后的情况。（图片来源：Dr Edlinger, Gloggnitz, Austria）

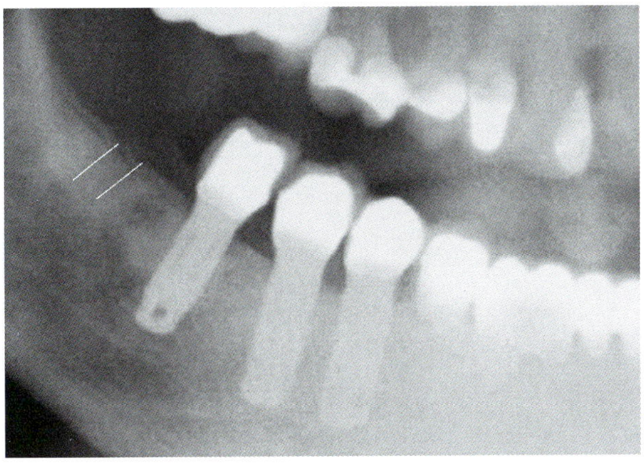

图3-109　在试验性种植体植入5年后拍摄的曲面断层片，使用环钻将种植体取出（白色标记所示）。

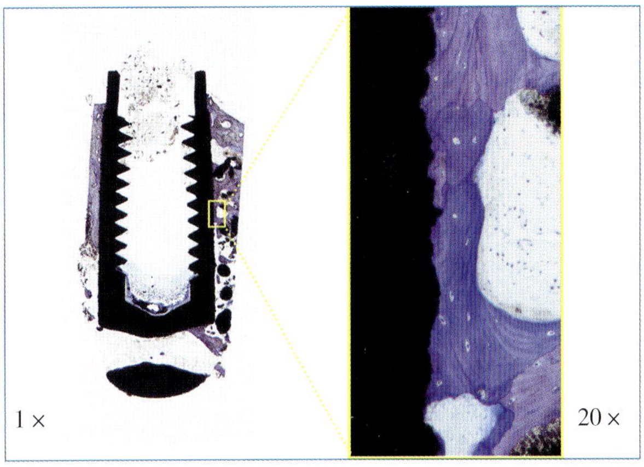

图3-110　患者64岁时，还能完成良好的骨结合，植入5年后取出的试验性种植体上还依然存在未矿化的组织学骨质，表面残留有少量的Algisorb颗粒。

的3颗种植体以外，患者接受了1颗试验性种植体的植入（图3-105）。试验性种植体也能正常愈合（图3-106）。

4年后拍摄的曲面断层片（图3-107）显示种植体周围没有骨吸收，并且4颗种植体都有良好的骨结合。由于临床结果较为满意（图3-108），患者同意在5年后取出试验性种植体（图3-109）。组织学观察显示，新形成的骨组织与种植体形成了良好的骨结合，虽然种植体还没有负荷过任何力（图3-110）。12年后的随访维护显示，种植体周围牙槽嵴高度保持稳定（图3-111和图3-112）。

骨增量

根据Wang和Al-Shammari的分类，需要考虑是否可以通过引导骨再生的方法来增加骨量。只要存在足够的侧面骨阻挡，有生物膜和骨形成材料的辅助，我们就能达到理想的效果。当我们使用异体骨和不可吸收的材料时，无论在任何情况下这些材料都不能与种植体有直接的接触[52]。

只有异质成形可吸收材料才能与种植体有直接接触（图3-113）。当使用多孔可吸收骨形

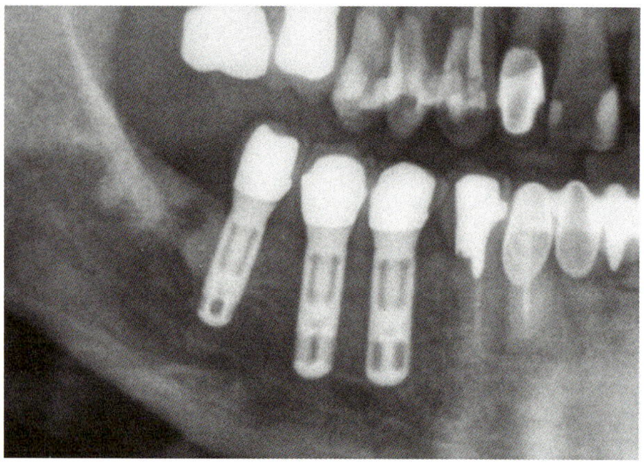
图3-111 12年后的曲面断层片，显示种植体周围未见骨吸收。

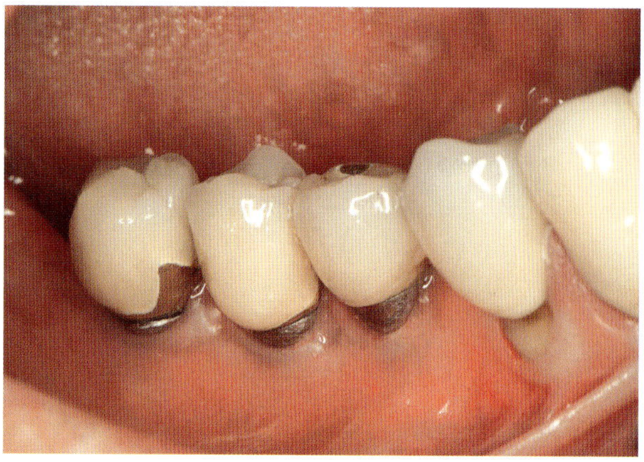
图3-112 12年后口内种植体周围的黏膜情况良好。

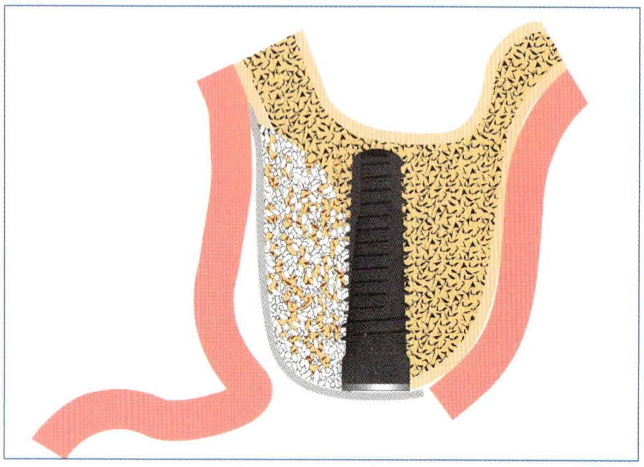
图3-113 当异体的可吸收材料（如Algisorb颗粒）被用于重建缺损，其可与自体骨混合在一起（通过收集器收集材料）并与种植体直接接触。同种异体材料会再吸收并被自体骨所替代。

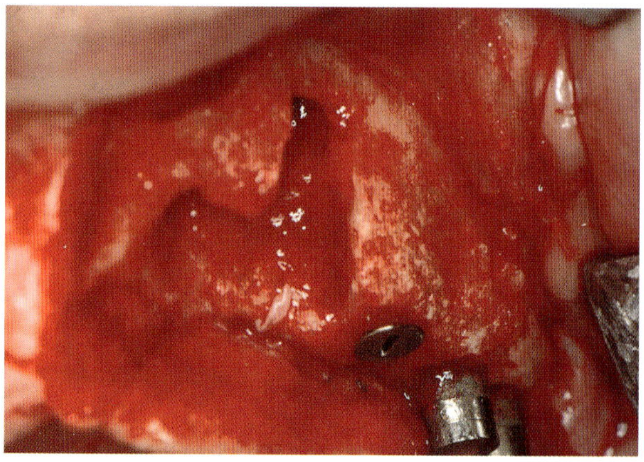
图3-114 患者E：22和23位点在失去2颗种植体后明显的多面骨缺损，以及在24位点植入1颗种植体（后续阶段见图3-115～图3-122）。

成材料时，可以加入富含血小板的血浆，用以促进骨形成[53]，正如Marx等[54]所描述的一样。在图3-114～图3-122中显示了两阶段种植的过程。该患者因两颗种植体的脱落造成了严重的骨缺失（图3-114）。

第一阶段，1颗种植体被植入到24位点，缺损区由Algisorb颗粒以及上颌结节区的小块皮质骨填满（图3-115），并用钛膜覆盖，用钛钉固定支撑（图3-116）。6个月后，钛膜覆盖区域没有明显的炎症反应，随后将膜打开（图3-117）；移除钛膜能看见新形成的骨将原来的缺损完全填满（图3-118）。

第二阶段，将种植体植入该部位（图3-119），组织学检查发现Algisorb颗粒被部分吸收，新形成的骨组织存在生理改建（图3-120）。5年后再进行复查，发现重建的骨组织周围并没有出现炎症（图3-121），9年后更换套筒冠时依然没有出现炎症。该套筒冠直至目前仍然保持稳固的状态（图3-122）。

上颌窦底提升植骨术

上颌窦底提升是指将上颌窦基部黏膜与骨分

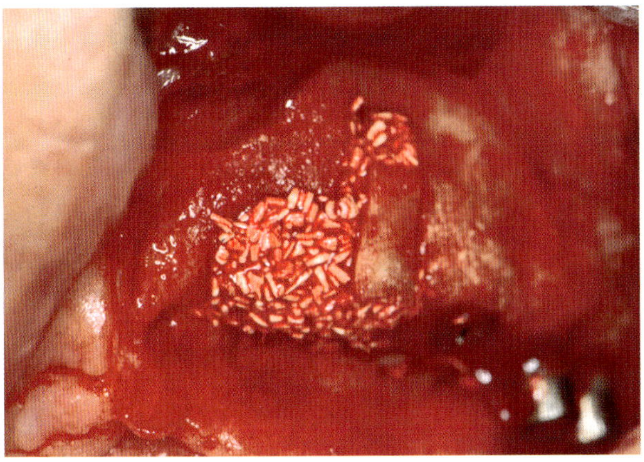

图3-115 从结节区取出小块自体骨加上Algisorb颗粒混合血液共同作为骨充填物。

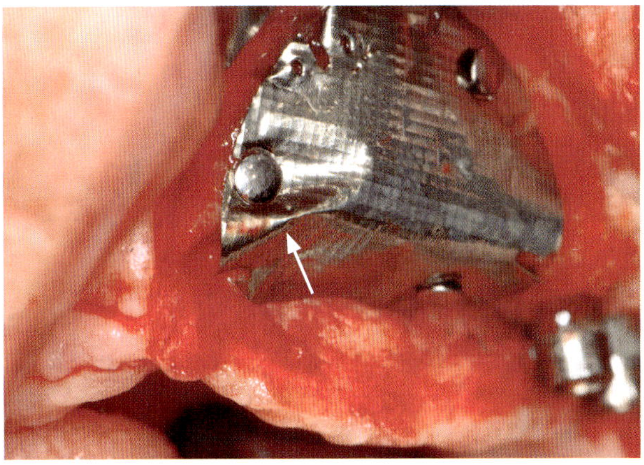

图3-116 骨充填物被钛膜覆盖并用3颗钛钉固定，图中显示的是折叠的钛膜（箭头所示）。

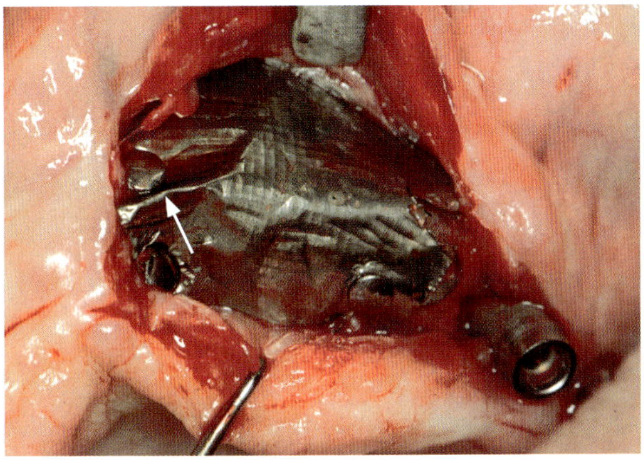

图3-117 在6个月后翻开黏膜，箭头所示的是折叠的钛膜。

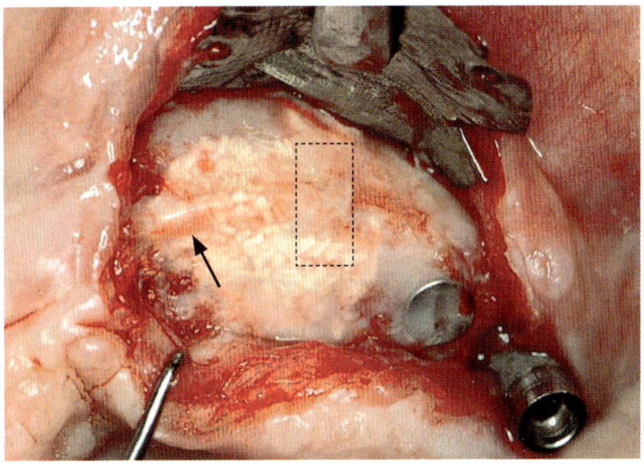

图3-118 新形成的骨组织充满了缺损区，但在图中仍能看到Algisorb颗粒，它没有完全被吸收。图3-116标记的折叠钛膜下也被新形成的骨质填满（箭头所示）。图中仍然能看到自体骨的轮廓（虚线框所示）。

离，并将黏膜提升。上颌窦植骨指的是用充填材料将上颌窦底提升所形成的牙槽骨空腔填满[55]。在这一部分，上颌窦底提升会作为两者的同义词。目前根据不同的剩余骨量有不同类型的上颌窦底提升术。根据骨垂直高度（图3-123），我们采用以下分类方法：

a. 对于牙槽骨高度 < 1mm者：水平型Le Fort Ⅰ型截骨术，并行自体髂骨移植术。

b. 对于牙槽骨高度为1～5mm者：上颌窦底提升及植骨术，并行分期种植体植入。

c. 对于牙槽骨高度为5～8mm者：上颌窦底提

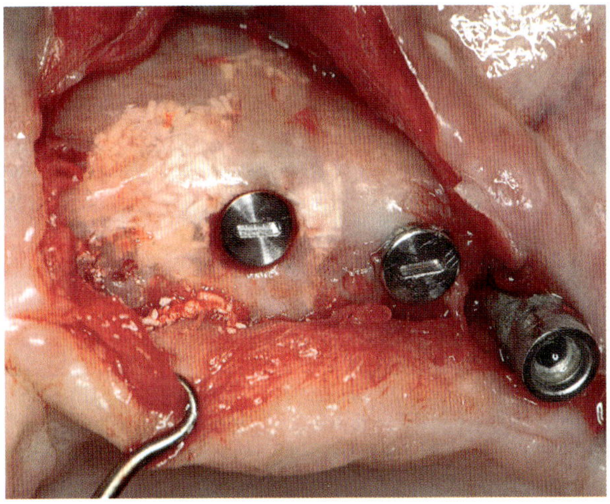

图3-119 在22、23位点植入种植体后。

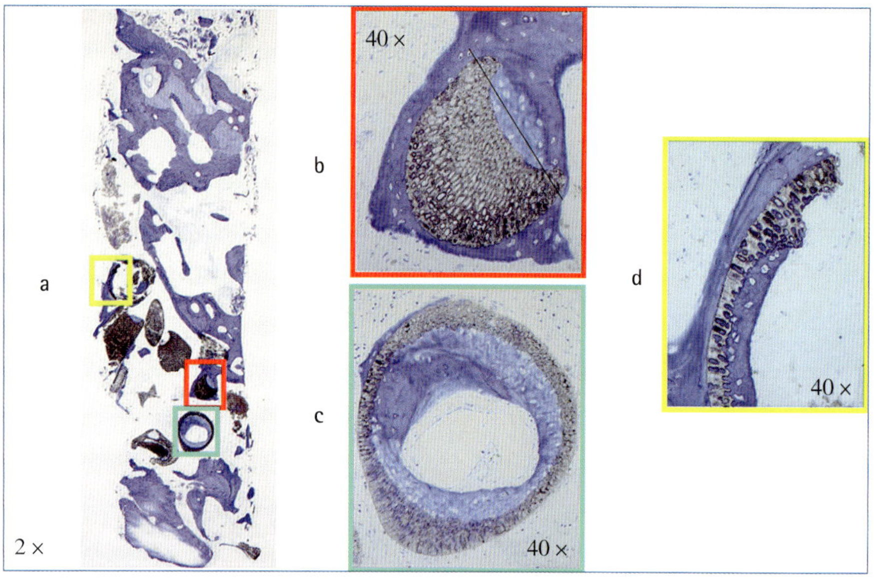

图3-120 愈合6个月后22、23位点的组织学改变。（a）通过环钻取出的骨标本从下至上的全貌。（b）放大（a）中的红色框（40×）。（c）放大（a）中的绿色框（40×）。原骨粉颗粒［（b）中的黑线］的横向视图。（d）放大（a）中的黄色框（40×）。在骨粉颗粒周围形成了新骨，骨粉开始吸收。

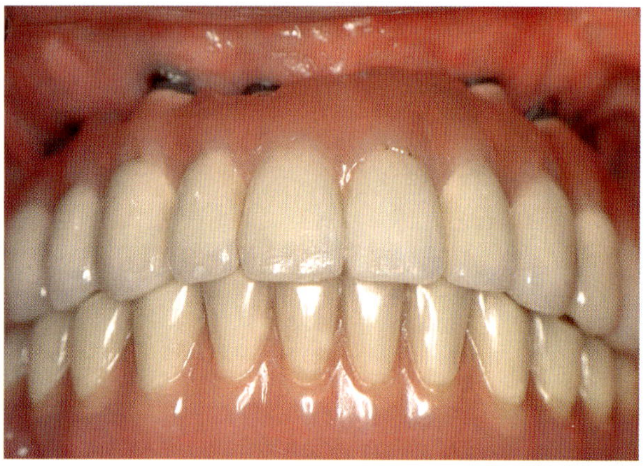

图3-121 5年后没有出现黏膜炎症的情况并进行固定局部义齿修复。（图片来源：Dr Kirsch, Stuttgart, Germany）

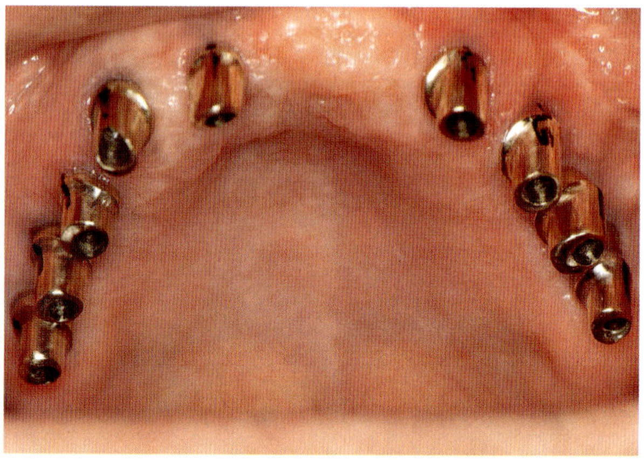

图3-122 9年后患者希望对种植体的松动情况在显微镜下进行检查。（图片来源：Dr Caspary, Vienna）

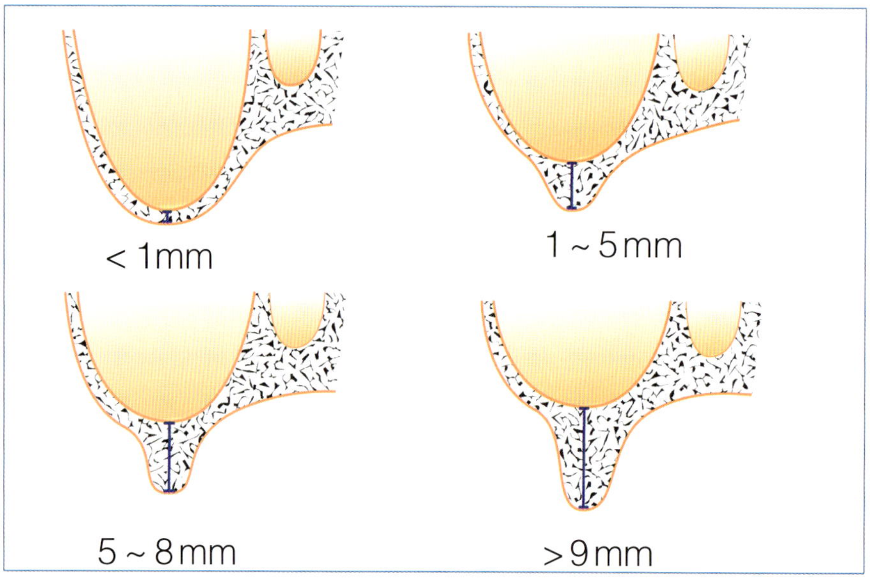

图3-123 基于垂直向骨高度的上颌骨外科手术方法适应证：

<1mm，Le Fort Ⅰ型截骨术，自体髂骨移植。

1～5mm：完整的上颌窦底提升，分两阶段植入种植体。

5～8mm：完整的上颌窦底提升，同期植入种植体。

>9mm：微创上颌窦底提升，同期植入种植体。

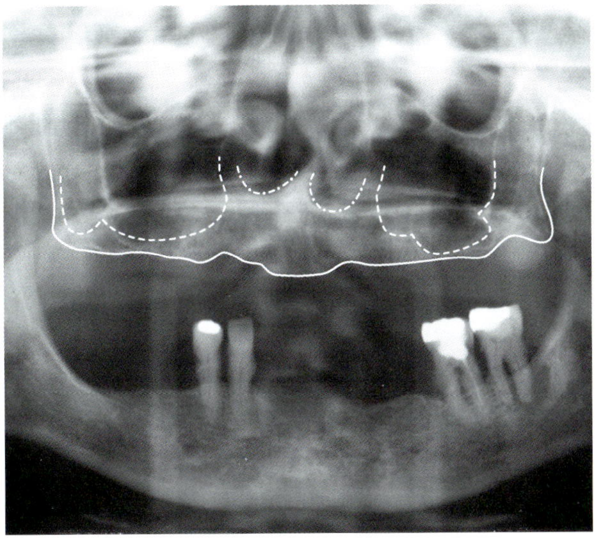

图3-124 曲面断层片示上颌明显的骨吸收，上颌双侧仅剩1～3mm的剩余骨量（在图3-127、图3-129、图3-130、图3-135～图3-140中也有显示）。

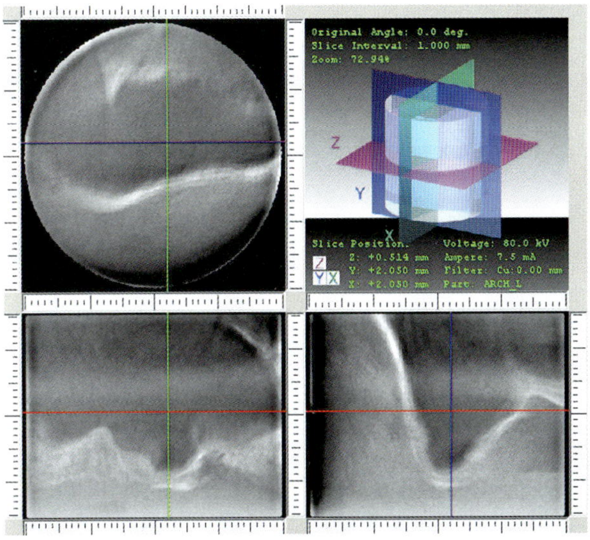

图3-125 无牙颌上颌骨的数字断层扫描。右上方显示了所采用的视角。左上方是紫色水平面的上颌窦腔的俯视图；左下方是蓝色平面的冠状图；右下方显示了绿色平面的矢状图。（图片来源：Prof Lambrecht）

升并行同期种植体植入。

d. 适用于8mm或更大：微创上颌窦底提升，同期植入种植体。

上颌窦底提升植骨术合并分期种植体植入

自从1976年第一篇关于上颌窦底提升的论文发表以来，这种穿牙槽嵴提升上颌窦来实现牙槽骨增量的方法已成为一种标准化的手术方法[56]。首先要进行仔细的影像检查，如曲面断层片（图3-124）、牙科数字断层扫描（图3-125）或牙科CT（图3-126和图3-127）。在一些特殊病例中，还需要用到头影测量来检查上颌骨是否过于靠后（图3-128）。剩余骨量为1～5mm的患者，种植手术应在Algisorb颗粒等骨形成材料填入6个月后进行，并且需要6个月的时间让种植体完成骨结合（图3-129和图3-130）。以下是已被证实有效的标准化手术方法（图3-131和图3-132）：

1. 从上颌结节区到13或23的远中，从上颌窦底部至牙槽嵴顶制备7～9mm宽的骨窗，为提升上颌窦底提供通道。
2. 提升上颌窦黏膜。
3. 用充填材料（如Algisorb颗粒）来填满提升所形成的空腔。
4. 用膜覆盖充填材料以及牙槽骨。
5. 在较低部位用钛钉固定膜。

可使用钻或超声骨刀等手术器械来预备牙槽骨。不管用以上哪一种方法，很重要的一点是要用一个合适的骨收纳装置确保所有骨片都被收集起来[57-58]，用以混合骨形成材料。正如Zuckerkandl（1877）（图3-133）所描述的[59]，当上颌窦黏膜必须与窦壁分隔开时，预备大面积的骨窗会特别有效。如果黏膜被穿破了，明智的做法是用7-0可吸收缝线和可吸收膜来关闭穿孔，也可为创口提供额外的保护。

这种骨窗的另一个优势在于它很少造成上牙槽后动脉的损伤，这对于后期混合充填物的血管形成是非常重要的（图3-134）。大量的充填材料被放入牙槽骨当中，患者打喷嚏时可能将材料压入前庭沟内。这也是为什么要嘱咐患者不要

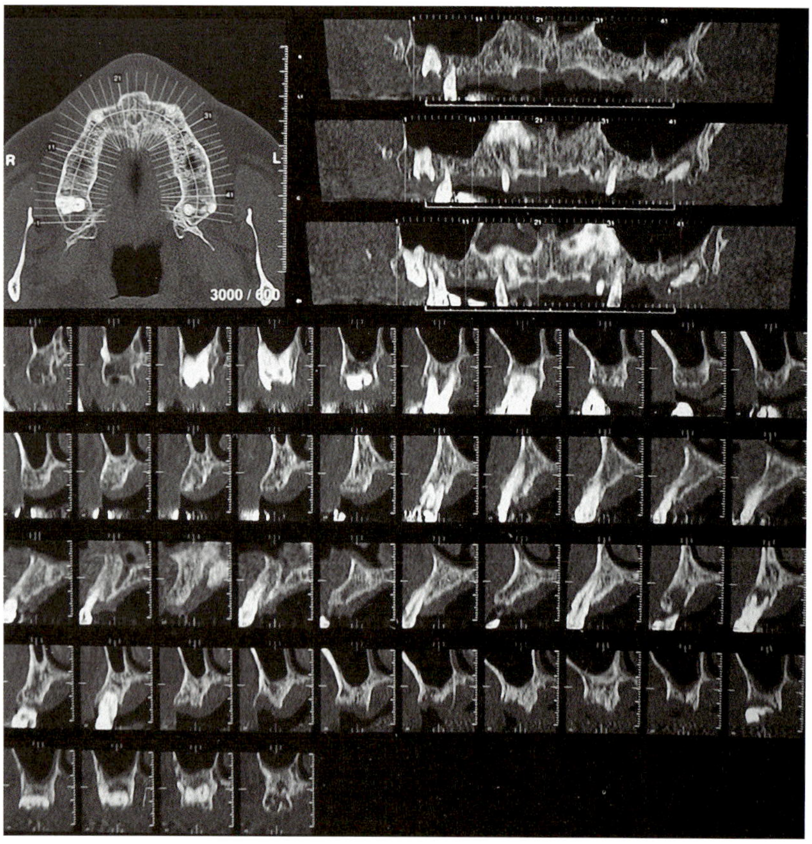

图3-126 口腔CT的冠状面视图，3个全景片和44个切面片。

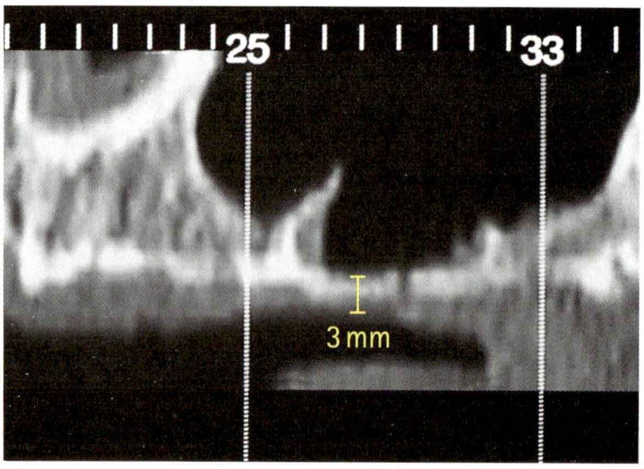

图3-127 口腔CT中的曲面断层片视角（部分），显示左上颌窦和窦膜。

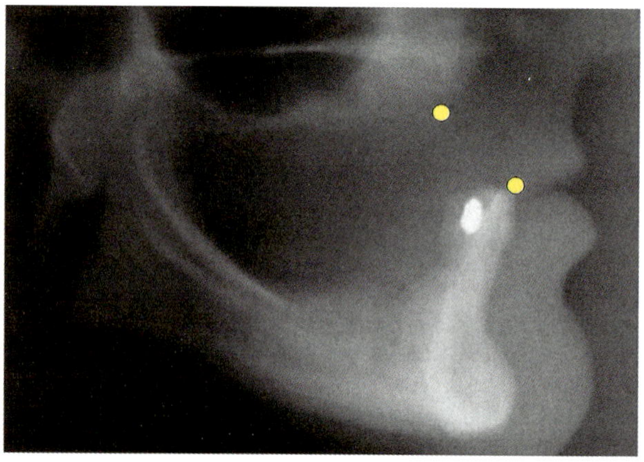

图3-128 头影测量的部分（黄色圆点显示的是上下颌骨的最中点位置，由于下颌骨余留牙列造成了上颌骨明显萎缩）。

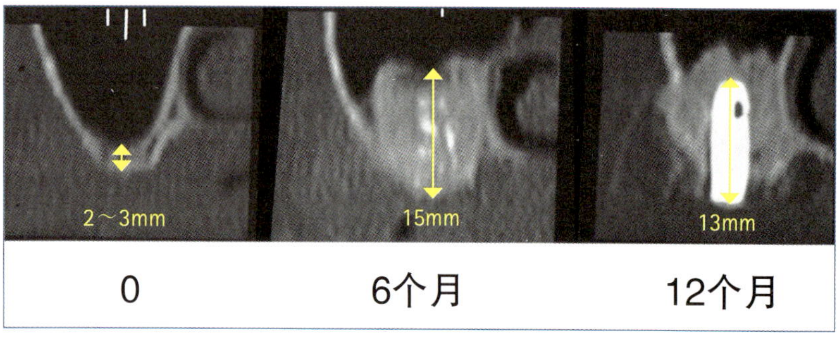

图3-129 （0）术前情况。（6个月）放入充填材料6个月后，植入种植体之前。（12个月）图像中间的光点是来自皮质骨碎片。

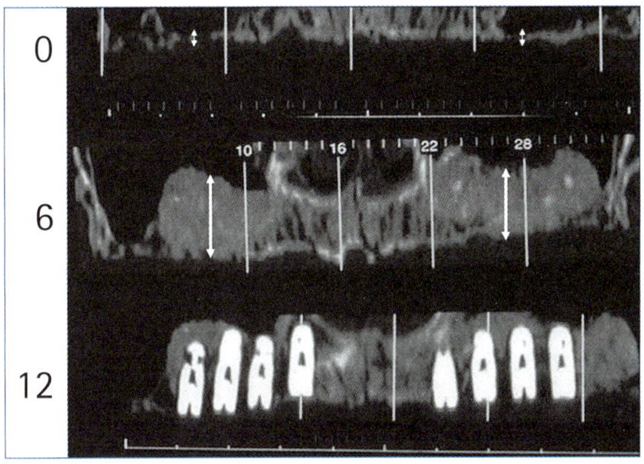

图3-130 1～2mm剩余垂直向骨的术前CT（箭头所示），（上图）在用Algisorb颗粒和5%～10%自体骨混合物充填之前。（中间）6个月后种植体植入前的情况，新骨增加15～16mm，（下图）植入种植体6个月后种植体开始承担负荷。

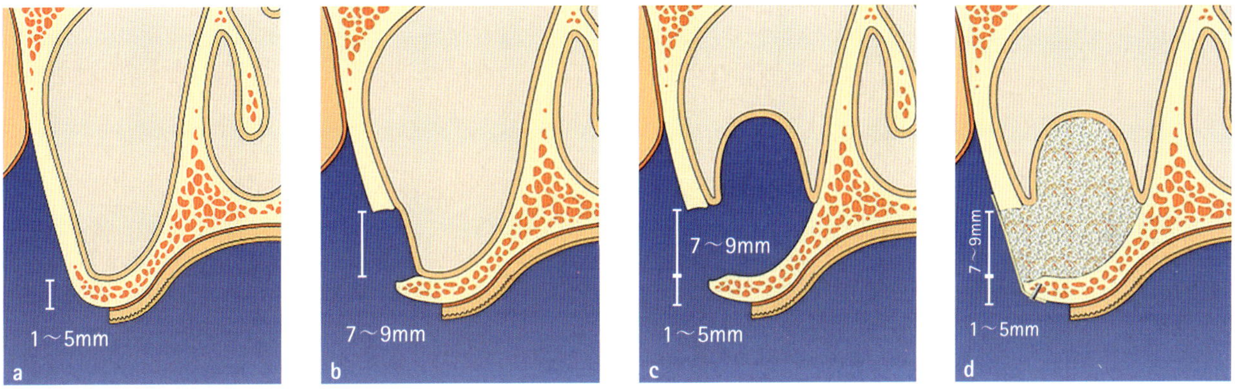

图3-131 横向示意图：（a）术前剩余垂直向骨高度为1～5mm。（b）准备高度为7～9mm的骨窗。（c）上颌窦黏膜提升后。（d）充填混合材料。

用力擤鼻涕以及为什么要用膜来覆盖充填材料和牙槽骨的原因。由于使用钛膜时会频繁出现膜穿孔的情况[60]，现在我们更多选择膨体聚四氟乙烯（e-PTFE）膜（图3-146）。

图3-135～图3-140显示的是一位78岁患者的治疗过程以及14年后的治疗效果。在进行了骨窗预备和完整的窦黏膜提升后（图3-135），形成的空腔由混合材料（Algisorb颗粒以及5%～10%收集的自体骨混合一部分静脉血）填满（图3-136）。钛膜用钛钉固定覆盖在充填区域。6个月以后，钛膜完整没有移位，周围组织没有炎症（图3-137），取出膜后可见骨结合完好（图3-138）。只有使用钛膜或者不可吸收的e-PTFE膜才能看见这样光滑的表面。

在14年后的随访观察中显示了稳定的骨量和

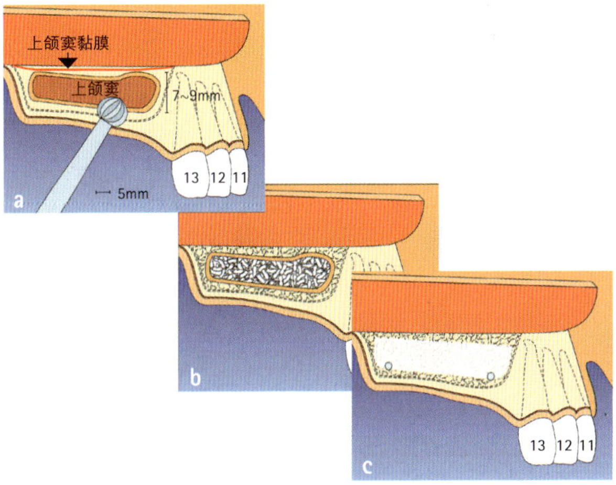

图3-132 矢状面示意图。（a）使用5mm球钻制备高度为7～9mm的骨窗并从上颌结节前方延伸至13或23远中端，通常可以避开上牙槽后动脉。（b）充填混合材料。（c）用膜覆盖并用两颗钛钉固定。

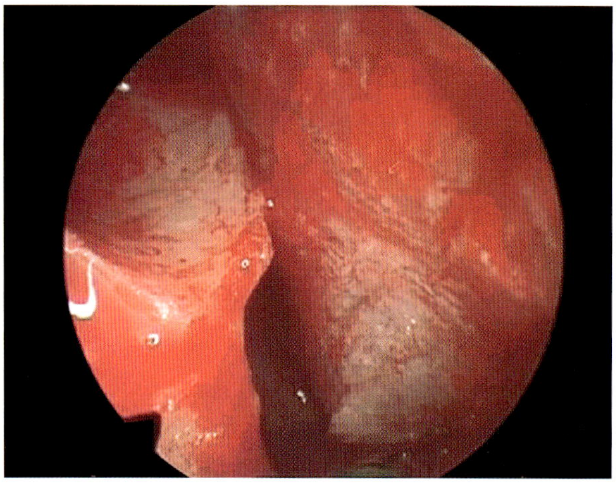

图3-133 分离上颌窦膜后将上颌窦底提升（图3-127）。

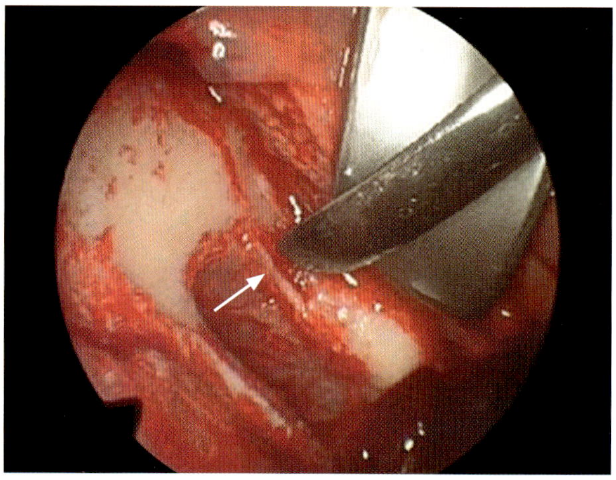

图3-134 分离上牙槽后动脉（箭头所示）。

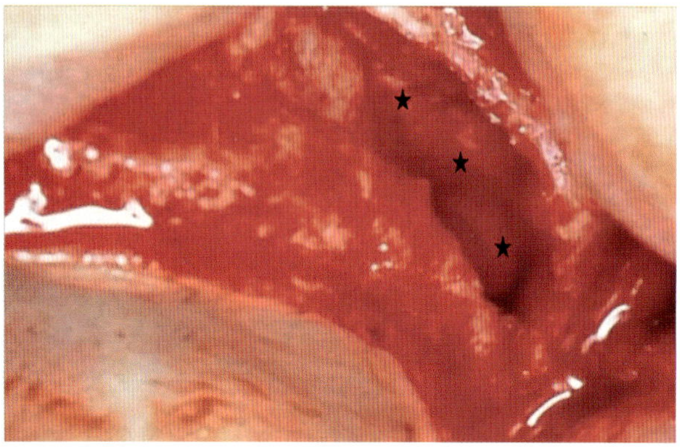

图3-135 患者F：预备骨窗和提升上颌窦黏膜（★）（后续阶段见图3-136～图3-140）。

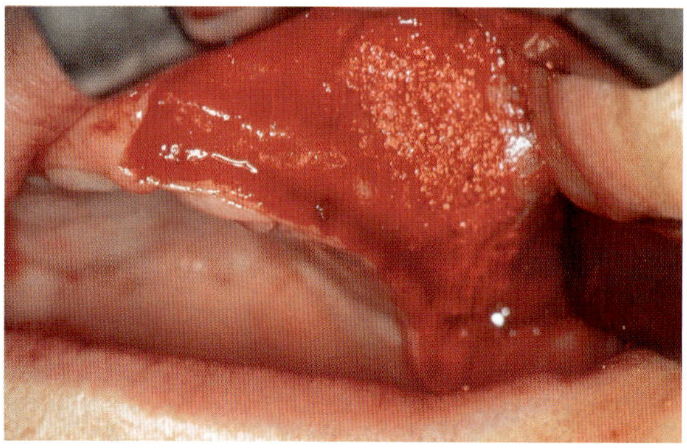

图3-136 用Algisorb颗粒和5%～10%的自体骨混合物充填空腔。

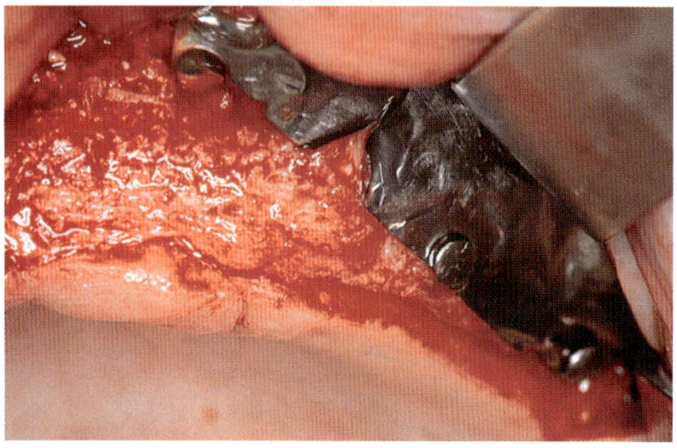

图3-137 6个月后打开手术区域，取出钛膜和钛钉。

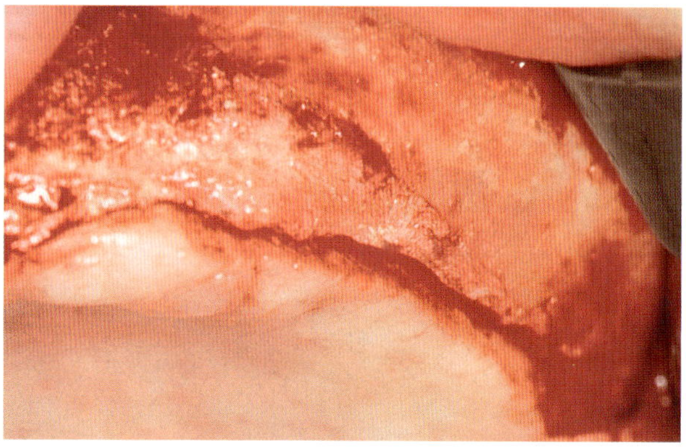

图3-138 去除钛膜和钛钉后可以看到充填区域新形成的骨质。

种植效果（图3-139和图3-140）。

图3-141～图3-157显示了一位56岁患者的治疗过程。此患者上颌骨萎缩，仍然留在牙槽骨内的前磨牙和磨牙已没有保留价值（图3-141和图3-142），需要进行双侧上颌窦底提升和植骨术。充填材料由4mL Algisorb颗粒以及0.5mL自体骨、1.5mL富含血小板的血浆和0.5mL凝血酶组成。

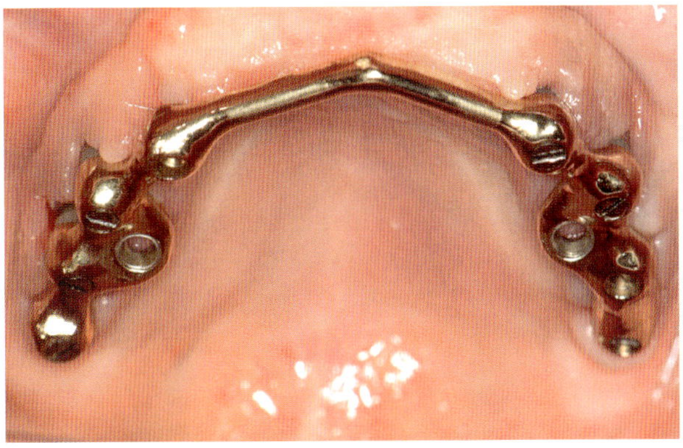

图3-139 治疗后14年的种植体和义齿。（图片来源：Dr Matejka, Vienna）

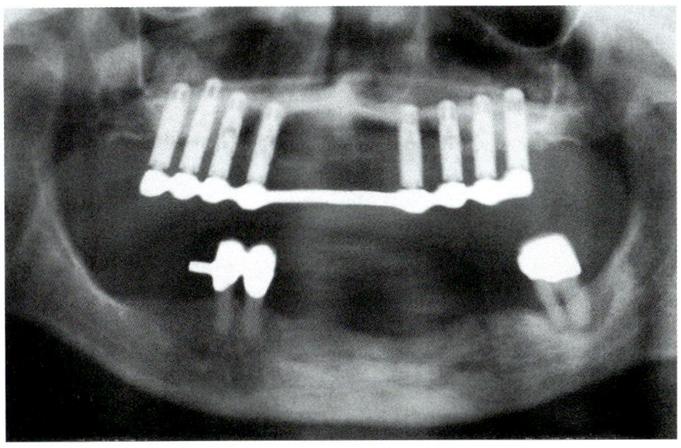

图3-140 曲面断层片。14年后的随访检查。

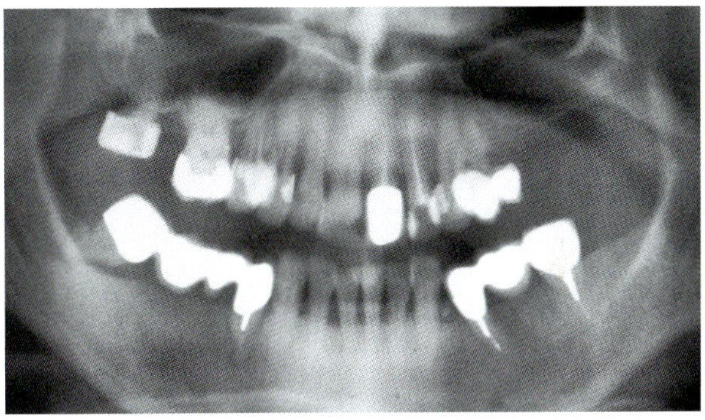

图3-141 患者G：56岁患者的曲面断层片，上颌24-27牙列缺损，24、14、16和17不值得保留，以及明显的牙槽嵴双侧萎缩（后续阶段见图3-142～图3-157）。

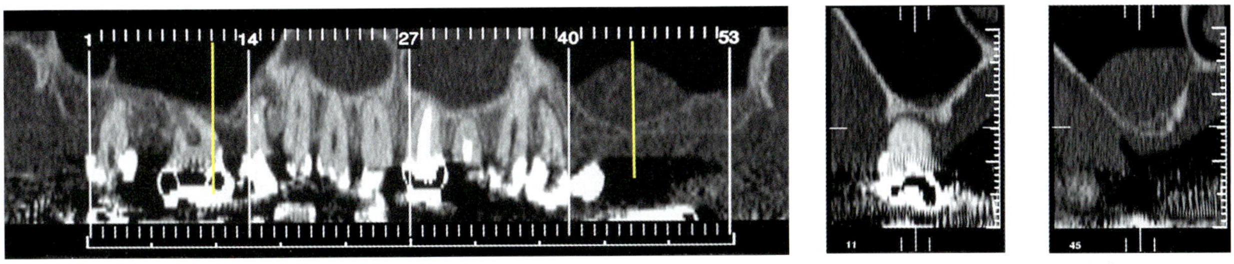

图3-142 牙科断层扫描得到的口腔全景图显示牙槽骨萎缩。11和45扫描断层在右侧，约2mm的垂直向骨高度。

术后曲面断层片和牙科CT示两例提升的上颌窦空腔内都有较大体积充填材料的泡沫状影像；这种泡沫状影像只有在混合了富含血小板的血浆和凝血酶的时候才会被观察到（图3-143和图3-144）。在6个月后，种植体植入前拍摄牙科CT，发现泡沫状影像已经消失，并可见均匀的钙化影（图3-145）。当使用e-PTFE膜时，充填材料Algisorb颗粒也会表现为光滑表面（图3-146和图3-147）。

为了观察骨增量的效果以及检测种植体何时能够负荷，用骨环钻来制作切片标本（图3-148和图3-149）。结果显示，仅使用Algisorb颗粒且不混合富含血小板的血浆时大约只有23%的材料顺利成骨；混合使用富含血小板的血浆时平均成骨量为32.2%（图3-150）[22,53]。在植入种植体和初期缝合以后（图3-151～图3-153），曲面断层片和牙科CT示可用骨高度约16mm（图3-154和图3-155）。6年后从临床和放射影像学的角度均可证实治疗已达到满意的效果（图3-156和图3-157）。

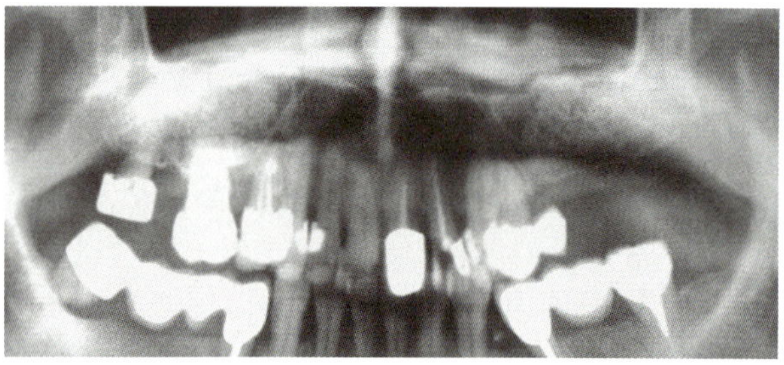

图3-143 在上颌窦底提升后立即放入由4mL Algisorb颗粒、0.5mL自体骨、1.5mL富含血小板的血浆和0.5mL凝血酶组成的充填物后的曲面断层片。

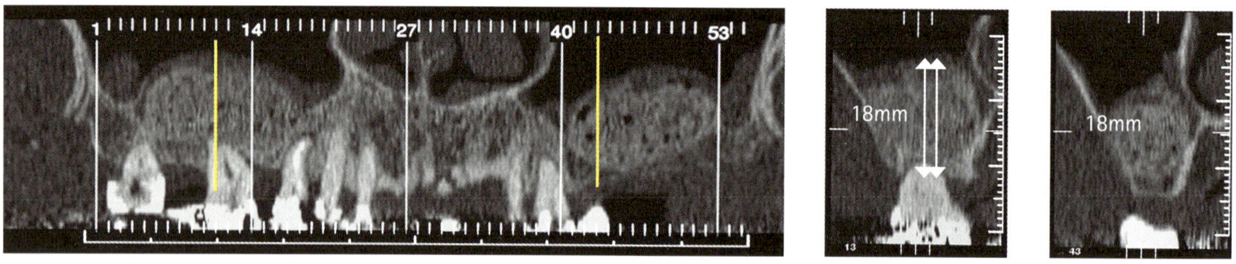

图3-144 术后立即用牙科断层扫描所得的CT。在右侧显示充填材料获得了18mm的垂直高度。术后骨密度仍然很低，加入富含血小板的血浆和凝血酶会出现轻微的气泡。

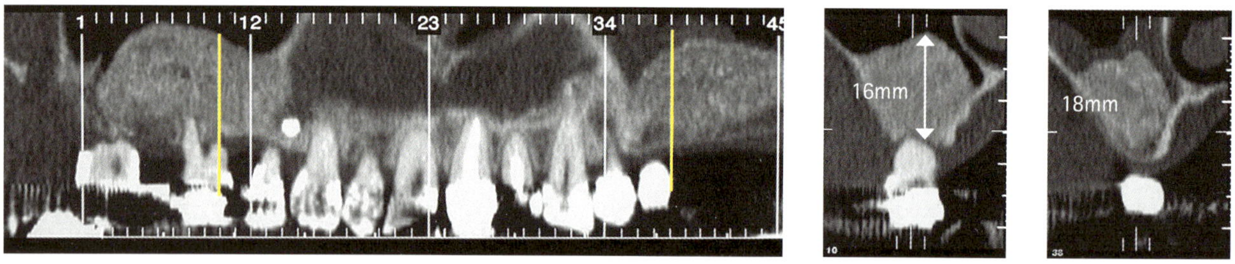

图3-145 术后6个月牙科断层扫描所得CT。在右侧，由于充填材料骨重建而获得16mm和18mm的垂直向骨高度。在6个月内，充填材料由于钙化而变成阻射影像，气泡消失，材料呈现均匀的骨化。

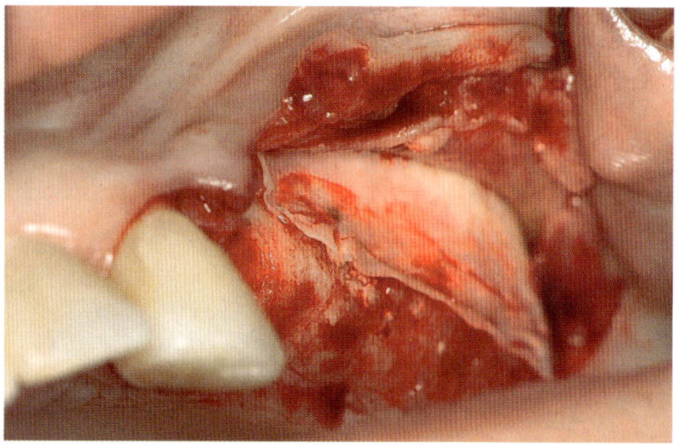

图3-146 在上颌窦底提升后6个月打开手术部位，去除不可吸收的e-PTFE膜，可见不可吸收膜仍在原位。

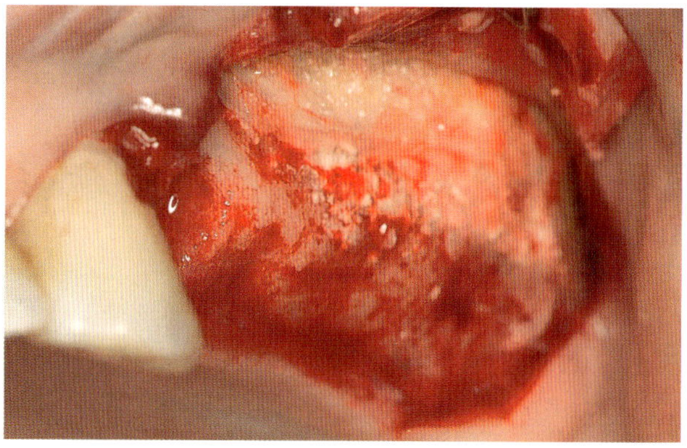

图3-147 去除不可吸收的e-PTFE膜后，Algisorb颗粒完全整合并重建成新骨，24位点可见新鲜拔牙窝。

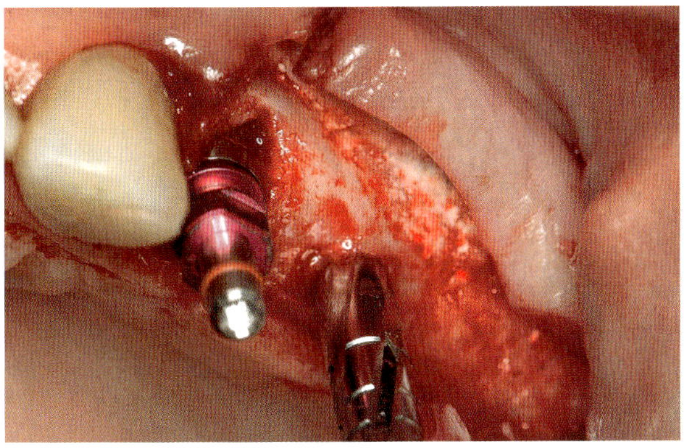

图3-148 24位点完成即刻种植后，25位点在植入种植体之前，用骨环钻取得样本用于组织学检测。

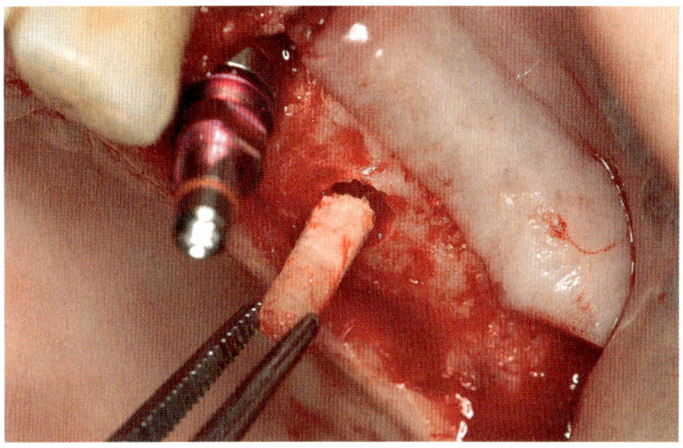

图3-149 取出标本用于组织学检测。

当选择充填材料时，临床医生应该选择能提供足够空间的可吸收材料。

毫无争议，自体髂骨松质骨（“金标准”）是目前除了BMP-2外唯一有骨诱导作用的充填材料，但它在上颌窦底提升植骨术中有49.5%会被吸收（图3-158）[61]。在一个对比性研究中，学者Wanschitz等[62]发现在使用Algisorb颗粒时，充填区域只有14%被吸收。在超过13年的随访观察中显示，配合使用Algisorb颗粒的种植体有95.6%的存留率[25,63]。

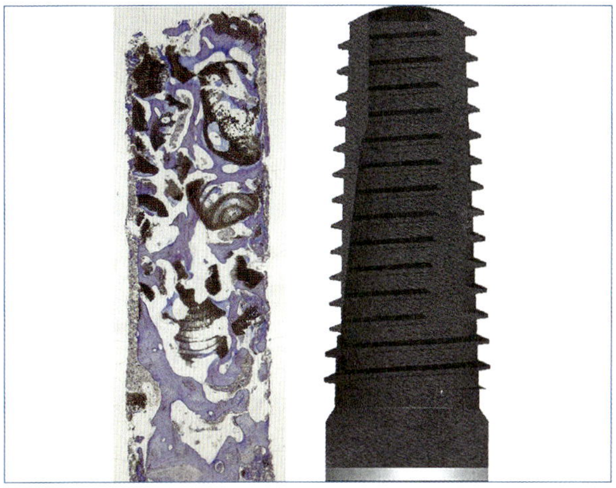

图3-150 将骨环钻取得的样品放大2倍，充填材料周围的未脱钙硬组织切片示良好的骨重建。用4mL Algisorb颗粒、0.5mL自体骨、1.5mL富含血小板的血浆和0.5mL凝血酶组成的充填物填入6个月后，将种植体（右）植入到改建的骨质中（图3-164）。

上颌窦底提升植骨术合并同期种植术

剩余骨高度为5~8mm时推荐使用上述手术方式。

而当还有更多的剩余骨量时，可选择一种更

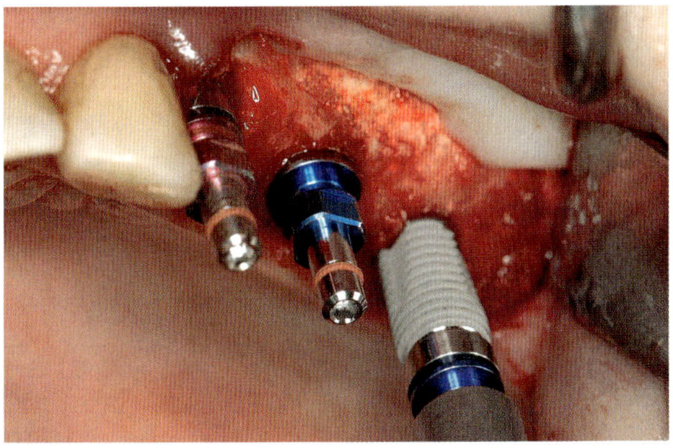

图3-151 在26位点植入种植体。

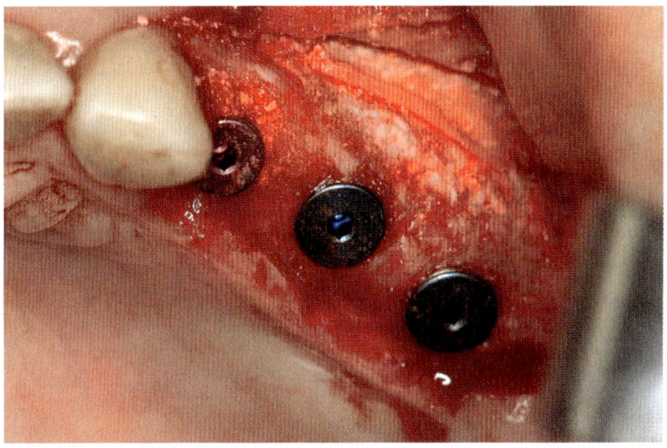

图3-152 植入种植体后的口内情况。

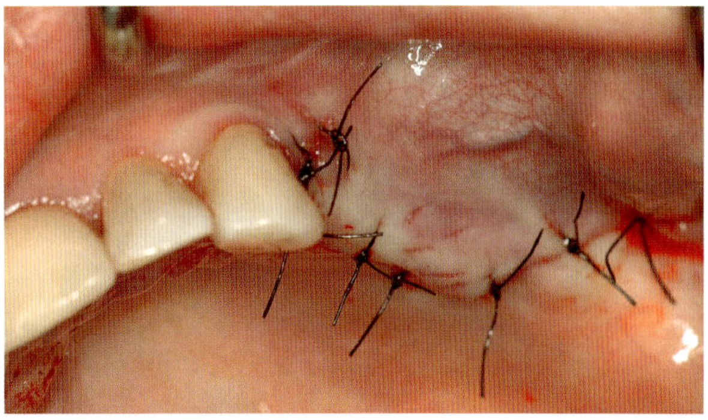

图3-153 分离腭骨膜减小张力后用4-0不可吸收缝线进行原位缝合。

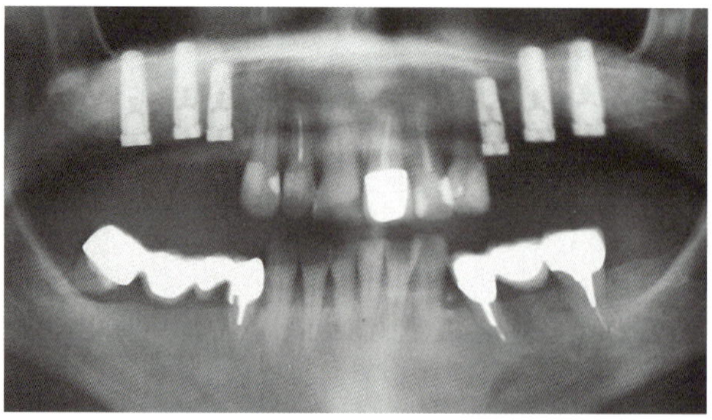

图3-154 6颗种植体植入后的曲面断层片。

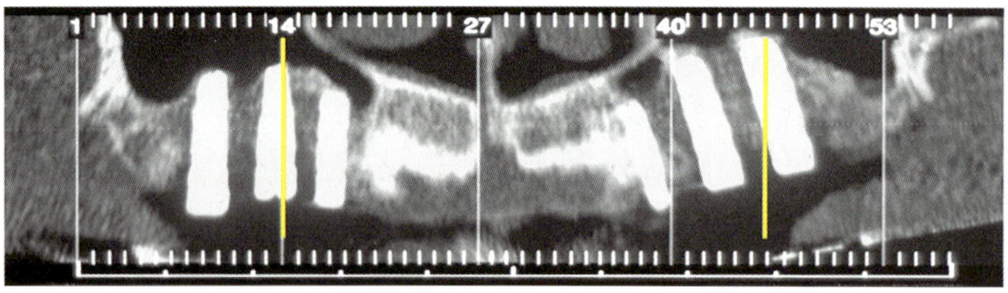

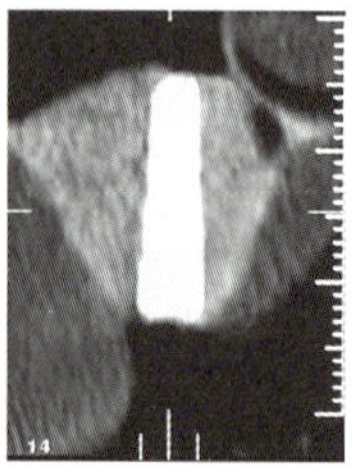

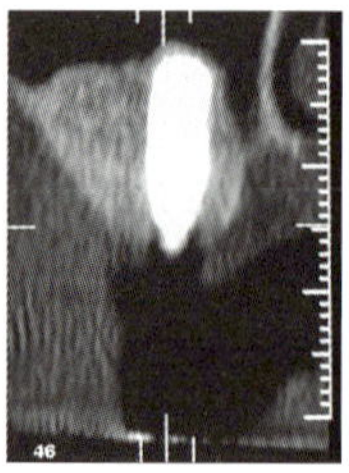

图3-155 种植体植入后拍摄的CT。右图显示了14位点直径4.3mm、长16mm的种植体，24位点直径5mm、长16mm的种植体。

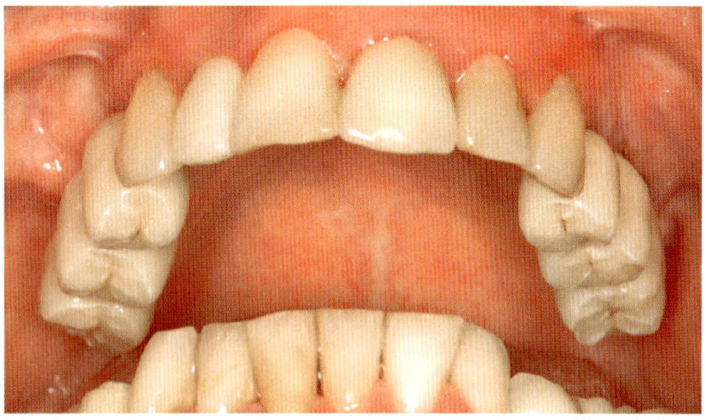

图3-156 完成治疗6年后口内情况。（图片来源：Dr Fahrenholz, Vienna）

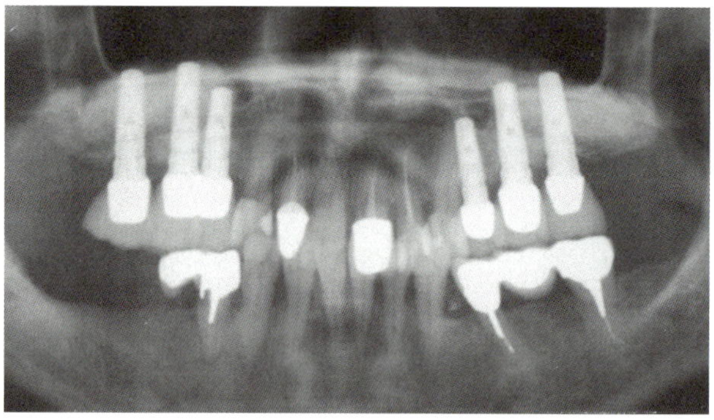

图3-157 完成治疗6年后的曲面断层片。

小的骨窗口，上颌窦底的提升空间也不需要那么大的体积。

植入种植体用的是同样的手术方法；提升后的空腔也同样可以用Algisorb颗粒来充填，也可以用可吸收膜来覆盖充填材料通道。由于有价值的骨量较多，最迟6个月种植体就可以进行负荷了。

微创上颌窦底提升合并同期种植术

对于余留牙槽骨高度＞8mm者（图3-159），只需要选择微创上颌窦底提升术，整体牙槽骨高度不足以容纳整颗种植体。余留的牙槽骨要用扩孔钻小心谨慎地扩大，同时进行上颌窦底提升。接着用Algisorb颗粒对种植体根尖部进行覆盖（图3-160）[64]。在7年后的随访中，通过放射影像反映出种植体周围没有骨吸收（图3-161）。

三明治截骨术及内置式植骨术（Inlay）

在章节3.2中描述了称为渐进性牵张成骨术。由于上颌骨和下颌骨丰富的血管分布，多数情况下避免对牙槽嵴做缓慢牵张。另一种方法是，将

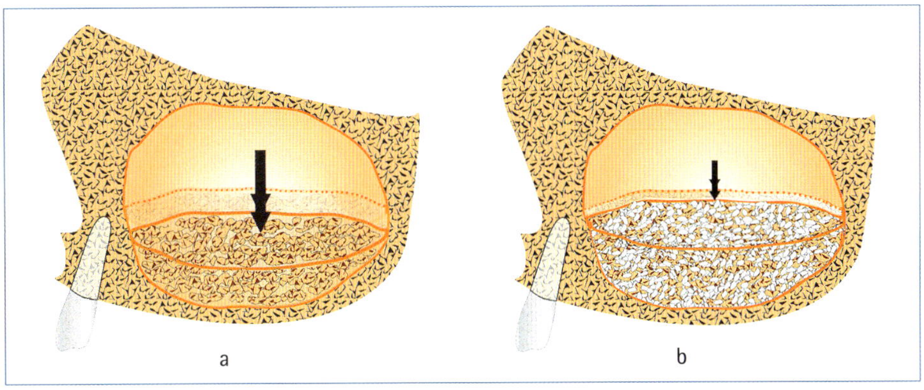

图3-158 比较两种骨增量材料的再吸收：（a）自体骨[61]和（b）Algisorb颗粒[62]。

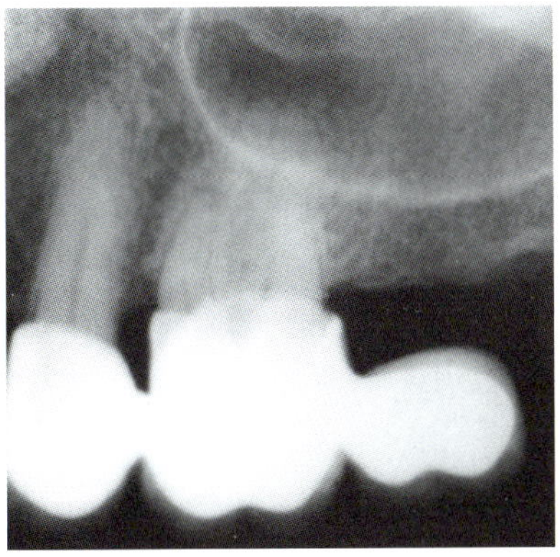

图3-159 27位点微创上颌窦底提升术前的X线片。

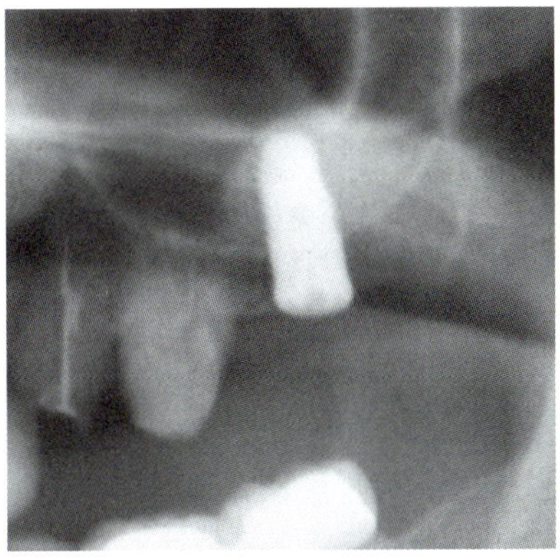

图3-160 27位点经微创上颌窦底提升上颌窦黏膜2年后的曲面断层片（同期填入Algisorb颗粒和种植体）。注意，由于黏膜提升并在空隙中填入Algisorb颗粒，种植体顶端形成了一个帽。（图片来源：Dr Fahrenholz, Vienna）

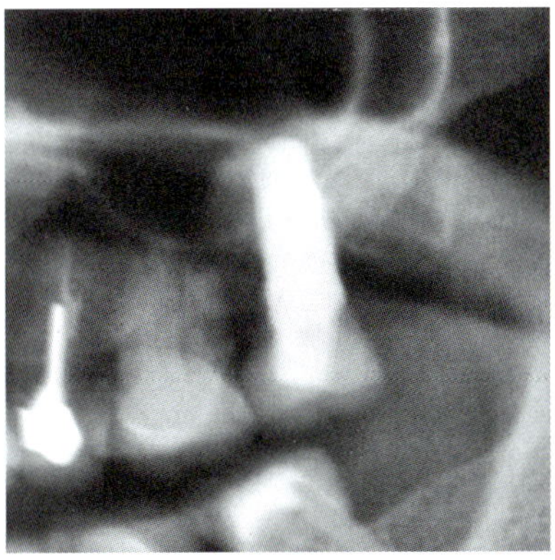

图3-161 7年后的曲面断层片截图。种植体顶端的帽仍然存在，现在完全转化为自体新骨。

带蒂骨瓣即刻垂直移动9～10mm（在上颌也可向前），并用接骨板和螺钉固定，充填Algisorb颗粒作为植入材料（图3-162）[19,24,65-68]。我们把这种术式称为垂直带蒂三明治成形术（PSP）。

A：对于上颌

1. 高度萎缩上颌的一种特殊术式——马蹄形Le Fort Ⅰ型截骨术。
2. 前牙区。

B：对于下颌

1. 下颌游离端。
2. 在无牙下颌的颏孔间区。

骨挤压和骨劈开

骨挤压和骨劈开是扩宽窄而血运良好的牙槽嵴的特殊形式。

骨挤压

骨挤压术式应用于Ⅲ类和Ⅳ类骨（Lekholm and Zarb分类法）[69]。预备种植窝洞时，特别是上颌，一定要先用先锋钻和预钻。短钻增加到所需直径，切开皮质骨。松质骨在皮质钻孔与合适的骨挤压器之间横向收缩，通过轻微锤击将其驱动至所需的种植长度（图3-163和图3-164）。对于Ⅲ类和Ⅳ类骨，要常规这样做，以提高种植体的初期稳定性。

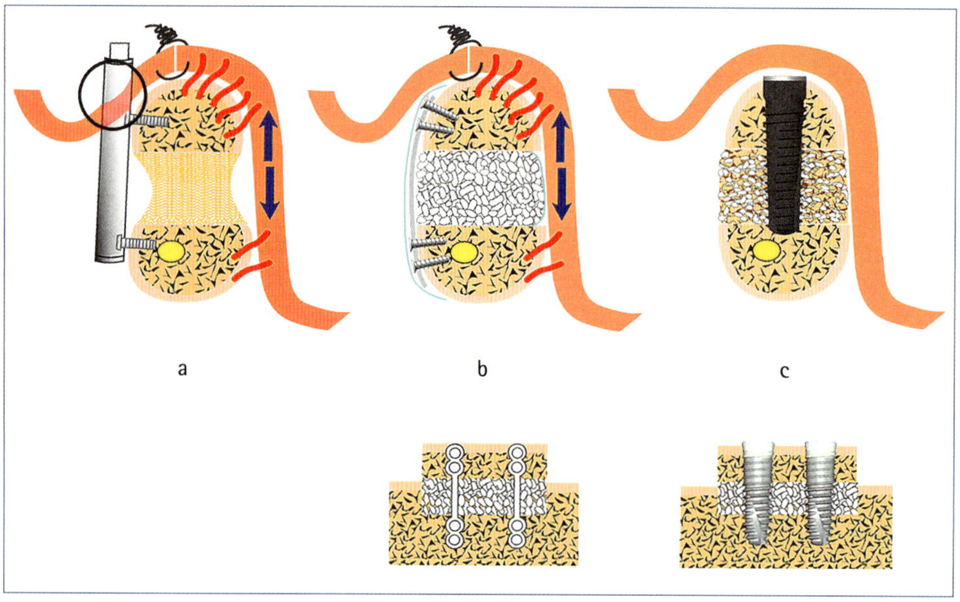

图3-162 牵张装置的比较：（a）以牵张装置做垂直牵张。（b）用微型板做垂直带蒂三明治成形术。（c）种植体辅助移动骨块的固定。黑色圆圈为黏膜穿孔，是抵抗力最小的部位，易感染。

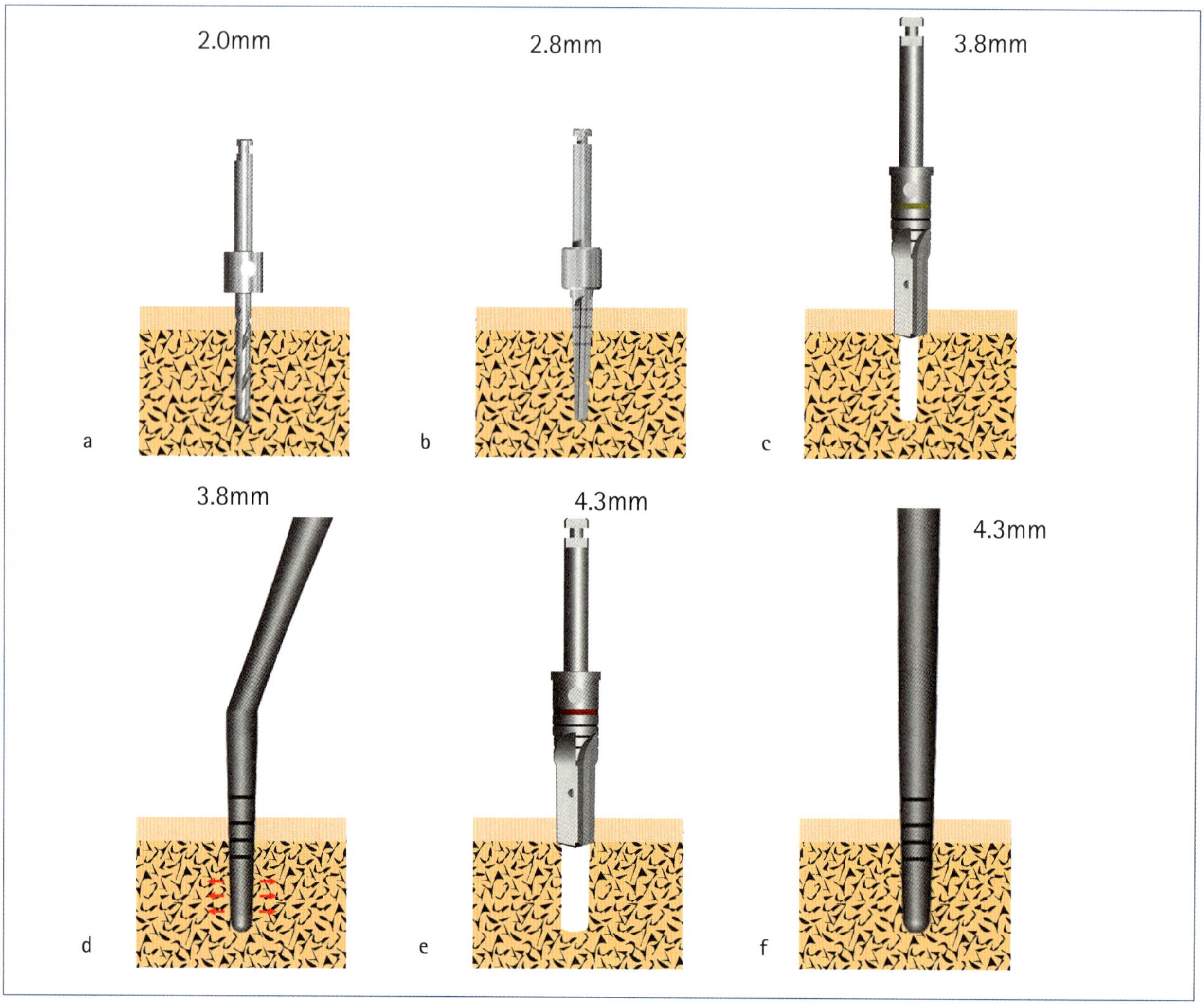

图3-163 骨挤压术操作步骤：（a）用2.0mm先锋钻形成所需深度。（b）用预钻把洞扩大至2.8mm。（c）用3.8mm手机钻开皮质骨。（d）用3.8mm骨挤压器把松质骨挤压至所需深度。（e）用4.3mm手机钻开皮质骨。（f）用4.3mm骨挤压器把松质骨挤压至所需深度，诸如此类。

骨劈开和两步法水平带蒂三明治成形术（PSP）

做骨劈开时，必须将黏骨膜瓣从骨上分离出来，以便进行适当的骨切开。但同时，这种做法也影响了由骨膜而来的骨组织血液供应。骨块移动后，便不再有血液供应（图3-165和图3-166），这样其实就类似于Ⅴa类的自体Onlay植骨。

两步法水平骨劈开术是骨劈开的一种特殊形式，首先做一次预截骨，28天后，同期进行最终的骨劈开与种植体的植入。由于这种方法涉及形成一个带蒂骨瓣，也可以称之为两步法水平带蒂三明治成形术（PSP），实际上也就是Ⅲ类植骨（图3-167和图3-168）[68]。这种术式既可用于上

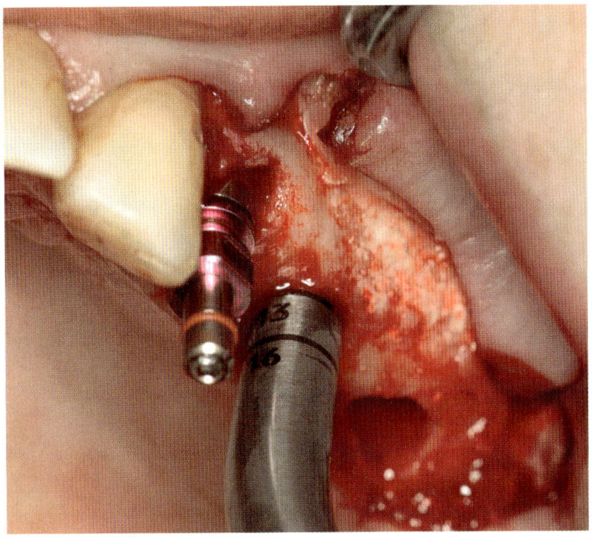

图3-164　上颌窦区用Algisorb颗粒和收集骨的混合物增量后，骨挤压器在位（该患者的治疗在图3-141～图3-157已述）。

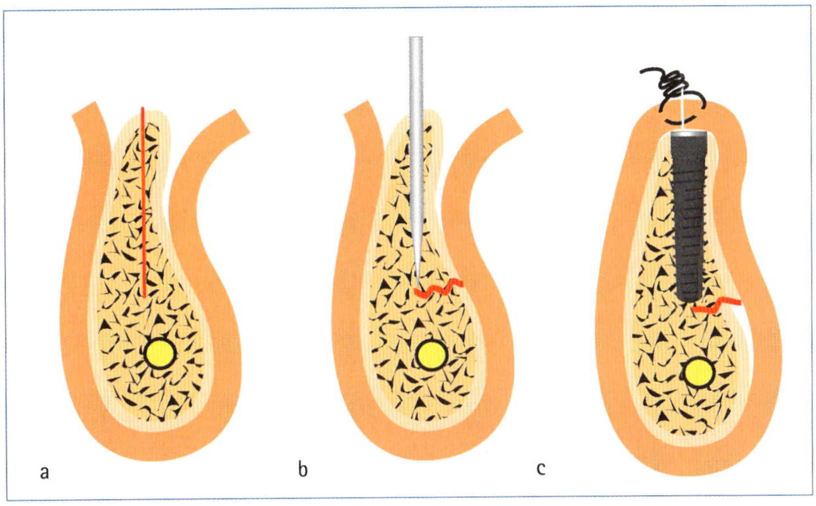

图3-165　一步法水平骨劈开操作示意图。（a）翻起黏骨膜瓣，做一个牙槽嵴顶和两个垂直的减压骨切开术。（b）种植体顶端用手术刀、凿子和扩张螺钉缓慢分开骨质，制作种植体钻孔。由于需要移动的种植体顶端骨段缺乏血运，所以不需要水平的基底截骨术，因此基底骨折是自发发生的。（c）植入种植体，将黏骨膜瓣折回来，并做初步缝合。

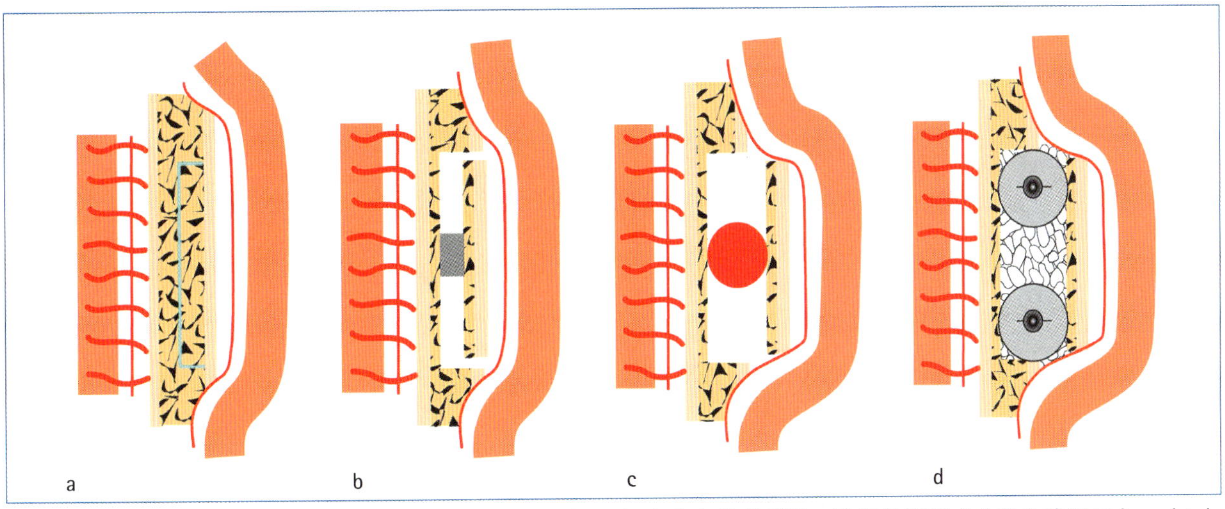

图3-166　经典一步法水平骨劈开操作示意图（上面观）。（a）翻起黏骨膜瓣，进行骨劈开术（绿色线所示）。（b）骨劈开术用双面手术刀和凿子加深并加宽。（c）用扩张螺钉进一步加宽骨劈开处。（d）植入种植体，用骨形成材料（如Algisorb颗粒）填满间隙。

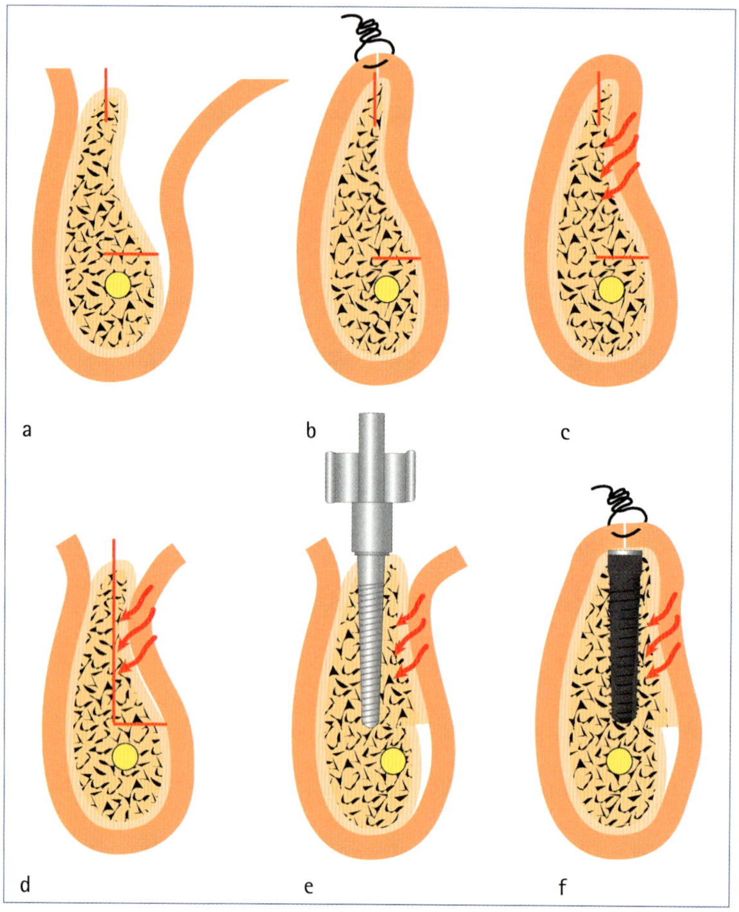

图3-167 两步法水平骨转移（两步法水平带蒂三明治成形术）示意图。第一次手术（a~c）先于第二次（d~f）4周。（a）翻开黏骨膜瓣后，进行水平、牙槽嵴顶以及两侧垂直骨劈开。（b）折回黏骨膜瓣，做初期缝合。（c）在愈合过程中，随后需要移动的骨也就进行了血运重建。（d）骨劈开4周后，黏骨膜瓣仅在牙槽嵴顶切开，以免影响骨的血运重建。（e）用双面手术刀、凿子和扩张螺钉缓慢分开骨质，制作种植体钻孔。（f）植入种植体，折回黏骨膜瓣，做初期缝合。

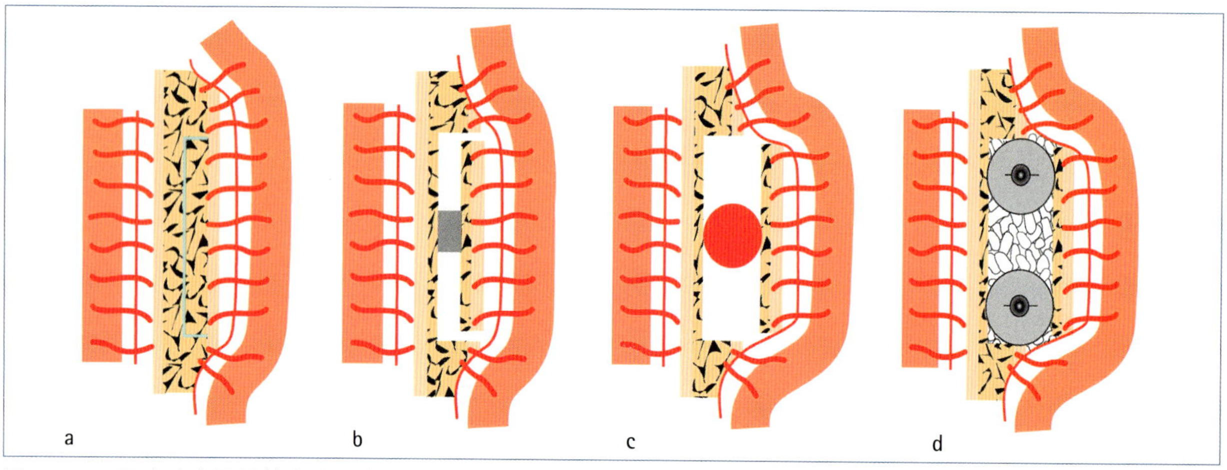

图3-168 两步法水平骨转移（两步法水平带蒂三明治成形术）第二次手术示意图（上面观）。（a）只需要准备牙槽嵴顶和颊侧黏骨膜瓣，其余骨膜不需要从移动骨块中分离。（b和c）用双面手术刀、凿子和扩张螺钉形成和扩宽骨劈开区。（d）植入种植体，用骨形成材料（如Algisorb颗粒）填满所有间隙。

颌也可用于下颌。

A：对于上颌

两步法水平PSP可用于前牙区和前磨牙区。

B：对于下颌

两步法水平PSP也可用于前牙区和前磨牙区。

3.4 Ⅳ类：骨形态发生蛋白（BMP）诱导成骨

将BMP-2运用于牙槽骨重建的方法仍在探索当中，之前大多是用于移植技术。在美国，已常规用于适应证外的疑难骨移植病例中，例如牙槽骨骨折、肿瘤切除术后，以及严重颌骨萎缩[36,70-71]。

一位33岁患者的病例情况，右下颌骨成釉细胞瘤并浸润到口腔底部的舌侧黏膜。图3-169～图3-194可见进行右下颌骨部分切除术后的情况。根据我们的手术方案，首先会拍摄CT，使用DICOM数据，准备一个立体模型（Laserform，Vienna）来设计手术计划。图3-170显示了肿瘤位点特殊的颜色，并标记了计划切除的下颌骨范围。为了手术顺利进行并减少手术时间，我们预弯了后期会用到的接骨板（Matrix Mandibel，Synthes）（图3-170）。为了保证后期使用的充填材料不会移位，我们选择使用一张打孔的可吸收膜（PolyMax，Synthes），它是单独成型的（Laserform，Vienna）（图3-171）。由于该良性肿瘤侵犯了骨髓腔，我们用超声骨刀剥离出下牙槽神经并让其完全游离于下颌骨骨髓腔中（图3-172～图3-174）。在保存了下牙槽神经后，我们将良性肿瘤全部切除，下颌骨部分切除（图3-175和图3-176）。在该图中能看到下颌骨部分切除的范围以及完整的下牙槽神经。现在该缺损被Algisorb颗粒和3.3mg Osigraft（一种Stryker的BMP-7制剂）混合可吸收充填材料填满（图3-177）。为了保持充填材料在适当位置，将预弯膜（PolyMax，Synthes）固定在下颌骨周围（图3-178）。然后用预弯的接骨板（Matrix Mandible，Synthes）固定下颌骨（图3-179）。由于Algisorb颗粒的多孔性，它并没有很好的阻射效果，因此充填重建区在曲面断层片上显示得不是很清楚（图3-180）。

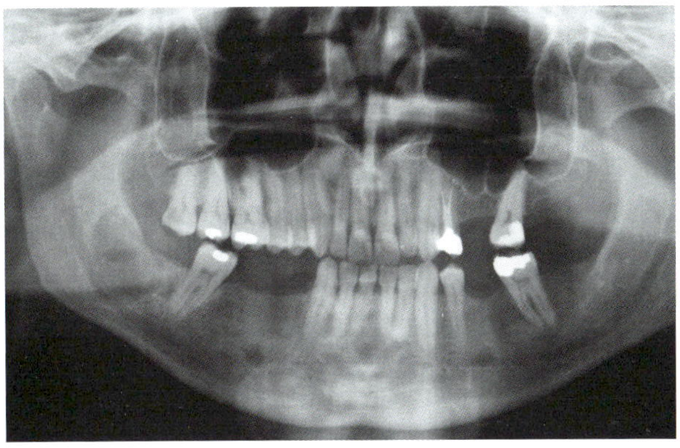

图3-169　患者H：33岁成釉细胞瘤部分浸润右侧舌黏膜的曲面断层片。

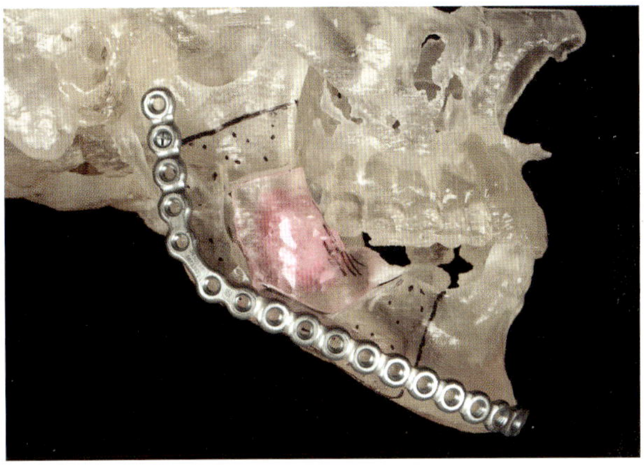

图3-170　根据CT图示DICOM数据打印出来的立体模型，肿瘤部分用红色材料区分。这有助于规划切除区域与截骨线，并可以提前预弯接骨板，节省手术时间。

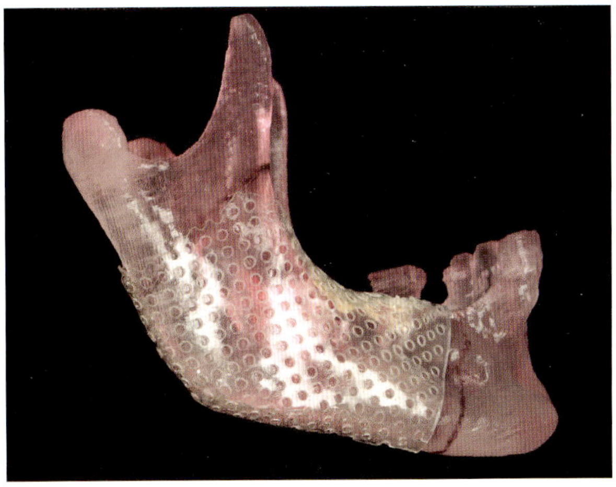

图3-171　下颌骨立体印刷模型用于制作单独的可吸收膜（PolyMax，Synthes），可吸收膜的作用是为了防止充填材料的移位。

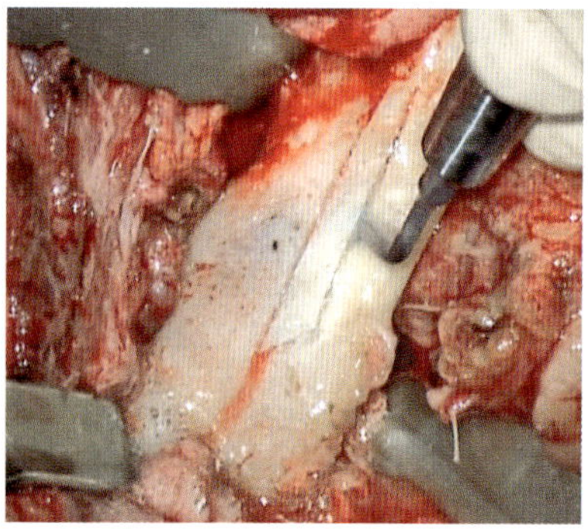

图3-172 （6×）显微镜观察下打开下颌管（mctron s. p. a.）。

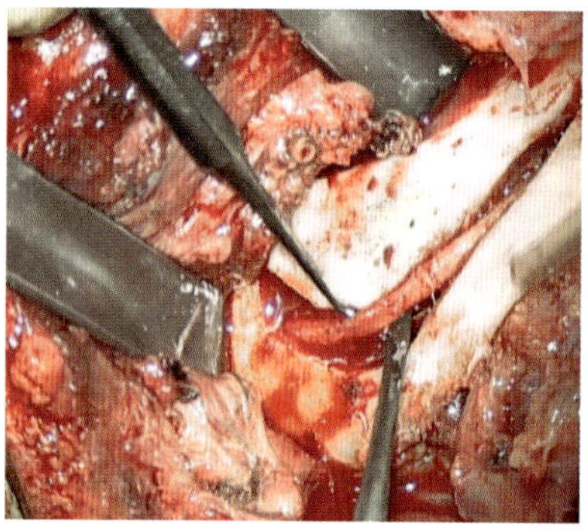

图3-173 （6×）显微镜下完整分离下牙槽神经，切除肿瘤。

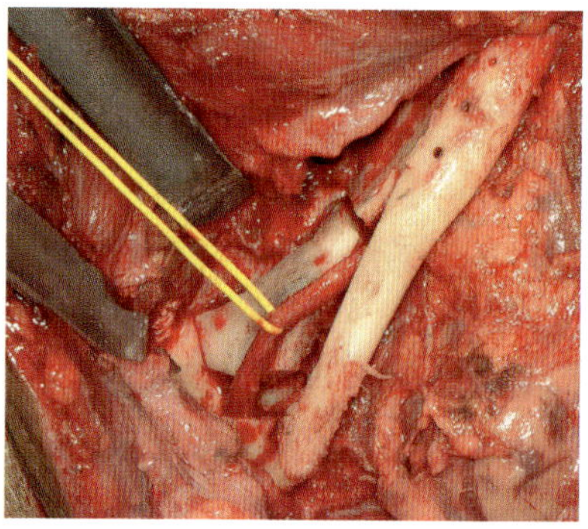

图3-174 在仔细分离下牙槽神经后切除肿瘤。

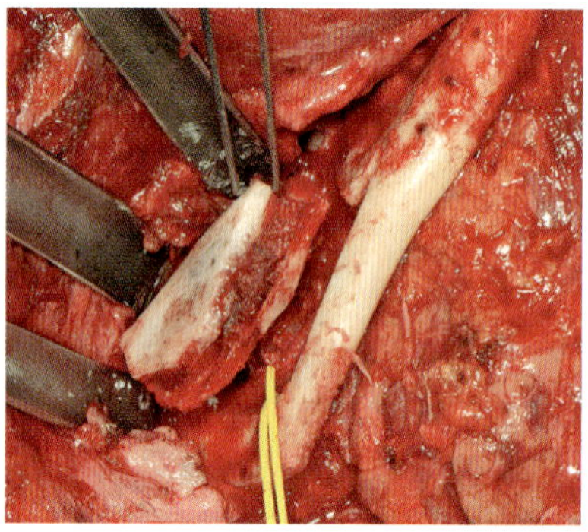

图3-175 移除肿瘤。

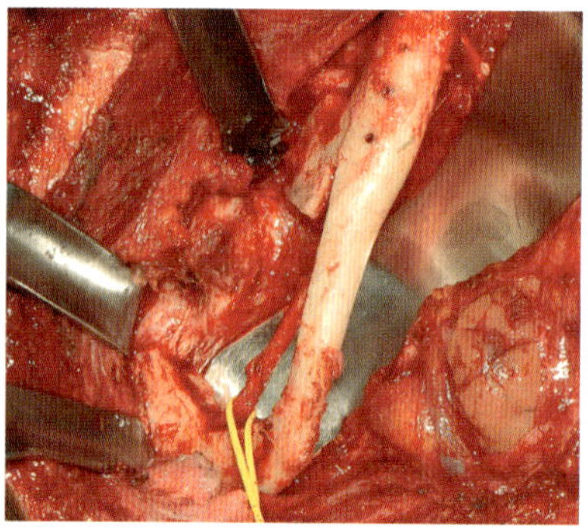

图3-176 预备充填材料放置区，未受伤的下牙槽神经会被埋入充填材料中。

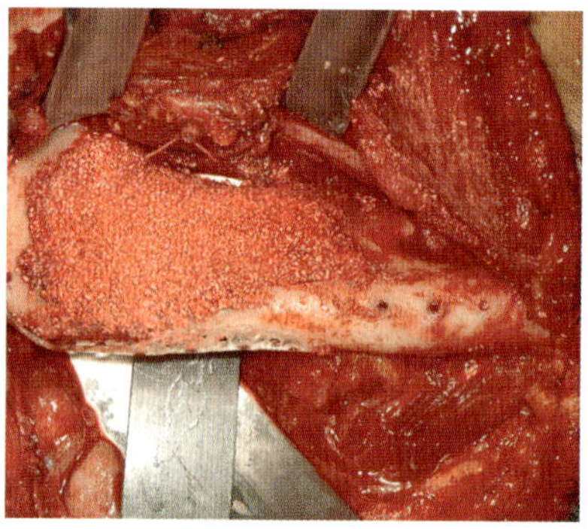

图3-177 制备充填材料，其包含18mL Algisorb颗粒与3.3mg Osigraft（来自Stryker的BMP-7制剂）。

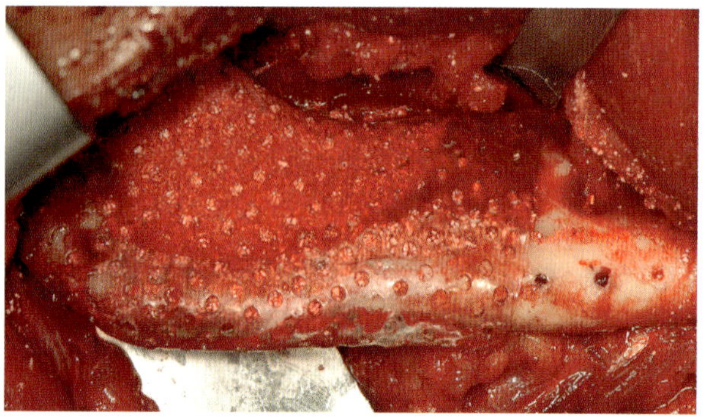

图3-178 将预弯膜（PolyMax，Synthes）固定在下颌骨周围，使充填材料保持在适当位置。

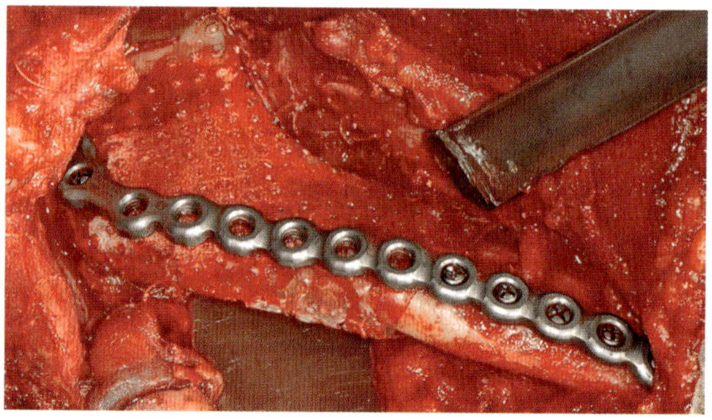

图3-179 为了稳定下颌骨，用螺钉固定预弯的接骨板（Matrix Mandible，Synthes）。

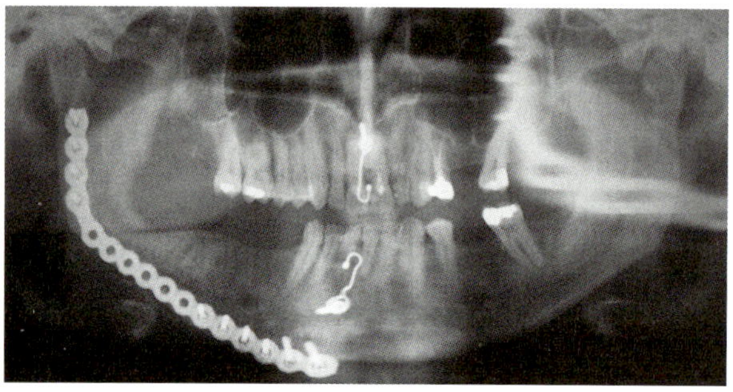

图3-180 术后即刻的曲面断层片。为了更好地促进伤口愈合，患者进行了颌间弹性固定。由于Algisorb颗粒的多孔性导致其放射影像没有明显的阻射线，因此充填物无法清晰可见。

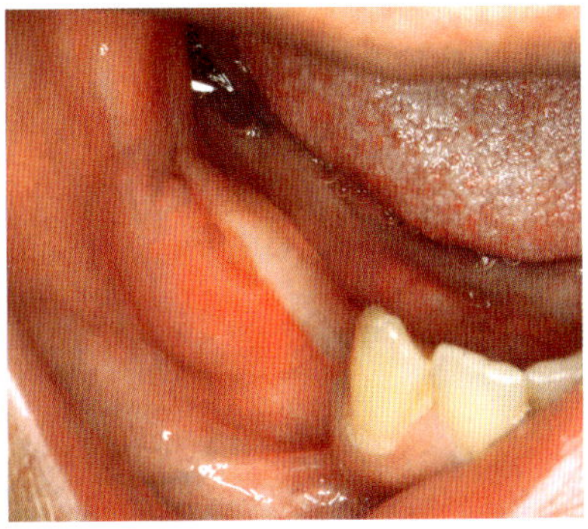

图3-181　口内照，术区可见软组织愈合。

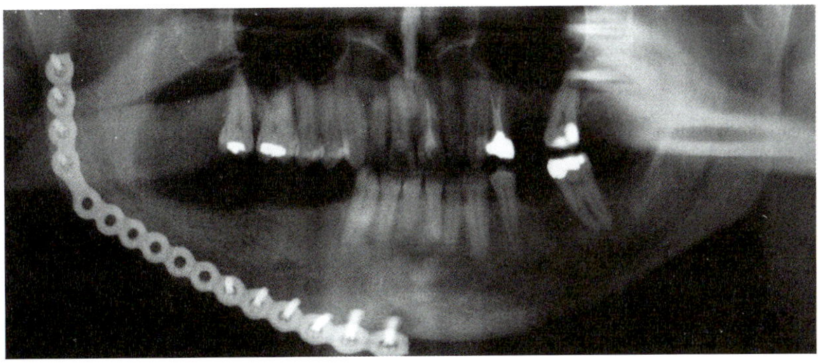

图3-182　15个月后的曲面断层片示充填区域有明显的骨形成。

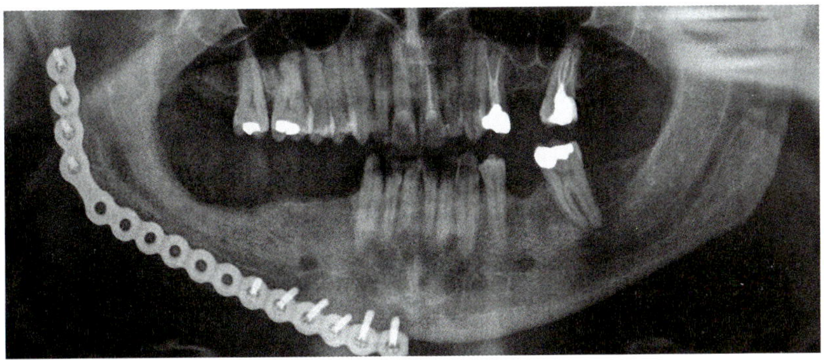

图3-183　27个月后的曲面断层片示新形成的骨完全钙化。

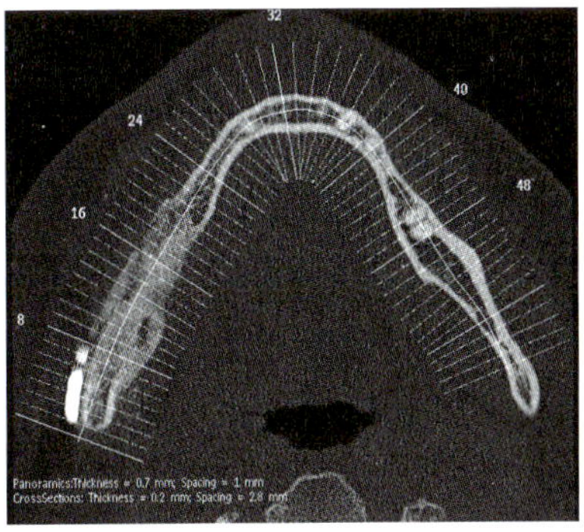

图3-184　CT扫描显示了充填区域的骨量恢复。

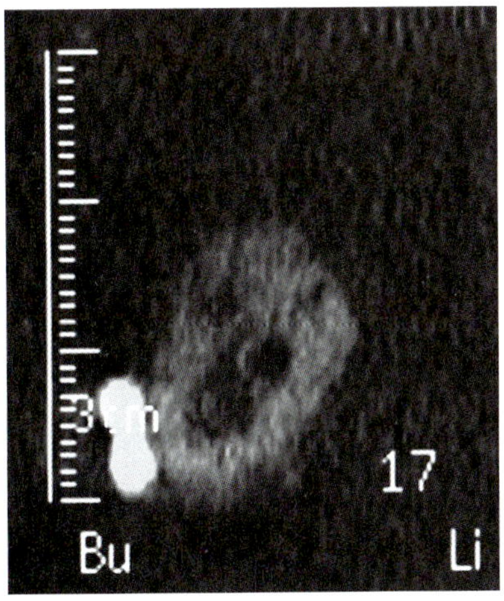

图3-185　CT扫描（第17节）（区域46）显示了充填区域中的重建骨和下颌管。有人认为与PolyMax膜（Synthes）相关的充填材料似乎开始形成皮质骨结构。

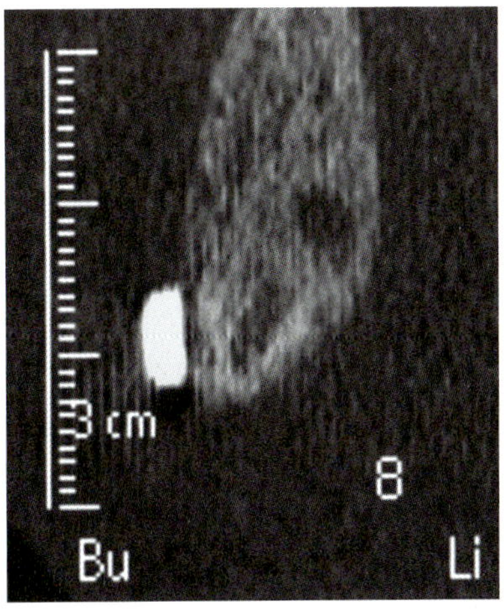

图3-186　CT扫描（第8节）（区域48）显示了相同的结果。

为了让患者的伤口更好地愈合，我们用带钩牙弓夹板和弹簧进行颌间固定10天[72]。口内的愈合过程较为理想（图3-181）。患者的右下唇没有不适。15个月后的曲面断层片示下颌骨重建出完整的骨结构（图3-182）。图3-183显示了12个月后新形成的骨质钙化，CT扫描显示了充填部位的骨恢复情况（图3-184）。CT扫描重建（图3-185和图3-186）显示了重建骨模型和17号和8号位点的下颌骨骨髓腔切片影像。在17号切片影像中能看到重建的皮质骨结构。

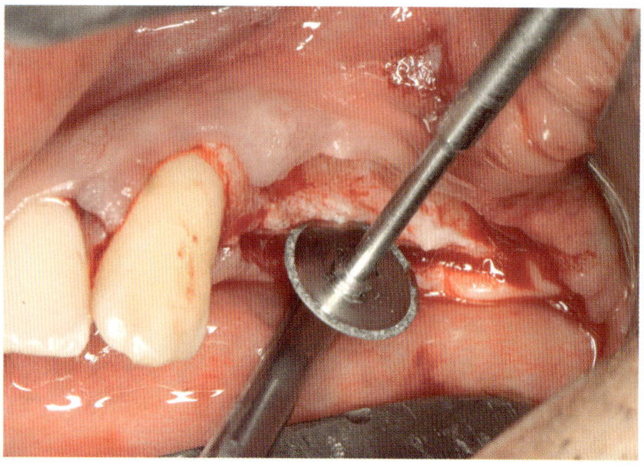

图3-187 为实现两步PSP，使用Khoury锯（Dentsply Friadent）对非常狭窄的牙槽嵴区域24-26进行切开。

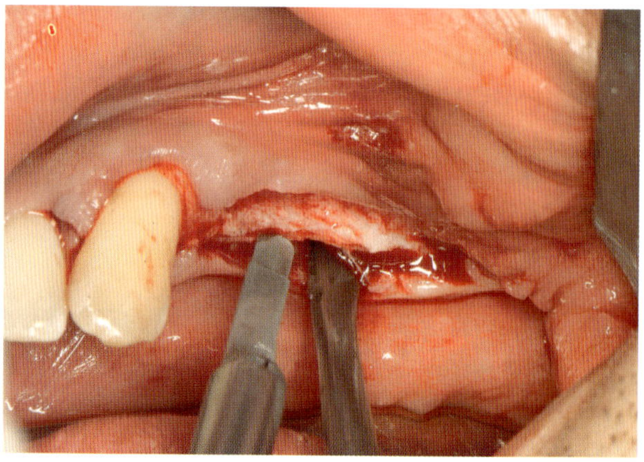

图3-188 用双刃手术刀对非常薄的牙槽嵴进行扩张。

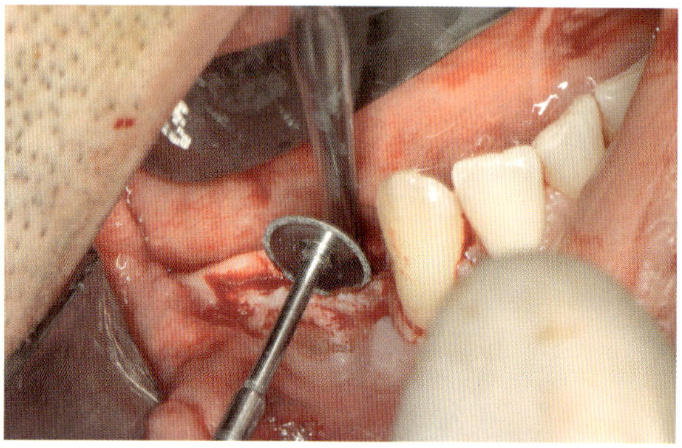

图3-189 在44-45区的右下颌骨进行同样的步骤。

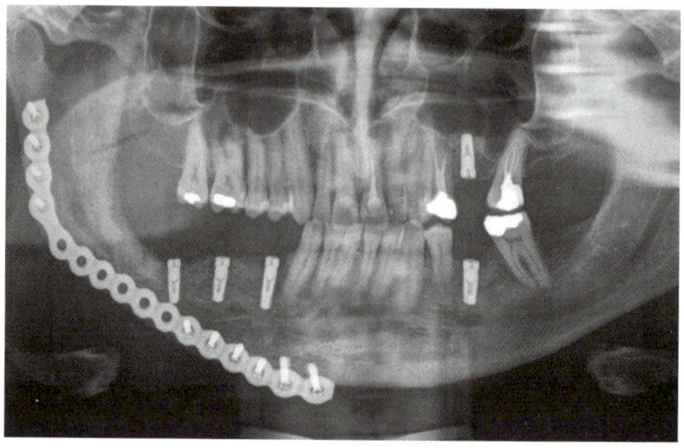

图3-190 植入种植体后拍摄的曲面断层片。

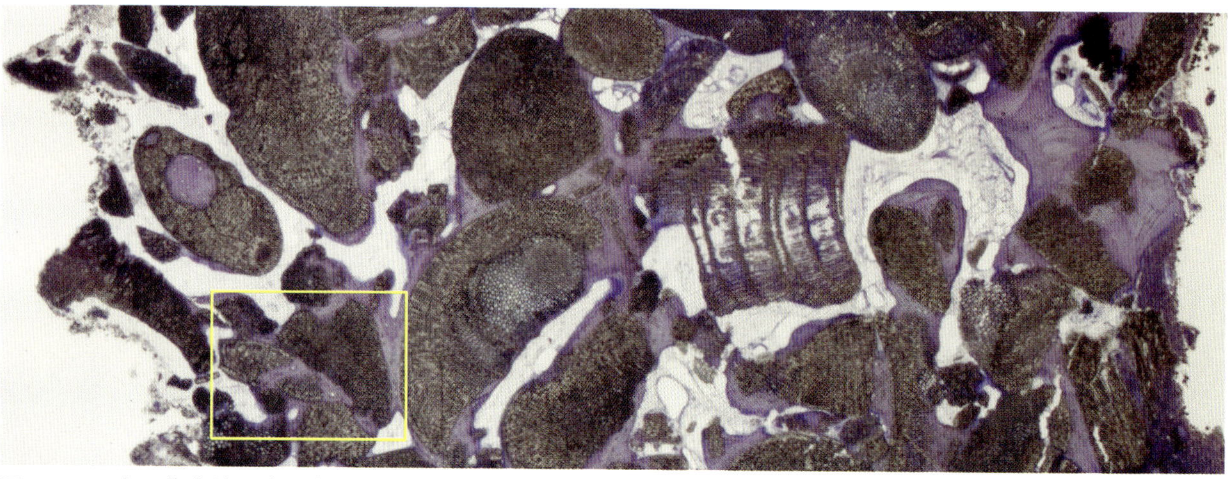

图3-191 在47位点植入种植体之前取出骨核样本的未脱钙硬组织切片。由于充填物是BMP-7制剂与Algisorb颗粒的混合物，可观察到新骨形成显著增加（2x）。

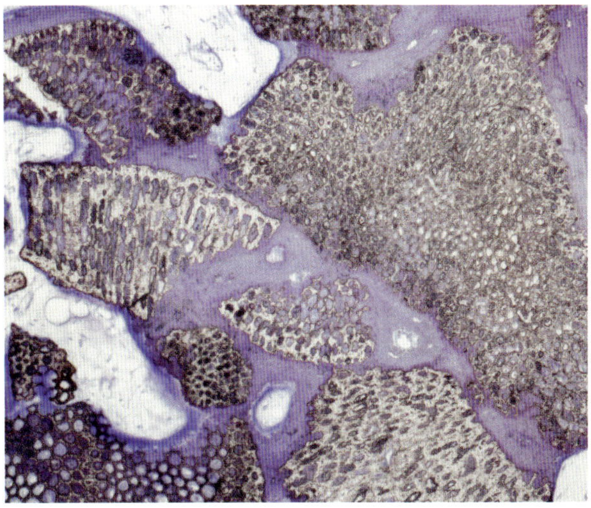

图3-192 图3-191的放大倍率（20×）（黄色框所示）。颗粒完全被新骨包围，并且大部分颗粒间充填有新骨，Algisorb颗粒有部分被吸收。

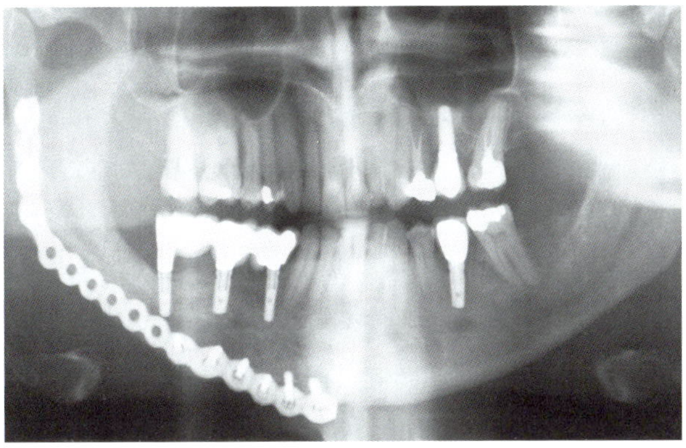

图3-193 在进行最终修复体修复后的曲面断层片。

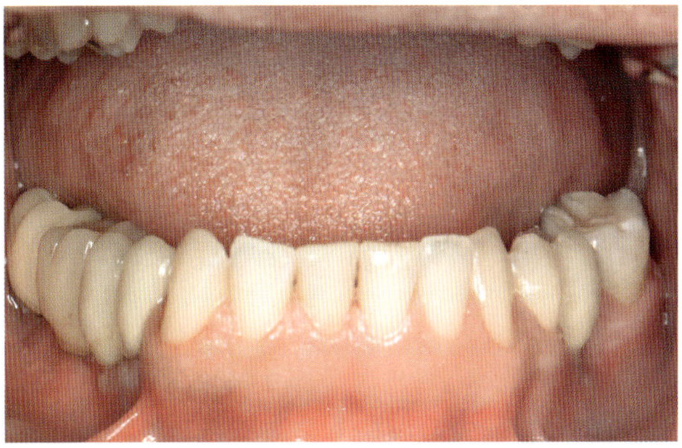

图3-194 修复治疗完成后的口内照。

29个月后，将种植体植入骨重建区域内。但在植入手术前28天，我们要在左上颌（图3-187和图3-188）以及右下颌（图3-189）的前磨牙区进行两步法水平PSP，因为这两个区域的牙槽嵴非常狭窄。28天后我们将所有的种植体植入到缺牙区，包括之前进行部分切除的右下颌骨区域（图3-190）。在新骨形成的区域植入种植体前我们收集了一块骨核来作为组织学观察的样品（图3-191和图3-192）。用2×，特别是20×的放大镜观察这些未脱钙的硬组织切片时，可以看到大量的新骨形成，新骨几乎完全与Algisorb颗粒结合在一起，同时还能看到一部分材料被吸收。4个月后我们将进行二期手术，在种植体上方进行冠修复（图3-193和图3-194）。

3.5 Ⅴa类：无血管蒂骨移植——Onlay植骨

为了预防局部严重的骨吸收，可能要进行Onlay植骨。然而，在使用这种技术时，发生骨吸收的概率要比Inlay植骨高很多[41]。对于较严重的骨吸收和大面积骨缺损，必须选择这种方法，也要接受这种方法所带来的不利影响。由于这种方法会使移植床血管减少（Ⅴa类），所以Onlay植骨会比Inlay植骨（Ⅲ类）产生更多的吸收。根据Wang和Al-Shammari的HVC分类[46]，这种形式的骨萎缩（图3-195）适合覆盖式自体单皮质骨移植物。Onlay植骨必须用一个或多个螺钉固定（图3-196b和图3-200a）。临床医生必须根据缺损的范围和形态决定在哪里获取移植骨。磨牙后区的外斜线比较适合较小的缺损（图3-196）。图3-197～图3-199显示从右侧磨牙后区获得骨移植物。

超声骨刀主要适用于水平骨切开。尽管接近下颌管，但相对于从颏部取骨而言，这种方式所造成的神经损伤还是比较少见的[73-74]。笔者推荐从颌骨取骨进行Onlay植骨是因为颌骨移植比髂嵴移植所造成的骨吸收要少。然而，如图3-200c所示，观察到了明显的骨吸收。整个皮质骨固定螺钉（Camlog）的头部已暴露，它在植入初期是深

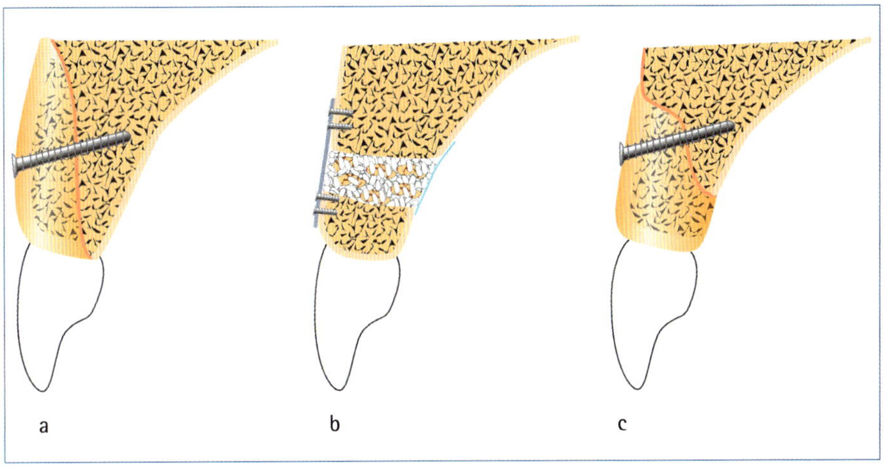

图3-195 根据Wang和Al-Shammari[46]的吸收分类，重建骨的方法有：（a）用自体口内移植物进行Onlay植骨，应对水平向骨吸收。（b）垂直一段式截骨术，植入骨形成材料（垂直带蒂三明治成形术或垂直牵引成骨术）。（c）对于垂直和水平联合缺损，必须进行大的Onlay植骨（例如髂嵴骨）。

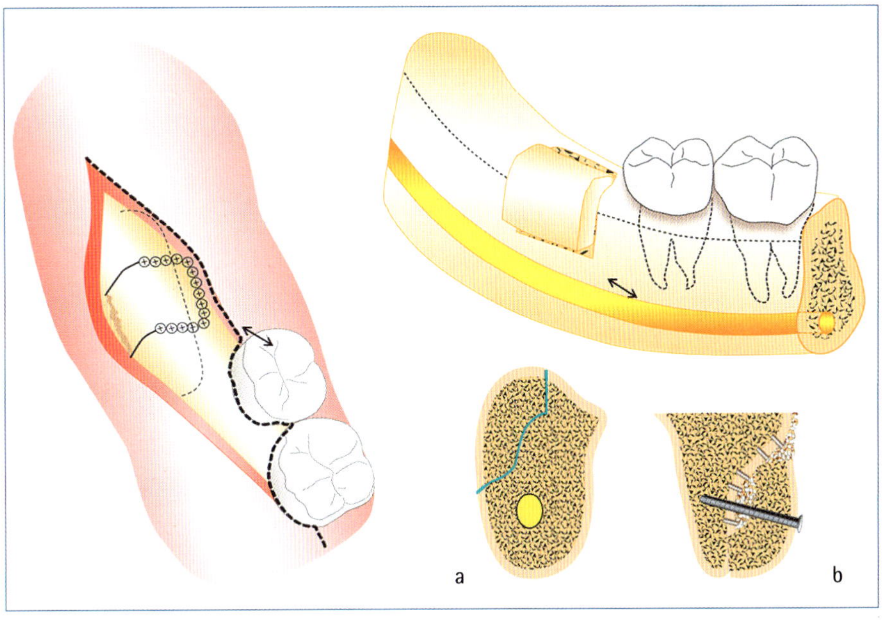

图3-196 在磨牙后方的外斜线区域从下颌角[75]获得弯曲的下颌骨碎片（a）形状适合上颌骨缺损（b）。

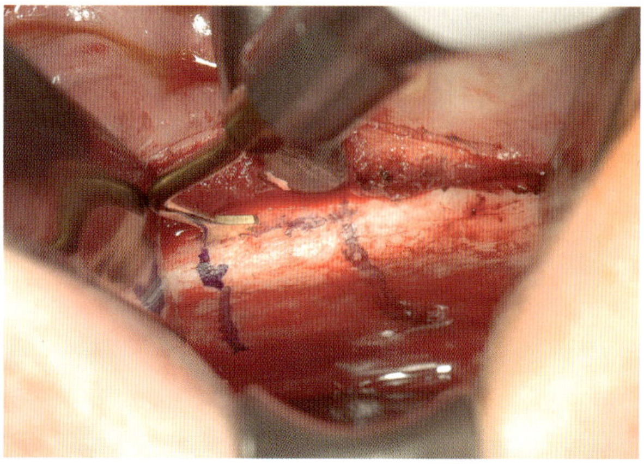

图3-197 患者I：在47远中的外斜线区域取骨移植物的术中情况。在画出截骨线后，用外科器械进行预备（后续阶段见图3-198和图3-199）。

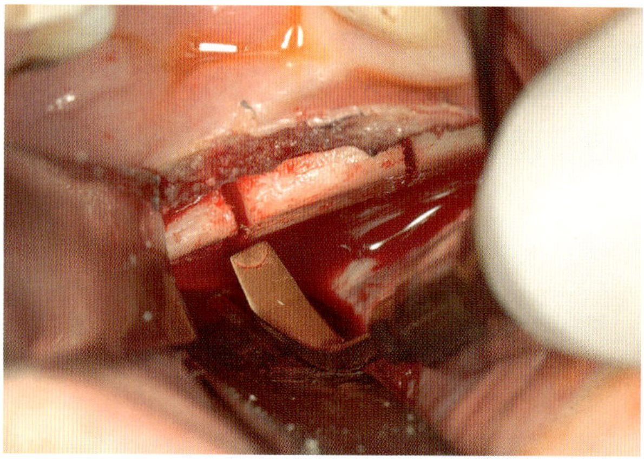

图3-198 超声骨刀适用于水平截骨，因为其不易造成下牙槽神经损伤。

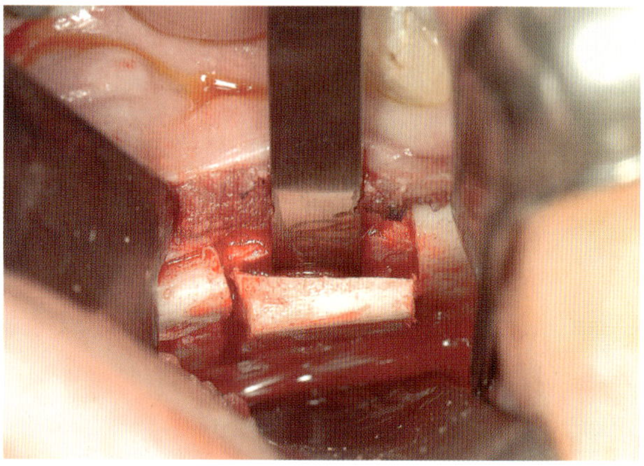

图3-199 用骨凿将移植骨取出。

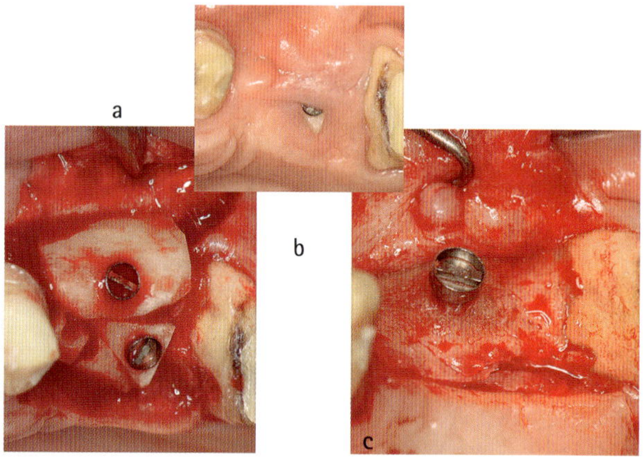

图3-200 （a）用外斜线自体骨（Va类）进行Onlay植骨的术中情况。两段大块骨用皮质骨螺钉（Camlog）固定。（b）由于黏膜裂开，在移植后4周取出可见的螺钉。（c）移植6个月后重新打开手术区域，初期螺钉深埋于骨内（a），现在可以清楚地看到突出的螺钉，说明了骨吸收的程度。

埋于骨内的（图3-200a）。造成这种明显吸收的原因可能是黏膜的裂开（图3-200b），这会导致区域血液供应不足。由于植骨量很大，充足的余留骨量可以用于植入种植体。在4.1～4.6章节中我们会继续讨论这种方法的适应证。在一些罕见病例里，也可能会出现严重的骨吸收。

总结

综上所述，我们设计了两种图解（图3-201和图3-202）来重点概括对于上下颌骨不同的骨高度和宽度，不同手术方法的适应证。选择手术方法经常会出现重叠和交叉的情况，但是血液供应不同，移植物和种植体成骨率也会不同。

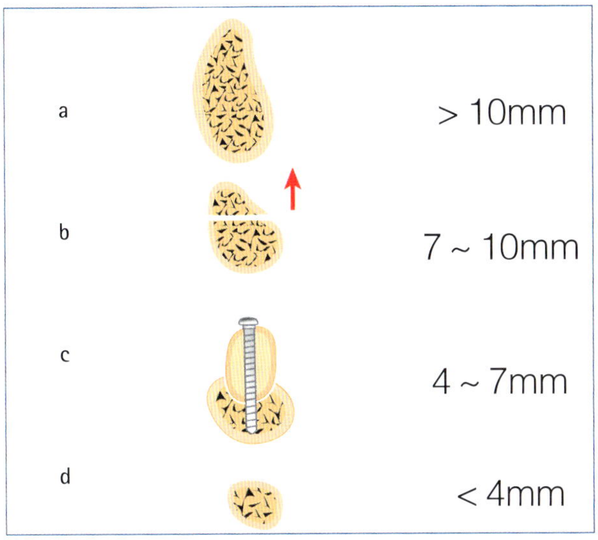

图3-201 基于垂直向骨高度的下颌骨（颏孔间）吸收的手术方法指征：（a）＞10mm，无须植骨。（b）7～10mm，垂直牵引成骨术（Ⅱ类）或垂直带蒂三明治成形术（Ⅲ类）。（c）4～7mm，Onlay植骨（Ⅴa类）。（d）＜4mm，无治疗方法。

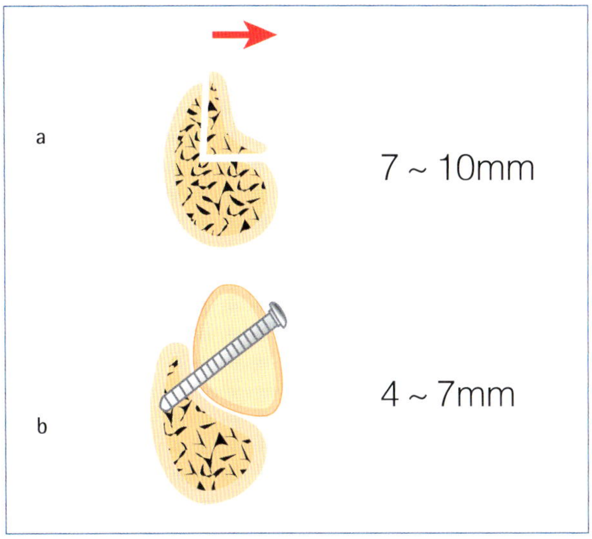

图3-202 基于骨高度与牙槽嵴宽度的下颌骨（颏孔间）垂直向和水平向吸收的手术方法指征：（a）骨高度足够（7～10mm）合并牙槽嵴窄，两步法水平带蒂三明治成形术（Ⅲ类）。（b）最小骨高度（4～7mm）合并牙槽嵴窄，Onlay植骨（Ⅴa类）。

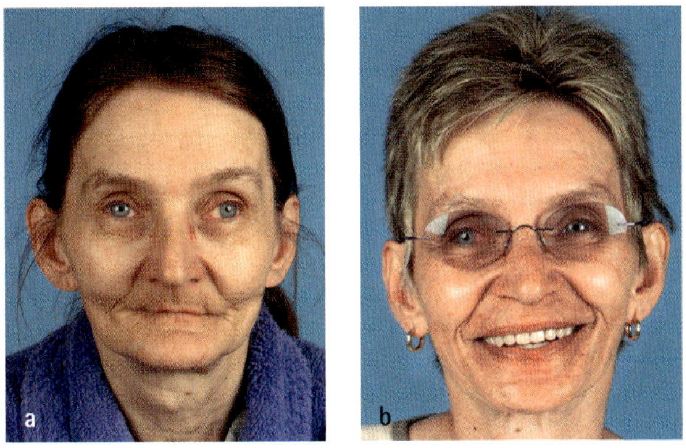

图3-203 一位53岁的患者在修复治疗前发生严重上颌骨萎缩的正面视图（a）。15年前进行修复治疗，包括上颌窦底提升、植入10颗种植体、下颌骨牵引成骨（颏孔间）和上颌骨以及下颌骨进行义齿修复术后（b）。

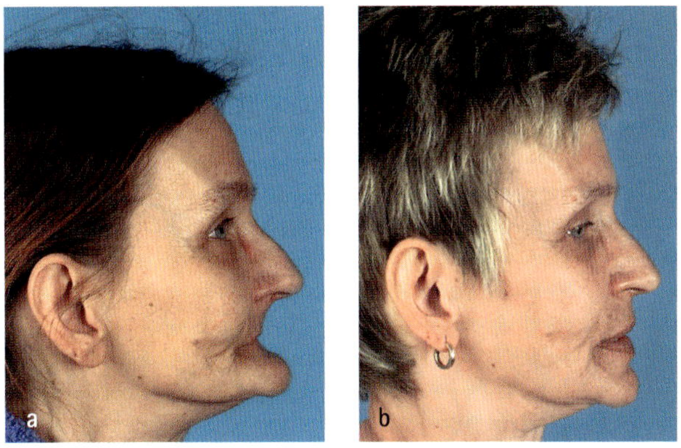

图3-204 图3-203术前（a）和术后（b）患者侧面观。

如果能把握一些基本原则，我们仍能达到非常好的疗效。正如图3-203和图3-204所示，这位53岁的患者在手术后15年间保持着美学和功能两方面的恢复。她得到了完全不同的生活态度，现在她获得了稳定的垂直咬合关系以及长达7年的美学疗效（图3-205）。

感谢Man-Phuong Huynh提供了章节3.0～3.5的所有图片。

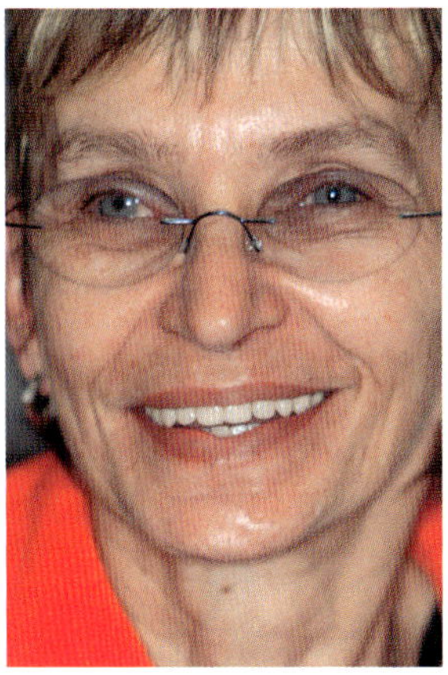

图3-205 患者7年后带着非常幸福的笑容。由于她已经很好地适应了种植覆盖义齿，她能够再次咀嚼并且很高兴增加了体重。

3.6　Vb类：引导骨再生

Guenter Russmüller

引言

在骨愈合过程中，结缔组织和上皮相关细胞与成骨相关细胞进行竞争。快速增殖的上皮结缔组织可以抑制生长缓慢的成骨相关细胞实现骨化。引导骨再生的基本原则是在骨缺损区域内用膜作为屏障，阻止上皮结缔组织快速增殖，使受保护区域可以缓慢实现骨再生（图3-206）[1]。现在，引导骨再生主要用于为种植体创造足够的骨量。这些对骨生长具有积极作用的手术可以称为骨再生（osteopromotion）[2]。

屏障膜

最初是在骨科的研究中报道了屏障膜的使用[3]，而其用于口腔组织中引导组织再生的想法最初是在1976年由Melcher报道[4]，他特别指出了排除非成骨相关细胞的必要性。在相关的动物实验被报道出来后[5-6]，引导骨再生技术开始系统性地发展起来[1]。

术语“膜”定义为层材料（layer material），可作为两个空间的间隔，对某些颗粒、分子或物质是具有渗透性的。通常，用于引导骨再生的膜对营养物质和氧气是可渗透的。如果没有这种渗透性，用术语“薄片”会更准确。在引导骨再生中，膜的骨促进作用是由多种因素促成的，它们以机械连接、细胞连接和分子连接的方式一起发挥作用[7]。

膜：

- 阻止成纤维细胞向骨缺损内生长。
- 阻止异相细胞（heterotropic cell）发生接触抑制。
- 阻止细胞抑制剂的侵入。
- 引导骨缺损区域内生长因子的聚集。

为了实现这些效果，目前有几种类型的材料可作为膜使用。这些材料分为不可降解材料和可降解/再吸收材料。

不可降解材料

- 钛。
- 延展性的膨体聚四氟乙烯（e-PTFE, Gore-Tex）。

可降解/再吸收材料

- 自体皮质骨。
- 胶原。
- 聚乳酸（PDLLA）。

引导骨再生的第一个实验中用的是e-PTFE膜[6]，这种材料有广泛的临床用途[8]。作为Onlay植骨材料，自体骨移植比其他类型的材料有更加出色的效果[9]。自体骨最主要的缺点就在于它的口内来源较局限，进行骨采集时会造成额外的创伤。用异体胶原做成的膜有出色的生物相容性，

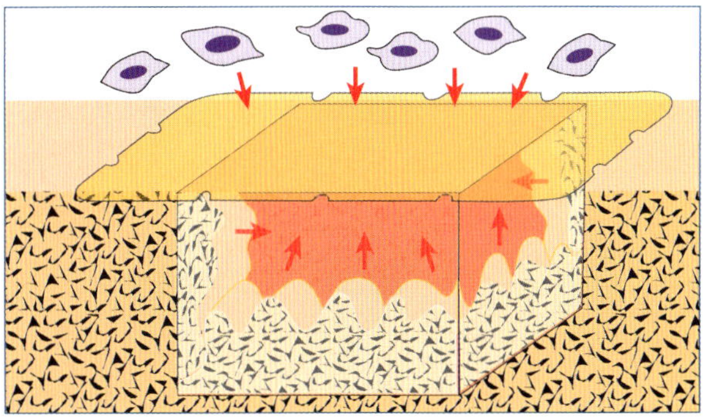

图3-206　引导骨再生的示意图[1]。由血液供应良好的黏骨膜形成的成纤维细胞不能穿透膜进入骨缺损区域，缺损区域内生长较慢的成骨细胞逐渐形成新骨。

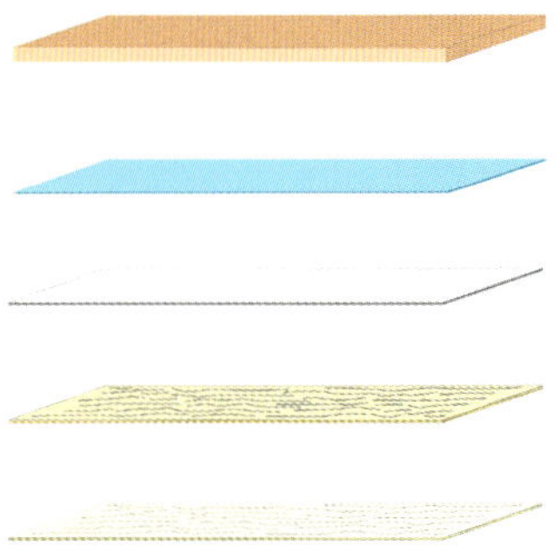

图3-207 成功引导骨再生的阻隔材料分层。

由于其有可降解性，不需要后期去除。天然胶原的一个缺点在于机械性能过低以及在一些病例中出现了过快降解的现象。因此许多研究人员努力将蛋白搭建于膜内以延长其降解时间[10]。

钛膜可用于多种情况并显示出较强的引导再生性能。由于钛的刚性，在许多临床病例中可以看到覆盖于钛膜上方的黏膜组织出现穿孔现象。尽管如此，钛膜仍可以达到良好的骨再生效果且很少会引起严重的并发症[11]。e-PTFE膜的应用可以避免这些软组织的机械损伤。创面关闭和骨缺损愈合过程中，不可降解膜必须更紧密地固定在组织上。可以使用钛或PDLLA。不可降解膜的一个缺点是需要在手术8～12周之后进行二次手术取出，这可能会对手术区域周围脆弱的组织造成损害。

材料的排序

迄今为止，根据我们在骨再生方面的研究经验，可以对引导骨再生材料进行定性排序（图3-207）。最平滑和最坚硬的新生骨是存在于皮质骨下的骨再生。排名第二的是钛膜。排名第三的是e-PTFE膜，其次是可吸收膜，它是易于降解的胶原膜，不需要后期去除。然而在观察新生骨外表面的光滑度和坚硬度方面，慢速可吸收胶原膜与快速可吸收膜存在很大差异。

逐步法

在口腔种植学中，引导骨再生可以通过一步法或两步法来完成。

- 一步法：在植入种植体的同时进行引导骨再生，为种植体周围增加骨量。
- 两步法：在经过一段愈合期后，进行二次手术时再行引导骨再生和种植体植入。

一步法仅推荐在种植体周围存在少量骨缺损时使用。前提是要达到满意的初期稳定性和合适的种植体植入方位[1]。如果不能达到这些要求则更推荐使用两步法[12]。

为了达到理想的骨组织和软组织的再生，4个关于手术以及愈合过程的基本原则（按照英文首字母缩写为“PASS”）[13]：

- 初期的创口覆盖和无张力创口关闭。
- 通过骨髓内的血管供应足够的血液完成血管再生。
- 创造和维持空间，并排除非成骨相关细胞进入缺损区。
- 创面和种植体的稳定性。

目前用于引导骨再生的方法都存在一些缺点，其发展的方向主要是一些新型的膜材料，如聚乙二醇水凝胶[14]或生长因子和血管生成因子的应用。

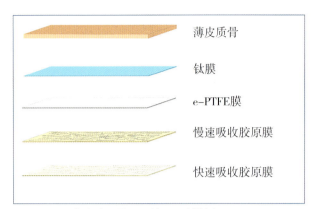

第4章

标准临床流程
Standard Clinical Situations

Rolf Ewers

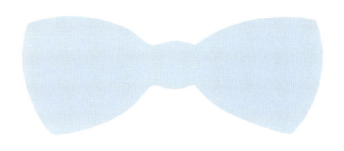

4.0 引言和概述

临床的需求

口腔种植的出现，改变了传统的修复前外科手术。传统的牙槽嵴增高术已很少使用，取而代之的是种植前的牙槽嵴修整或者骨增量（图4-1）。

骨质

骨质有各种各样的定义：内科医生倾向于说老年人骨质差，尤其常形容那些患有骨质疏松或者有自发性骨折风险的老年女性。然而对于口腔种植医生来说，骨质是指骨的稳定性和强度，以及骨的机械稳定性和骨结合能力[1-7]。

因此影响骨质的因素包括：

- 非生物因素：基质。
- 生物因素：骨形态发生蛋白（BMP）。
- 细胞因素：
  - –细胞外间质和血小板
  - –肉芽组织和炎症细胞
  - –间充质干细胞
  - –成骨细胞
  - –破骨细胞（RANK-RANKL，骨代谢调节因子）

除了考虑结构因素外，种植还必须考虑无机因素和细胞因素，如单核细胞、间充质干细胞、破骨细胞和血管化因素（如Lexer所述[8]），使移植物或受植区尽可能血管化。Lekholm和Zarb[9]基于临床和结构的分类沿用至今（图4-2和图4-3）。其将骨质分为4种类型：

1. DⅠ类：几乎都是由均匀的密质骨构成的。
2. DⅡ类：外层厚厚的密质骨包绕密集排列骨小梁的松质骨。
3. DⅢ类：薄层的皮质骨包绕密集排列的骨小梁的松质骨。
4. DⅣ类：薄层的皮质骨包绕疏松的骨小梁结构的松质骨。

骨量

在实施种植手术前，必须对牙槽骨在垂直及水平方向上的骨量进行评估。一般认为，要想植入种植体至少需要有10mm的垂直向骨高度和5mm的水平厚度的骨量。Atwood[10]、Lekholm和Zarb[9]、Fallschüssel[11]、Cawood和Howell[12]分别对颌骨的萎缩过程进行了分类（图4-4和图4-5），在种植手术过程中，可以通过技术方法来保护骨质结构（图4-422）[13]，或者在种植术前进行骨增量[14]。Lekholm和Zarb[9]将剩余牙槽骨形态分为5种类型：

A类：无明显骨缺损。

B类：牙槽骨中度吸收。

C类：牙槽骨大量吸收，仅残留基底骨。

D类：已有基底骨的吸收。

E类：已出现大量基底骨吸收。

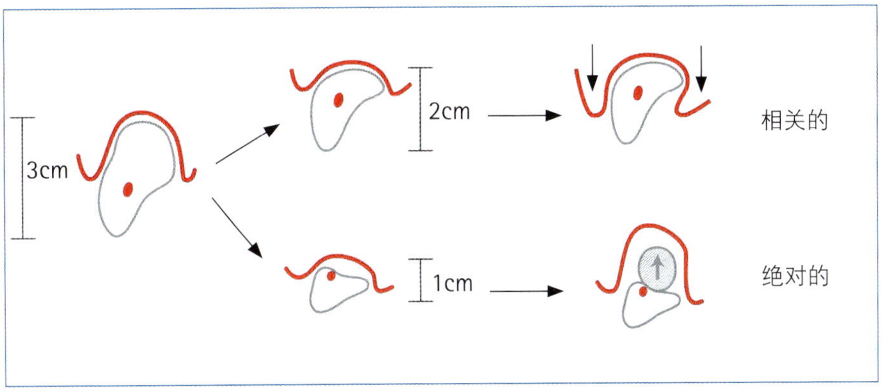

图4–1 传统的修复前外科流程分为牙槽嵴增高术和牙槽嵴扩增术。

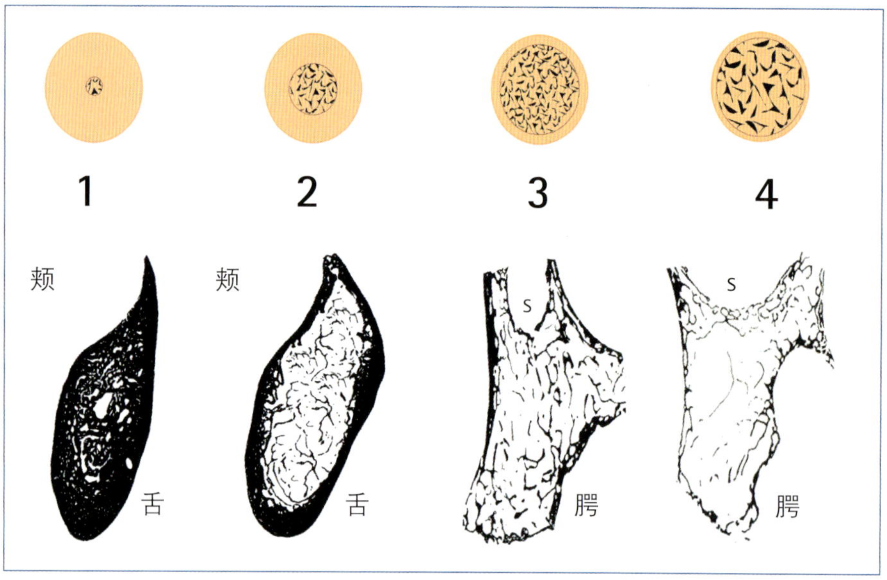

图4–2 Lekholm和Zarb[9]的颌骨骨质分类及对应的放射表现[55]。

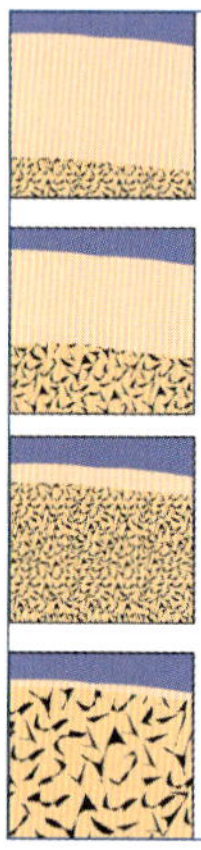

D Ⅰ类：几乎由均匀的密质骨构成。

D Ⅱ类：较厚的密质骨包绕密集排列的骨小梁。

D Ⅲ类：薄层的皮质骨包绕密集排列的骨小梁。

DⅣ类：薄层的皮质骨包绕疏松排列的骨小梁。

图4–3 Lekholm和Zarb[9]的颌骨骨质分类。

在临床实践中，医生可能会面临着各种不同的骨条件，甚至同一患者不同区域骨条件不同的情况，Lekholm和Zarb[9]根据骨质类型和余留骨形态类型提出了以下外科指导：

Ⅰ类骨：上下颌骨余留牙槽骨形态为B类、C类、骨质为DⅡ类或DⅢ类的可进行常规种植手术。

Ⅱ类骨：余留牙槽骨形态为A类、骨质为DⅣ类骨的，通常要对皮质骨进行加固。

Ⅲ类骨：下颌骨余留形态为D类，骨质类型为DⅠ类或DⅡ类的，术式的选择要十分谨慎。

Ⅳ类骨：下颌骨余留形态为E类、骨质类型为DⅠ类的，在种植窝预备过程中极易产热，是高风险类型（建议攻丝）。

Ⅴ类骨：无论骨质如何，上颌骨余留形态为D类和E类的都是高难度类型，通常需要进行骨增量。

软组织

影响种植体–软组织长期稳定性的因素有：

- 血管化。
- 软组织结构（附着龈）。
- 种植体设计。
- 种植体表面的处理。
- 植入位置。

天然牙周组织与种植体周围黏膜在黏膜组成、组织排列、附着等方面存在本质差异。牙龈和牙根表面、种植体周围黏膜和种植体表面的情况也不同（图4–6）[15]。种植体表面和种植体周围组织与正常牙周的不同点有：

- 缺乏结缔组织附着。
- 种植体周围区域结缔组织缺少血液供应及细胞成分。
- 牙周膜缺乏血液供应。

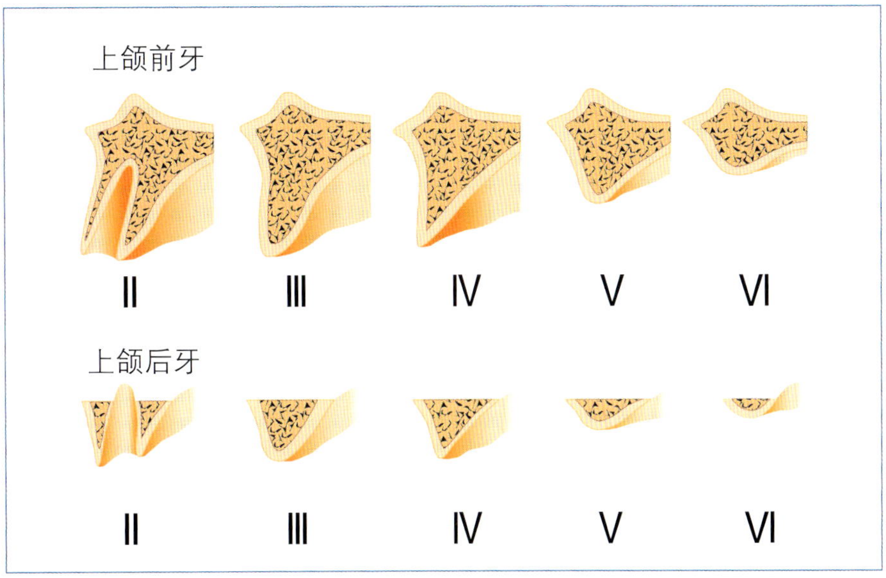

图4-4 Cawood和Howell的上颌骨萎缩分类[12]。

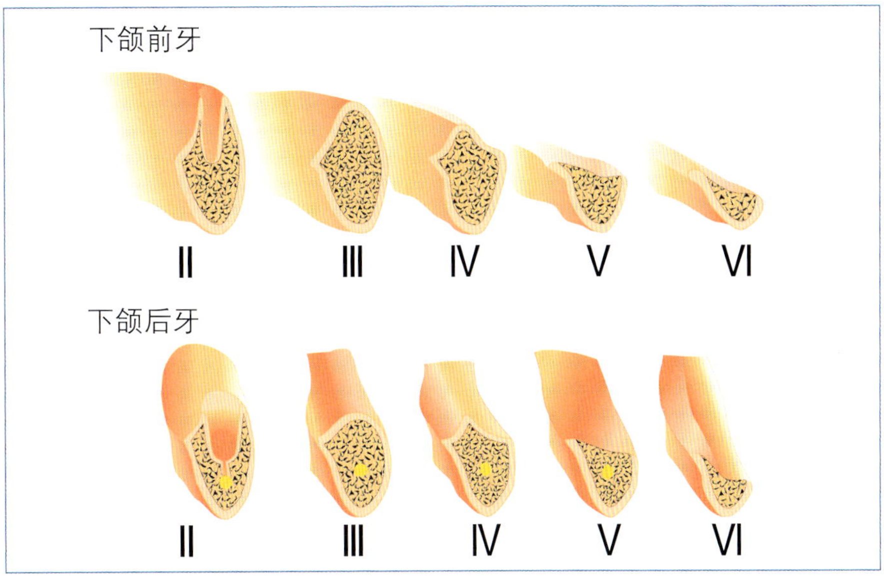

图4-5 Cawood和Howell的下颌骨萎缩分类[12]。

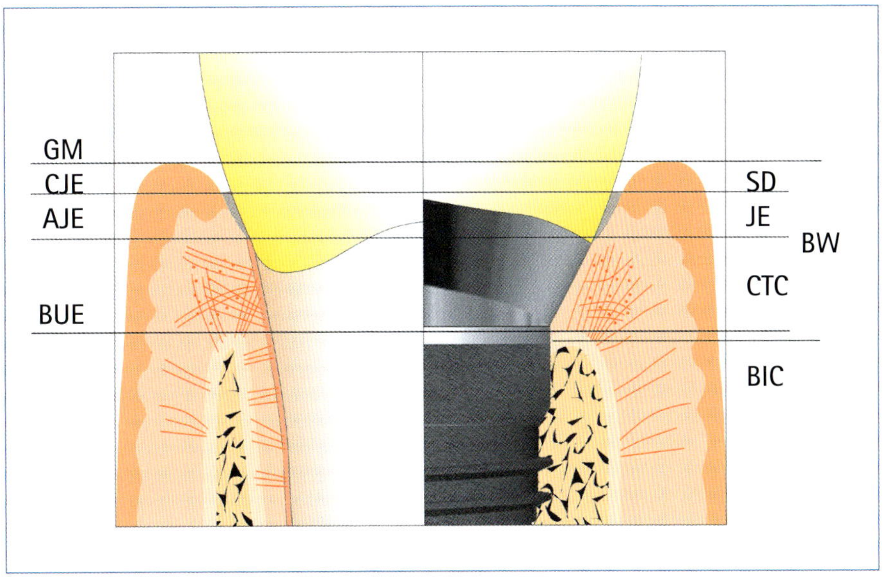

图4-6 天然牙和种植体牙周结构比较（Hermann等[15]）。GM：龈缘；CJE：结合上皮冠方；AJE：结合上皮根方；BUE：牙槽嵴顶；BIC：骨结合区；SD：龈沟；JE：结合上皮；CTC：结缔组织连接区；BW：生物学宽度。

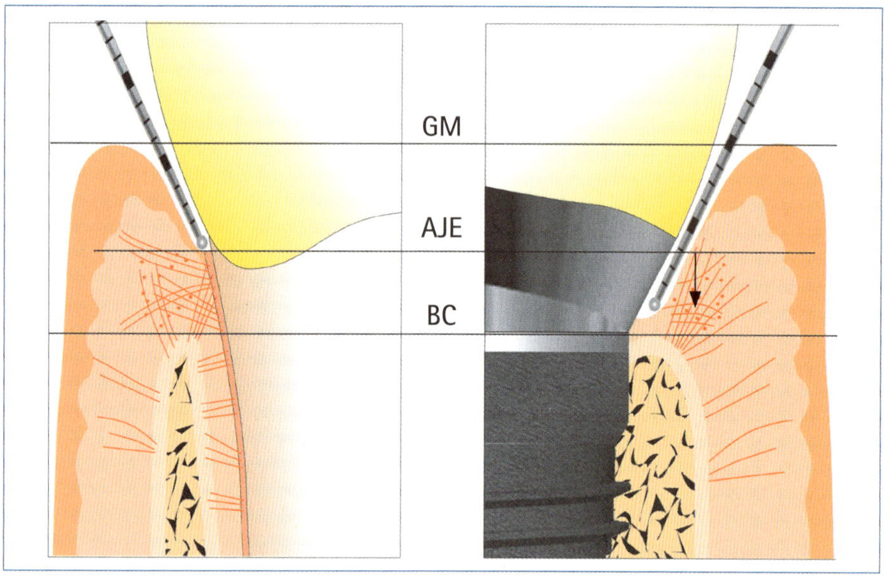

图4-7 天然牙与种植体探诊深度原理对比示意图（基于Ericsson和Lindhe）[68]。种植体周围没有纤维直接插入钛金属中。GM：龈缘；AJE：结合上皮根方；BC：骨嵴顶。

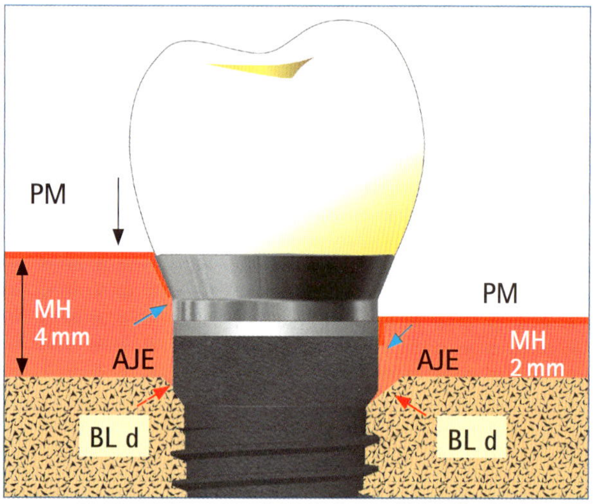

图4-8 正常种植体周围牙龈情况与种植体周围黏膜过薄导致种植体周围骨吸收的比较（基于Berglundh和Lindhe[17]）。PM：种植体周围黏膜边缘部分；MH：黏膜高度（mm）；AJE：结合上皮根方；BL：种植体周围骨角形吸收程度。

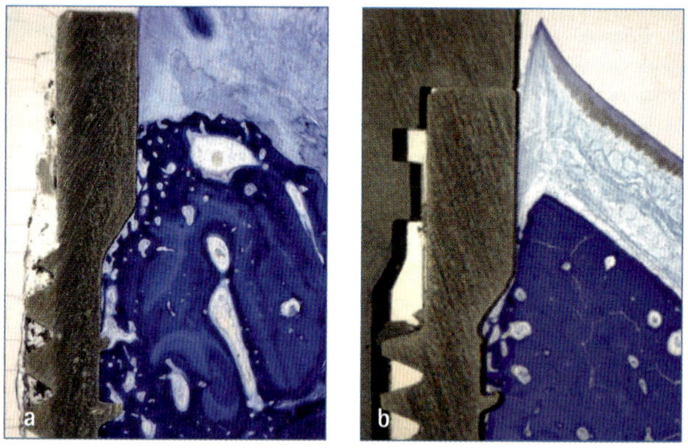

图4-9 （a）CAMLOG Promote plus种植体表面处理在临床上与骨结合的情况[19]。（b）Standard Promote种植体光滑颈部植入骨面下的部分未形成骨结合。（图片来源：Prof Becker, Düsseldorf）

结缔组织纤维不直接植入种植体，而只是紧紧地围绕着种植体。在同样牙周健康的情况下，牙周探诊深度种植牙大于天然牙（图4-7）。应尽量避免探诊种植体周围龈沟深度[16]。Berglundh和Lindhe对种植体周围必要软组织给出了精确的定义[17]。他们指出，种植体周围的黏膜从骨膜到种植体周围黏膜的边缘至少需4mm。在比格犬的研究中，当黏膜厚度缩小到2mm时，骨吸收明显增加。黏膜越薄，种植体周围骨吸收的风险越大，从而导致种植体周围炎，骨吸收进一步增加，进而导致种植失败（图4-8）[18]。

根据种植体表面的性质不同，黏膜在种植体穿透部位的表现也不同。因此需要对种植体的上边缘进行特殊的处理（图4-9）[19]。引起种植体周围炎最常见的原因是种植体周围没有紧密的黏膜鞘（瘢痕化）[15,20]。

临床病例

根据SAC分类（Chen et al，2009[21]）（表4-1）我们将标准情况分为以下几种类型，根据不同的类型制订临床流程，这个分类主要考虑的是根据不同骨质分类，如何使种植体周围获得更好的血液供应。所有原则性的流程已经在章节3.2阐述过。在本章的概述中，我们为每一个单一的适应证逐一说明其临床流程：

概述

1. 上颌前牙区单颗和多颗缺失
   （a）即刻种植
   （b）牵张成骨（Ⅱ类骨）（见章节3.2，图3-52～图3-61）
   （c）带蒂三明治成形术（PSP）（Ⅲ类骨）
      -1. 垂直
      -2. 水平（两步法）
   （d）Onlay植骨（Ⅴa类骨）

2. 下颌前牙区单颗和多颗缺失
   （a）即刻种植
   （b）牵张成骨（Ⅱ类骨）
   （c）带蒂三明治成形术（PSP）（Ⅲ类骨）
      -1. 垂直
      -2. 水平（两步法）
   （d）Onlay植骨（Ⅴa类骨）

3. 上颌后牙区部分缺失
   （a）即刻种植
   （b）牵张成骨（Ⅱ类骨）
   （c）位点保存（Ⅲ类骨）（见章节3.2，图3-78和图3-83）
   （d）局部上颌窦底提升（Ⅲ类骨）
   （e）带蒂三明治成形术（PSP）（Ⅲ类骨）
      -1. 垂直
      -2. 水平（两步法）
   （f）Onlay植骨（Ⅴa类骨）

表4-1 手术分类原则。种植手术的SAC分类[21]

外科手术原则
概要
手术病例可根据以下一般标准分为常规、中等难度和复杂
常规
手术过程预计是简单的，手术风险小
解剖风险很小
预计术后并发症小
美学风险小
中等难度
预计手术过程的要求高
植入位点附近有重要解剖结构
有术后并发症的风险
需要减轻术后并发症
存在中度至高度的美学风险
复杂
预计手术过程会很复杂
植入位点附近有重要解剖结构
外科手术对临床医生和助手的要求很高
手术并发症的风险很高
有很高的美学风险

4. 下颌后牙区部分缺失
   （a）牵张成骨（Ⅱ类骨）
   （b）侧方旁路
   （c）两步法水平PSP（Ⅲ类骨）
   （d）Onlay植骨（Ⅴa类骨）

5. 上颌游离端缺失
   （a）牵张成骨（Ⅱ类骨）
   （b）上颌窦底提升（Ⅲ类骨）
   （c）带蒂三明治成形术（PSP）（Ⅲ类骨）

–1. 垂直

–2. 水平（两步法）

（d）Onlay植骨（Ⅴa类骨）

6. 下颌游离端缺失

（a）牵张成骨（Ⅱ类骨）

（b）侧方旁路

（c）带蒂三明治成形术（PSP）（Ⅲ类骨）

（d）Onlay植骨（Ⅴa类骨）

7. 上颌牙列缺失

（a）马蹄形Le Fort Ⅰ型截骨术（Ⅲ类骨）

（b）上颌窦底提升（Ⅲ类骨）

（c）垂直带蒂三明治成形术（PSP）（Ⅲ类骨）

（d）如果前牙区有足够的骨量，且患者意愿明确的情况下，可以在导板引导下采用Malo提出的磨牙悬臂长桥的方案。

8. 下颌牙列缺失

（a）颏孔间牵张成骨（Ⅱ类骨）

（b）颏孔间垂直带蒂三明治成形术（PSP）（Ⅲ类骨）

（c）Onlay植骨（Ⅴa类骨）

（d）如果前牙区有足够的骨量，且患者意愿明确的情况下，可以在导板引导下采用Malo提出的磨牙悬臂长桥的方案。

9. 重要软组织问题

（a）龈缘切口

（b）腭侧切口

（c）带蒂的骨膜结缔组织瓣

（d）缝合裂开

（e）黏膜处理

4.1 上颌前牙区单颗和多颗缺失

即刻种植

图4-10～图4-29为18岁患者拔牙后即刻种植照片。最重要的是，唇侧的薄层骨板在拔牙过程中不能断裂。为了避免这种情况，可以使用一种特殊的装置，如Easy X-Trac系统（Dental Innovations）（图4-14～图4-17），使用该装置，拔牙过程不需要用杠杆作用，从而防止唇侧骨板骨折。图4-18示拔牙后黏膜、龈乳头都未损伤。由于牙齿大多偏向唇颊侧，所以必须改变种植体的植入角度，当种植体的角度较小时，可以选用角度基台来进行修复（图4-19）。唇侧骨板和种植体间会形成一个小的间隙，可通过引导骨再生的方式使间隙内形成新骨，也可使用自体骨或Algisorb颗粒等材料充填间隙内。图4-20为植入种植体。对于这种复杂的情况，最好是使用种植机植入种植体，因为其杠杆效应要比使用扭矩扳手时小。

对于即刻种植，我们倾向于将种植体放得更深一些，尽量保证龈乳头的形态（图4-21）。将临时基台连接在种植体上（图4-22），用粘接剂将事先准备的临时冠粘接在临时基台上（图4-23）。植入后即刻根尖片示种植体位置良好（图4-24）。6个月后的检查，见软组织、龈乳头形态良好（图4-25）。固定正式基台并完成全瓷冠修复（图4-26和图4-27）。图4-28为修复后根尖片，显示种植修复良好。图4-29为7年后的临床照片。

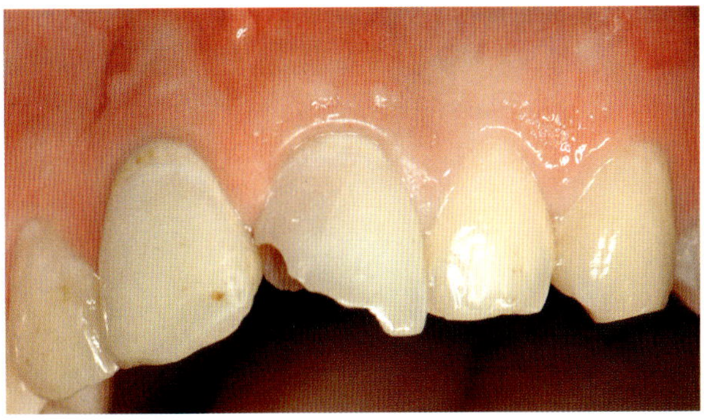

图4-10　患者A：21牙冠断裂（后续阶段见图4-11～图4-17）。

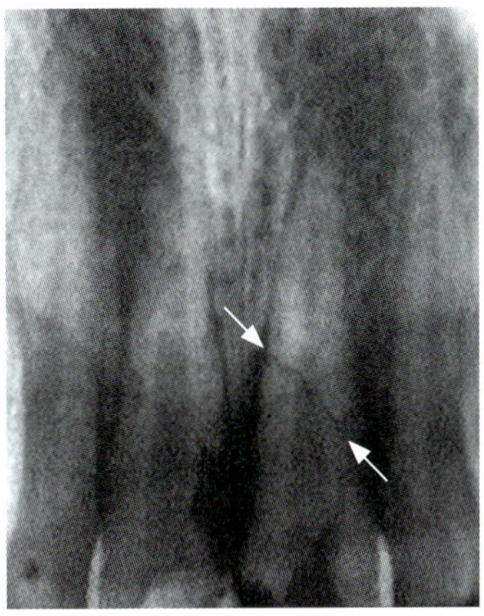

图4-11　根尖片示牙根的横折。

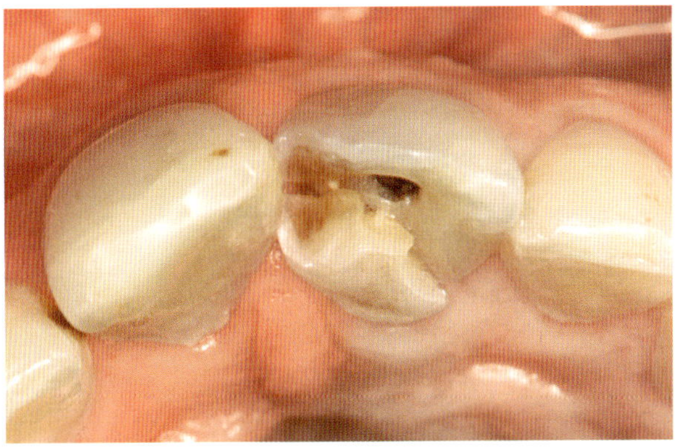

图4-12　拔牙前，牙根纵裂（临床）、横裂（影像学）。

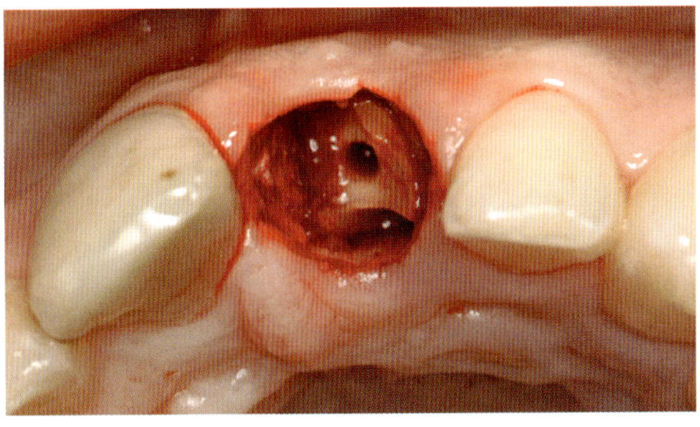

图4-13　拔去冠后的残根。

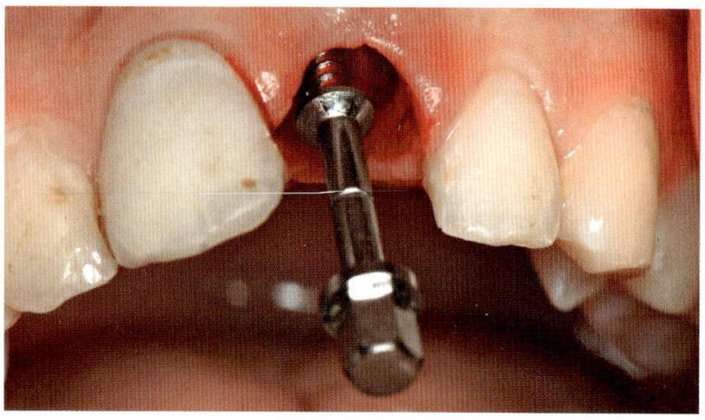

图4-14　放置Easy X-Trac系统（Dental Innovations）的根内螺钉。

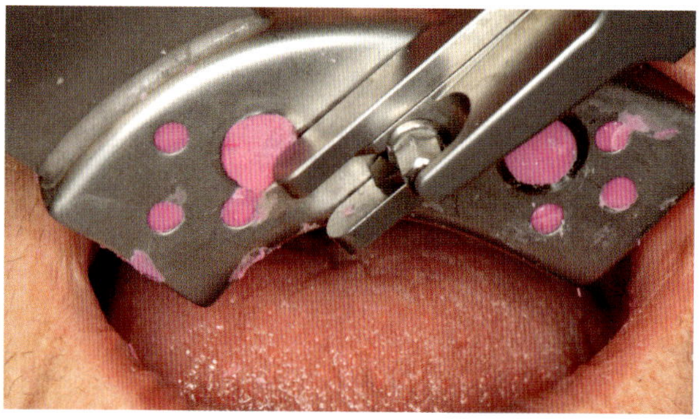

图4-15　安放Easy X-Trac拔牙器。

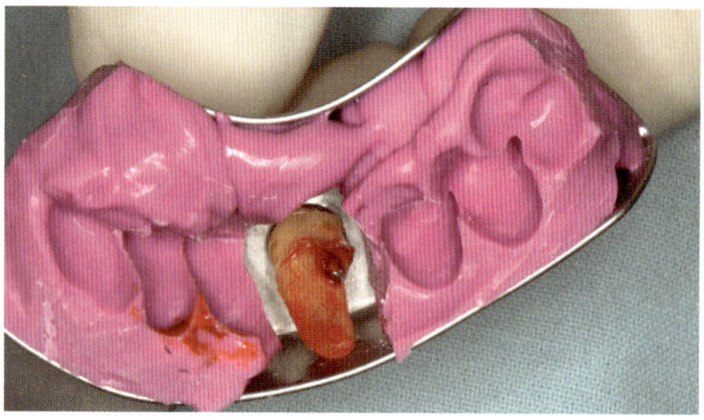

图4-16　拔牙器保护板内充填印模材料，防止拔牙对邻牙造成的损伤。

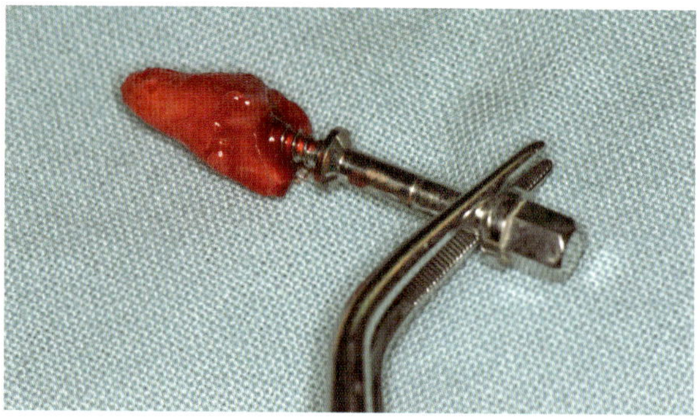

图4-17　拔除的残根。

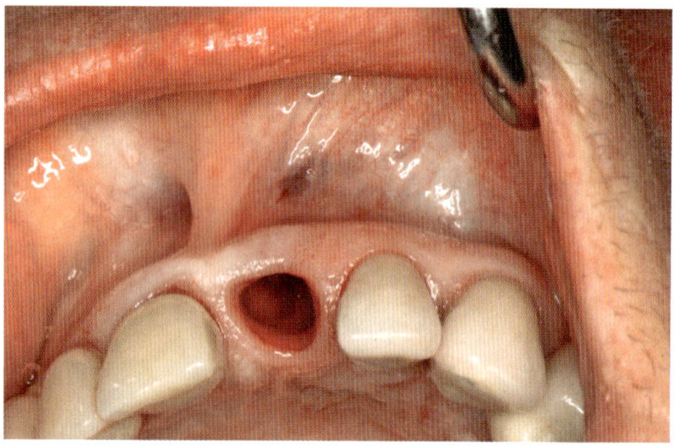

图4-18　拔牙后黏膜完整无损，龈乳头完整。

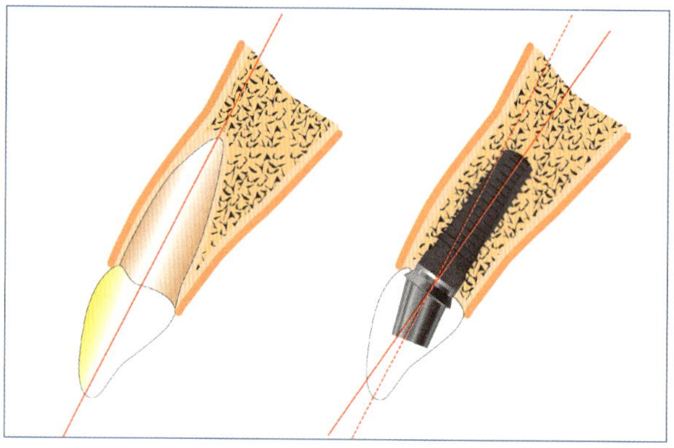

图4-19　拔除切牙或尖牙后，种植体植入长轴较天然牙更加唇倾。

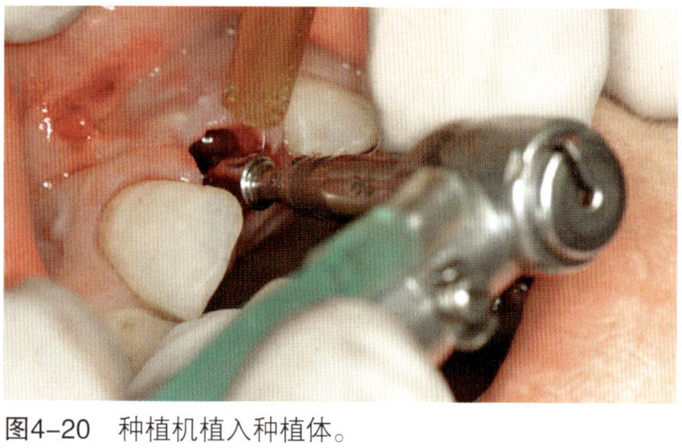

图4-20　种植机植入种植体。

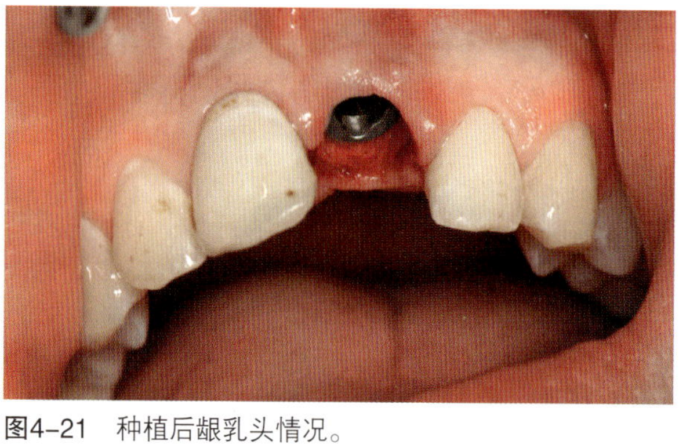

图4-21　种植后龈乳头情况。

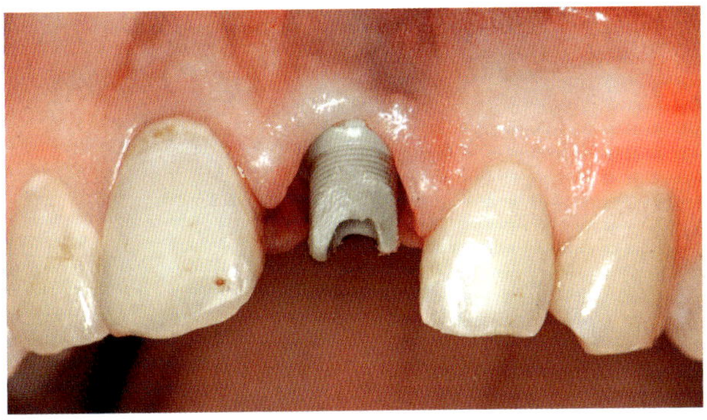

图4-22 临时基台。

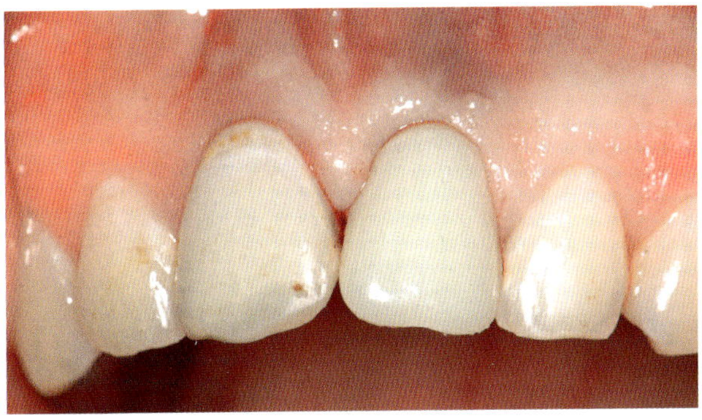

图4-23 粘接临时冠后。

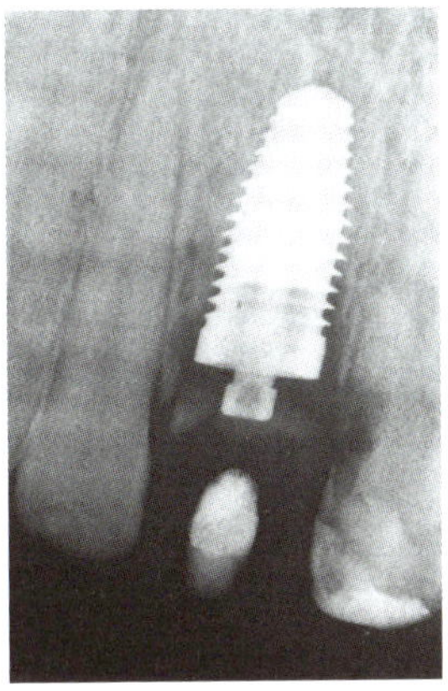

图4-24 即刻种植后根尖片。

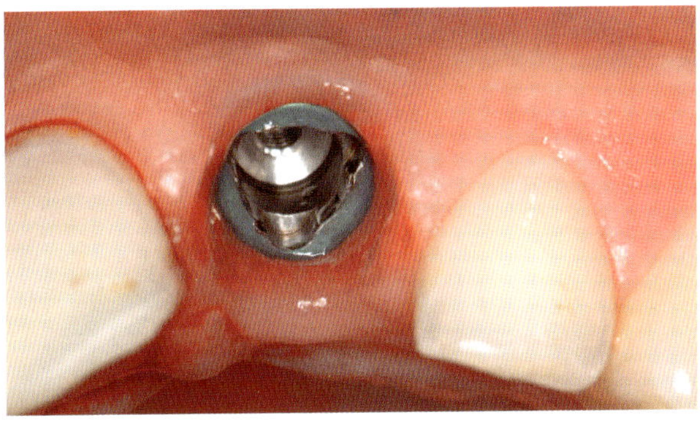

图4-25 6个月后龈乳头情况，软组织结构良好。

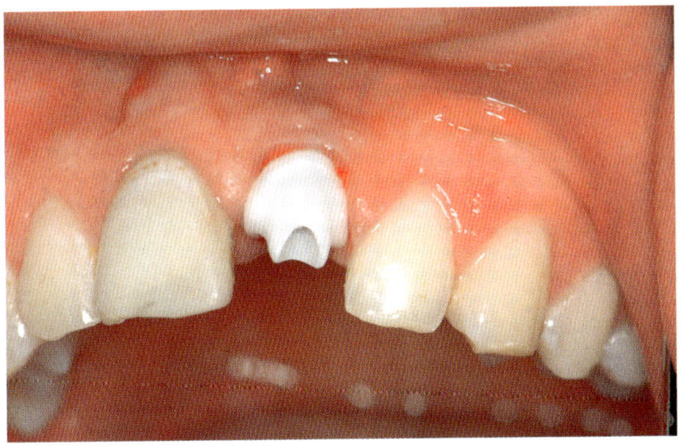

图4-26 固定个性化瓷基台。

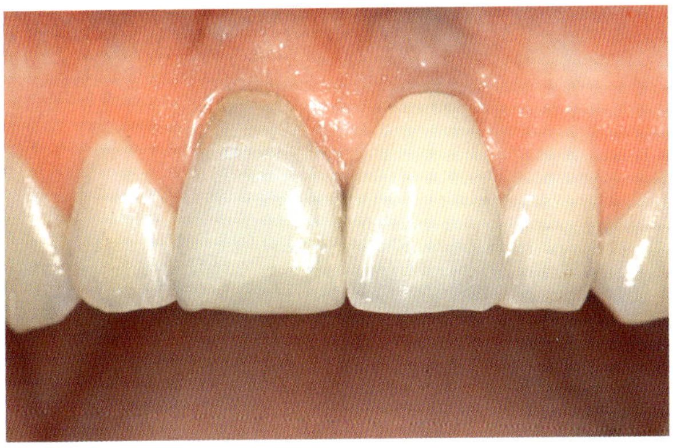

图4-27 全瓷冠的最终修复。（图片来源：Dr Fahrenholz, Vienna）

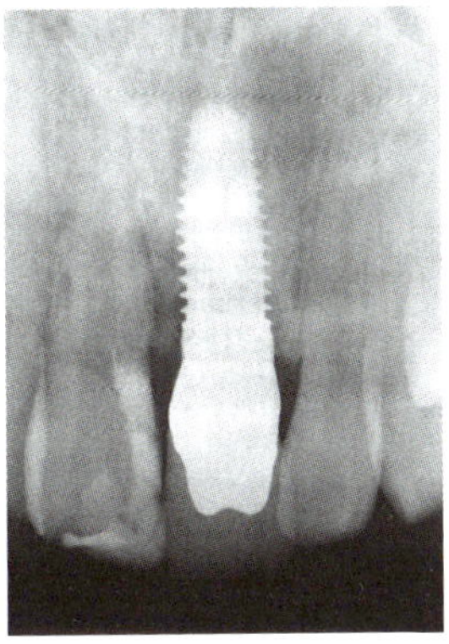

图4-28 治疗完成后根尖片。

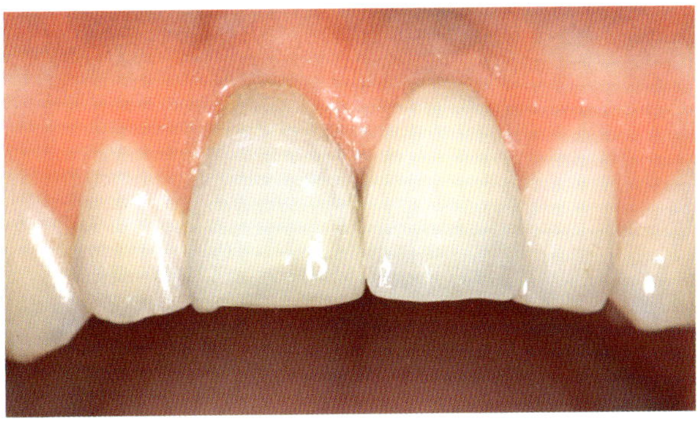

图4-29 7年后的回访照。

牵张成骨（Ⅱ类骨）

（见章节3.2，图3-52～图3-61）

带蒂三明治成形术（PSP）（Ⅲ类骨）

1. 垂直PSP

与牵张成骨术（Ⅱ类骨）相比，这种方法避免了牵张装置，为了固定牵张装置，会有一段时间造成黏膜穿孔。这也意味着患者不需要在嘴里戴几个月的钛制装置。然而，根据与血液供应有关的骨质分类，它只适用于Ⅲ类骨。

以下病例为一例55岁患者（图4-30～图4-58），Le Fort Ⅰ型和Ⅱ型多处骨折，下颌骨骨折，上颌前牙缺失（图4-30），前牙开骀（图4-32）。由于上颌骨前部严重缺失（图4-33和图4-34），决定不做Le Fort Ⅰ型截骨术，而是在上颌骨前段使用垂直三明治成形术。前牙区箱状截骨后，取出一块带蒂骨块，用微型骨夹板和螺钉固定（图4-38）。然后用骨增强材料Algisorb颗粒充填骨块间区域，这是一种海洋藻类衍生的植生材料，也有其他同类产品如Algipore（Dentsply Friadent）、SIC nature graft（SIC invent）、AlgOss（AlgOss Biotechnologies）（图4-39），并用可吸收胶原膜覆盖（图4-40）。3个月后，使用Med 3D设计软件[22]（图4-43）和Camlog导向系统（Camlog Biotechnologies）[23]对植入位置进行设计。在种植手术之前，为了不干扰种植体的植入，首先要取出部分固位螺钉和钢板（图4-44和图4-45）。并没有移除所有的骨固定材料，以避免太多的黏骨膜移位。由于牙槽嵴非常狭窄（图4-36），在植入前进行骨劈开（图4-46和图4-47）。使用Camlog导板系统进行预备，骨劈开时使用了特殊的骨冷凝器，然后通过导板的引导植入种植体（图4-48～图4-50）。植入种植体后，余留骨间隙（图4-51）用Algisorb颗粒来充填（图4-52）。3个月后二期手术暴露种植体（图4-54），并制作临时修复体（图4-55和图4-56）。X线片示这种方法不需要使用牵张装置，也取得了令人满意的结果（图4-57和图4-58）。

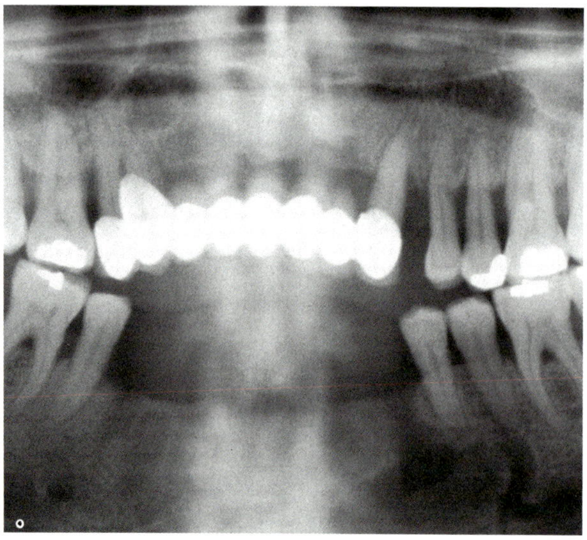

图4-30 患者B：曲面断层片，见前牙区巨大创伤后前牙开骀，13-23为固定桥（后续阶段见图4-31～图4-58）。

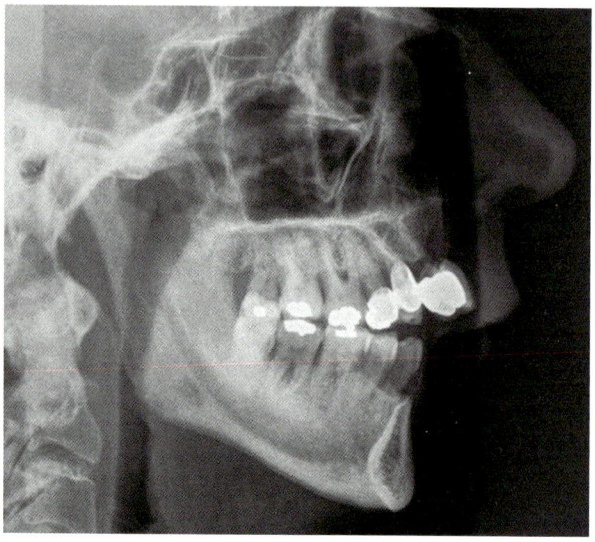

图4-31 侧位片示前牙区开骀（与图2-30～图2-38相同）。

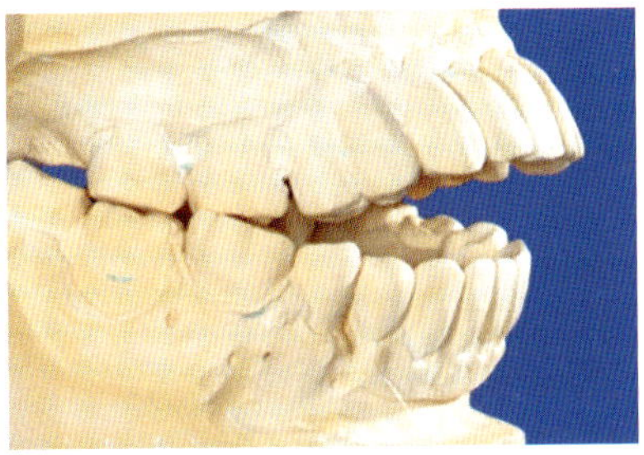
图4-32 石膏模型见前牙开船。

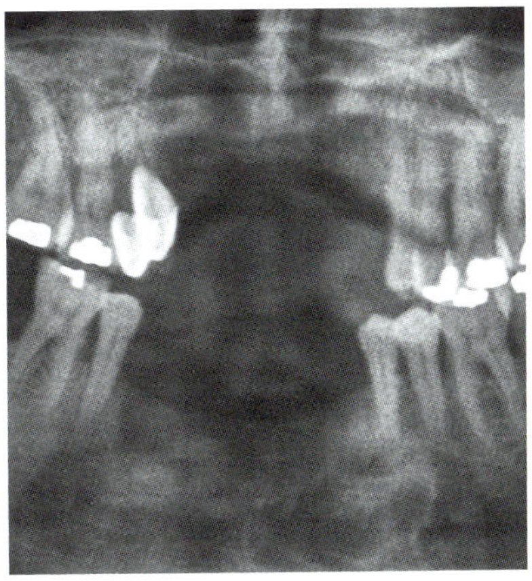
图4-33 曲面断层片示前部大量骨缺损，尤其是上颌固定桥拔除后。

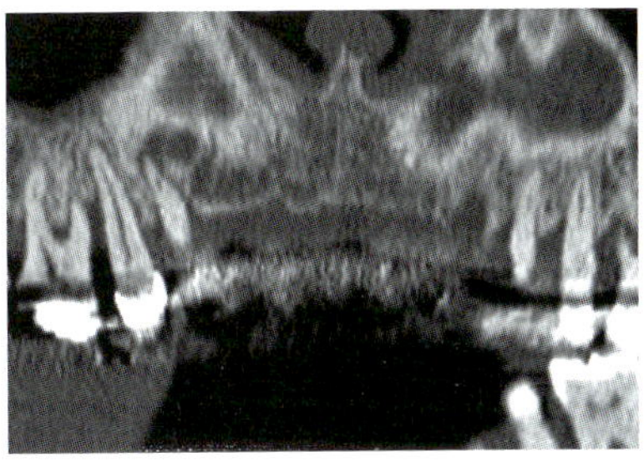
图4-34 CT重建的前牙区影像，显示前牙区骨缺损。

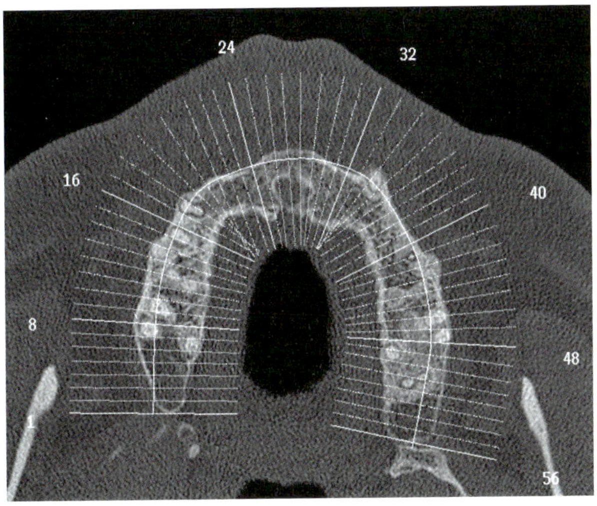

图4-35 CT重建的冠状面影像。

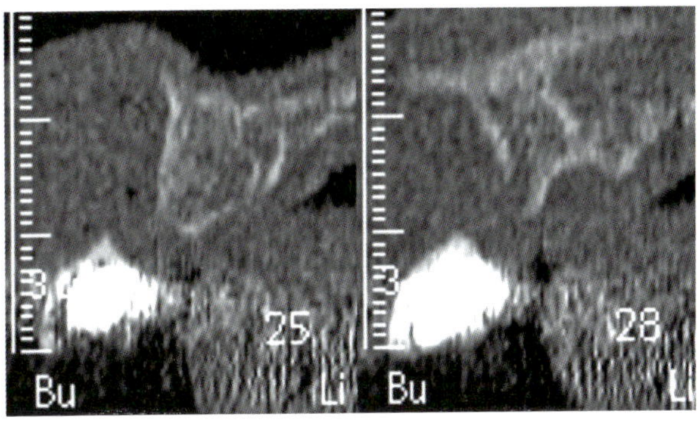

图4-36 CT重建影像（图4-35）显示上颌骨前牙区牙槽嵴狭窄。

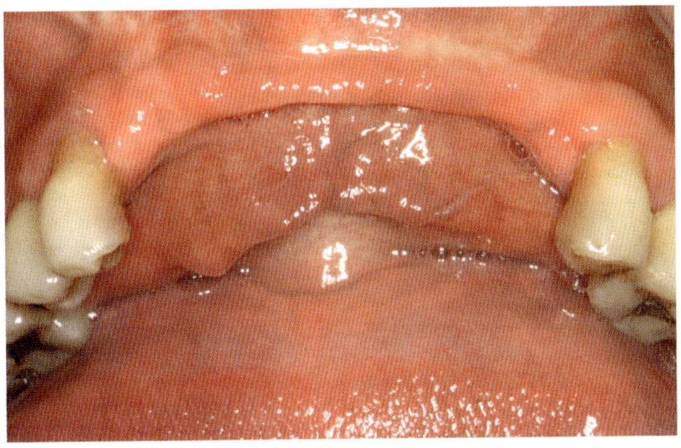
图4-37 前牙区口内照。

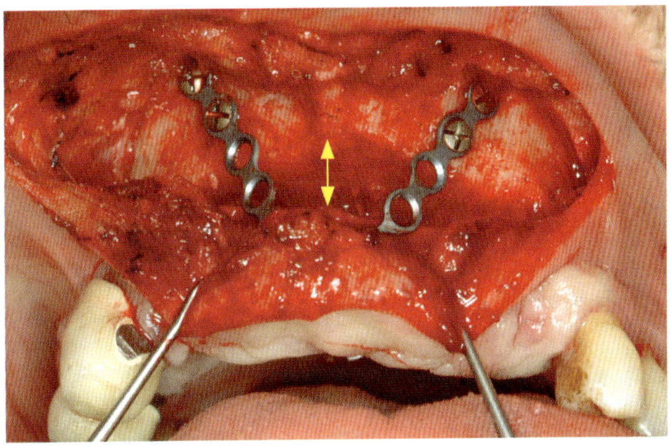
图4-38 箱状截骨后，将带蒂骨段（箭头所示）放低，用两个微型骨夹板和螺钉固定。

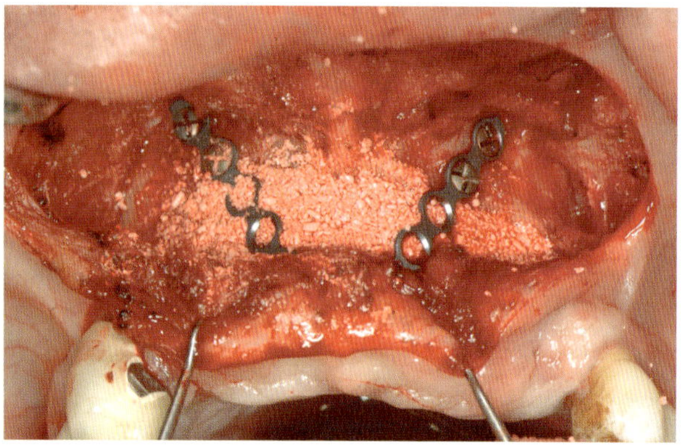

图4-39 用Algisorb颗粒充填间隙。

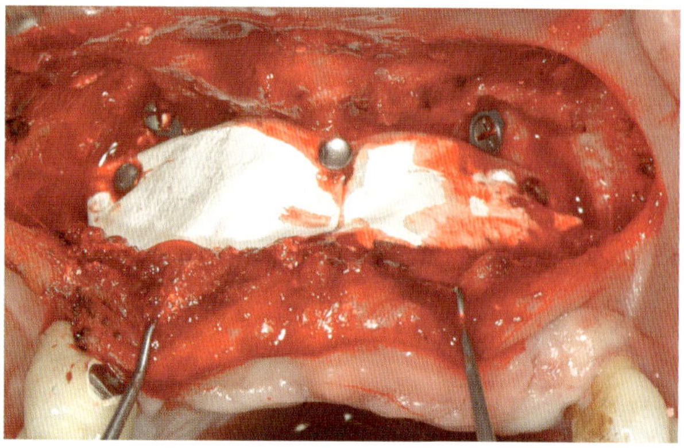

图4-40 用可吸收胶原膜覆盖手术部位。

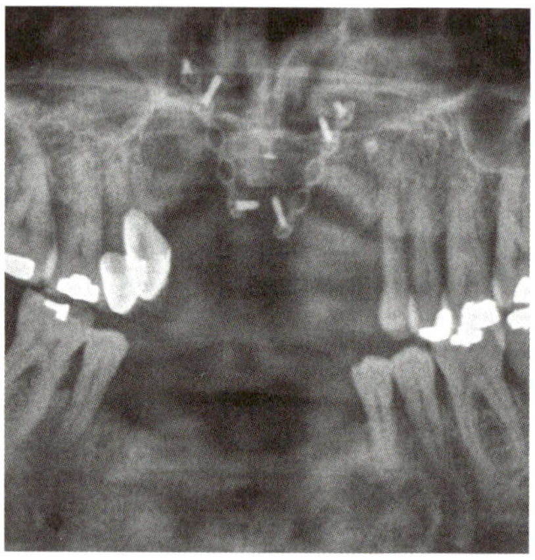

图4-41 垂直PSP骨合成材料就位后曲面断层片。

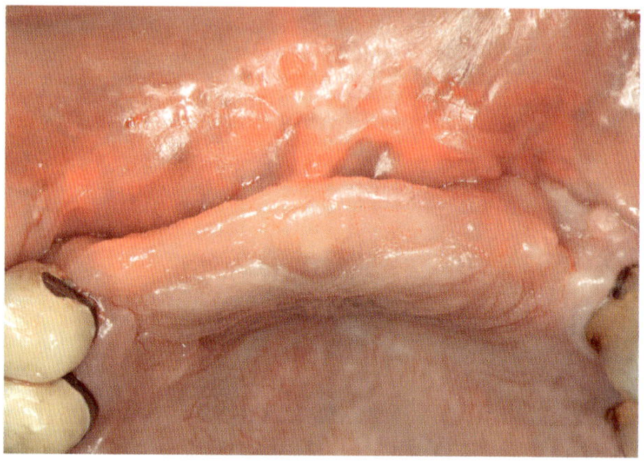

图4-42 垂直PSP术后数周口内照。

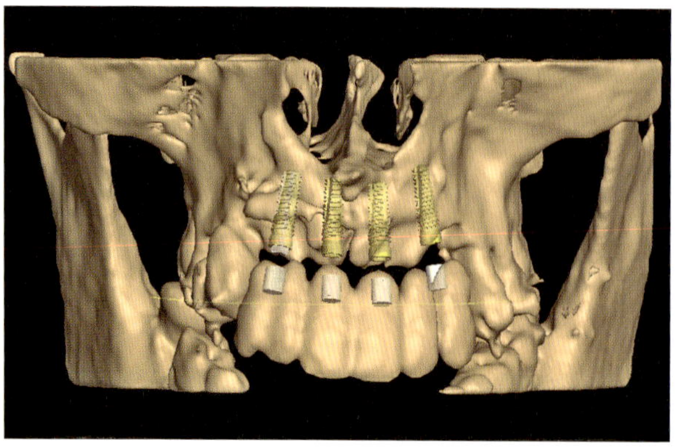

图4-43 利用Med 3D设计软件进行种植设计。

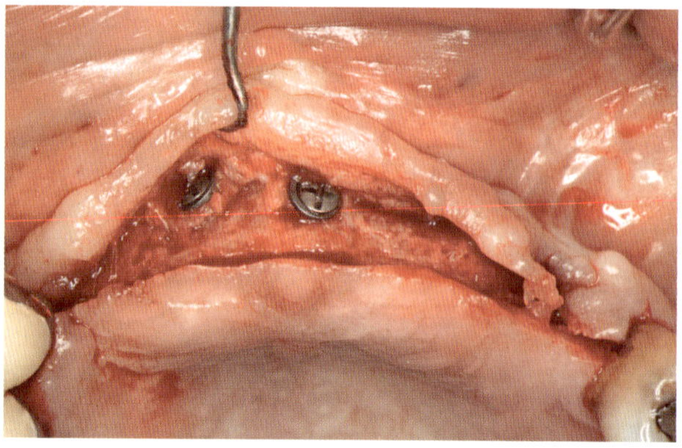

图4-44 小心地重新打开植骨区域。

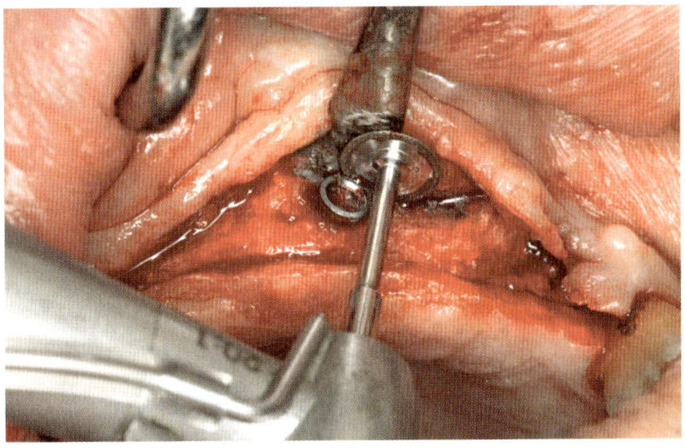

图4-45 用Khoury锯切除部分钛材料（Khoury and Khoury, 2006）[14]，利用Med 3D设计软件进行设计。

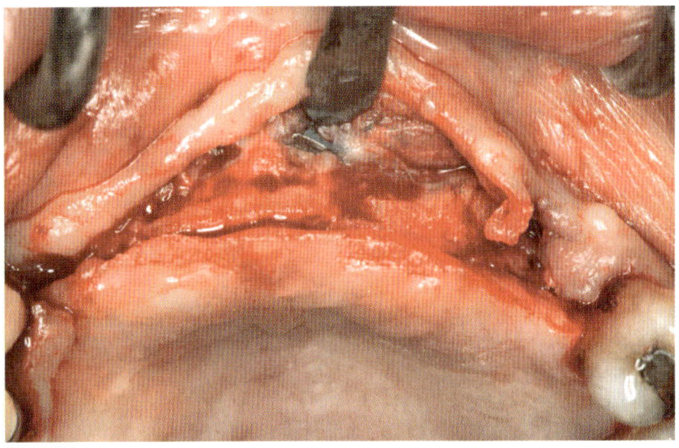

图4-46 取出钛材料后，开始牙槽嵴骨劈开。

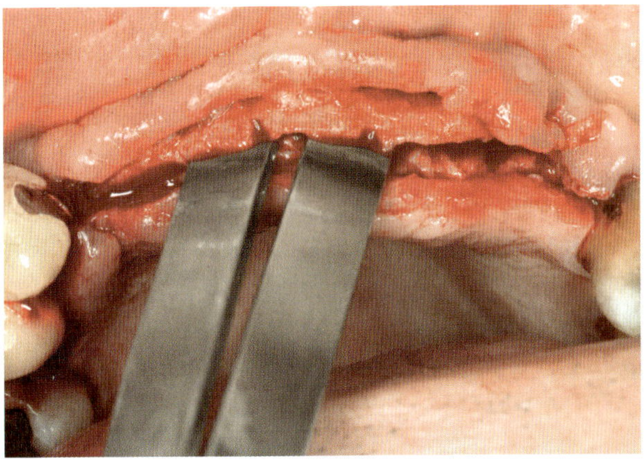

图4-47 用两个窄凿增宽牙槽嵴。

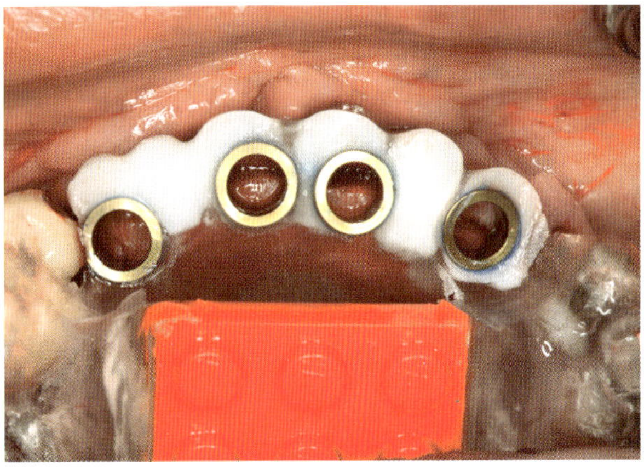

图4-48 放置Camlog导板。

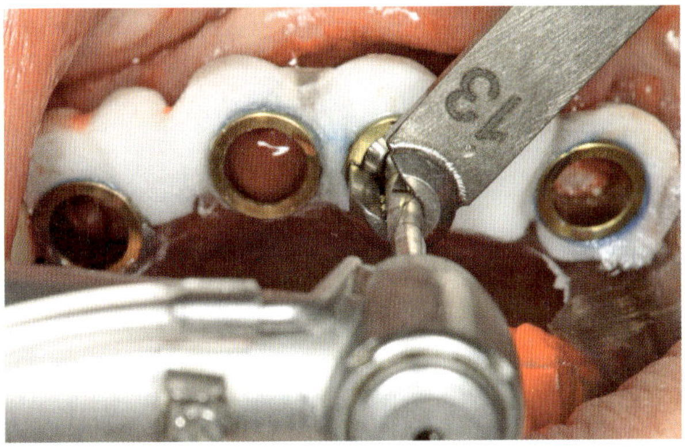

图4-49 采用专用导向装置套筒进行预备。

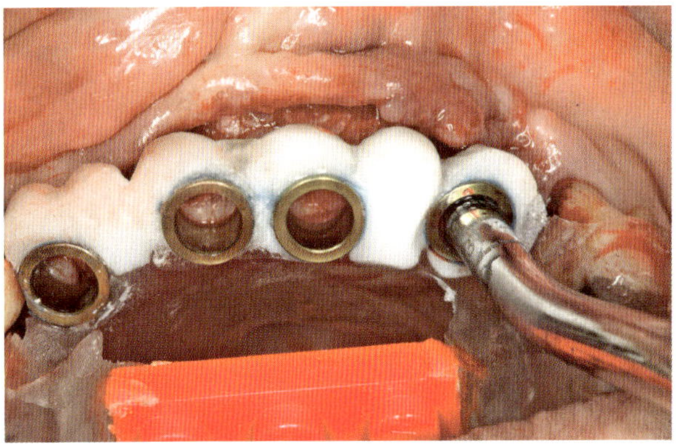

图4-50 插入特殊骨挤压器，将孔扩大到所需的宽度。

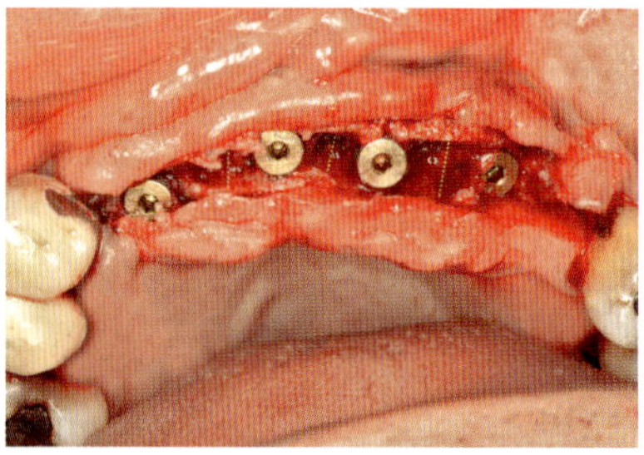

图4-51 种植体植入后，骨段见间隙。

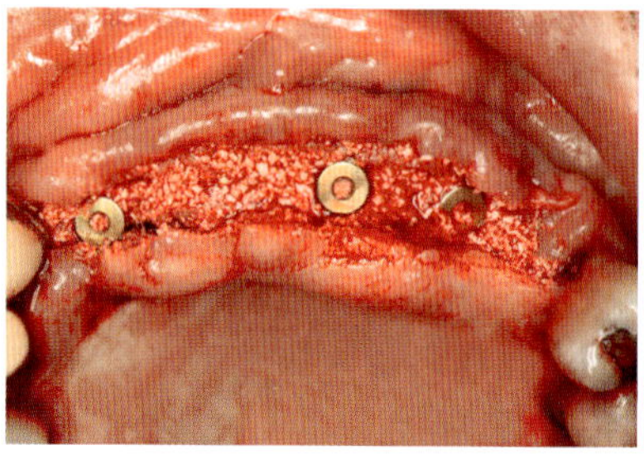

图4-52 Algisorb颗粒充填骨间隙。

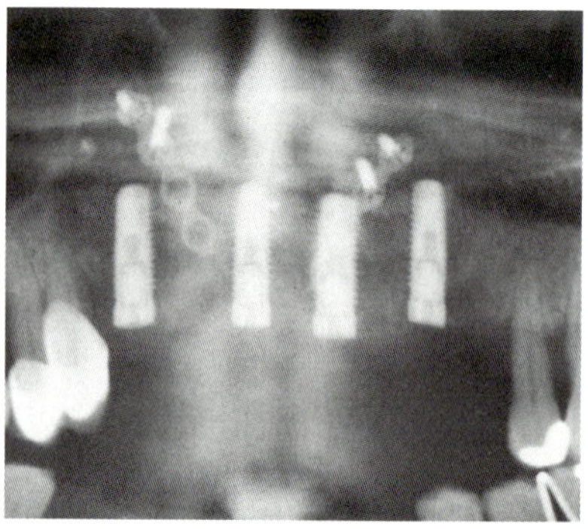

图4-53 植入4颗种植体后的曲面断层片。

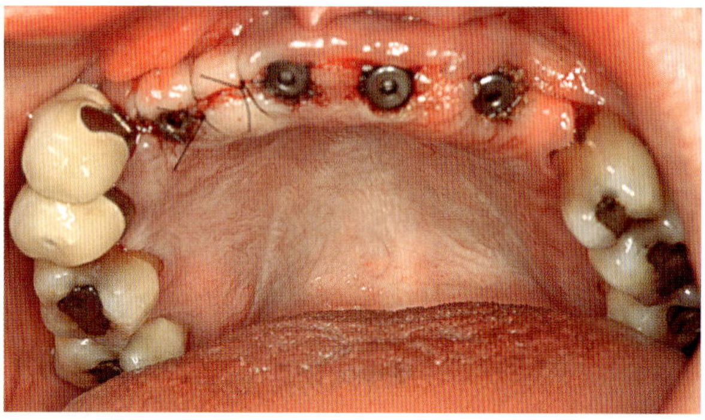

图4-54 3个月后暴露种植体，放愈合基台，牙龈成形。

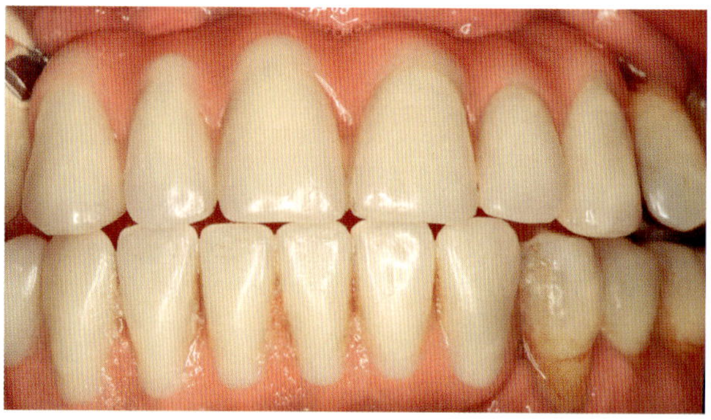

图4-55 临时修复体正面视图。（图片来源：Dr Truppe, Vienna）

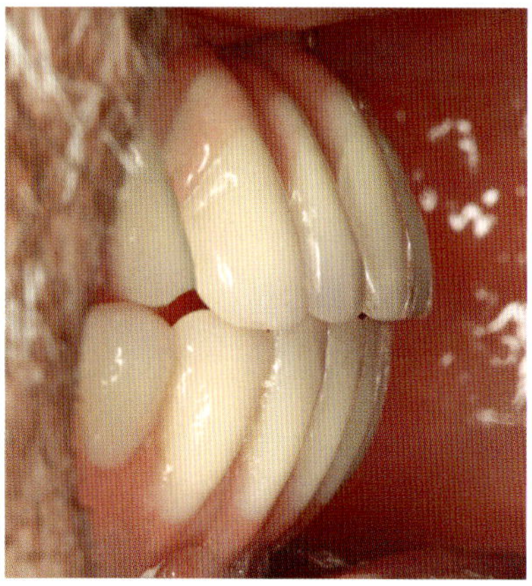

图4-56 临时修复体侧面观。

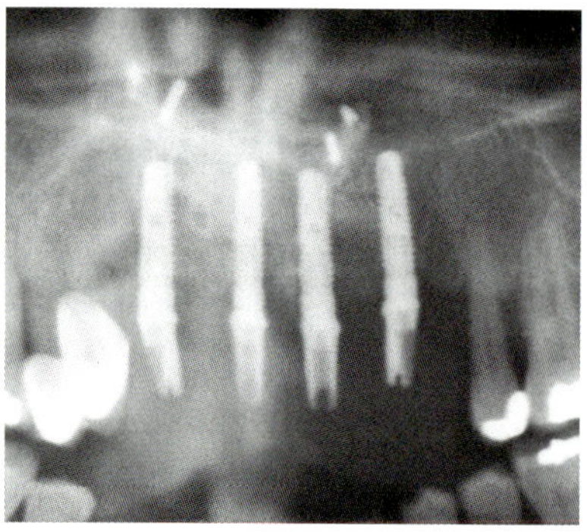

图4-57 临时修复完成后的曲面断层片。

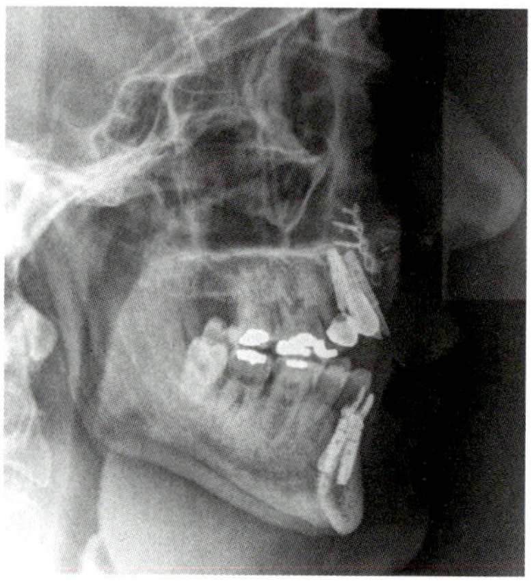

图4-58 侧位片示前牙开骀被纠正。

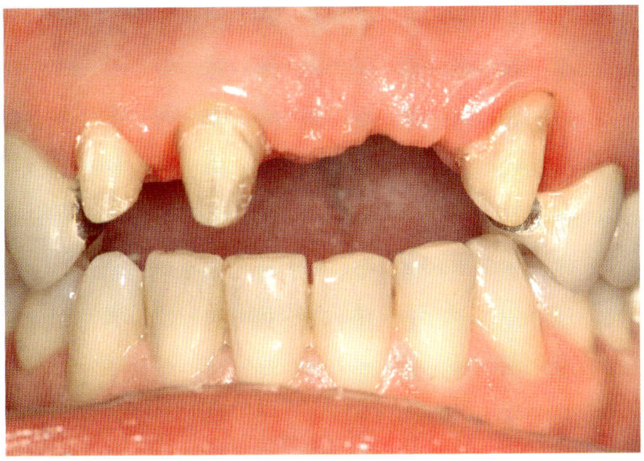

图4-59 患者C：21、22外伤缺失，轻度开殆（后续阶段见图4-60～图4-90）。

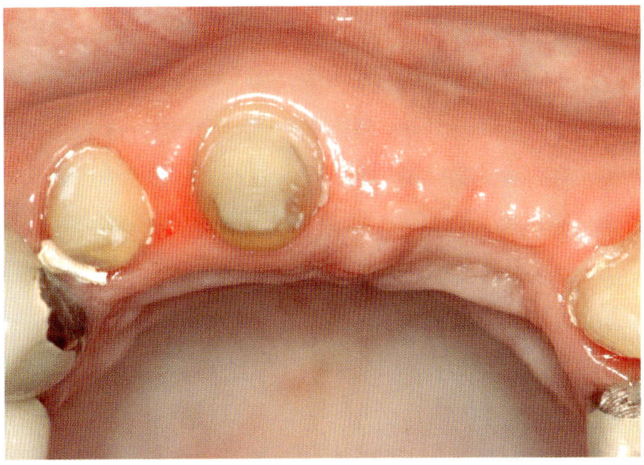

图4-60 21、22位点牙槽嵴非常薄。

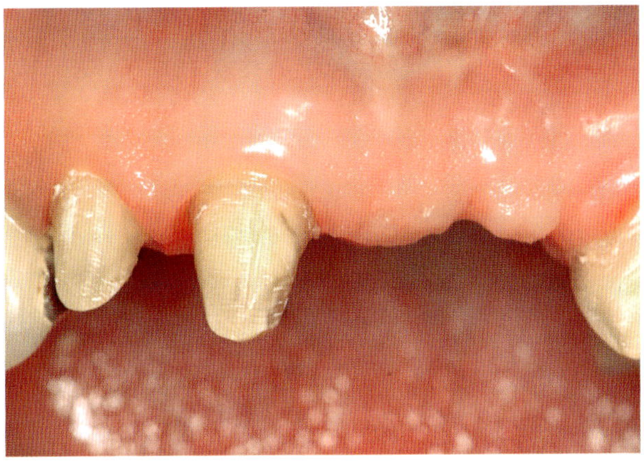

图4-61 21、22位点牙槽嵴高度足够。

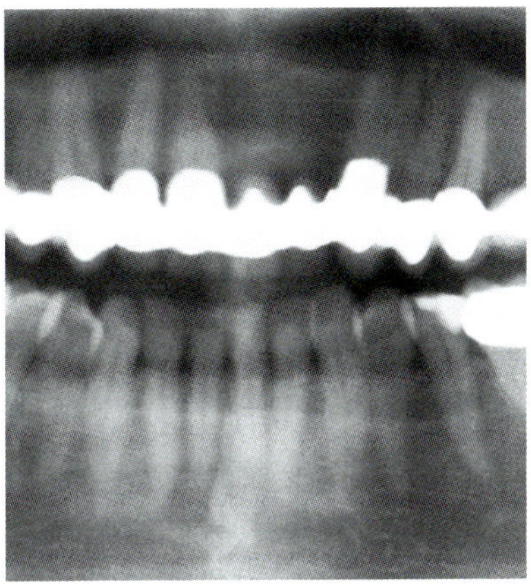

图4-62 显示术前前牙区情况的曲面断层片。21和22固定桥修复。

2. 两步法水平PSP

如章节3.2所述，接下来的一个病例是一位53岁的患者（图4-59～图4-90），其21和22因为创伤缺失，原修复做成了略微的开殆（图4-59～图4-62）。对上前牙区进行了两步法水平带蒂三明治成形术，扩增了狭窄的但高度足够的牙槽嵴。在第一步，我们做了4例截骨手术，30天后重新打开牙槽嵴，开始种植手术（图4-63）。先用双刃Beaver刀切开牙槽嵴，然后用不同的凿子来扩大间隙（图4-64～图4-66），接下来开始用先锋钻预备种植窝（图4-67）。之后，用一种特殊的增宽工具（Meisinger）加宽种植窝，它不会去除任何骨（图4-68）。作为最后一步，用种植机植入种植体（图4-69）。使用扩宽仪扩大另一个种植窝（图4-71）后，用种植机植入第二颗种植体（图4-72）。用Algisorb颗粒充填两个皮质骨片之间的间隙（图4-73和图4-74）。这个手术最困难的部分是软组织闭合，因为增宽的骨面现在必须用软组织闭合，但又要尽量不分离唇颊侧软组织。

因此，从腭侧制备了带蒂骨膜瓣（图4-75），分别用5-0编织缝线（图4-76）和5-0单股缝线（图4-77）缝合于唇颊侧骨膜下。并没有完全闭合创面，但由于带蒂骨膜瓣的存在，创面是双层闭合状态，伤口愈合良好（图4-78）。3个月后，在牙槽嵴宽度（图4-80）和高度（图

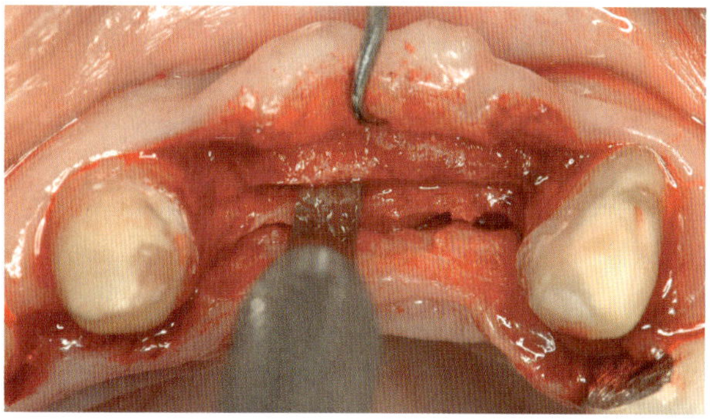

图4-63 截骨30天后重新打开牙槽嵴顶黏骨膜，开始用双刃Beaver刀加深牙槽嵴截骨。

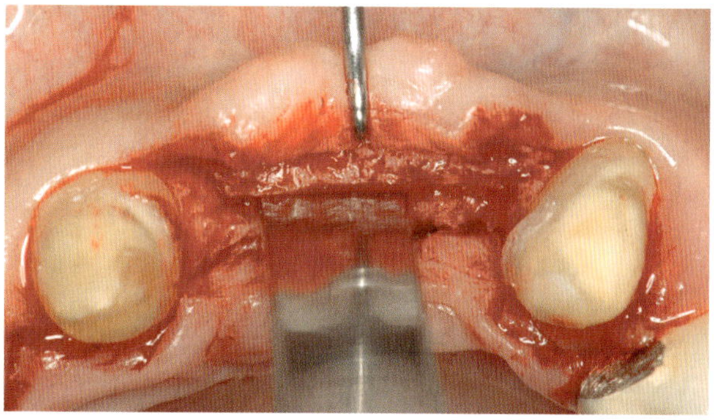

图4-64 插入凿子，开始扩大骨间隙。

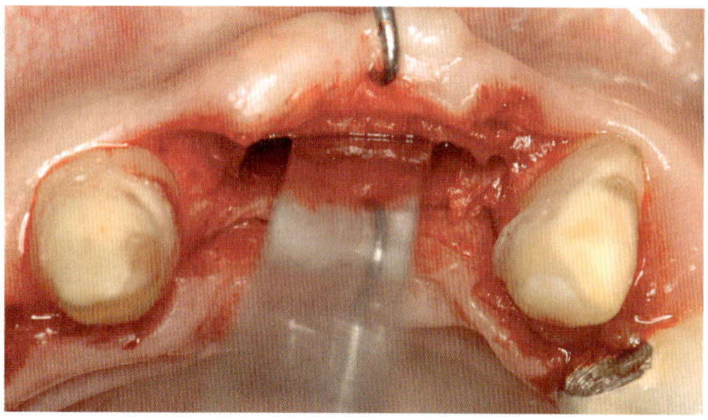

图4-65 唇侧骨板已用凿子向唇侧移位。

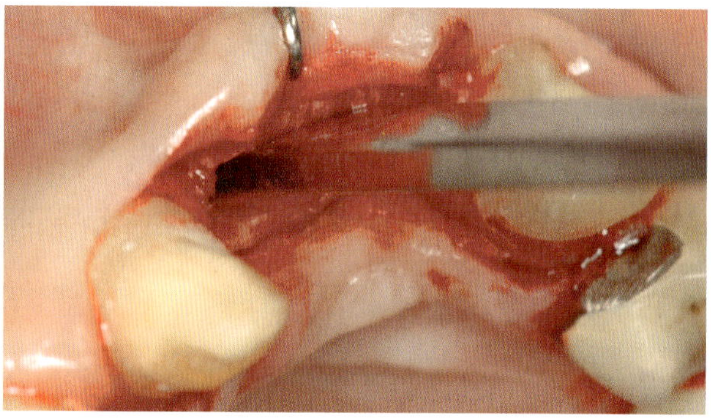

图4-66 用凿子慢慢地继续加宽。

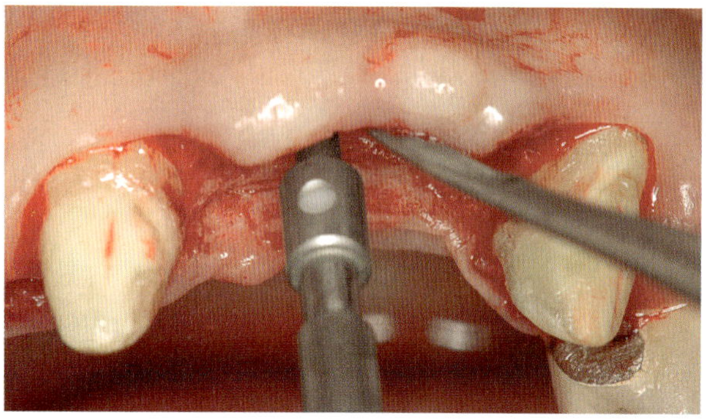

图4-67 首先用先锋钻预备种植窝。

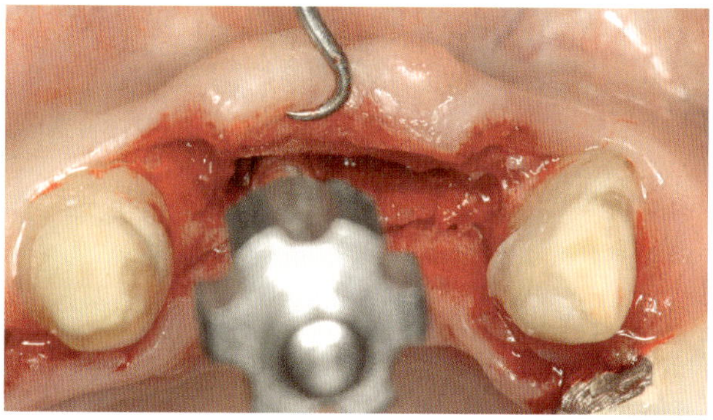

图4-68 用专用扩孔仪（Meisinger）扩大种植窝。

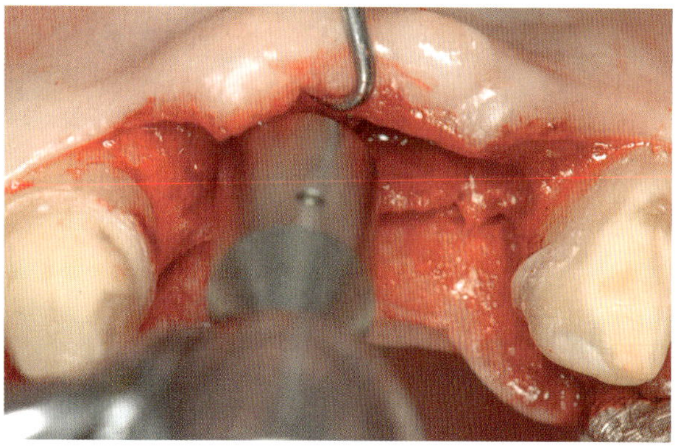

图4-69 用种植机植入种植体。

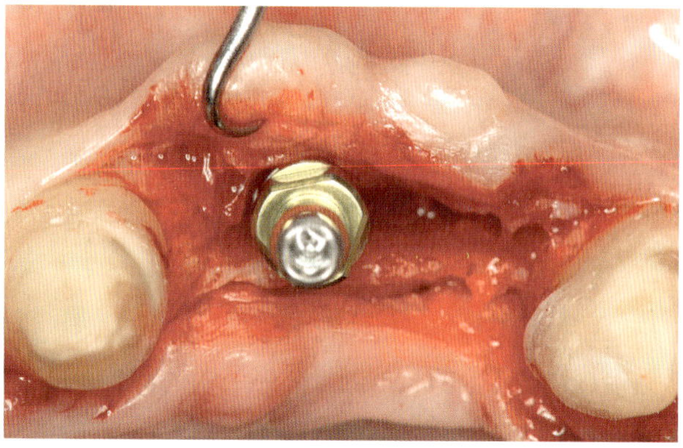

图4-70 植入的种植体。

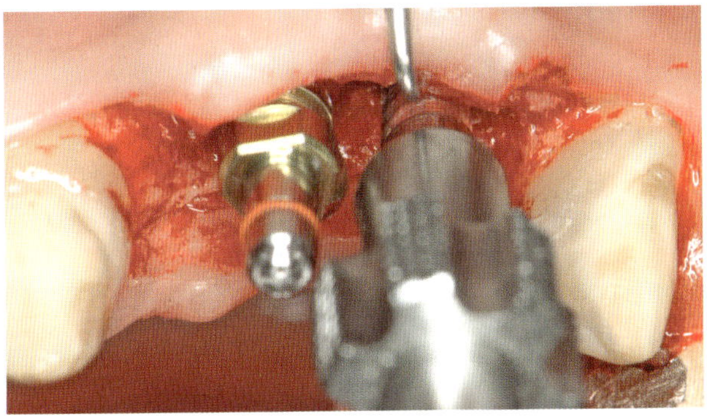

图4–71 加宽第二个种植窝。

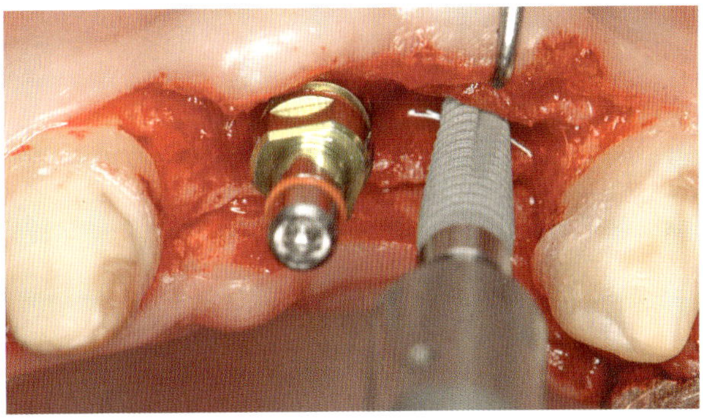

图4–72 种植机植入第二颗种植体。

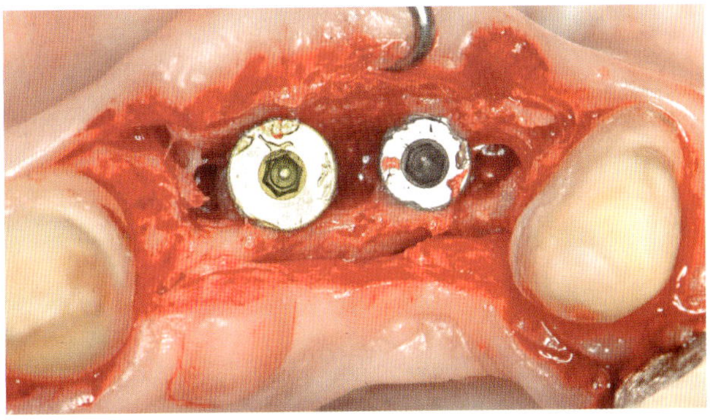

图4–73 两颗种植体植入后。

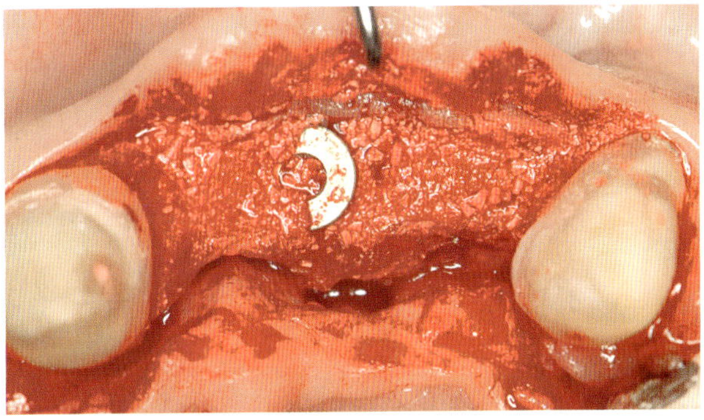

图4–74 皮质骨片间隙用Algisorb颗粒充填。

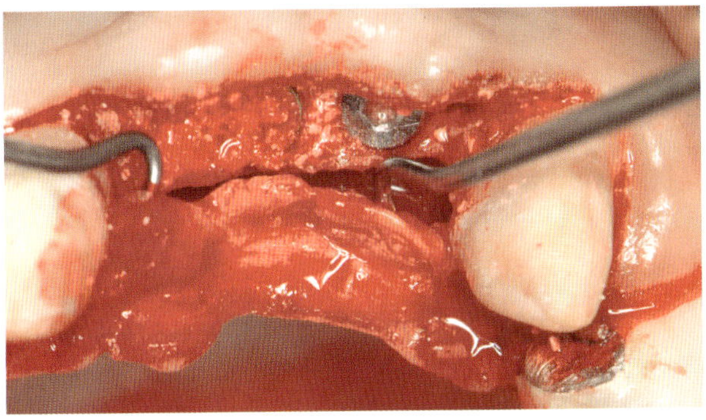

图4–75 游离腭侧带蒂骨膜瓣。

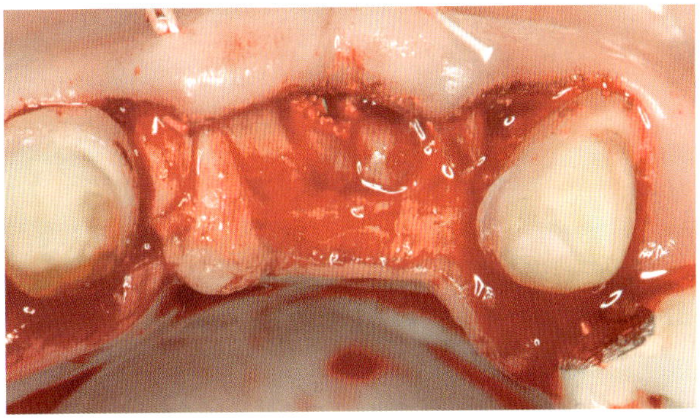

图4–76 带蒂黏骨膜瓣在颊骨膜下用两根编织缝线缝合。

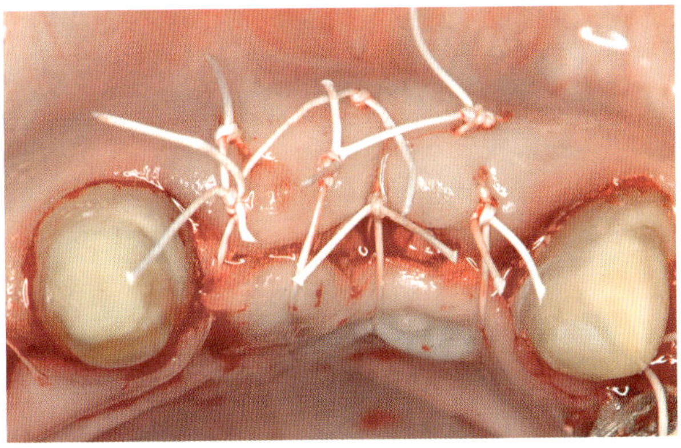

图4–77 单股缝线缝合黏膜。

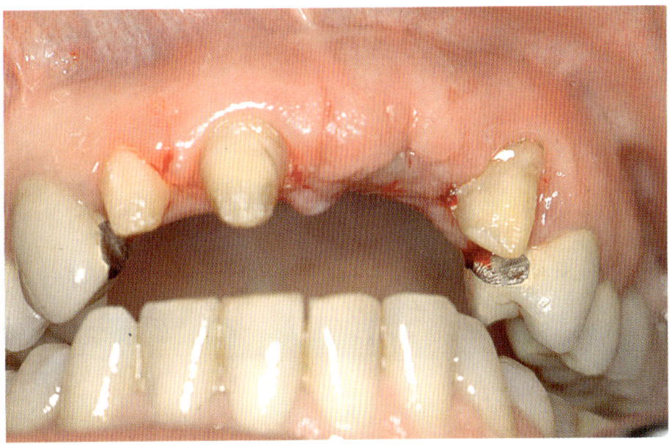

图4–78 术后10天拆线，创口愈合良好。

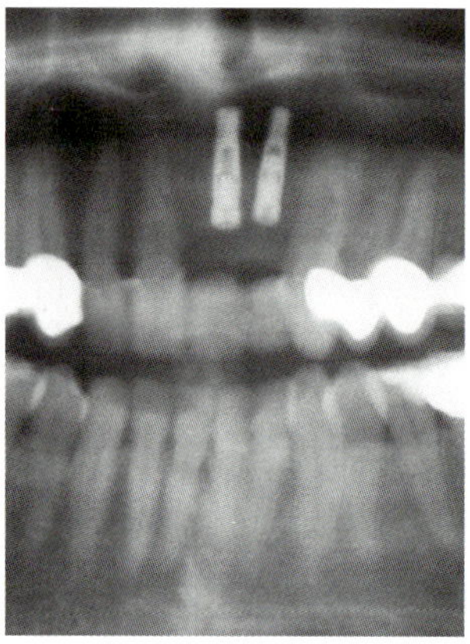

图4-79 曲面断层片示前牙区两颗种植体植入后的术后情况。

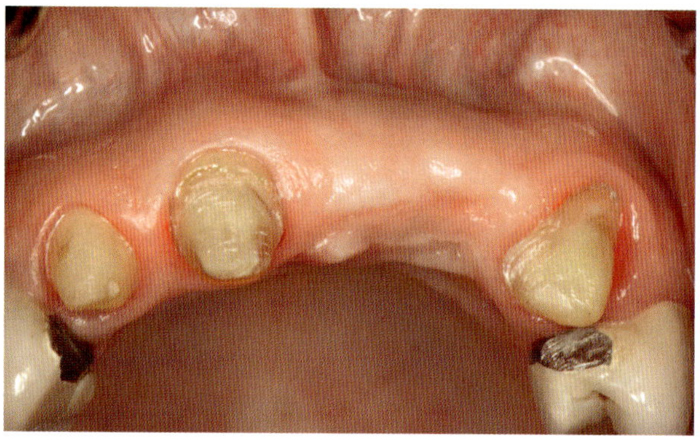

图4-80 牙槽嵴宽度足够。

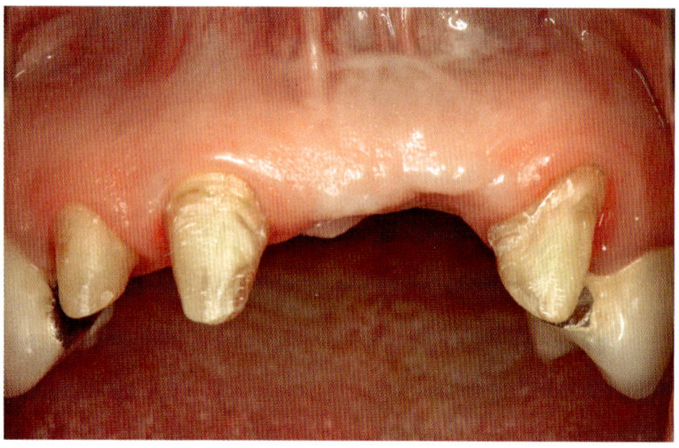

图4-81 牙槽嵴高度足够。

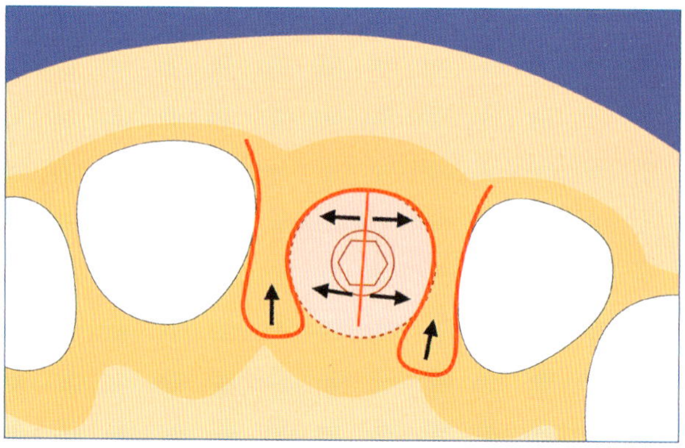

图4-82 暴露种植体以恢复乳头的切口示意图。[Haessler and Kornmann[24]（Dr Dieter Haessler原图）]

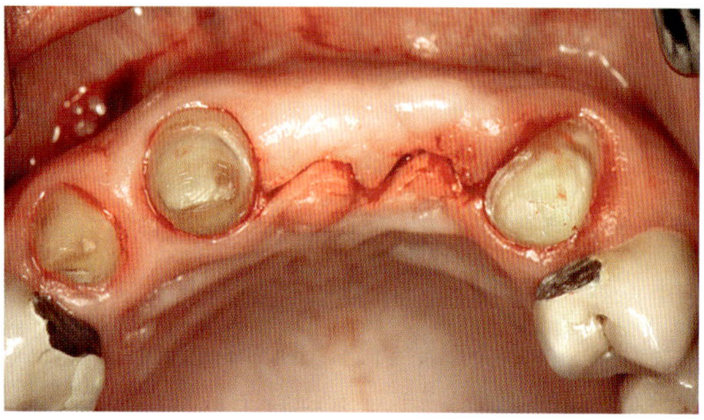

图4-83 颊部波浪形切口及11、23位点近中边缘切口。

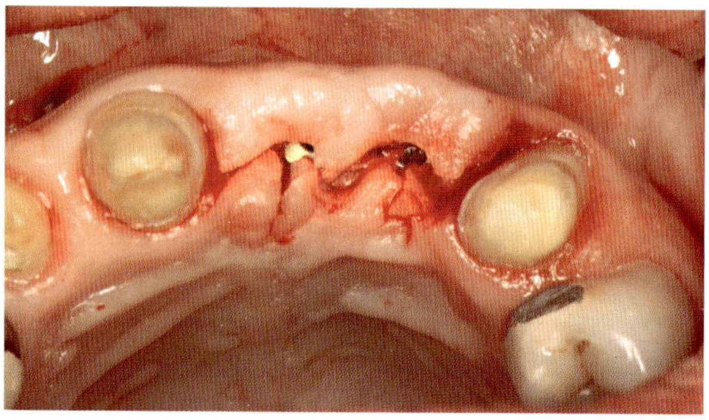

图4-84 种植体腭侧垂直切口。

4-81）方面取得了良好的效果。在二期手术时，选择Haessler和Kornmann设计的龈乳头样切口[24]（图4-82）。图4-83为颊部波浪形切口，图4-84为种植体上方两个垂直的腭侧切口。将所有牙龈缝合到需要的位置后，可以看到颊侧有足量的种植体周围黏膜，且没有留任何缺损（图4-85）。临床表现和影像学均显示预后良好（图4-86和图4-87）。4年后，上颌前牙无牙槽嵴吸收，达到良好的红白美学效果（图4-88～图4-90）。没有垂直向瘢痕，因为只做了牙槽嵴顶切口，没有任何

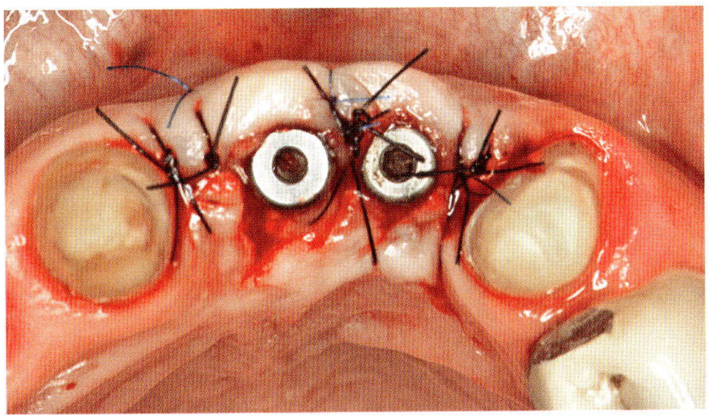

图4-85 根据Haessler和Kornmann[24]的方法完成缝合。

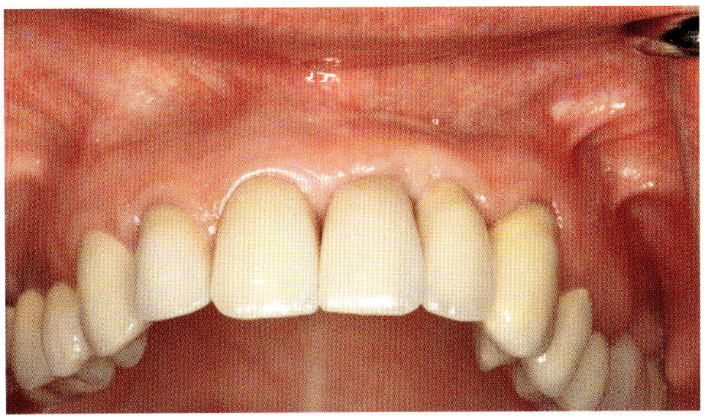

图4-86 完成冠修复后的良好美学效果。（图片来源：Prof Krennmair, Wels）

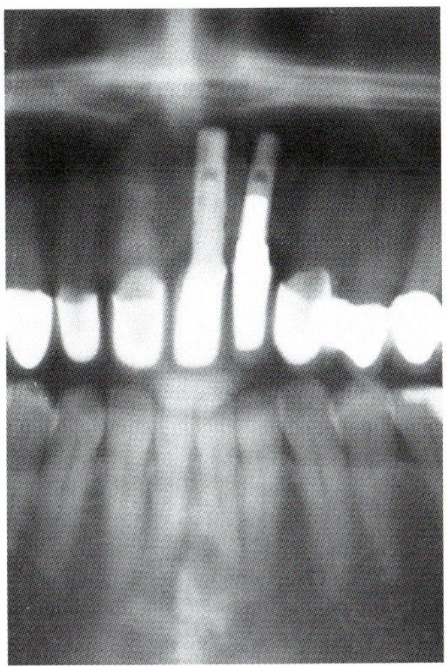

图4-87 最终修复后的曲面断层片。

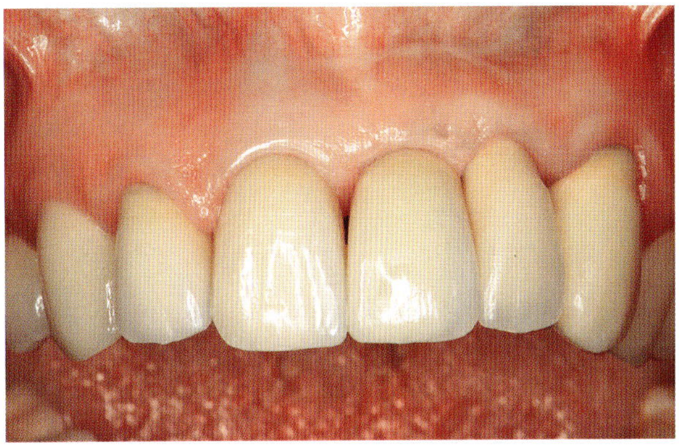

图4-88 4年后随访情况。前庭沟的水平瘢痕来源于原创伤创面。

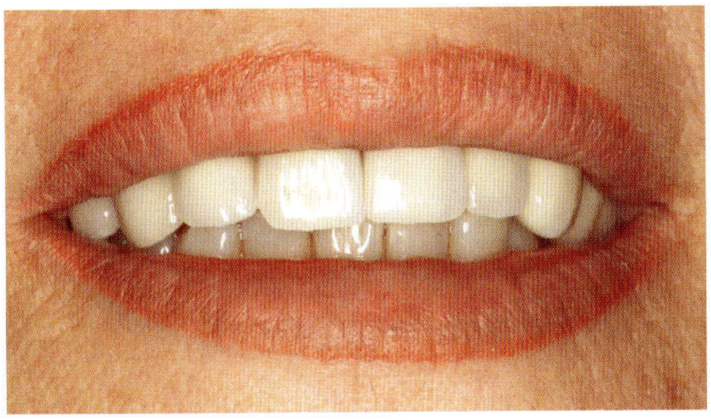

图4-89 4年后的美学效果。

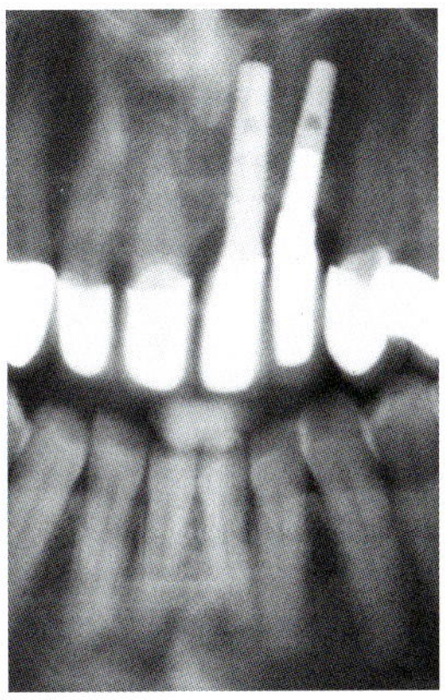

图4-90 4年后曲面断层片，种植体周围无骨吸收迹象。

唇颊侧辅助切口。

Onlay植骨（Ⅴa类骨）

在血液供应充分的情况下，Onlay植骨是Ⅴa类骨的适应证。第一个病例为一个10岁的右侧单侧唇腭裂的病例。这是一个非常特殊的病例，患者在唇裂修复术时，在右上颌前牙区的颊腭两侧都移植了游离的髂骨，手术时右上尖牙刚刚开始萌出，因此尖牙的萌出过程穿过了植骨区域。如图4-91～图4-95所示，唇裂修复术愈后良好。

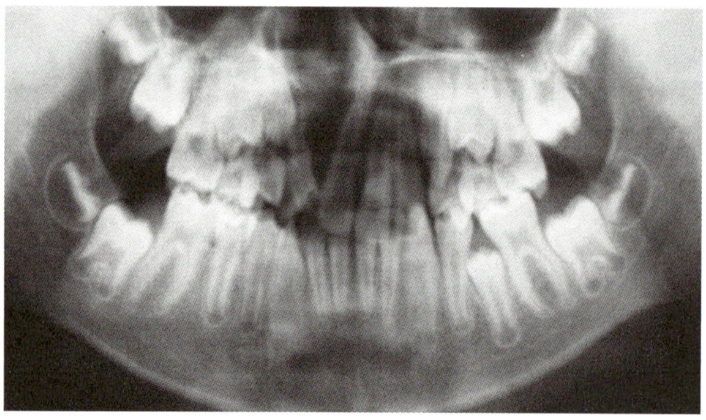

图4-91 患者D：右侧单侧唇腭裂患者，10岁，右上尖牙未萌出（后续阶段见图4-92～图4-95）。

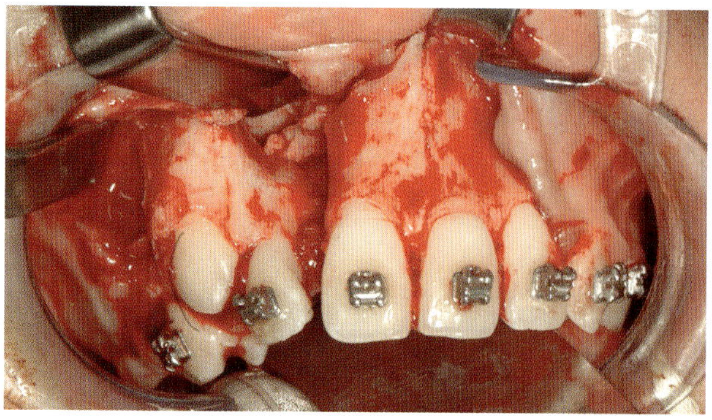

图4-92 关闭口鼻缺损并准备受植区后术中情况。（图片来源：Prof Baumann, Vienna）

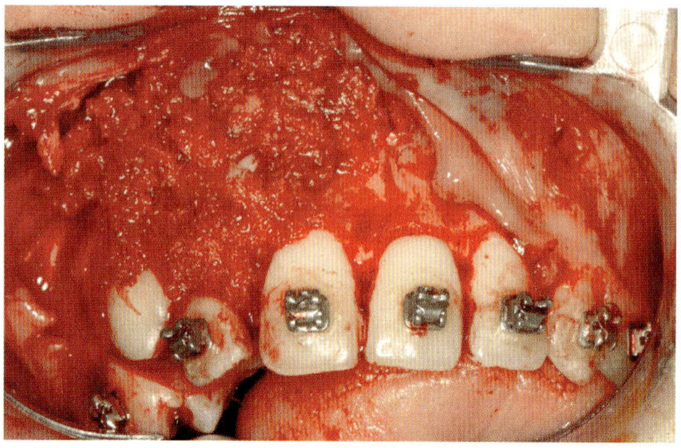

图4-93 用髂骨充填骨裂。

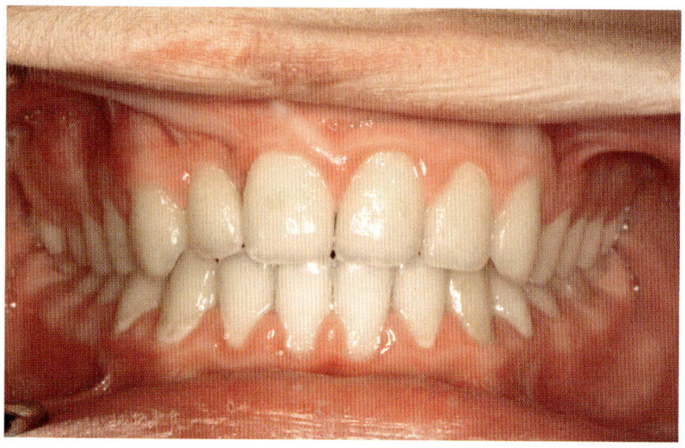

图4-94 3年后，右上尖牙从植骨区萌出，通过固定矫治建立了正常咬合。

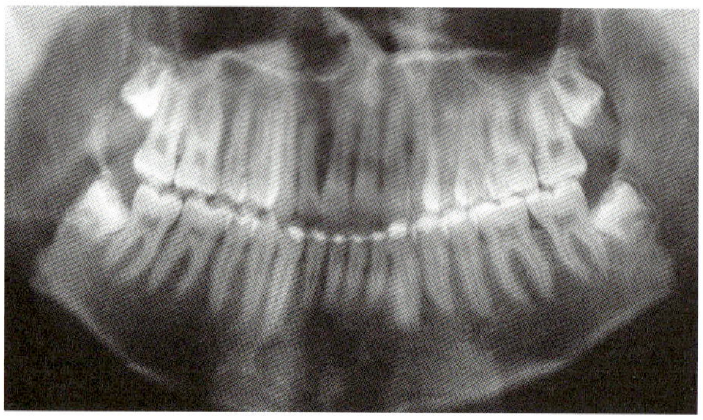

图4-95 曲面断层片示骨裂完全闭合，12、13牙齿位置完全正确。

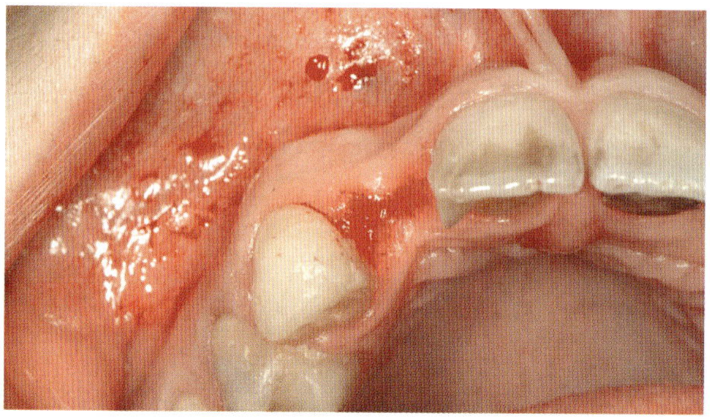

图4-96 患者E：牙外伤缺失后12位点黏膜凹陷（后续阶段见图4-97～图4-107）。

通常该手术会移植一小块有皮质骨的髂骨，放在牙槽嵴顶下方。其余的缺损用松质骨充填（图4-93）。尖牙萌出穿过了植骨区域，正常建𬌗（图4-94和图4-95）。

图4-96～图4-107所示为第二个病例，为一位27岁的患者，他因外伤致一颗侧切牙缺失。取下临时粘接修复体后，做牙槽嵴顶切口，不做减张切口，可见大量的水平向及垂直向骨缺损（HVC分类为联合缺损[25]，见章节3.2，图3-195）（图4-97）。该病例从下颌外斜线处取

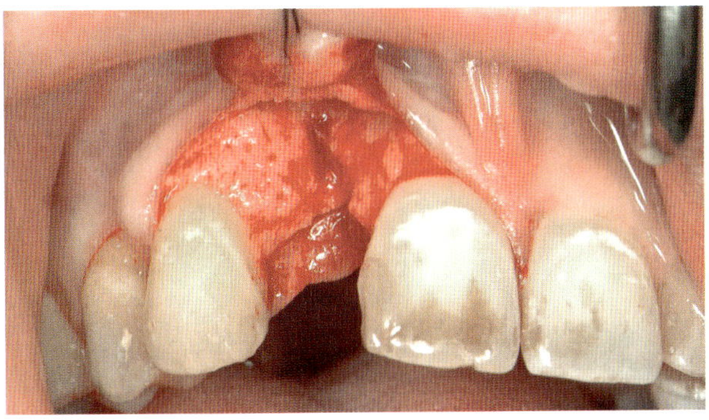

图4-97 为明显的水平和垂直缺损（Wang和Al-Shammari[25]分类为组合缺损）。

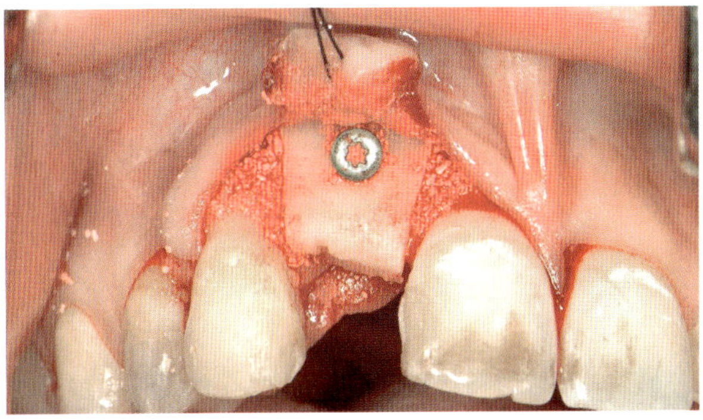

图4-98 下颌外斜线处取单侧皮质骨，用固位螺钉固定。剩余的空腔和边缘区域用Algisorb颗粒充填。

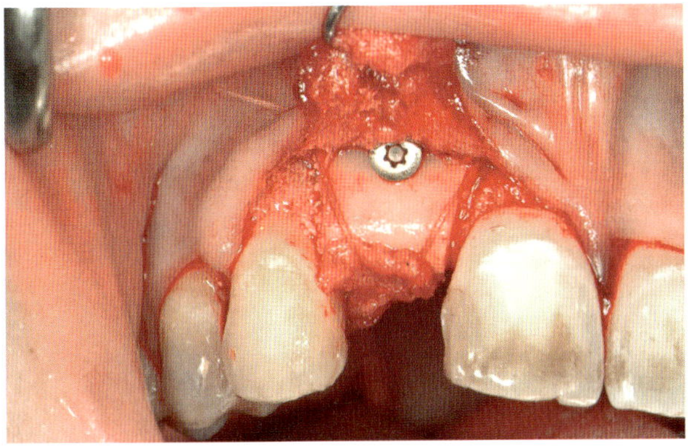

图4-99 为双层覆盖，用两根可吸收缝线将腭部带蒂骨膜结缔组织移植物固定于前庭黏膜。

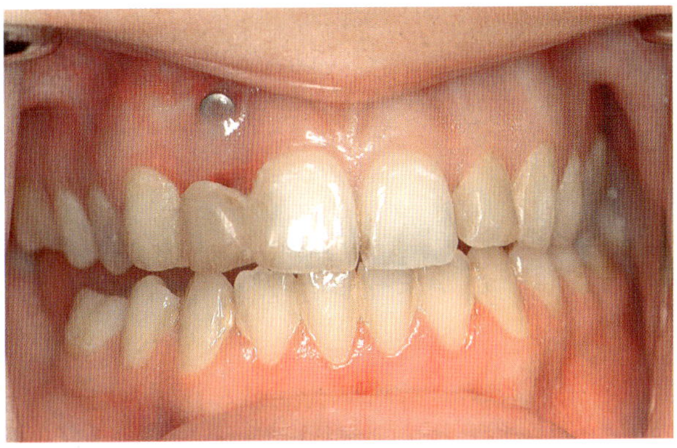

图4-100 12位点Onlay植骨术后，游离植骨区有少量骨吸收（Ⅴa类骨）（以固定螺钉高度为参考）。

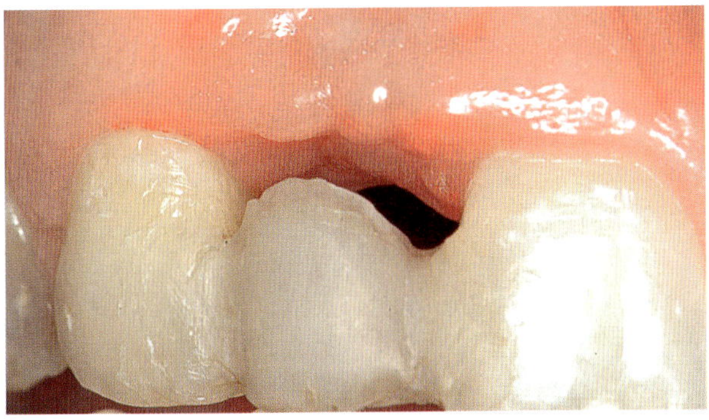

图4-101 龈乳头在植骨和骨膜结缔组织移植后轻微缺失。

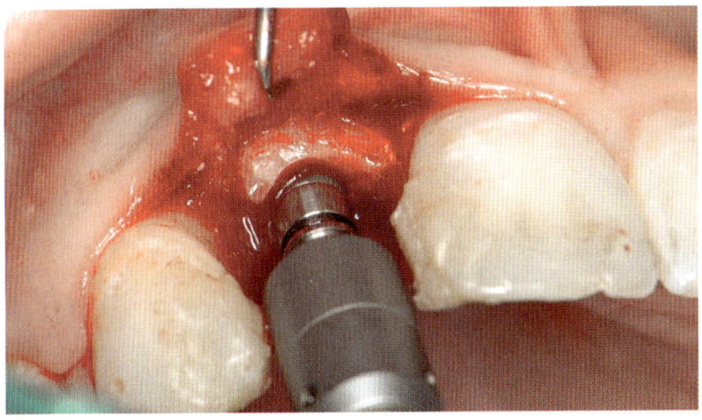

图4-102 在骨愈合后，植入种植体，使用种植机植入。

骨，过量植骨，这样即使骨吸收，依然有足够骨量支持种植体。可以使用带蒂的骨膜结缔组织瓣进行两步法软组织缝合。该病例中，使用了从腭侧取出的结缔组织瓣（图4-99）。尽管固位钉周围有轻微的骨吸收，且固位钉穿出了黏膜（图4-100），但在红白美学方面依然取得了令人满意的结果（图4-105）。随访7年后，曲面断层片示种植体周围无明显骨吸收（图4-106和图4-107）。

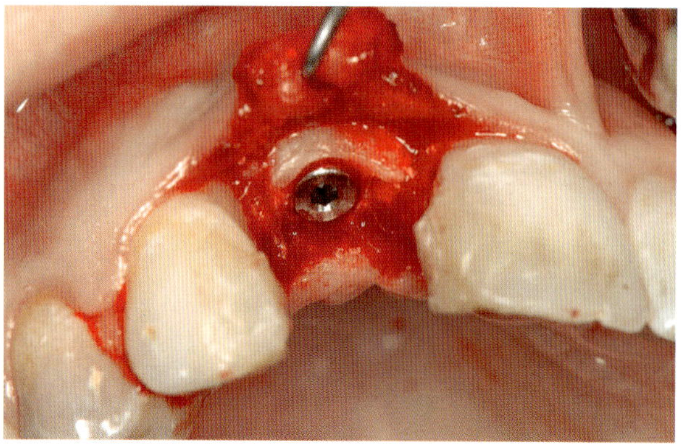

图4-103 12位点植入种植体后的情况。

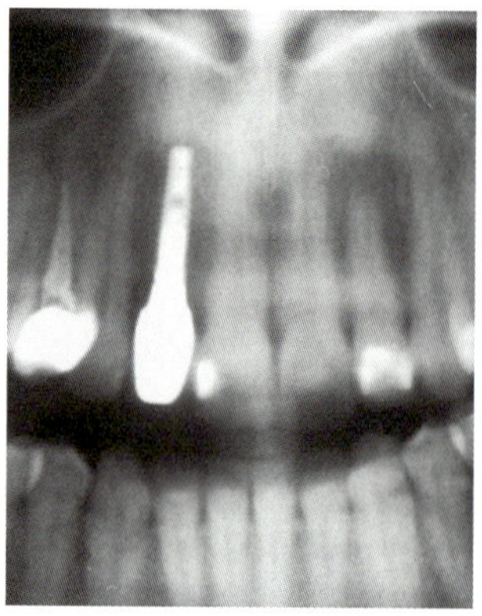

图4-104 随访2个月后的曲面断层片。

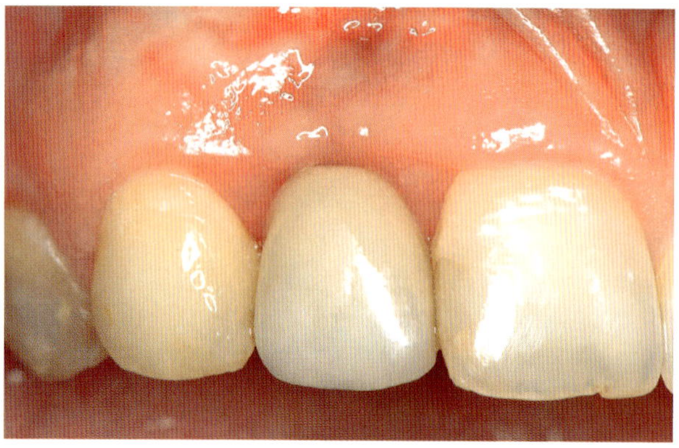

图4-105 种植修复3个月后，通过适当的冠轮廓可以看到龈乳头形态良好。（图片来源：Dr Fahrenholz, Vienna）

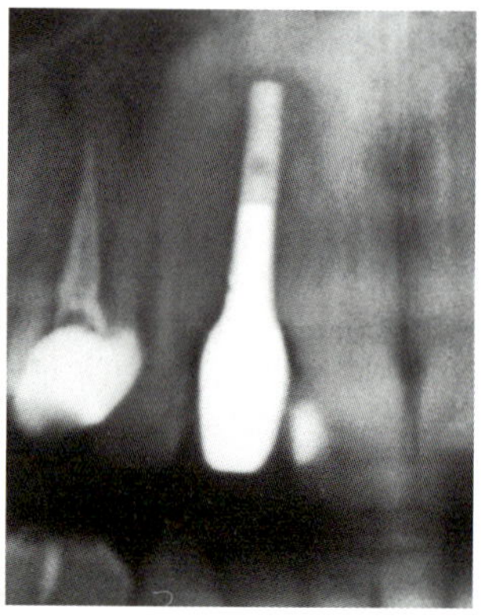

图4-106 7年后曲面断层片，种植体周围无骨吸收。

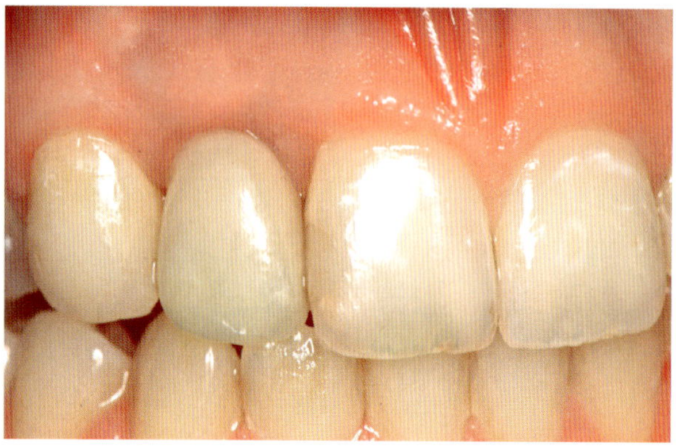

图4-107 7年后美学效果依然很好。

上颌骨水平缺损的Onlay植骨

第三个病例是一位51岁的患者Onlay植骨（Va类骨），患牙采用Wirz[26-27]的方法，使用根管骨内种植体固定，再行骨增量并种植修复，8年后效果依然良好（图4-108～图4-127）。12、11、21外伤后再植，图4-110显示12用Wirz根管骨内种植体固定3年后的情况。随着牙根的缓慢吸收，根管骨内种植体在13年后最终断裂（图4-111）。在去除Wirz根尖种植体后，从磨牙后区取骨，行Onlay植骨（图4-112～图4-115），根据Wang和Al-Shammari[25]的HVC分类，这也是一种组合缺损（见章节3.2，图3-195）。

种植手术时，在取出根管骨内种植体前，可以看到植骨区有轻微的骨吸收（图4-116），常

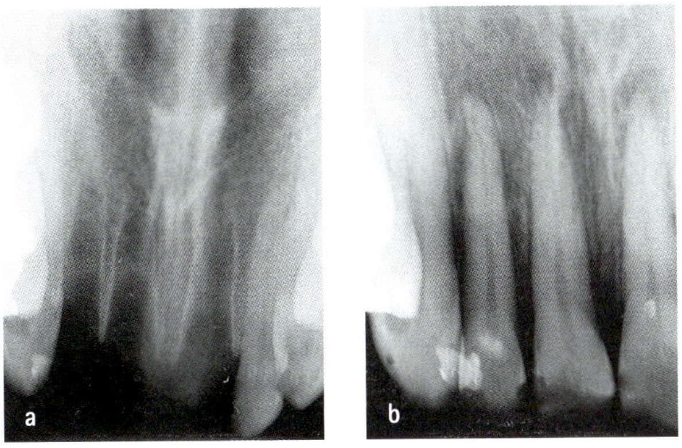

图4-108 患者F：外伤致12、11、21脱落（a），再植后12、11、21的情况（b）（后续阶段见图4-109～图4-127）。

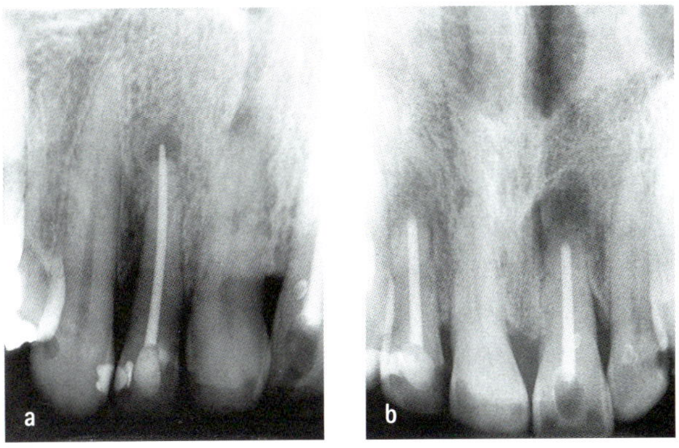

图4-109 12在2年后发生根尖周炎。根管治疗情况（a）及12、21根尖切除术后情况（b）。

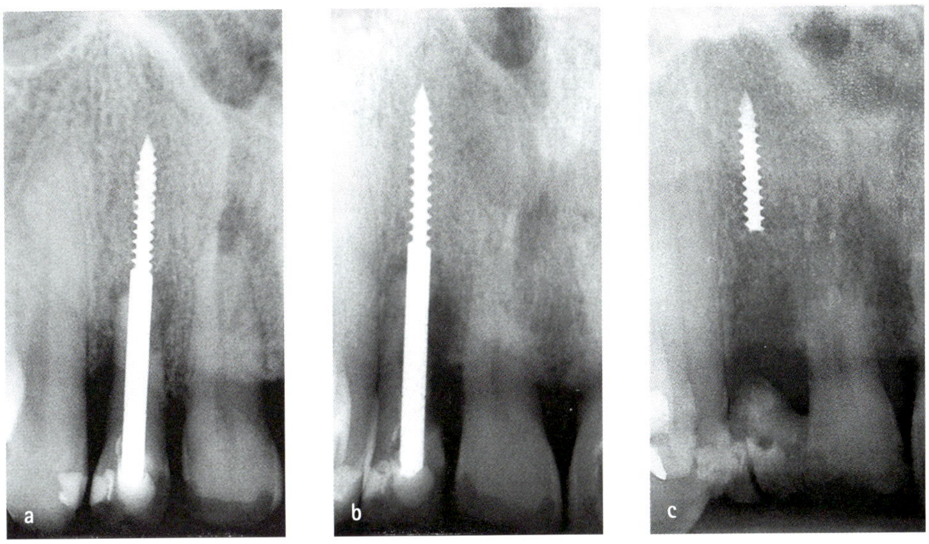

图4-110 3年后12经Wirz根管骨内种植体固定（a）。随访9年（b）。牙冠于12年后脱落，折断在骨内的种植体在13年后仍可看到（c）。

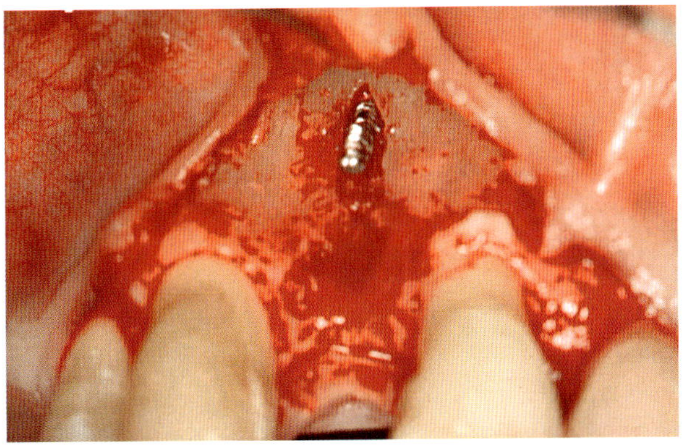

图4-111 暴露12位点根管内种植体及骨缺损情况。在做牙槽嵴顶区切口时，龈乳头不应受到损伤。如果牙槽嵴顶区切口向外侧延伸足够远，则可省略容易产生瘢痕的垂直减张切口。

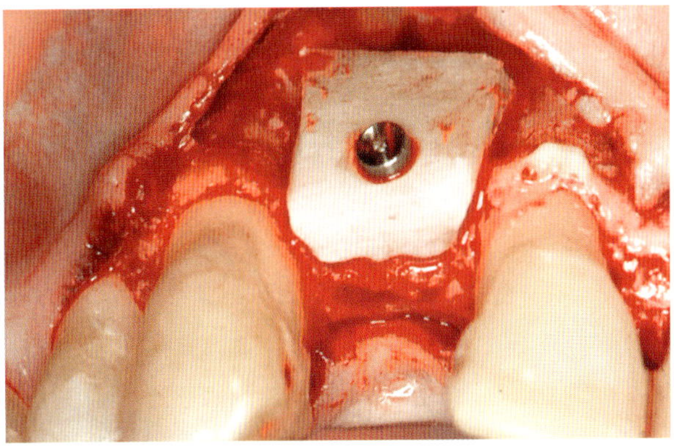

图4-112 从下颌外斜线区取单层皮质骨Onlay植骨，用螺钉固定。

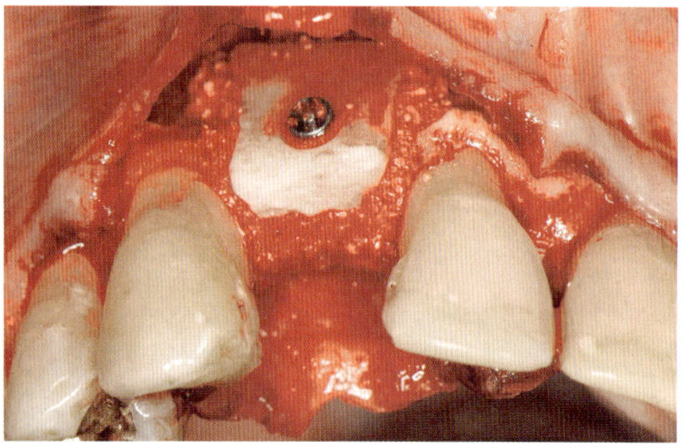

图4-113 植骨周围空隙用Algisorb颗粒充填。

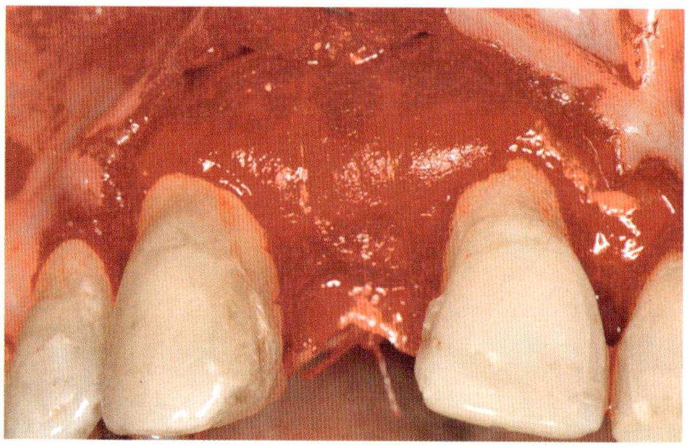

图4-114 植骨区覆盖可吸收胶原膜，并用可吸收缝线固定。

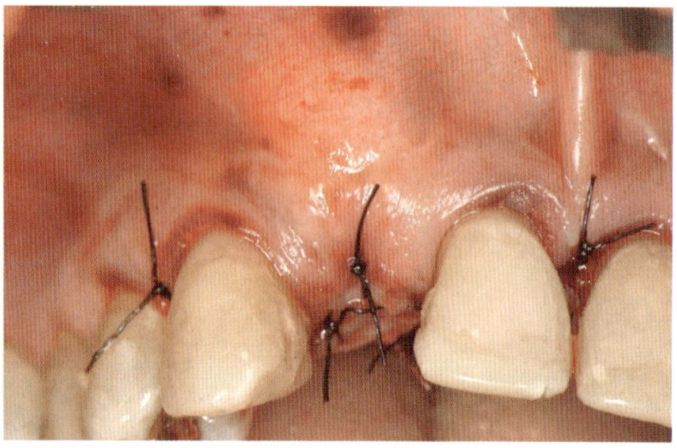

图4-115 用不可吸收4-0缝线无张力缝合，邻牙龈乳头采用垂直褥式缝合[66]。

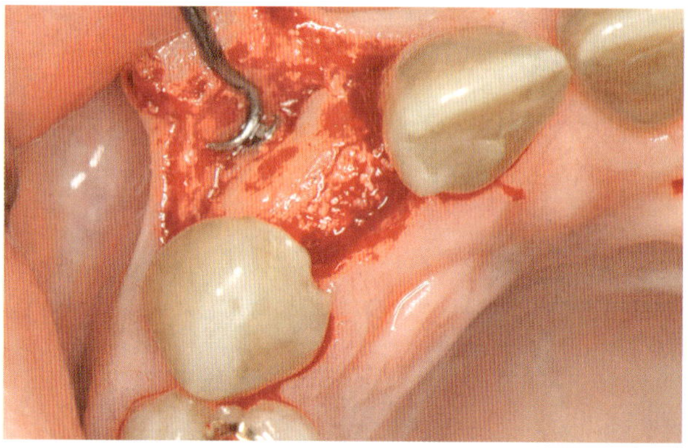

图4-116 3个月后再次开放，显示骨愈合良好，植骨仅少量吸收（以螺杆高度为参照）。

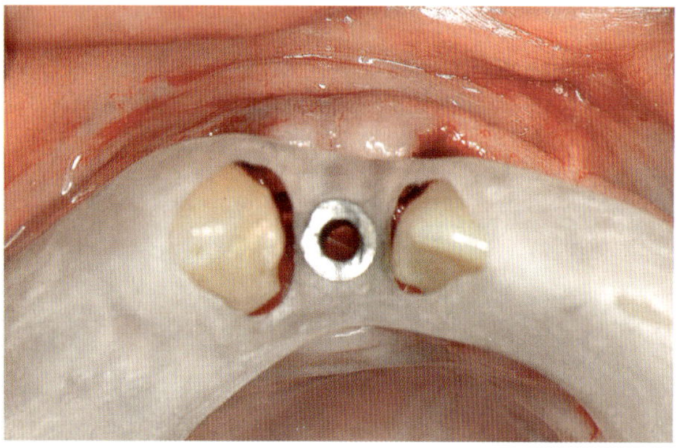

图4-117 使用常规初始钻导板。

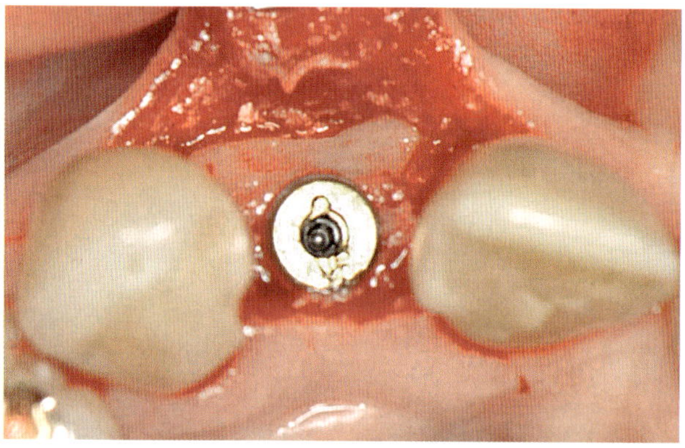

图4-118 在12位点植入3.8mm×15mm Xive（Dentsply Friadent）种植体后。

规导板下植入种植体（图4-117）。二期手术时，选择Haessler和Kornmann[24]（图4-82）的重塑龈乳头的切口（图4-121和图4-122）。影像学和临床表现良好。无牙槽骨吸收，与11、21贴面美观和谐，红白美学良好。没有垂直瘢痕，因为只选择了牙槽嵴顶区切口，没有任何前庭减张切口（图

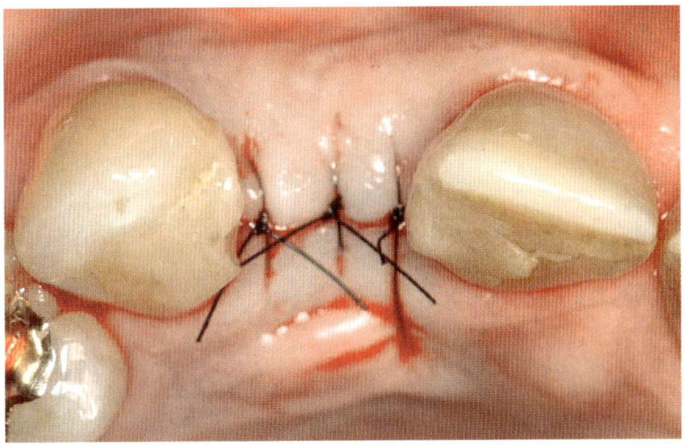
图4-119 植入种植体后用5-0不可吸收缝线缝合。

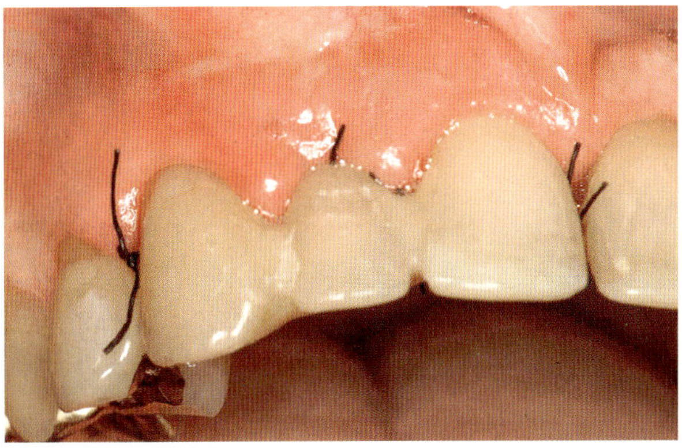
图4-120 树脂粘接临时修复体。

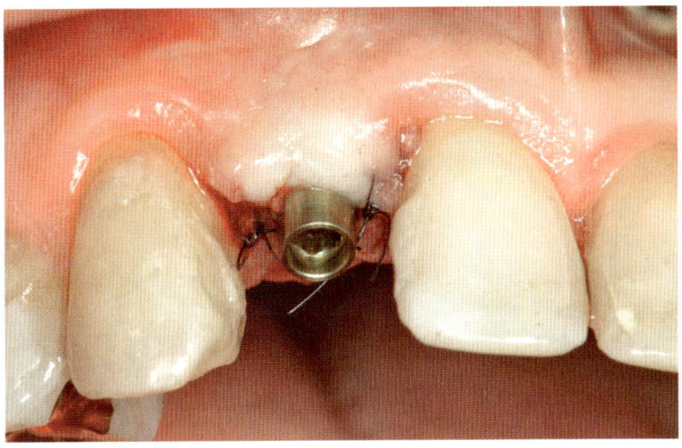
图4-121 用Haessler式瓣进行二期手术，暴露种植体，保留附着龈和龈乳头。安放临时基台。

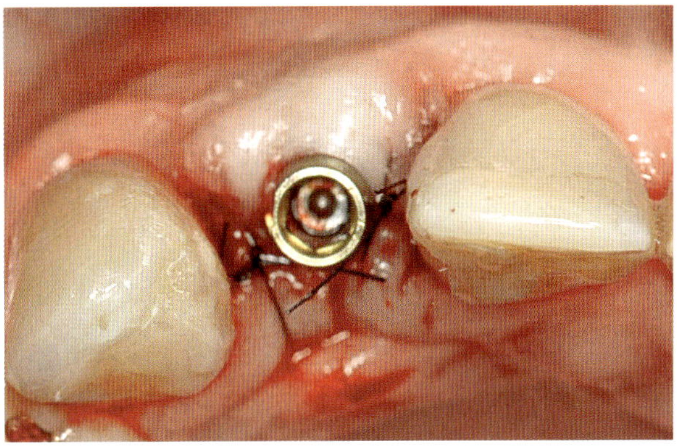
图4-122 种植体殆面照。

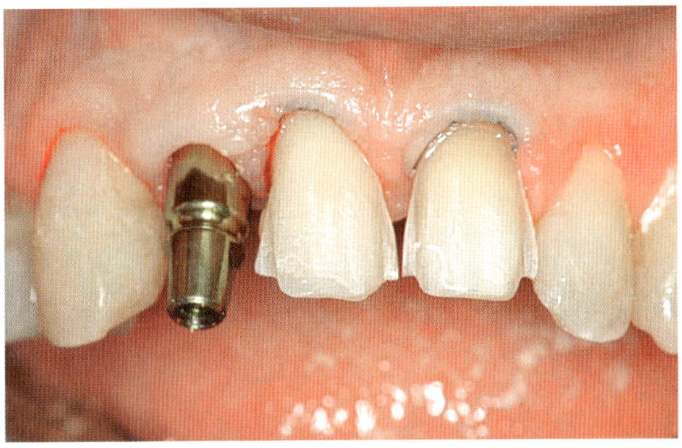
图4-123 取模前。见牙周无瘢痕形成。11和21已经行贴面牙体预备。（图片来源：Dr Fahrenholz, Vienna）

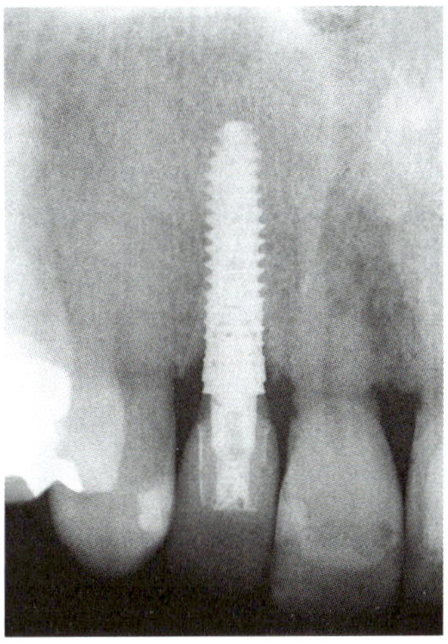
图4-124 治疗结束后12种植体的根尖片，13年前再植的11有明显的牙根吸收。

4-123～图4-125）。随访8年，美学和影像学结果无明显变化。然而，21和11的牙根吸收严重，从牙周组织的变化也可以明显看出（图4-126和图4-127）。

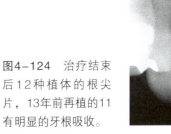

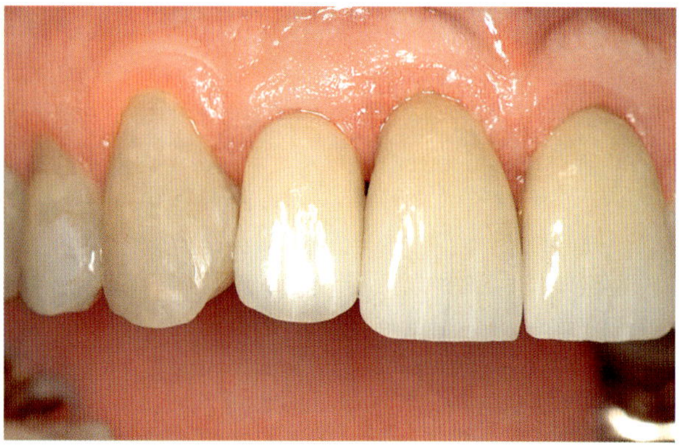

图4-125 12种植修复，11和21全瓷贴面修复后5个月。

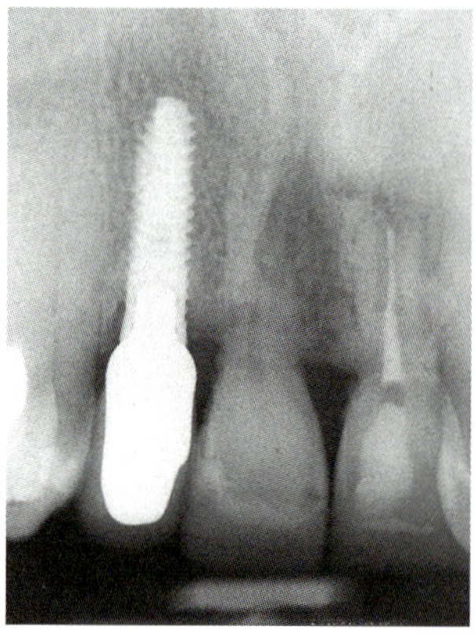

图4-126 8年后的检查显示，12、11牙根进一步吸收，但种植体周围没有骨吸收。

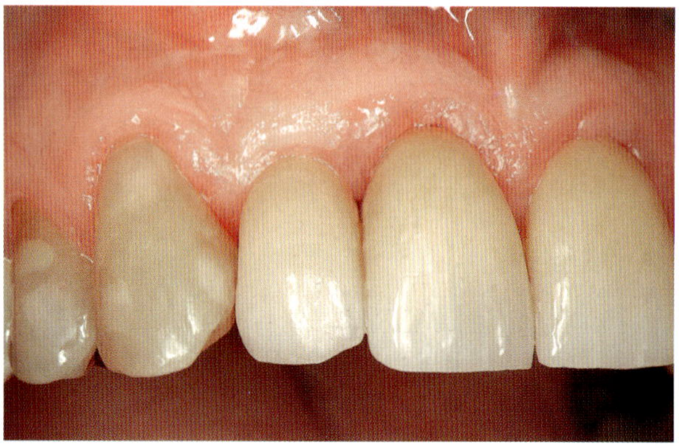

图4-127 8年后，12周围牙周组织没有变化，而21年前再植的11和21的牙周组织均因牙根吸收而受到感染。

水平和垂直缺损（组合缺损）的Onlay植骨

第四个病例是一位65岁的患者，相对骨缺损面积较大。该病例只使用了从髂骨取得的自体骨做Onlay植骨（图4-128~图4-149）。图4-128~图4-130显示了巨大的骨缺损，这也导致了严重的软组织缺损。固位钉固定两块单层皮质骨，间隙用Algisorb颗粒充填（图4-131）。图4-132~图4-134显示了移植骨的顺利愈合和位置良好。尽管植骨的两个骨大小不同，都只有少量的骨吸收（图4-135），但与植骨前相比获得了足够的骨量，经过9年的临床观察依然稳定（图4-139）。在红白美学方面，也取得了可以接受的结果。然而，随着时间的推移，Onlay植骨区还是有可能发生骨吸收，因此对于该病例，我们记录了9年的临床随访情况（图4-140和图4-141）。我们不得不取出4颗种植体，只保留了左侧位置那颗种植体（图4-141~图4-144）。再次从髂前上棘取骨，进行了几次皮质骨Onlay植骨（图4-145和图4-146），并用颊侧带蒂骨膜结缔组织瓣对植骨区行双层封闭创面，希望这次手术能维持9年以上（图4-148）。图4-149显示这个结果不尽如人意，特别是在红白美学方面，但希望它会维持更长时间。

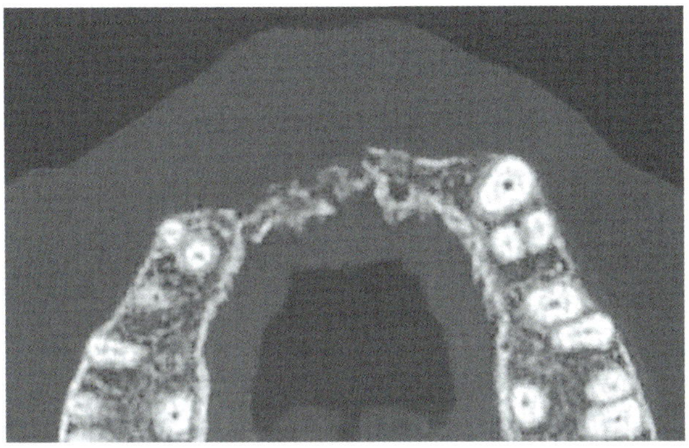

图4-128 患者G：CT冠状位显示明显的创伤性骨缺损和牙齿缺失，分别为13、12、11、21和22（后续阶段见图4-129～图4-149）。

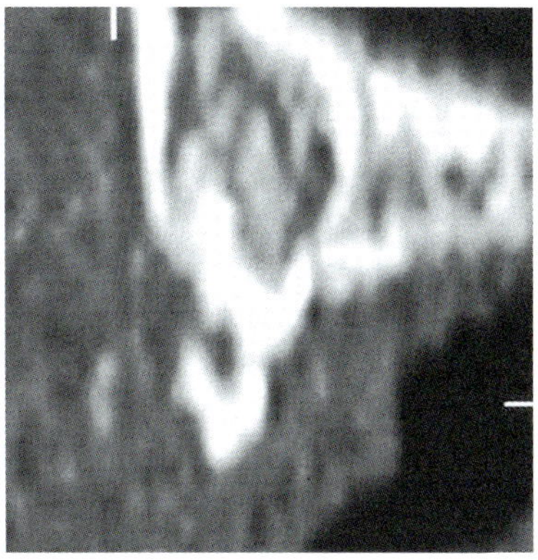

图4-129 上颌前牙区矢状位CT重建。

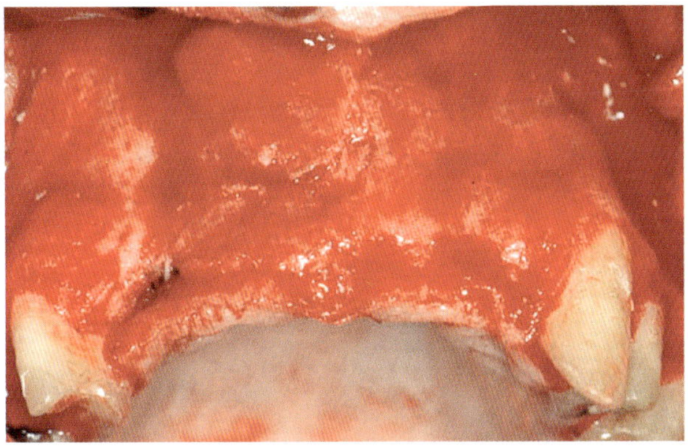

图4-130 17-27做龈缘切口，暴露骨缺损区域。

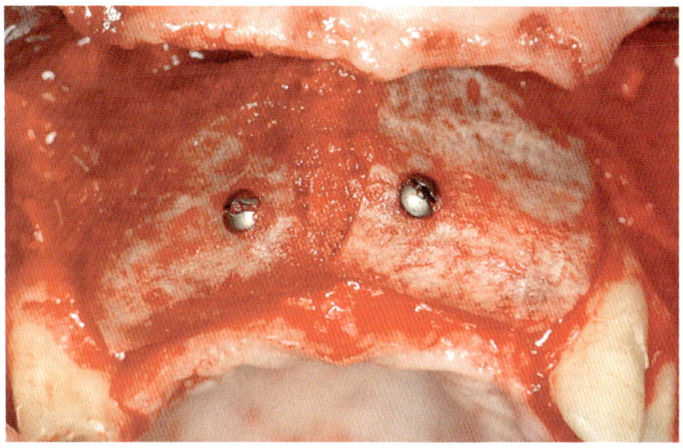

图4-131 自体单层皮质髂骨Onlay植骨（Onlay：Ⅴa类骨），用微型螺钉固定。用Algisorb颗粒充填切缘区和骨块间隙。

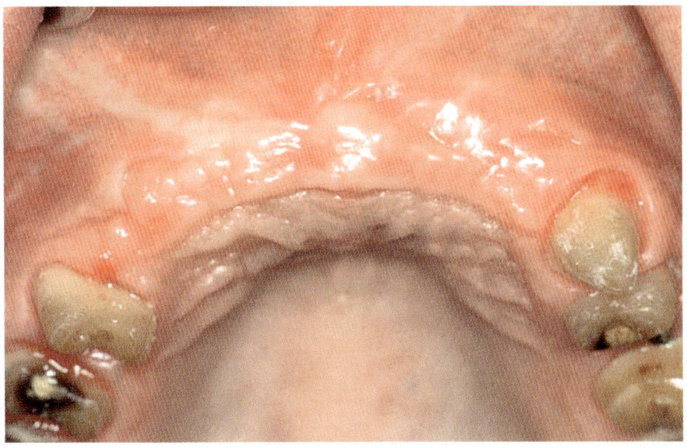

图4-132 术后18天创面无炎症。

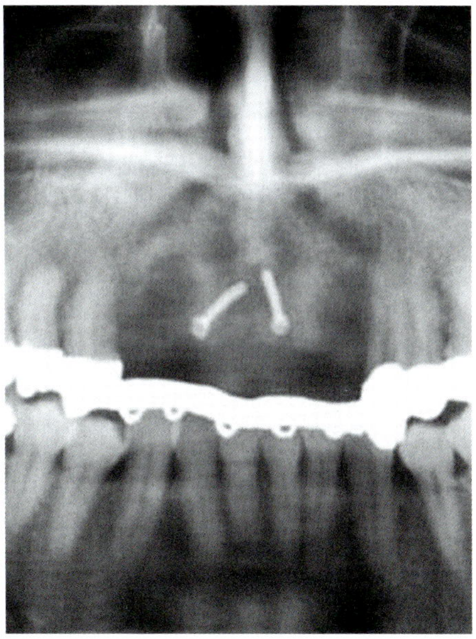

图4-133 曲面断层片示2个月后骨结合的Onlay移植骨。

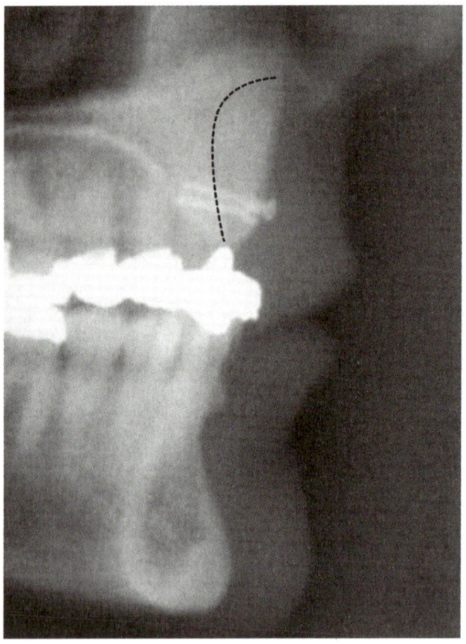

图4-134 2个月后骨结合Onlay植骨的头颅侧位片。虚线表示移植骨的区域。

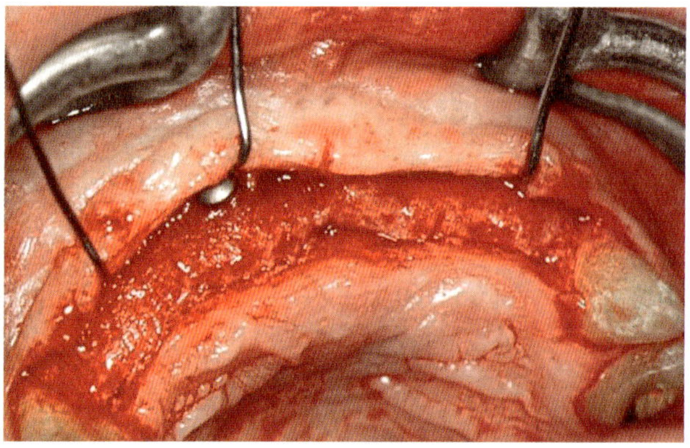

图4-135 3个月后无炎症愈合，少量骨吸收（以螺钉高度为参照）。

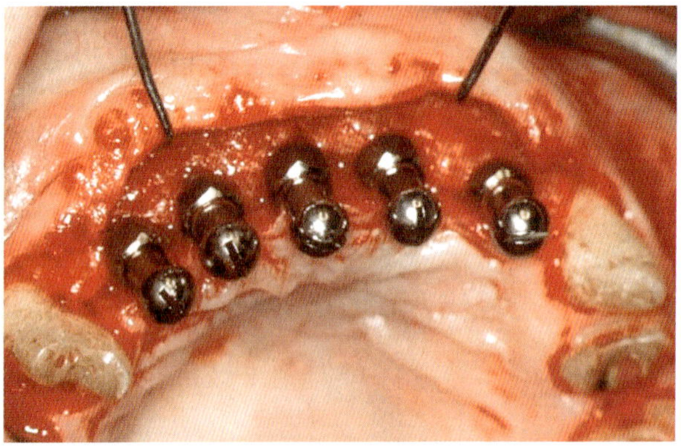

图4-136 植入5颗IMZ（Dentsply Friadent）种植体。

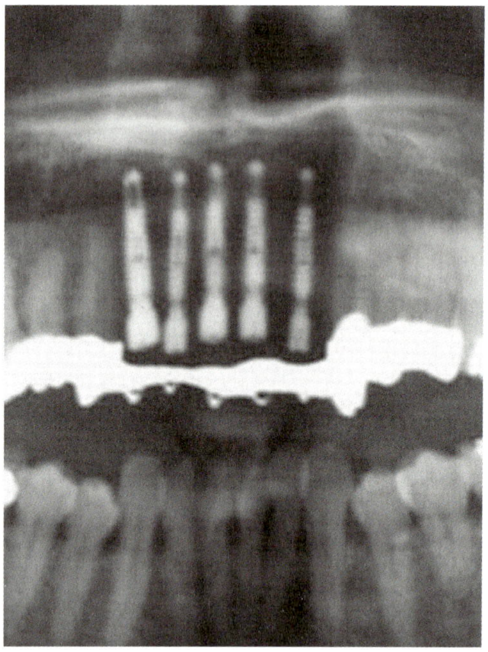

图4-137 植入种植体后的曲面断层片。

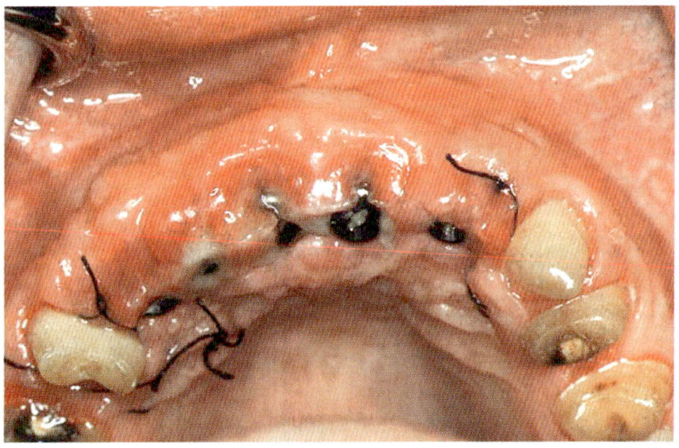

图4-138 种植体植入6个月后，二期上愈合基台。

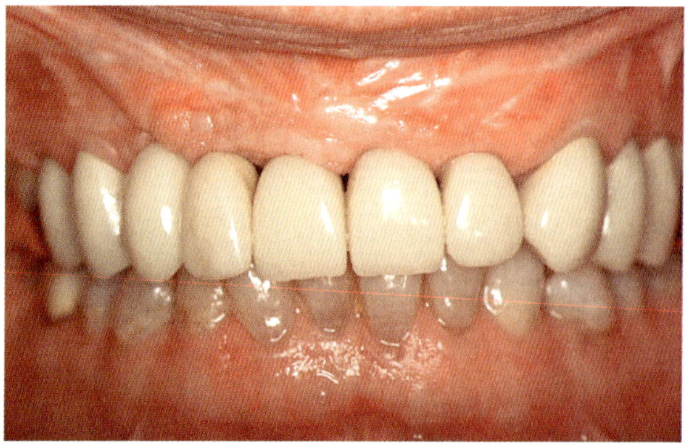

图4-139 修复9年后。（图片来源：Dr Kirsch, Filderstadt）

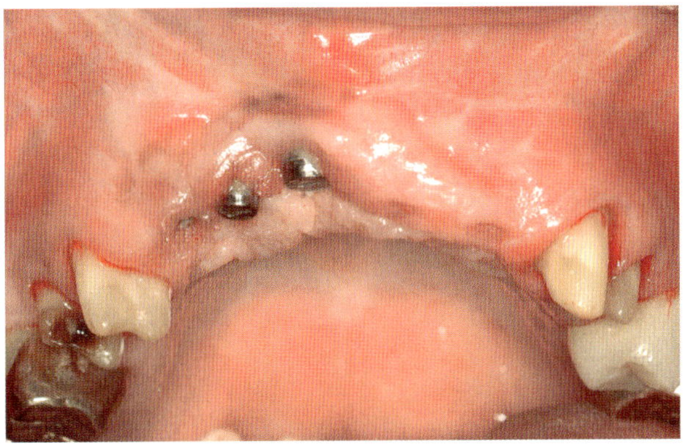
图4-140 移植骨吸收明显，尤其是右侧。

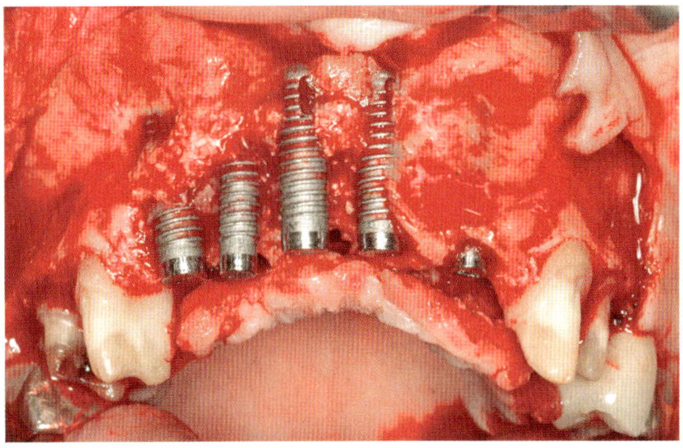
图4-141 翻瓣后可见骨吸收明显。只有左侧种植体表面被骨质覆盖。

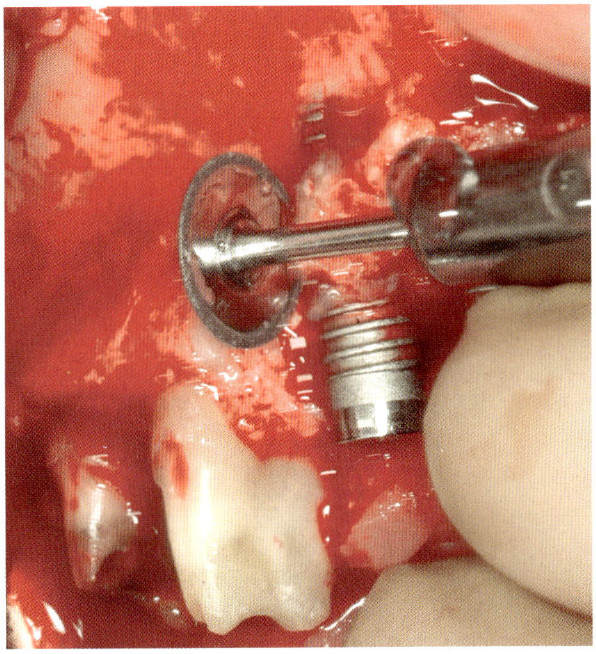
图4-142 使用Khoury锯仔细预备，取出种植体。

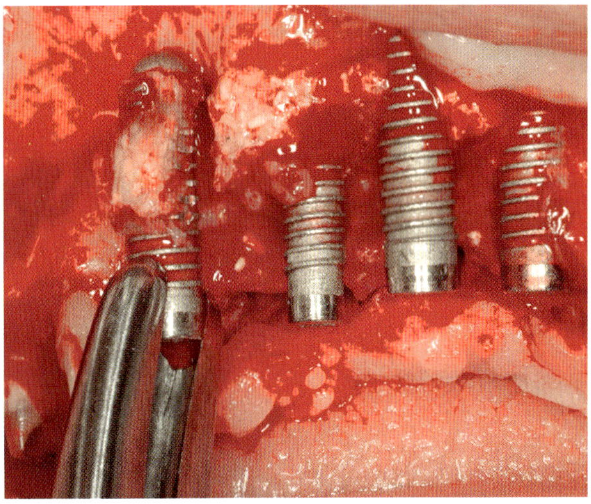
图4-143 取出种植体过程尽量避免更大面积的骨丧失。

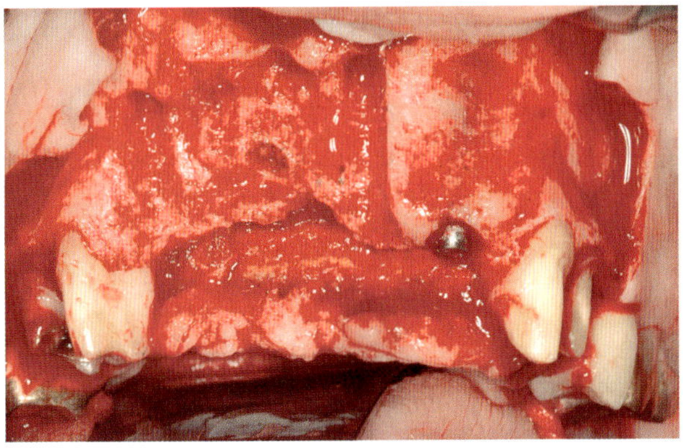
图4-144 取出4颗种植体后见骨缺损明显。

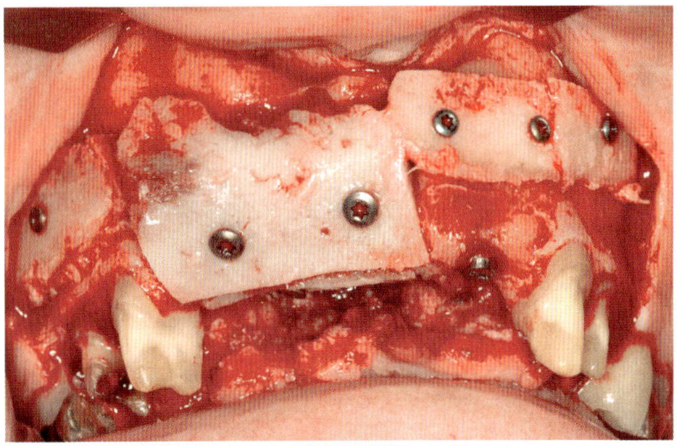
图4-145 在骨缺损区和双侧前庭沟用单皮质骨块移植覆盖缺损。

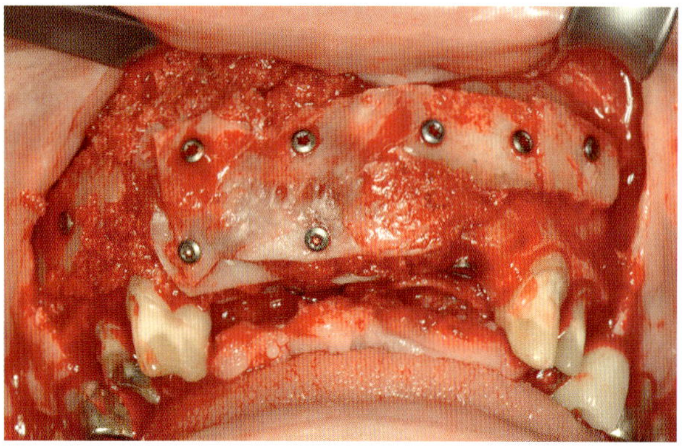

图4-146 以松质骨和Algisorb颗粒充填的间隙，用薄层皮质骨作为膜覆盖。

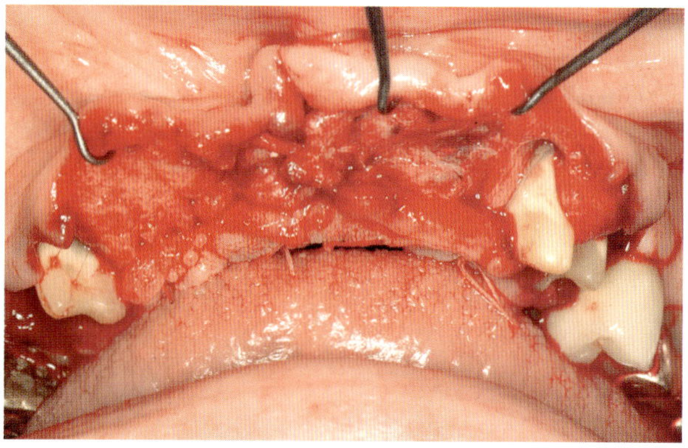

图4-147 从腭侧取带蒂骨膜结缔组织，并将其缝合于植骨区腭侧骨膜下行双层缝合术。

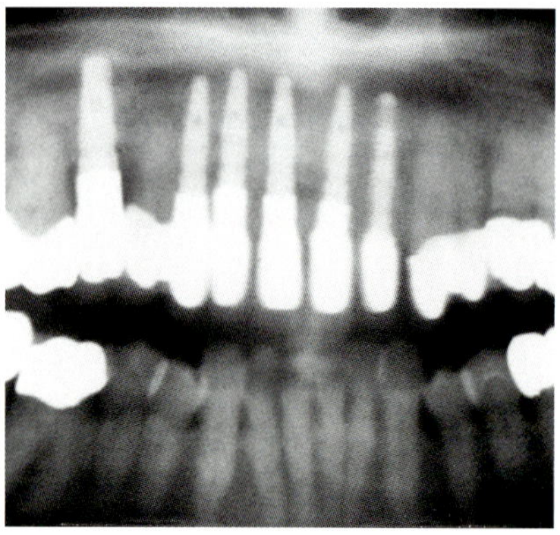

图4-148 曲面断层片示重新植入种植体，并于15位点加种了1颗种植体。

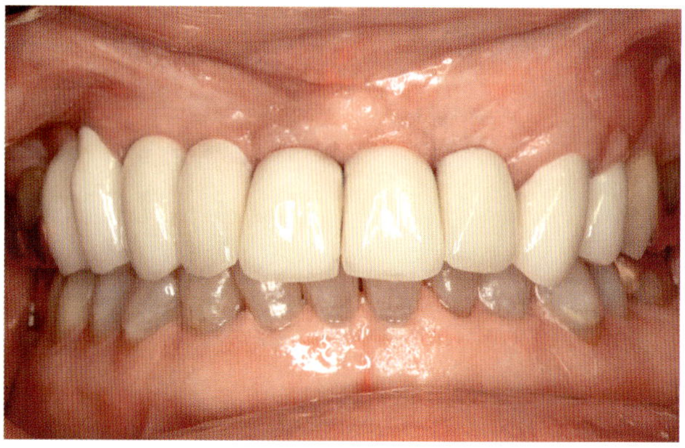

图4-149 重新修复后的情况。（图片来源：Prof Krennmair, Wels）

4.2 下颌前牙区单颗和多颗缺失

即刻种植

第一个病例（图4–150～图4–161）是一位89岁的患者，下颌余留两颗没有保留价值的尖牙，33重度牙周炎，并伴有毛细血管扩张性龈瘤。当拔除两颗尖牙翻起黏骨膜瓣后（图4–152），修整尖锐的骨嵴（图4–153）并在下颌的正中放置导向杆。鉴于骨质偏硬，在植入种植体前有必要先使用攻丝钻（图4–154和图4–155）。

下颌颏孔间区域植入种植体后（图4–156和图4–157），制作桥体修复体并即刻负荷（图4–158）[9,28]。5个月后，制作下颌悬臂桥（图4–159）。7年后的回访显示出稳定且令人满意的效果（图4–160和图4–161）。

第二个病例（图4–162～图4–176）是一位61岁的患者，其中31、41和42没有保留价值，43、44和45缺失。去除部分固定义齿后（图4–164），拔除31、41和42（图4–165）。对存留的部分固定义齿进行了重衬，并将其作为长期临时修复体（图4–166）。4周后，在经典钻孔导板的引导下植入种植体（图4–168～图4–171）。由于前牙拔牙窝没有形成足够的新骨，所以对种植体周围存在缺损的区域进行了骨增量（图4–172）。除31

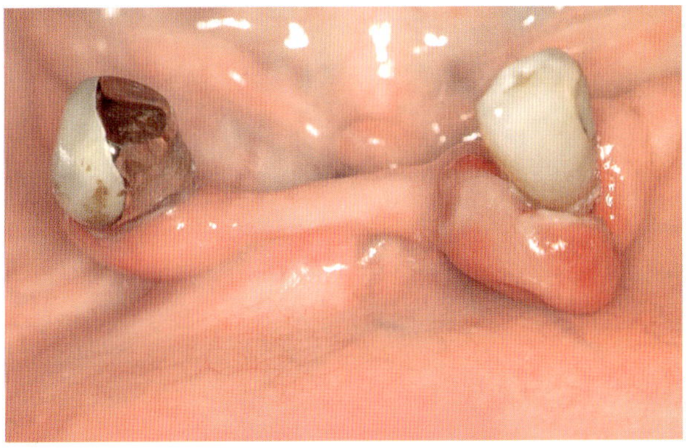

图4–150　患者A：没有保留价值的尖牙的口内情况。

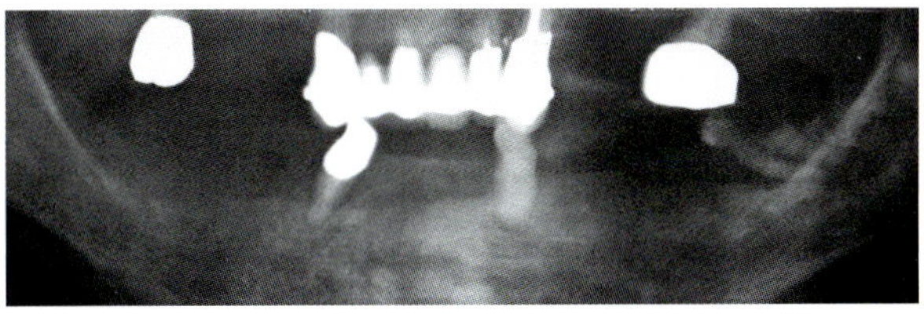

图4–151　曲面断层片示尖牙周围大量的牙槽骨丧失。

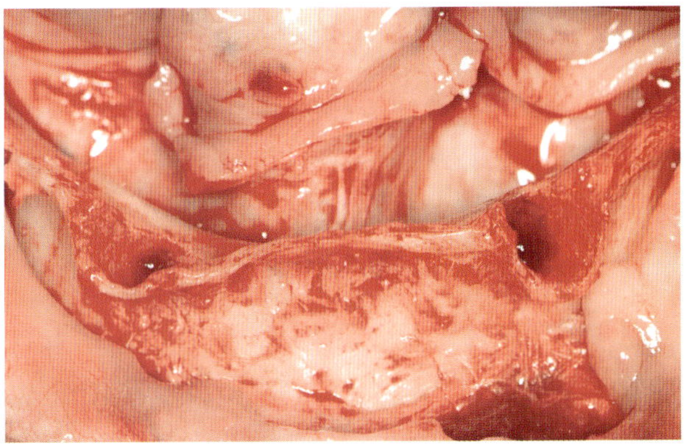

图4–152　口内照显示尖牙拔除后的情况及尖锐的牙槽骨嵴。

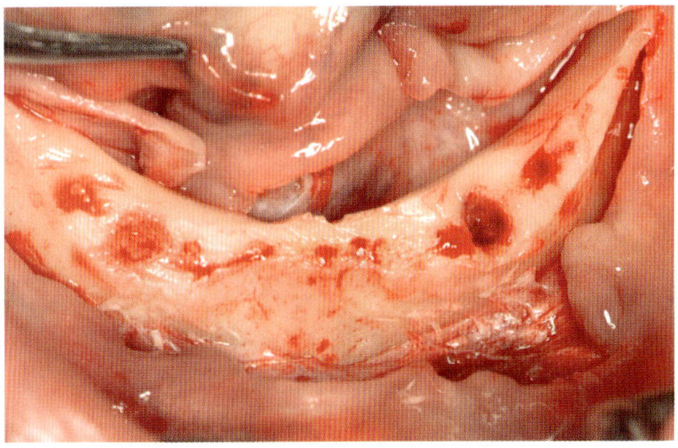

图4–153　去除骨嵴及平整骨表面后的情况。

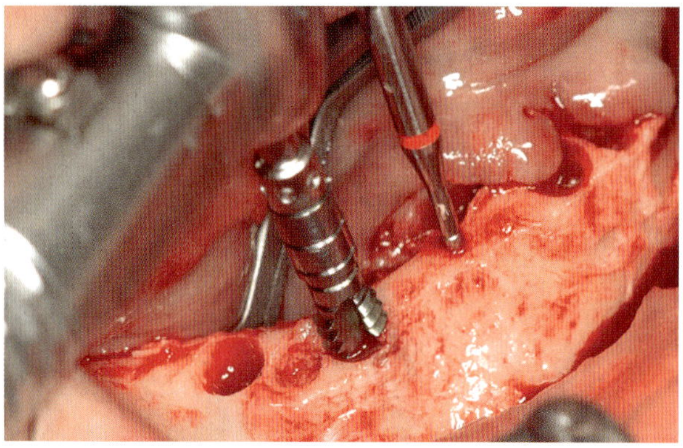

图4-154 骨密度为DⅠ类（Lekholm and Zarb）[9]，有必要使用攻丝钻。

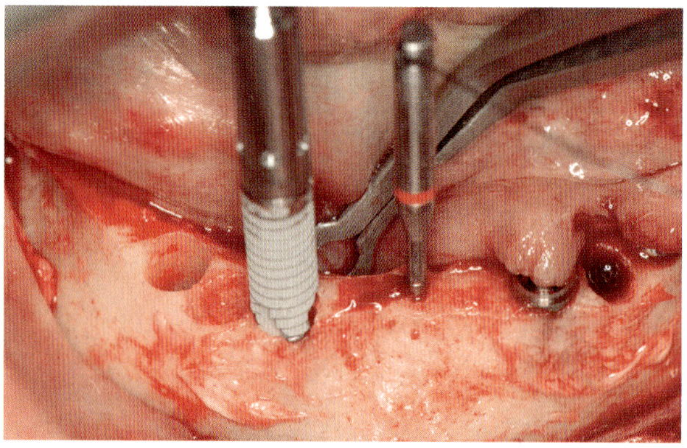

图4-155 种植机植入1颗Camlog种植体。

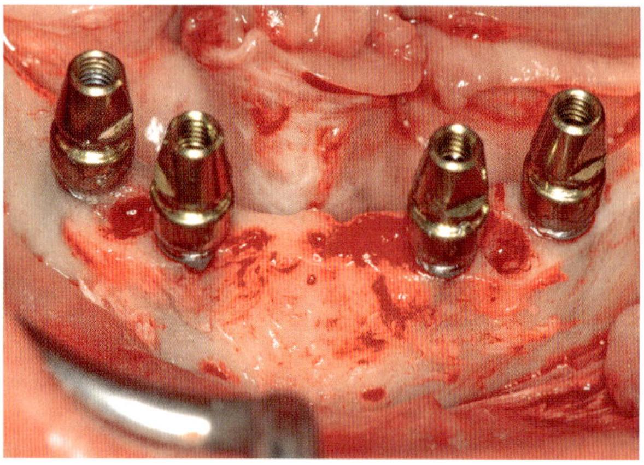

图4-156 4颗Camlog种植体全部植入。

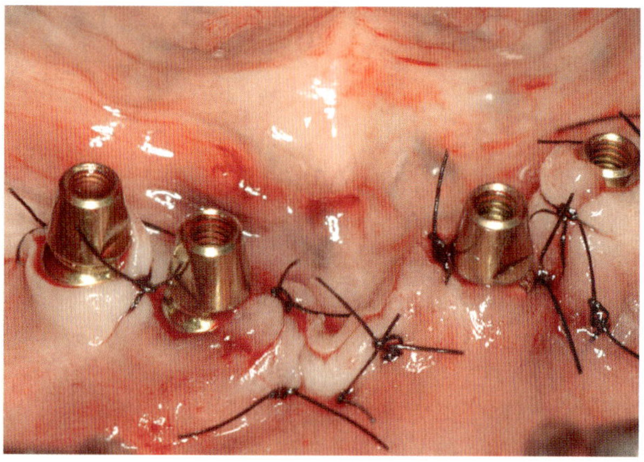

图4-157 初期缝合关闭后的情况。

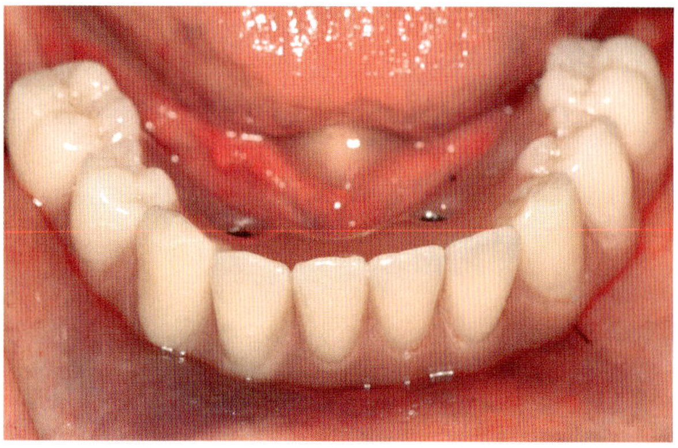

图4-158 即刻戴入的桥体修复体。（图片来源：Dr Fahrenholz, Vienna）

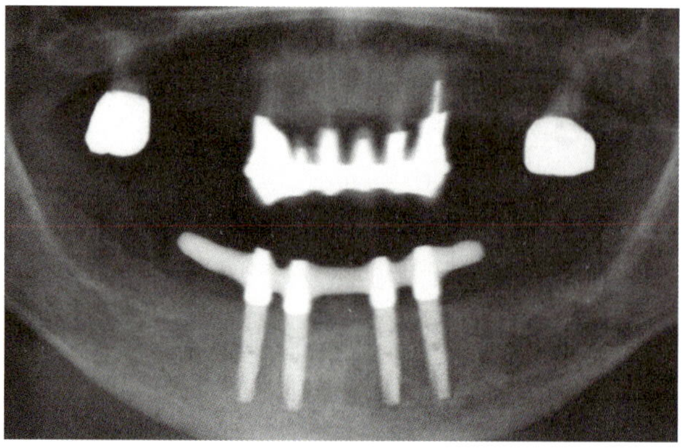

图4-159 曲面断层片示种植体植入5个月后的悬臂桥。

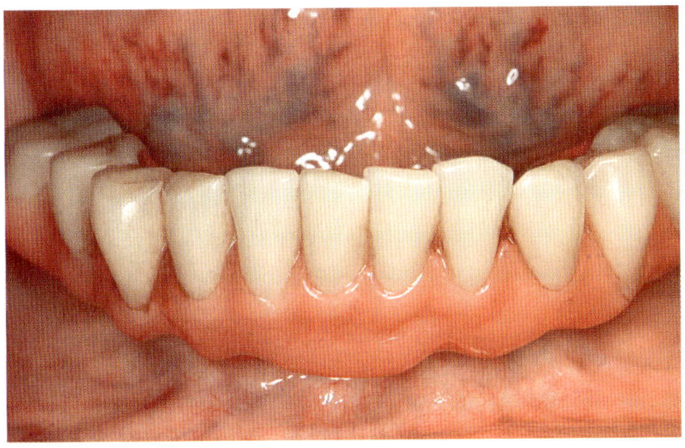

图4-160 7年后修复体的口内情况。

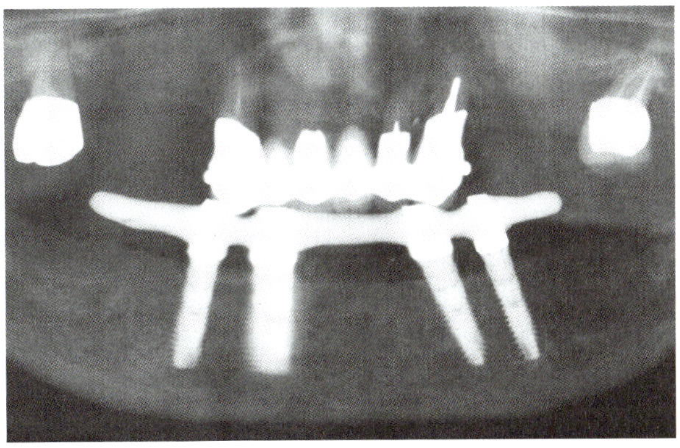

图4-161 曲面断层片示修复体使用7年后，没有发现明显的垂直向骨丧失。

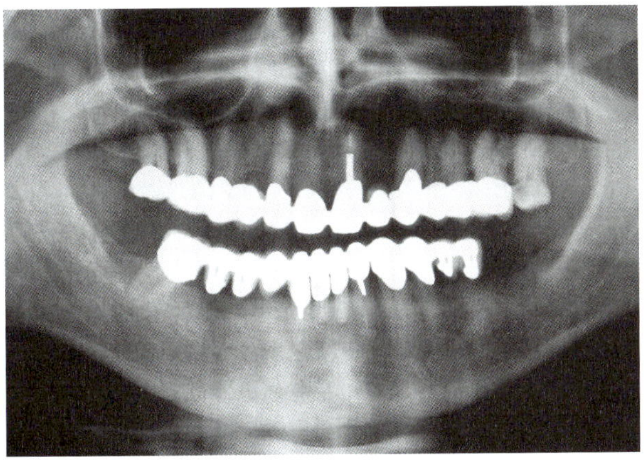

图4-162 患者B：曲面断层片示患者下颌需要进行牙列修复。

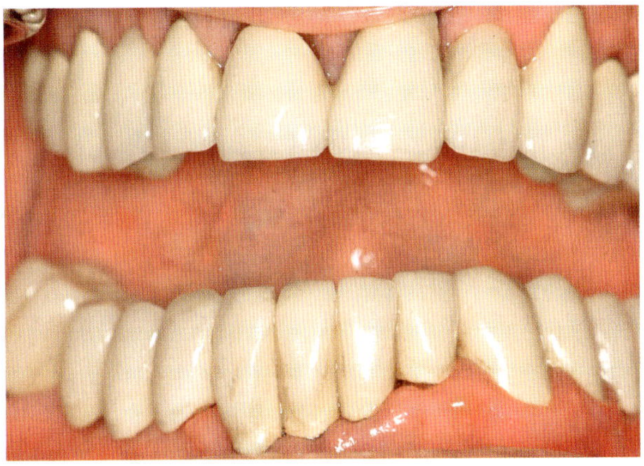

图4-163 患者初诊时上下颌烤瓷固定桥的口内状态。

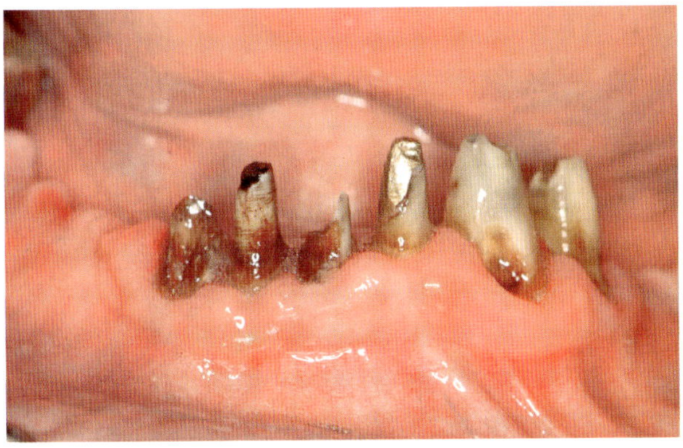

图4-164 拆除固定义齿后下颌的情况。

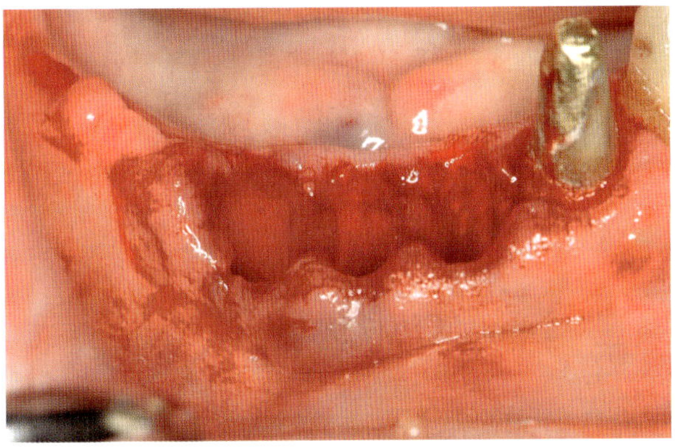

图4-165 拔除31、41和42。

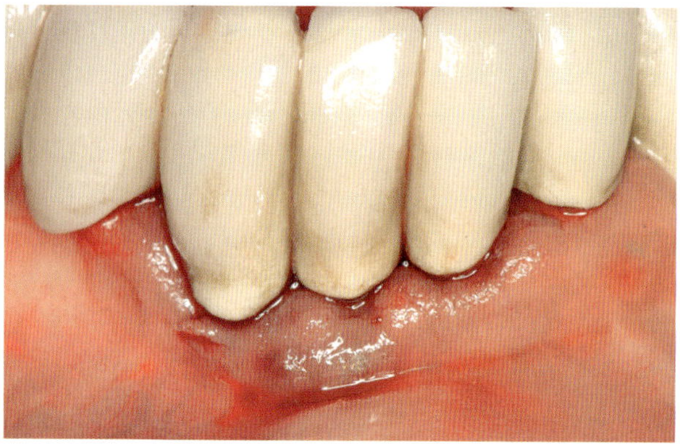

图4-166 将现有的固定桥进行重衬，并将其作为长期临时修复体。

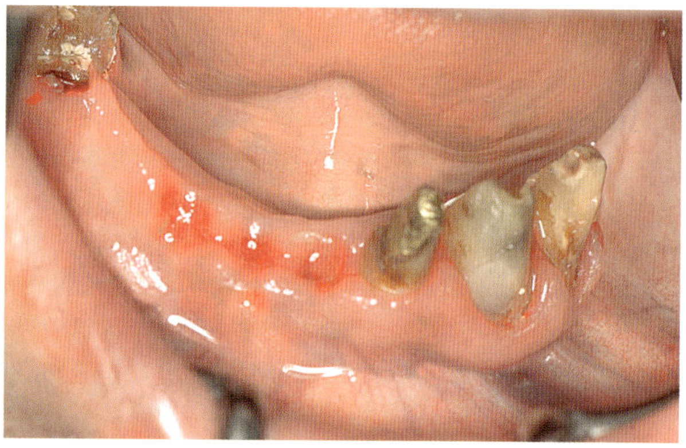

图4-167 4周后拔牙窝的愈合及种植前情况。

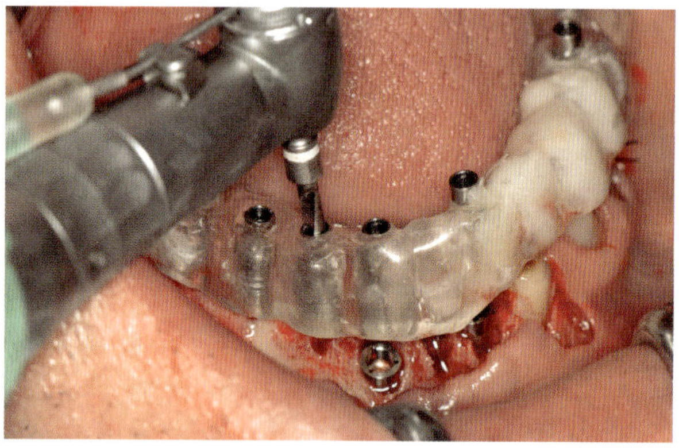

图4-168 使用经典的种植导板引导先锋钻。

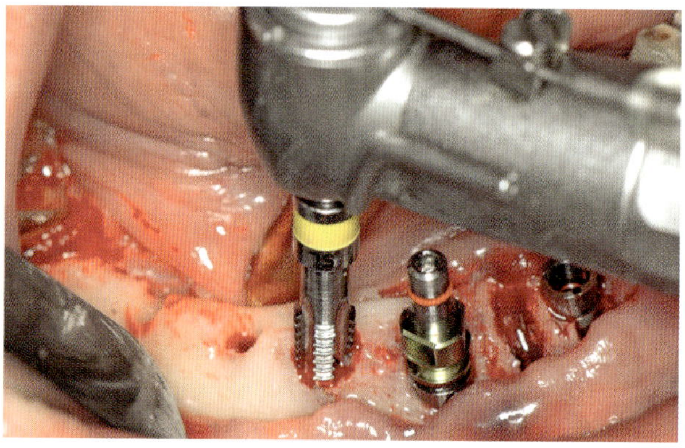

图4-169 骨密度为DⅠ类[9]的情况需要使用攻丝钻。

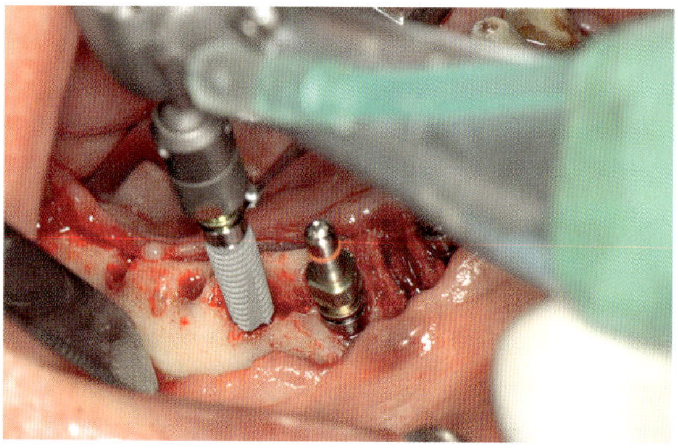

图4-170 在43位点植入种植体。

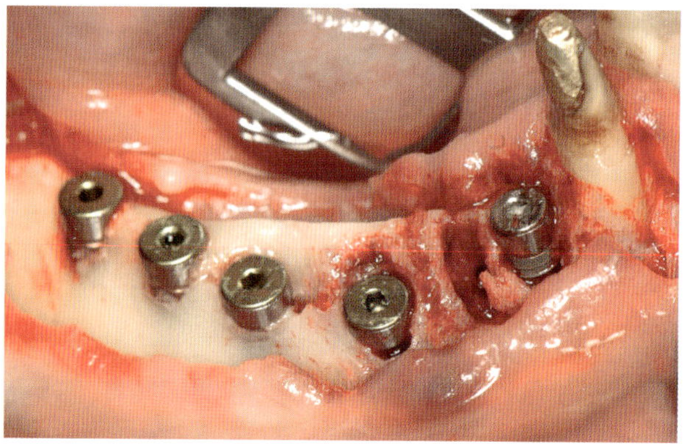

图4-171 上愈合螺钉后的5颗种植体。

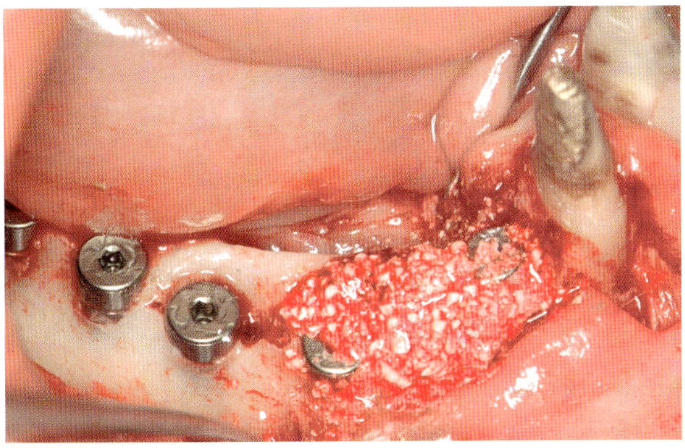

图4-172 对缺损区进行骨增量。

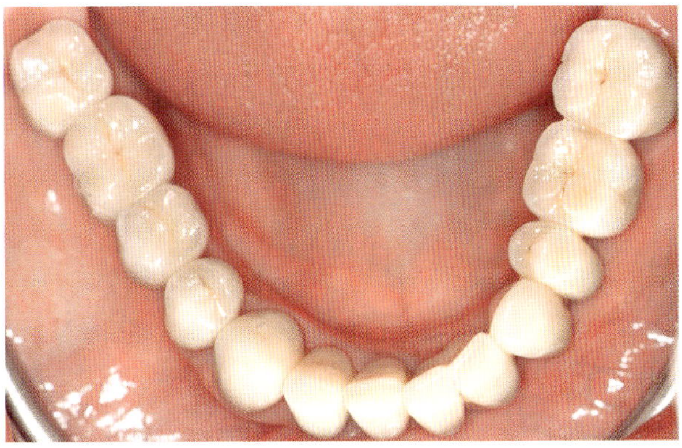

图4-173 下颌完成治疗后的情况：除31外，利用植入的8颗种植体及天然牙制作牙冠后恢复牙列。（图片来源：Dr Fahrenholz, Vienna）

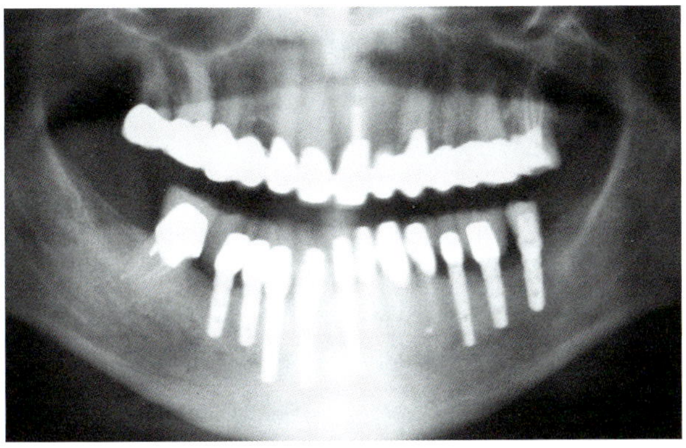

图4-174 曲面断层片示3个月后完成种植体支持的修复。

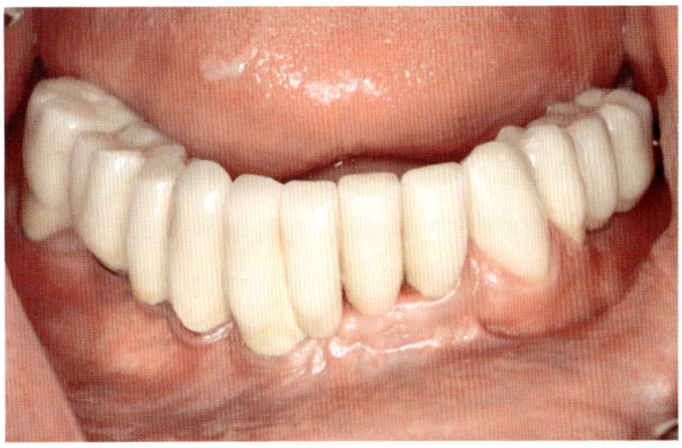

图4-175 7年后的随访显示稳定的美学效果。

外，利用植入的8颗种植体及天然牙制作牙冠后恢复牙列，完成下颌的修复（图4-173）。术后的曲面断层片示8颗种植体植入效果令人满意（图4-174）。7年后的随访显示美学效果稳定且没有发生种植体周围骨丧失（图4-175和图4-176）。

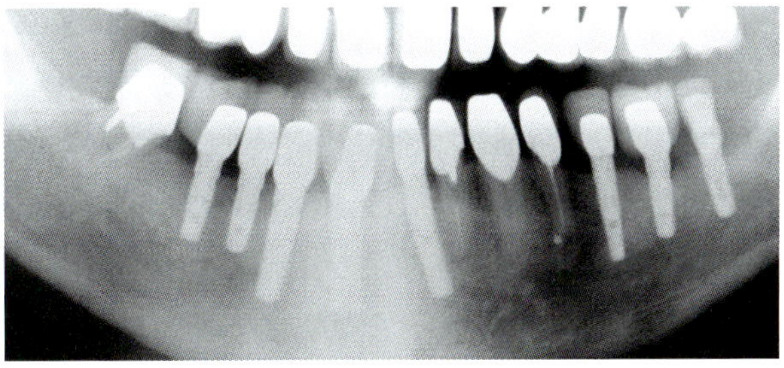

图4-176 7年后随访的曲面断层片示没有明显的种植体周围骨吸收。

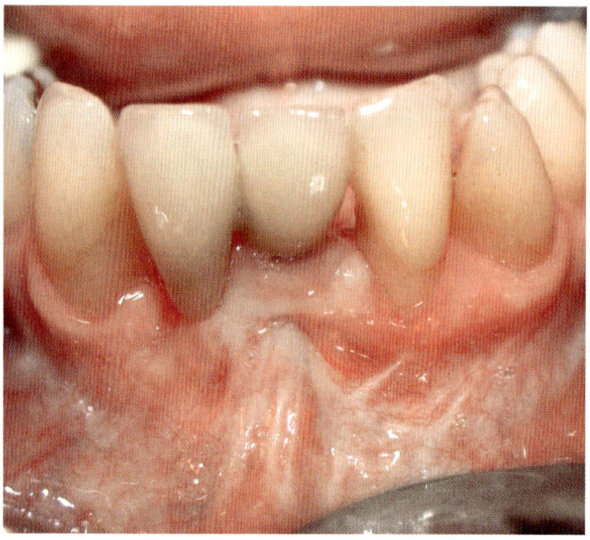

图4-177 患者C：41外伤失牙后马里兰桥修复的口内照。

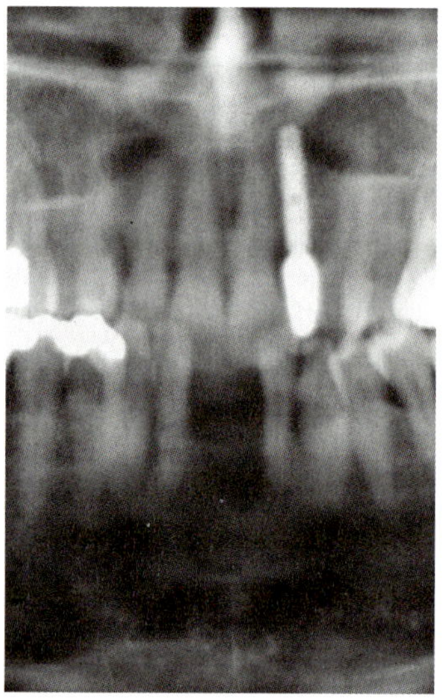

图4-178 曲面断层片示41外伤缺失后局部的骨缺损。

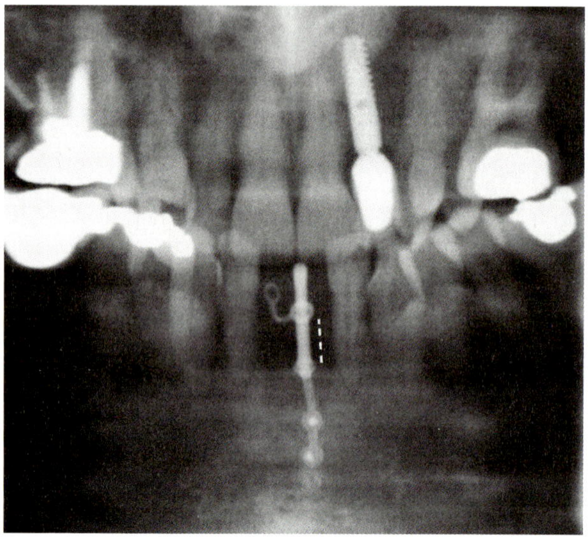

图4-179 曲面断层片示两个分离板之间不错的距离（白色虚线所示）。

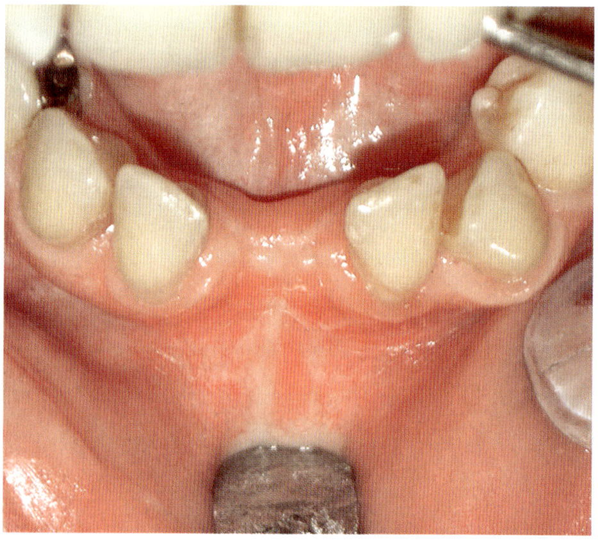

图4-180 去除上部牵张装置黏膜愈合后的口内状态。

牵张成骨（Ⅱ类骨）

由于下颌骨前部大多非常狭窄且表现为两块皮质骨薄片（DⅠ类根据Lekholm和Zarb的研究）[29]，所以很难在此区域进行牵张成骨术。

我们将展示第三个病例是一位27岁的患者41因创伤缺失的病例（图4-177～图4-181）。曲面断层片示有骨缺损（图4-178），同时用牵张装置（Stryker Leibinger）进行了手术[30]。螺钉的上部移动了几毫米，就会得到一个可预期性的结果（图4-179）。上颌钛板丧失，黏膜缺损完全愈合后，从临床方面可以获得相同的结果（图4-180）。简单的重新打开揭示了灾难性的结果（图4-181）。这个例子表明，一个好的方法使用一个优秀的设备的错误指示可能会以灾难性的结束。有关此病例的修复，请参见图4-208～图4-218。

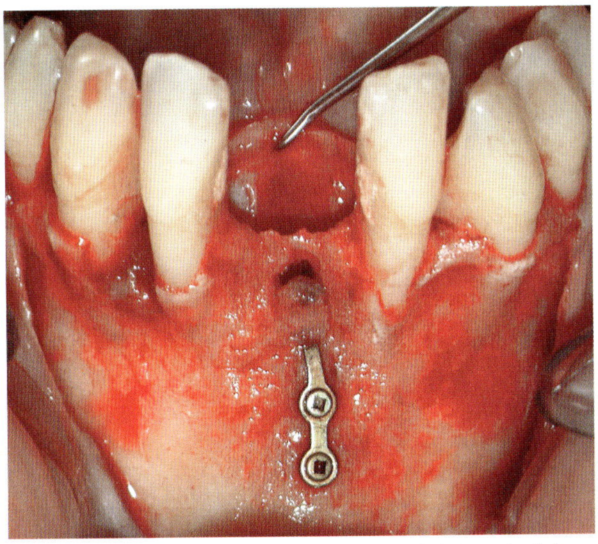

图4-181 只留有下部牵张装置，牙槽嵴发生了部分坏死并较之前更少了。

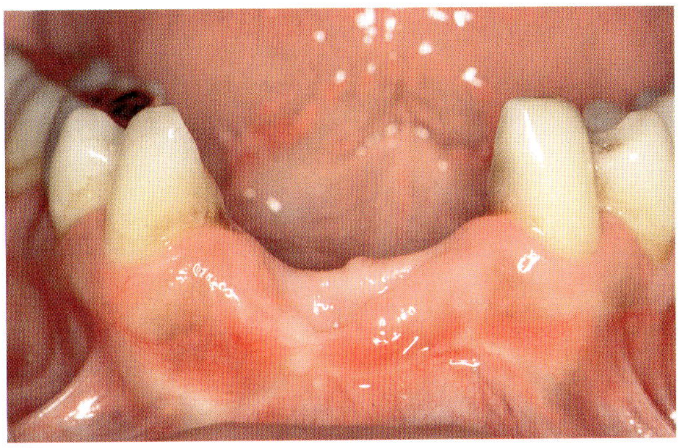

图4-182 患者D：4颗切牙缺失后牙槽嵴有明显的骨缺损。

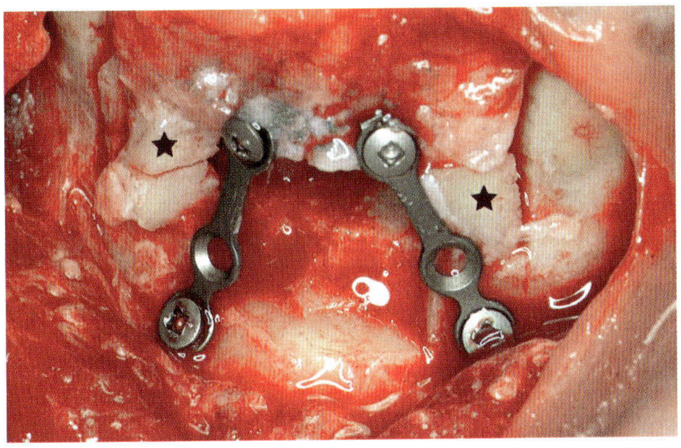

图4-183 箱状截骨并向上移动带蒂牙槽嵴，使用2块微型钛板和4颗螺钉进行固定，并植入2块从颏部获得的游离皮质骨块（★）。

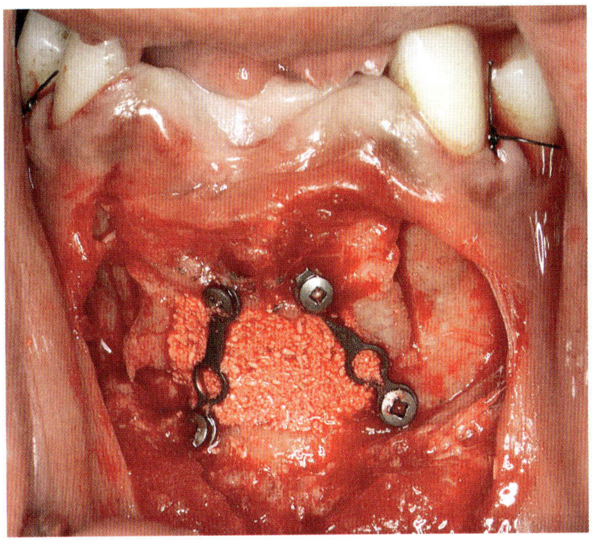

图4-184 使用Algisorb颗粒充填缺损后。

带蒂三明治成形术（PSP）（Ⅲ类骨）

1. 垂直PSP

另一种血管化良好的骨牵张方法（Ⅱ类）是下颌骨前部的垂直PSP（Ⅲ类），适用于多于一个牙位的缺损，例如这位42岁的患者缺失4颗切牙的情况（图4-182～图4-190）。采用箱状截骨并向上移动带蒂骨块，使用2块微型钛板和4颗螺钉进行固定，并植入2块从颏部获得的游离皮质骨块，以防止带蒂骨块下移（图4-183）。周围间隙使用骨粉进行充填（图4-184）。愈合完成后（图4-186）可以看到血管化良好的移植骨块（图4-187），随后在32和42位点植入2颗种植体（图4-188）。7年后的随访曲面断层片示移植骨形态稳定，没有发生明显的种植体周围骨丧失，在缺损区有钙化良好的新骨形成（图4-189），以及良好的美学效果（图4-190）。

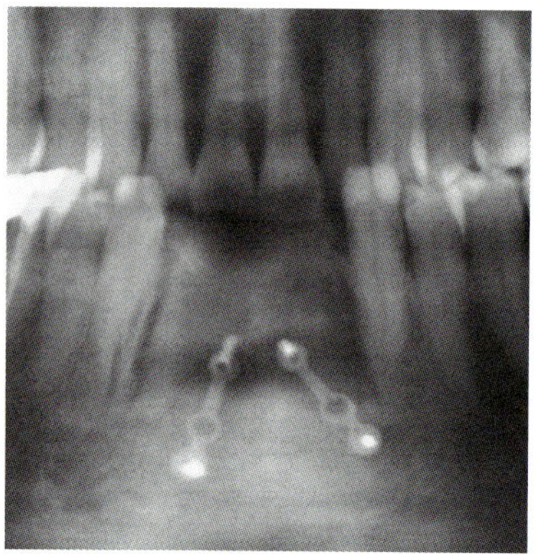

图4-185 术后曲面断层片示充填Algisorb颗粒的区域阻射不明显。

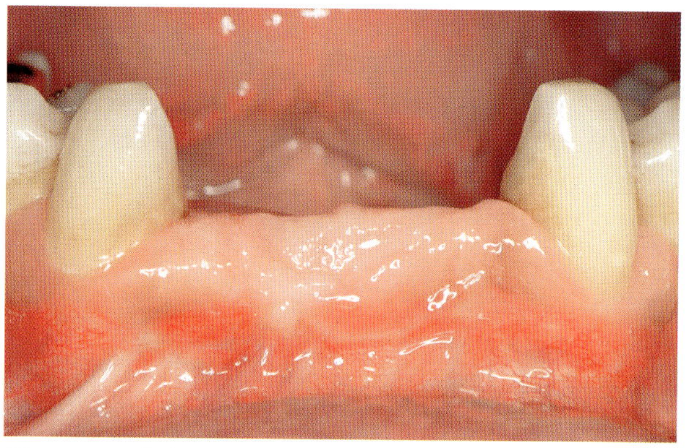

图4-186 愈合后可见形态良好的增高牙槽嵴。

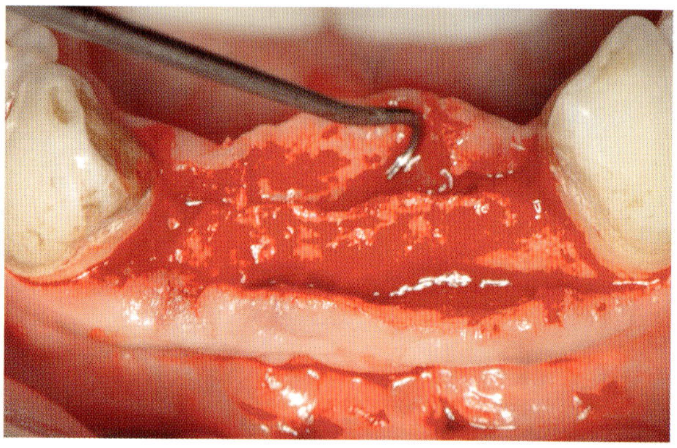

图4-187 种植区翻瓣后可见血管化良好的移植骨块。

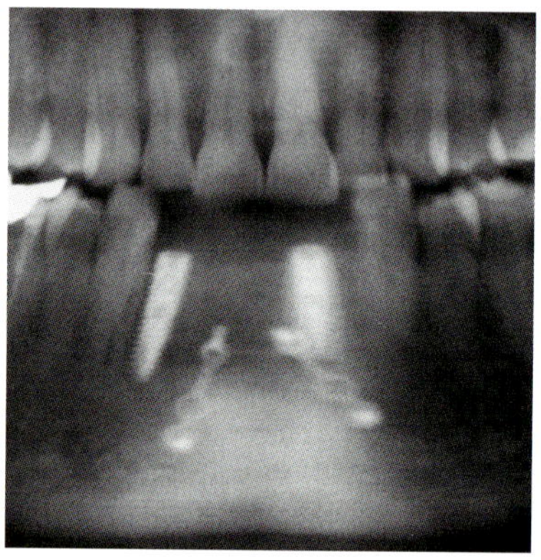

图4-188 曲面断层片示2颗种植体植入后。

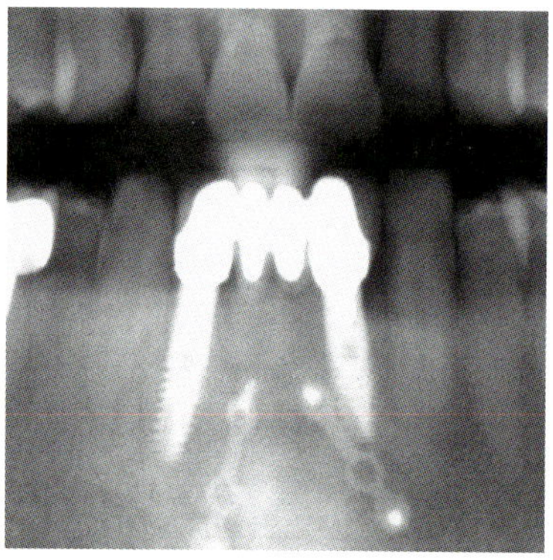

图4-189 7年后随访曲面断层片示移植骨块未发生吸收，种植体周围没有明显骨丧失，骨缺损区有钙化良好的新骨形成。

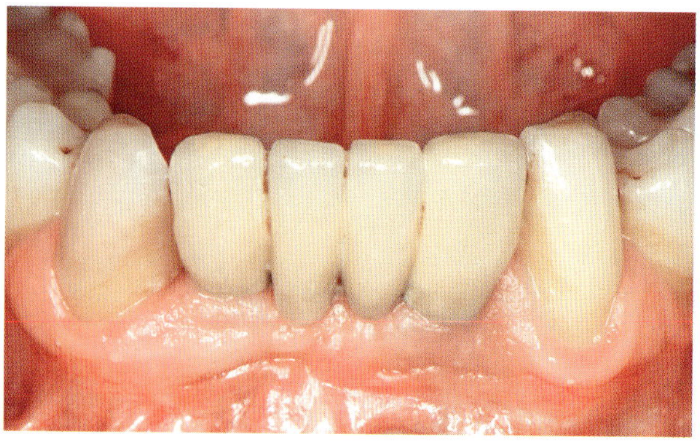

图4-190 7年后随访口内照显示2颗种植体及两个桥体周围的牙龈状况令人满意。

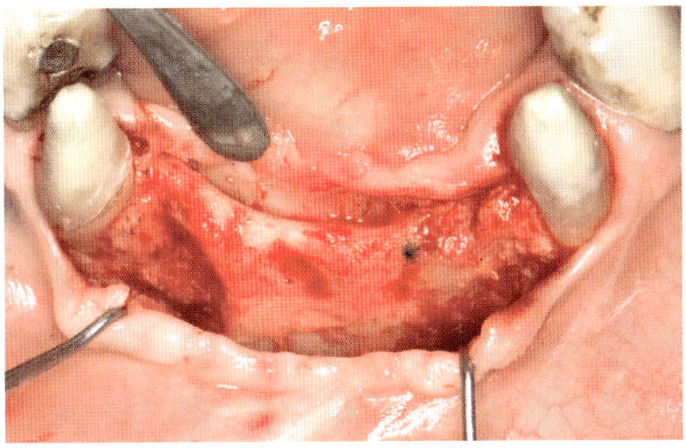
图4-191 患者E：颊侧完全翻开黏骨膜瓣的情况，下颌4颗切牙缺失，牙槽嵴顶菲薄，仅舌侧牙槽嵴吸收较少（后续阶段见图4-192～图4-207）。

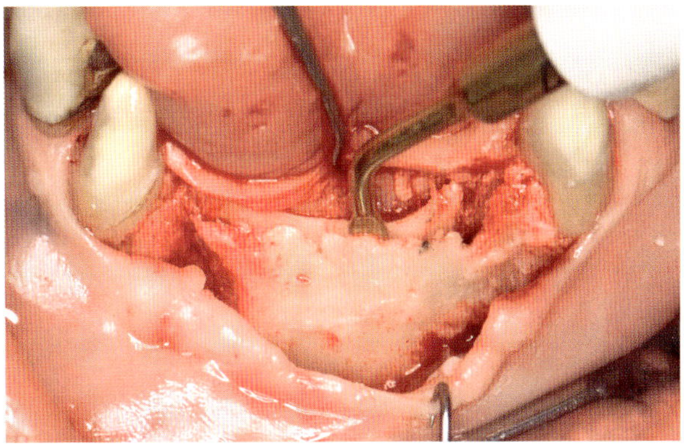
图4-192 首先用超声骨刀沿着非常薄的牙槽嵴切开骨。

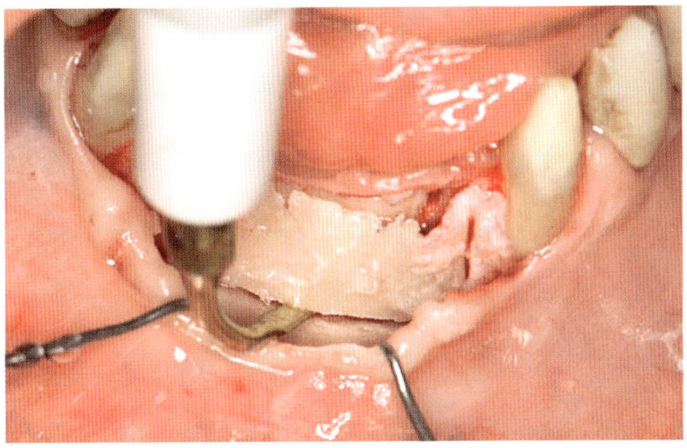
图4-193 第四次截骨非常重要。水平截骨也用超声骨刀进行。

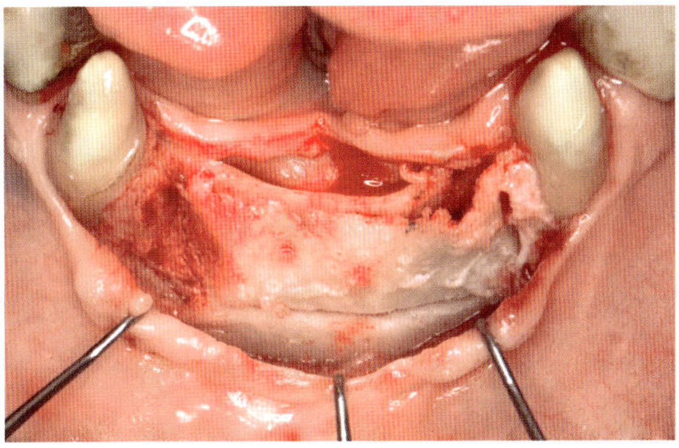
图4-194 4次截骨术后情况。

2. 两步法水平PSP

两步法水平PSP是一种理想的方法，可在不损伤血管的前提下，扩大下颌骨前部狭窄的牙槽嵴。另外，与传统的骨劈开和Onlay植骨相比，PSP的方法也没有出现过明显的吸收。图4-191～图4-207是一位43岁患者的手术过程，该患者4颗下颌切牙全部缺失，并伴有明显的骨质缺失，导致牙槽嵴非常薄（图4-191）。第一次手术中，在舌侧只翻开了很少的黏膜，但在颊侧进行了大量的翻瓣。首先，我们用Vercellotti超声骨刀沿着牙槽嵴切开骨[31]（图4-192）。然后对这些截骨线进行再次垂直切割和水平切割，以确保皮质骨在第二次手术中发生骨折（图4-193）。图4-194为4次截骨手术后的最终情况，曲面断层片示截骨线，尤其是水平截骨线（图4-195）。10天后拆线，愈合状况良好（图4-196）。第二次手术在35天后进行。重要的是颊侧黏骨膜不能从颊侧皮质骨上翻开，以确保这段骨段的血

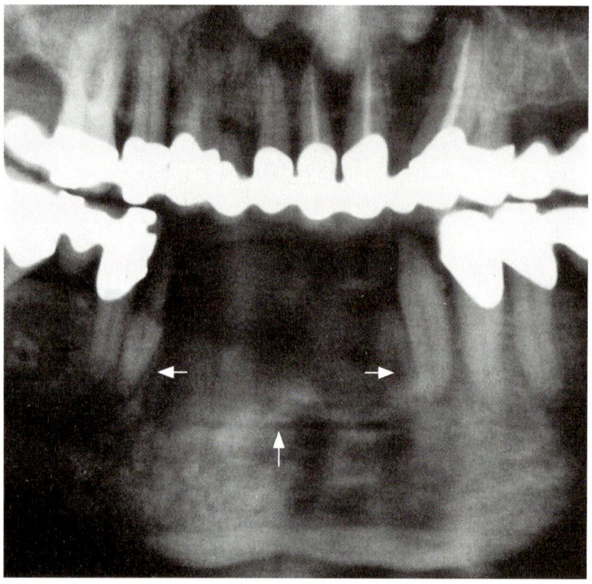

图4-195 截骨后曲面断层片（箭头所示）。

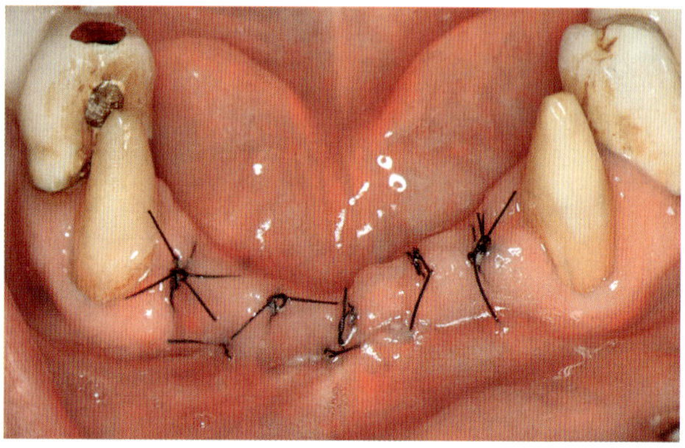

图4-196 10天后拆线前伤口愈合情况。

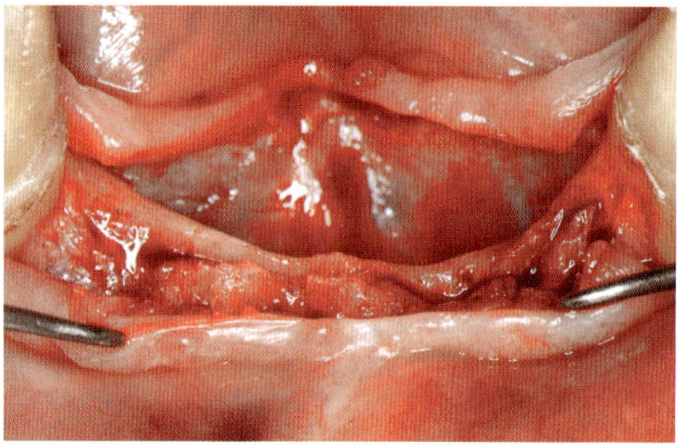

图4-197 翻起舌侧黏骨膜瓣，使其能无张力闭合。

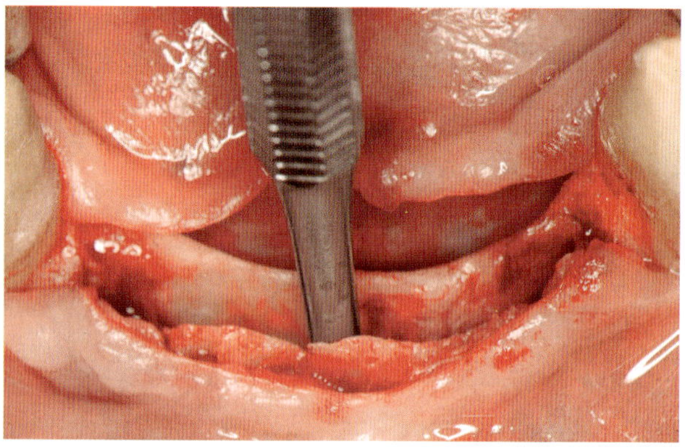

图4-198 用骨凿扩大截骨范围。

管不受干扰，这段骨将被进行截骨。为了实现无张力伤口闭合，必须从舌黏膜大量翻瓣（图4-197）。用不同的凿子移动颊皮质骨段，并向颊部移动（图4-198）。植入4颗3.8mm×15mm的Xive（Dentsply Friadent）种植体（图4-199）。间隙内充填Algisorb颗粒（图4-200），翻舌侧黏骨膜后进行一期无张力缝合。曲面断层片示4颗种植体的位置令人满意（图4-201）。10天后，图4-202示拆线前创面的愈合情况。10个月后，二期暴露种植体，最后进行单冠修复（图4-203和图4-204）。从图片中可见，颊侧种植体周围的黏骨膜非常短，所以进行Pichler前庭沟成形术来扩大颊侧附着龈[32]。图4-205为Pichler成形术后25天的情况。6年后的临床照片示Pichler成形术后两步法水平PSP的良好效果，附着龈量也很充足（图4-206）。应该注意的是，颊侧的皮质骨根本没有

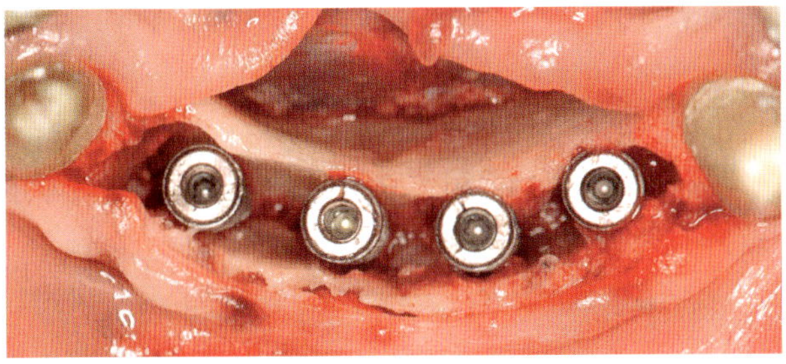

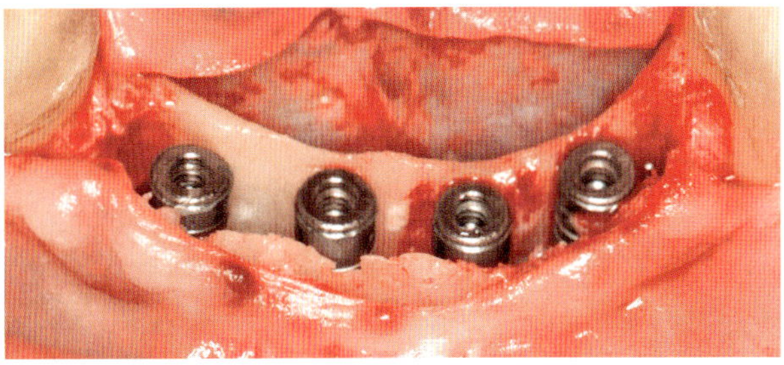

图4-199 植入4颗3.8mm × 15mm的Xive（Dentsply Friadent）种植体后。

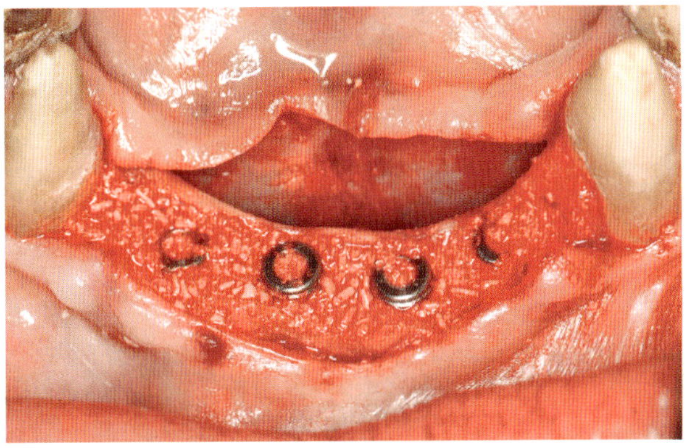

图4-200 用Algisorb颗粒充填骨间隙。

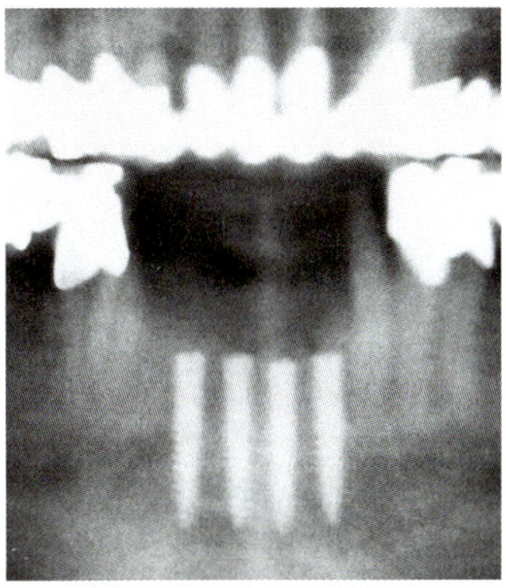

图4-201 曲面断层片示4颗种植体的位置良好。

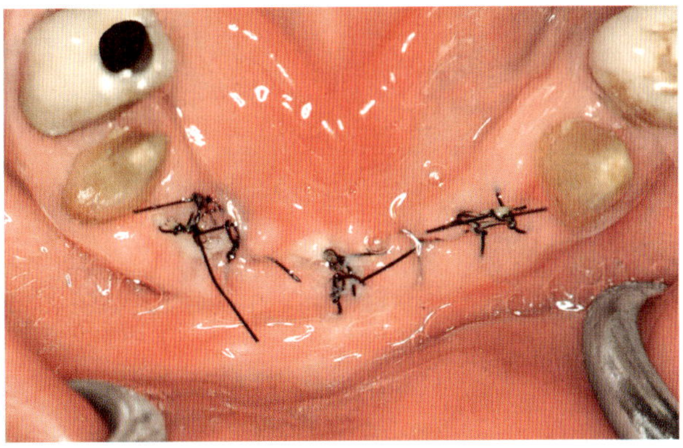

图4-202 术后10天，创面愈合，拆线。

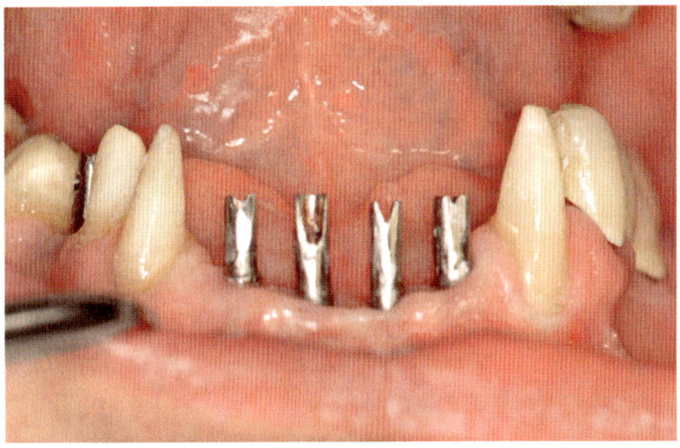

图4-203 10个月后种植体植入良好。

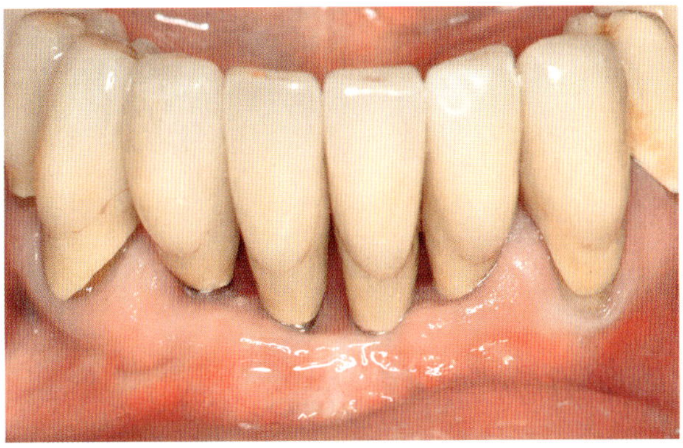

图4-204 10个月后的临床效果令人满意，但颊侧种植体周围黏膜有轻微紧绷，前庭沟过浅，故决定行Pichler前庭沟成形术。

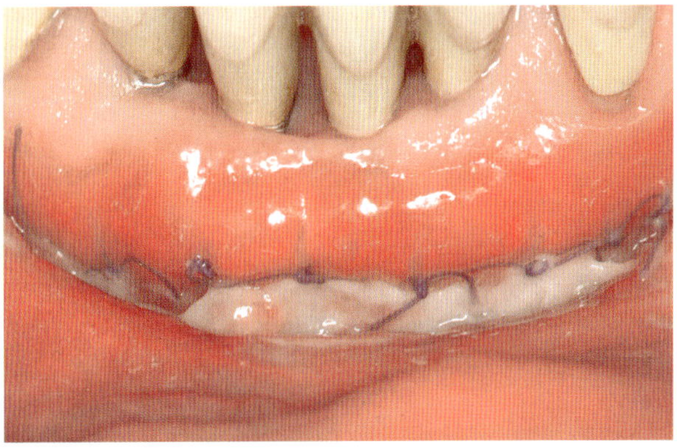

图4-205 Pichler前庭沟成形术，可吸收缝线缝合25天后的情况。开放性伤口上覆盖着患者自己的纤维蛋白。

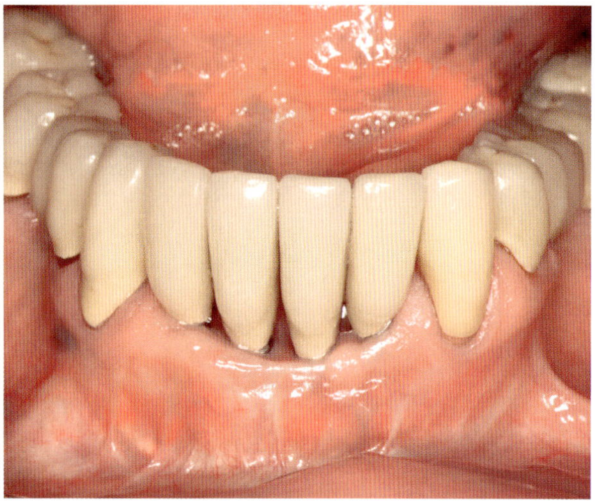

图4-206 6年后效果稳定，种植体周围附着龈良好、前庭沟足够深。

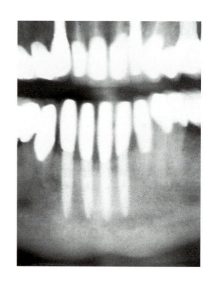

图4-207 曲面断层片示6年后无种植体周围骨丧失。

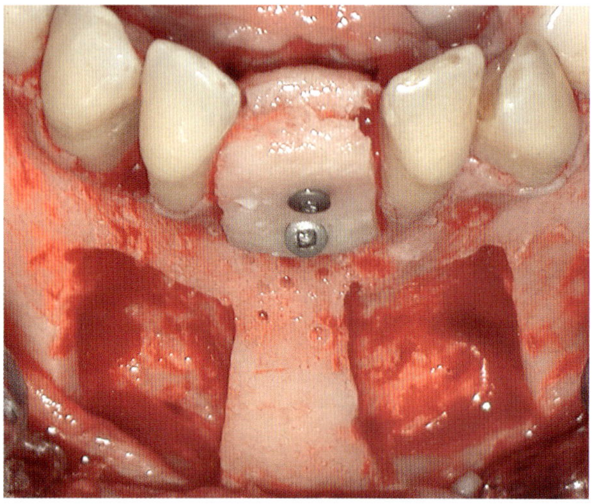

图4-208 患者C：去除Chin Lead牵张成骨装置后（图4-177～图4-181同一患者），将两块颏部获得的单层皮质骨如三明治样置于两侧邻牙之间，并用微型螺钉固定（后续阶段见图4-209～图4-218）。

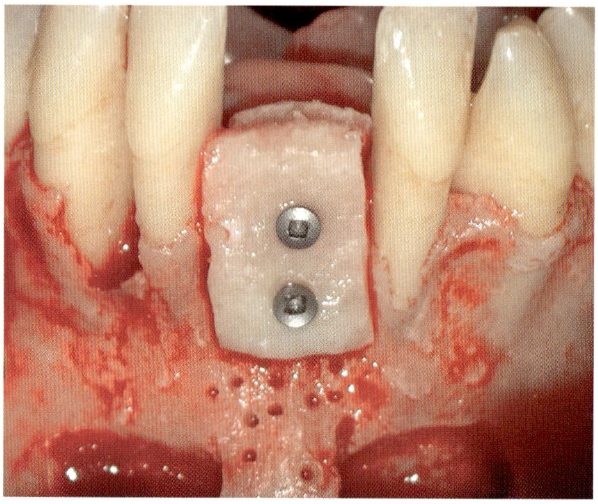

图4-209 颊面观。

被再吸收，这也是6年后曲面断层片所证实的（图4-207）。

Onlay植骨（Va类骨）

如图4-181所示的之前的病例，对于有巨大骨缺损的患者，除单块皮质骨移植外没有其他可行的方法（图4-208～图4-218）。

从颏部取两块单层皮质骨块，将其像三明治样置于两侧邻牙之间，并用微型螺钉固定（图4-208和图4-209）。周围缺损充填骨粉并用钛膜（Dentsply Friadent）覆盖（图4-210）。供体区同样用骨粉充填并覆盖可吸收胶原膜（图4-211）。由于情况复杂，待愈合6个月后再次打开术区（图4-212），去除微型螺钉（图4-213）并植入种植体（图4-214）。在治疗期间，患者的42发生脱落，但种植区愈合仍然很顺利（图4-215）。曲面

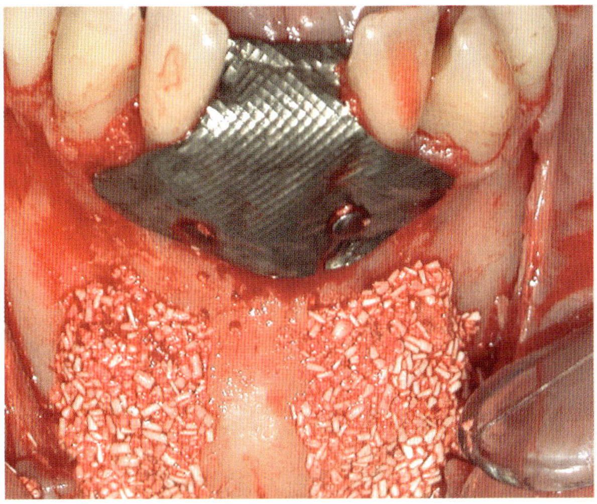

图4-210 周围缺损用骨粉充填并覆盖钛膜（Dentsply Friadent）。供体区骨粉充填。

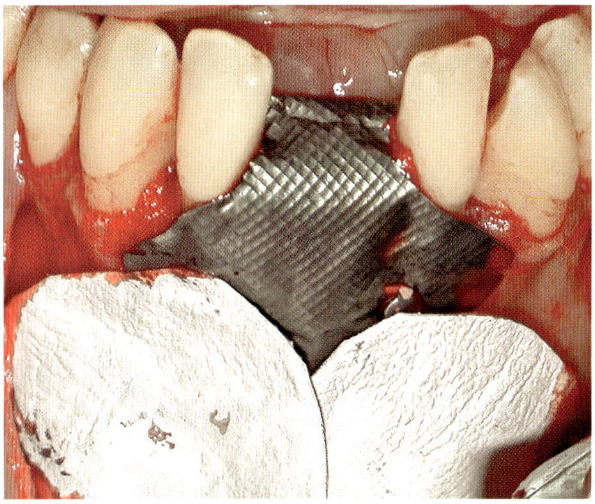

图4-211 将充填骨粉的供体区覆盖可吸收胶原膜。

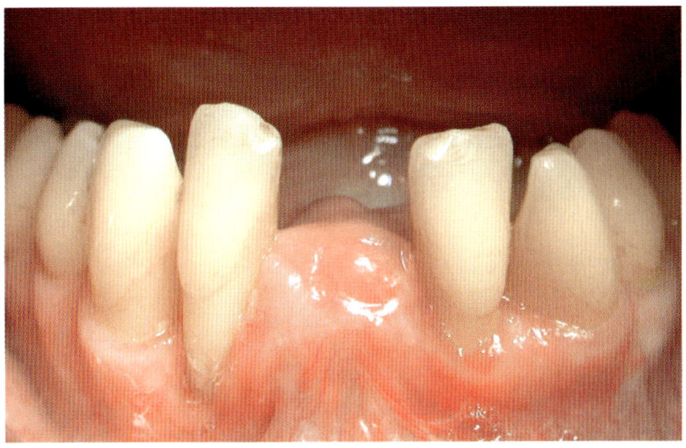

图4-212 6个月后的愈合情况。

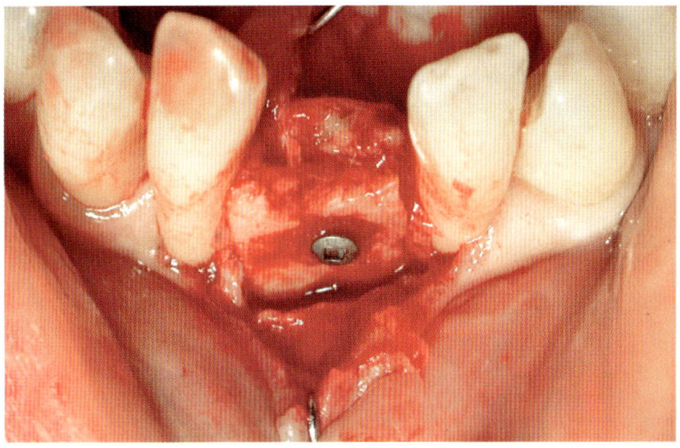

图4-213 6个月后再次打开术区拟去除微型螺钉并植入种植体。可见牙槽骨愈合良好。

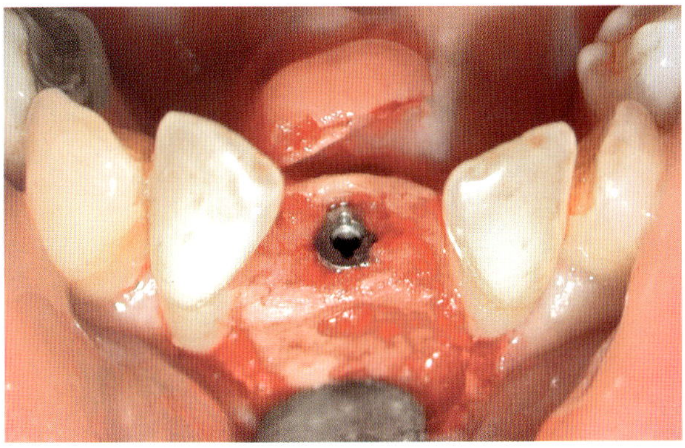

图4-214 去除微型螺钉并植入种植体后。

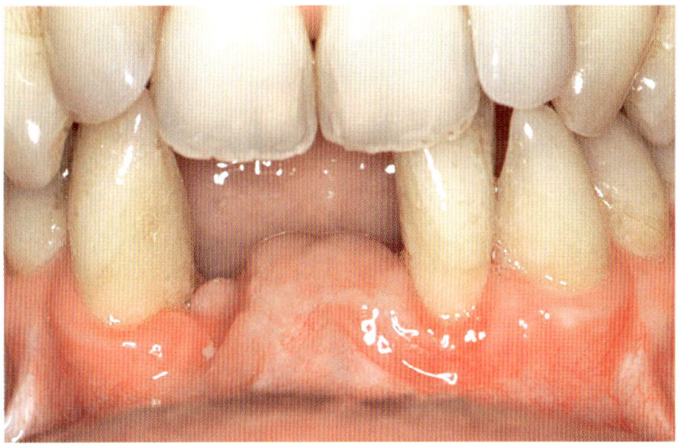

图4-215 在治疗期间患者42发生脱落，但可见术区仍然愈合良好。

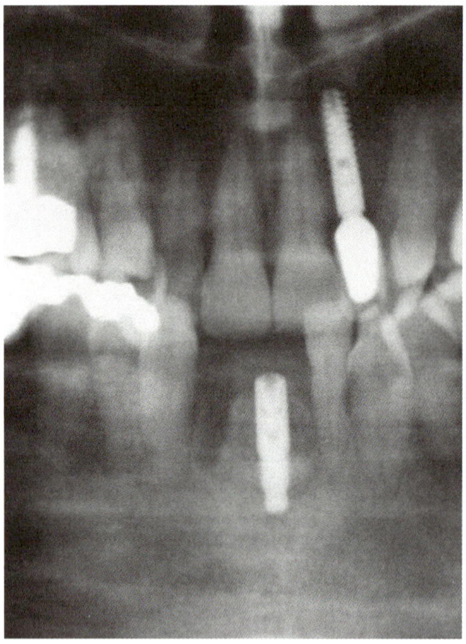
图4-216 曲面断层片示42缺失，种植体植入位置良好。

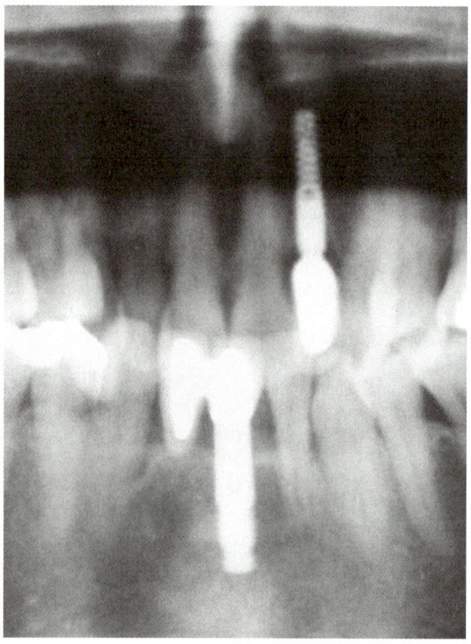
图4-217 8年后随访曲面断层片示种植体骨结合良好，并没有发生明显骨吸收。

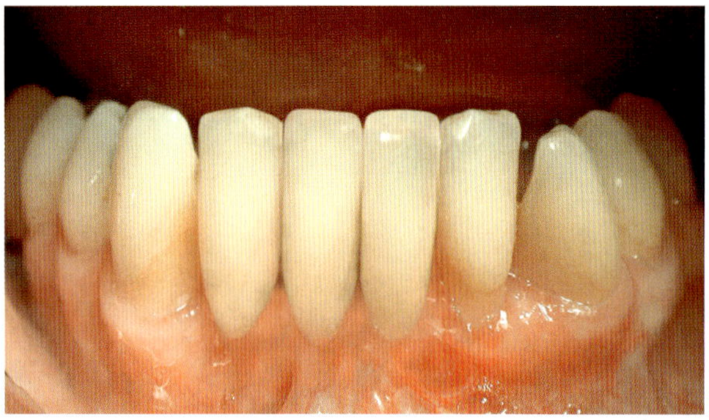
图4-218 8年后随访口内软组织情况。

断层片示种植体的植入位置良好（图4-216）。8年后的随访显示骨组织（图4-217）、软组织状况以及美学方面的结果均表现稳定（图4-218）。

4.3 上颌后牙区部分缺失

即刻种植

拔牙后，拔牙窝内应始终充满植骨材料，并用膜覆盖。即刻种植是充填拔牙窝的一种方式，在上颌区域有良好的效果[33]。当拔牙位置附近有缺失牙时，必须确定患者是希望采用传统的固定桥修复，还是更倾向于种植修复。如果选择种植体，则需要用CT来确定是否有足够的骨量，是否需要骨增量。

图4-219～图4-226是一位53岁的患者，14必须拔除，而15缺失（图4-219）。患者希望单冠治疗。拔除14，15位点翻瓣，植入Camlog种植体（图4-220）。种植体颊侧可见骨缺损，圆形种植体与14位点的卵圆形拔牙窝不完全吻合（图4-221）。缺损区充填了Algisorb颗粒（图4-222），在15位点有足够的骨量，在少量上颌窦内提升后充填Algisorb颗粒，用种植机植入Camlog种植体（图4-224）。两颗种植体均放置愈合基台。使用褥式缝合封闭种植体周围软组织（图4-223）。4年后的口内照见软组织情况良好（图4-225），4年后的X线片也显示没有种植体周围

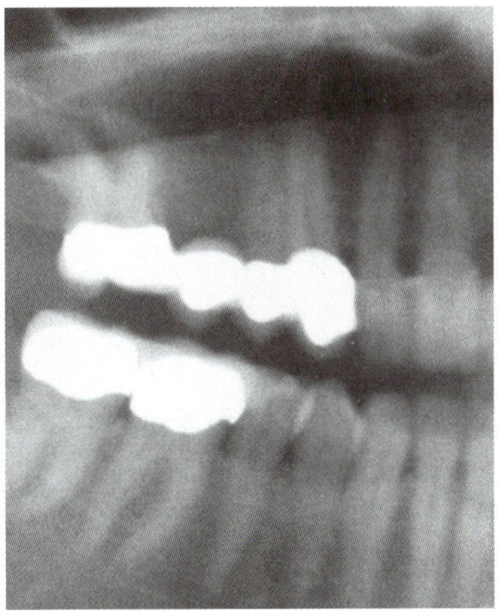

图4-219　患者A：拔牙前的曲面断层片（与图4-59～图4-90相同）（后续阶段见图4-220～图4-226）。

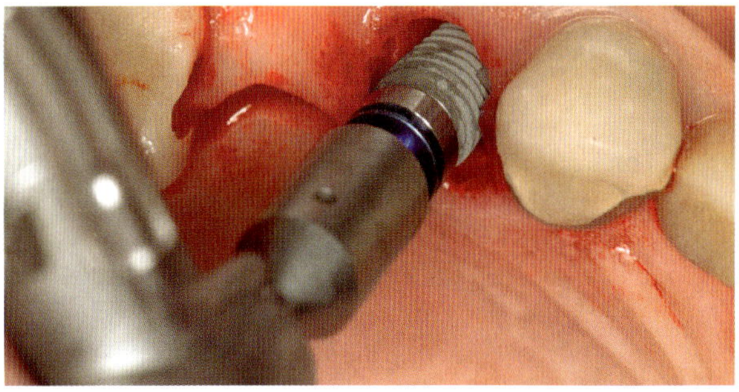

图4-220　种植机将Camlog种植体植入拔牙窝内。

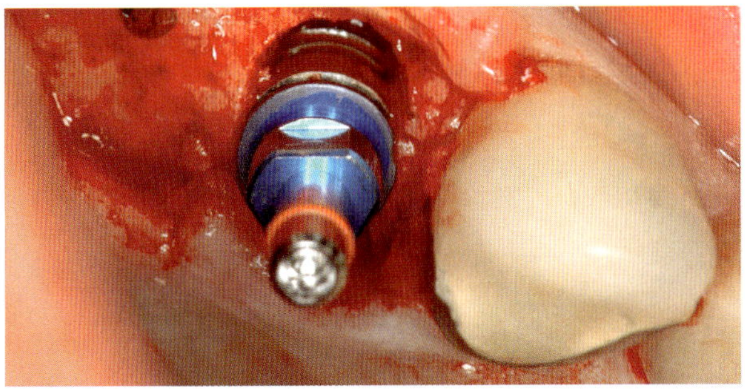

图4-221　由于卵圆形拔牙窝与圆形种植体不协调造成了颊侧的间隙。

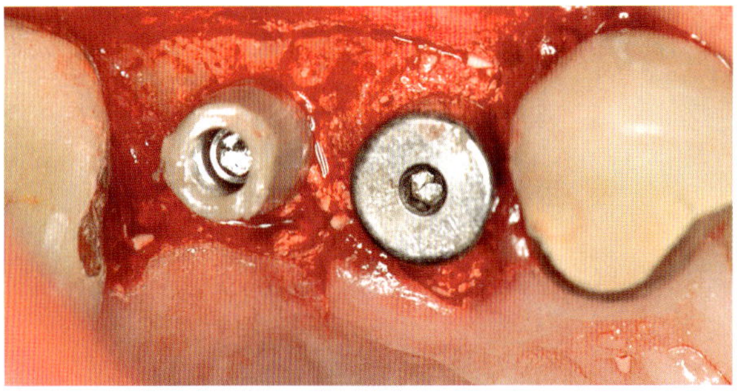

图4-222　14位点种植体周围间隙充填Algisorb颗粒，15位点植入种植体。

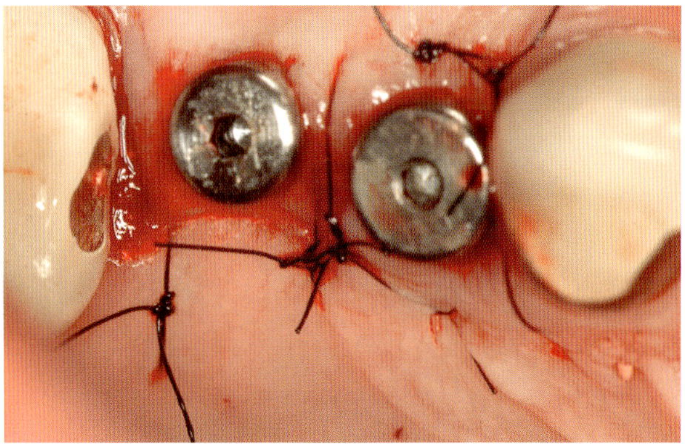
图4-223 上愈合基台后缝合。14周围的牙龈用褥式缝合法缝合。

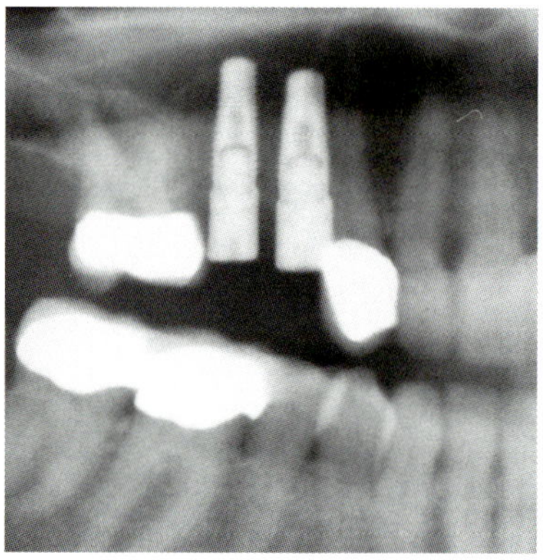
图4-224 术后曲面断层片，可见15位点轻微的上颌窦内提升。

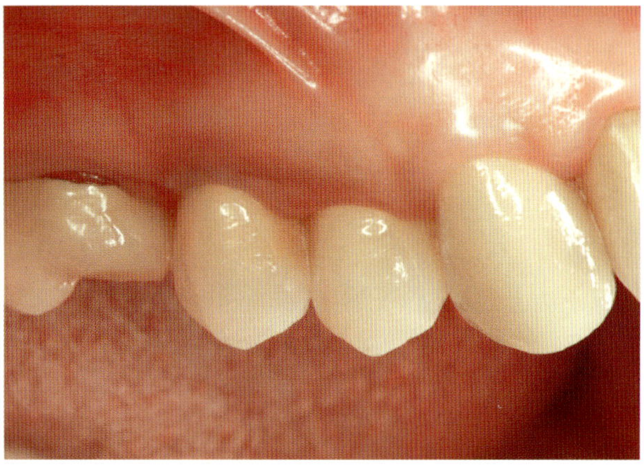
图4-225 4年后种植体周围黏膜状态良好。（图片来源：Prof Krennmair, Wels）

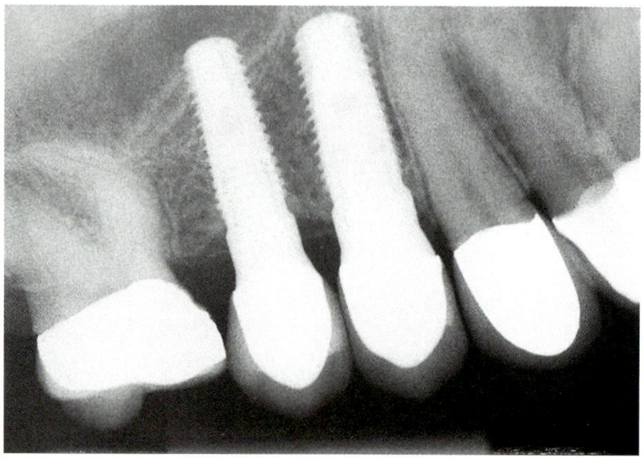
图4-226 4年后X线片示种植体周围未见骨吸收。

骨吸收（图4-226）。

第二个病例是一个因右上尖牙水平埋伏阻生拔除后形成的骨缺损的种植病例（图4-227～图4-230）。曲面断层片示尖牙埋伏阻生。缺牙区原为马里兰桥修复（图4-227）。从腭侧入路拔除埋伏牙，并行即刻种植。种植体尖端在骨内，有足够的初期稳定性（图4-228）。骨缺损区用Algisorb颗粒充填。由于有足够的初期稳定性，同期即刻临时修复（图4-229）。2年后，13位点种植体周围黏膜情况良好。但是，患者12和11却又都进行了牙冠修复（图4-230）。

牵张成骨（Ⅱ类骨）

在非常特定的情况下，有可能在外侧上颌间隙进行牵张成骨，骨宽度尚好但是垂直缺损[26]。图4-231～图4-243显示了一位40岁的患者，在失

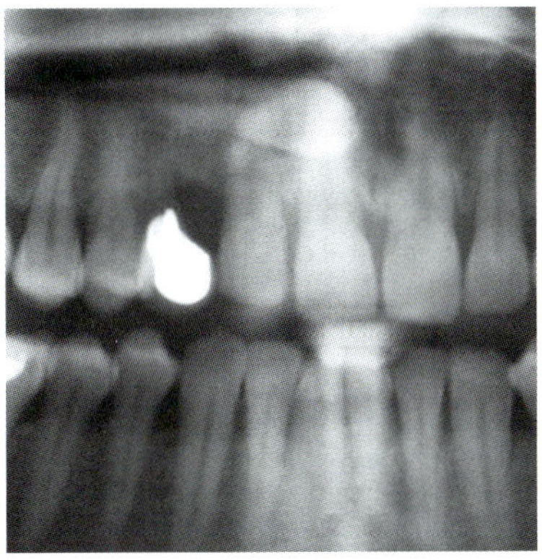

图4-227 患者B：曲面断层片示右上尖牙水平埋伏。缺隙处为马里兰桥（后续阶段见图4-228～图4-230）。

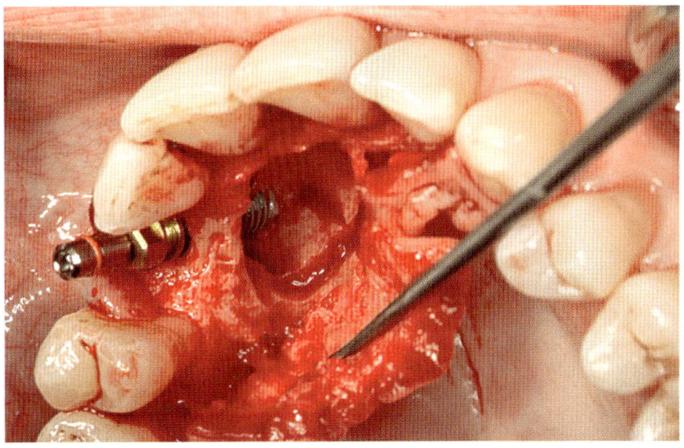

图4-228 拔除腭侧位尖牙并植入Camlog种植体的术中观。

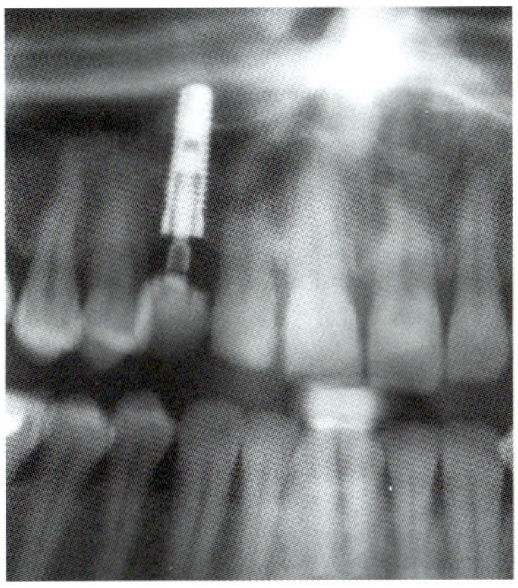

图4-229 临时冠戴入后的曲面断层片。

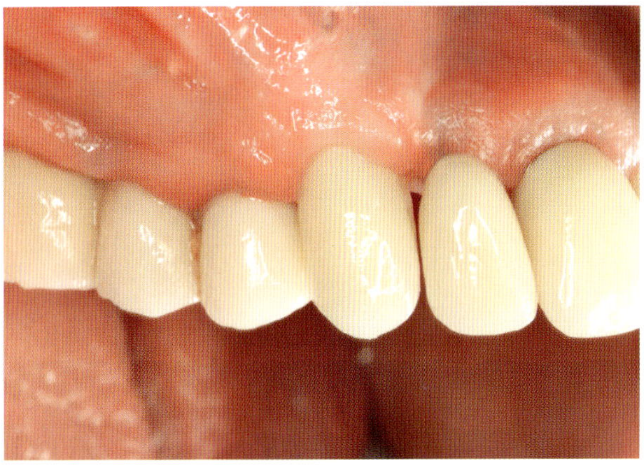

图4-230 2年后的口内照。

去牙齿24和25后出现垂直缺损，而且有良好的牙槽嵴宽度（图4-231）。曲面断层片示侧面垂直向骨缺损（图4-232）。在箱状截骨术后，应用牵张装置（Stryker Leibinger）[30]（图4-233）术后显示完全愈合，并且牵张装置易于操控（图4-234）。曲面断层片（图4-235）显示4周后骨块愈合良好。根尖片（图4-236）显示经过2个月的稳定期后达到稳定的状态。牵张装置拆除后，植入3颗种植体。由于骨宽度不理想（图4-237），决定进行轻微的骨扩张（图4-238）。骨扩张后，用扭矩扳手非常仔细地植入3颗直径3.4mm、长15mm的Xive（Dentsply Friadent）种植体（图4-239～图4-241）。术后的曲面断层片示种植体植入位置准确。牵张的骨还没有完全愈合（图4-242）。3年后的临床随访显示良好的软组织（图4-243）。

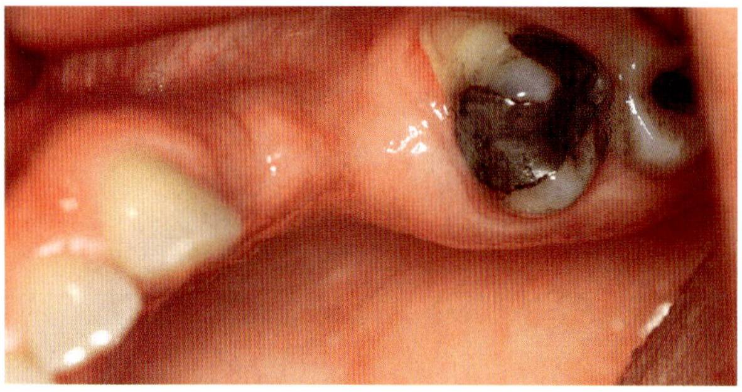

图4-231 患者C：14和15缺失后形成非常宽的间隙，牙槽骨宽度适当，但伴有垂直方向的骨缺损（后续阶段见图4-232～图4-243）。

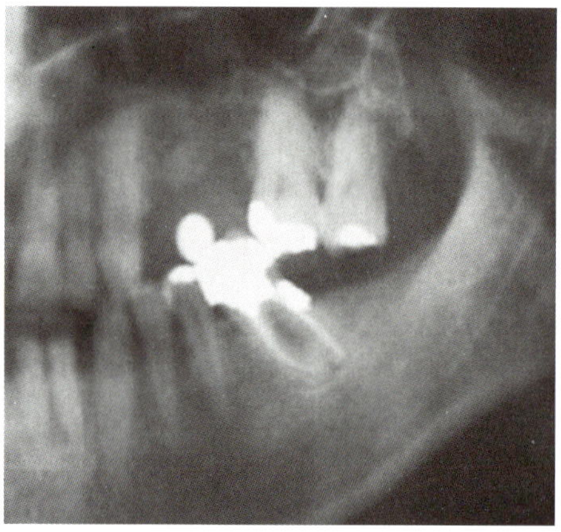

图4-232 曲面断层片中用5mm钛球显示垂直向骨缺损。

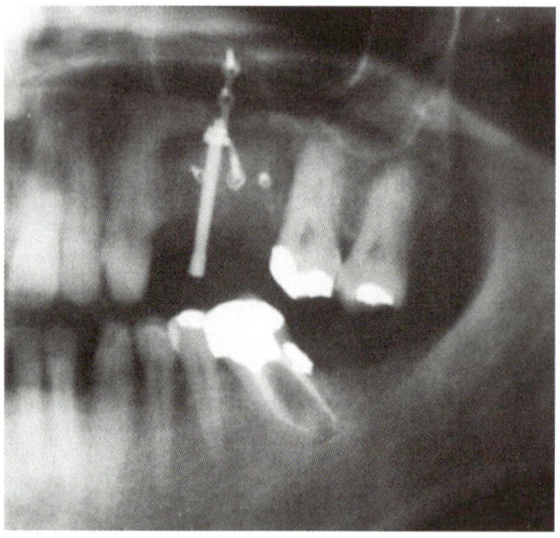

图4-233 在骨缺损处使用牵张装置（Stryker Leibinger），术后拍摄曲面断层片。

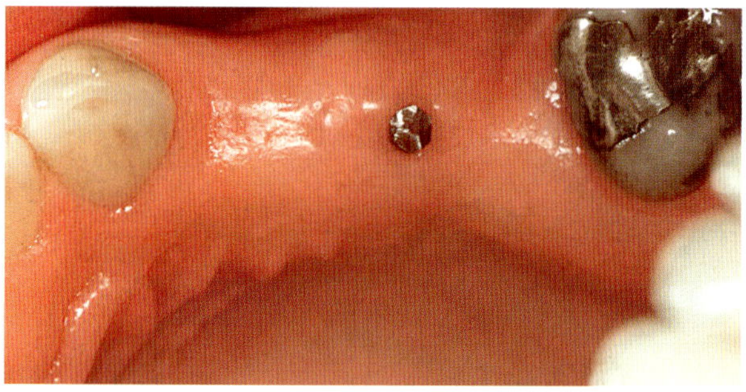

图4-234 伤口愈合后口内照。

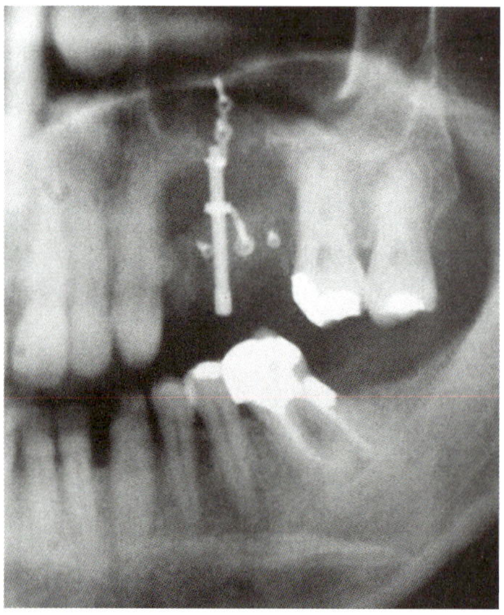

图4-235 4周后的曲面断层片，此时骨块移动大约8mm。

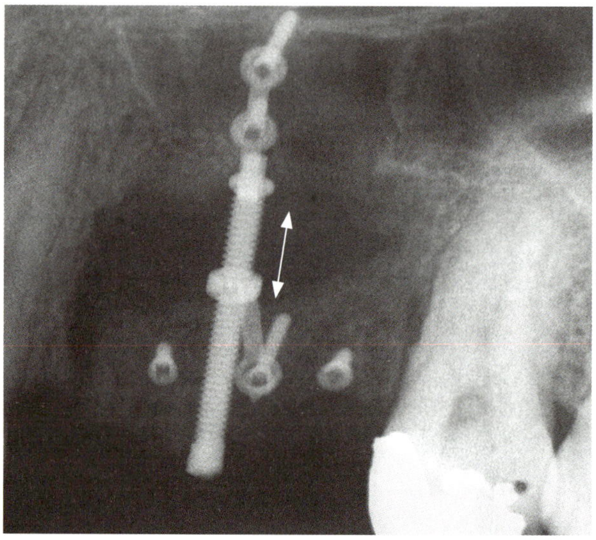

图4-236 2个月后的根尖片，此时达到稳定期。成骨保持稳定（箭头所示）。

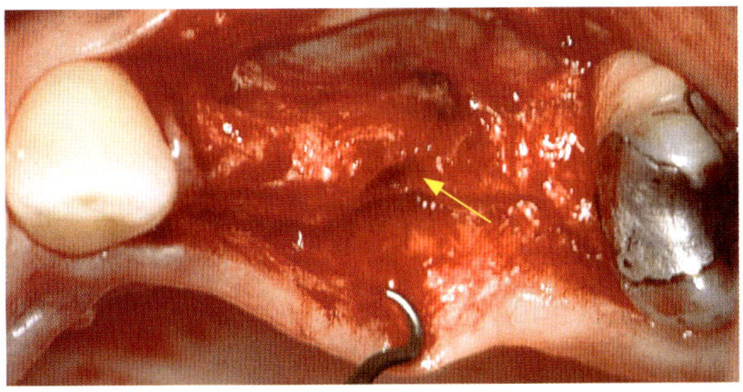

图4-237 翻开双侧黏骨膜瓣，取出牵张装置的钛板、螺杆和螺钉。箭头所示螺钉孔。

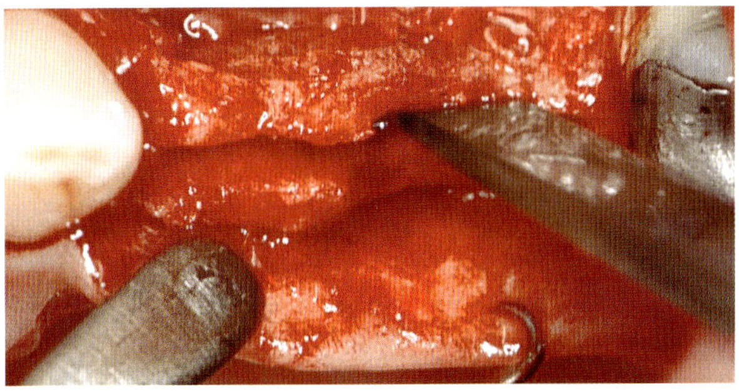

图4-238 Khoury锯行骨切开术及骨凿加宽骨宽度后的口内观。

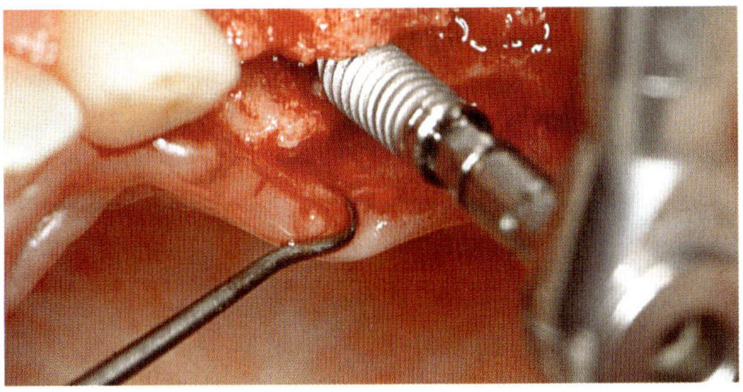

图4-239 首先用扭矩扳手植入中间的种植体。

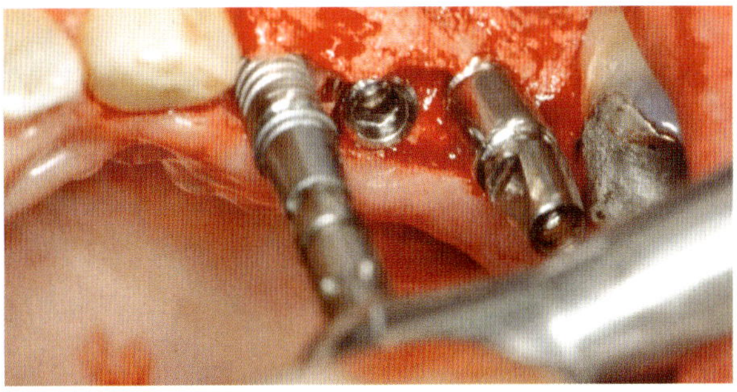

图4-240 然后再植入其他两颗种植体。

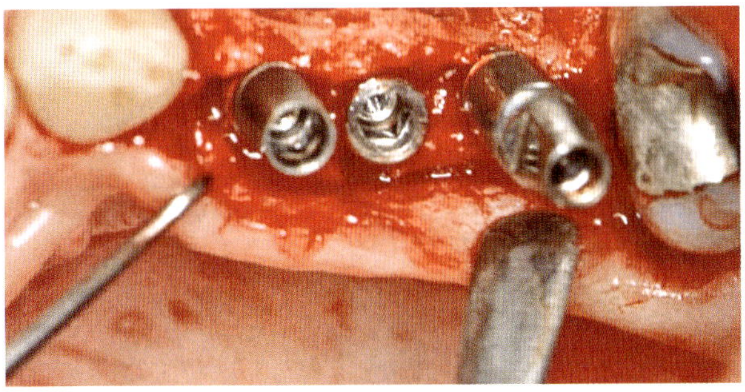

图4-241 种植体植入结束后［3颗3.4mm×15mm的Xive（Dentsply Friadent）种植体］。骨间隙用骨粉充填。

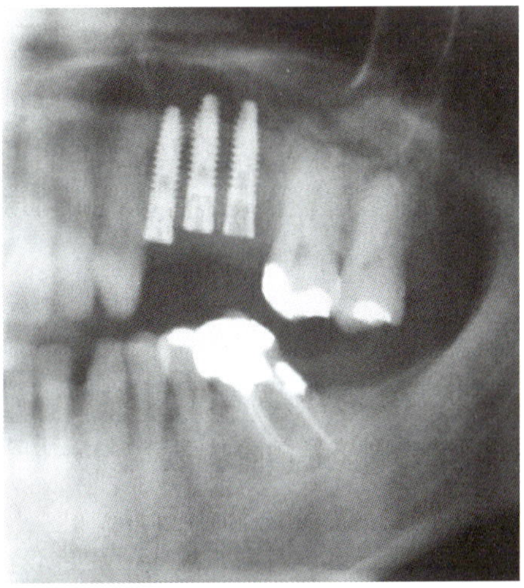

图4-242 曲面断层片示种植体位置良好。牵张的骨间隙尚未完全骨化。

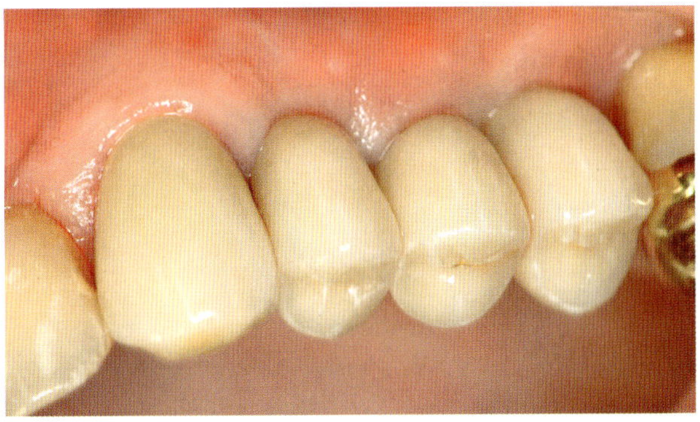

图4-243 单冠修复3年后的临床随访。（图片来源：Dr Fahrenholz, Vienna）

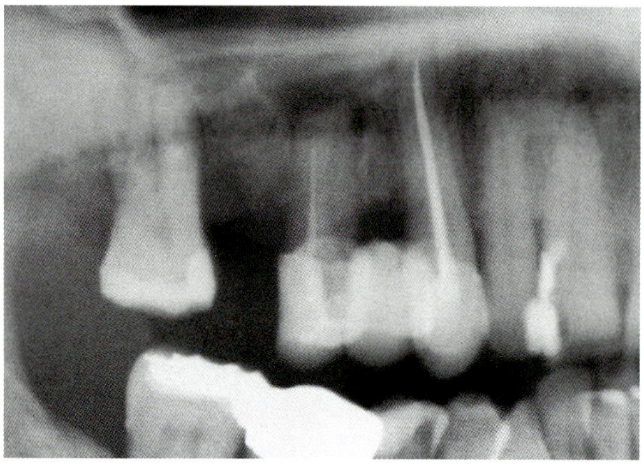

图4-244 患者D：曲面断层片示15的慢性根尖周炎（后续阶段见图4-245～图4-257）。

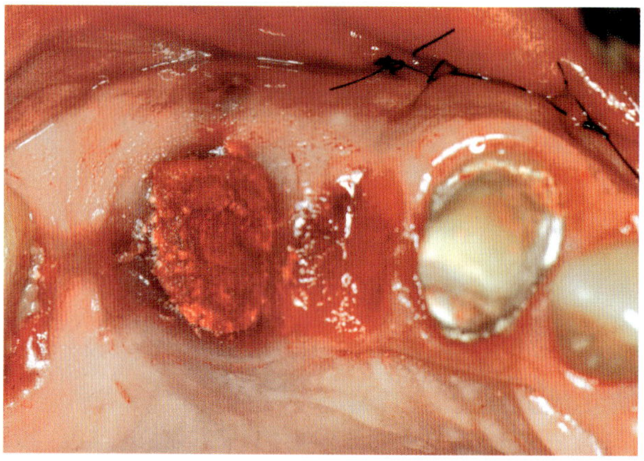

图4-245 用骨粉充填拔牙窝（位点保存），并用可吸收胶原膜覆盖拔牙窝。

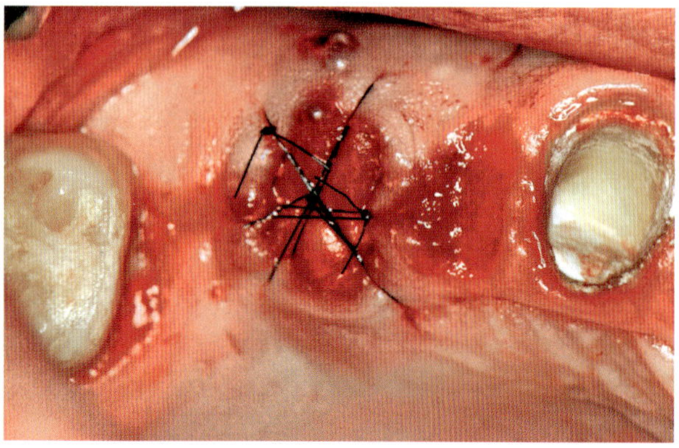

图4-246 交叉缝合。

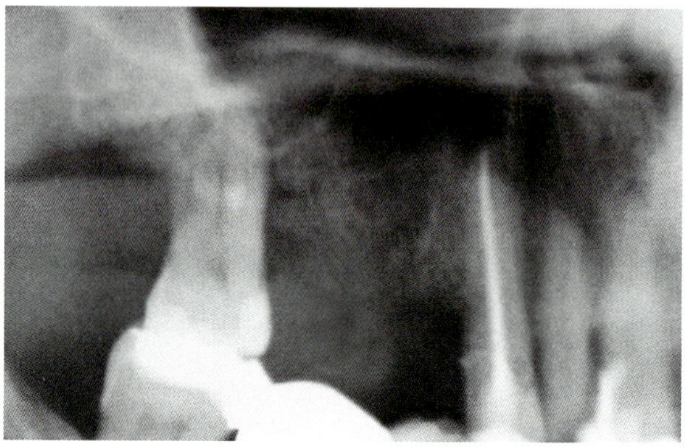

图4-247 15拔除，并用骨粉充填后的曲面断层片。

位点保存（Ⅲ类骨）

正如前面章节中已经指出的，我们确信每个拔牙窝都应该被骨粉充填并用膜覆盖，除非有严重的感染。除了章节3.3（图3-78和图3-112）中所示的情况，我们还将展示另一个病例。当部分牙缺失时，我们必须确定患者是希望采用固定义齿修复，还是希望采用种植体支持的冠修复。如果选择种植体修复，则需要影像技术确定水平向或垂直向是否有足够的骨组织能够植入种植体，或者是否需要骨增量。

一位70岁的患者拔牙后延期种植，其中15因为慢性根尖周炎不得不拔除（图4-244～图4-257）。搔刮牙槽窝后，用Algisorb颗粒填塞，用可吸收胶原膜覆盖（图4-245）并交叉缝合（图4-246）。经过5个月的无炎症愈合后，植入3颗种植体（图4-248和图4-249）。根据Donath方法[34]，在种植窝预备过程中取出的骨样本，制作未脱钙的切片和磨片，发现有大量的新骨形成，并且只有少量的植骨材料残留，其余的被新形成的骨替代（图4-250）。6个月后单冠修复（图4-254）。8年后的随访显示，种植体周围软组织（图4-256）和曲面断层片所显示的种植体周围是令人满意的（图4-257）。

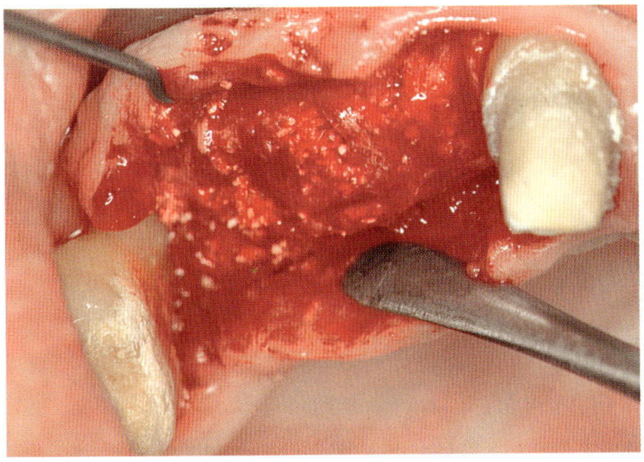

图4-248 在5个月后翻开黏骨膜瓣。位于骨外部的骨粉颗粒留在适当的位置以支持黏膜。

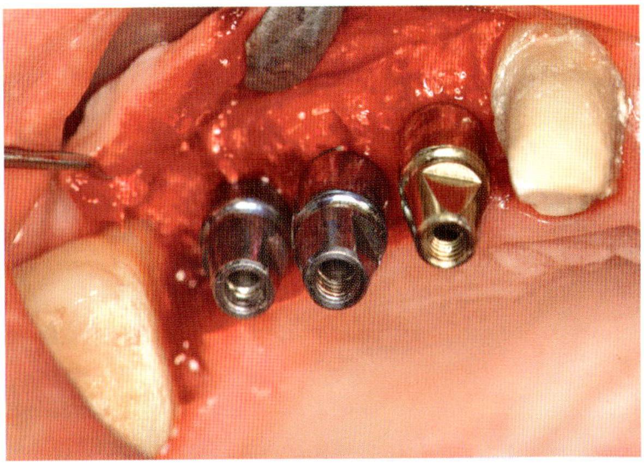

图4-249 植入1颗3.8mm × 13mm和2颗4.5mm × 13mm Xive种植体后的情况（Dentsply Friadent）。

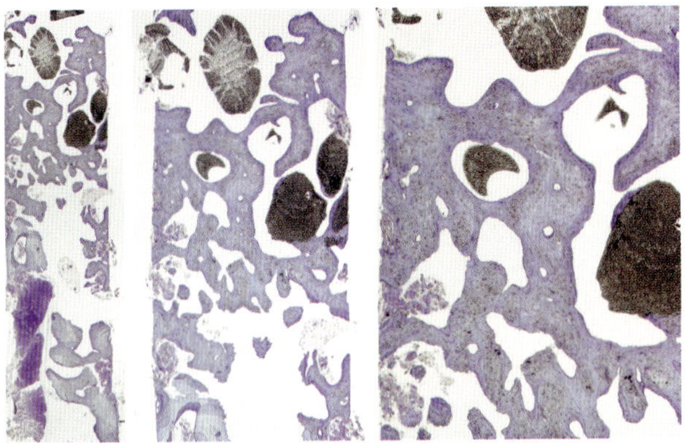

图4-250 5个月愈合后，从15位点获得的环钻标本的组织学检查，显示出明显的成骨作用，只有很小比例的骨形成材料可见，大部分已被新形成的骨所取代。

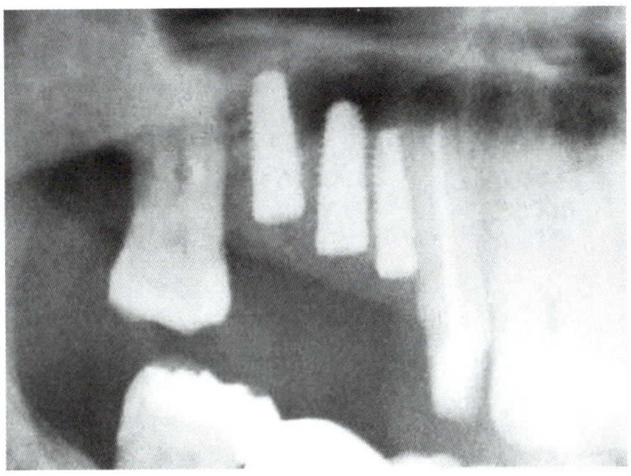

图4-251 术后即刻曲面断层片。

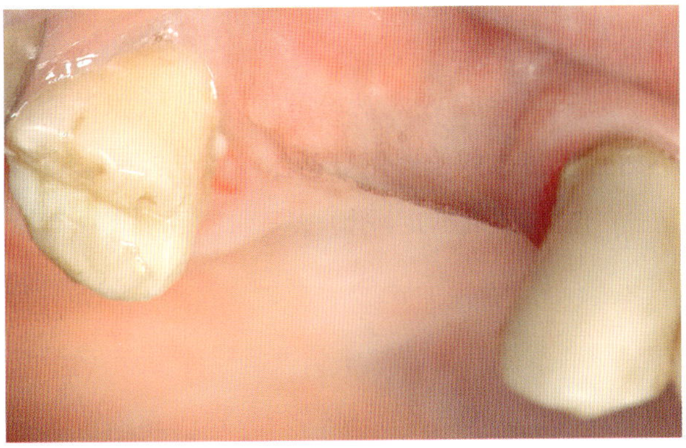

图4-252 6个月后种植体暴露前的临床情况。

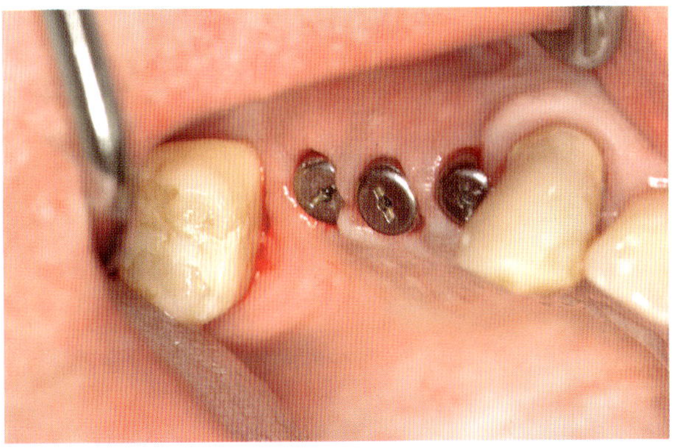

图4-253 3颗种植体暴露后及周围牙龈封闭的情况。

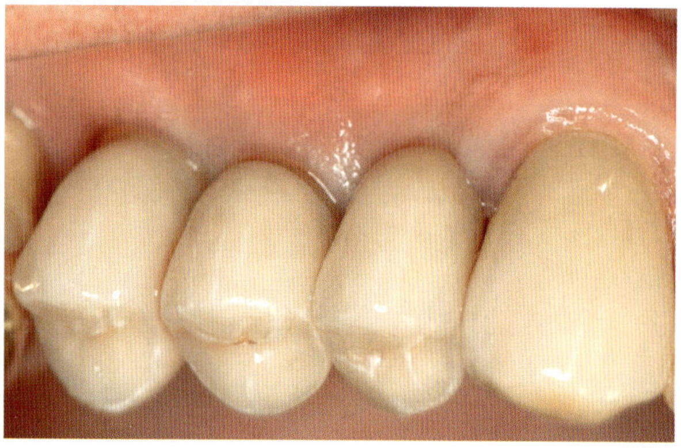

图4-254 全瓷冠修复3颗种植体。（图片来源：Dr Fahrenholz, Vienna）

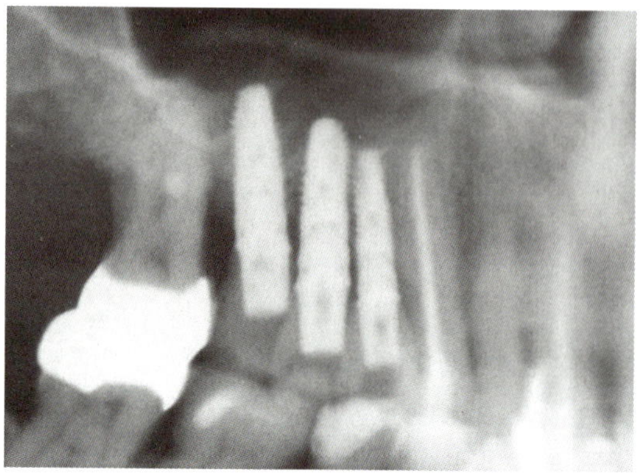

图4-255 2年后的曲面断层片。

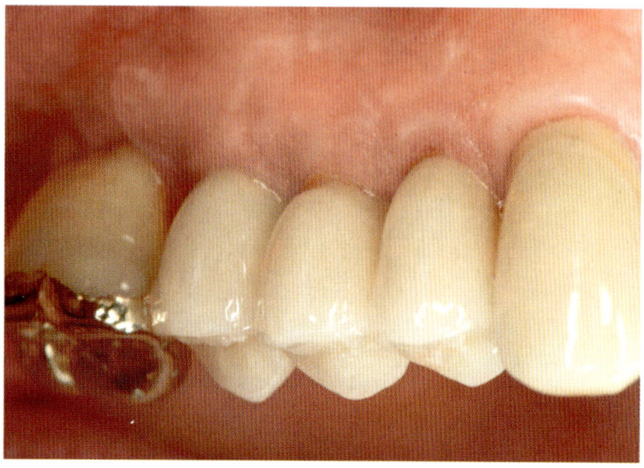

图4-256 8年后随访种植体牙冠周围黏膜致密。

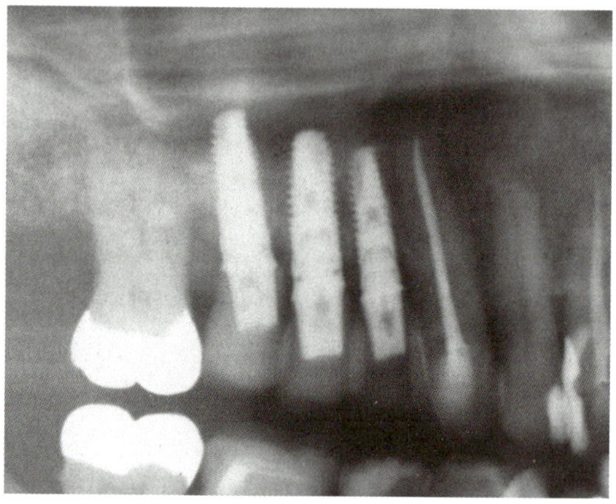

图4-257 8年后曲面断层片示种植体周围没有骨吸收。

局部上颌窦底提升（Ⅲ类骨）

上颌后牙区经常需要种植，但上颌窦是一个大的含气空腔。在这种情况下，可以通过侧方入路进行微创上颌窦底提升[35]。图4-258～图4-265显示一位54岁患者，该患者15缺失（图4-258），牙槽嵴骨量少。在颊侧骨壁预备一个小的骨窗（图4-259）暴露上颌窦黏膜，小心抬起黏膜而不穿孔，然后用骨粉填满空腔（图4-260）。

植入种植体，但比较难以取得很好的初期稳定性（图4-261和图4-262）。术后曲面断层片示上颌窦处充填良好，种植体位置良好（图4-263）。7年后的随访显示软组织状况良好（图4-264）。曲面断层片示种植体周围没有骨丧失，也没有因为上颌窦底提升造成上颌窦容积减小（图4-265）。

在第二个病例中，我们用上颌窦入路证实了微创上颌窦底提升的可能性[36]。图4-266～图4-289显示了一位52岁的患者，牙槽嵴骨高度只有1～5mm（图4-266和图4-267），需要行双侧上颌窦底提升。

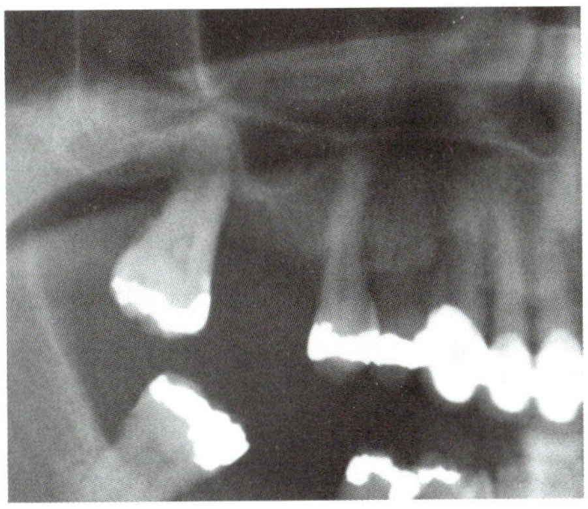

图4-258　患者E：曲面断层片示15的牙槽嵴骨量非常少，上颌窦是一个良好的含气空腔（后续阶段见图4-259～图4-265）。

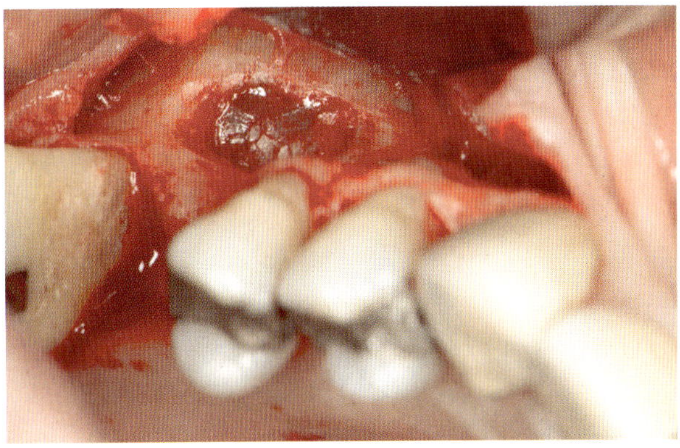

图4-259　颊侧开窗术中暴露上颌窦黏膜情况。

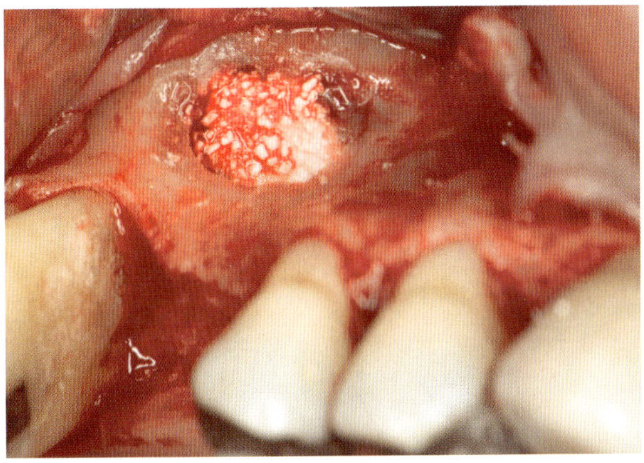

图4-260　在不穿孔的情况下抬起黏膜，填满骨粉。

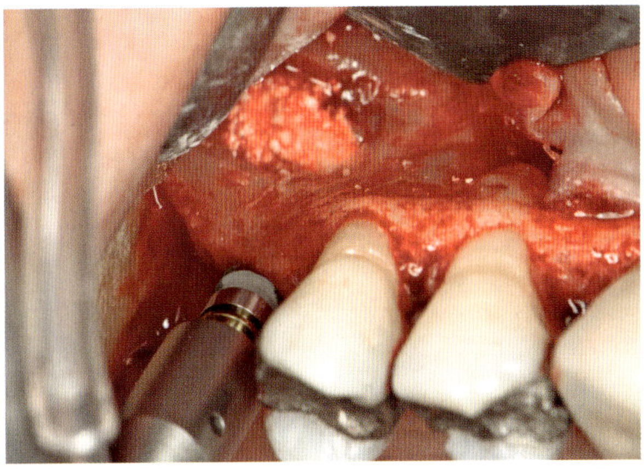

图4-261　种植体植入。

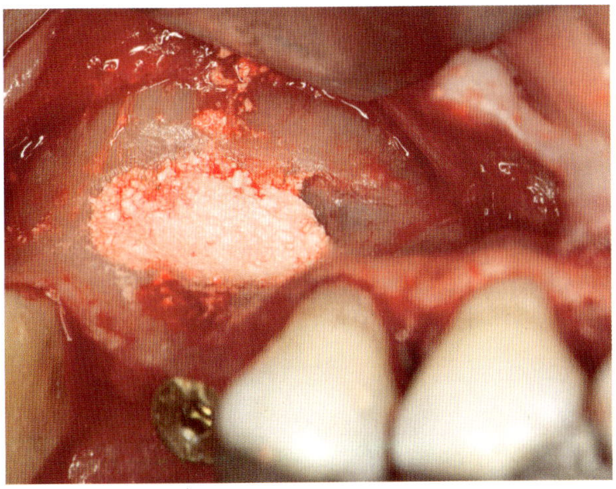

图4-262　手术结束，创口缝合前的情况。

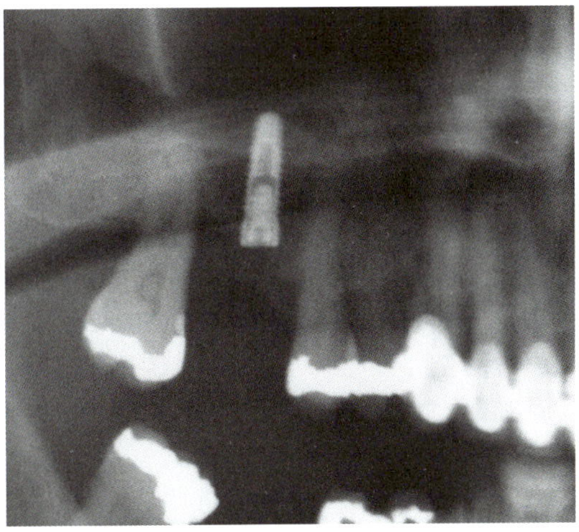

图4-263　曲面断层片示种植体位置良好（3.8mm×11mm Camlog），用骨粉充填上颌窦至种植体顶部。

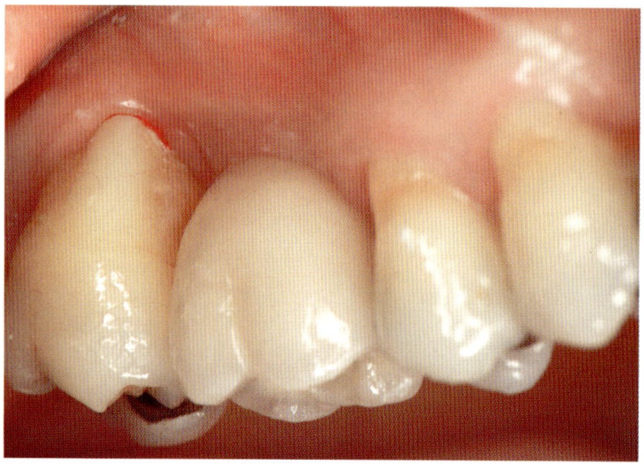

图4-264 7年后临床随访种植体周围黏膜健康。（图片来源：Dr Ewronska, Vienna）

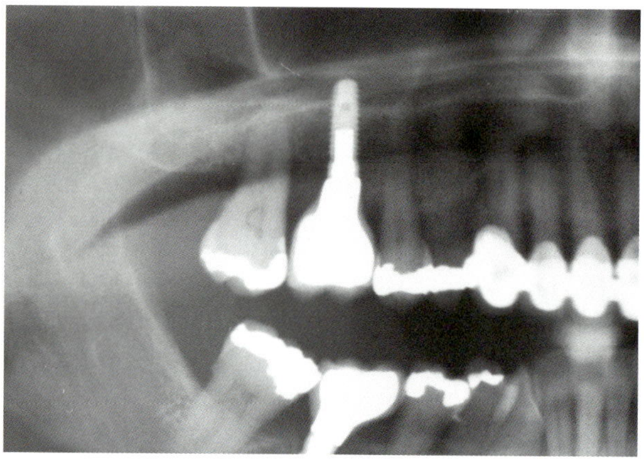

图4-265 11年后曲面断层片，用胶原膜覆盖后的骨粉骨化良好，种植体周围无边缘骨吸收。

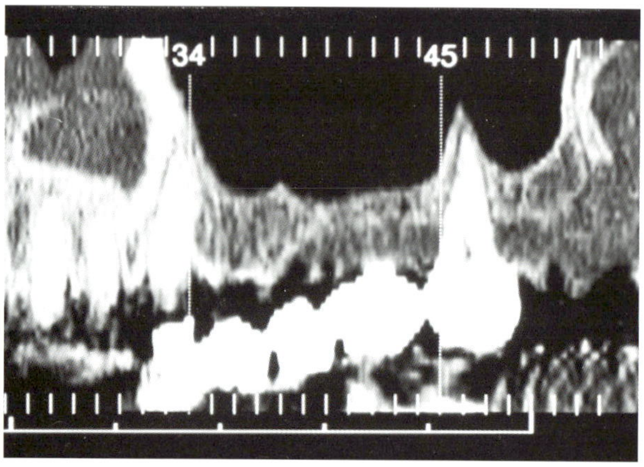

图4-266 患者F：口腔CT示有骨吸收（后续阶段见图4-267～图4-289）。

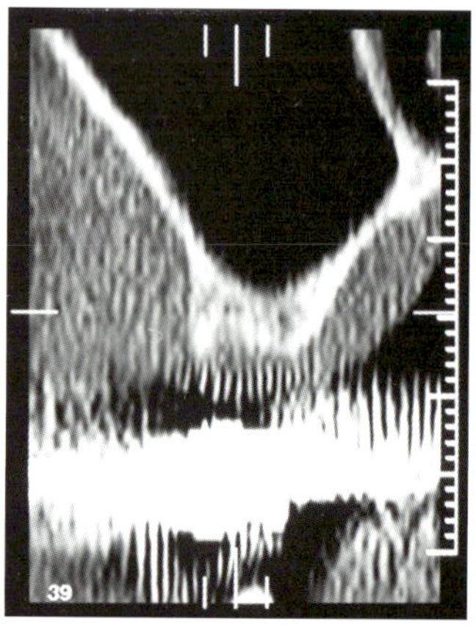

图4-267 口腔CT的矢状切片示2mm残余骨量。

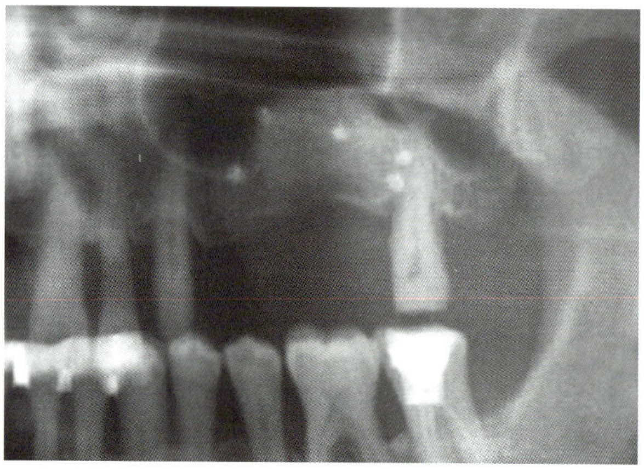

图4-268 曲面断层片示上颌窦后部增高的充填物，但24位点缺少骨材料。5颗膜钉仍在。

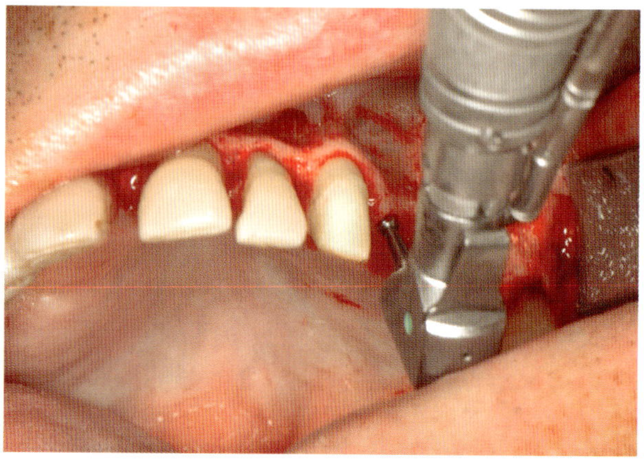

图4-269 使用小球钻头进行定位。

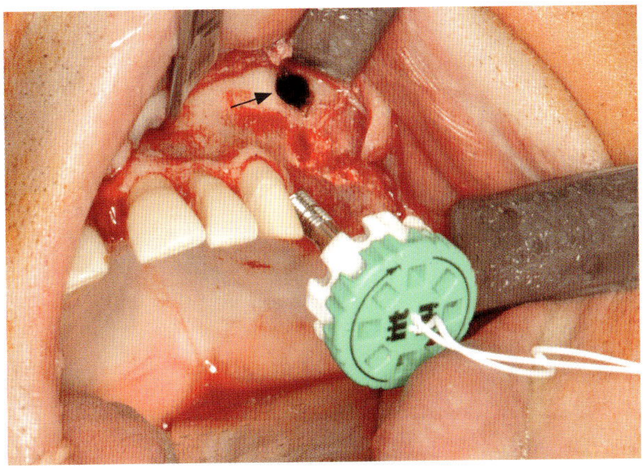

图4-270 插入手动骨切割器械（Aventura，USA）将孔扩大直到上颌窦黏膜。箭头所示上颌窦内镜的孔。

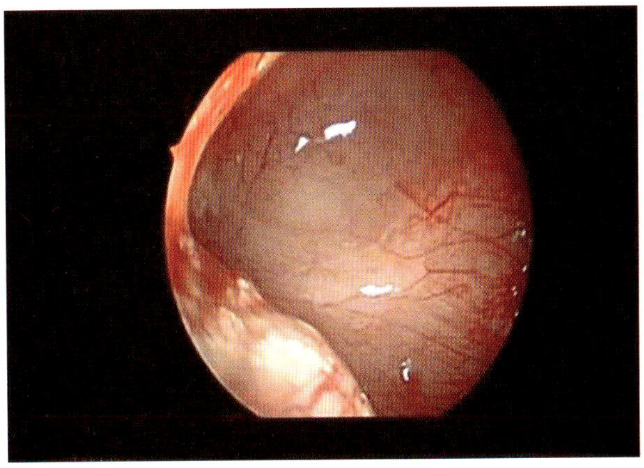

图4-271 上颌窦内镜图像显示在24位点，11点的位置未见黏膜穿孔。在6点～9点的位置，可以看到通过骨粉充填所抬高的上颌窦黏膜，未见黏膜穿孔。

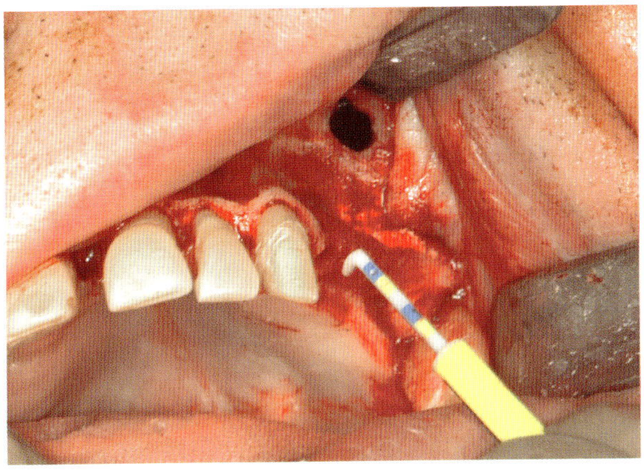

图4-272 用特殊的器械翻开黏膜瓣。

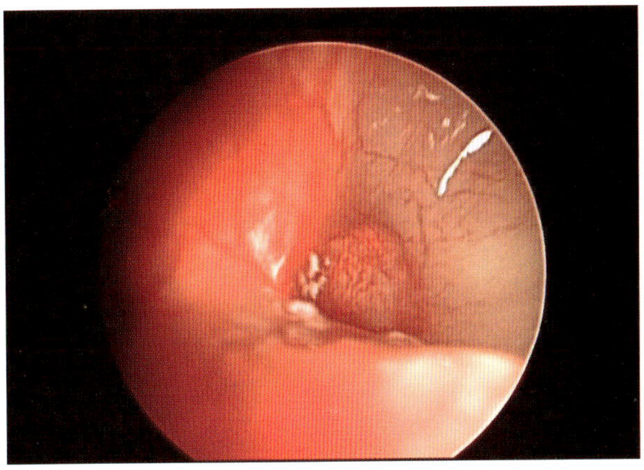

图4-273 在上颌窦内镜图中显示黏膜被轻微抬起。

曲面断层片示在24位点骨充填不足（图4-268）。因此，我们决定使用牙槽嵴顶路径进行微创上颌窦底提升。对于这个过程，我们更倾向于使用以下的器械（Aventura，USA）。首先，在24位点的上颌窦底钻一个小定位孔（图4-269）。用钻头钻一个短孔后，开始使用这种手动的特殊钻具。为了观察整个手术过程，并确保不造成上颌窦黏膜穿孔，侧壁使用上颌窦内镜进行观察（图4-270和图4-271）。孔预备完毕，确定没有黏膜穿孔后，使用不同尺寸柔性端的特殊黏膜剥离器械（图4-272～图4-275）。有了上颌窦内镜，我们就可以检查出黏膜有无穿孔（图4-273和图4-276）。在上颌窦底提升后，我们用这套器械中（图4-278和图4-279）一个特殊工具将混血的骨粉植入上颌窦腔中（图4-277）。我们能够用上颌窦内镜观察到整个过程（图4-280和图4-281）。临床观察和X线片示缺损区有足够的骨充填材料（图4-282～图4-284）。由于上颌窦底提升令人满意，患者双侧植入5颗3.8mm×13mm Camlog种植体，行种植体冠桥修复（图4-285～图4-287）。2年后随访放射影像和临床检查结果令人满意（图4-288和图4-289）。

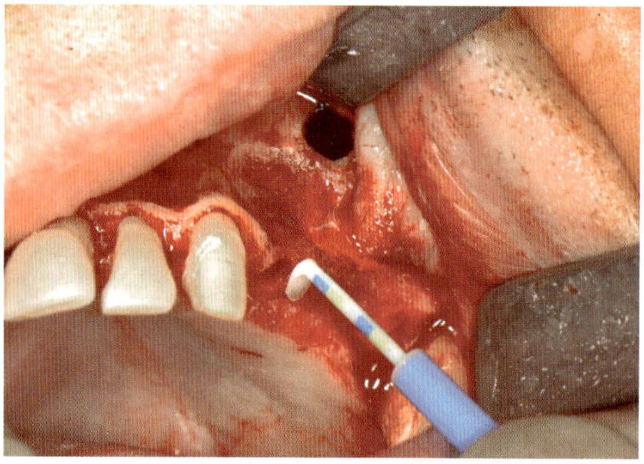
图4-274 在进行下一步预备时，用一个较大的柔性端器械。

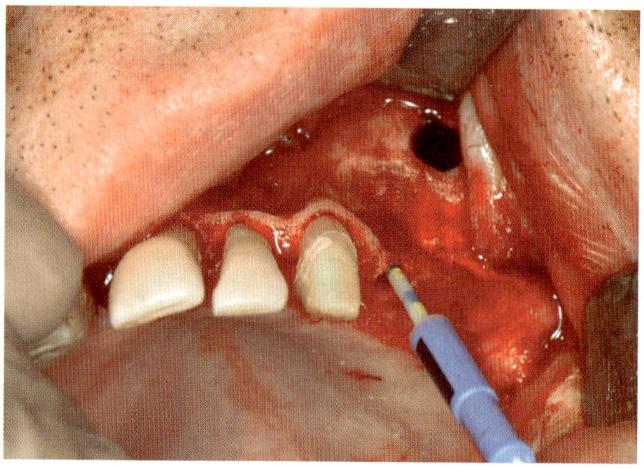
图4-275 使用下一个较大的器械。

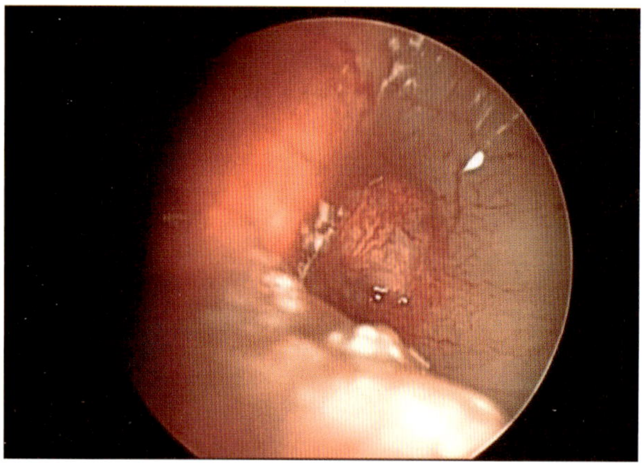
图4-276 上颌窦黏膜要足够疏松，便于植入骨粉。

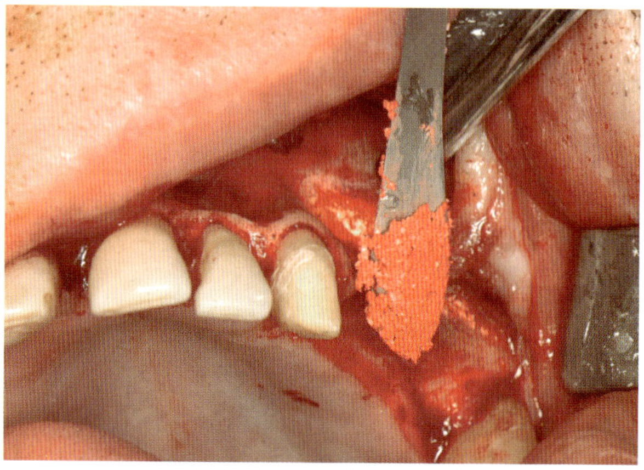
图4-277 将混有血液的骨粉填入空腔中。

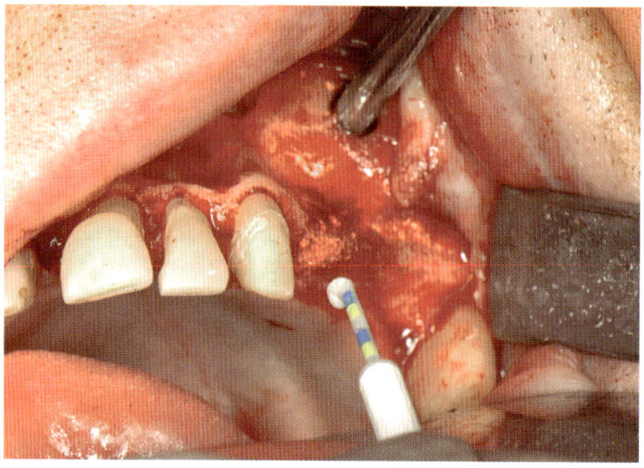
图4-278 使用特殊的器械将材料输送到空腔中。

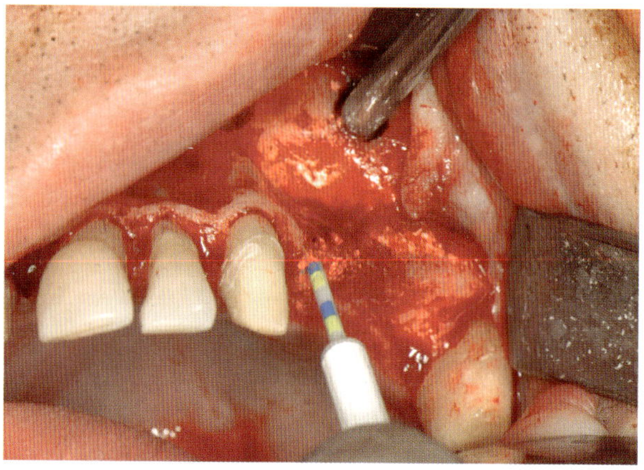
图4-279 用带蓝色刻度标记的尺子测量所要达到的深度。

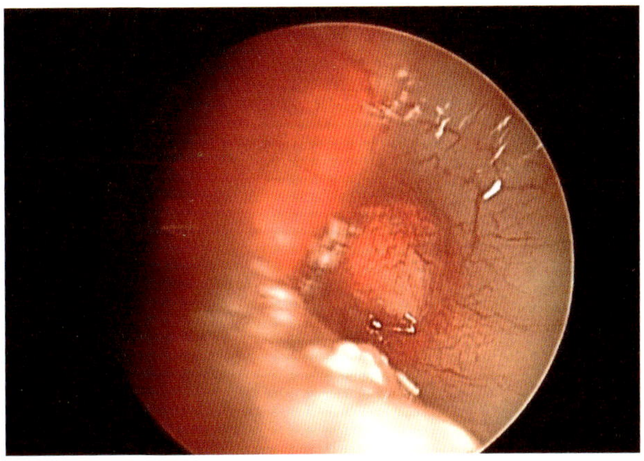

图4-280 上颌窦内镜显示腔内充盈良好。

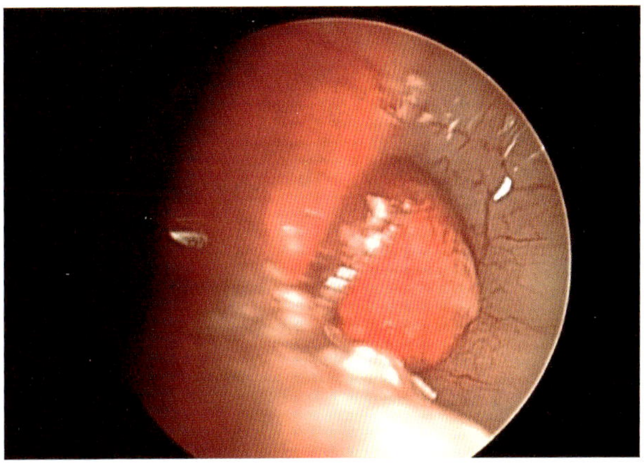

图4-281 上颌窦内镜显示最终充填结果。

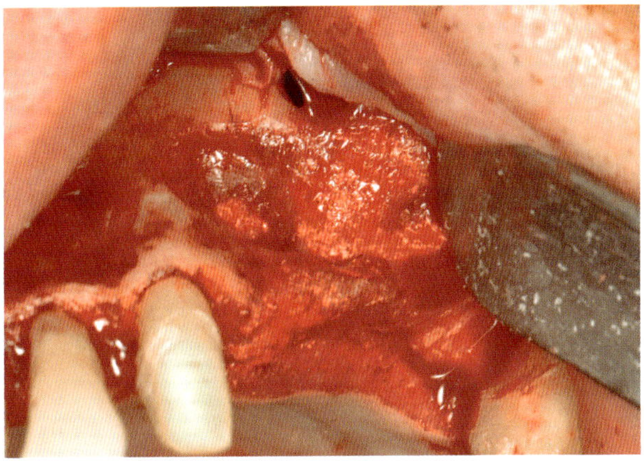

图4-282 缝合伤口前的口内情况。

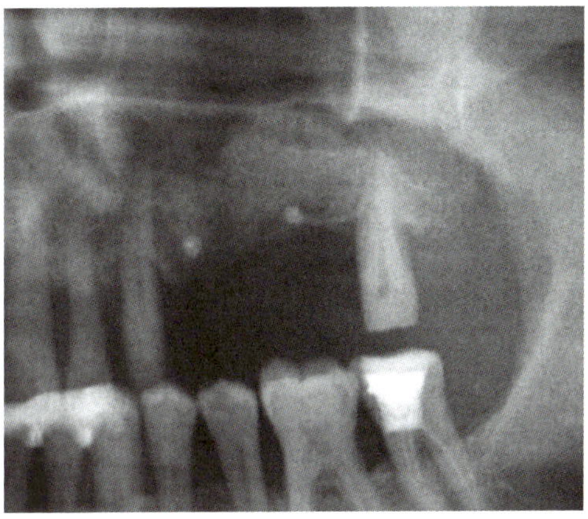

图4-283 X线片示上颌窦下方区域充填完好，可见两颗膜钉。

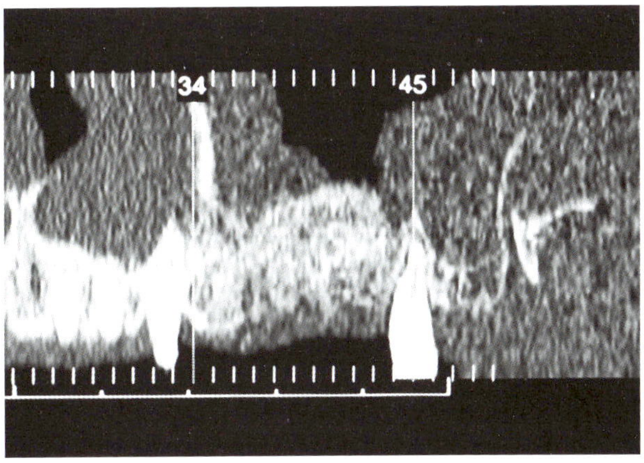

图4-284 曲面断层的侧视图显示24骨缺损区域充填良好。

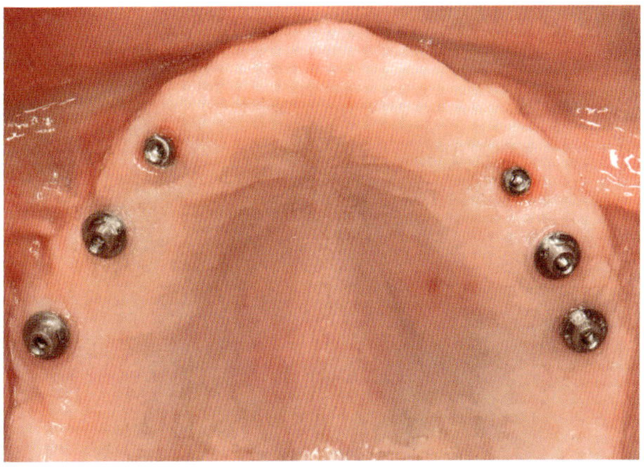

图4-285 6颗Camlog种植体修复前口内照，显示种植体周围黏膜健康。

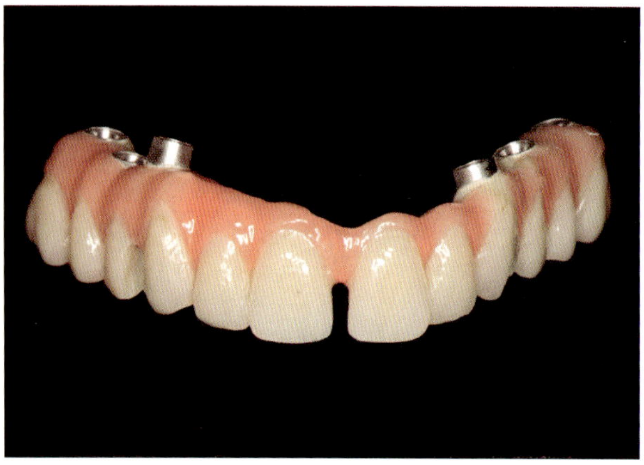

图4-286 修复完成后的情况。（图片来源：Prof Krennmair, Wels）

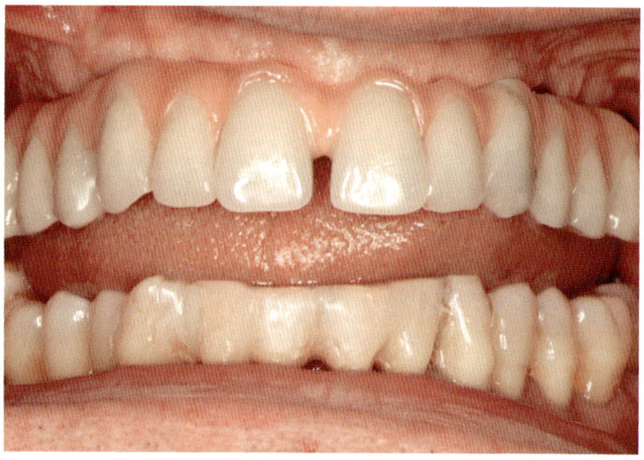

图4-287 冠修复，较宽的冠颈部，患者比较满意。

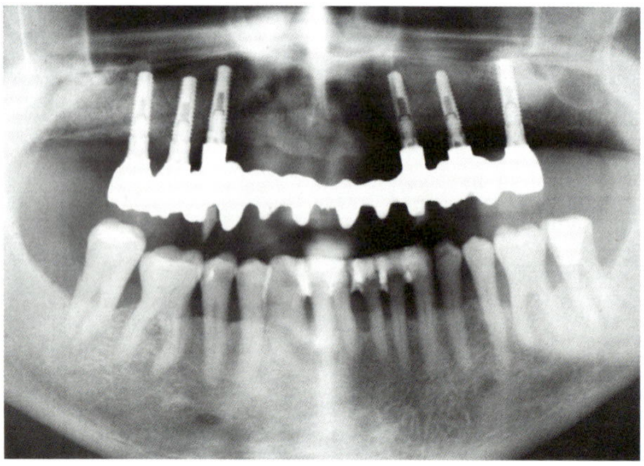

图4-288 2年后X线片示植骨区无骨吸收，种植体周围无骨吸收。

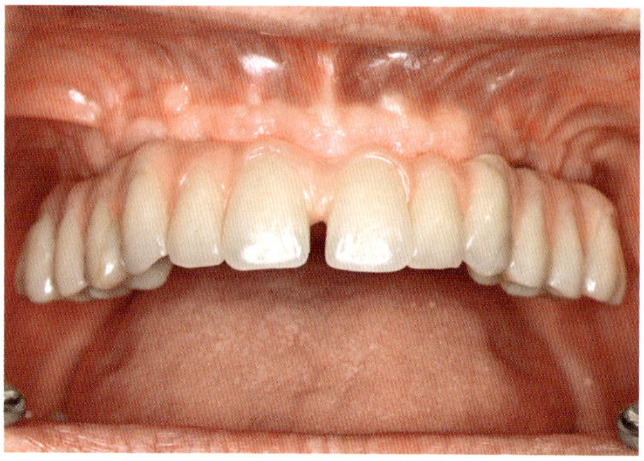

图4-289 2年后随访时的口内情况。

带蒂三明治成形术（PSP）（Ⅲ类骨）

1. 垂直PSP

垂直PSP（Ⅲ类骨）也是一种非常微创的方法，如果没有足够的软组织，就不能采用这种方法。这是一个关于上颌骨外侧间隙的病例。须进行牵张成骨术（Ⅱ类骨），软组织也将随之增宽。

2. 两步法水平PSP（Ⅲ类骨）

两步法水平PSP也是增加上颌骨宽度常用的方法，用于牙槽嵴高度足够，只是牙槽嵴过窄。图4-290～图4-298显示一位48岁患者，上颌骨仅剩余2颗磨牙，缺牙区有足够的骨高度，但骨宽度不足以进行种植。在第一步中，尽量避免腭侧的大面积翻瓣；只在颊侧翻开黏骨膜瓣，然后进行水平（图4-292）、垂直（图4-293）和牙槽嵴骨切开（图4-294和图4-295）。由于要在两侧很长的距离内进行骨增宽术，必须在尖牙区域内增加垂直骨切口（图4-296和图4-297）。图4-298显示了所有骨切开位置。第二步将在章节4.7中展示（图4-616～图4-633）。

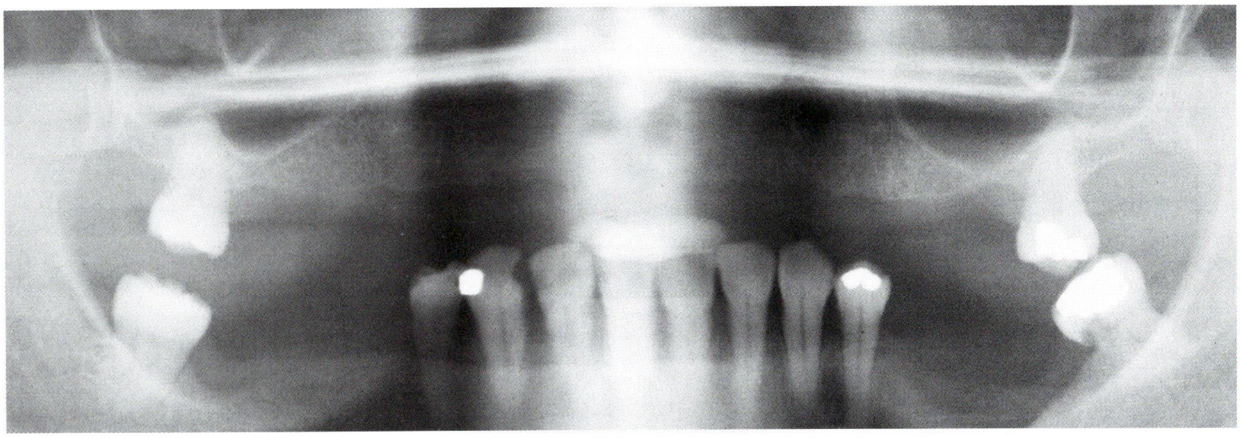

图4–290 患者G：上颌只剩余两颗磨牙的曲面断层片。前牙区和前磨牙区有足够的骨高度（后续阶段见图4–291～图4–298）。

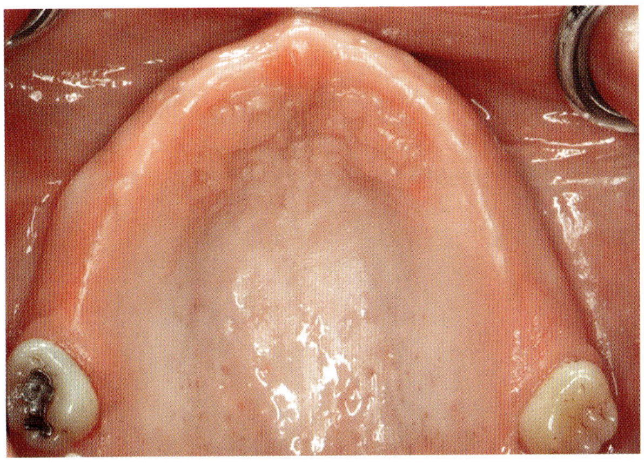

图4–291 治疗前的口内情况。

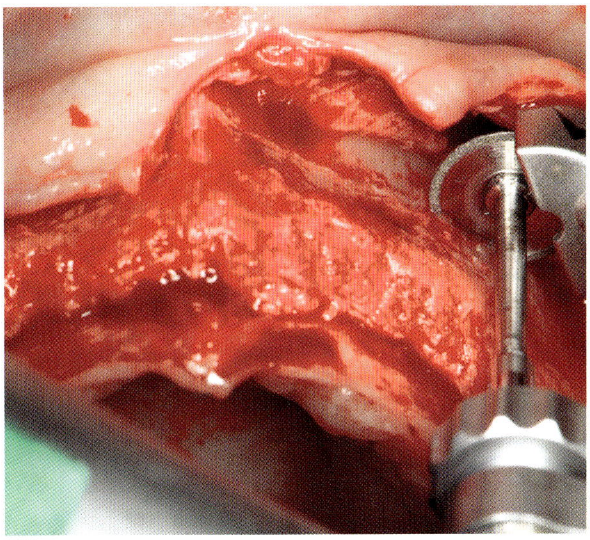

图4–292 用Khoury锯进行水平骨切开。

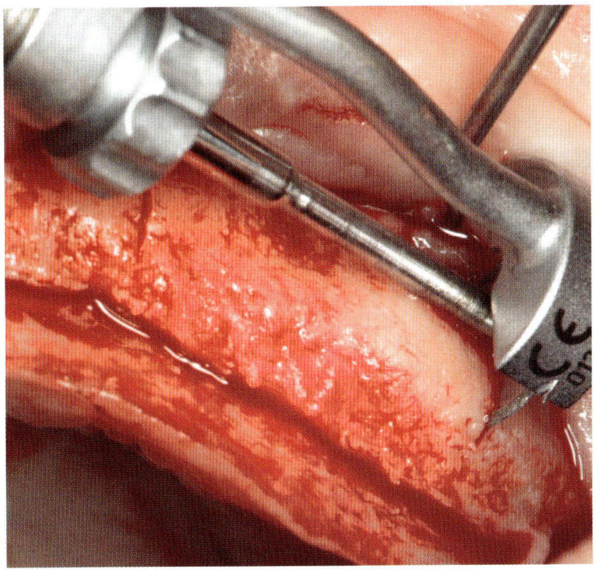

图4–293 垂直骨切开。

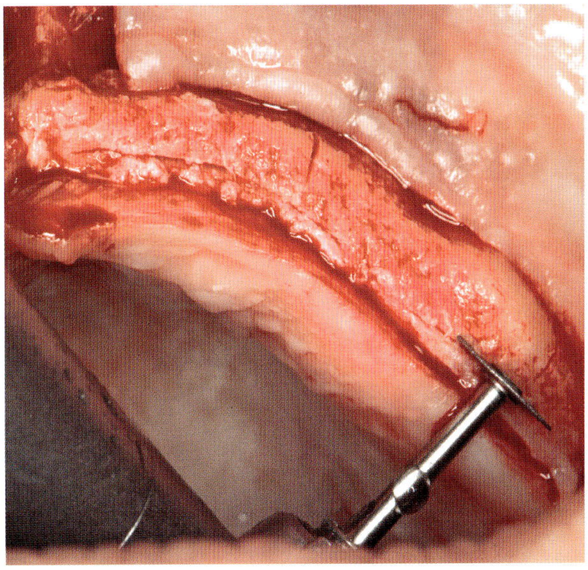

图4–294 左侧牙槽嵴顶骨切开。

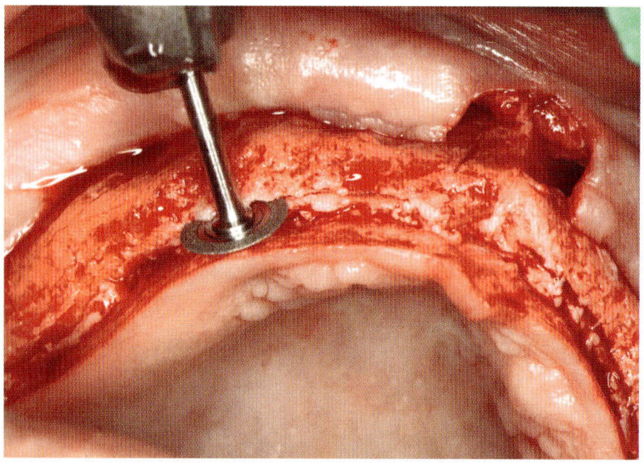

图4-295 右侧牙槽嵴顶骨切开。

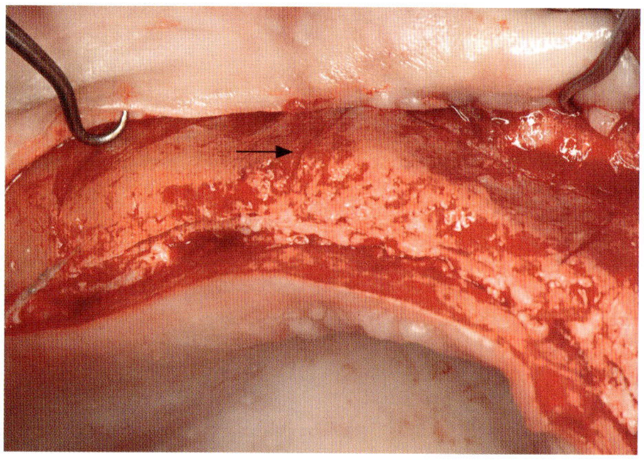

图4-296 由于前磨牙区到磨牙区的距离很长，而且弯曲，所以必须对尖牙区进行额外的骨切开（箭头所示）。

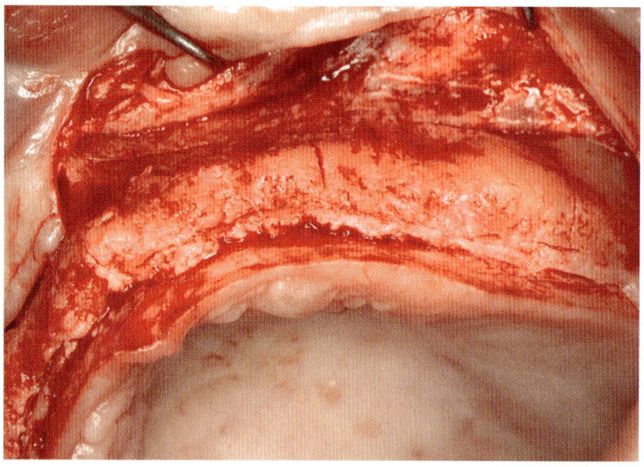

图4-297 同另一侧。

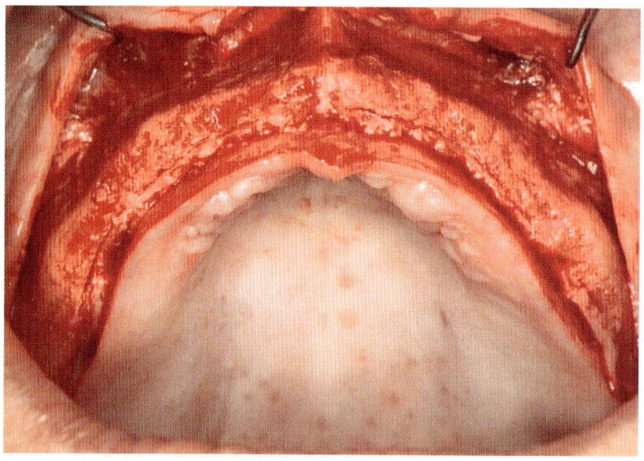

图4-298 骨切开术后的口内照。

Onlay植骨（Ⅴa类骨）

虽然Onlay植骨对Ⅴa类骨不是最好的选择，但仍有其适应证，尤其在上颌外侧区。但是，由于存在非常致密的黏骨膜，因此很难进行此手术，如图4-299～图4-318显示一位47岁患者。由于患者前磨牙区骨量很少，上颌窦高度气化，进行了经典的上颌窦底提升术，加下颌角区的骨移植术（图4-299）。由于颊侧和腭侧黏骨膜致密而坚硬，无法进行无张力闭合，黏骨膜瓣裂开（图4-300）。放大后的曲面断层片（图4-299）显示了由于先前的上颌窦底提升导致牙槽嵴高度增加（Ⅲ类骨）。磨牙后区（Ⅴa类骨）行Onlay植骨。这种增加骨量的方式很难被局部黏膜覆盖。可准备带蒂黏骨膜瓣（中厚度）（图4-301），最好去上皮化后用其最前面的部分，并推到对侧的黏骨膜下，并用可吸收缝线固定（图4-303）。

几天后带蒂移植物愈合，供区也愈合，因为它在骨膜外（图4-305），所以愈合过程没有炎症、上皮也没有明显的缺损。只有迅速进行二次

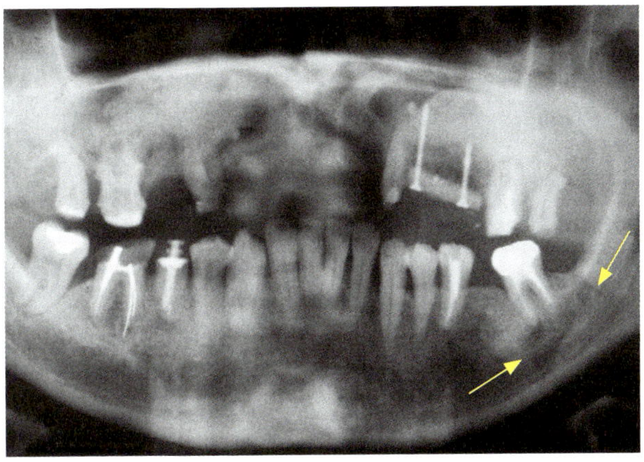

图4-299 患者H：曲面断层片示骨粉提升上颌窦后，用从下颌磨牙后区（箭头所示）24、25和26的位点所取的自体骨进行Onlay植骨，再用两颗微型骨结合螺钉固定（后续阶段见图4-300～图4-318）。

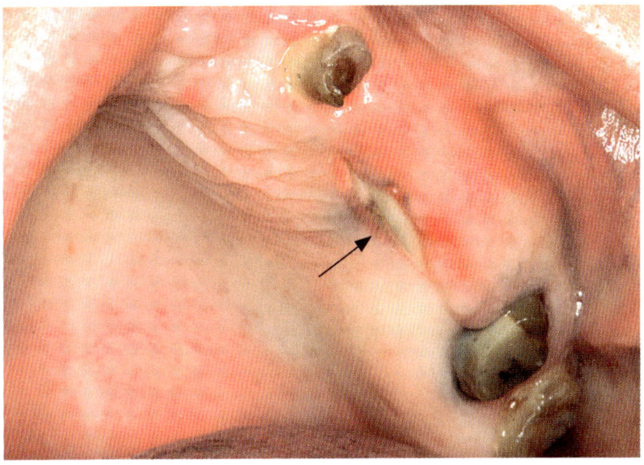

图4-300 拆除未覆盖的非血管化骨块移植处（Ⅴa类骨）的缝线，2周后发现腭侧缝线裂开所遗留的痕迹（箭头所示）。

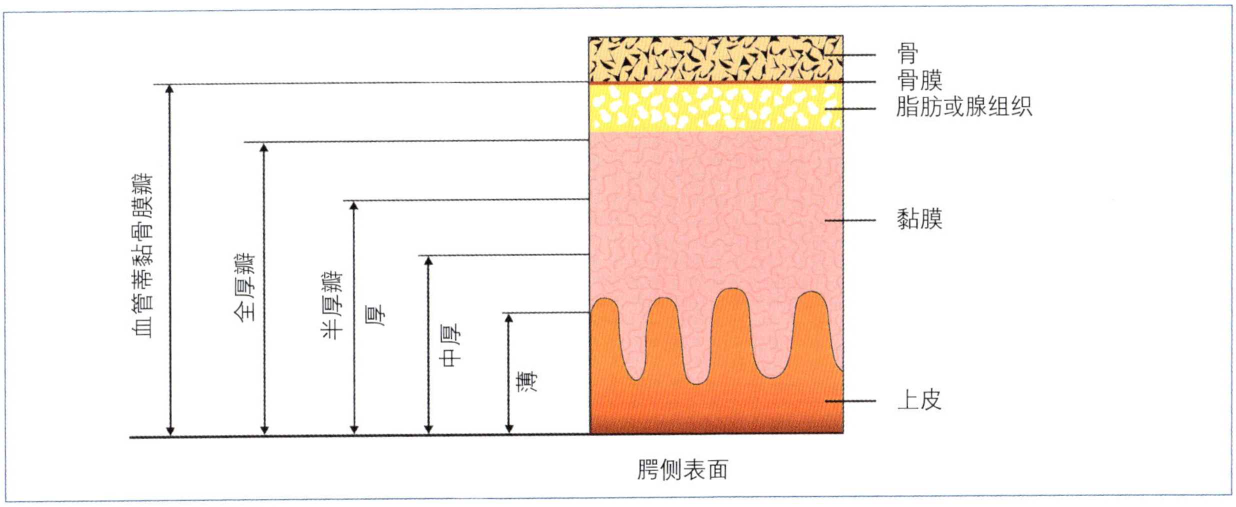

图4-301 各个黏膜层的示意图，详细说明了不同收获的可能性。

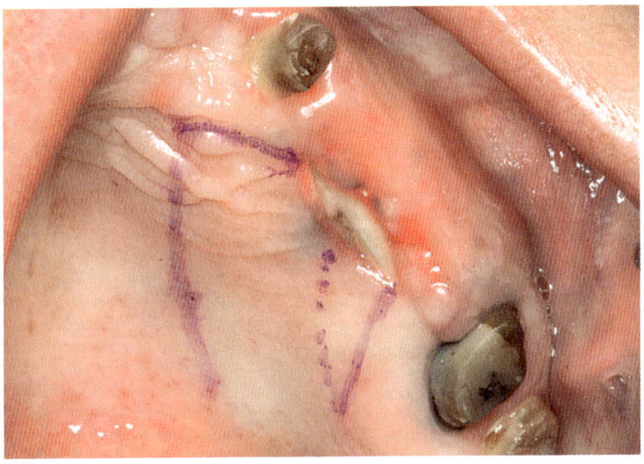

图4-302 设计需要准备的带蒂黏骨膜瓣。

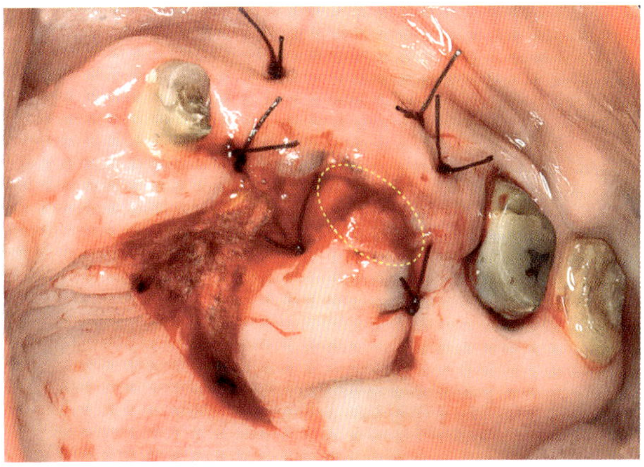

图4-303 翻起上颌前部的中厚黏骨膜瓣并去上皮化，做腭侧旋转皮瓣。将去上皮的部分推到25和26的局部骨膜下（点状圆圈所示）并用4-0可吸收缝线固定。

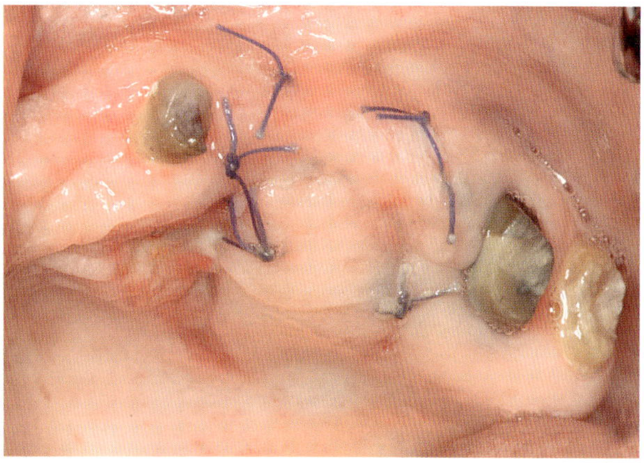

图4-304　3周后中厚带蒂黏骨膜瓣愈合（可吸收缝线未取出前）。

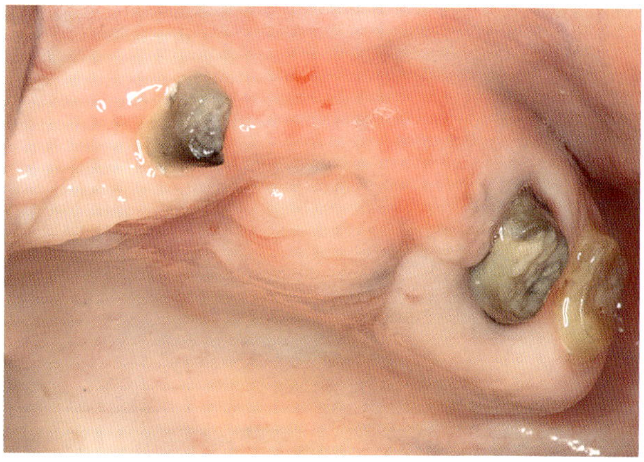

图4-305　术后8周中厚黏骨膜瓣完全愈合。

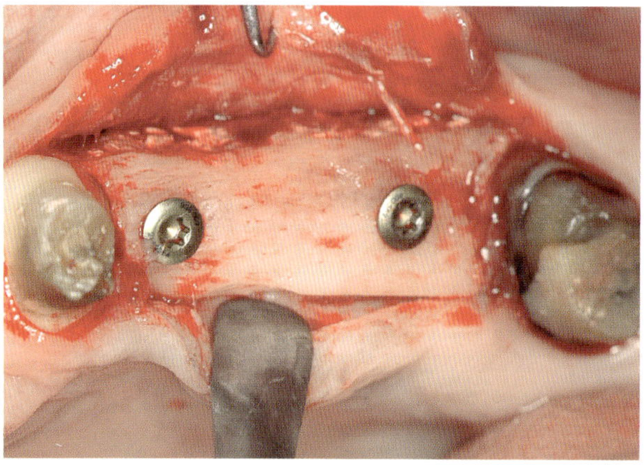

图4-306　取出两颗微型螺钉之前的口内情况。

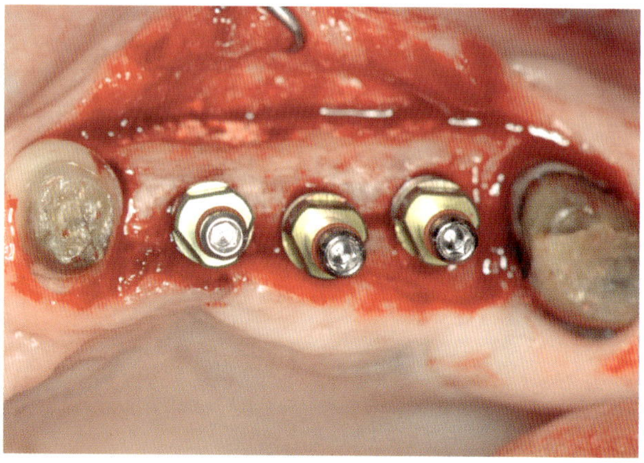

图4-307　3颗Camlog种植体植入后的口内情况。

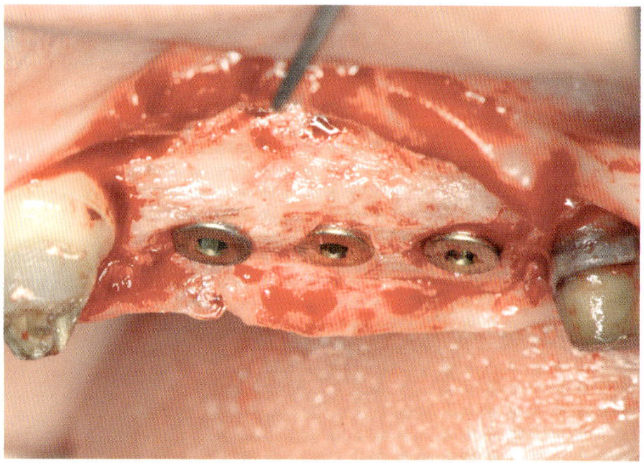

图4-308　口内照显示了从下颌角（Ⅴa类骨）处取得的皮质骨的愈合良好。

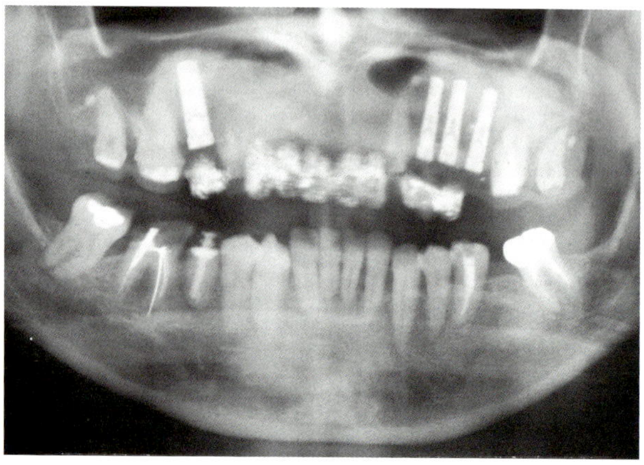

图4-309　左侧及15位点种植体植入后的曲面断层片。作为临时修复方案，患者接受了加强树脂桥。左下颌角缺损处愈合良好。

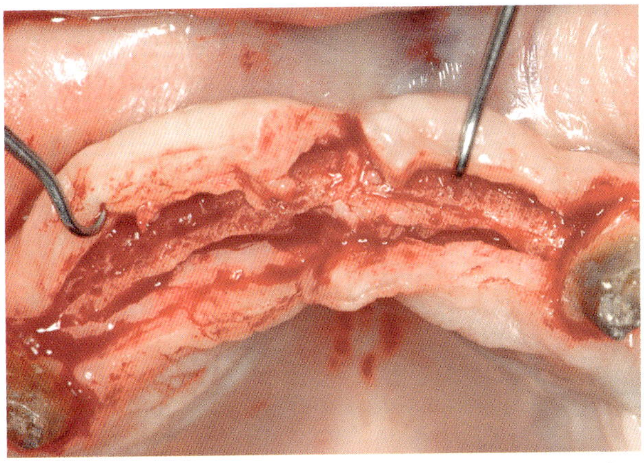

图4-310　两步法水平PSP后30天，进行第二步处理时翻瓣后的临床情况。牙槽嵴顶截骨术清晰可见。

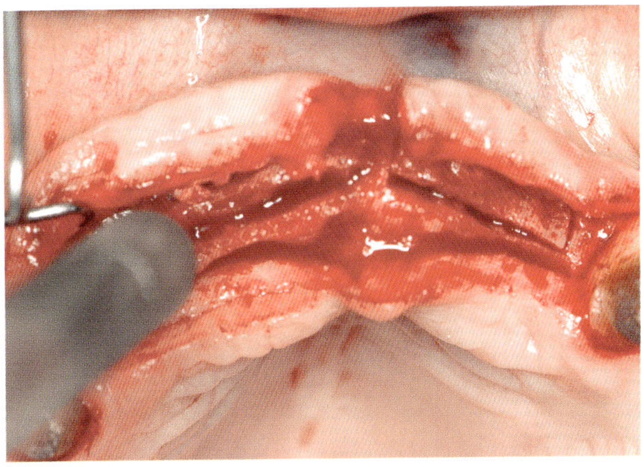

图4-311　用双刃刀片加宽骨切开区域。

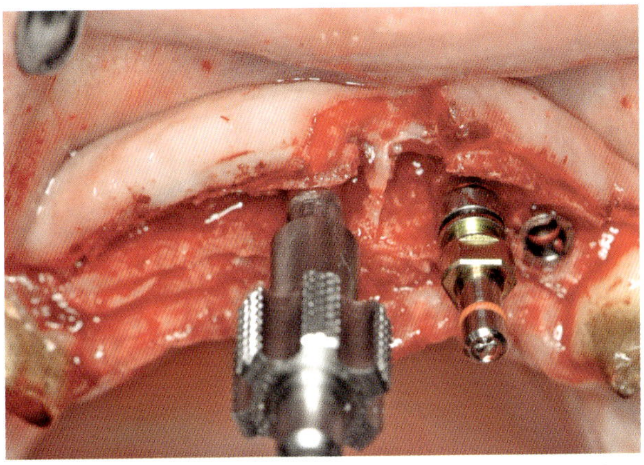

图4-312　在左侧植入两颗Camlog种植体后，用骨撑开器械（Meisinger）扩宽右侧牙槽嵴。

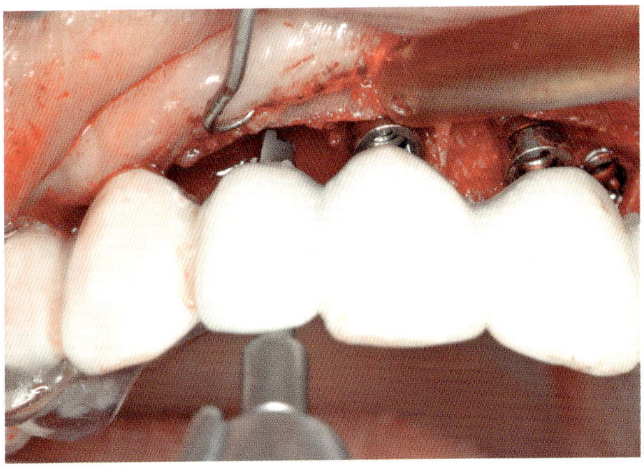

图4-313　使用经典导板引导钻备洞。

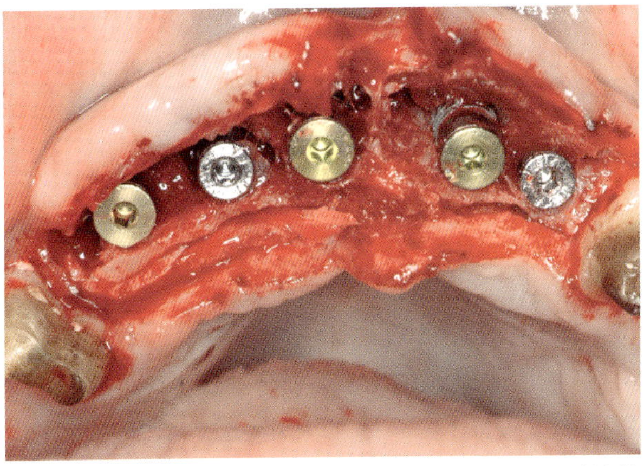

图4-314　5颗Camlog种植体植入后的临床情况。种植体之间的间隙清晰可见。

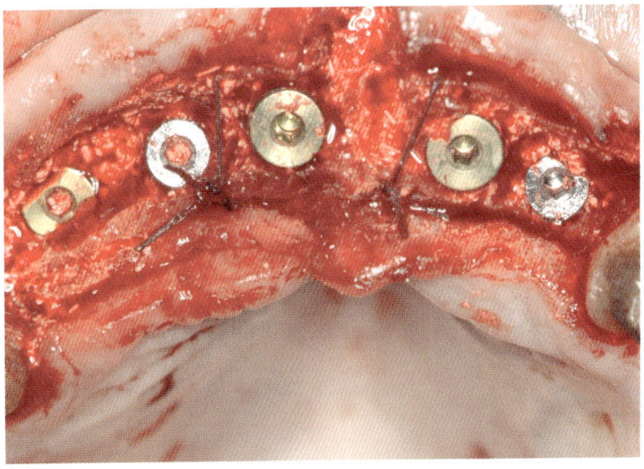

图4-315　用骨粉填满间隙。

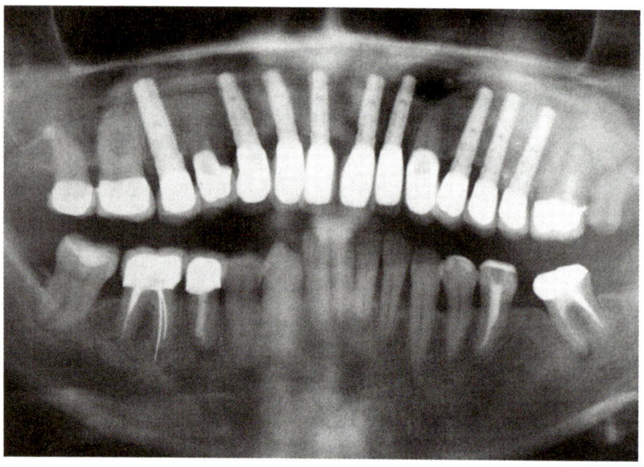

图4-316 植入9颗Camlog种植体后3年的曲面断层片。皮质骨块移植区域完全愈合。

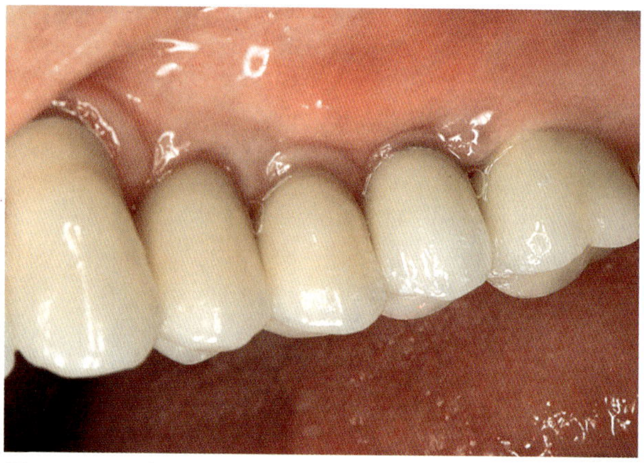

图4-317 5年后左前磨牙和磨牙侧的口内照，种植体周围黏膜健康。

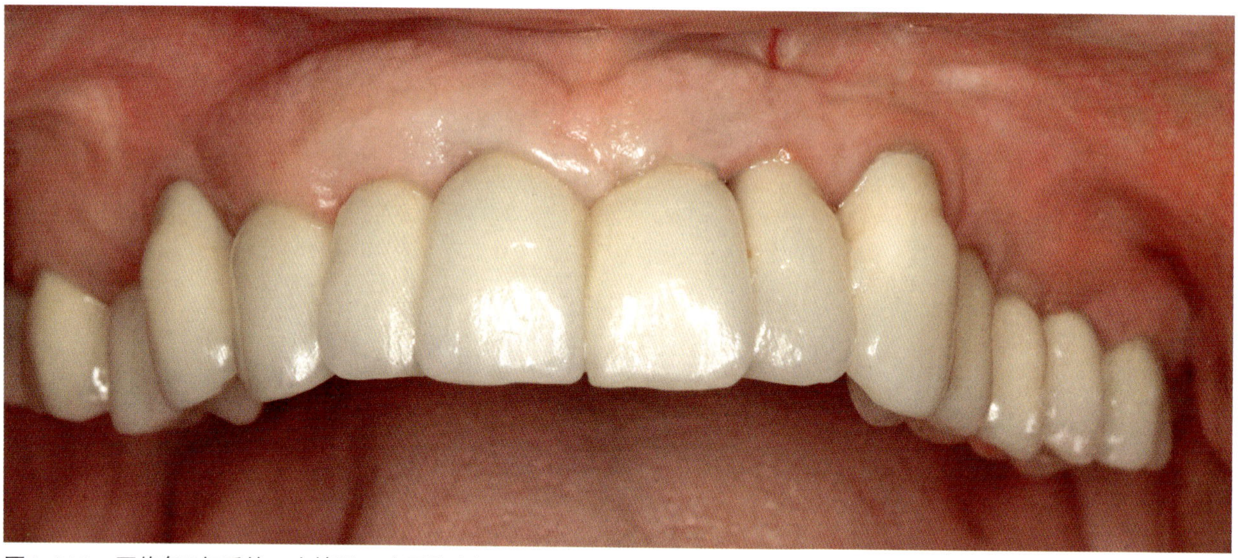

图4-318 冠修复5年后的口内情况。（图片来源：Prof Krennmair, Wels）

黏膜闭合，才能使骨移植物自由愈合并进行骨结合。6个月后重新打开并取出两颗微型骨结合螺钉（图4-306），植入3颗Camlog种植体（图4-307和图4-308）。在第二次手术中，进行了两步法水平PSP（Ⅲ类骨）来扩大前牙牙槽嵴宽度，以便能够植入种植体进行冠修复。图4-310显示了30天后该手术的第二步，牙槽嵴截骨术。图4-311显示双刃刀片。图4-312中，在左侧植入两颗Camlog种植体后，在右侧使用骨撑开器械（Meisinger）。在这个病例中，使用导板确定钻入方向（图4-313）。图4-314显示5颗Camlog种植体植入后的最终情况，种植体间的骨间隙清晰可见。骨缺损处用骨粉充填（图4-315）。3年后随访的曲面断层片（图4-316）以及5年后的口内照（图4-317和图4-318）非常令人满意。

4.4　下颌后牙区部分缺失

牵张成骨（Ⅱ类骨）

在下颌骨，牵张成骨（Ⅱ类骨）是一种广泛使用并且疗效满意的方法。但是，如果病情较为复杂，存在许多与该方法相关的问题，可能很难获得这些显著的效果。我们将会说明好的方面，但也会指出存在的问题。图4-319～图4-324显示一位48岁的患者，36牙齿缺失，35、36之间有严重骨缺损（图4-319）。决定采用牵张装置（Stryker Leibinger）[30]进行牵张成骨以增加骨量（图4-320）。转动牵张装置时，我们很快就注意到有向舌侧错位的趋势。因此，我们要求正畸医生用弹性材料牵拉牵张装置（图4-321）。最终骨量足够植入种植体（图4-322）。12年后的曲面断层片显示这个病例没有明显的骨吸收（图4-323）。12年后的临床检查也显示了咬合和软组织良好（图4-324）。

在第二个病例中，展示了43岁患者，缺失34和35，存在非常罕见的症状（图4-325），因为我们在骨底部发现了异物，这些异物必须被清除（图4-326）。23年前，患者接受了下颌前段截骨术并植骨（横断面）（图4-327）。组织学描述见第3章（图3-24）。我们还在牵张骨段中发现了一些外来物质；牵张不受影响，结果良好（图4-328和图4-329）。部分切除牵张装置后，植入种植体

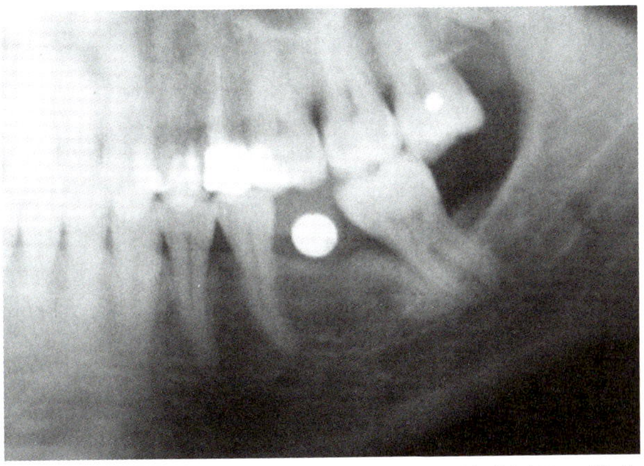

图4-319　患者A：曲面断层片示用5mm钛球测量36缺失后的骨缺损情况（后续阶段见图4-320～图4-324）。

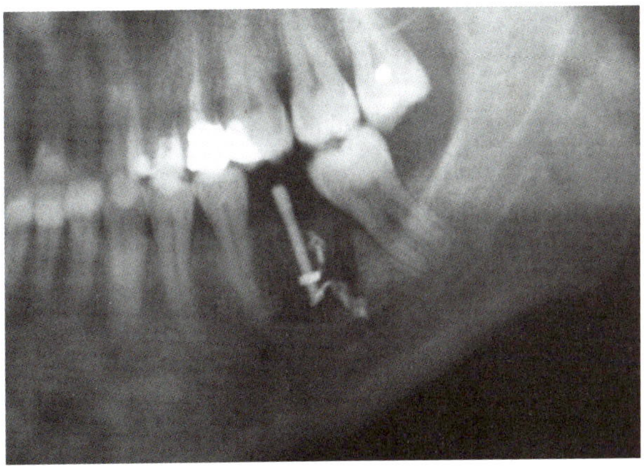

图4-320　安装牵张装置（Stryker Leibinger）后牵张时的曲面断层片。

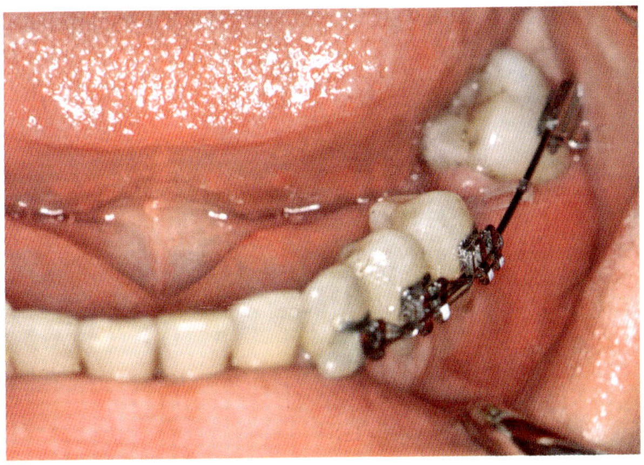

图4-321　直丝弓固定装置，使牵张装置能够被弹性拉往颊侧，以防止向舌侧脱位。（图片来源：Dr Sinko, Vienna）

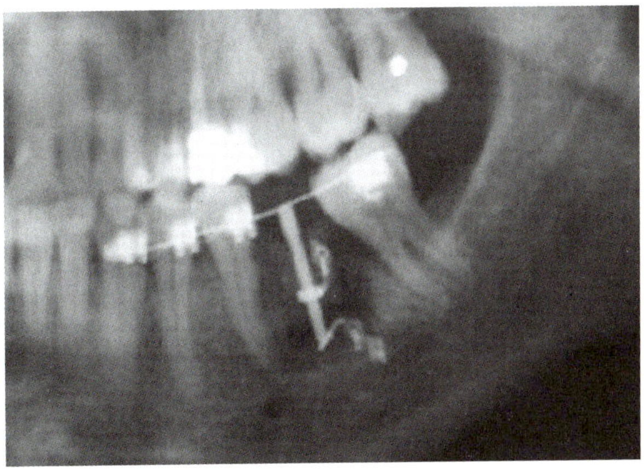

图4-322　牵张结束时的曲面断层片。

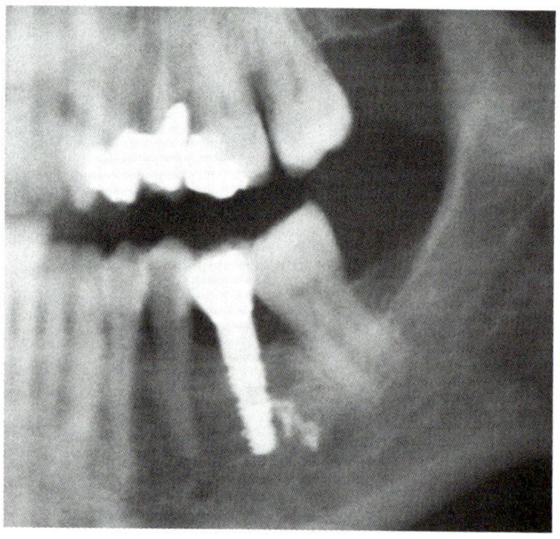

图4-323 12年后曲面断层片示骨质致密，种植体周围无吸收。一些分散的牵张材料没有去除。

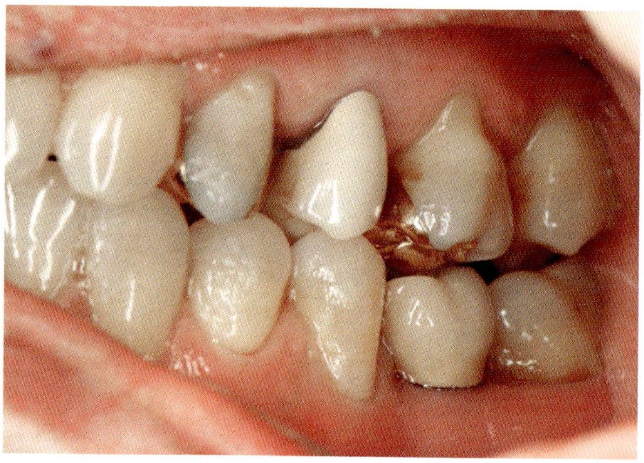

图4-324 12年后的临床检查结果显示种植体周围无炎症，咬合良好。（图片来源：Dr Fahrenholz, Vienna）

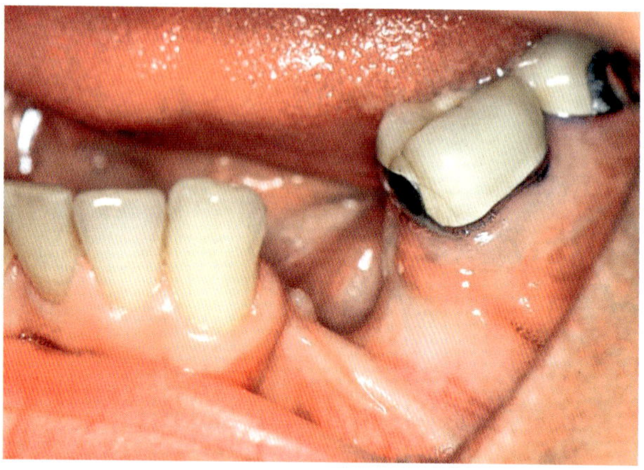

图4-325 患者B：34和35缺失伴严重骨缺损的口内临床情况（后续阶段见图4-326～图4-332）。

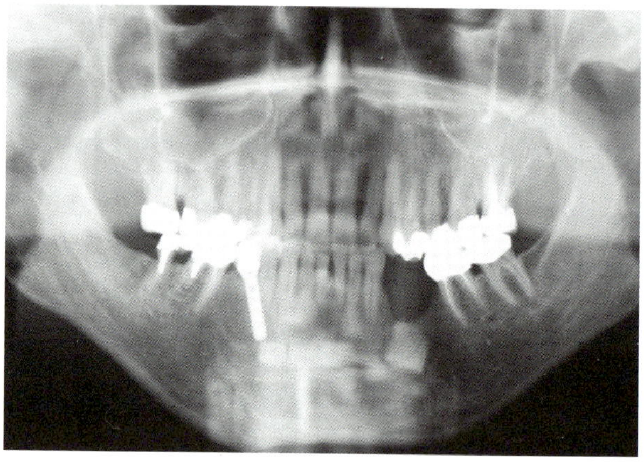

图4-326 曲面断层片示下颌骨前部及外部区域和34、35的骨缺损区下方有高阻射物质。

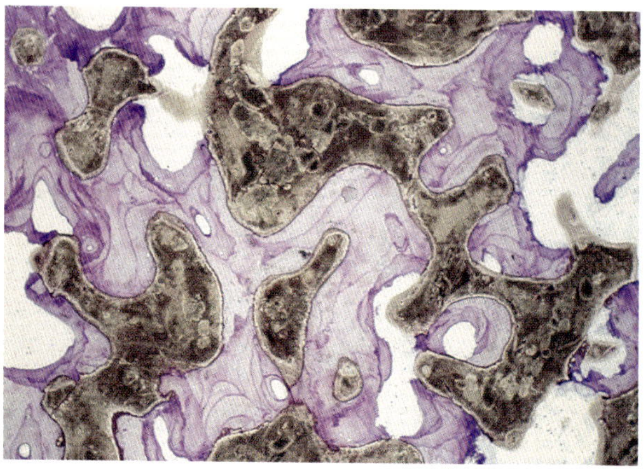

图4-327 放大图3-24（横断面）显示骨结合良好，即使23年后原位（10×）也完全没有吸收。

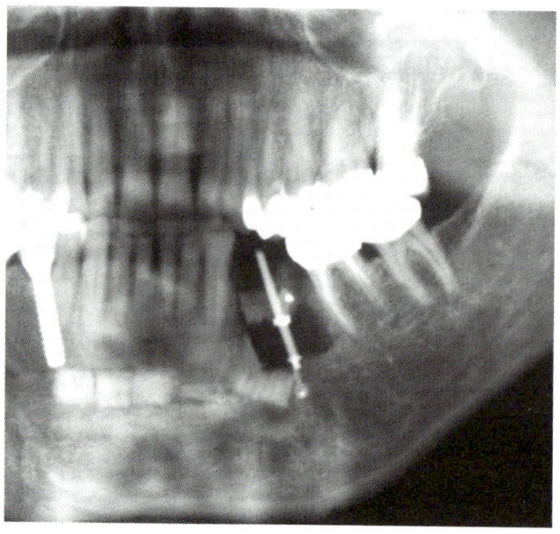

图4-328 骨牵张结束时的曲面断层片。

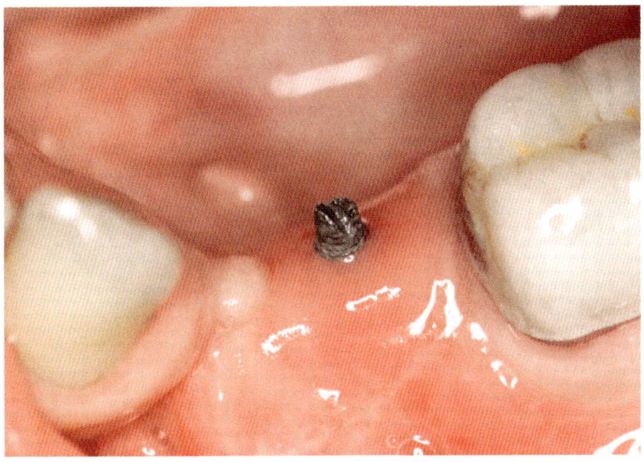

图4-329 牙槽嵴升高稳定阶段的临床照，螺钉仍然存在。

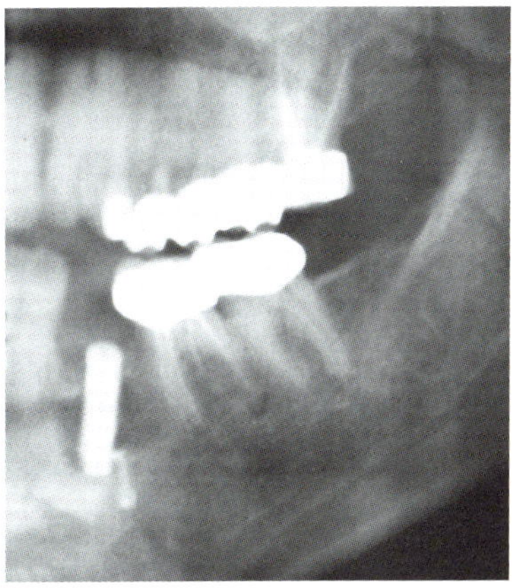

图4-330 种植体植入后的曲面断层片，牵张区域组织面尚未完全骨化。

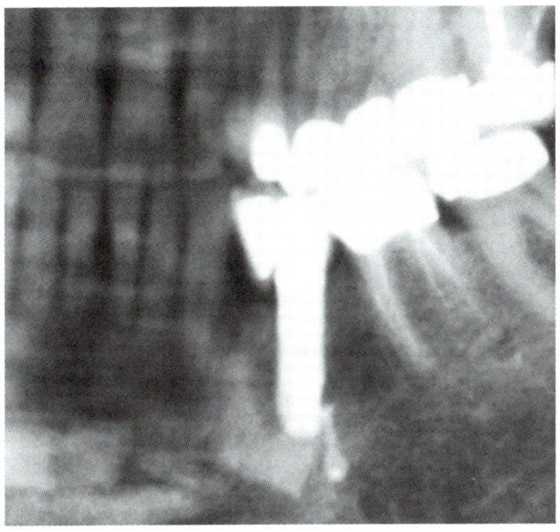

图4-331 5年后曲面断层片。无种植体周围骨丧失。牵张的区域现在已经完全骨化了。

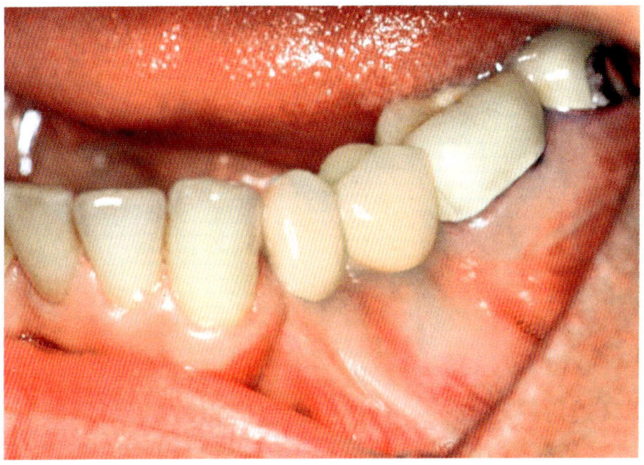

图4-332 5年后临床结果满意。

（图4-330）。5年后的曲面断层片显示稳定的结果，分散区域的间隙完全骨化（图4-331）。5年后的临床方面也是令人满意的（图4-332）。

侧方旁路

如果下颌骨嵴顶区距下牙槽神经管没有足够的牙槽嵴高度，只要有足够的牙槽嵴宽度，可以使用一种特殊的方法，不需要进行骨增量。可以从下牙槽神经管的颊侧预备种植窝来避免植骨。图4-422显示了这个方法是如何操作的，前提是要确保绕过了神经，使之不受损伤。

以下是一位62岁的患者（图4-333～图4-339），35-37缺失，牙槽骨明显吸收，尤其是在37位点（图4-333）。图4-334为术中情况，在36种植体植入后，用螺纹钻在37位点准备种植窝。请注意螺纹钻的角度与天然牙34和种植体35

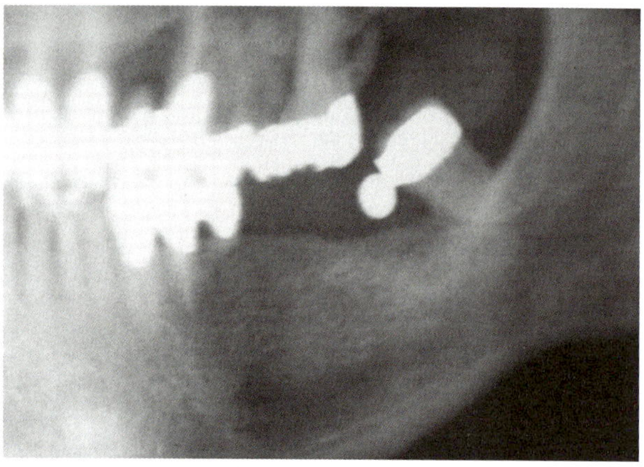

图4-333 患者C：35-37缺失后曲面断层片，牙槽骨明显吸收，尤其是37位点（后续阶段见图4-334～图4-339）。

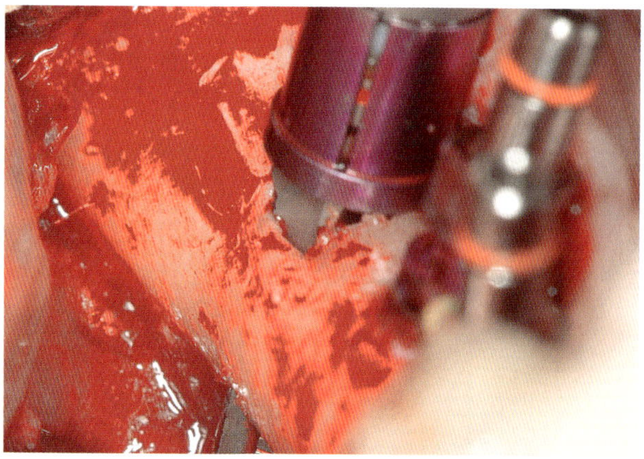

图4-334 见36种植体植入后，37位点用螺纹钻准备种植窝的术中情况。注意螺纹钻的角度与天然牙34和种植体35角度的比较。

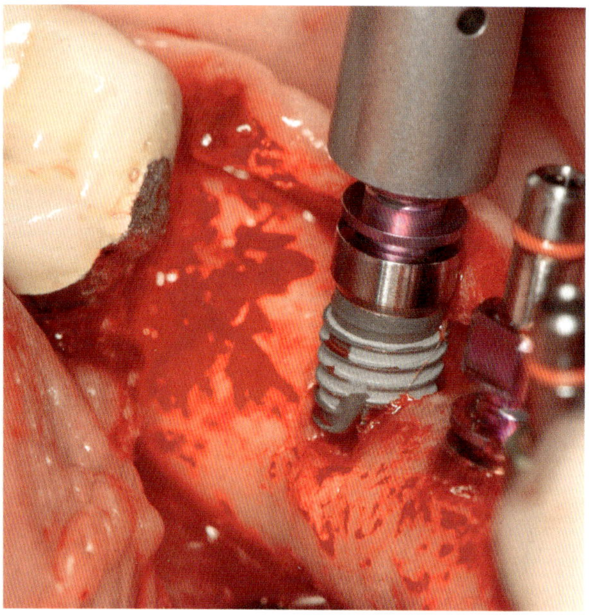

图4-335 植入Camlog种植体。可以看到种植体的角度与35种植体和相邻天然牙位置的不同。

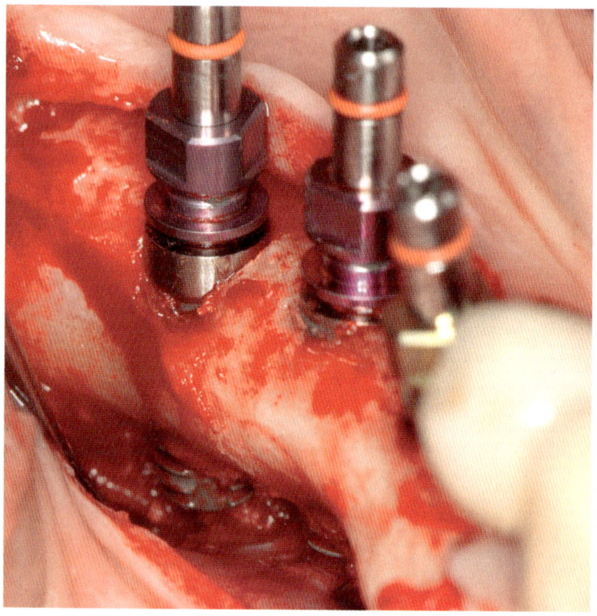

图4-336 3颗Camlog种植体的最终就位。位于36和37位点的种植体尖端穿出舌侧骨板。

角度的不同。图4-335显示植入Camlog种植体。可以看到种植体的角度与其他种植体和天然牙位置的不同。3颗种植体的最终位置如图4-336所示。种植体尖端在36和37的位置穿出舌侧骨壁。如果黏骨膜瓣分离充足，就不会有血管或神经损伤的危险，而且种植体因双皮质固位而更稳定。图4-337为种植体植入后、制取印模及修复后的临床照片（注意印模杆的角度）。图4-338显示了5年后的咬合情况，种植修复的位置非常靠近颊部。5年后的曲面断层片显示种植体周围无骨吸收（图4-339），该病例并未进行骨增量。

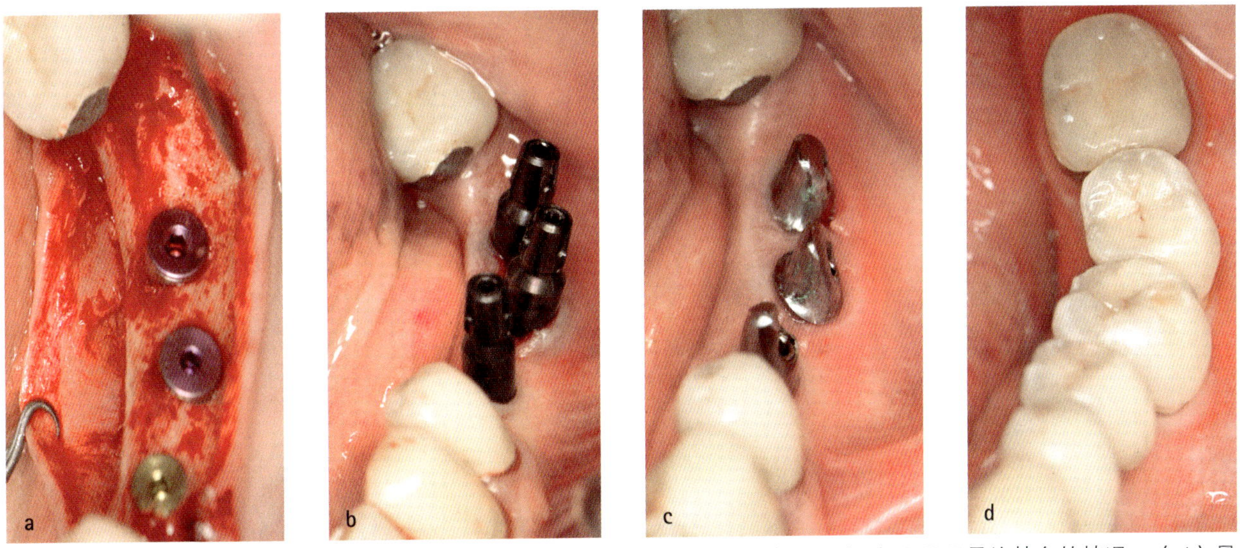

图4-337 （a）种植体植入后的临床照。（b）印模时（注意取模杆的角度）。（c）显示了最终基台的情况。（d）最终的冠修复。（图片来源：Dr Ewronska）

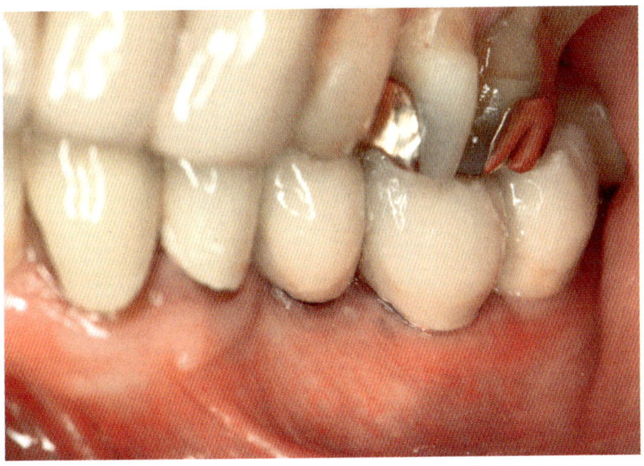

图4-338 5年后临床情况，种植体周围黏膜状况良好，修复体咬合良好。种植修复的位置非常靠近颊部。

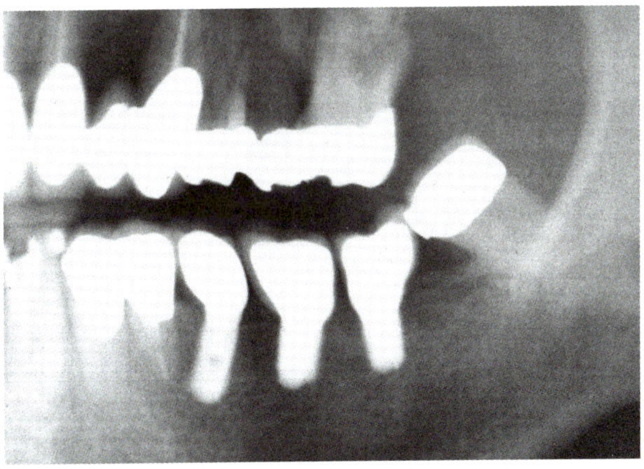

图4-339 5年后曲面断层片示无种植体周围骨吸收。种植体在35、36位点长13mm，在37长11mm。它们看起来很短，因为它们是向颊侧倾斜的。

两步法水平PSP（Ⅲ类骨）

如果患者下颌骨有足够的骨高度，建议用两步法水平PSP（Ⅲ类骨）来进行骨增量，取得足够的骨宽度。以下是一位63岁的患者（图4-340～图4-346），在失去牙齿后，牙槽嵴高而窄（图4-340）。第一次手术进行了4个方位的截骨手术（图4-341），32天后进行第二手术时，我们扩大了骨间隙并植入了种植体（图4-342）。间隙内用Algisorb颗粒充填（图4-343），舌黏膜减张后创口基本闭合。植入3.8mm×11mm的Camlog种植体，位置良好，无神经损伤（图4-344），1年后临床及影像学检查结果良好（图4-345和图4-346）。

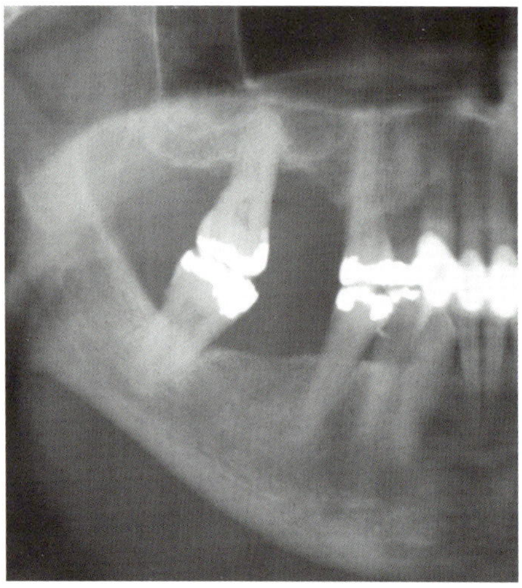

图4-340 患者D：46缺失，曲面断层片示牙槽嵴高度足够（后续阶段见图4-341～图4-346）。

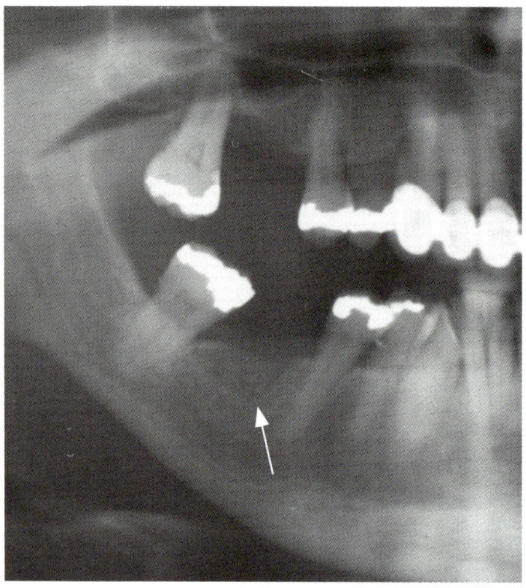

图4-341 截骨后的曲面断层片，截骨部分可见（箭头所示）。

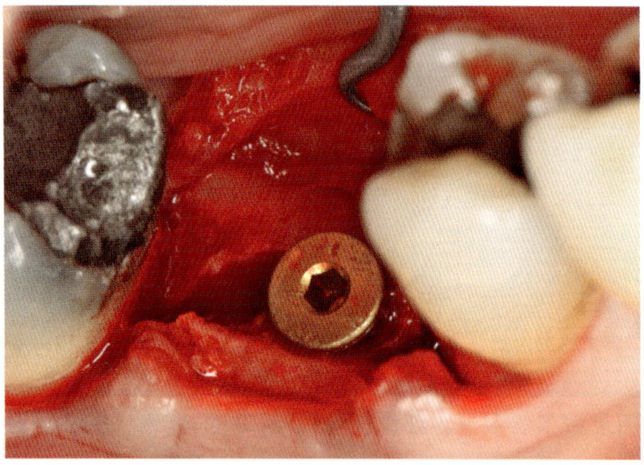

图4-342 扩大骨间隙，植入3.8mm×11mm Camlog种植体后术中情况。注意种植体旁边存在的骨间隙。

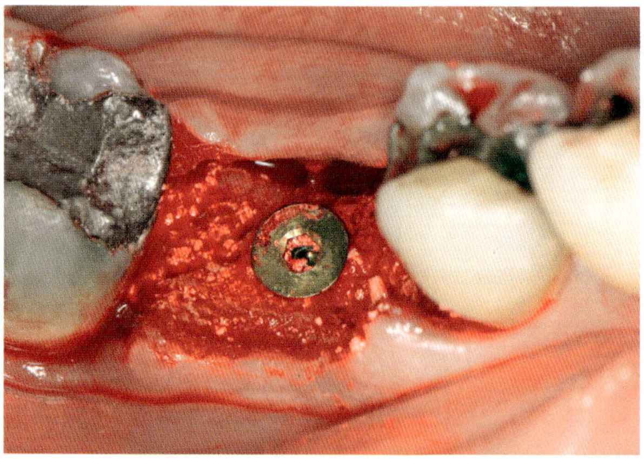

图4-343 用Algisorb颗粒充填间隙。

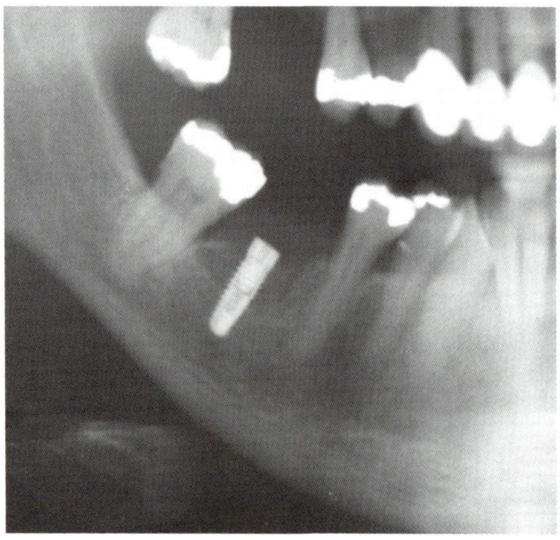

图4-344 曲面断层片示种植体位置良好。

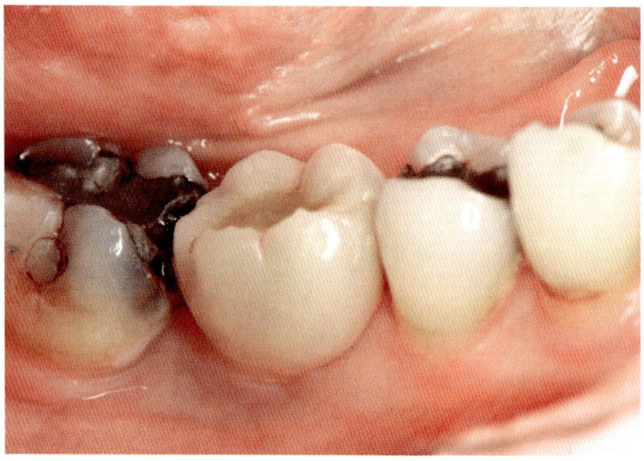

图4-345 修复1年后的临床表现。（图片来源：Dr Zehetner, Vienna）

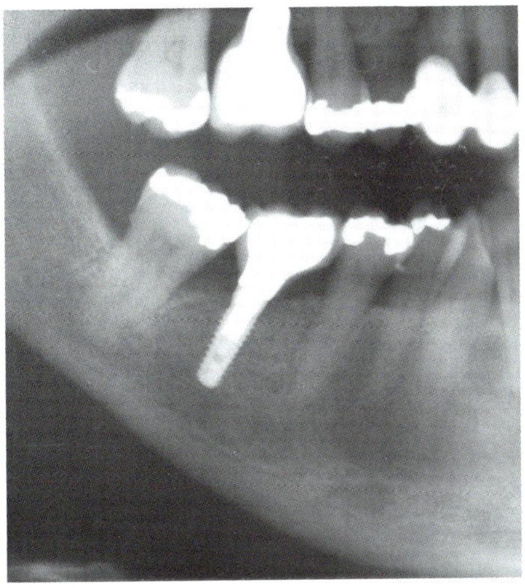

图4-346 种植修复1年后的曲面断层片。

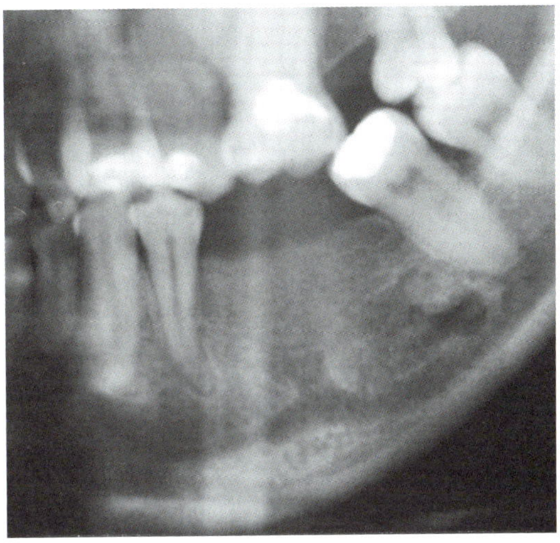

图4-347 患者E：下颌骨粉碎性骨折后的曲面断层片（后续阶段见图4-348～图4-354）。

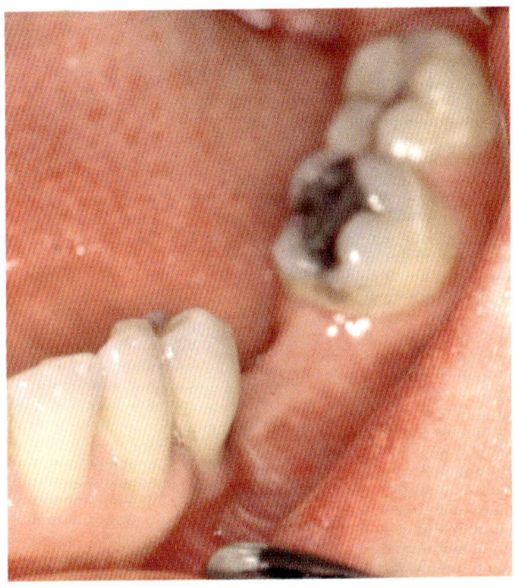

图4-348 口腔内软组织严重损伤。

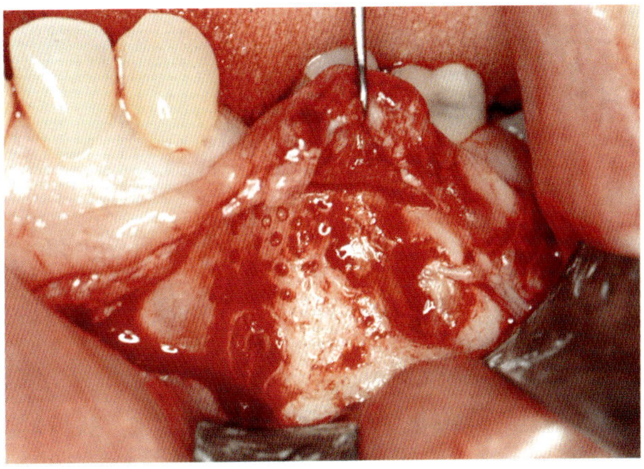

图4-349 预备受植区，用小球钻磨穿皮质骨。

Onlay植骨（Ⅴa类骨）

在少数的病例中，可以使用单皮质骨块Onlay植骨（Ⅴa类骨），主要用于在血液供应不良的情况下，这种情况不建议进行带蒂三明治成形术（Ⅲ类骨）（图4-347～图4-354）。如下病例，一位25岁的患者在一次车祸中失去了35和36，下颌粉碎性骨折已经得到治愈（图4-347）。由于骨折及后续手术，除牙槽嵴宽度骨缺损外，软组织情况也非常棘手（图4-348）。准备好受植区（图4-349）后，从颏部取得一块单皮质骨块，用两颗微型螺钉固定（图4-350）。术后曲面断层片示植骨位置良好（图4-351）。单层皮质骨块移植的黏膜愈合和骨结合都很顺利，之后植入了两颗IMZ种植体。8年后随访仍显示种植体周围骨情况良好，无种植体周围骨吸收（图4-352）。12年后的临床表现和影像学检查结果仍令人满意（图4-353和图4-354）。

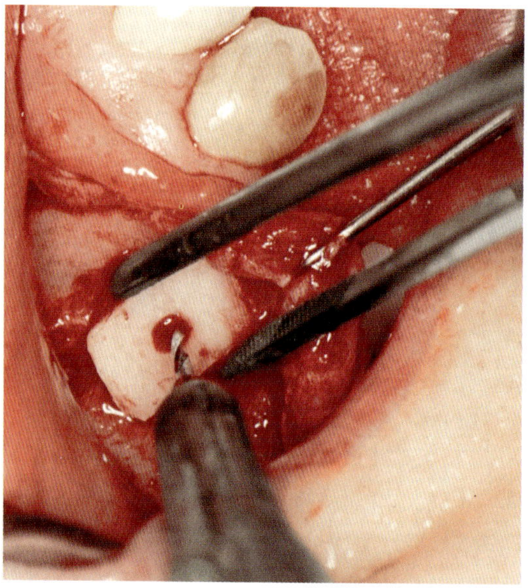

图4-350 用微型螺钉固定单皮质骨块。

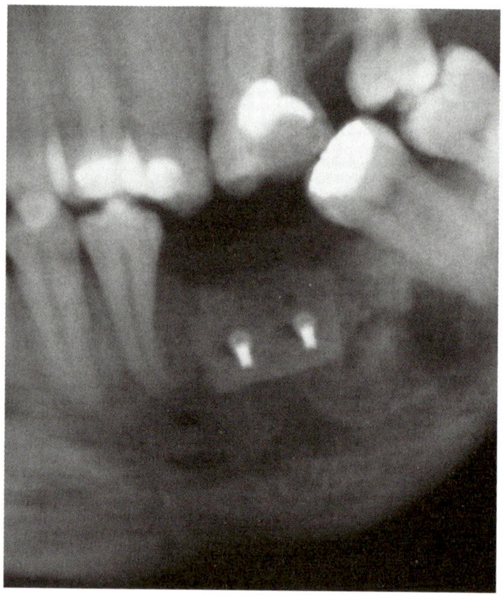

图4-351 曲面断层片示两颗微型螺钉固定植骨块位置良好。

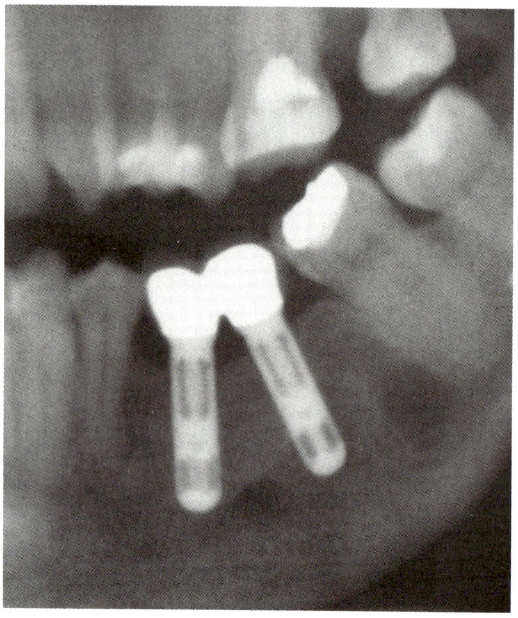

图4-352 8年后曲面断层片示种植体周围无骨吸收。

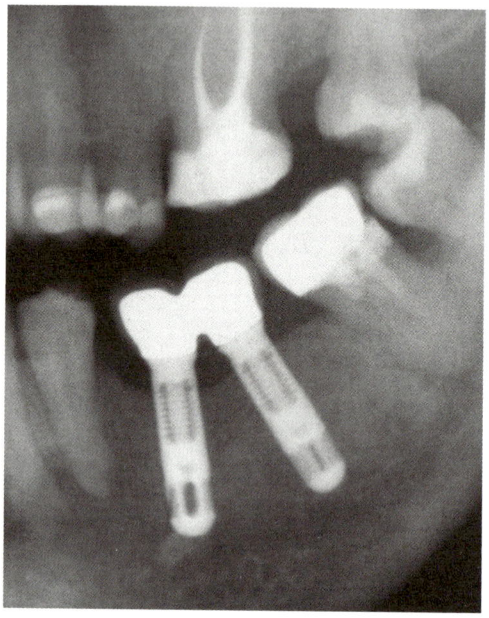

图4-353 12年后曲面断层片示种植体周围骨质无明显变化。

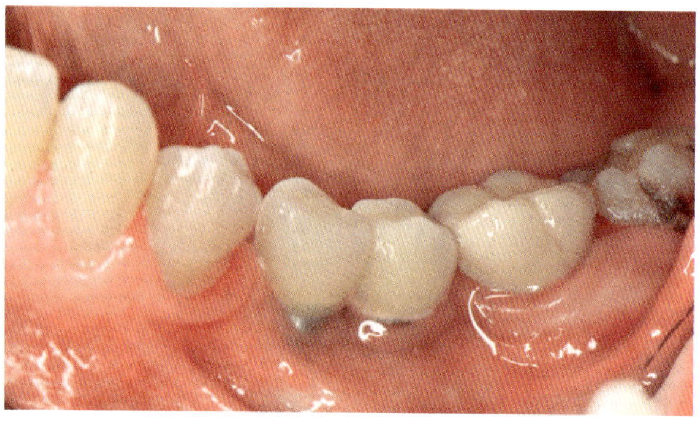

图4-354 12年后随访，种植体周围黏膜状况良好，冠边缘可见少量金属暴露。（图片来源：Dr Caspary, Vienna）

4.5 上颌游离端缺失

临床医生必须首先检查，确认哪些牙齿值得保留，以及有多少可用的余留骨高度和宽度。如果患者介意治疗期间长时间缺牙，就必须考虑整个治疗流程中的临时修复需要怎么做。

牵张成骨（Ⅱ类骨）

对于Ⅱ类骨，可以使用牵张成骨。下面是一位39岁的患者（图4-355～图4-365），这是一个很好的牵张成骨病例，但是由于在牵张后没有进行种植修复来稳定形成的新骨，导致形成的新骨吸收了，这是一个复发的病例。图4-355所示为最初的左上颌骨缺损，软组织缺损。曲面断层片符合临床表现（图4-356）。使用骨外牵张成骨装置（KLS Martin），固定在上颌骨颊侧（图4-357）。为了确保通过块状截骨术松解的骨块能够向下移动，在用微型螺钉固定牵张装置后必须逐步打开牵张装置（图4-358）。术后曲面断层片示牵张装置固定良好（图4-359）。这种器械会在黏膜上留有一个穿孔，会非常容易感染，并且至少在10周内会给患者带来不适和不便（图4-360）。牵张装置取出前的曲面断层片示牵张约12mm（图4-361）。在10周后取出牵张装置，

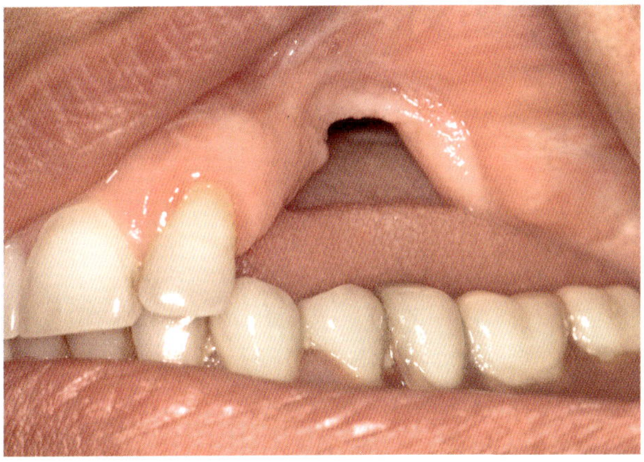

图4-355　患者A：左上颌大面积骨缺损及软组织缺损的临床口内照（后续阶段见图4-356～图4-365）。

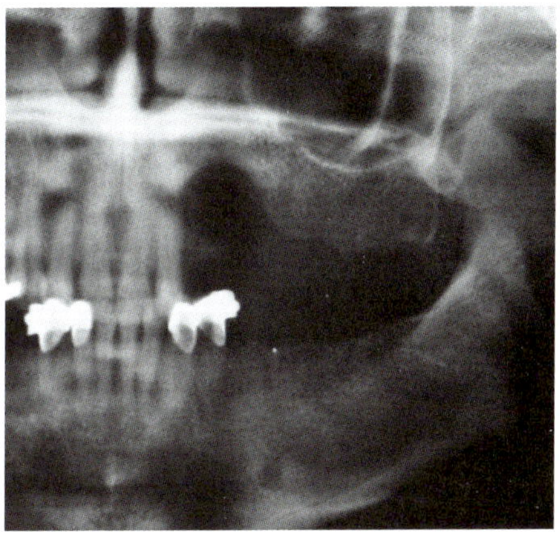

图4-356　曲面断层片示左上颌骨23-25区骨缺损。

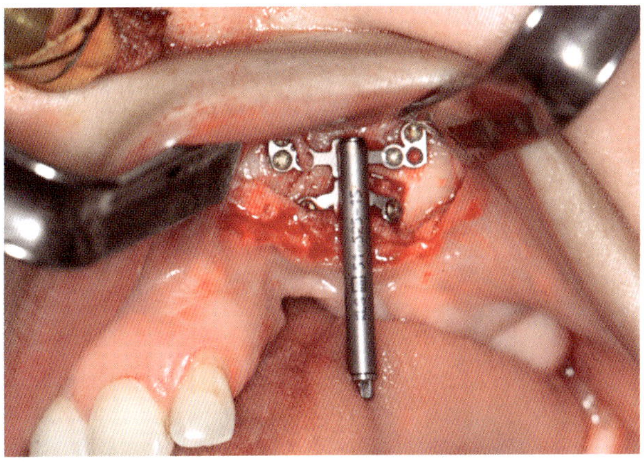

图4-357　左上颌23-25区截骨后术中情况，KLS Martin牵张装置用微型螺钉固定。

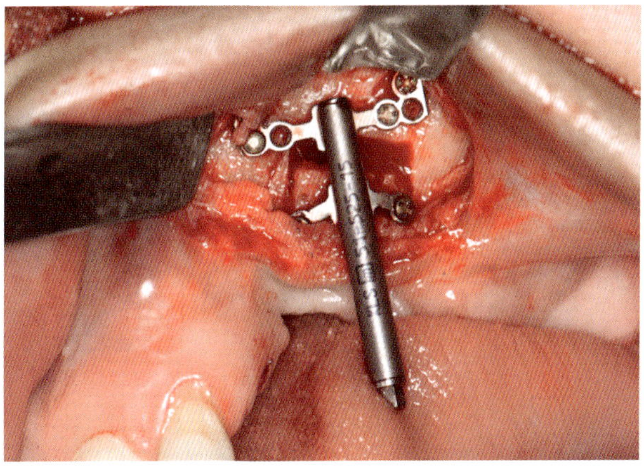

图4-358　术中检测截骨骨块能否向下移动。

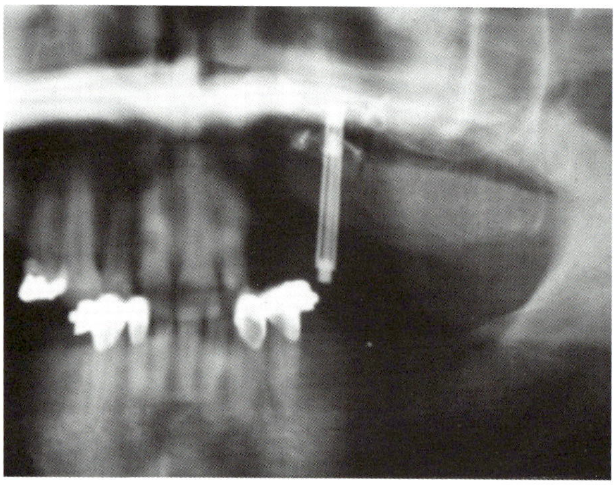
图4-359 牵张装置使用后拍摄的曲面断层片。

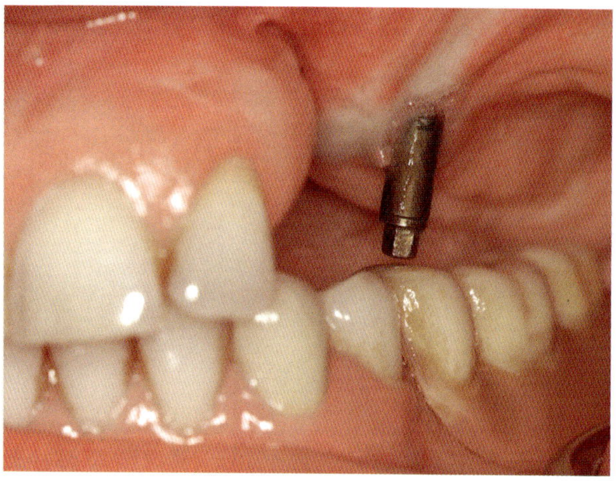
图4-360 牵张时口腔内情况。

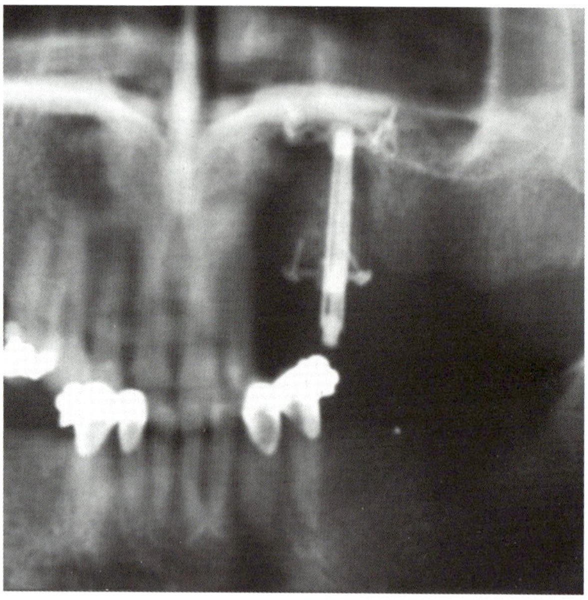
图4-361 牵张装置取出前不久的曲面断层片。

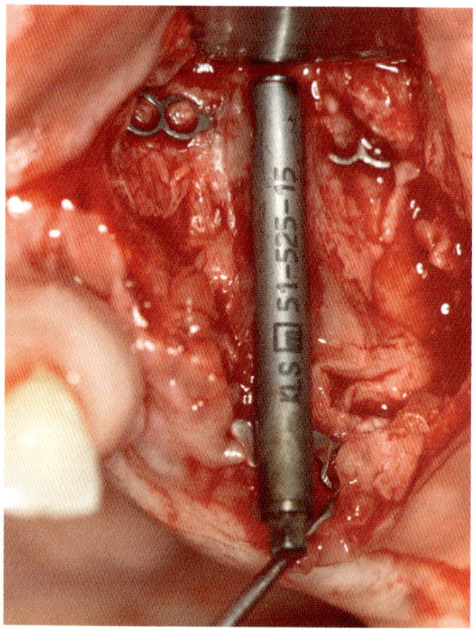
图4-362 牵张装置取出术中情况，牵张装置取出时，见成骨效果良好，新生骨组织形成良好。牵张装置几乎完全打开。

口内见组织愈合效果良好（图4-362）。在这个病例中，牵张后应当植入种植体，以稳定新形成的骨。但是患者在牵张成骨后拒绝种植牙。为了稳定新生骨，我们使用一个微型网状骨夹板。牵张装置取出后不久拍摄的曲面断层片示骨牵张效果良好（图4-363）。3年后的临床检查显示，新生骨大量复发吸收（图4-364），如曲面断层片所示（图4-365）。图4-404～图4-408显示了采用Onlay植骨进行修复治疗的情况。

上颌窦底提升（Ⅲ类骨）

上颌窦底提升术现在是上颌骨增量的标准程序。根据骨吸收量的不同，有不同的方法来进行上颌窦底提升。

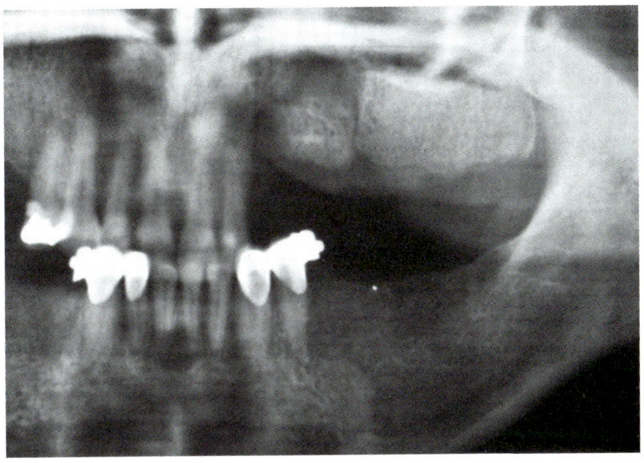

图4-363 牵张装置取出后的曲面断层片。

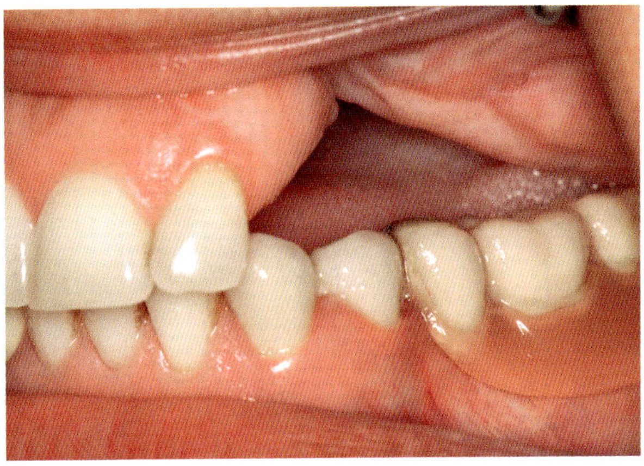

图4-364 术后3年出现大量复发吸收的情况。

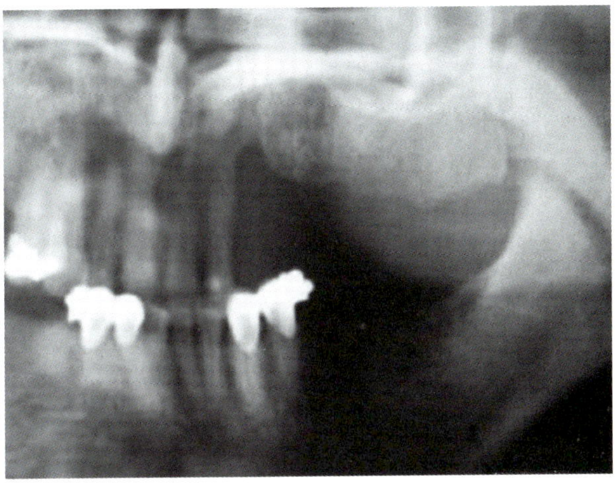

图4-365 曲面断层片证实了大量的复发吸收。

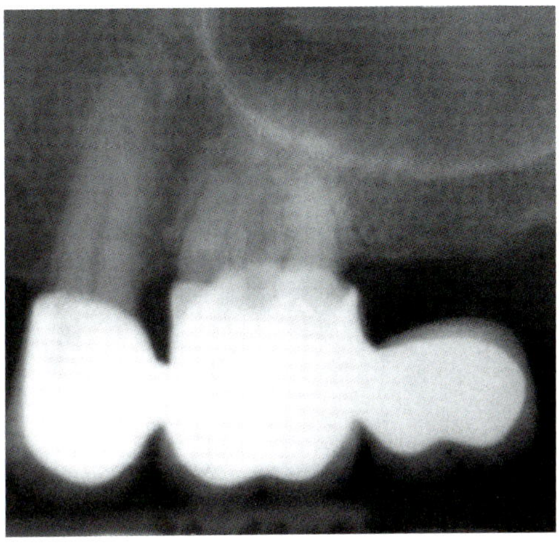

图4-366 患者B：X线片示27位点未感染，距上颌窦底骨高度为3~4mm（后续阶段见图4-367~图4-370）。

第一个病例，是一位66岁的患者，失去了一颗牙齿，想要进行修复（图4-366~图4-370）。X线片示骨高度为3~4mm，我们决定采用牙槽嵴顶入路进行上颌窦底提升术（图4-366），通过种植窝，小心地抬高窦腔黏膜；用Algisorb颗粒充填到腔内并植入种植体。术后曲面断层片示种植体根尖周围有少量高密度影，证实窦底黏膜无穿孔。如有穿孔，则在窦腔内可见植骨材料（图4-367）。1年后的随访证实了这一结果，因为种植体根尖周围有骨化物质（图4-368）。4年后的CT检查再次证实了这一点（图4-369），6年后的临床结果仍然非常令人满意（图4-370）。

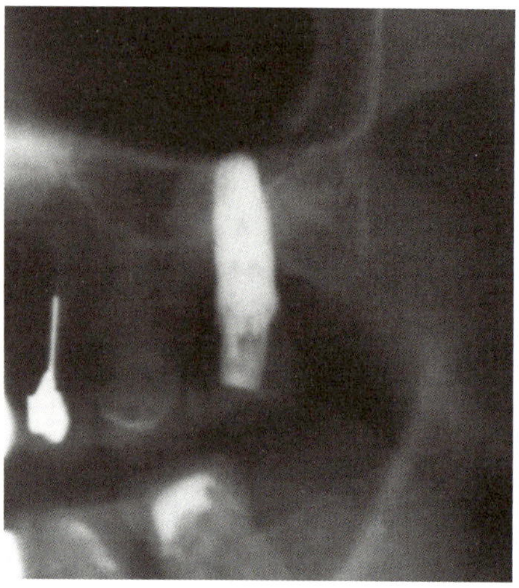

图4-367 术后曲面断层片，种植体位置良好，种植体尖端周围有少量的高密度影覆盖，由于上颌窦内无植骨材料，所以没有窦底黏膜穿孔。

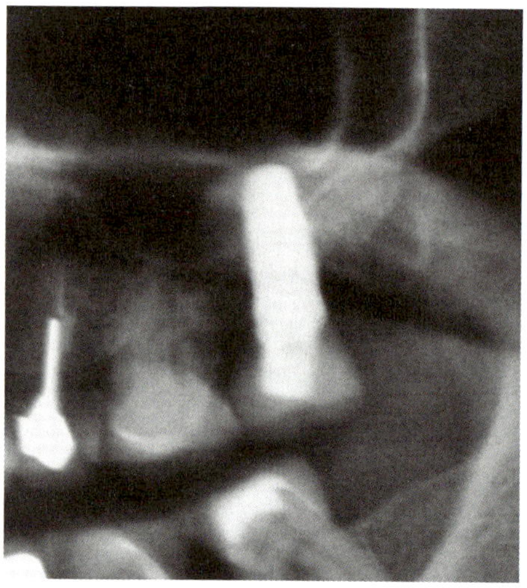

图4-368 1年后曲面断层片，种植体根尖周围骨质良好，无上颌窦炎迹象。无种植体周围骨吸收的迹象。

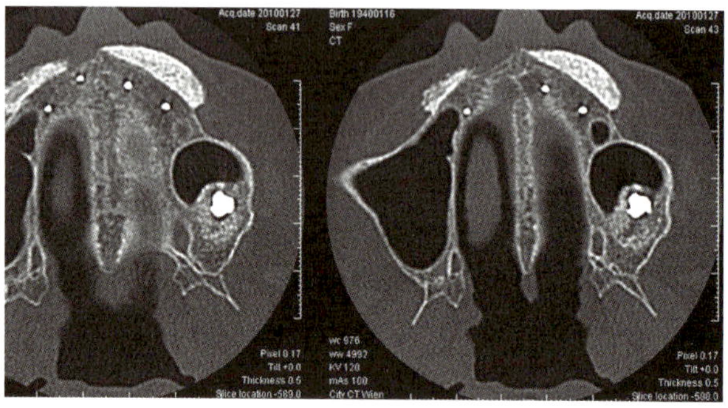

图4-369 4年后CT冠状面示，根尖周围骨化，上颌窦无感染迹象。

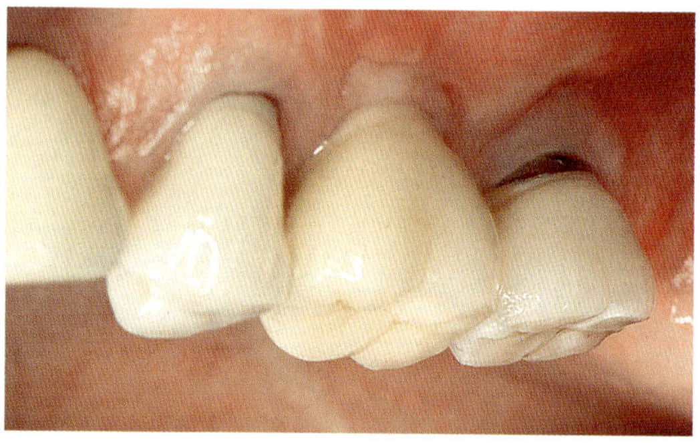

图4-370 6年后种植体周围黏膜健康。

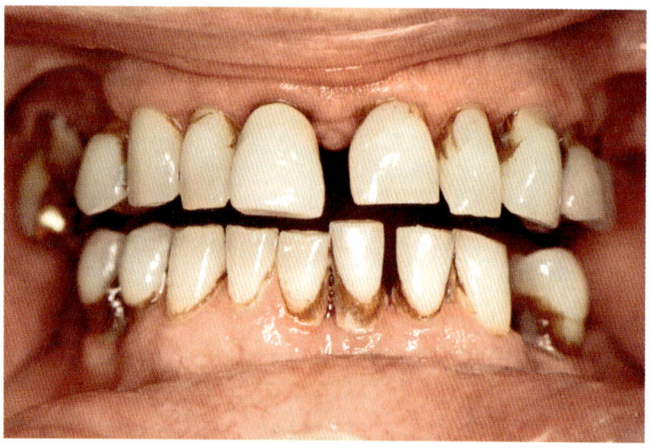

图4-371 患者C：初诊时建议拔除部分牙齿，可见牙槽嵴严重萎缩（后续阶段见图4-372～图4-386）。

接下来的一个病例，是一位75岁患者（图4-371～图4-386），17、14、24、25和26需要拔除，这个病例用了经典的上颌窦底提升术。患牙并没有早期拔除。检查完4个月后拔除17、26，2个月后拔除15、14、24、25，同时植入种植体（图4-373～图4-378）。由于24的位置骨量不足，仅用Algisorb颗粒充填了24的拔牙窝（图4-375）。6个月后，二期手术时，再植入24位点种植体，并进行即刻修复（图4-379～图4-386）。

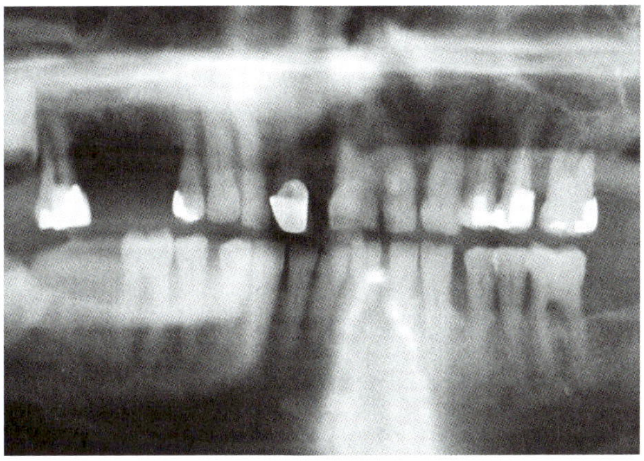

图4-372 术前曲面断层片。

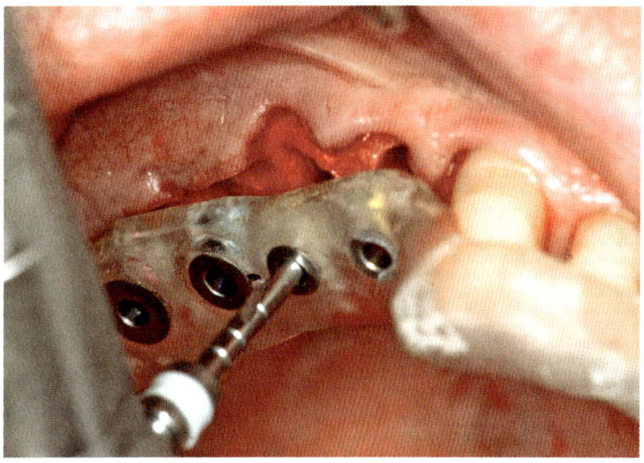

图4-373 在传统先锋钻非全程导航的导板上钻一个2.0mm的孔。

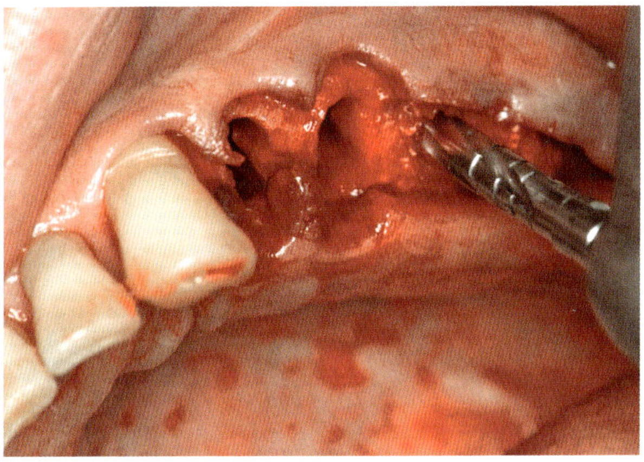

图4-374 在拔除24和25后，用骨环刀从26位点采集骨。

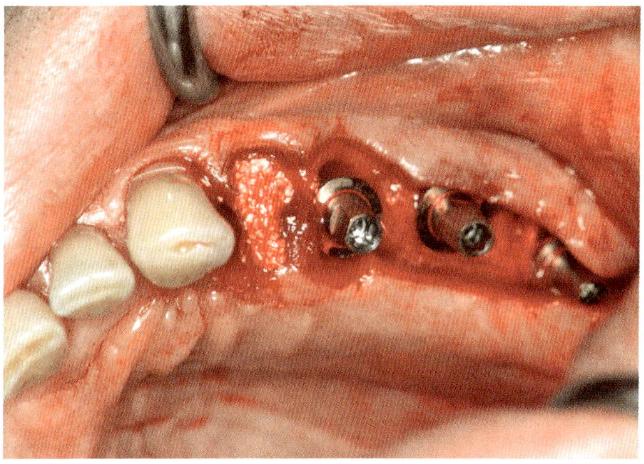

图4-375 在用Algisorb颗粒充填24后的情况，在25位点即刻植入一颗Xive种植体，在26位点和27位点上颌窦底提升后植入两颗Xive种植体。

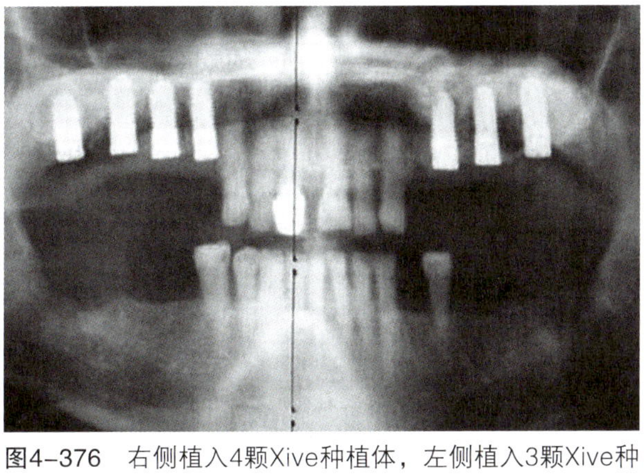

图4-376 右侧植入4颗Xive种植体，左侧植入3颗Xive种植体后的曲面断层片。

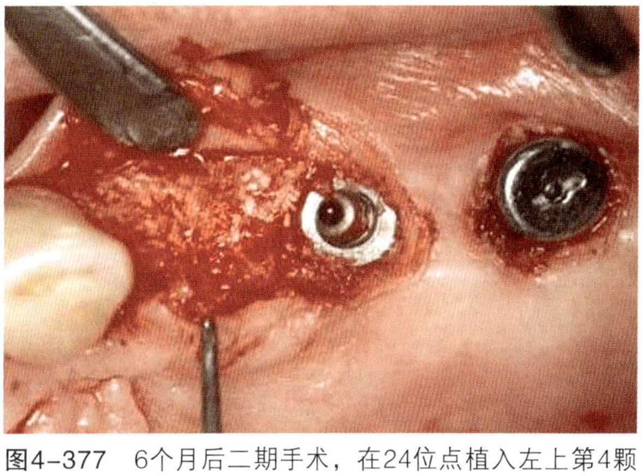

图4-377 6个月后二期手术，在24位点植入左上第4颗Xive种植体。植入的Algisorb颗粒已经被新生骨替代，通过位点保存24的拔牙窝牙槽嵴高度得以保存。

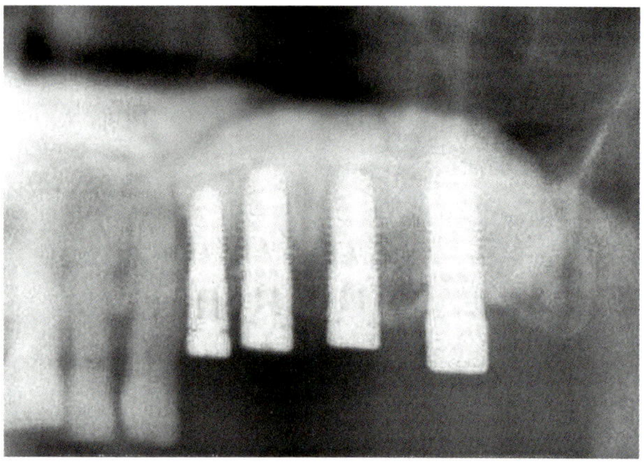

图4-378 24位点植入Xive种植体后的曲面断层片，愈合基台就位良好。

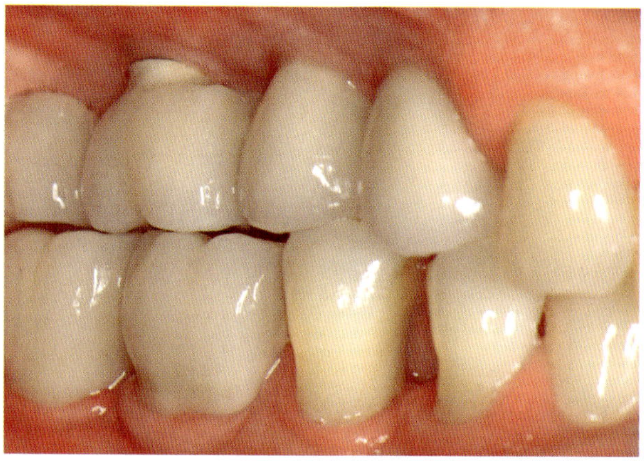

图4-379 右侧为金属烤瓷单冠修复。（图片来源：Dr Fahrenholz, Vienna）

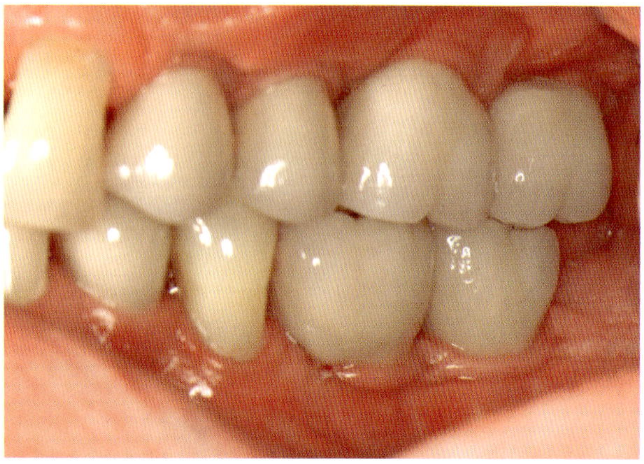

图4-380 左侧为金属烤瓷单冠修复。

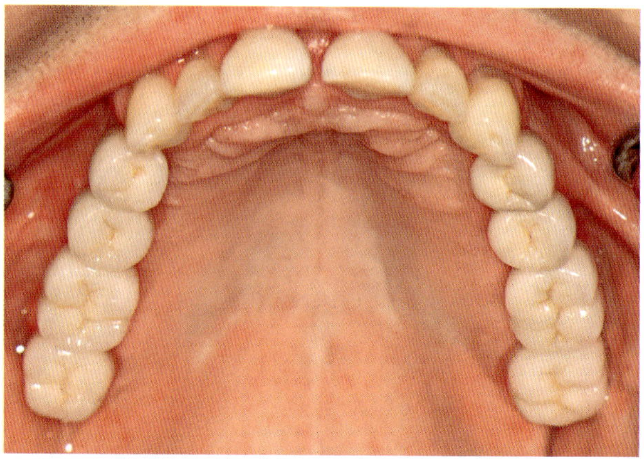

图4-381 最终修复后，殆面观。

带蒂三明治成形术（PSP）（Ⅲ类骨）

1. 垂直PSP

由于黏骨膜的结构，尤其是腭侧的黏骨膜非常坚韧，不建议进行这种手术。应该尝试使用牵张成骨术（Ⅱ类骨），因为这种方法不仅能增加骨量，还可以增加软组织。这种方式愈后更明确。

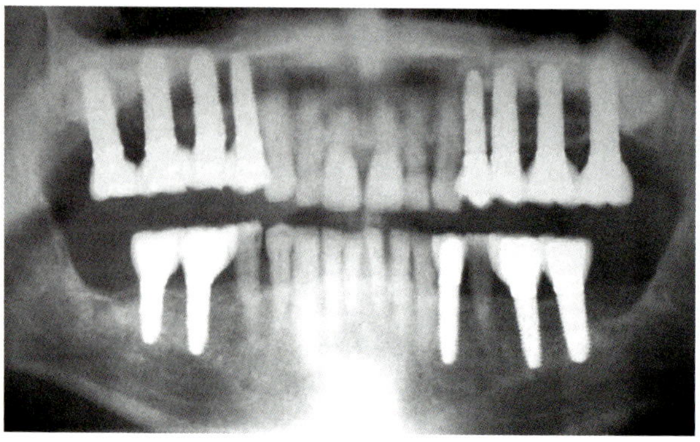

图4-382 4年后的曲面断层片。

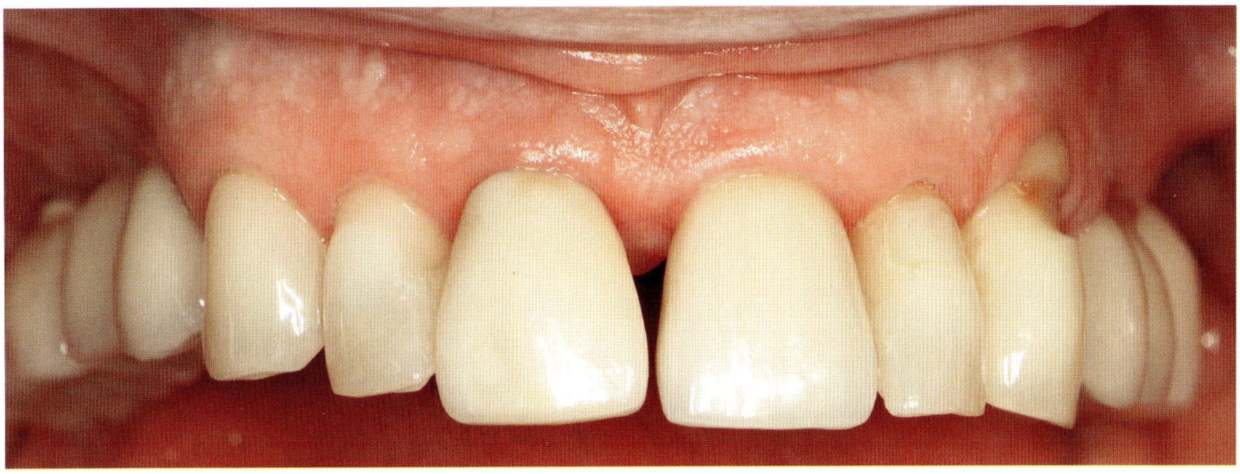

图4-383 6年后随访，正面观。

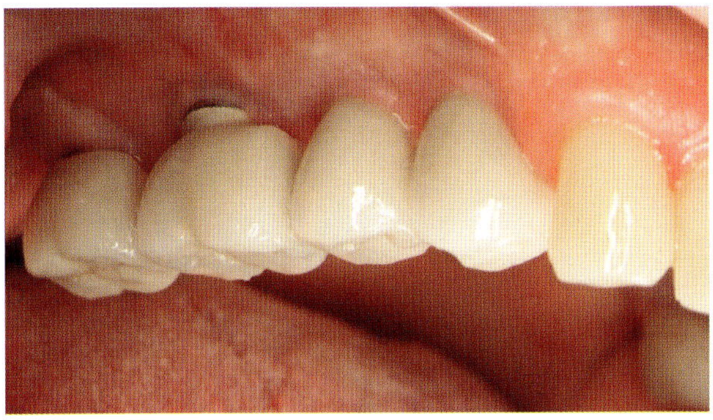

图4-384 6年后随访，右侧观。

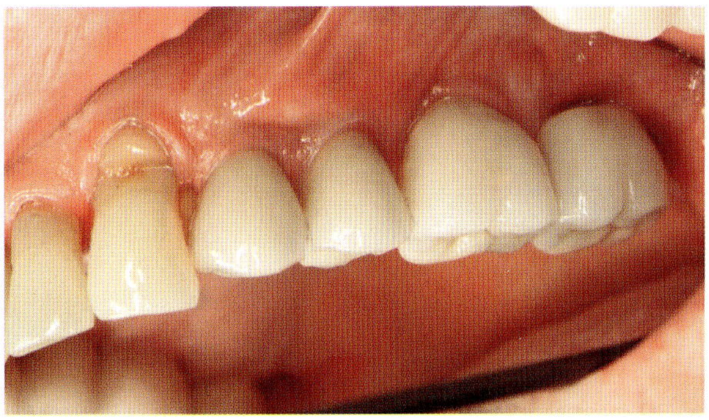

图4-385 6年后随访，左侧观。

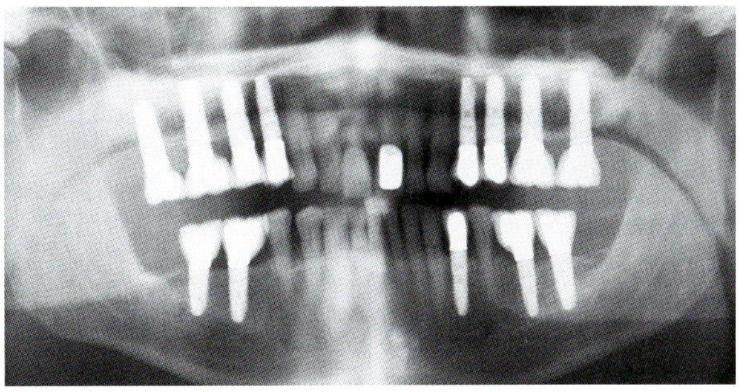

图4-386 6年后的曲面断层片。

2. 两步法水平PSP

以下病例是一位57岁的患者，其牙槽嵴高度、宽度皆不足，在进行了两步法水平PSP（Ⅲ类骨）同时，在23远端游离端还进行了经典的上颌窦底提升术（图4-387～图4-403）。在用Algisorb颗粒对上颌窦进行骨增量6个月后，再次切开翻瓣，进行两步法水平PSP的第一步。使用Khoury锯进行骨切开术（图4-390）。图4-391为截骨后情况。第二次手术在32天后进行（图4-392～图4-399）。前庭侧黏骨膜瓣仅轻微翻瓣（图4-392和图4-393）。骨劈开、扩展后，植入1颗3.3mm×13mm和2颗3.8mm×16mm Camlog种植体（图4-394～图4-396）。空隙用Algisorb颗粒充填。由于腭黏膜非常坚韧，不能活动，我们将腭黏骨膜瓣切开，形成带蒂黏骨膜瓣（图4-397）。使用褥式缝合，最终基本完成两层缝合（图4-398

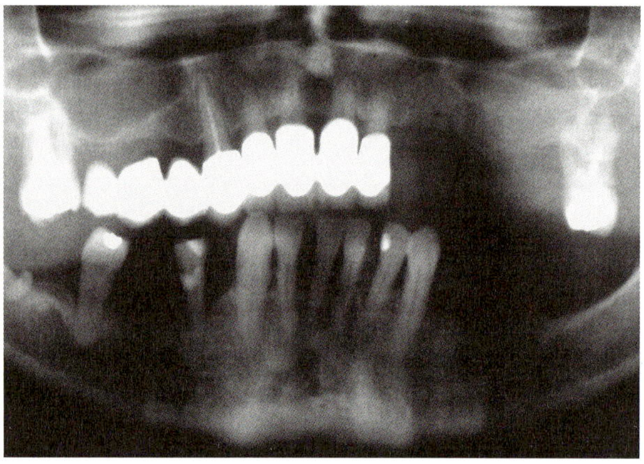

图4-387 患者D：一位57岁患者，曲面断层片显示右上修复无法保留，可见明显的骨质吸收（后续阶段见图4-388～图4-403）。

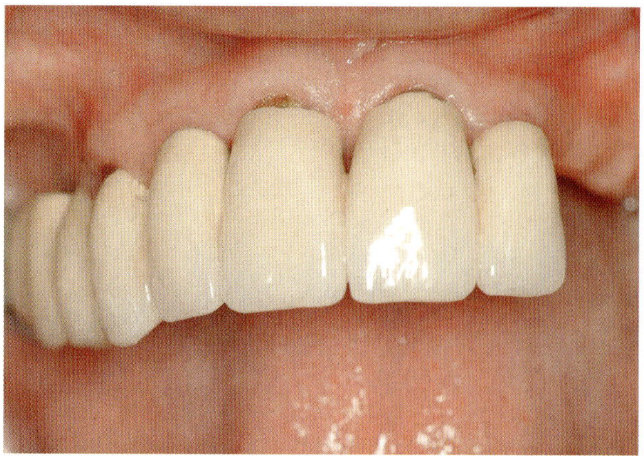

图4-388 上颌初始情况。

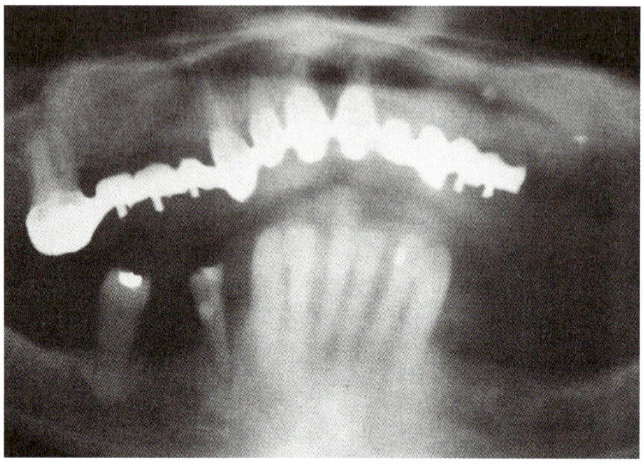

图4-389 曲面断层片示去除不良修复体及无法保留的患牙，并完成双侧上颌窦底提升。

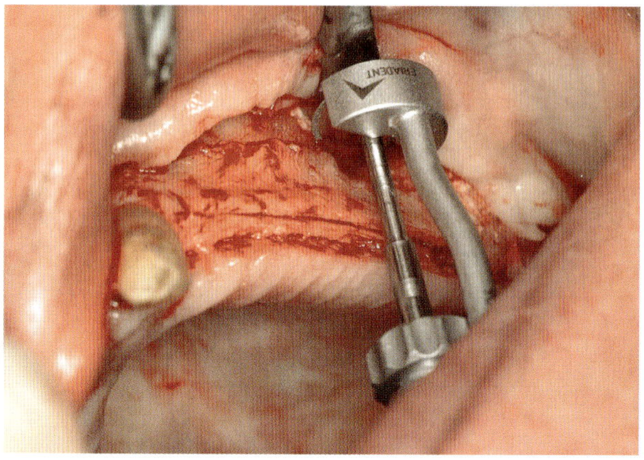

图4-390 上颌窦底提升6个月后，用Khoury锯在两步法水平PSP的第一步进行水平截骨。

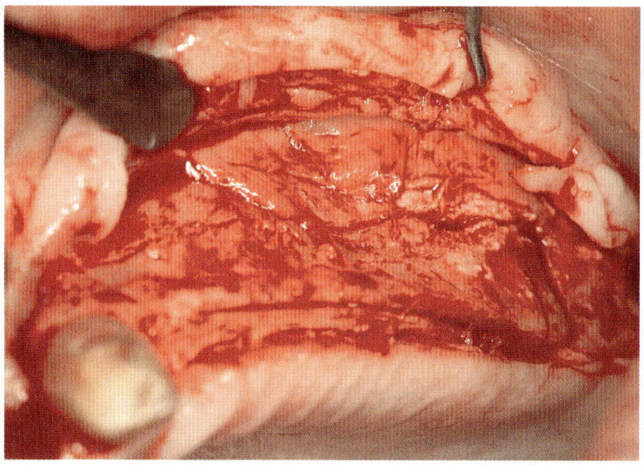

图4-391 完成横向截骨、纵向截骨后情况。

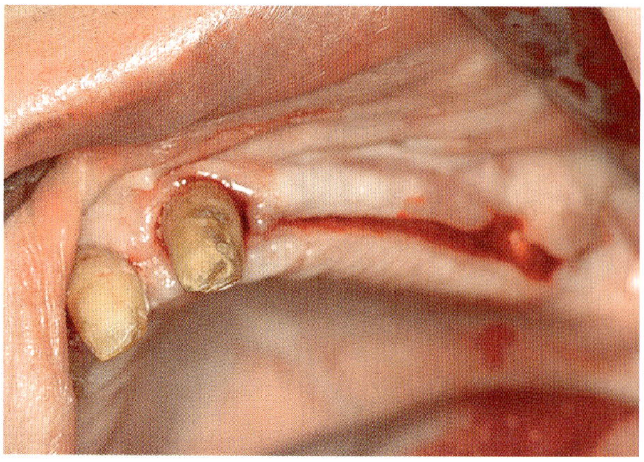

图4-392 32天后行牙槽嵴顶切开，第二次手术扩大截骨间隙，并植入种植体。

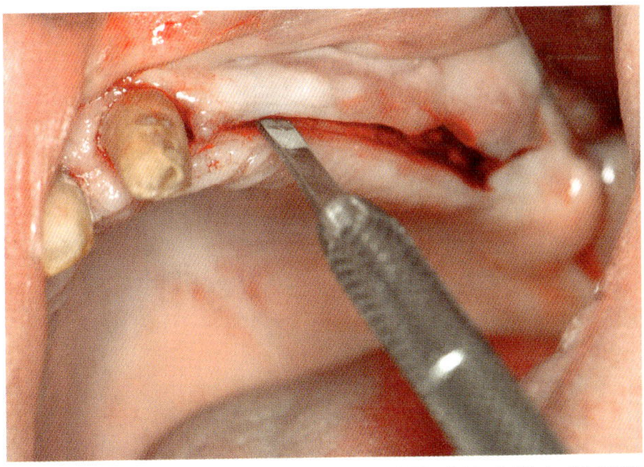

图4-393　采用双刃Beaver刀将黏骨膜瓣略微向颊侧翻起，并加宽截骨。

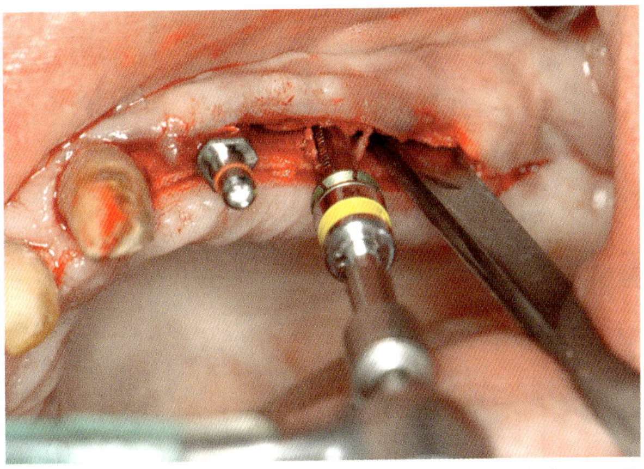

图4-394　植入1颗3.3mm×13mm Camlog种植体后，用凿子加宽间隙，预备第二颗种植体种植窝。

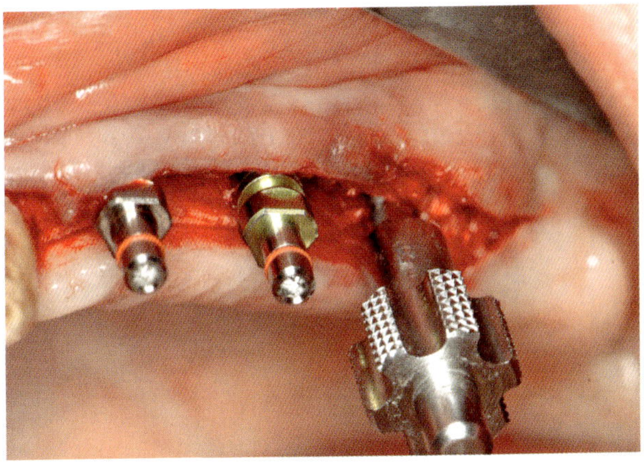

图4-395　第二颗种植体（3.8mm×16mm Camlog）植入后，用膨胀螺钉（Meisinger）将第三颗种植体（3.8mm×16mm Camlog）的间隙加宽。

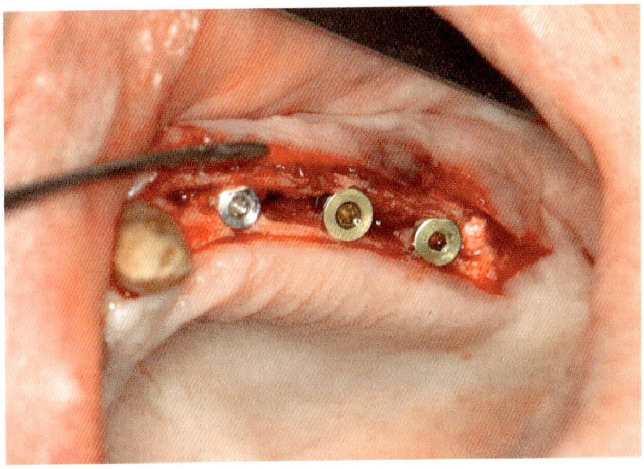

图4-396　3颗Camlog种植体植入后，种植体间还留有骨缝。

和图4-399）。固定桥架加全瓷冠完成最终修复（图4-400和图4-401）。6年后随访，美学效果稳定，影像学显示种植体周围无骨吸收（图4-402和图4-403）。

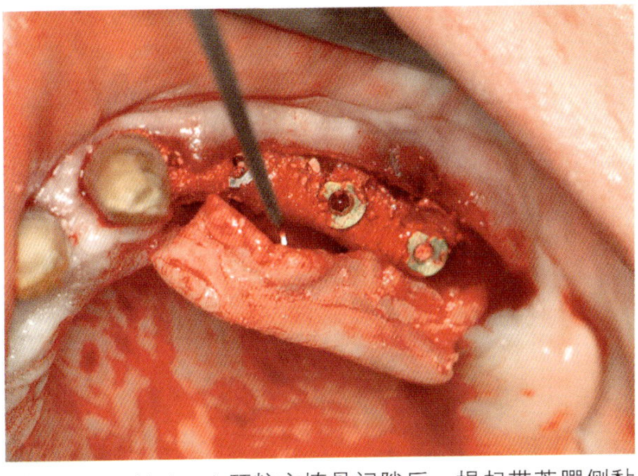

图4-397　Algisorb颗粒充填骨间隙后，提起带蒂腭侧黏骨膜瓣。

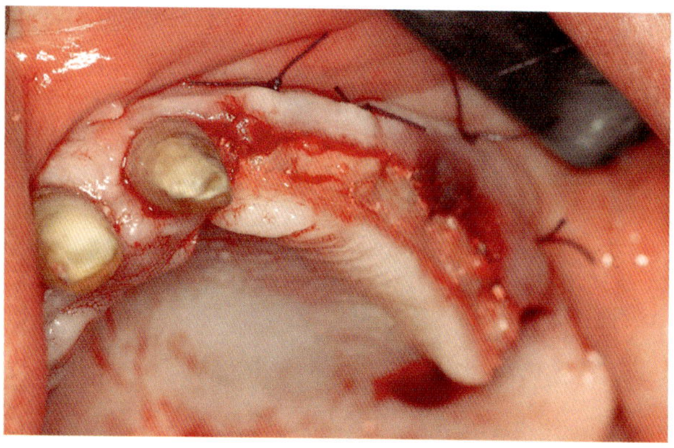

图4-398 带蒂腭侧黏骨膜瓣用可吸收缝线褥式缝合固定于前庭黏膜。

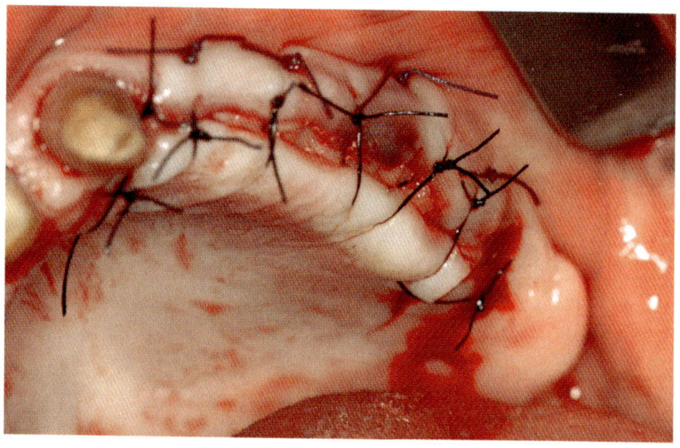

图4-399 最后用不可吸收缝线间断缝合黏膜。

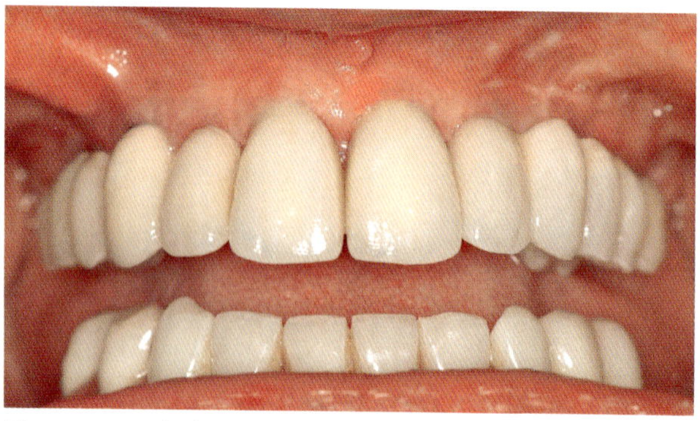

图4-400 全瓷冠固定桥最终修复。（图片来源：Dr Fahrenholz, Vienna）

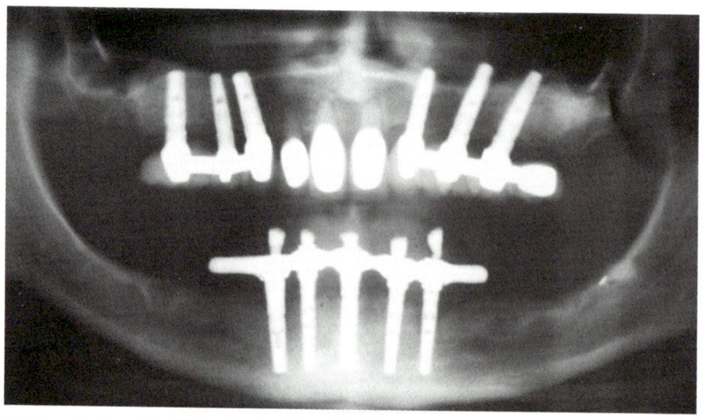

图4-401 上颌治疗完成后的曲面断层片。

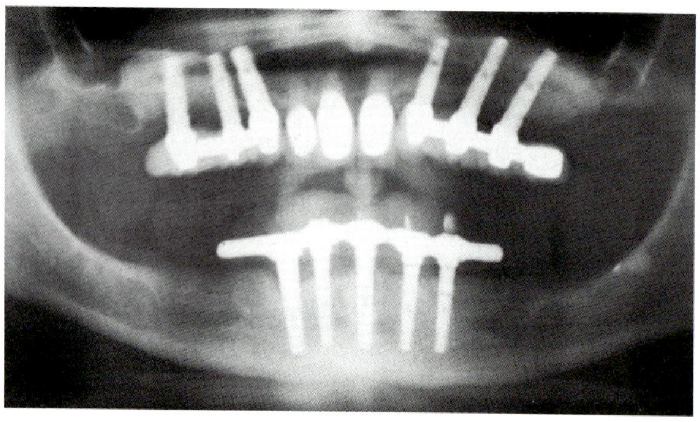

图4-402 6年后的曲面断层片，未见种植体周围骨吸收，双侧上颌窦内新生骨稳定。

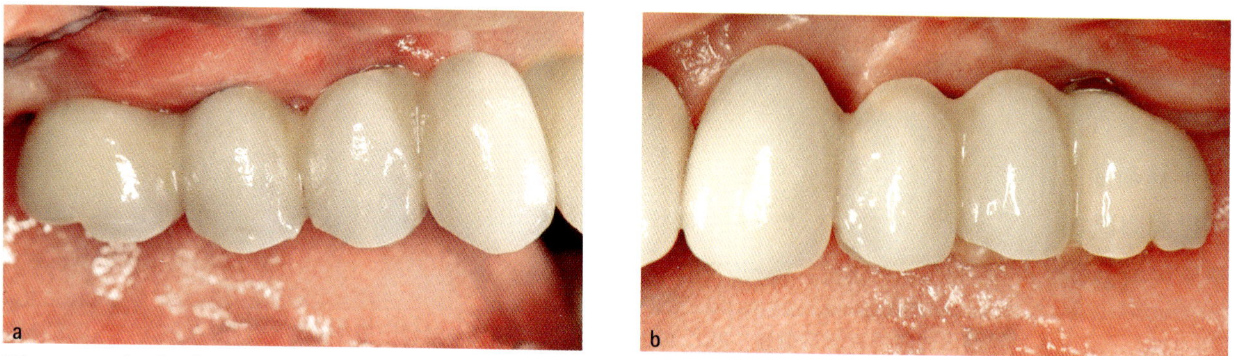

图4-403 （a和b）6年后随访，双侧种植体周围黏膜健康。

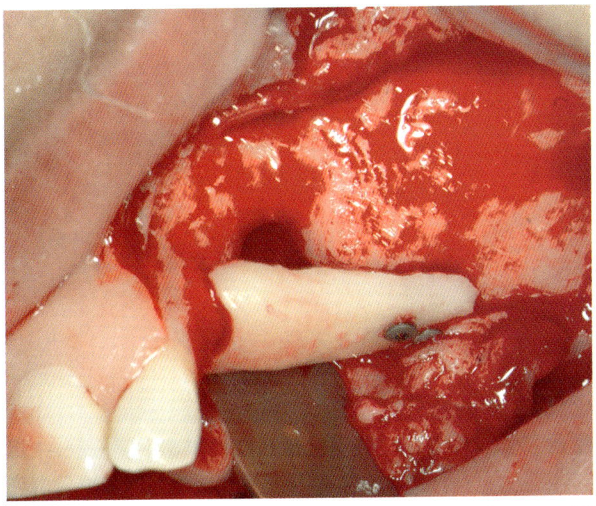

图4-404 患者D：病例报告如图4-355～图4-365所示，第二次手术涉及Onlay植骨（Ⅴa类骨），3年后从下颌角获取单皮质骨骨块。移植物用两颗微型螺钉固定，并在骨缺损周围充满Algisorb颗粒（后续阶段见图4-405～图4-408）。（图片来源：Prof Watzinger, Vienna）

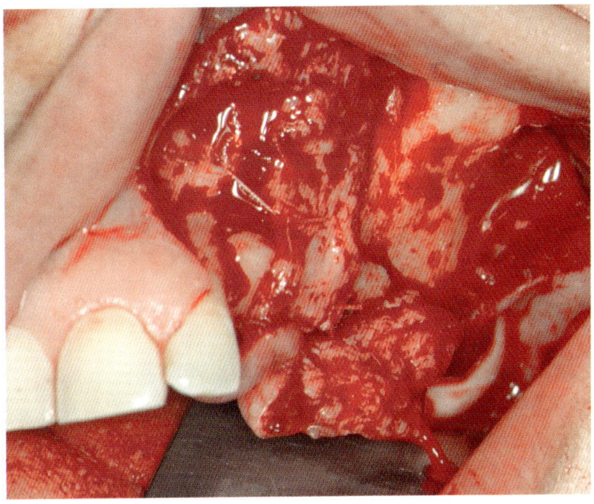

图4-405 双层封闭，准备一个带蒂的骨膜瓣与可吸收膜从颊侧固定，在腭侧缝合。

Onlay植骨（Ⅴa类骨）

Onlay植骨被看作是治疗Ⅴa类骨的方法。有时这是唯一的方法，因为没有其他方法可以使用。

这位39岁的患者已经在本节的早些时候介绍过（图4-355～图4-365），患者接受了牵张成骨治疗，但由于她不想在牵张手术结束后种植，所以骨吸收复发了。图4-404～图4-408显示的整个修复过程，包括牵张成骨3年后又从下颌角区取骨进行骨移植。如图4-404所示，用两颗微型螺钉固

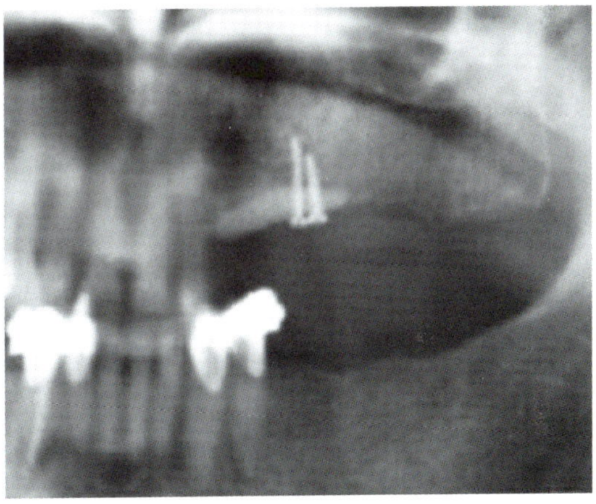

图4-406 术后曲面断层片，植骨块固位良好，被两颗小的螺钉固定，上颌骨缺损被填满。

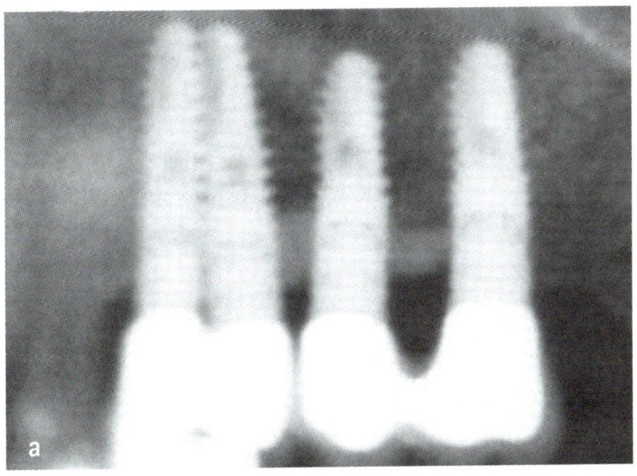

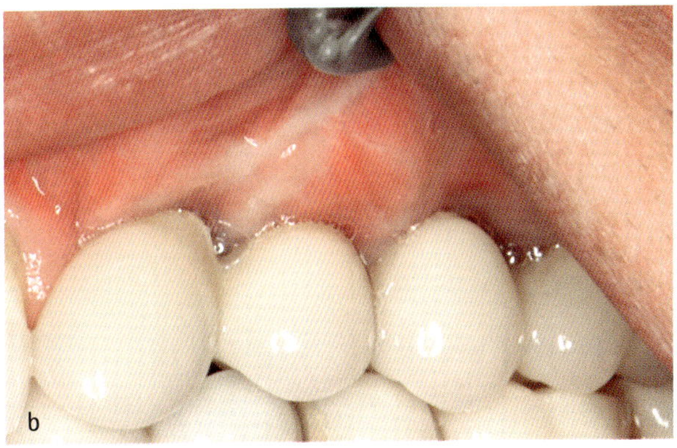

图4-407 Onlay植骨治疗6个月后曲面断层片（a），修复效果良好，种植体周围软组织健康（b）。

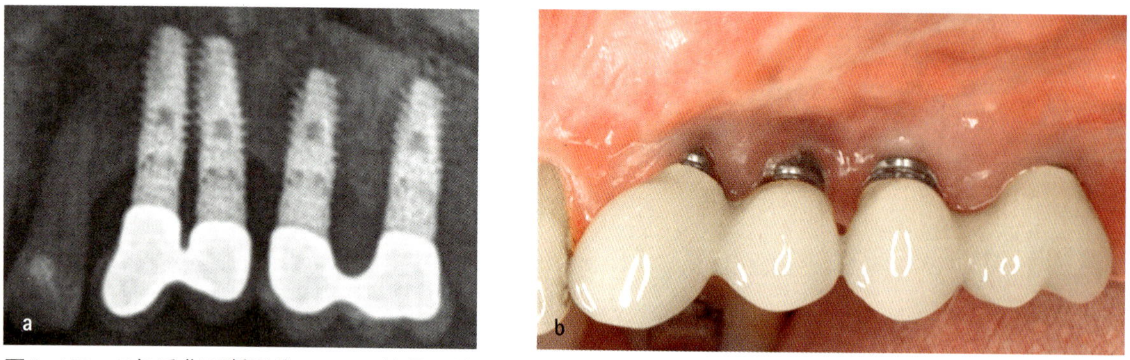

图4-408 7年后曲面断层片，Onlay植骨区域完全吸收（Ⅴa类骨），但Algisorb颗粒充填的骨缺损区域成骨令人满意（a），种植体周围黏膜炎症情况（b）。

定的单层皮质骨，覆盖骨缺损的术中情况。剩余的缺损用Algisorb颗粒充填，颊侧带蒂黏骨膜瓣覆盖，用可吸收缝线褥式缝合固定在腭侧黏骨膜上（图4-405）。术后曲面断层片示移植骨块位置良好，骨块与颌骨间间隙充填良好（图4-406）。植骨术后6个月，曲面断层片示Onlay植骨效果非常好，临床观察到的软组织情况也令人满意（图4-407）。然而，7年后随访的曲面断层片示Onlay植骨完全被吸收，之前的骨缺损区仅留有Algisorb颗粒充填区域的骨化的骨质。临床表现为独立的种植体，种植体周围黏膜炎症（图4-408）。

4.6 下颌游离端缺失

牵张成骨（Ⅱ类骨）

在我们的经验中，下颌骨的游离端是最困难的区域，这不仅是因为下颌神经的存在，而且因为这是出现种植体松动最常见的地方。理论上讲，牵张成骨（Ⅱ类骨）是治疗下牙槽神经上方骨缺损的最佳方法。

以下病例是一位41岁的患者，我们展示了牵张成骨对治疗下颌骨游离端牙槽突缺损的可能性（图4-409～图4-421）。患者第一前磨牙远端牙齿全部缺失，采用双侧治疗（图4-409）。大部分截骨手术是用Khoury锯进行的。在关键区域，例如，在下牙槽神经上方，我们会去掉Khoury锯的安全罩，以便更好地观察神经（图4-410）。

在这个病例中，我们使用下颌牵张装置（Stryker Leibinger）[30]。为防止磨牙区骨移动过快，采用微型骨夹板固定[37]。术后无异常反应。但对患者来说，将两个牵张装置戴在口中4～6个月时间，总是不舒服的（图4-412）。3个月后的影像学检查显示截骨区前段的骨质完全隆起，后牙部分无明显隆起（图4-413）。至此，牵张装置必须保持不动，以稳定新形成的骨质几个月。图4-414显示了新骨形成。第一次手术后6个月，双侧植入IMZ种植体（图4-415）。在准备种植窝时，我们采集了一个骨块，以评估牵张区域的新

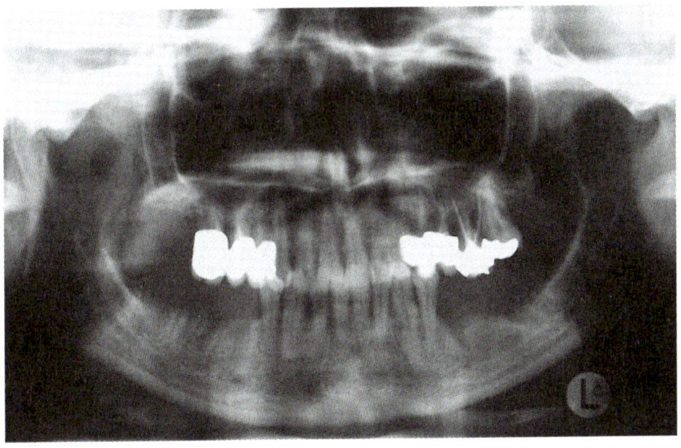

图4-409　患者A：下颌骨两侧缺牙的曲面断层片（后续阶段见图4-410～图4-421）。

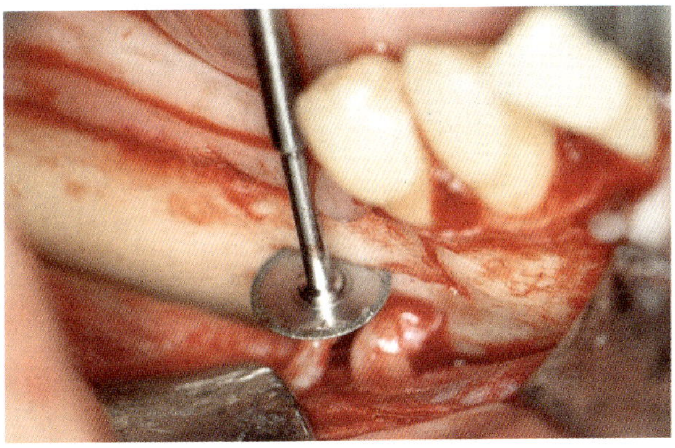

图4-410　用Khoury锯开始对位于下牙槽神经上方的水平方向进行截骨。

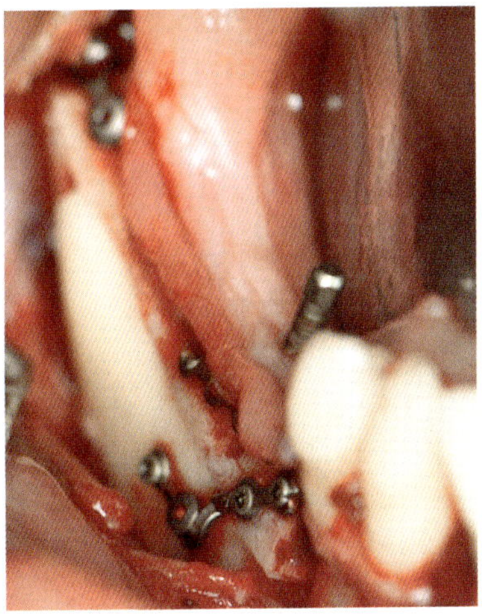

图4-411　右侧下颌骨截骨后固定下颌牵张装置（Stryker Leibinger）与微型骨夹板固定后口内情况。

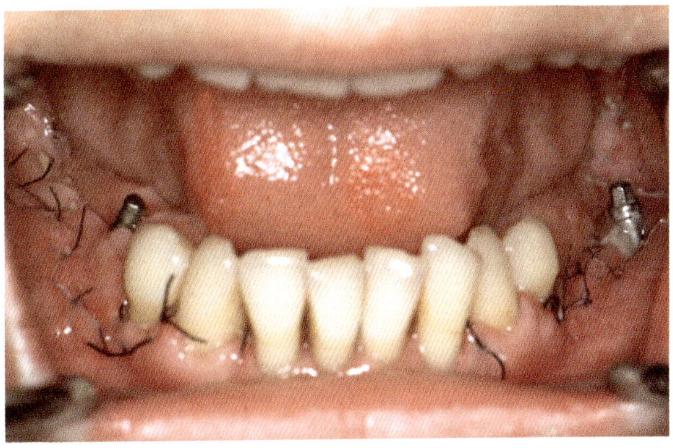

图4-412　拆线前术后口内情况。

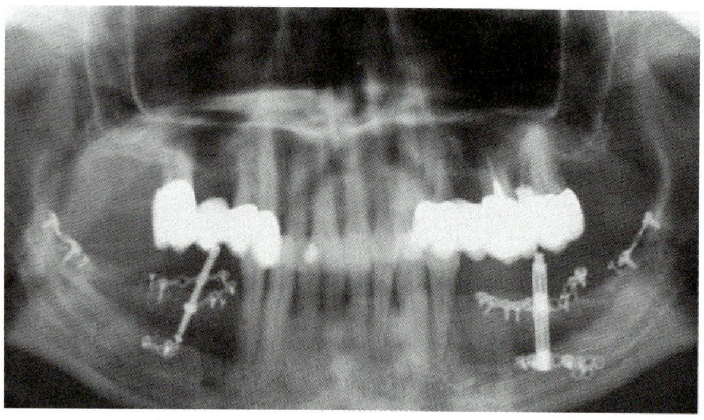

图4-413 术后3个月的曲面断层片，双侧牙槽嵴上段明显牵张。

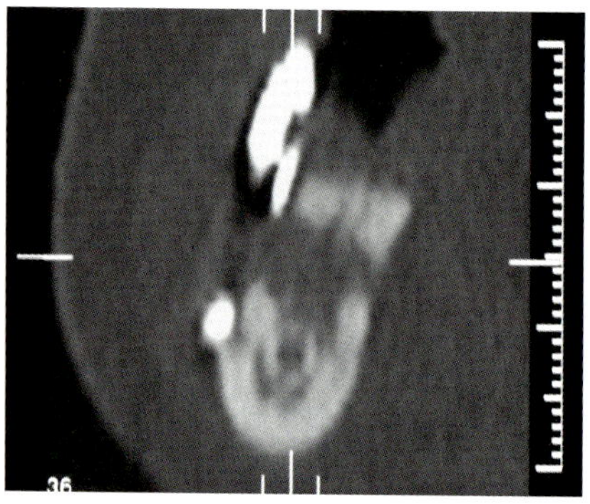

图4-414 CT重建断层显示了牵张区间隙，及其间组织开始骨化。

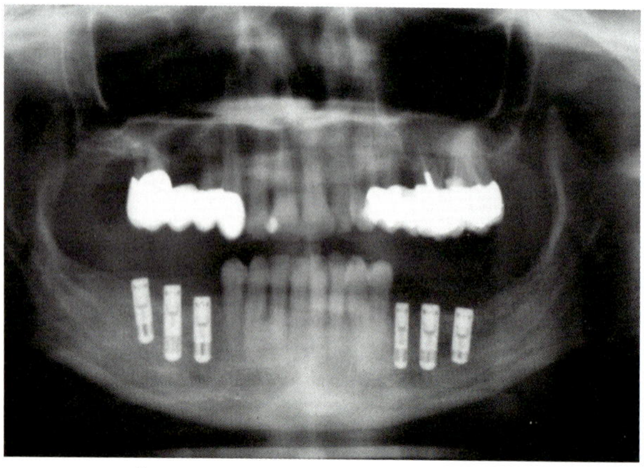

图4-415 截骨术后3个月植入6颗IMZ种植体后曲面断层片，牵张区开始骨化。

骨形成。对未脱钙硬组织切片的评估显示[34]，牵张区新的骨组织的骨化良好（图4-416）。修复完成后，获得了非常满意的结果（图4-417）。然而，2年后的曲面断层片显示35种植体周围有轻微骨吸收（图4-418）。又2年后，这一情况在曲面断层片上表现得更加明显（图4-419）。曲面断层片放大显示植入种植体约4年后，35和36种植体周区域骨吸收明显（图4-420）。临床表现为种植体上部及周围黏膜炎症（图4-421）。患者必须拆除这两颗种植体。不知道为什么会出现这样的不良结果，因为在手术或植入种植体时没有发现任

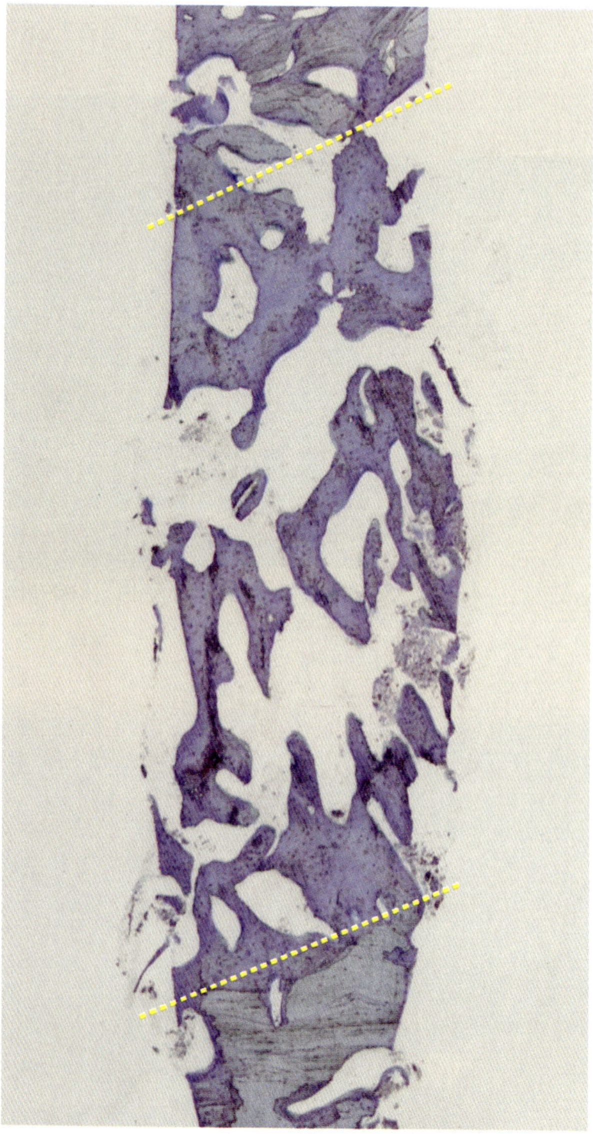

图4-416 取自35位点扩孔时的骨标本的组织学检查，在截骨之间的牵张间组织具有良好的骨化（黄色虚线所示）。

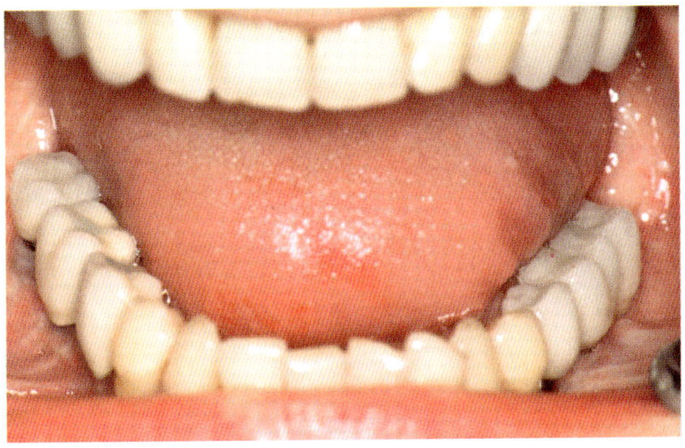

图4-417 单冠修复完成后口腔内情况。

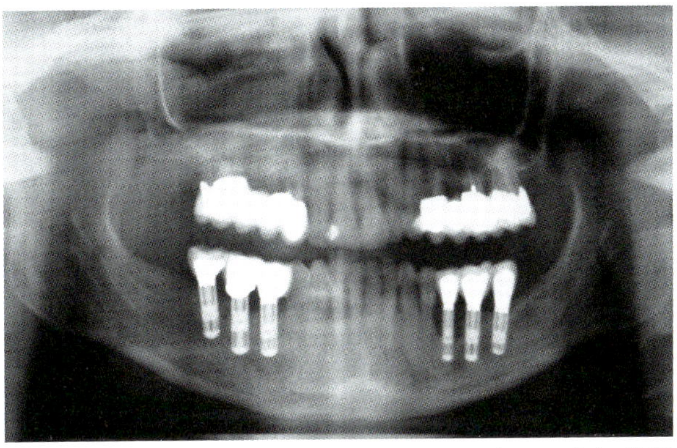

图4-418 2年后的曲面断层片，35种植体周围有轻微骨吸收。

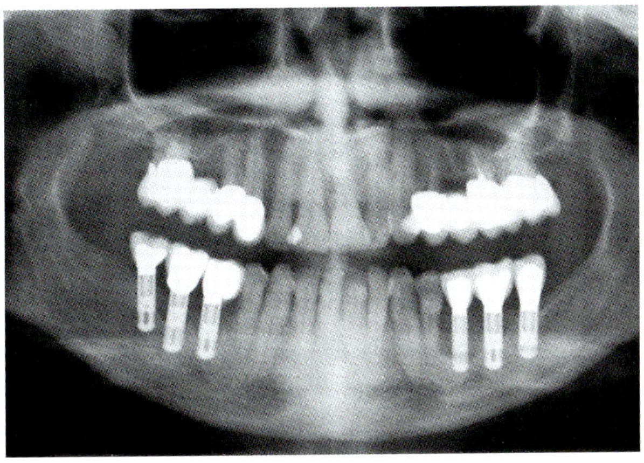

图4-419 4年后曲面断层片示35、36种植体周围有大量骨吸收。

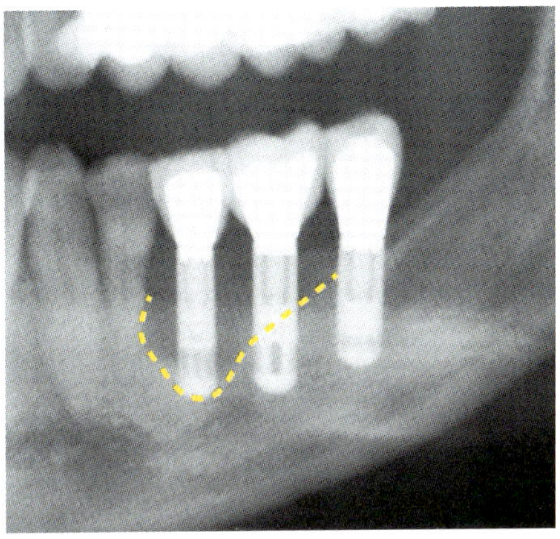

图4-420 放大的曲面断层片，可见35种植体周围有大量骨吸收，36种植体周围骨吸收较少。

何错误。尽管如此，仍然出现了大量的骨吸收，这可能与Ⅱ类骨的血管化有关。

侧方旁路

正如章节4.4所述，这种方法无论在游离端缺失牙还是在非游离端缺牙区都非常成功（图4-422）。图4-423～图4-439展示了我们随访时间最长的第一例患者：一位35岁的患者，自体髂骨移植增加骨增量的尝试失败后，牙槽嵴顶非常低（图4-423），我们试图对他进行牵张成骨术。由于患者在孩童时期有碱中毒，我们很难在牵张装置（KLS Martin）的黏膜穿孔周围实现一期愈合（图4-424）。在使用Khoury锯（图4-425和图

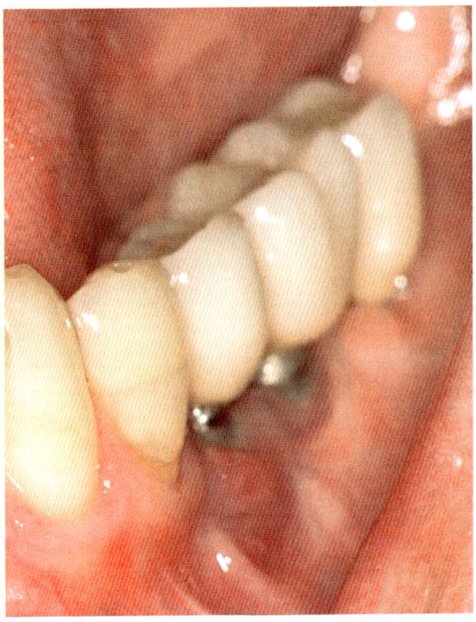

图4-421 4年后35、36种植体周围黏膜炎症。

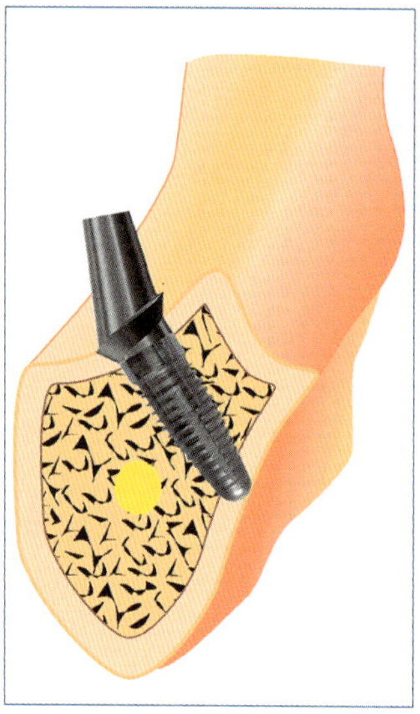

图4-422 显示舌侧入路，Cawood和Howell分类[12]中的Ⅲ～Ⅳ类骨吸收。颊侧成角度种植体的位置，绕过下颌神经、穿透舌侧皮质骨，获得穿通双皮质种植体的位置（后续阶段见图4-423～图4-439）。

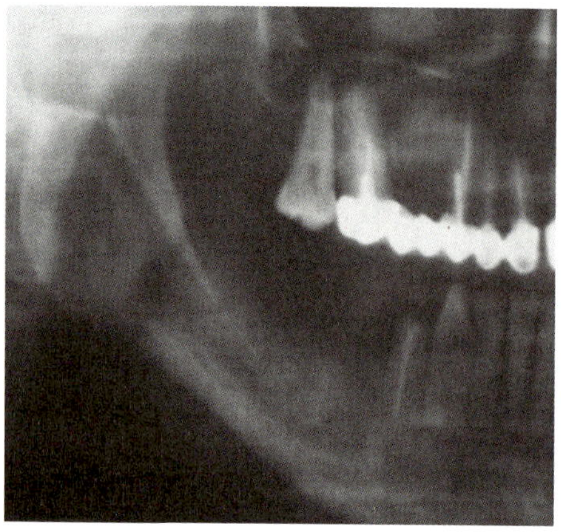

图4-423 患者B：曲面断层片。在自体髂嵴骨移植失败后，具有非常低的牙槽嵴高度。

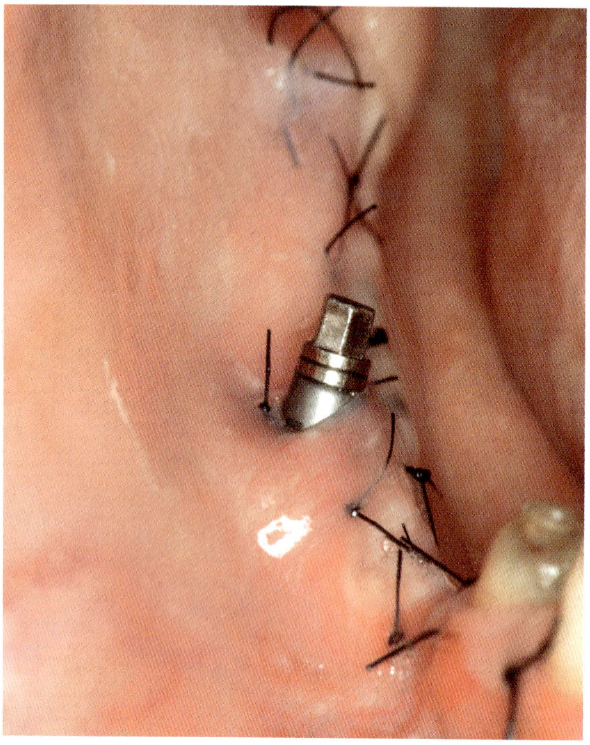

图4-424 折线前，骨劈开，固定牵张装置（KLS Martin）后的口内情况。

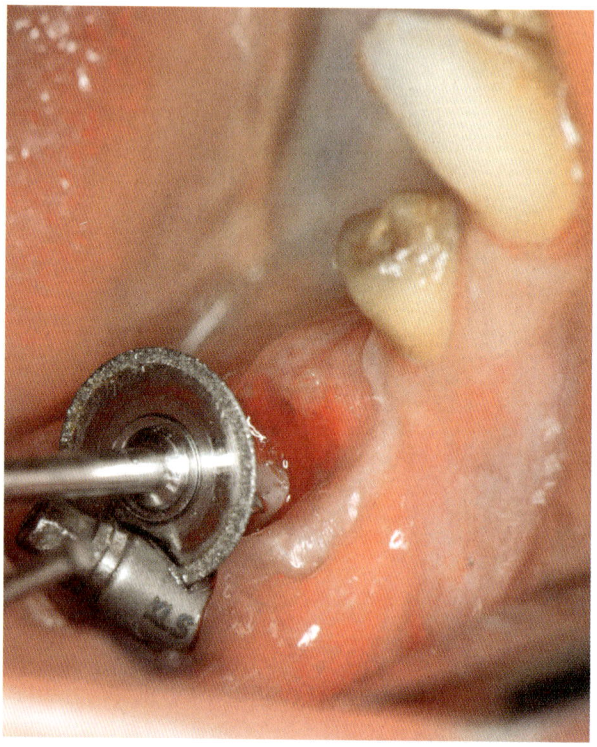

图4-425 使用Khoury锯（Dentsply Friadent）去除牵张装置的顶部以试图获得更好的黏膜闭合。

4-426）移除牵引手柄的顶部并且试图关闭黏膜缺损（图4-427和图4-428），当达到足够的骨高度之后我们必须将牵张装置移除（图4-429）。然而，当黏膜愈合后，显示没有实现骨增量（图4-430和图4-431）。由于这是我们的第一次外侧旁路手术，在术中导航的帮助下检查了整个手术过程（图4-432）[38-40]。为了确保根据导航路径处于正确的位置，我们通过鼻窦镜检查（图4-433和图4-434）。

曲面断层片（图4-435）和CT检查（图

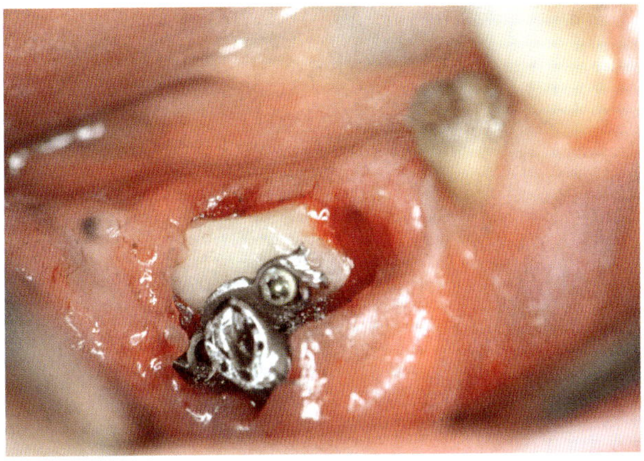
图4-426 移除牵张装置后的情况。

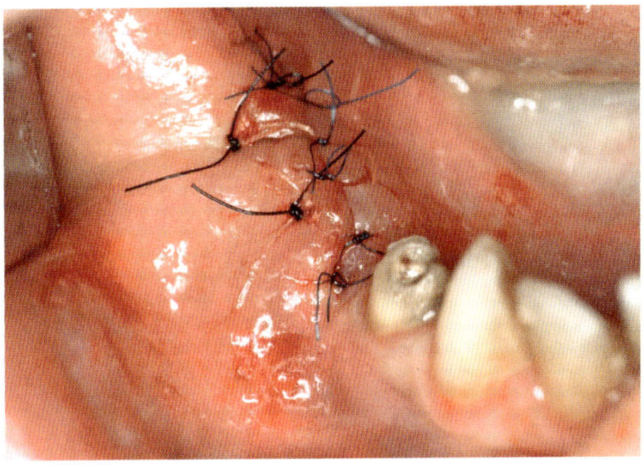
图4-427 重新缝合达到一期愈合。

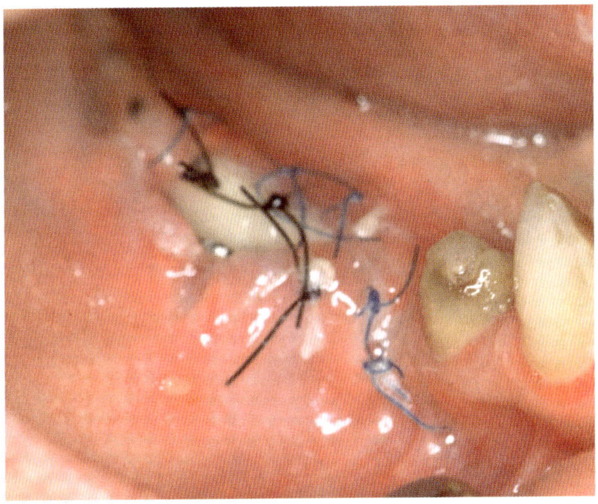
图4-428 7天后黏膜再次裂开。

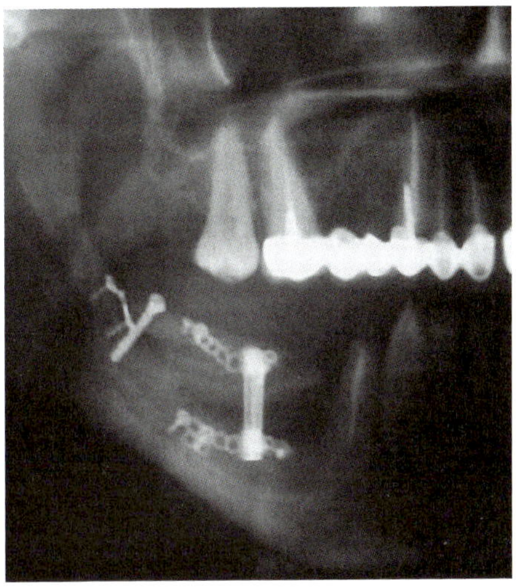
图4-429 曲面断层片示骨切开后达到足够骨高度。

4-436）均显示了没有损伤下牙槽神经，结果令人满意。种植体向颊侧成角，戴冠没有任何困难（图4-437）。12年后的影像学和临床检查均显示种植体周围没有任何骨吸收，种植体周围软组织稳定，没有炎症（图4-438和图4-439）。

第二个病例（图4-440~图4-446）是一位61岁患者（与图4-162~图4-176中相同的患者），34远中单侧游离端缺失（图4-440）。由于牙槽嵴顶和下颌管之间的距离很窄（根据Cawood和Howell分级，达Ⅲ~Ⅳ类）[12]，垂直向骨高度不

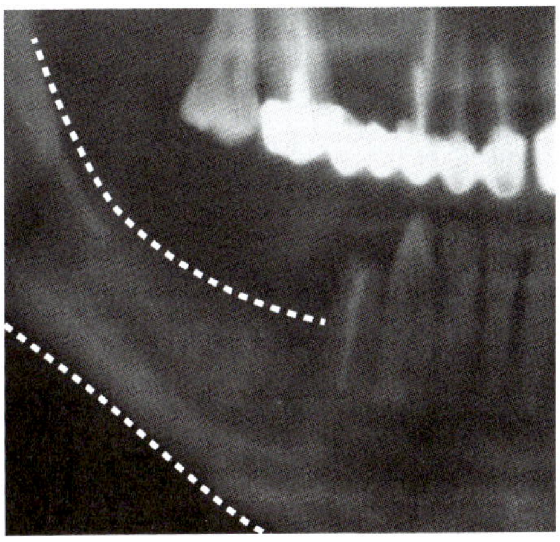
图4-430 曲面断层片示移除牵张装置后复发，结果令人失望。

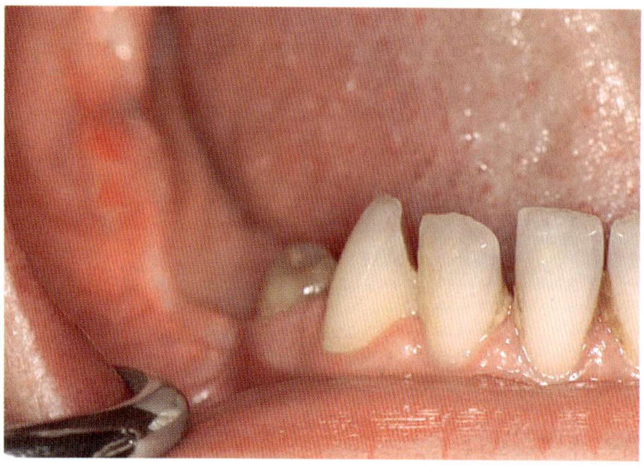

图4-431 经过缝合并移除牵张装置后的口内情况。

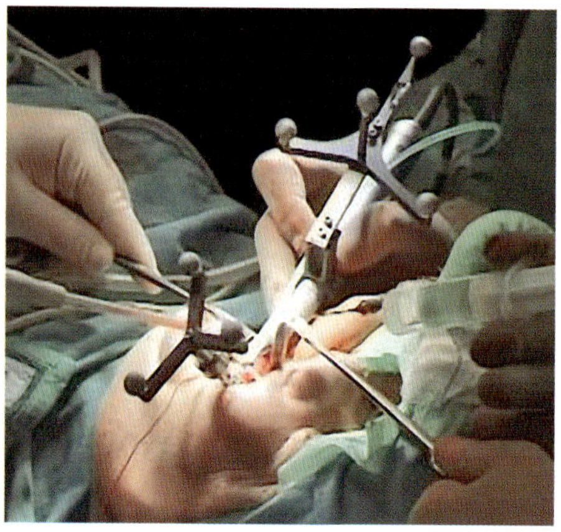

图4-432 应用术中导航采用侧方旁路植入两颗种植体。（图片来源：Dr Truppe, Medlibre, Vienna）

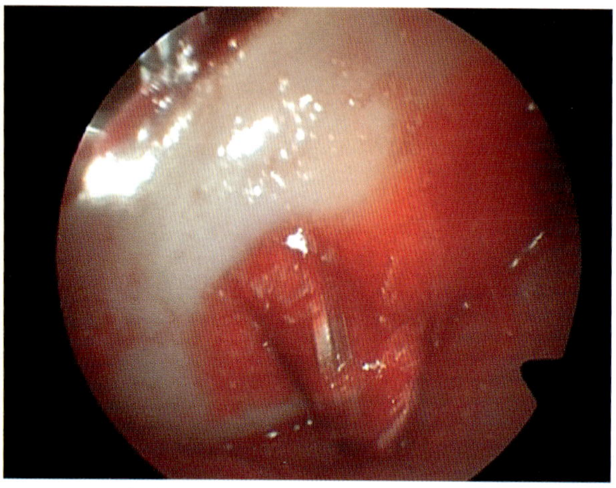

图4-433 内镜图片示穿透舌侧皮质的钻头。

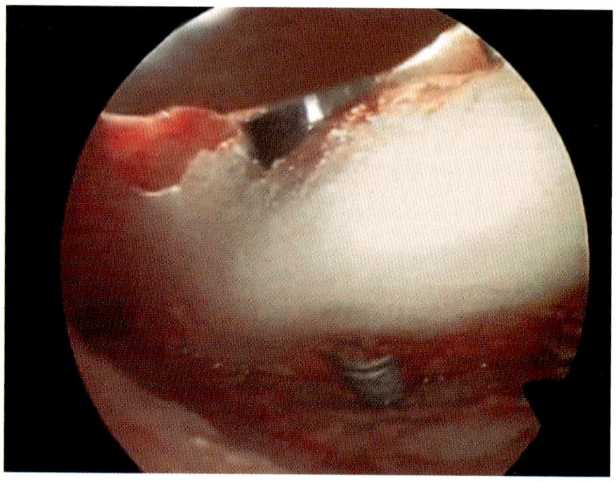

图4-434 植入3.8mm×11mm Frialit-2（Dentsply Friadent）种植体，轻微穿透舌侧皮质骨。

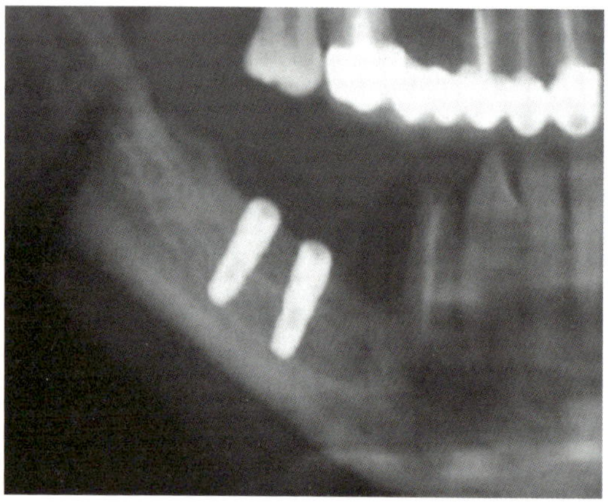

图4-435 曲面断层片示两颗Frialit-2种植体的位置。由于穿透舌侧旁路的位置呈角形，看起来好像种植体穿透了下牙槽神经管。

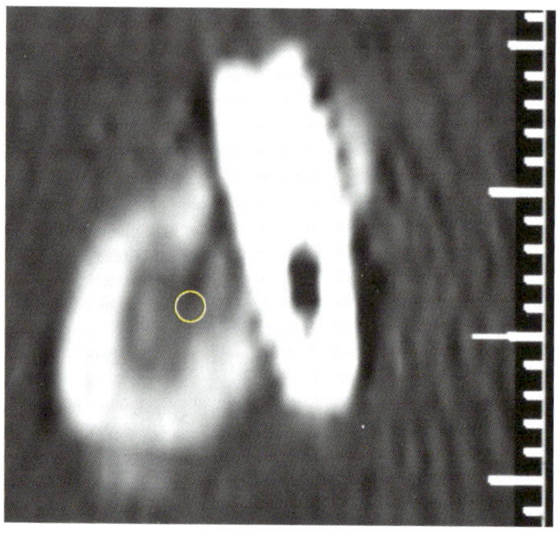

图4-436 CT断层扫描显示种植体的位置在舌侧绕过下颌管（黄色圆圈所示）。种植体的尖端穿透皮质骨。

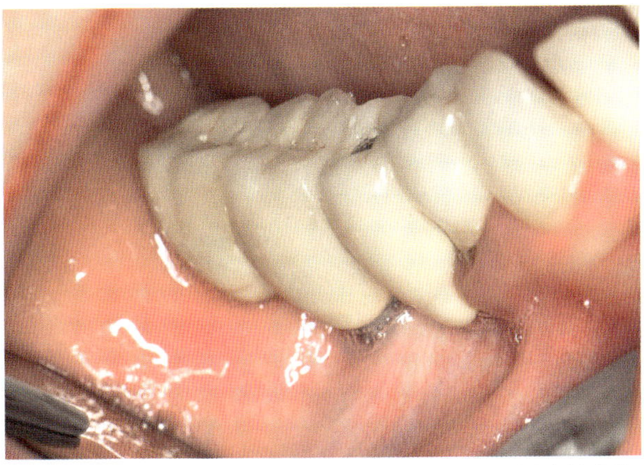

图4-437 单冠的口内情况。颊部穿孔是覆盖树脂的螺钉的部位。（图片来源：Dr Fahrenholz, Vienna）

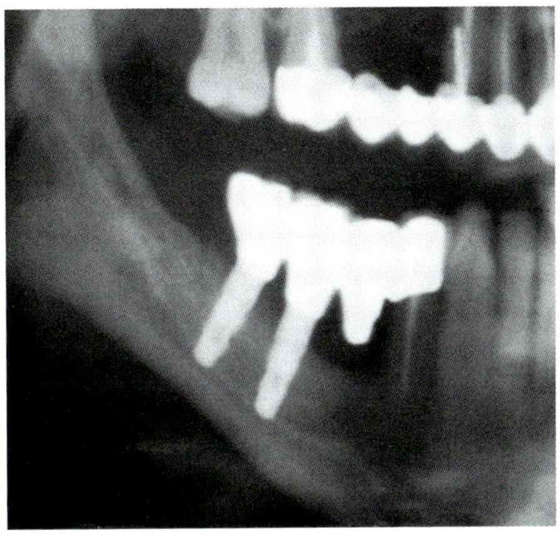

图4-438 曲面断层片示12年后的两颗种植体没有任何周围骨丧失的迹象。看起来好像种植体穿透了下颌管。

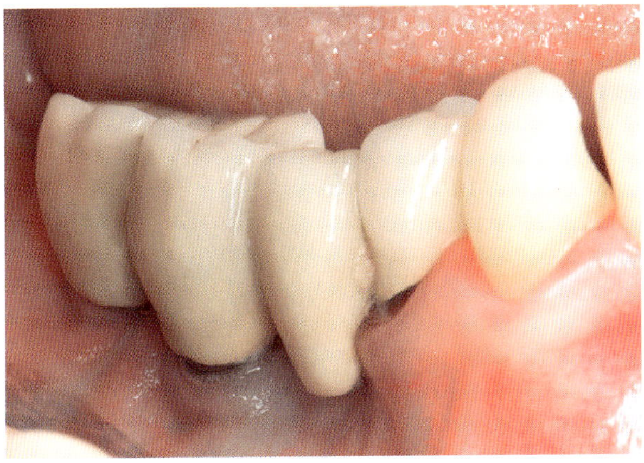

图4-439 12年后，口内检查显示，种植体周围黏膜稳定。

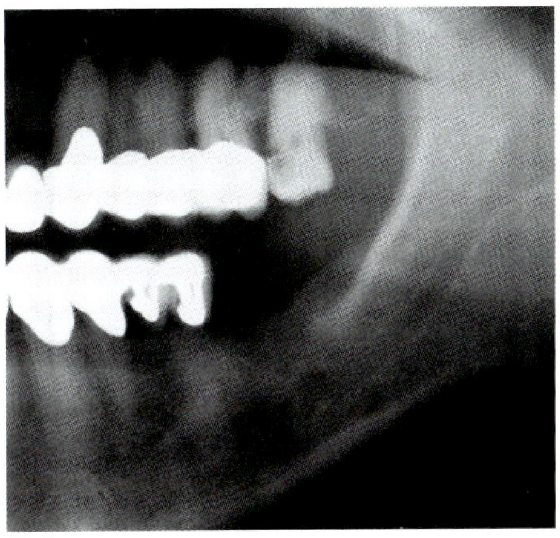

图4-440 患者C：34远中游离端缺失（后续阶段见图4-441～图4-446）（与图4-162～图4-176是同一位患者）。

足，很容易损伤下牙槽神经。

在这种情况下，舌旁路是首选，种植体向颊侧倾斜以避免损伤下牙槽神经，推荐使用导板。在下颌游离端缺失的病例，拔牙后牙槽嵴通常缺乏大量的皮质骨。因此，用舌侧皮质骨固定种植体是该方法的另一个优点（图4-441）。由于种植体颊侧成角，种植医生必须大量倾斜基台（图4-442），以便为放置冠预留空间（图4-443）。6年后的随访结果令人满意（图4-445和图4-446）。

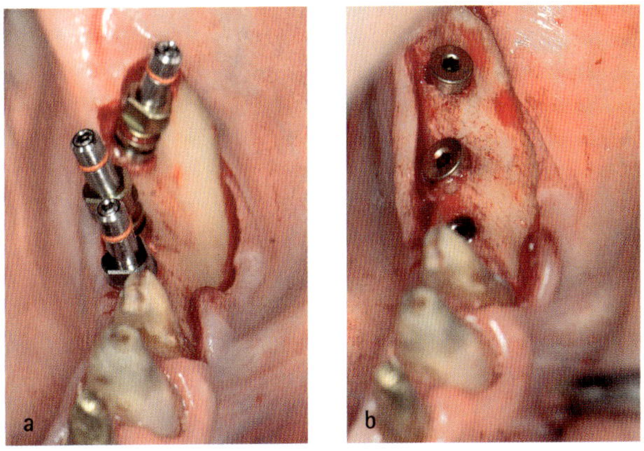

图4-441 （a）在去除愈合帽之前，在下颌骨游离端植入3颗种植体，因为下牙槽神经管上方骨高度不足，37种植体必须向颊侧倾斜。（b）去除愈合帽后口内情况。

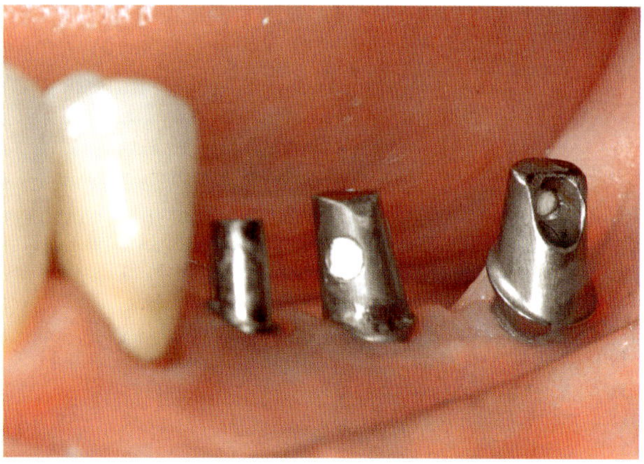

图4-442 基台位置适当。37种植体基台向侧方倾斜。

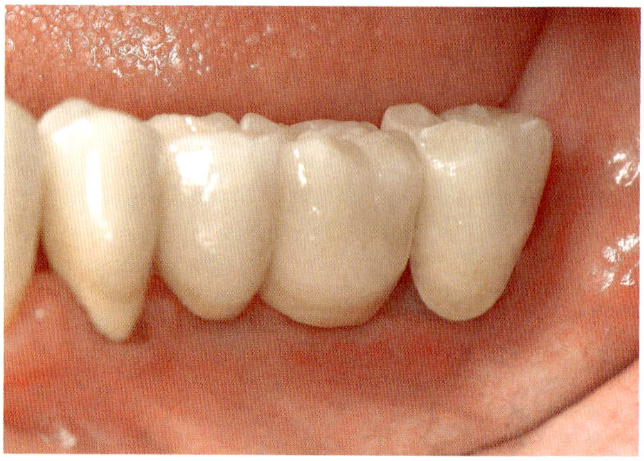

图4-443 全瓷冠修复。（图片来源：Dr Fahrenholz, Vienna）

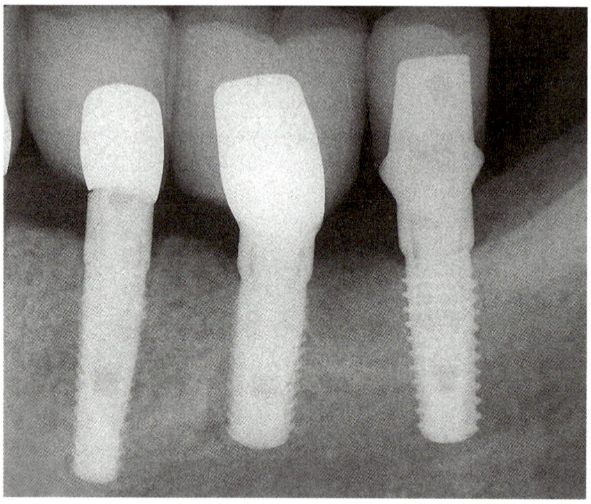

图4-444 种植治疗完成1年后的X线片。

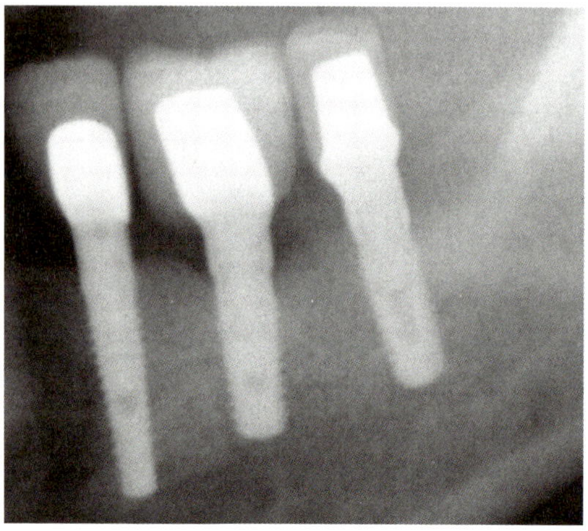

图4-445 6年后曲面断层片示种植体周围没有骨吸收的迹象。

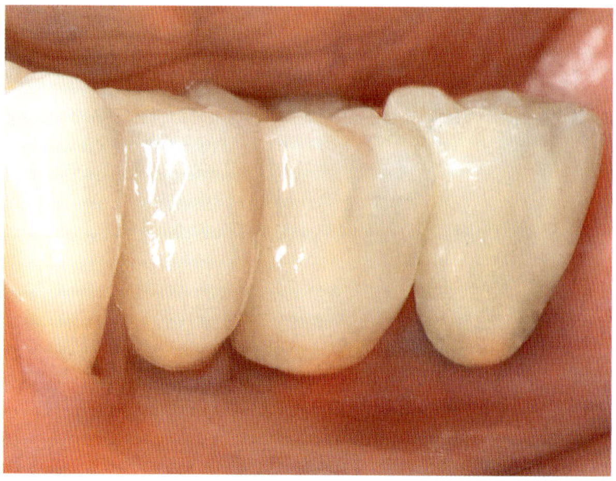

图4-446 随访6年，种植体周围黏膜健康。

带蒂三明治成形术（PSP）（Ⅲ类骨）

所谓的渐进性牵张成骨（Ⅱ类骨）在章节3.2中有描述。然而，上颌骨和下颌骨具有良好的血液供应，无须逐渐牵张成骨。作为替代方案，带蒂的骨段可以立即移动9～10mm的距离，并且可以借助于接骨板和螺钉来稳定（见章节3.3，图3-162）。我们称这种操作方法为垂直带蒂三明治成形术[40-43]。这种方法用于上颌前牙区域（图4-30～图4-58）、下颌游离端（图4-447～图4-462）、无牙颌颏孔间区域（图4-647～图4-660）以及高度萎缩的上颌骨中马蹄形Le Fort Ⅰ型骨缺损中的特殊形式（图4-498～图4-529）。

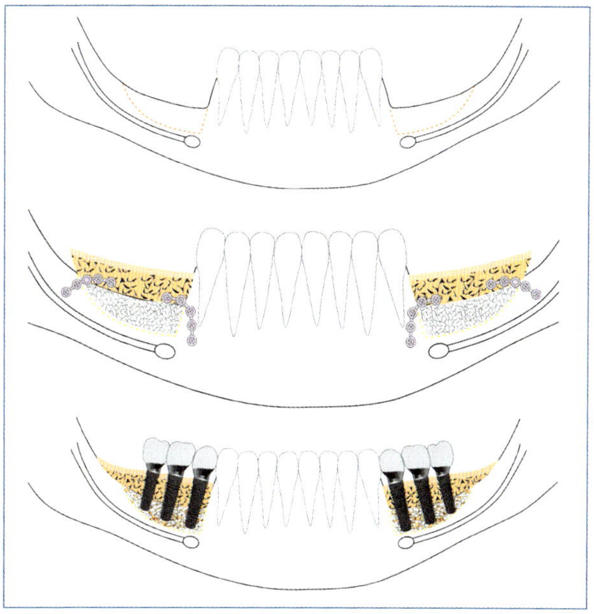

图4-447　下颌游离端缺失垂直带蒂三明治成形术的顺序。

1. 下颌游离端垂直PSP

图4-447概述了在下颌游离端垂直PSP的方法，通过图4-448～图4-462中的一位56岁患者详述了这种方法。

曲面断层片局部放大显示，在35-37区下颌管上方垂直向骨高度不足（图4-448）。切口和骨切开与逐渐垂直牵张成骨的方法相同[37]。黏骨膜瓣仅在颊侧剥离，并尽可能少地从牙槽嵴切开。只有当被移植的骨块尽可能少地从骨膜剥离，才能保证足够的血液供应，这相当于垂直牵张成骨过程中的Ⅱ类骨或垂直PSP中的Ⅲ类骨（图4-449）。如果不小心骨膜完全剥离，将无法保证骨的血管化，其对应于Ⅴa类骨Onlay植骨。截骨术可以使用Khoury锯或超声骨刀进行。在牵张成骨手术中，建议要移动的骨段首先最多分离9mm，以检查是否可以移动。随后移动的骨段可立即留在这个移动的位置，并用微型接骨板和螺钉代替牵张装置直接固定（图4-450）。将可吸收的膜置于舌侧后（图4-451），剩下的腔用Algisorb颗粒充填（图4-452），其上覆盖第二层可吸收膜（图4-453），在颊侧形成骨膜结缔组织瓣并封闭两层。在放大的曲面断层片示术后不能立即识别增强材料，因为Algisorb颗粒具有高度多孔性，因此与羟基磷灰石材料相比，它的X线阻射性较小（图4-454）。

仅仅2个月，Algisorb颗粒重塑为新骨的影像在曲面断层片上清晰可见（图4-455）。3个月后，可以取下钛螺钉和接骨板，植入3颗3.0mm×15mm Xive（Dentsply Friadent）种植体（图4-456）。种植体植入后6个月拍摄的曲面断层片示Algisorb颗粒钙化密度更高（图4-457）。植入期间收集的骨样本的组织学检查证实了明显的骨生成。在放大的图像上可以看到新形成的骨充填部分孔隙和材料的早期吸收（图4-458）。3年后拍摄的曲面断层片示3颗种植体的骨结合良好，并且内源性骨充满骨腔（图4-459），而临

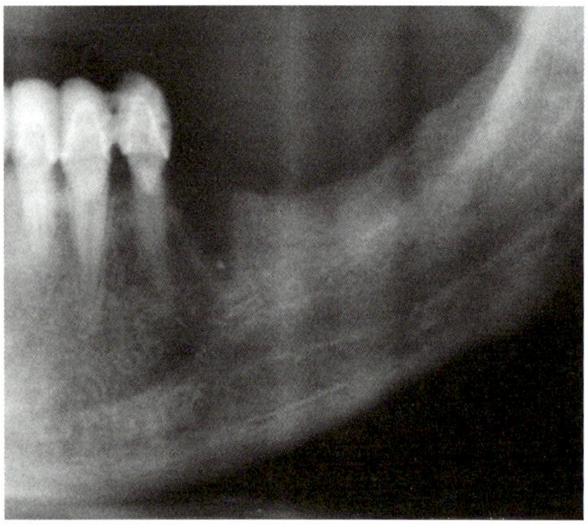

图4-448　患者D：曲面断层片显示左下颌游离端，下颌管上方垂直向骨高度不足（后续阶段见图4-449～图4-462）。

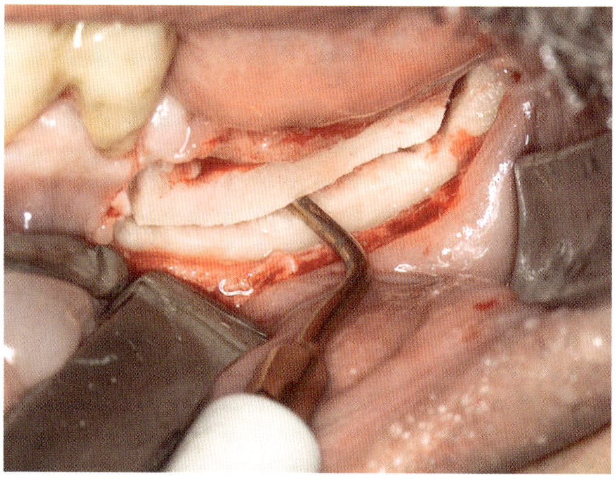

图4-449　使用超声骨刀在垂直PSP时进行箱状截骨术时的术中情况。

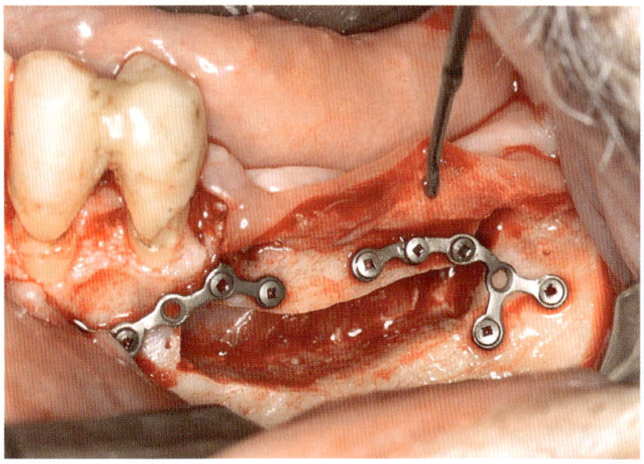

图4-450　向冠方移动约9mm后固定截骨骨段，用舌骨-软组织蒂覆盖，两个微型接骨板固定。

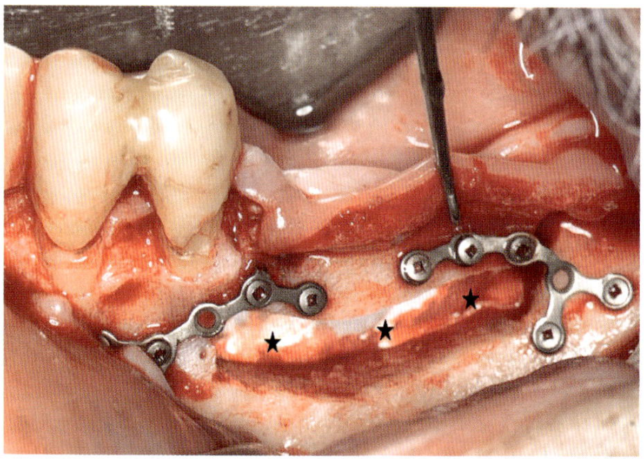

图4-451　在舌侧（★）放置可吸收胶原膜以防止增强材料移位。

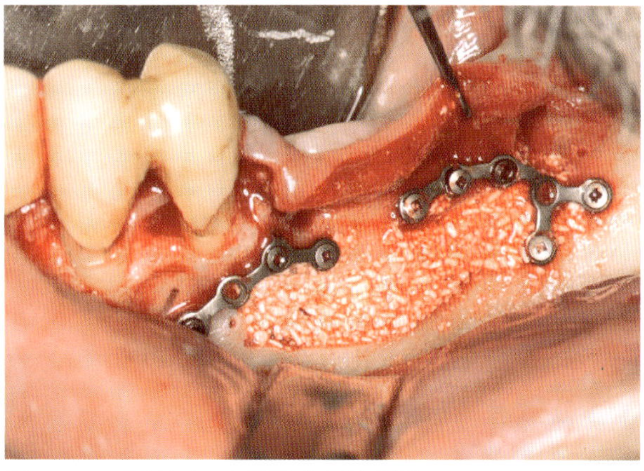

图4-452　用Algisorb颗粒充填缺损后。

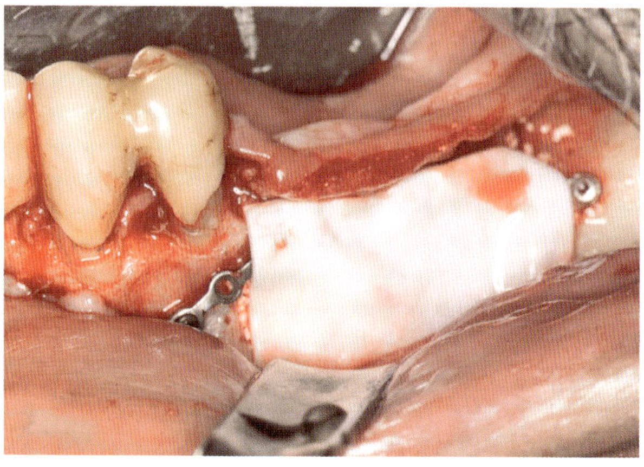

图4-453　用可吸收胶原膜覆盖增强材料后。

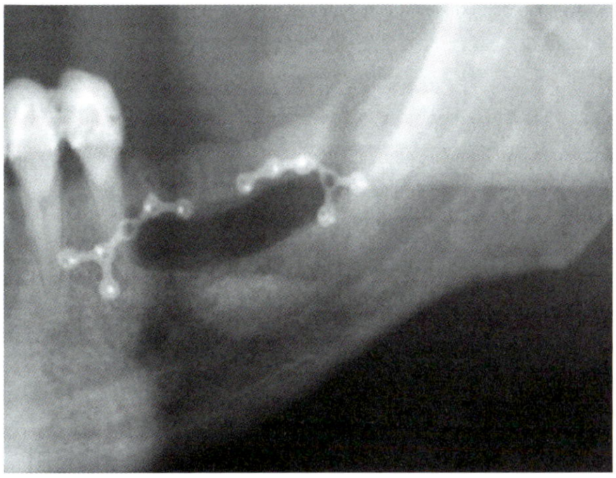

图4-454 手术后立即拍摄曲面断层片，Algisorb颗粒是高度多孔的，因此具有相对低的X线阻射性。

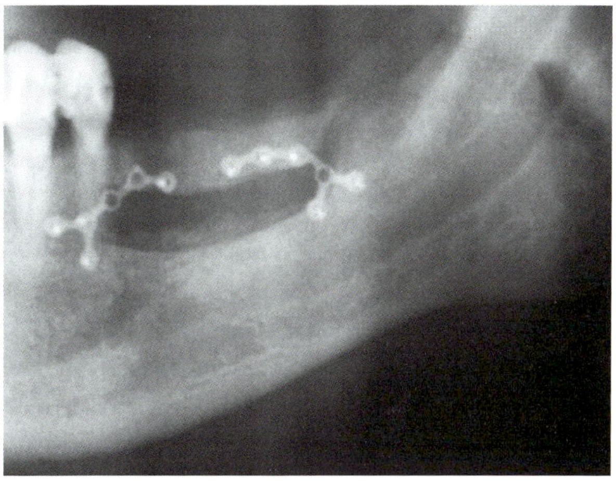

图4-455 曲面断层片示2个月后Algisorb颗粒开始骨化（下方比上面产生更多的骨化）。

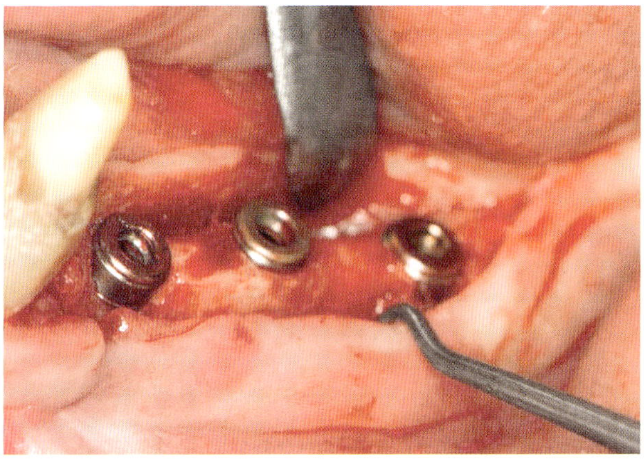

图4-456 取下金属螺钉后，植入3颗3.0mm×15mm和3.0mm×13mm Xive（Dentsply Friadent）种植体。

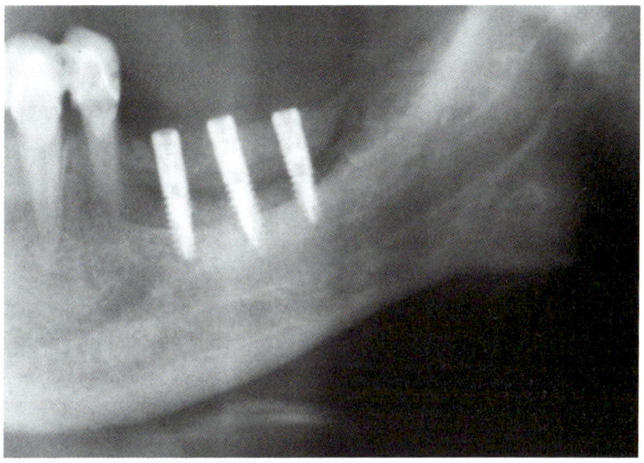

图4-457 金属螺钉去除和种植体植入后6个月的曲面断层片示截骨间隙几乎完全充满新形成的骨。

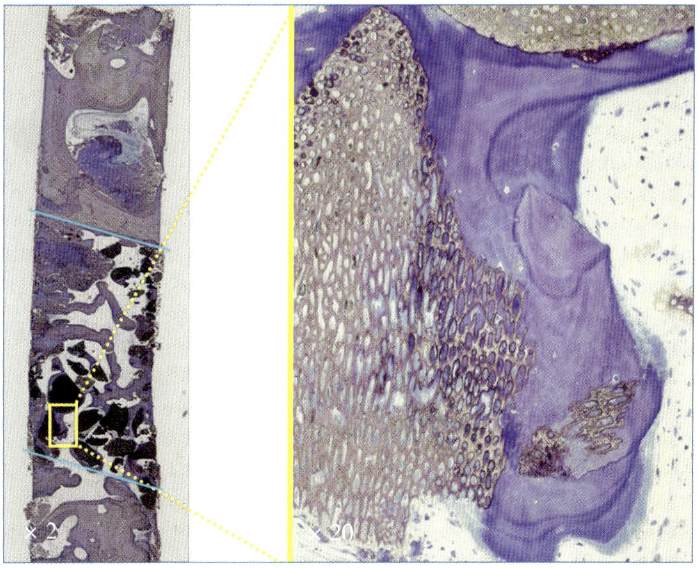

图4-458 骨环钻处理的硬组织磨片，2×放大显示在Algisorb颗粒周围区域中有良好的骨生成（绿色线所示之前的骨切开区）。右侧的黄色框以20×放大显示Algisorb颗粒外部骨化。在某些地方，孔隙也充满了新形成的骨，并且在边缘区域开始吸收。小的Algisorb颗粒完全被骨包围并且也充满了骨。

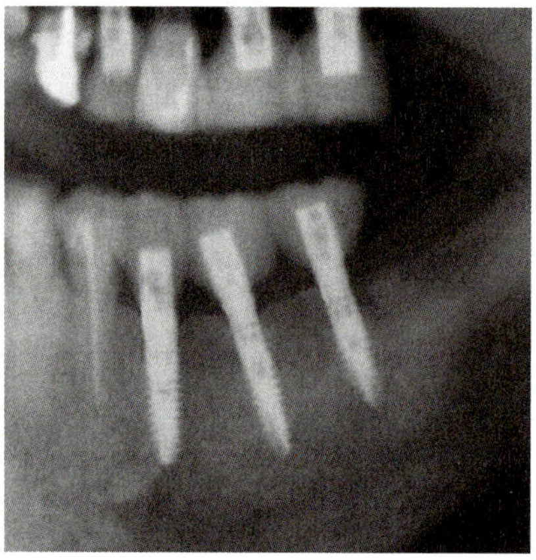

图4-459 修复体完成3年后的曲面断层片。

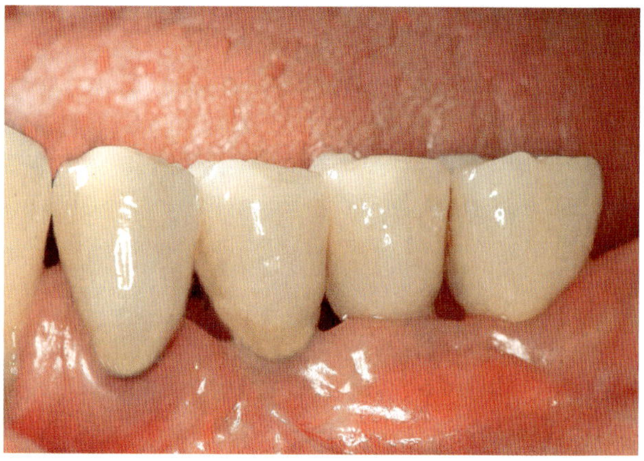

图4-460 修复体完成3年后的口内情况。（图片来源：Dr Fahrenholz, Vienna）

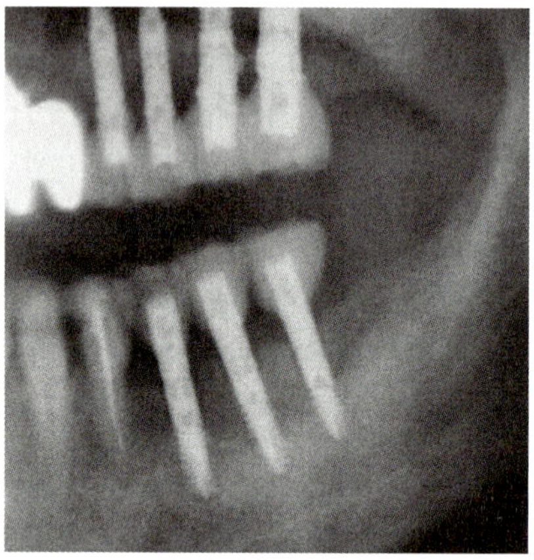

图4-461 8年后复查曲面断层片，状态不变。

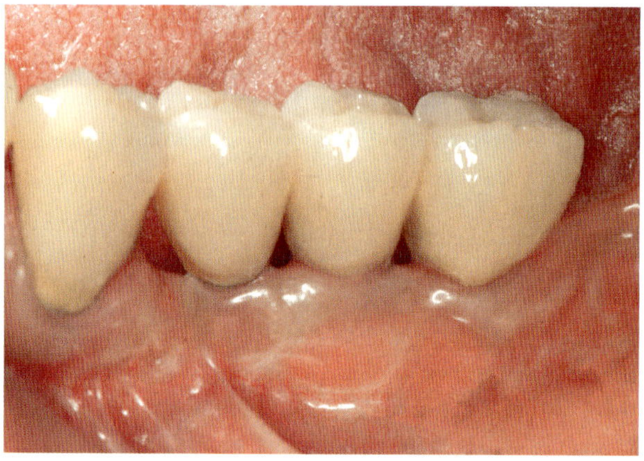

图4-462 8年后的口内情况，健康的种植体周围黏膜。

床检查显示种植体周围黏膜健康（图4-460）。8年随访的曲面断层片和临床检查显示种植体周围黏膜健康并且没有骨丧失（图4-461和图4-462）。

2. 下颌游离端两步法水平PSP

图4-463～图4-481展示了一位36岁患者应用这种方法，这位患者在下颌骨两侧均有游离端，有足够的垂直向骨高度但牙槽嵴宽度不足（图4-463）。

在第一次手术中，使用Khoury锯在下颌区域两个远端进行4次截骨术（图4-464和图4-465）。在术后曲面断层片上可以清楚地看到截骨区（图4-466）。至少28天后，再次打开黏膜，确保骨膜仅在前庭侧的牙槽嵴顶上剥离，以避免破坏恢复的血液供应到骨段，即将在此阶段进行垂直截骨术（图4-468）。舌侧可以向根部方向进行大范围的移动（图4-469）。然后用双刃手术刀将垂直截骨术加深到下颌管上方（图4-470），用凿子将颊侧骨板向前庭方向分离（图4-471）。

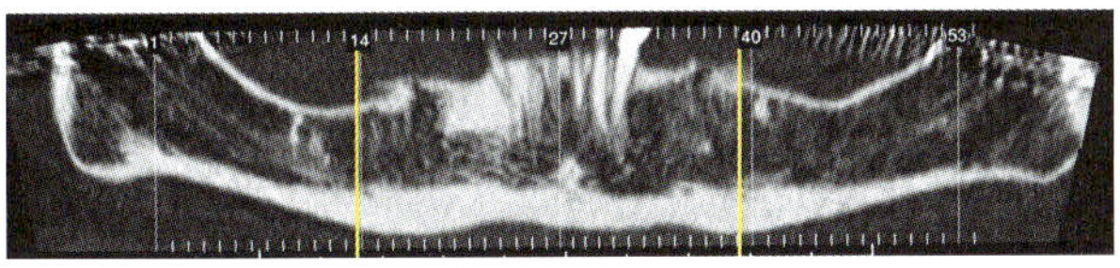

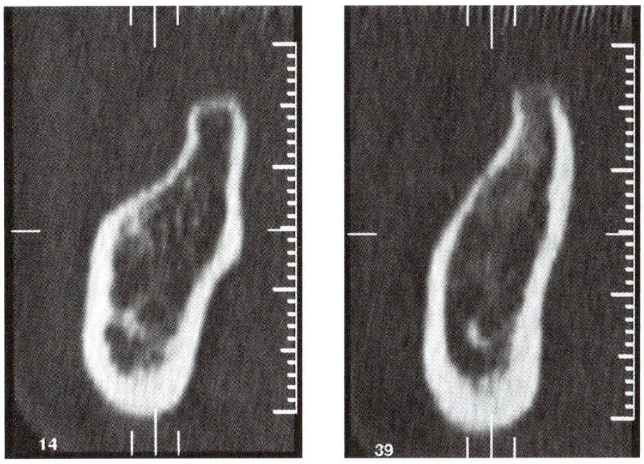

图4-463 患者E：一位36岁患者的曲面断层片，该患者具有足够的垂直向骨高度但是牙槽嵴宽度太窄。右侧的图像是扫描的14层和39层，显示了窄的牙槽嵴（后续阶段见图4-464～图4-481）。

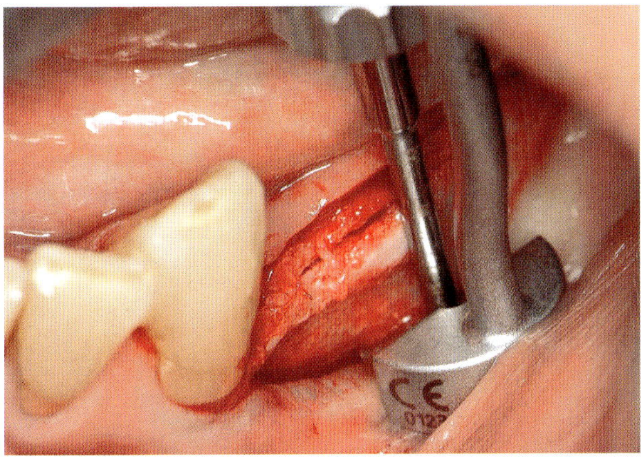

图4-464 用Khoury锯水平截骨，分离并保留颏神经。

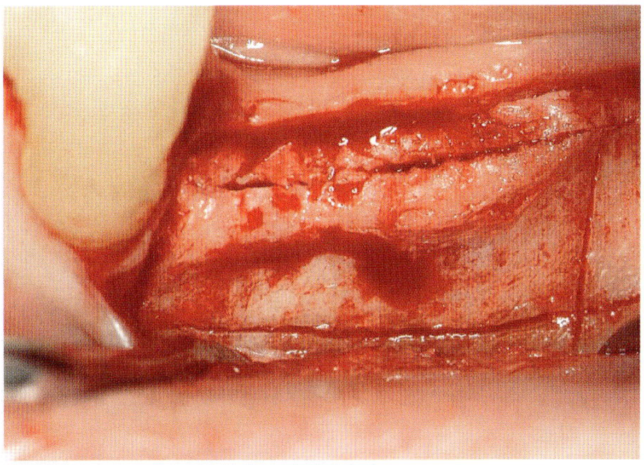

图4-465 进行4次截骨术。

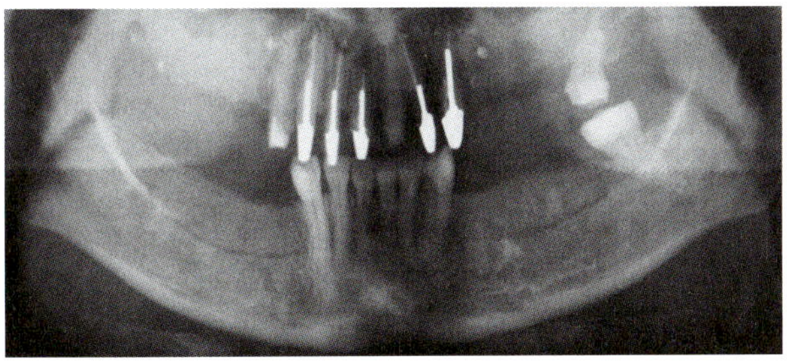

图4-466 34-36和44-46区截骨术后的曲面断层片。

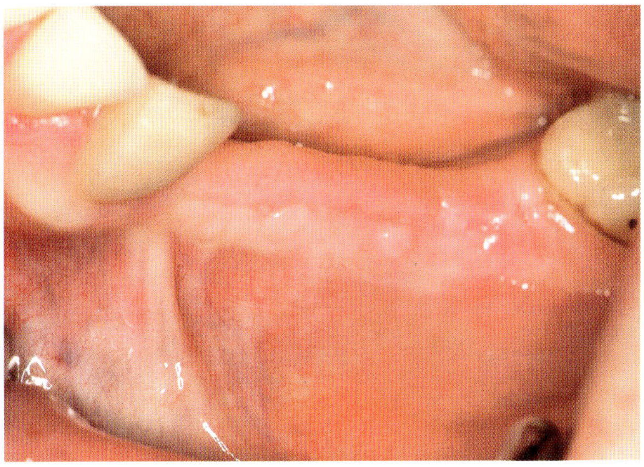

图4-467 伤口愈合无炎症。

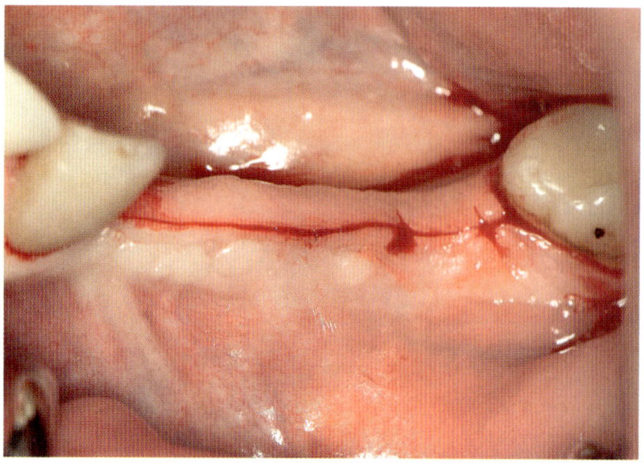

图4-468 28天后在牙槽嵴切开进行第二次手术。

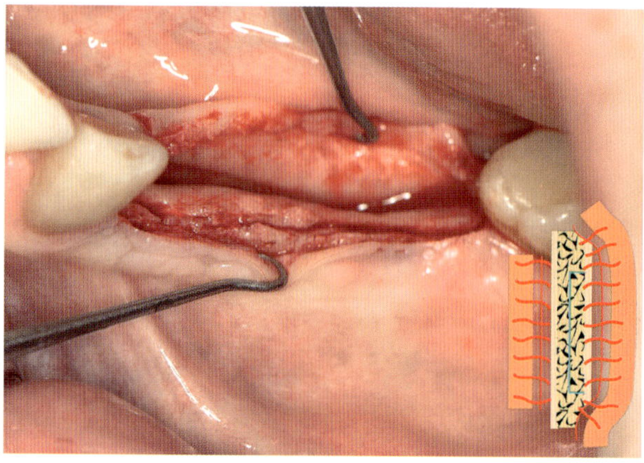

图4-469 在颊侧折叠打开黏骨膜瓣并完全移动舌侧的黏骨膜。

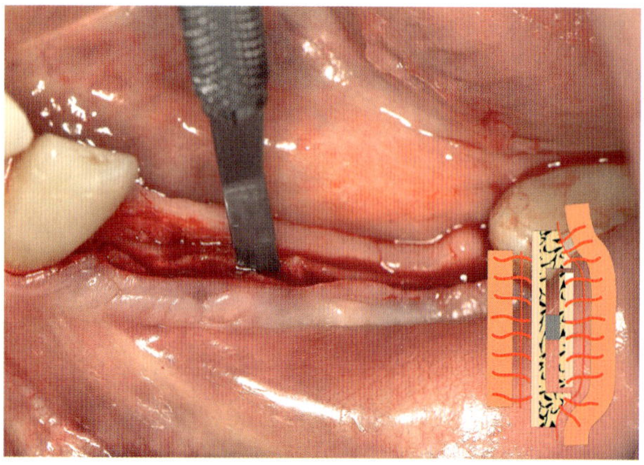

图4-470 用双刃手术刀加深截骨。

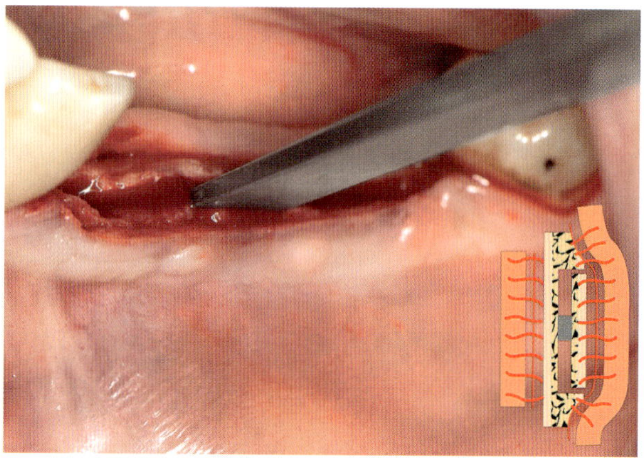

图4-471 用凿子分离。

在移动骨段后，用凿子将开口打开并开始钻孔，确保牙槽骨薄片没有受损（图4-472）。使用加宽螺钉（Meisinger）扩张种植孔（图4-473），直到可以植入3颗Xive种植体（图4-474）。其余的间隙用Algisorb颗粒充填（图4-475），并在舌侧骨膜分开后缝合黏膜（图4-476）。术前和术后X线片示未受破坏的皮质骨薄片分开，并且种植体植入36位点（图4-477）。图4-478～图4-480显示修复完成，图4-481显示最终的曲面断层片。

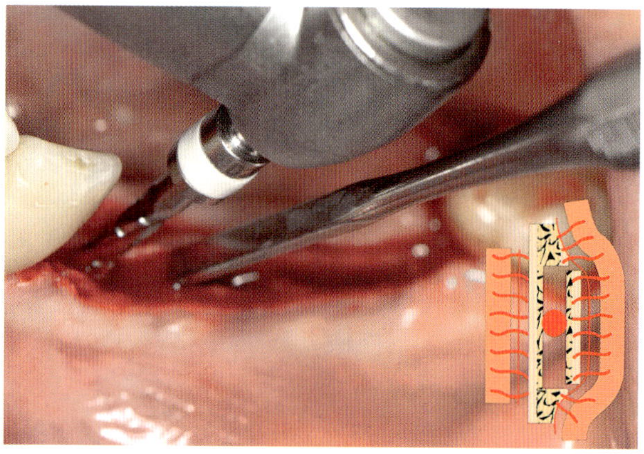

图4-472 当用凿子劈开后，开始进行定位引导钻钻孔，注意保留颊舌侧骨板。

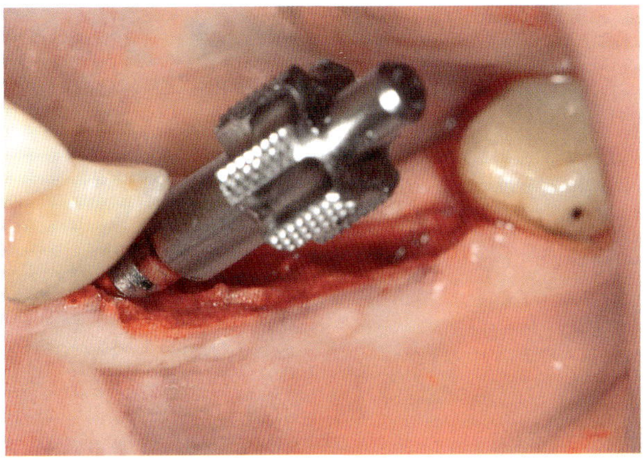

图4-473 拧入加宽螺钉。

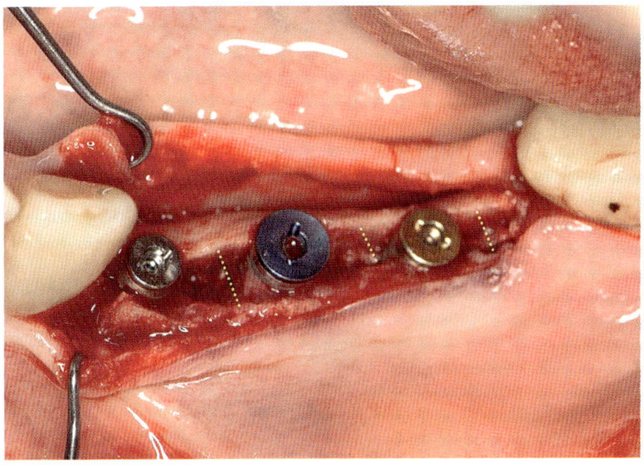

图4-474 在34、35和36位点分别植入直径3.4mm、3.8mm、4.5mm和13mm长的Xive（Dentsply Friadent）种植体，黄色虚线表示劈开的宽度。

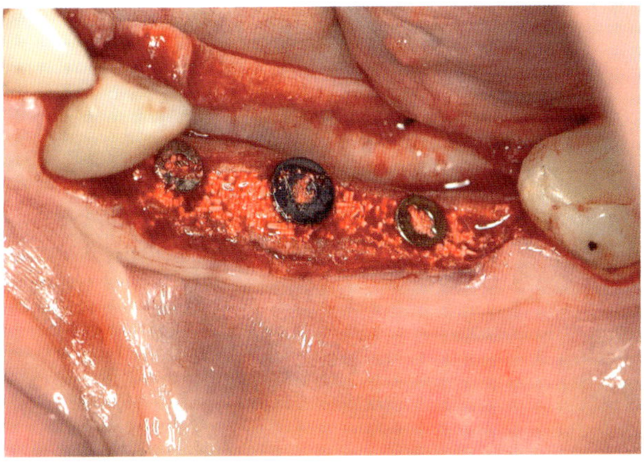

图4-475 用Algisorb颗粒充填骨缺损区。

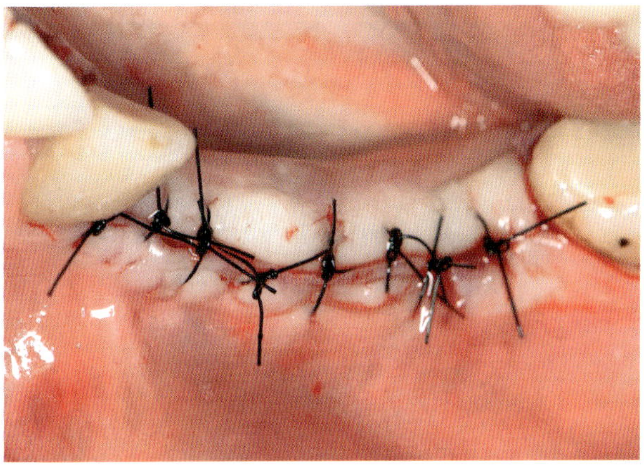

图4-476 拉拢舌侧黏膜（舌骨膜冠向扩展）缝合。

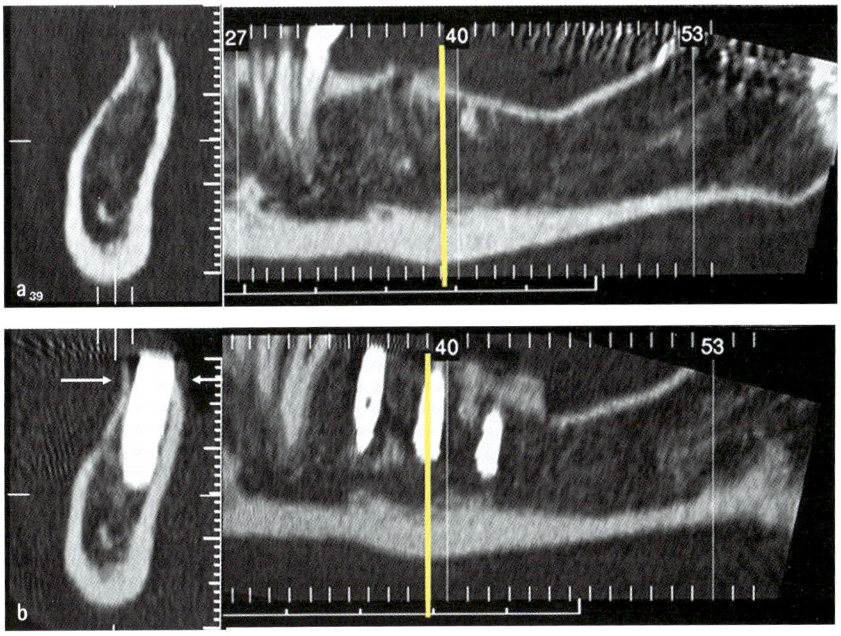

图4-477 术前（a）、术后（b）的X线片冠向位和矢状位显示颊舌侧骨板均未破坏。

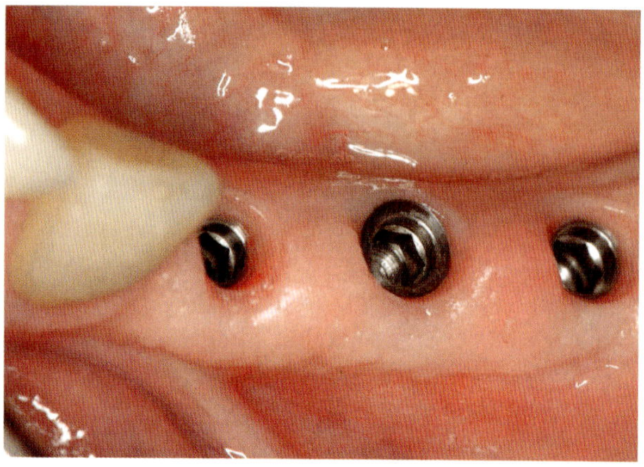

图4-478 种植体周围牙龈无炎症。

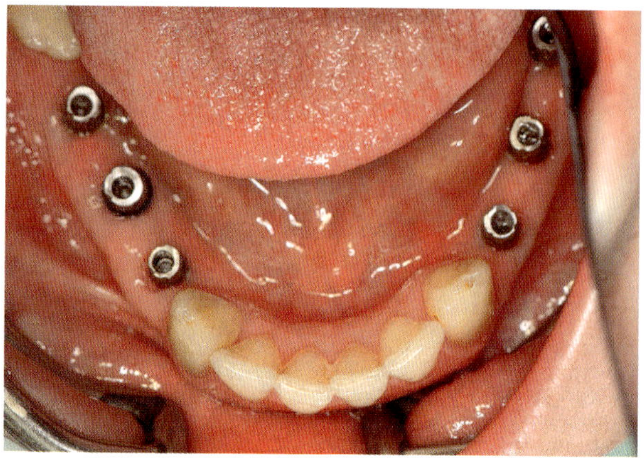

图4-479 种植体上放入预先设计好的基台（镜像图）。

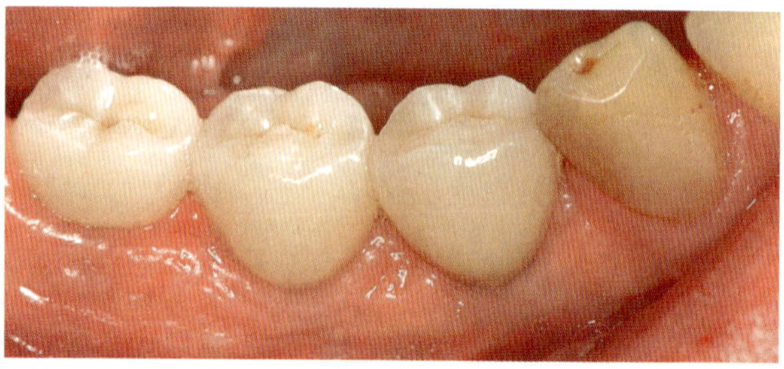

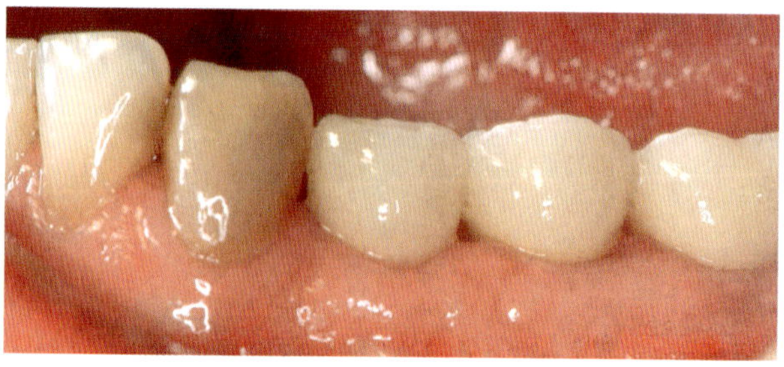

图4-480 戴冠3年后的口内照（镜像）。（图片来源：Dr Fahrenholz, Vienna）

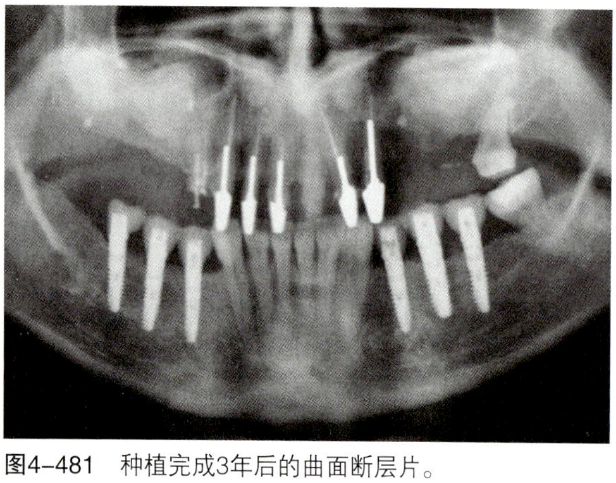

图4-481 种植完成3年后的曲面断层片。

Onlay植骨（Ⅴa类骨）

由于这位61岁患者患有严重的种植体周围炎，故移除了46种植体（图4-482～图4-497）。在无炎症愈合后，从右下颌角获取皮质骨，进行垂直Onlay植骨（Ⅴa类骨）。骨缺损和单皮质骨块之间的间隙用Algisorb颗粒充填（图4-484）。该材料最初阻射性差，随着骨生成的增加，阻射性增强（图4-484和图4-485）。3个月后，从螺钉帽处可以看出，只发生了极少的骨吸收，并且有足够的骨量可以植入2颗3.4mm × 11mm Xive（Dentsply Friadent）种植体（图4-486）。移植的单皮质骨和增强材料的结合是令人满意的（图4-487），因此可以行单冠修复，但在术后3年的检查中，我们发现种植体颈部有大量骨丧失（图4-488和图4-489）。随着肌肉的牵拉，种植体

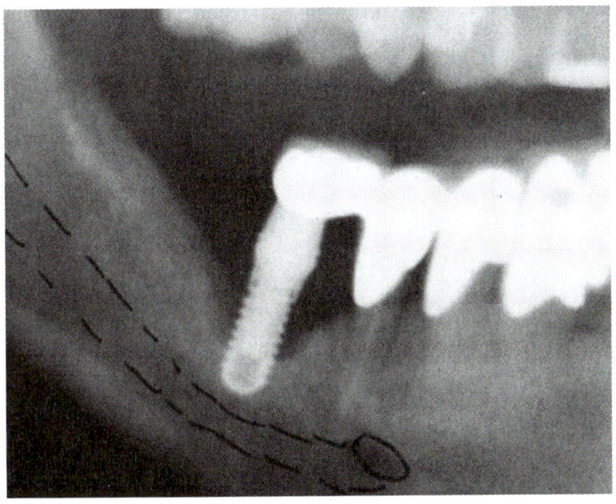

图4-482　患者F：曲面断层片示46由于存在种植体周围炎而出现垂直向骨吸收（后续阶段见图4-483～图4-497）。

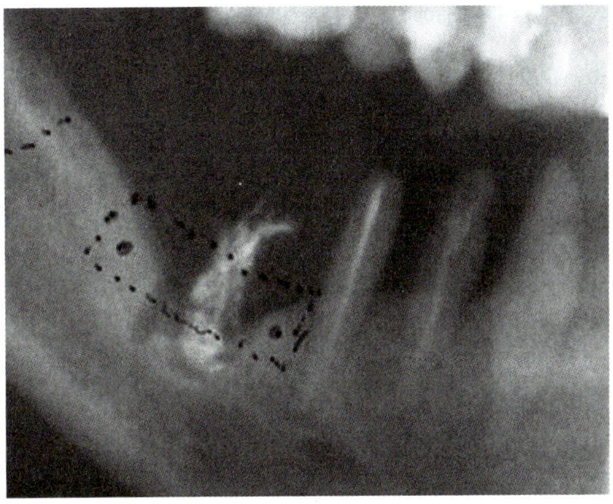

图4-483　去除种植体后的曲面断层片示碘仿纱条清晰可见，可看到移植区的外在轮廓。

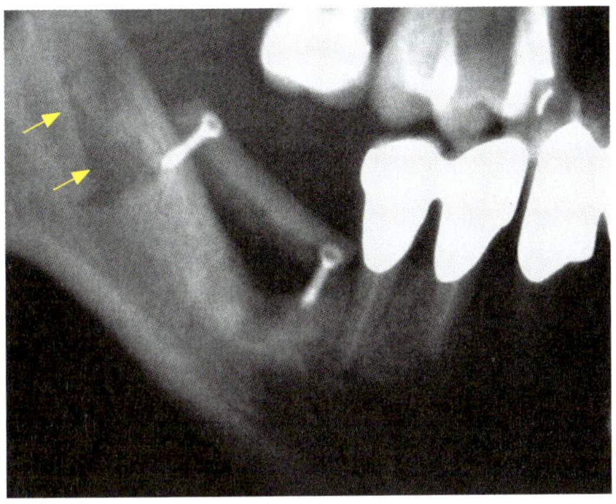

图4-484　从下颌骨的外斜线采用单皮质骨移植物成形术后的曲面断层片。用两颗方头螺钉固定移植物。由于缺少X线阻射性，无法看到Algisorb颗粒。可以清楚地看到箱状供体部位（箭头所示）。

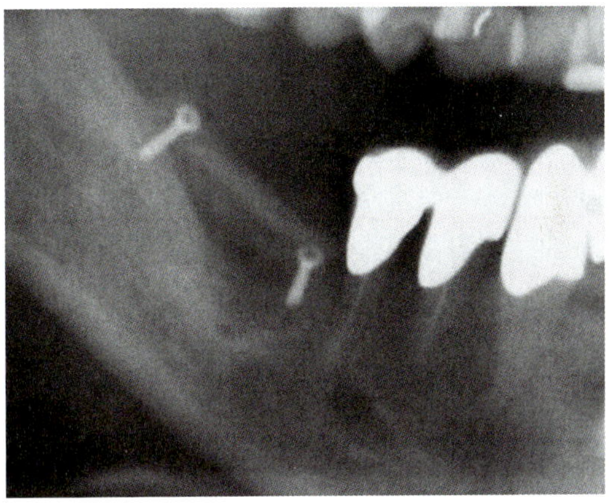

图4-485　3个月后拍摄的曲面断层片示Algisorb颗粒现在部分骨化。

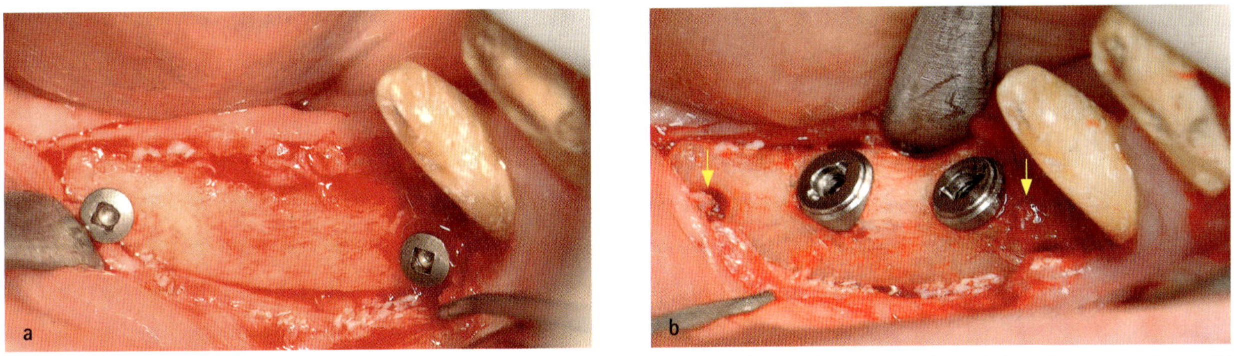

图4-486　3个月后（a）切开暴露牙槽嵴后显示移植物的临床情况。去除螺钉，并在3个月后在46和47位点植入2颗3.4mm×11mm Xive（Dentsply Friadent）种植体，箭头所示螺钉被移除的孔（b）。

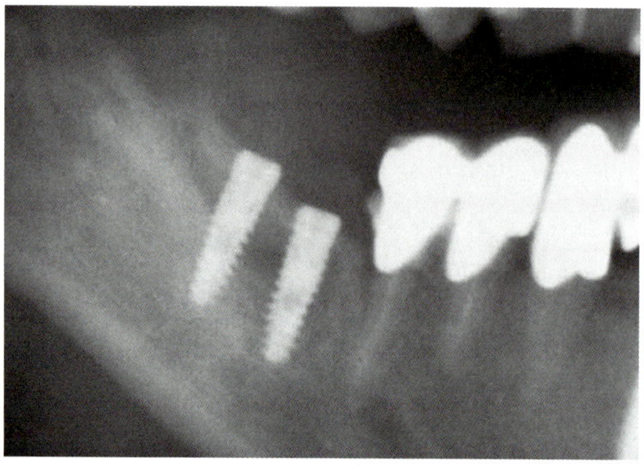

图4-487 植入种植体后的曲面断层片示Algisorb颗粒几乎完全骨化。

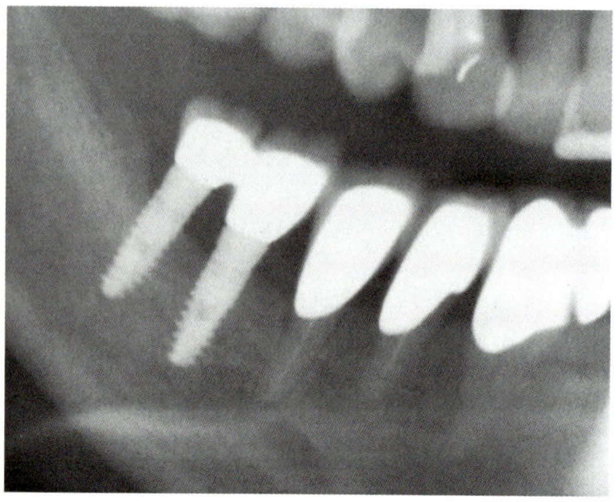

图4-488 完成种植和修复单冠后曲面断层片示骨覆盖移植物和Algisorb颗粒进行骨结合。由于出现大量骨吸收，骨块移植物丧失了部分垂直向骨高度，Algisorb颗粒完全骨化了。

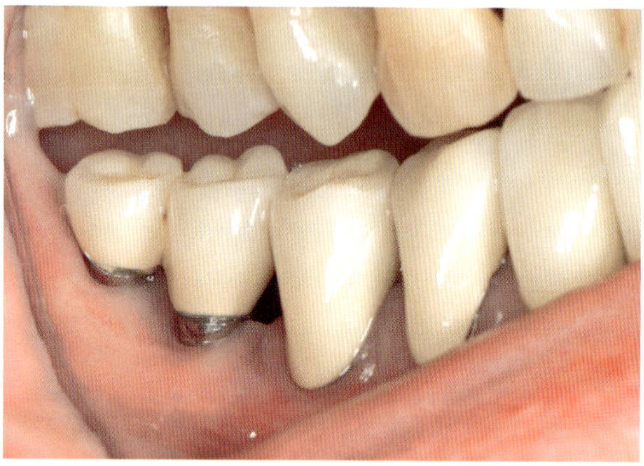

图4-489 植入3年后的金属烤瓷冠（镜像图）。（图片来源：Dr Fahrenholz, Vienna）

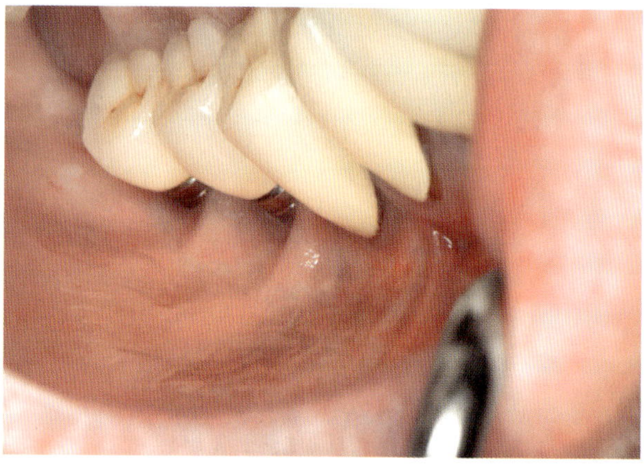

图4-490 8年后口内情况，随着肌肉的牵拉，种植体周围有松散的移动软组织。

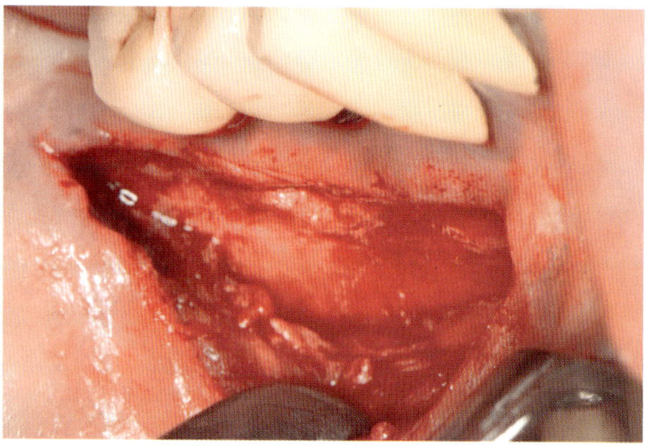

图4-491 黏膜切开后的术中情况，从牙槽嵴切开肌肉组织，并沿着骨膜向下移动到穹隆。

周围软组织可移动，我们决定进行局部口腔前庭加深成形术[32]（植入后8年）（图4-490～图4-495）。9年后的曲面断层片示从下颌角获取的单皮质骨块（Va类骨）已经完全吸收。到目前为止，Algisorb颗粒成骨，种植体大部分位于新形成的骨上（图4-496）。由于进行了局部前庭沟成形术，软组织情况有了很大改善（图4-497）。

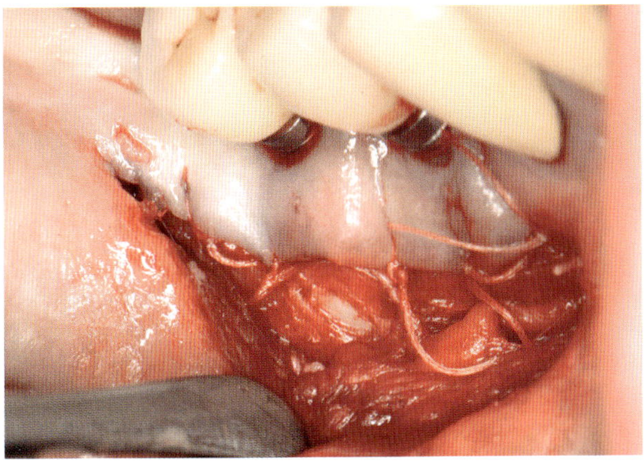

图4-492 将黏膜缝合到骨膜上以获得类似围裙的情况，并将颊黏膜固定在穹隆前庭深处。

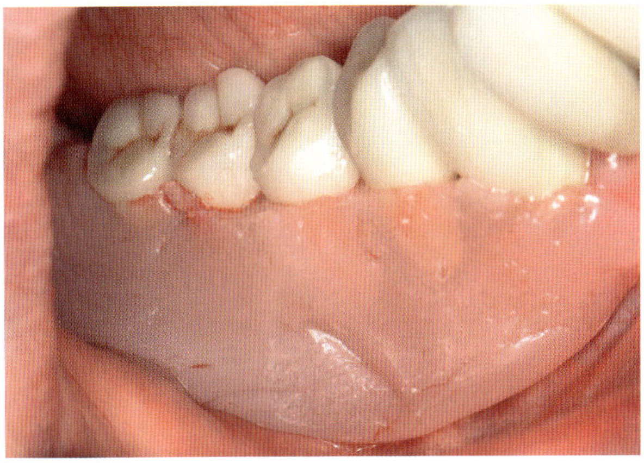

图4-493 为了保持黏膜在根向的位置，使用柔软的牙周敷料覆盖，如Mollosil（Detax）。

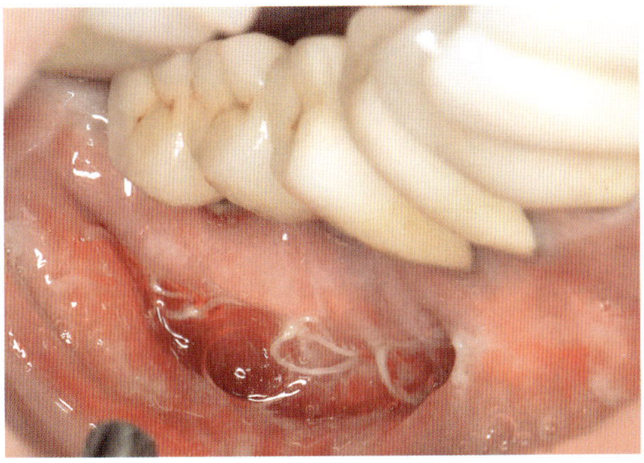

图4-494 10天后口内情况，在取下敷料后进行拆线。

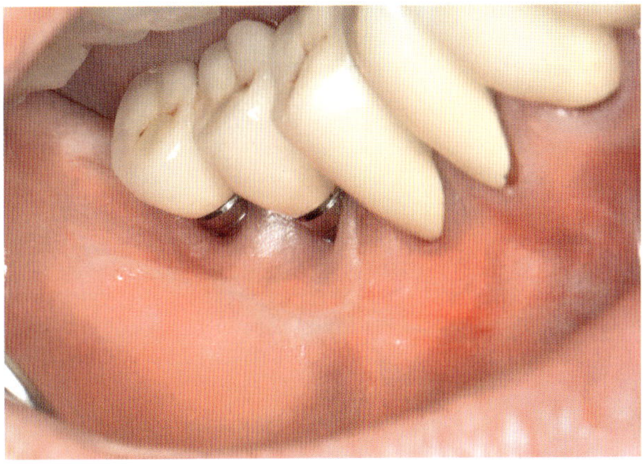

图4-495 9周后伤口完全愈合，种植体周围有足够的附着龈，没有肌肉牵拉。

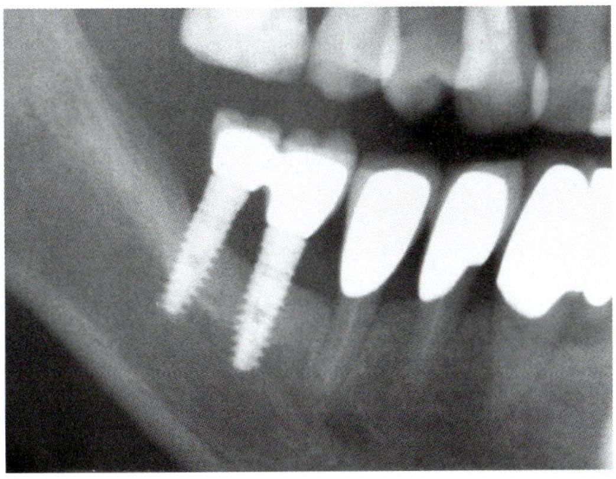

图4-496 植入9年后曲面断层片示增强的单皮质骨块移植（Ⅴa类骨）被完全吸收，只留下骨化良好的Algisorb颗粒。

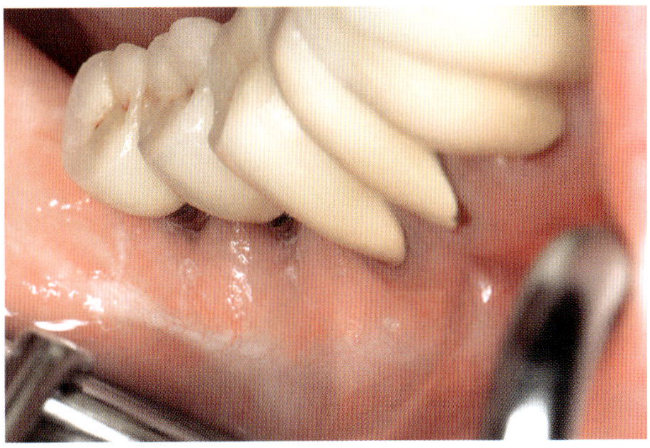

图4-497 种植体植入后9年和前庭沟成形术后1年的口内情况，种植体周围黏膜情况令人满意。

4.7 上颌牙列缺失

许多想要从全口义齿换为种植体支持式义齿的患者通常在垂直和/或水平方向上没有足够的骨量。直接种植存在损伤上颌窦黏膜和鼻底黏膜的风险。

马蹄形Le Fort Ⅰ型截骨术（Ⅲ类骨）

如果上颌骨和下颌骨出现极度萎缩，则会出现假性凸颌（图4–498）[44]。随着骨的垂直向、矢状向和水平向上的萎缩，上颌骨变得越来越小（图4–499），而下颌骨相对于上颌骨变得更宽、更突出（图4–500），因为下颌骨垂直萎缩占主导。上颌骨和下颌骨之间的骨不协调造成反殆。由于这种不一致，在一开始就已经不协调的全口义齿会受到更多不适当的压力。在现代口腔修复学中，通过使用骨移植材料，使种植体支持式义齿成为可能（图4–501）。除了曲面断层片外，还需要头颅侧位片（见章节3.3，图3–128）和后–前位X线片（图4–502）来确定来自髂前上棘的自体骨移植是否可用于马蹄形Le Fort Ⅰ型截骨术。基于这些图像，最初可以决定上颌骨萎缩的量（薄的外侧和基底部牙槽骨）以及上颌骨需要向底部以及腭侧加厚多少毫米。关于上颌和下颌牙齿的前后方位置，需要咨询口腔修复医生（图4–503）。Bell在1975年[45]描述的Le Fort Ⅰ型截骨术由Härle和Ewers医生[46]修改成为马蹄形Le Fort Ⅰ型截骨术，即保留腭骨（垂直PSP：Ⅲ类骨）（图4–504）。

如在动物的灌注实验中所证明的，这种嵌入方法的优点是移动的上颌骨的血液供应来自于腭大动脉[47]。上腭区域的额外截骨术一方面意味着带蒂的腭骨留在鼻中隔黏膜上；另一方面，上颌骨在前牙区被截骨，使得它可以在后部区域被横向分开，从而将上颌骨–下颌骨水平方向的不协调

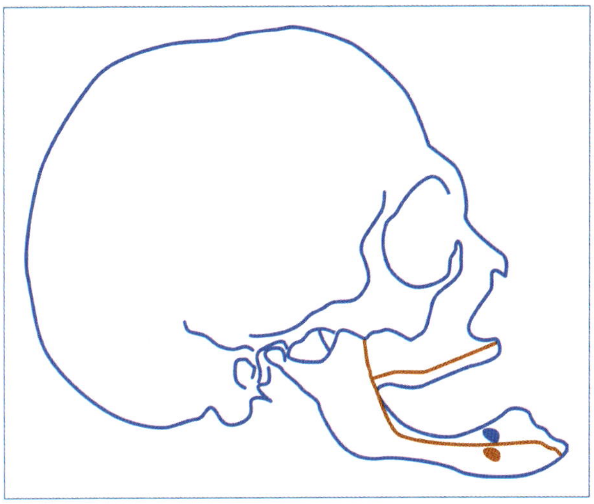
图4–498　图示由于上颌–下颌牙槽嵴进行性萎缩引起的假性凸颌。

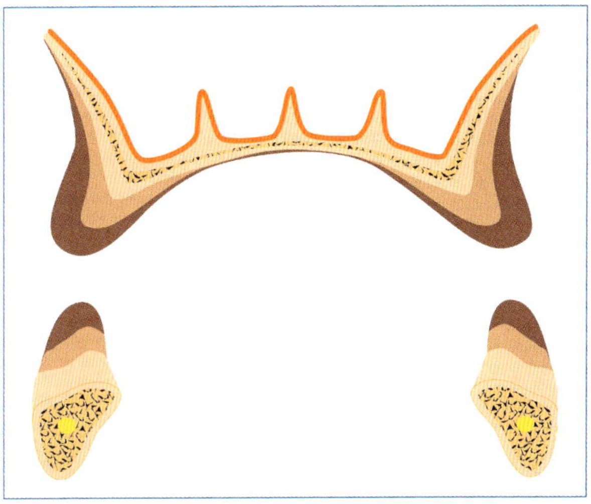
图4–499　上颌骨和下颌骨牙槽突的萎缩（前段）。

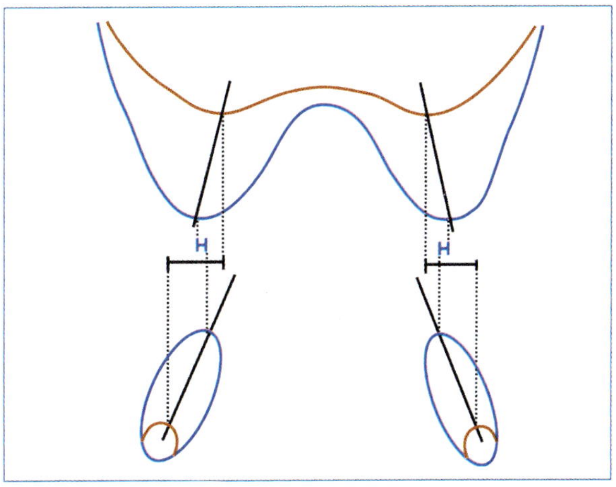

图4–500　示意图（前部）说明种植体植入轴线的不一致。

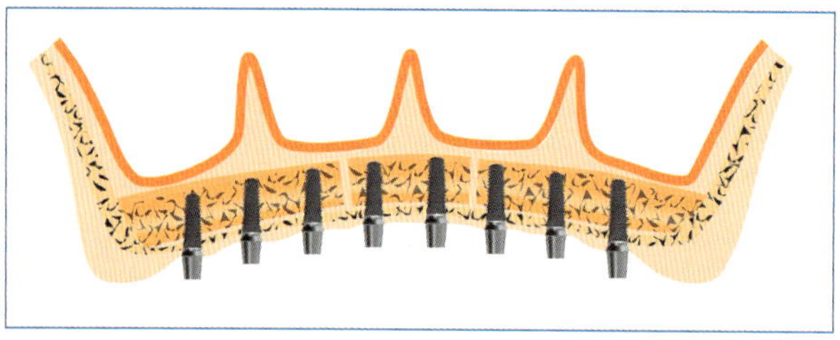

图4-501 马蹄形Le Fort Ⅰ型截骨术的上颌垂直PSP的示意图。

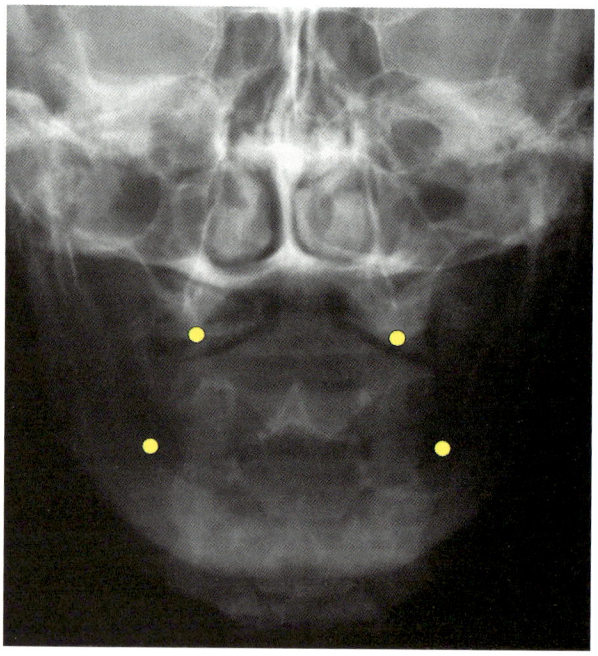

图4-502 后-前头影测量X线片示上颌骨与下颌骨不协调（黄色圆点所示牙槽嵴中间位置；图4-500中的情况）。

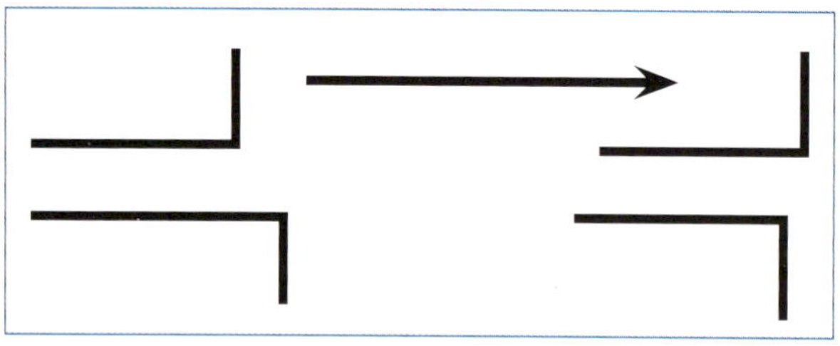

图4-503 原理图。在马蹄形Le Fort Ⅰ型截骨术中，不仅要增加上颌骨牙槽突，还必须在腭侧方向上进一步移动。

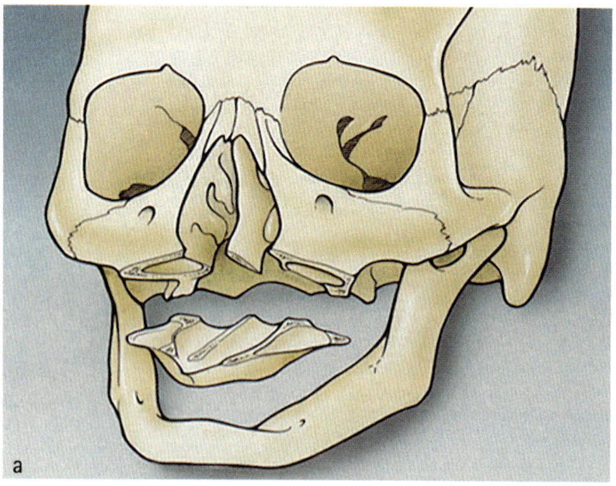

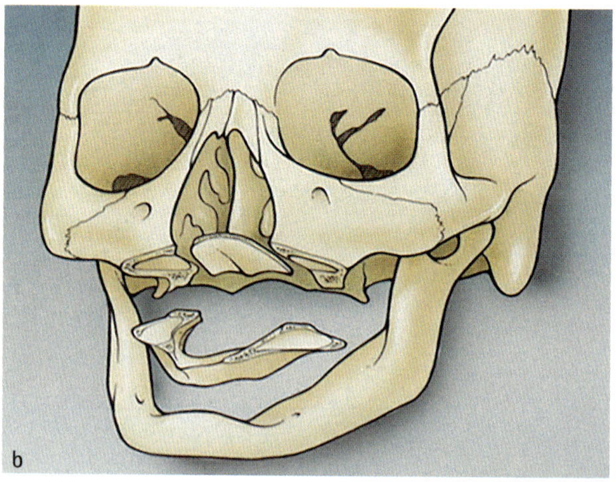

图4-504 （a）Bell于1975年描述的Le Fort Ⅰ型水平截骨术示意图[45]。（b）Härle和Ewers[46]描述的马蹄形Le Fort Ⅰ型截骨术将腭骨留在原位（垂直PSP；Ⅲ类骨）。

最小化（图4-505）。

以下这位55岁患者的病例（Ⅲ类骨）展示了这种方法的优势（图4-506～图4-526）。图4-506显示了初始情况，图4-507显示了较大的骨萎缩程度，以及切口和截骨的示意图。水平截骨术对应于Le Fort Ⅰ型截骨术。腭骨通过硬腭中线的中间黏骨膜切口进行额外切开。使上颌骨呈马蹄形。图4-508显示了截骨术后的术中情况[48]。如图4-508所示，如果黏膜在分离时出现穿孔，可以用7-0可吸收缝线缝合。只有当鼻腔和上颌窦黏

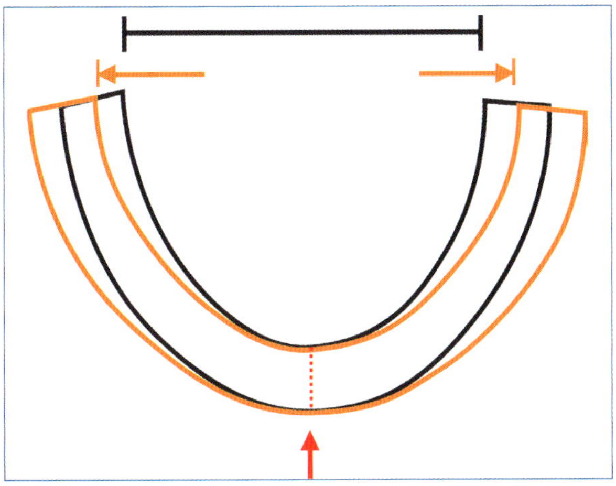

图4-505 马蹄形、血管化的上颌骨前部原发性截骨后在结节区变宽。这使上颌骨和下颌骨不协调性降低。

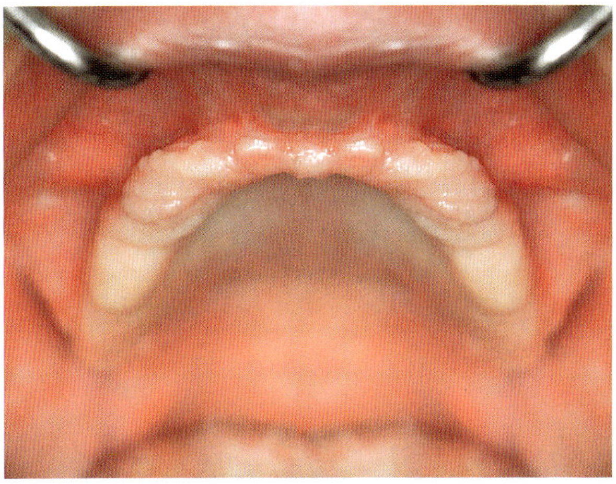

图4-506 患者A：55岁，缺牙多年，牙槽嵴萎缩严重（后续阶段见图4-507～图4-526）。

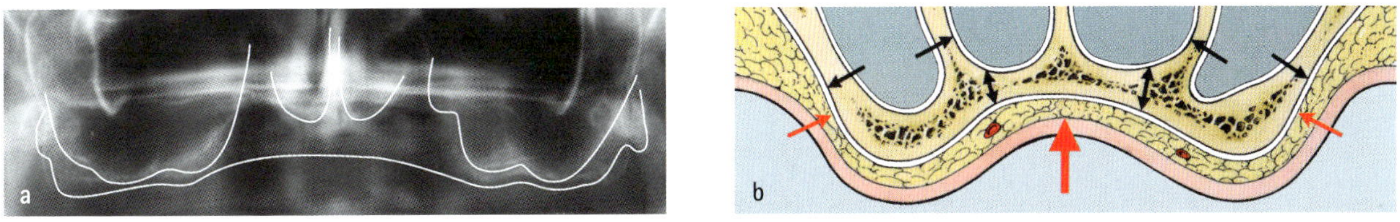

图4-507 上颌骨曲面断层片（a）和示意图（b）。切开线（红色箭头所示）和截骨线（黑色箭头所示）。

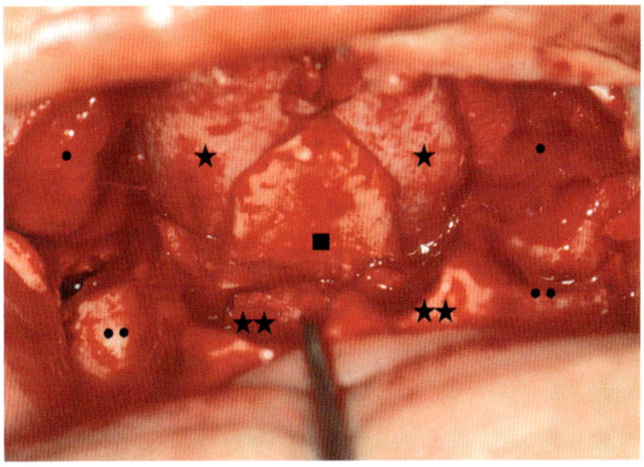

图4-508 马蹄形Le Fort Ⅰ型截骨术的术中情况。在经过整体的上颌窦底黏膜提升术之后（•），沿硬腭中线呈弓形切开进行截骨术，将黏膜保留在鼻底（★）。马蹄形上颌骨在Le Fort Ⅰ型平面上进行截骨术，上颌骨后部活动。可活动的上颌骨（••）有附着的鼻骨底部（★★）。完整的腭骨用正方形标记。

液紧密密封时，移植骨才不会有感染的危险。图4-509显示了单皮质块移植物植入后的位置，以及微型板和螺钉稳定后的情况。如果两个较大的腭动脉未受损，那么颅骨和上颌骨后部局部区域之间的单皮质骨移植物可以在短时间内血管化（Ⅲ类骨），并且发生无炎症愈合。6个月后，拆除钛板，植入种植体（图4-510）。

当进行如此复杂的操作时，建议借助于导板或计算机引导设计和种植。图4-511～图4-514解释了借助于Laserform（Vienna）公司的

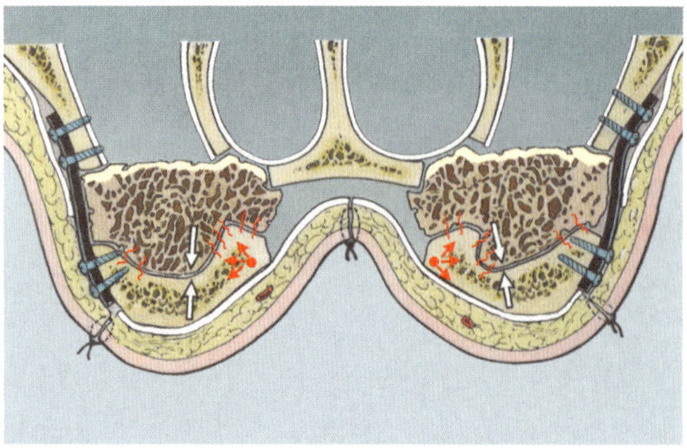

图4-509 示意图显示可活动的马蹄形血管化骨段，其向后部和前侧移动。植入髂嵴（自体移植物）单皮质骨块。微型板和螺钉固定。较小的空腔由Algisorb颗粒和来自髂骨的自体松质骨的增强混合物充填。

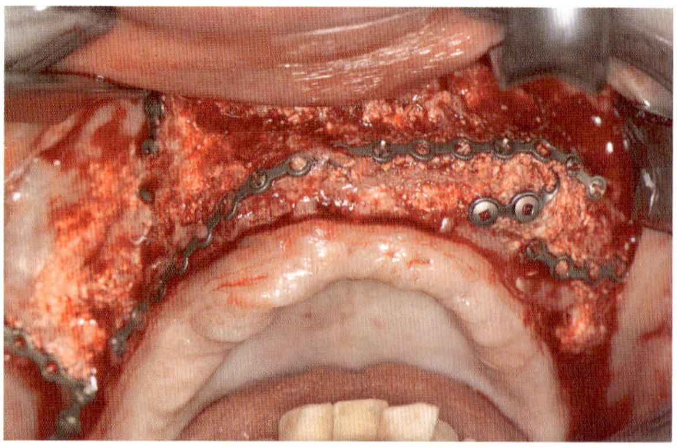

图4-510 经过无炎症的6个月修复期，钛板就可以去除了。这时自体髂骨移植物和Algisorb颗粒实现完全的骨结合。然后植入种植体。

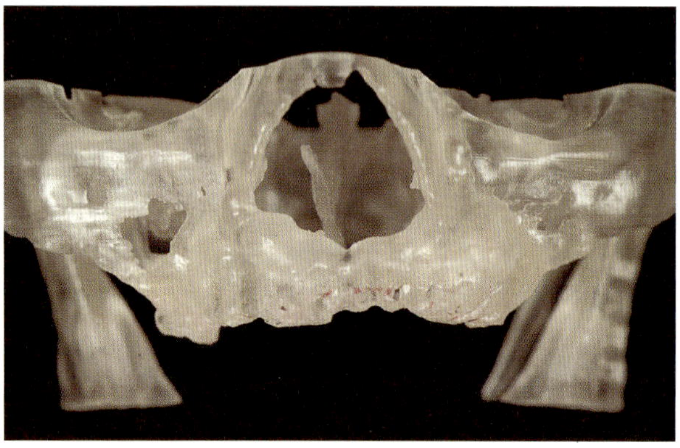

图4-511 Le Fort Ⅰ型截骨术后和种植（2000年7月26日生产）前的三维快速成型SL模型（Laserform, Vienna）。

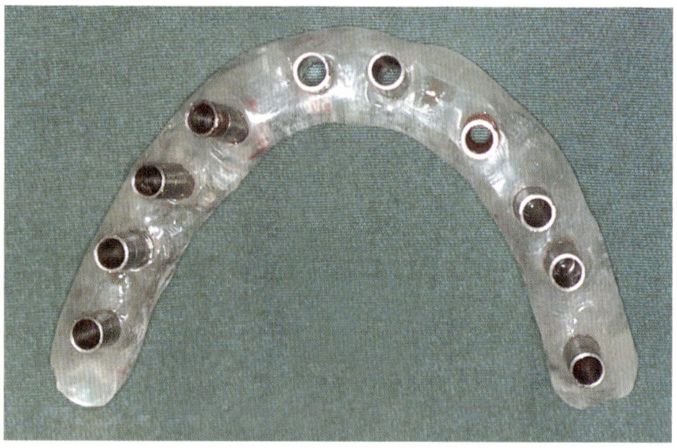

图4-512 最终的10套管SL模板。

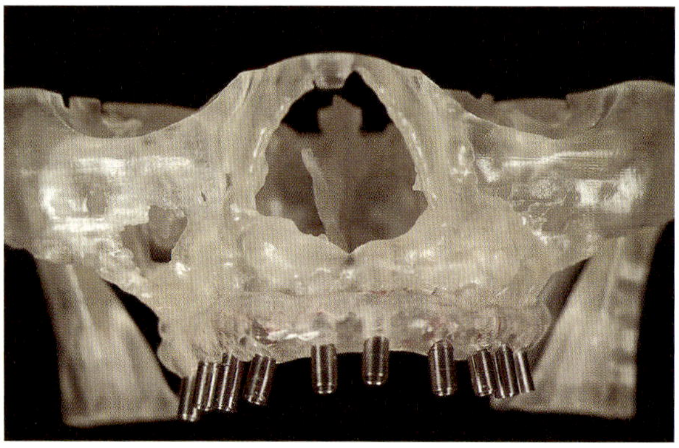

图4-513 在SL模型上进行种植模拟时带有套管的SL板的定位。

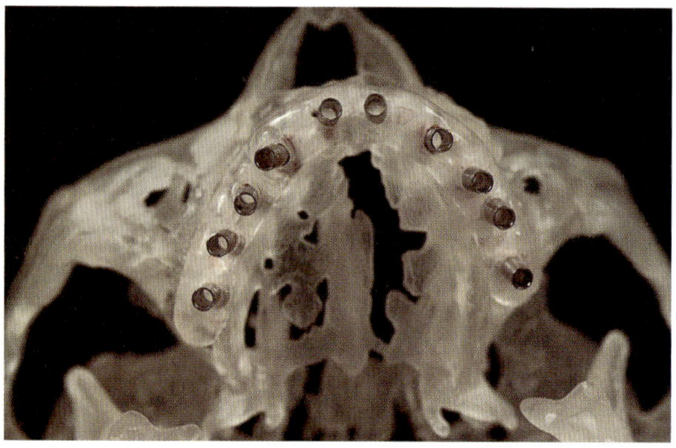

图4-514 带有套管和SL板的上颌骨的下面观。

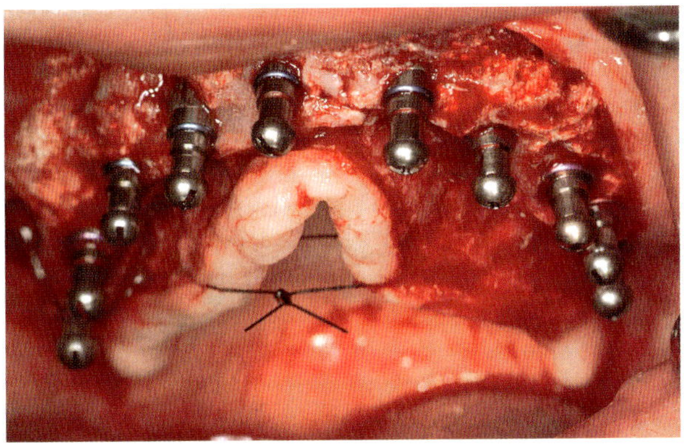

图4-515 根据设计在SL套管模板引导下10颗4.5mm/5.5mm×13mm/15mm Frialit-2（Dentsply Friadent）种植体植入后的情况。

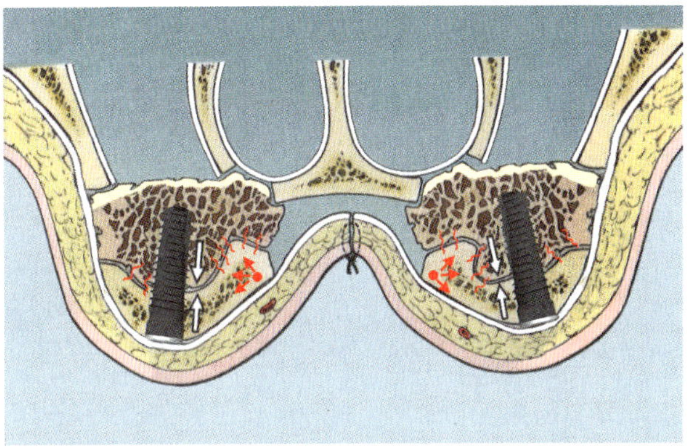

图4-516 当植入种植体时，重要的是要确保它们不会突出到骨头上方，这样当佩戴全口义齿时，骨结合才能在无负荷的条件下实现。

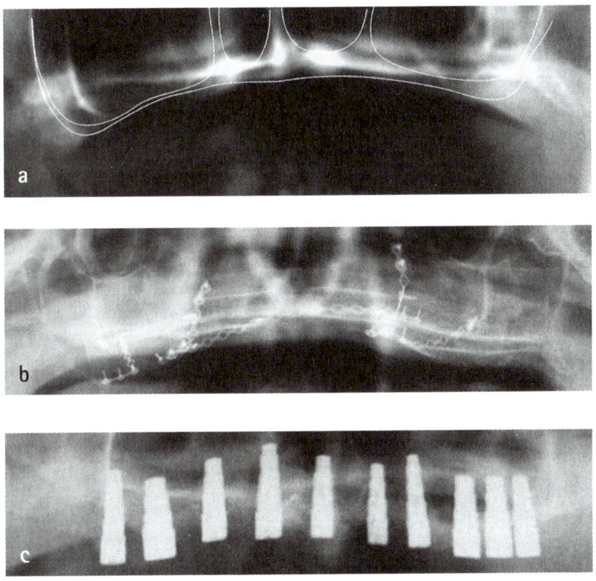

图4-517 曲面断层片示马蹄形Le Fort Ⅰ型截骨术前（a）、6个月后钛板去除前（b）和种植体植入后（c）。

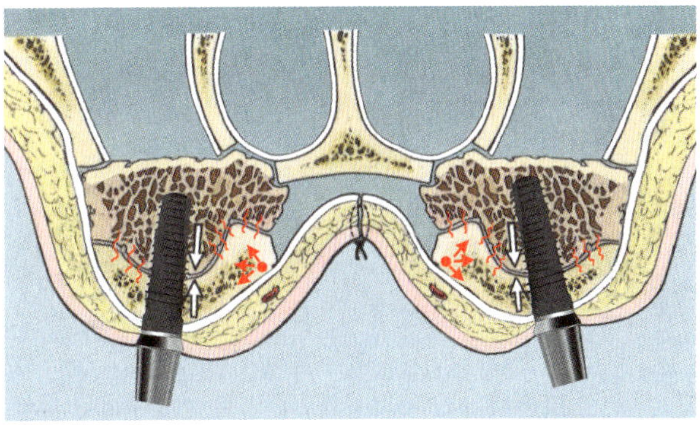

图4-518 种植体植入后6个月（Le Fort Ⅰ型截骨术后12个月）种植体暴露在口内，进行修复治疗。

光固化成型技术进行非常耗时的间接种植设计的可能性[49-50]。这种方法的优点是，新获得的上颌骨结构非常精确地再现，并且可以设计一个种植体钻孔导板，使种植体精确植入（图4-515～图4-517）。6个月后种植体暴露在口内，此时可进行修复治疗（图4-518）。两种不同的修复方法已经证明是有效的：杆卡修复（图4-520和图4-521）和（来自腭部的游离黏膜移植术后，图4-735～图4-737）锥形固定局部义齿修复（图4-523和图4-524）。术前和术后12年的正位片和侧位片示术后美学效果提高，前面观垂直高度增加，功能良好（图4-525和图4-526）。尽管上颌骨重度萎缩是一种严重的临床病症，在20世纪70年代仍然无法治愈，但马蹄形Le Fort Ⅰ型截骨术的临床随访报告了极好的长期预后（图4-527～图4-529）[51-54]。这种意料之外的预后可能是因为马

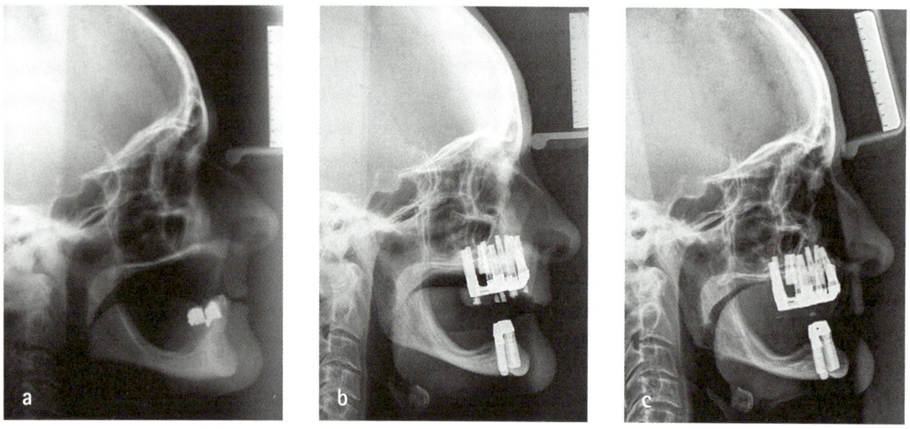

图4-519 马蹄形截骨术和自体骨移植术前（a）、9年（b）和12年（c）的头颅侧位片。

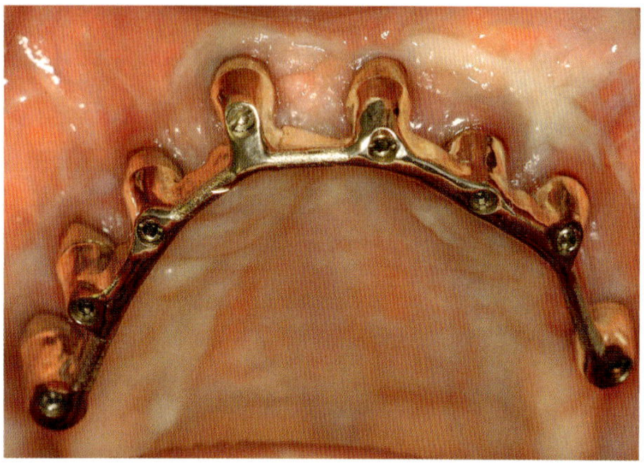

图4-520 杆卡固位义齿戴入6年的口内情况。（图片来源：Dr Caspary, Vienna）

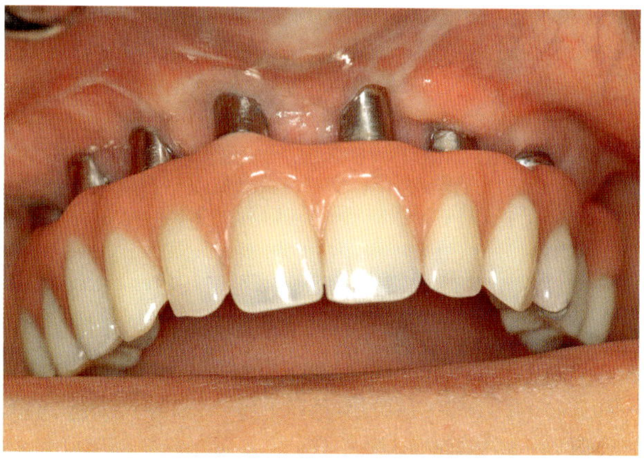

图4-521 植入种植体9年后的口内情况。按照患者的意愿，在6年后修复固定装置改为固定桥；利用游离腭黏膜移植进行前庭沟成形术（图4-735～图4-737）。（图片来源：Dr Fahrenholz, Vienna）

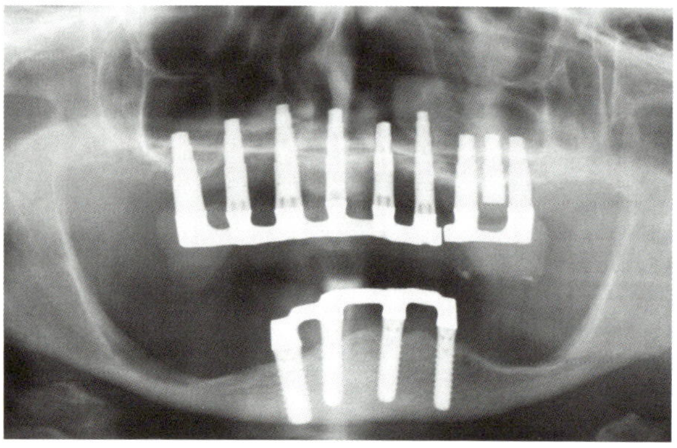

图4-522 种植体植入12年后的曲面断层片，骨状况非常稳定，种植体周围未见明显骨吸收。固定桥的杆分两部分制作（无断折），中间偏左侧种植体由于种植体之间的距离太近，因此不会承担咬合力。右侧种植体彼此分离。

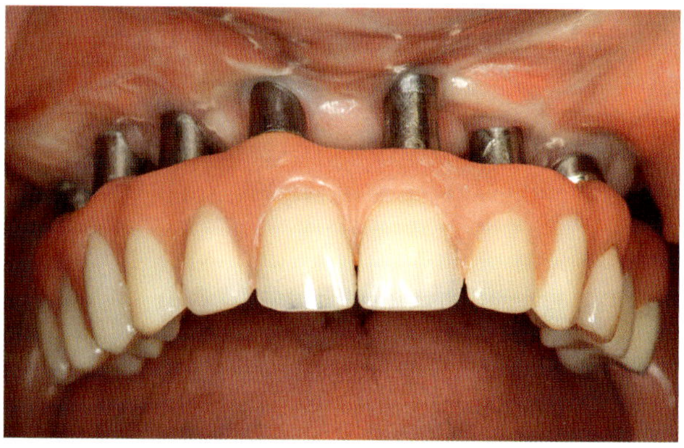

图4-523 种植体植入后12年的口内情况，黏膜情况非常稳定（游离黏膜移植后7年）。

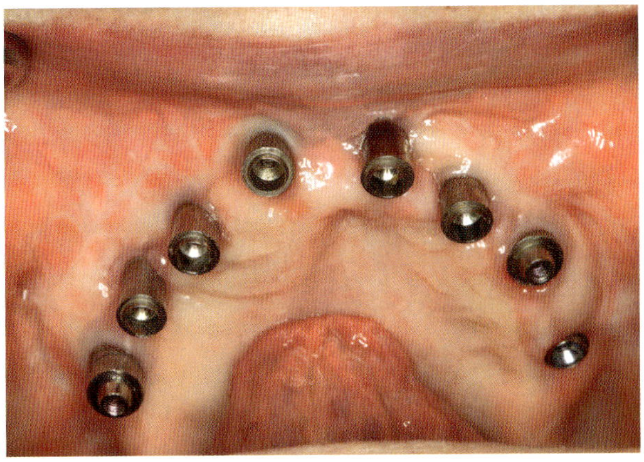

图4-524 去除杆状结构后的口内情况，由于前庭沟成形术使用硬腭游离黏膜移植，因此种植体周围黏膜情况良好（图4-735～图4-737）。

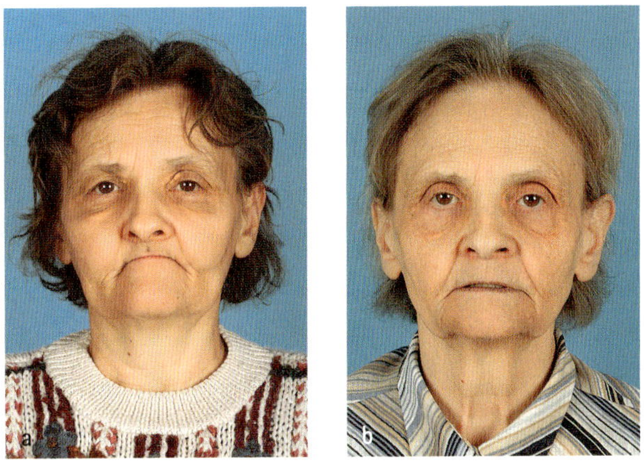

图4-525 马蹄形Le Fort Ⅰ型截骨术和种植体植入术前正面照（a）和12年后正面照（b）。

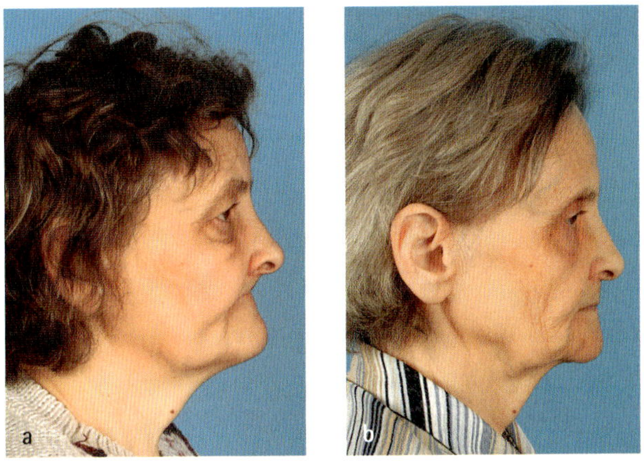

图4-526 马蹄形Le Fort Ⅰ型截骨术和种植体植入术前侧面照（a）和12年后侧面照（b），显示垂直高度增加。

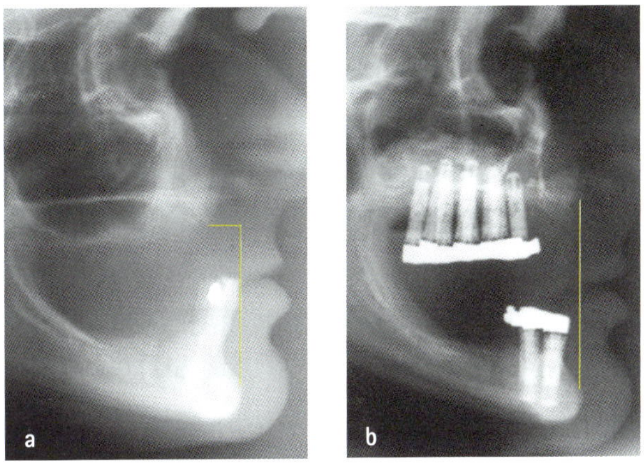

图4-527 患者B：50岁患者的头颅侧位片（a和b），在马蹄形Le Fort Ⅰ型截骨术后11年，上颌骨稳定向前移位（后续阶段见图4-528和图4-529）。

蹄形Le Fort Ⅰ型截骨术涉及植骨间隙（内置式Ⅲ类骨）。上颌骨经常是讨论的难点，毫无疑问，关于上颌骨的讨论是基于这样一个事实：对尸体的组织形态计量学研究，尽管个体间存在很大差异，但女性的小梁骨体积平均为20.2%，而男性为27.9%（图4-530）[55]。这使得马蹄形Le Fort Ⅰ型截骨术后的结果更加令人满意。

骨吸收：Inlay植骨（Ⅲ类骨）与Onlay植骨（Ⅴa类骨）的比较

最后，再次提及本章的重点，即不同骨移植物的血管化和骨结构的选择。

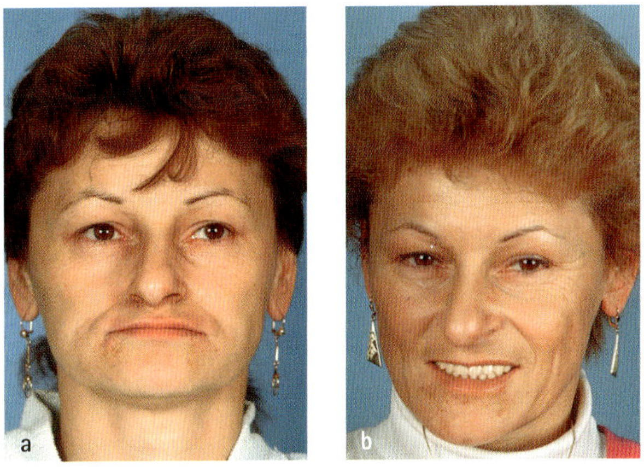

图4-528 马蹄形Le Fort Ⅰ型截骨术前正面照（a）和术后11年行种植体支持的杆状固定义齿修复后的正面照（b）。

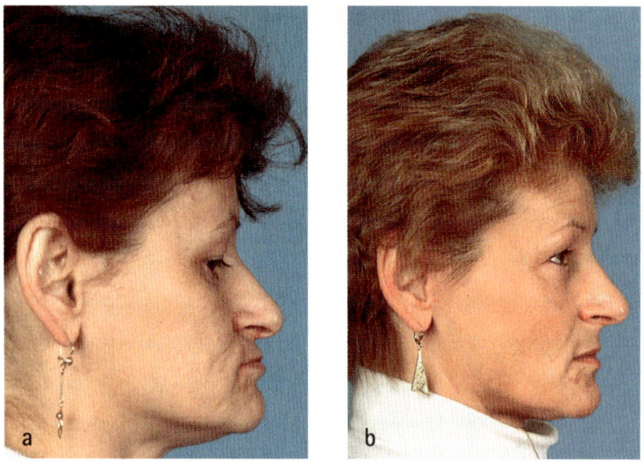

图4-529 侧面照。

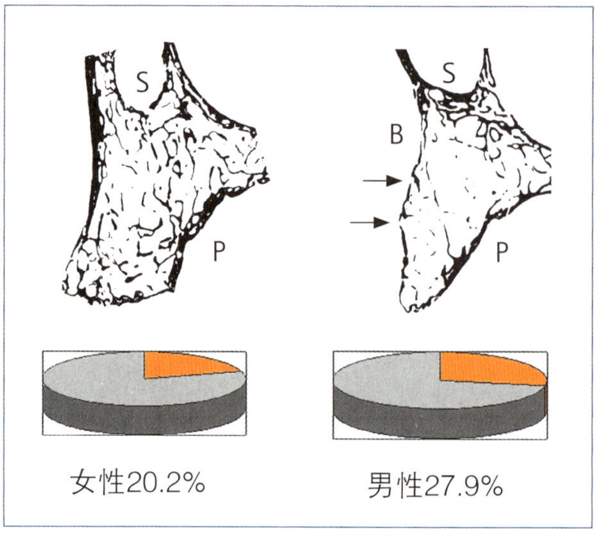

图4-530 根据对尸体的组织形态计量学研究，尽管个体间存在很大差异，但女性的小梁骨体积平均为20.2%，而男性为27.9%（Ulm et al, 1999）[55]。

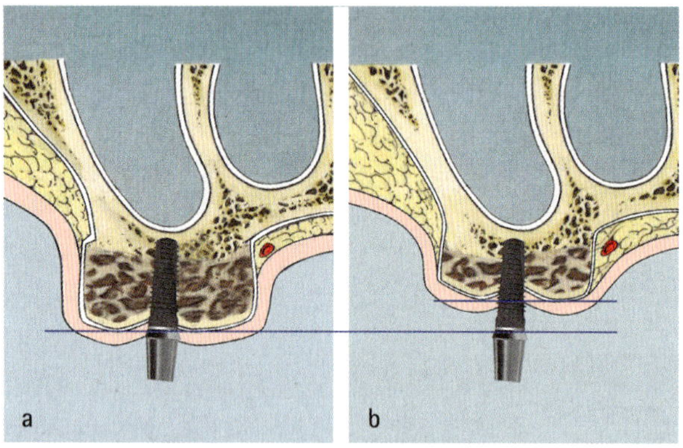

图4-531 上颌Onlay植骨（Ⅴa类骨）（a）。由于血管化不良，移植骨被吸收，种植体在牙槽嵴顶区暴露（b）。

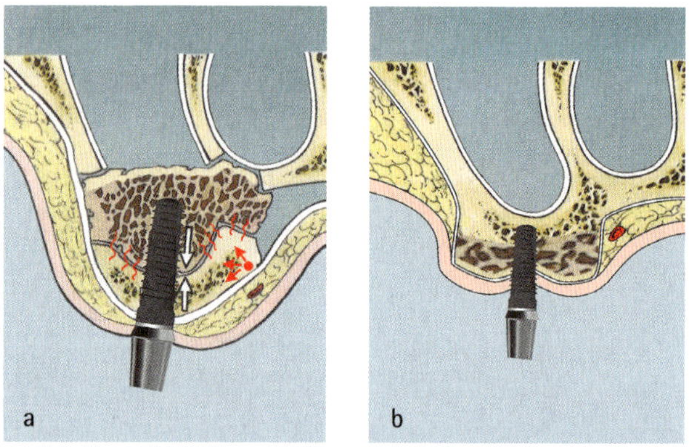

图4-532 Inlay植骨（Ⅲ类骨）（a）和Onlay植骨（Ⅴa类骨）（b）的比较。移植骨应该在种植体穿过的区域局部血管化，这样就不会发生骨吸收。

图4-531示上颌Onlay植骨术（Ⅴa类骨）。由于Onlay移植骨缺乏血管重建，因此移植骨有明显的再吸收（高达50%，有时甚至更多），因此种植体暴露在牙槽嵴顶区[56]。

图4-532示Onlay植骨（Ⅴa类骨）的操作比马蹄形截骨术（Ⅲ类骨）简单。两种手术方法均采用自体单皮质骨移植。因为在上颌骨额突、鼻窦和上颌窦壁，腭骨和在血管化的马蹄形上颌剩余物之间Inlay植骨，所以可获得充分的血管化。相比之下，在Onlay植骨中，移植的骨除了黏膜之外，仅仅被放置在血管化的残余上颌骨上。这就是为什么马蹄形Le Fort Ⅰ型截骨术后种植体12年存留率（91.1%），远高于Onlay植骨的术后5年种植体存留率（74.6%）[53-54,57]。

图4-533～图4-554显示出了不同的移植物血管化情况。49岁的患者接受了马蹄形Le Fort Ⅰ

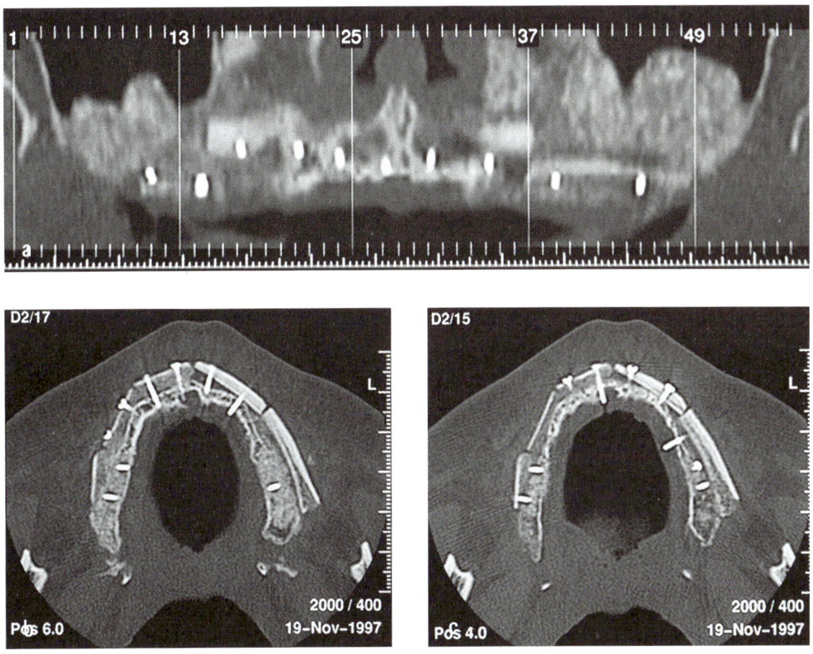

图4-533 患者C：49岁患者的牙科CT重建全景图（a）和轴面断层片（b和c）。该患者6个月前，在接受了马蹄形Le Fort Ⅰ型截骨术（Inlay）（Ⅲ类骨）后接受了来自自体单皮质髂骨移植骨（Ⅴa类骨）的水平Onlay植骨术（后续阶段见图4-534～图4-554）。

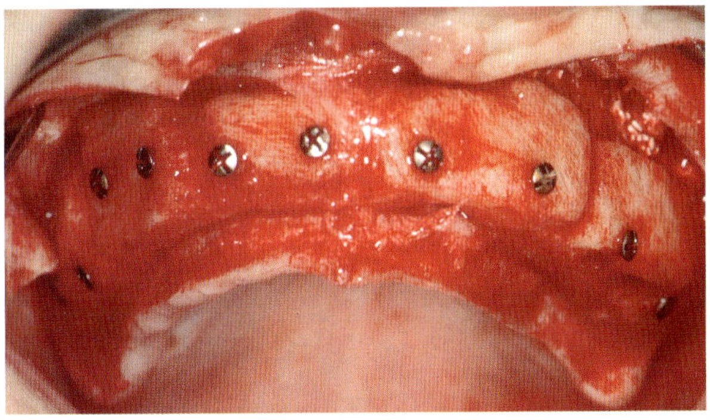

图4-534 6个月后螺钉取出前，Onlay移植骨在愈合过程中无刺激和最小吸收（以螺钉为参数）。

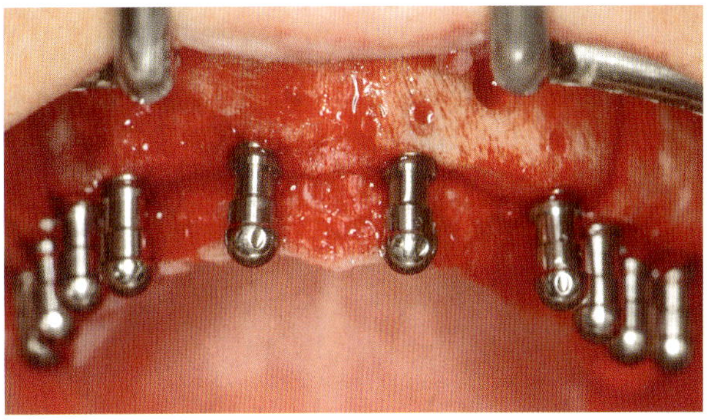

图4-535 去除螺钉后，植入10颗特殊的IMZ（Dentsply Friadent）种植体后的情况。

型截骨术，来自髂骨的自体骨移植（Inlay植骨Ⅲ类骨），6个月后又接受了一次自髂前上棘的自体单皮质骨移植。髂骨是第一次手术时取得的，保存在骨库中（Ⅴa类骨）（图4-533）。在移植骨无炎症愈合和最小吸收（螺钉作为参数）后6个月（图4-534），植入10颗特殊的IMZ（Dentsply Friadent）种植体（图4-535和图4-536）。在最初几年，影像学检查和临床检查显示结果令人满意

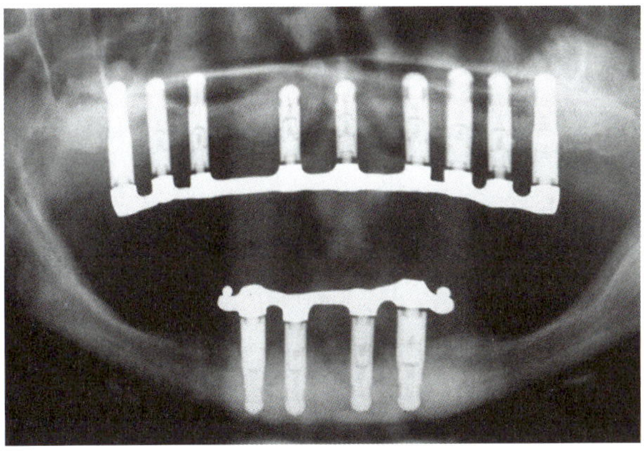

图4-536 种植术后1年曲面断层片。

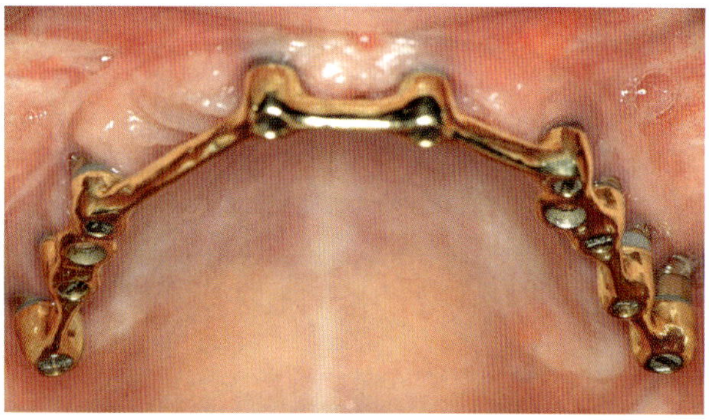

图4-537 安装杆卡结构1年后的口内情况。（图片来源：Dr Piribauer, Vienna）

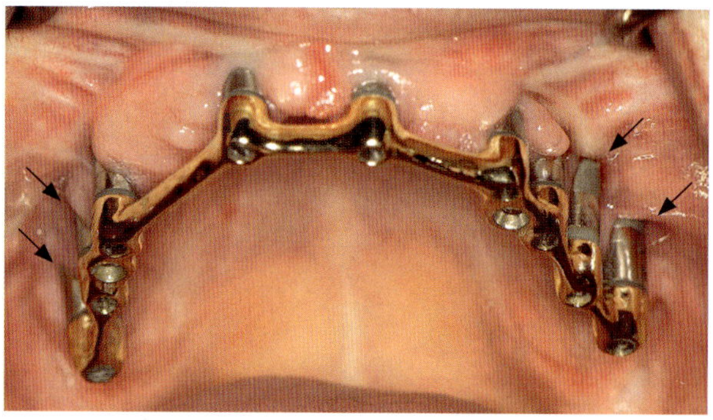

图4-538 安装杆卡结构后6年的口内情况，表现出明显的牙槽嵴顶骨吸收（箭头所示）。

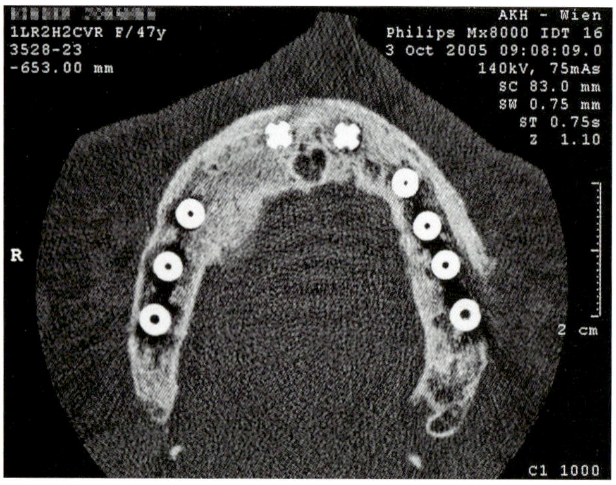

图4-539 种植术后7年，自体骨和Onlay植骨的牙科CT轴面断层片示种植体周围骨吸收。

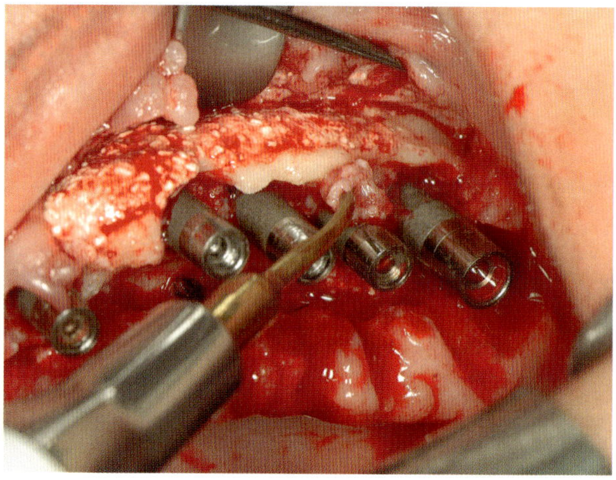

图4-540 术中可以看到明显骨吸收凹坑，用超声骨刀切除肉芽组织。

（图4-537）。

6年后发现种植体周围的牙槽嵴顶明显吸收（图4-538），7年后通过CT（Ⅴa类骨）证实了水平Onlay植骨明显吸收（图4-539）。术中，在大体去除炎性结缔组织后可见深的骨吸收凹坑（图4-540）。然后用高度研磨的Algisorb颗粒（与富血小板血浆或简称PRP）充填清洁处理的骨吸收凹坑，并用不可吸收的e-PTFE Cytoplast（Osteogenix Biomedical）生物膜覆盖，这些膜用钛钉固定（图4-541和图4-542）。术后10个月的影像学和临床检查满意（图4-543和图4-544）。然而，结果并不像我们预期的那么令人满意。特别是，颊侧的种植体周围黏膜活动度大，因此我们决定在第一次干预后28个月（图4-545～图4-547）进行硬腭黏膜游离移植的颊前庭沟成形术。术中，我们在硬腭的肌肉层和骨膜层（图4-545）切取了一块非常薄的黏膜层（图4-301），然后用5-0可吸收缝线通过单纯间断缝合固定移植物（图4-546）。用PA敷料固定黏膜，使黏膜在位。术后结果令人满意（图4-547），但在26个月后的随访中，我们不得不诊断种植体周围黏膜非常疏松，种植体明显可见，尤其在左侧（图4-548）。因此，我们决定再做一次手术（图4-549～图4-552），再次获得满意的结果（图4-553）。6个月后随访结果仍令人满意（图4-554）。

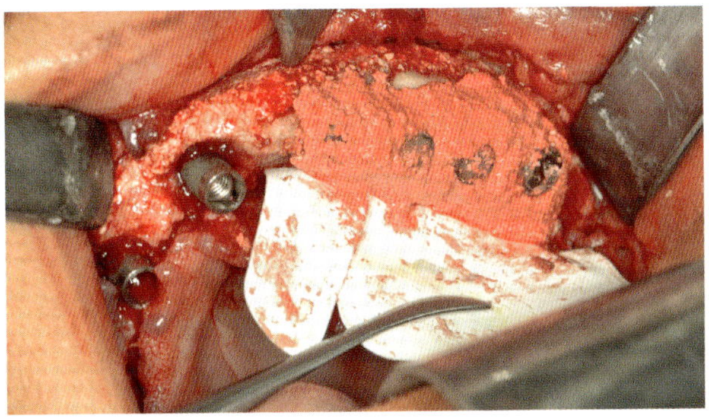

图4-541 骨吸收凹坑充满了Algisorb颗粒和富血小板血浆的混合物。

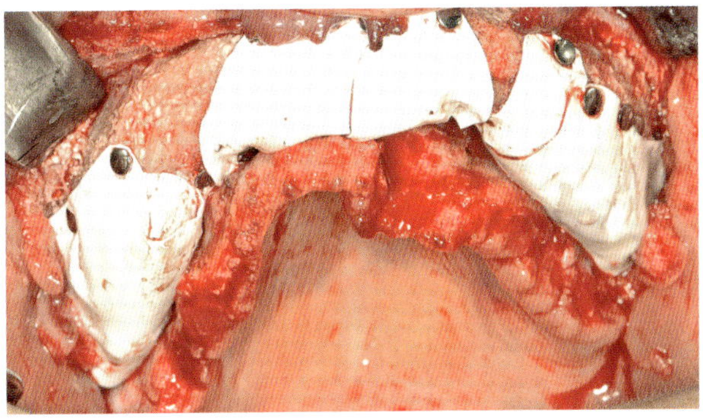

图4-542 充填区域被不可吸收的e-PTFE生物膜（Osteogenix Biomedical）覆盖并用钛钉固定。

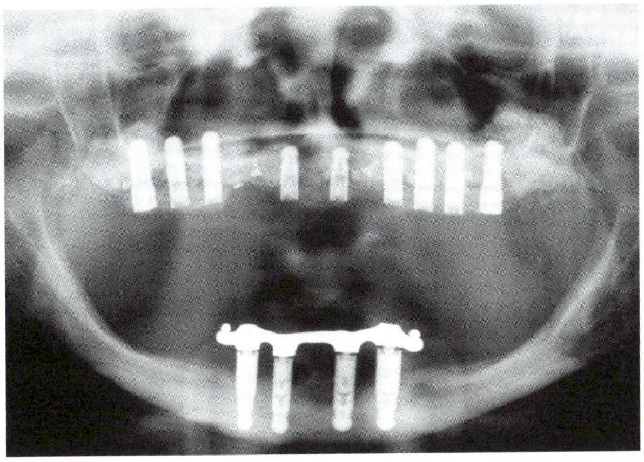

图4-543 术后10个月的曲面断层片。

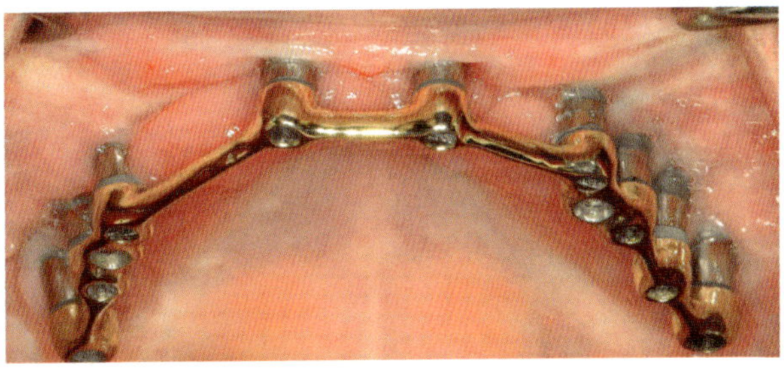

图4-544 术后10个月的口内情况。种植体周围颊黏膜仍存在问题，尤其是左侧。

然而，患者口腔卫生差，持续骨吸收，我们必须认识到，在不远的将来，由于颊侧的Onlay植骨（Ⅴa类骨）的大量吸收，种植体（特别是左侧的种植体）将在15年后丧失。这个病例有助于证明Inlay植骨（Ⅲ类骨）可在几年内实现稳定的骨结合，并且仅表现最小吸收。相反，在Onlay植骨区域可见明显的骨吸收，血管化较差（Ⅴa类骨），特别是松质骨。有一种外科原则——只有尝试才能成功。这当然是真的。否则，我们就看不到今天所取得的所有进步。在移植手术中，这些原则就是血管化和无张力的黏膜关闭，没有这些就不会成功。

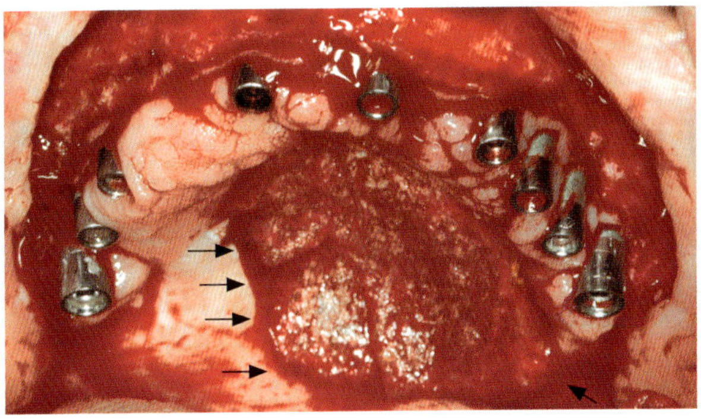

图4-545 进行硬腭黏膜游离移植的颊前庭沟成形术的术中情况（箭头所示）。

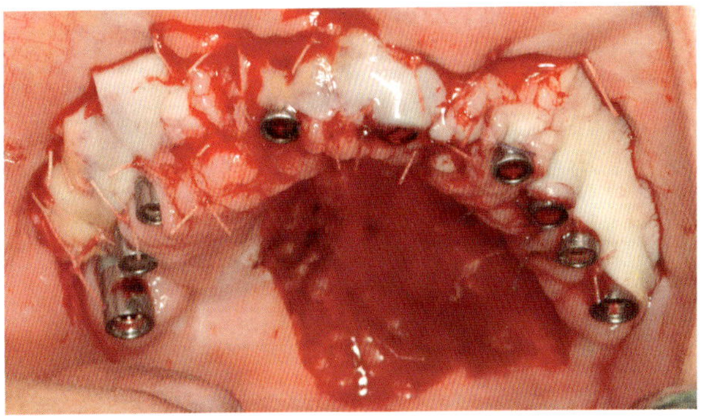

图4-546 术中照，用5-0可吸收缝线缝合，将游离黏膜移植片缝合固定在前庭高穹隆处的骨膜和腭侧的黏膜上。

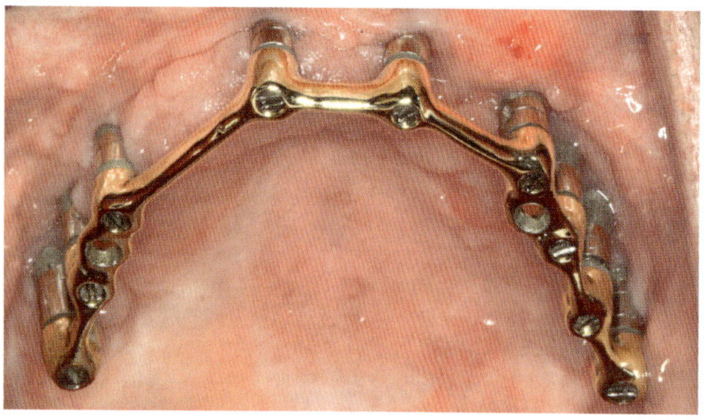

图4-547 6个月后的口内情况，结果令人满意。

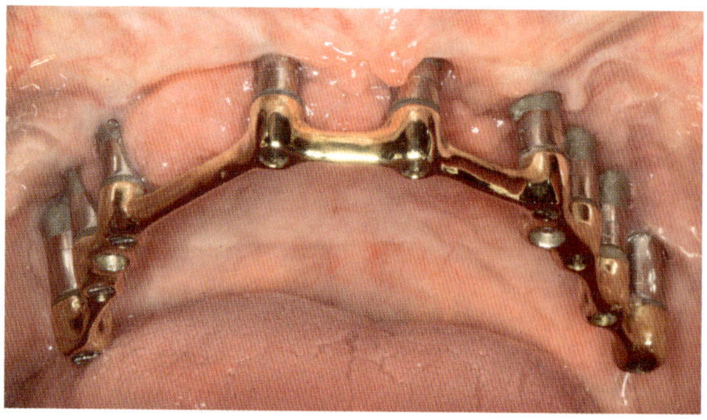

图4-548 在26个月后的随访中，种植体周围黏膜非常疏松，种植体明显可见，尤其在左侧。

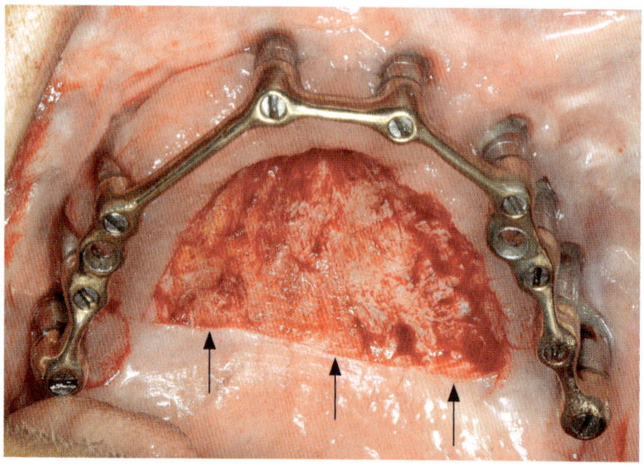

图4-549 第二次前庭沟成形术的口内视图，其中游离黏膜移植物取自硬腭，可见供区的缺损（箭头所示）。

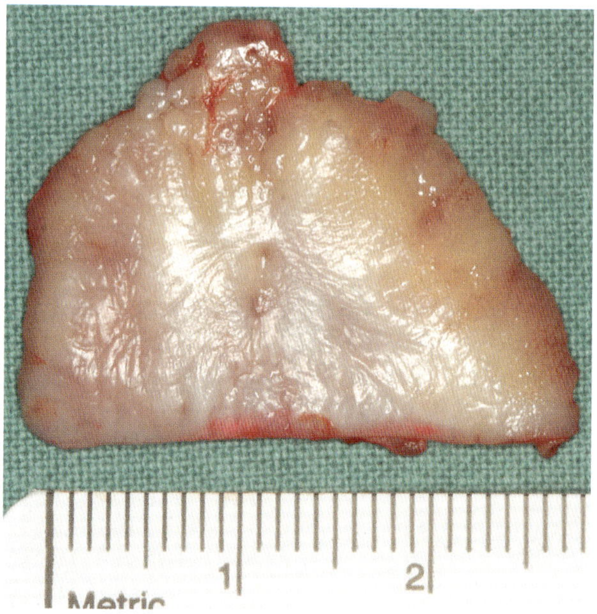

图4-550 黏膜移植物。

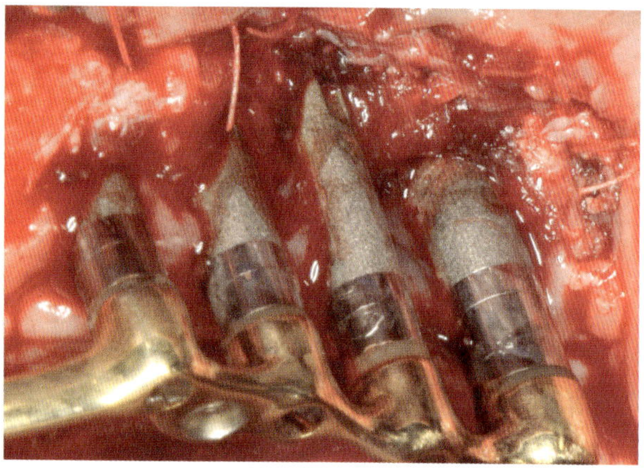

图4-551 在左侧，种植体周围骨明显丧失，种植体暴露在口内。

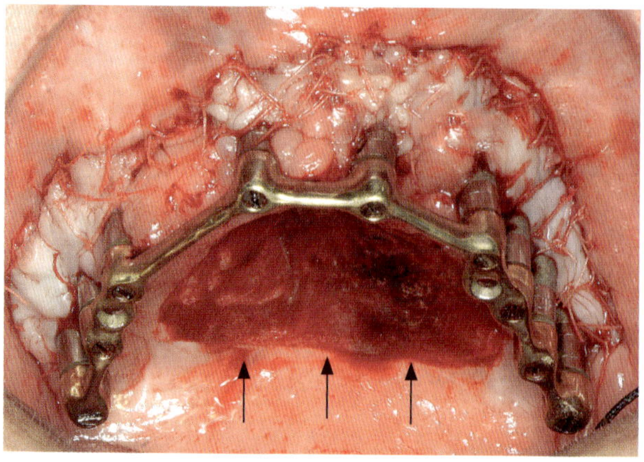

图4-552 口腔黏膜移植物缝合固定术后的口内情况。箭头所示腭侧供区。

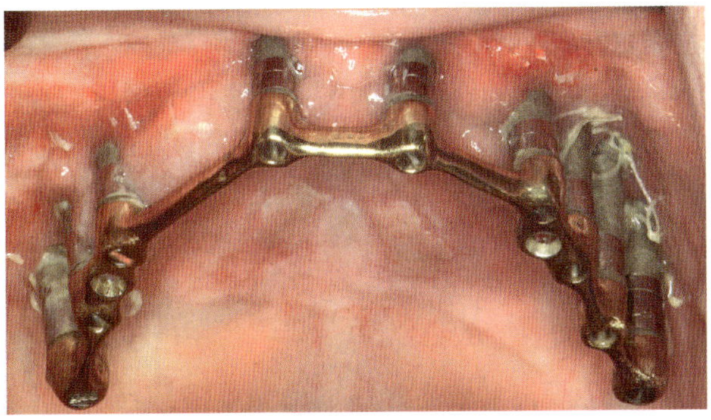

图4-553 术后21天口内情况。所有的黏膜移植片都是完整的，愈合良好，并完成血管重建。去除可吸收缝线之前的情况。

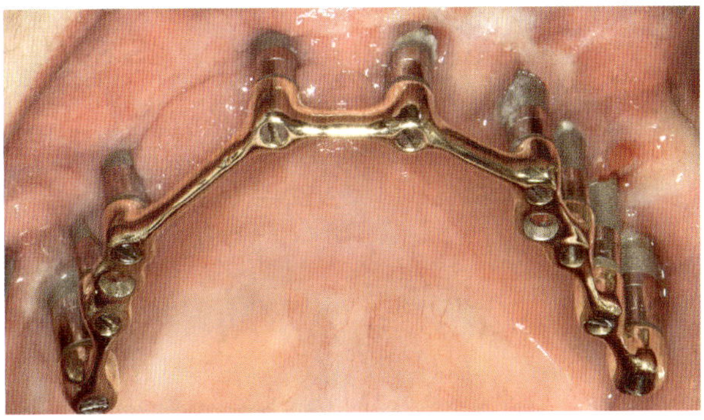

图4-554 6个月后随访的口内情况，结果满意。然而，口腔卫生差。种植体支持的修复结构已经在原位15年。

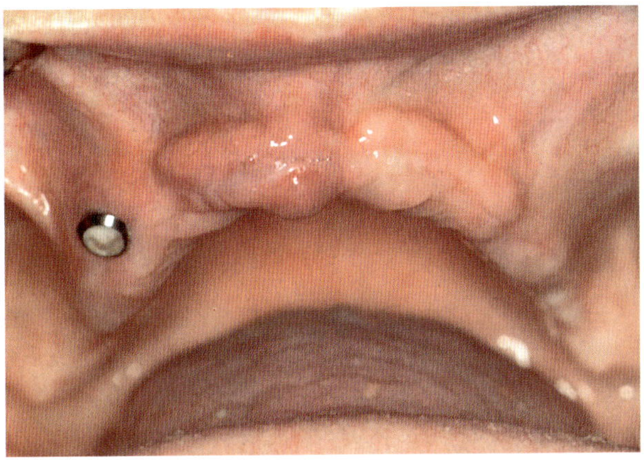

图4-555 患者D：除了一个位置不佳的种植体外，所有种植体丧失后牙龈改变的口内情况（正面观）（后续阶段见图4-556～图4-567）。

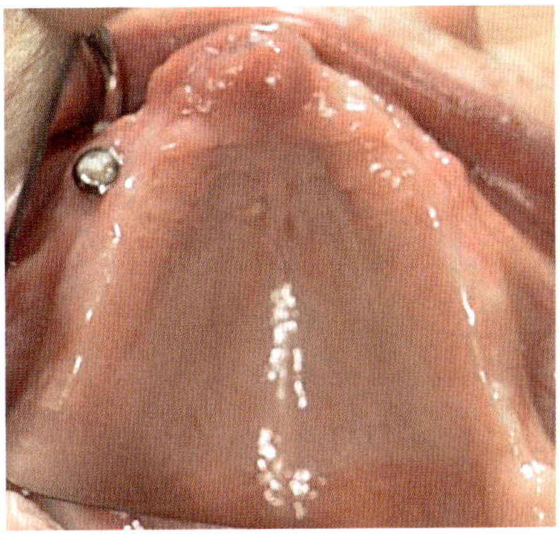

图4-556 口内情况的殆面观。

上颌窦底提升（Ⅲ类骨）

在章节3.3（图3-123）中讨论了这些手术，现在介绍的是一位81岁患者（图4-555～图4-567），除了一个大部分位于上颌窦腔并且非常颊倾的种植体外，其余种植体丧失的复杂病例，不可能戴全牙列覆盖义齿（图4-555和图4-556）。我们将该种植体从鼻窦黏膜中取出，幸好在顶端非常圆，黏膜没有穿孔（图4-558～图4-561）。我们成功地用Algisorb颗粒、5%自体收集骨和PRP的混合物充填上颌窦[58]。保留原来的

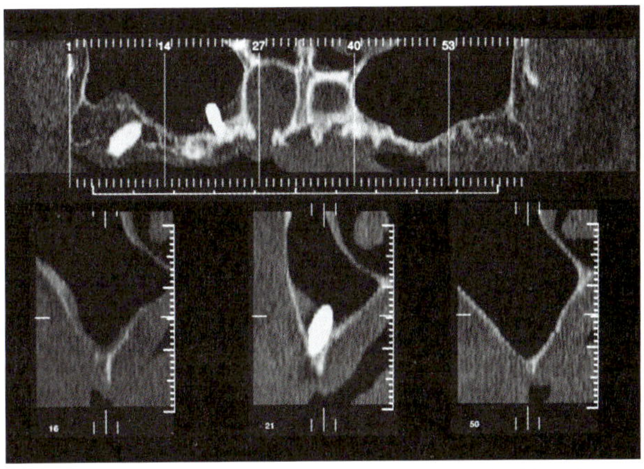

图4-557 牙科CT重建的全景片（上）和正交断层片16、21和50的X线片，显示最小上颌骨牙槽嵴、种植体和上颌窦的位置关系（下）。

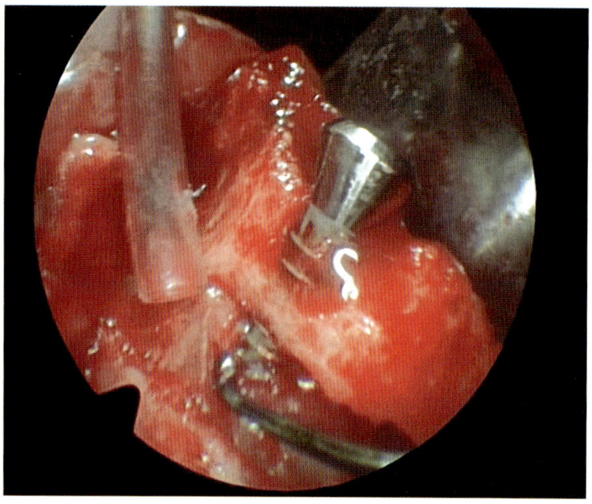

图4-558 制备骨槽并开始从鼻窦黏膜中取出种植体。上颌窦内镜下的屏幕截图。

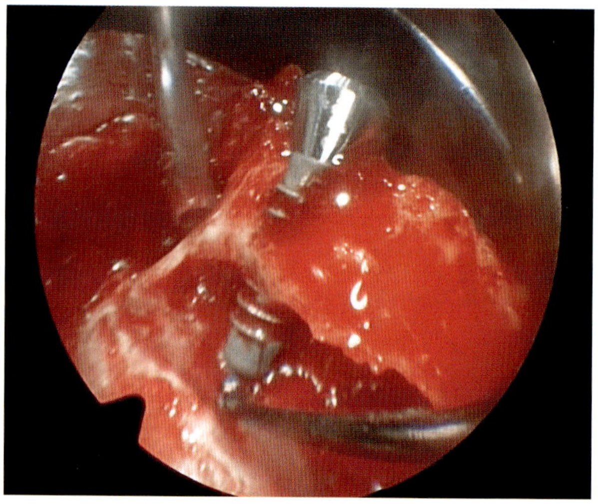

图4-559 上颌窦内镜下屏幕截图，取出种植体的顶端。

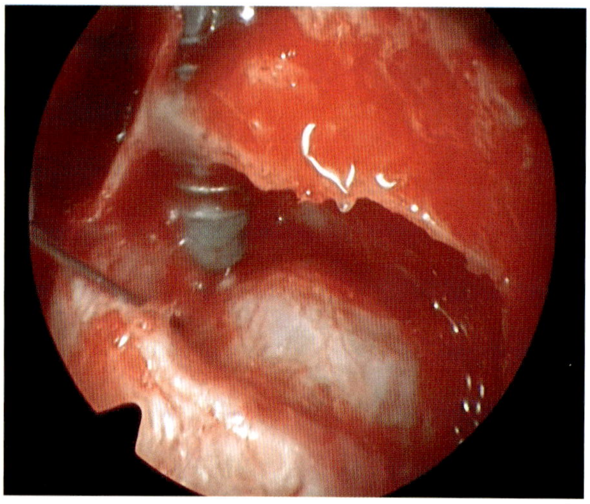

图4-560 由于手术在全身麻醉下进行，因此可从鼻窦中抽出空气检查有没有穿孔。

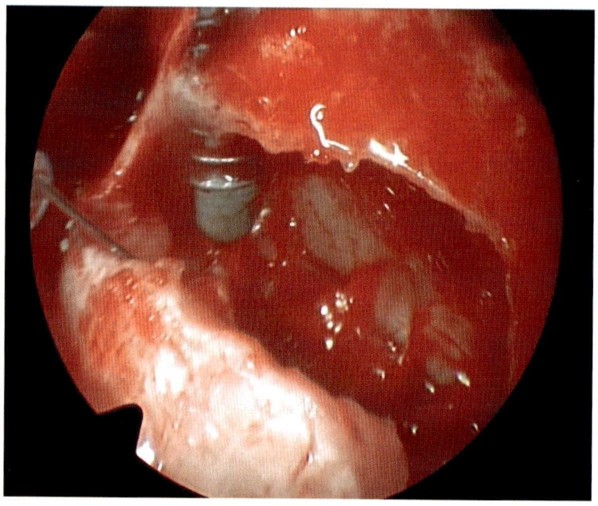

图4-561 进一步抽出空气，以评估空腔的大小，然后充填由Algisorb颗粒、5%自体收集骨和PRP组成的混合物。

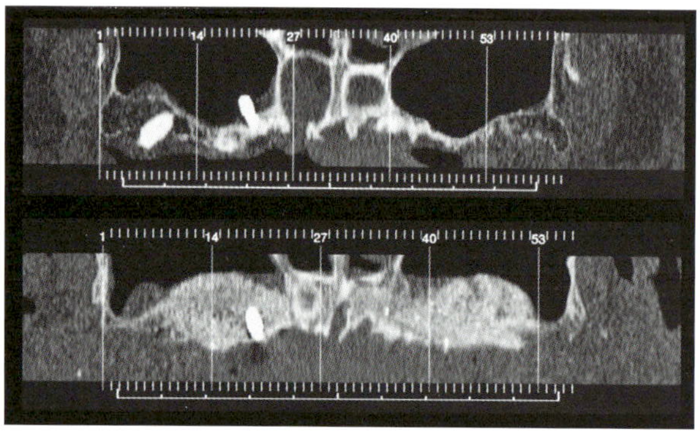

图4-562 牙科CT重建的全景图示充填前和充填后的情况。

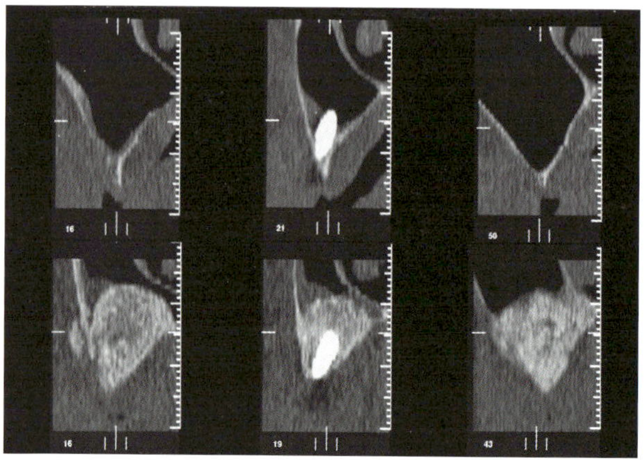

图4-563 上颌骨凹坑充填前（上）和充填后（下）的CT正交断层片对比图。

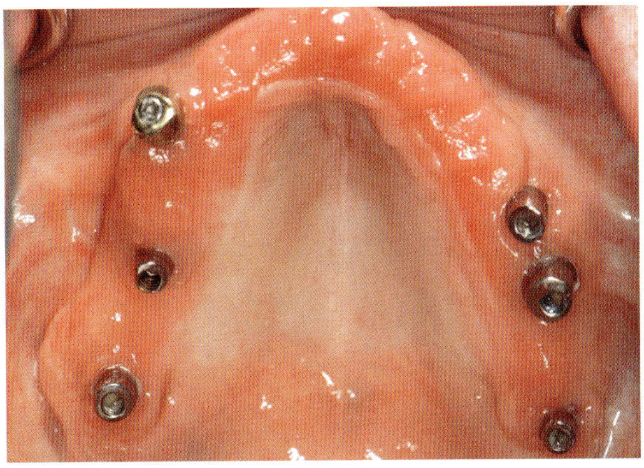
图4-564 借助定位装置完成修复治疗后的口内情况（殆面观）。

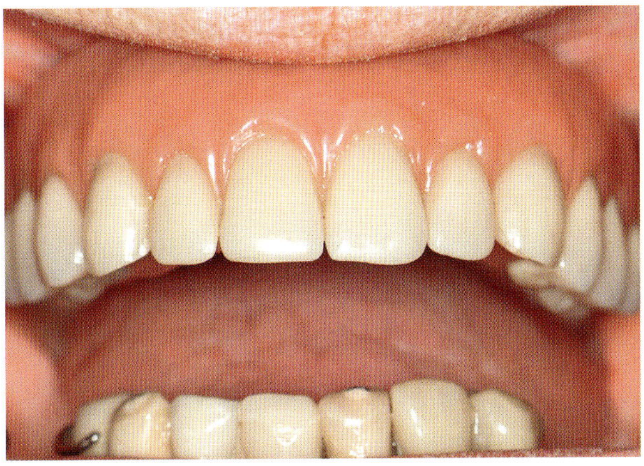
图4-565 由6个定位装置固定支持的覆盖义齿。

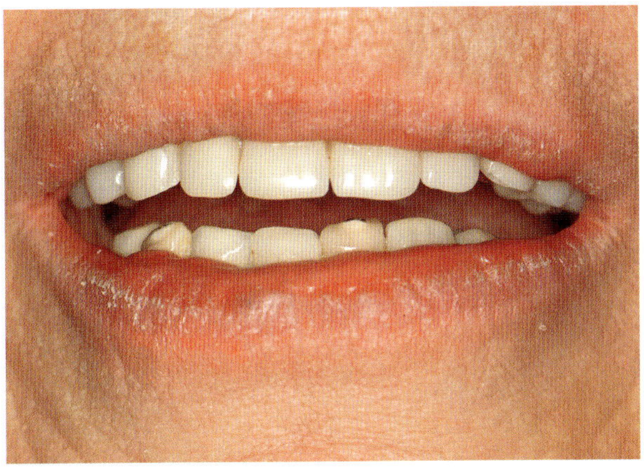
图4-566 一位81岁的患者在复杂条件下修复后的美学效果。

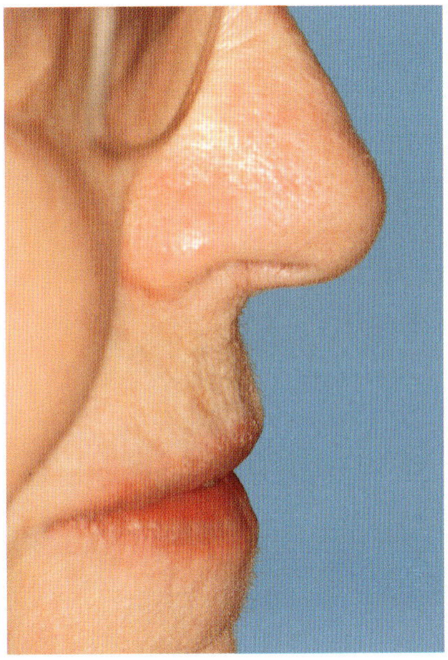
图4-567 令人满意的垂直距离。

种植体，又植入了5颗Xive（Dentsply Friadent）种植体（图4-564），功能良好，美学效果令人满意（图4-565～图4-567）。

垂直带蒂三明治成形术（PSP）（Ⅲ类骨）

在有些病例中，不能进行马蹄形Le Fort Ⅰ型截骨术，比如有时在上颌前部至前磨牙区足以进行垂直PSP（Ⅲ类骨）。我们展示了一位43岁患者的病例（图4-568～图4-584），她已经接受过游离髂嵴骨移植的上颌骨Onlay植骨（Ⅴa类骨），结果失败了，丧失了所有种植体。她也做过显微吻合髂骨移植（Ⅰ类骨），也失败了。因此，上颌骨和软组织的血管重建非常困难，并且萎缩严重，尤其是上颌前部（图4-568和图4-569）。因此，我们计划采用垂直PSP，髂嵴单皮质Inlay植骨（图4-570）。由于之前的手术形成了较多的瘢痕组织，给术前准备带来了一些困难。经过非常复杂的准备，我们设计植入一个从髂嵴取得的大的

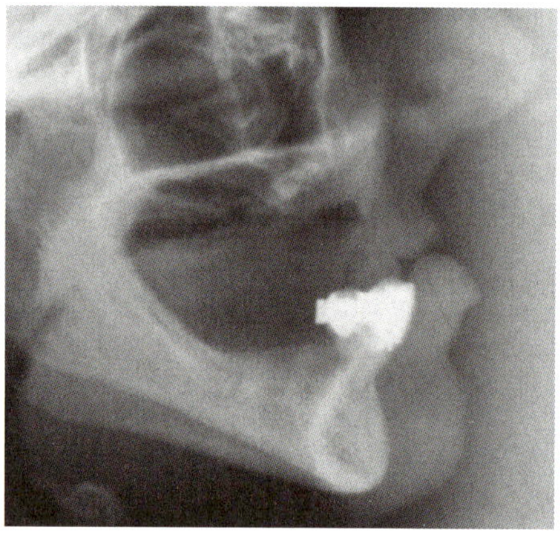

图4-568 患者E：无血管化的自体髂骨单皮质Onlay移植术（Ⅴa类骨）和显微吻合自体双皮质髂骨移植术（Ⅰ类骨）失败后，上颌骨大量萎缩的头颅侧位片（后续阶段见图4-569～图4-584）。

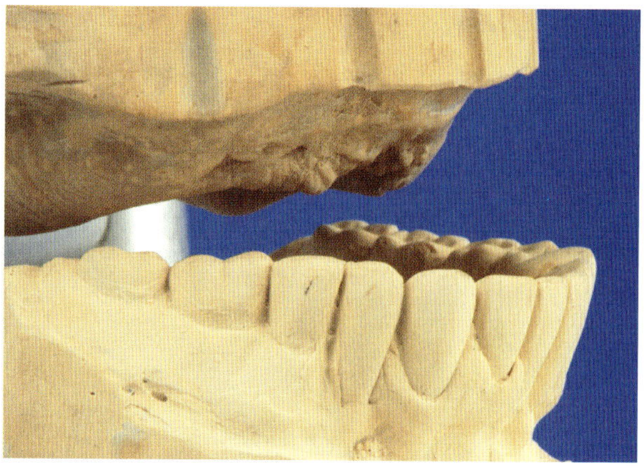

图4-569 石膏模型显示上颌骨严重后退。

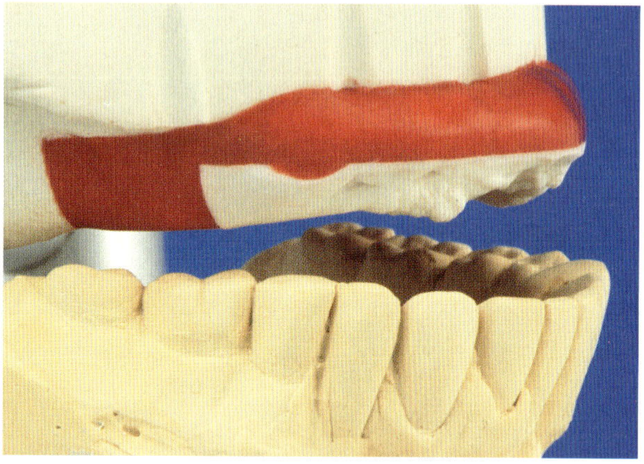

图4-570 石膏模型模拟植入后的垂直PSP，上颌骨后退得到轻微改善。

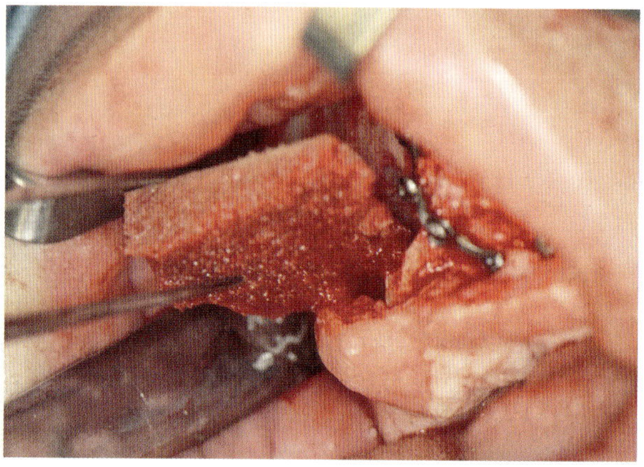

图4-571 术中自体髂嵴单皮质块植入的位置。

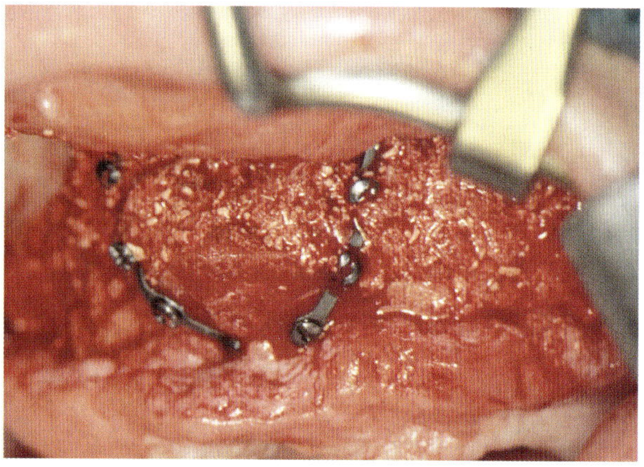

图4-572 用Algisorb颗粒与自体松质骨的混合充填物充填残腔，然后固定截骨后可移动的上颌骨与自体单皮质移植骨块。

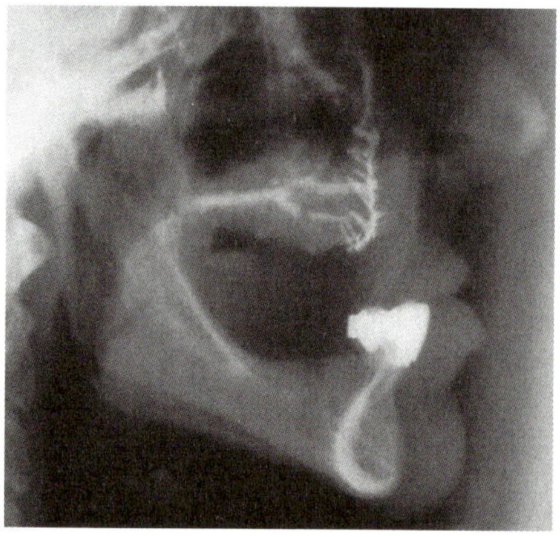

图4-573 术后头颅侧位片示植骨位置满意，上颌骨前部略微前移。

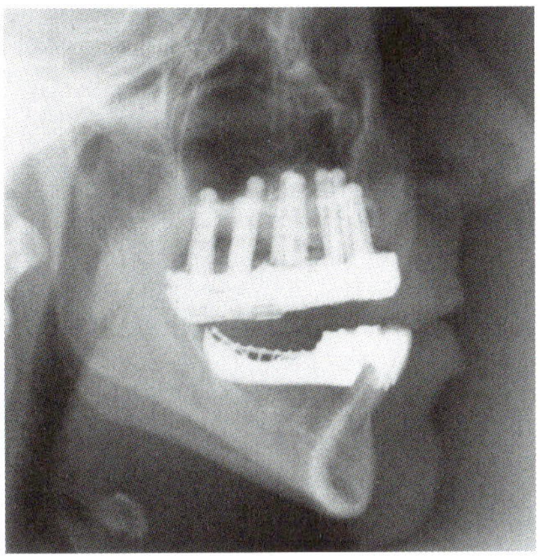

图4-574 使用10颗特殊的IMZ（Dentsply Friadent）种植体，6个月后行钛杆修复的头颅侧位片。（图片来源：Dr Ackermann, Filderstadt）

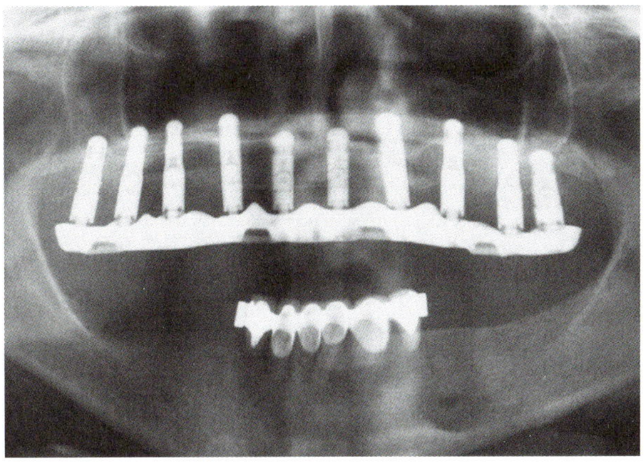

图4-575 植入10颗种植体，6个月后行钛杆修复的曲面断层片。

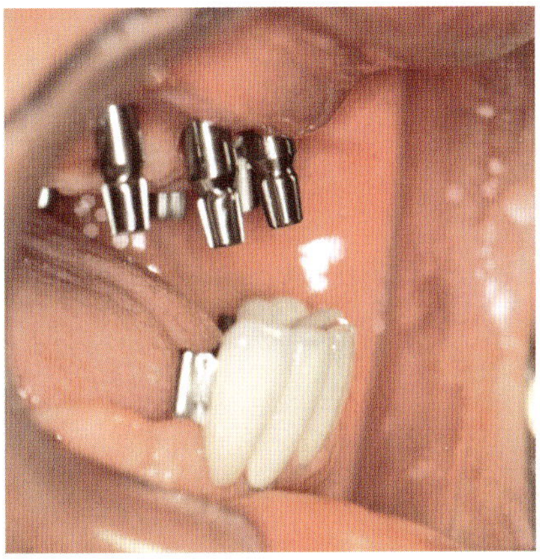

图4-576 印模准备期间的口内情况，显示种植体的位置。

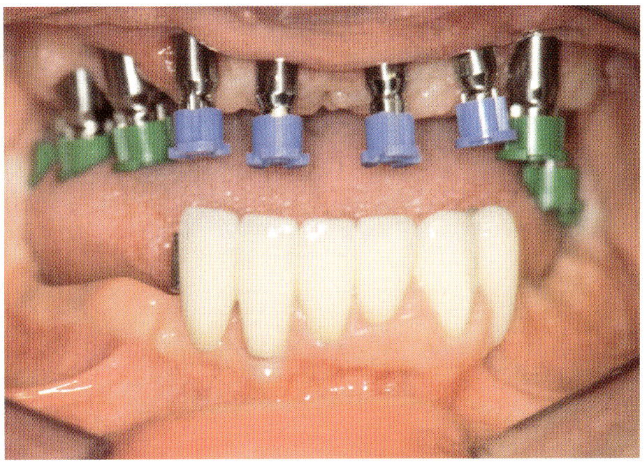

图4-577 印模准备过程中的口内情况，软组织状况令人满意，修复条件复杂。

单皮质骨块并将上颌骨前移（图4-571）。用微型接骨板和螺钉来固定骨块，并用Algisorb颗粒与自体松质骨的混合充填物充填残腔。

幸运的是，术后愈合良好，头颅侧位片示移植骨位置良好（图4-573）。6个月后，植入10颗特殊的IMZ（Dentsply Friadent）种植体，再过6个月后，Filderstadt的Akermann博士使用非常复杂的钛杆修复体进行治疗（图4-574～图4-578）。除了出色的功能外，美学效果也显著改善（图4-579和图4-580）。长达17年后的随访显示骨状况非常稳定（图4-581），在种植体周围软组织、功能和美学方面也获得了良好的效果（图4-582～图4-584）。

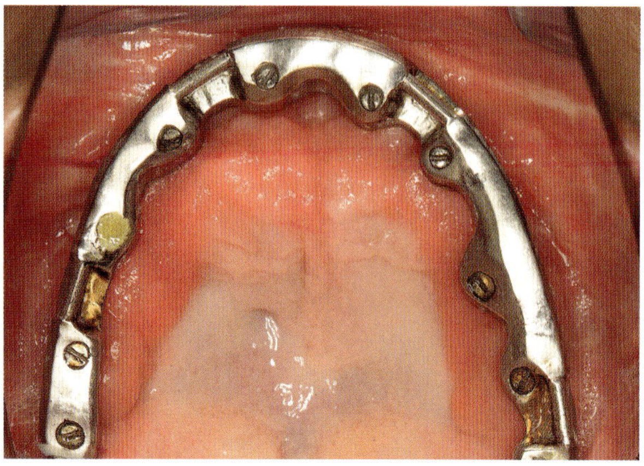

图4-578 口内殆面观可看到钛杆。

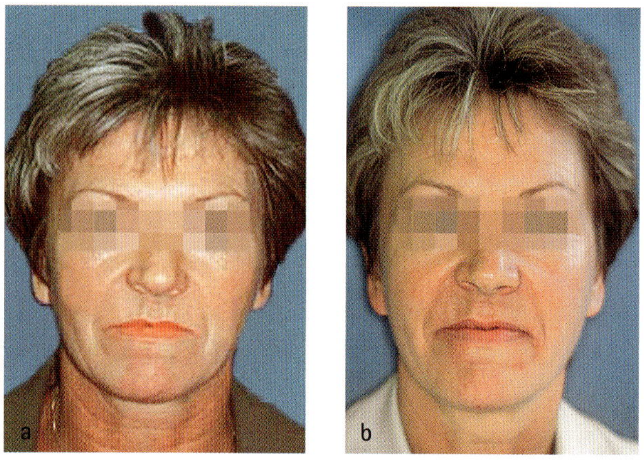

图4-579 术前正位照（a）和术后正位照（b）。

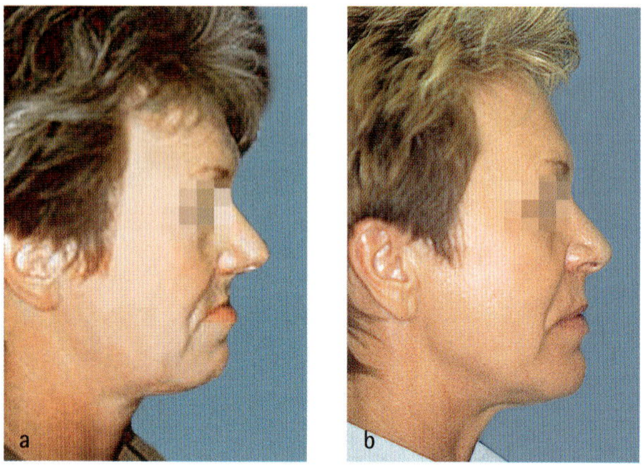

图4-580 术前侧位照（a）和术后侧位照（b）。

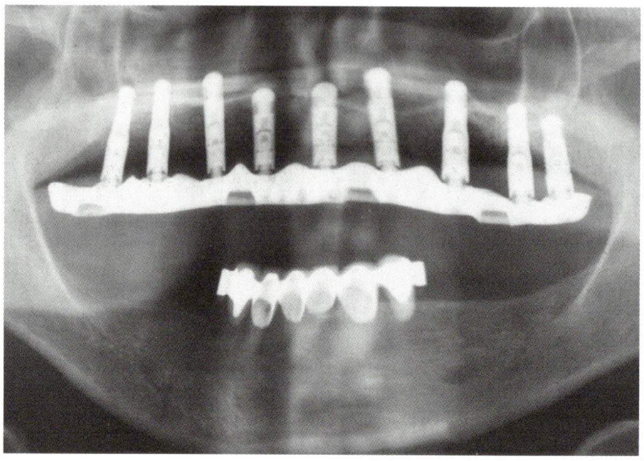

图4-581 17年后曲面断层片示种植体周围骨状况令人满意。

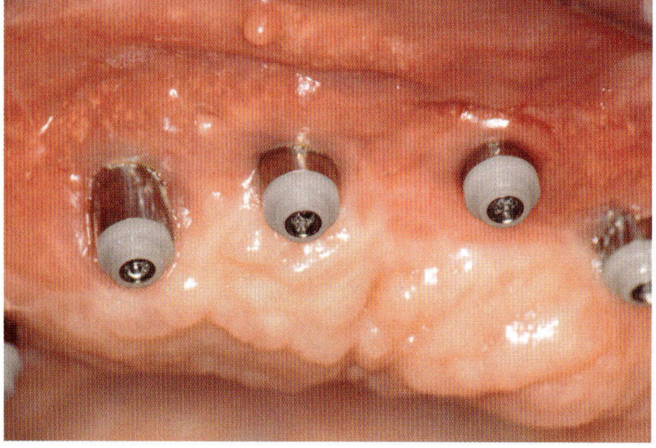

图4-582 17年后，种植体周围软组织良好。

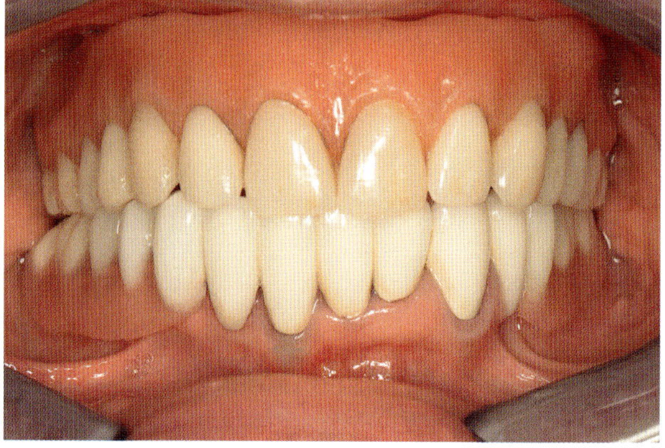

图4-583 17年后的口内情况，咬合稳定。

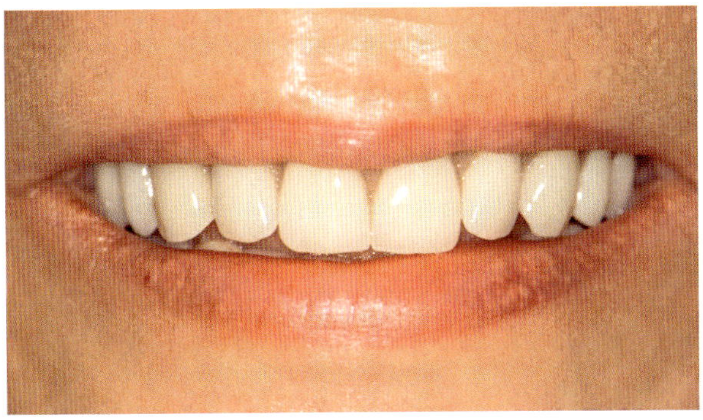

图4-584 17年后，美学效果非常满意。

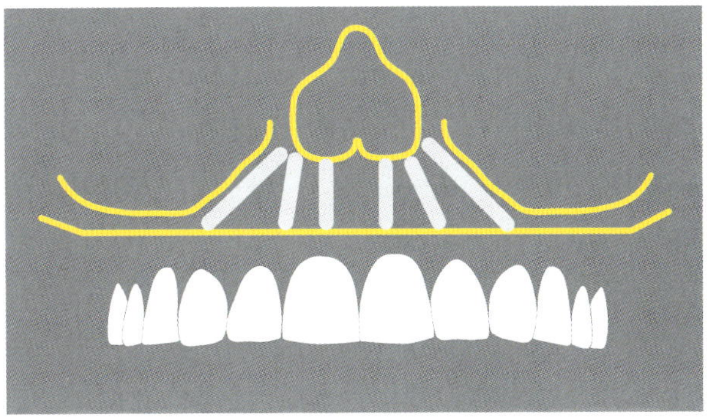

图4-585 上颌的Malo概念图。

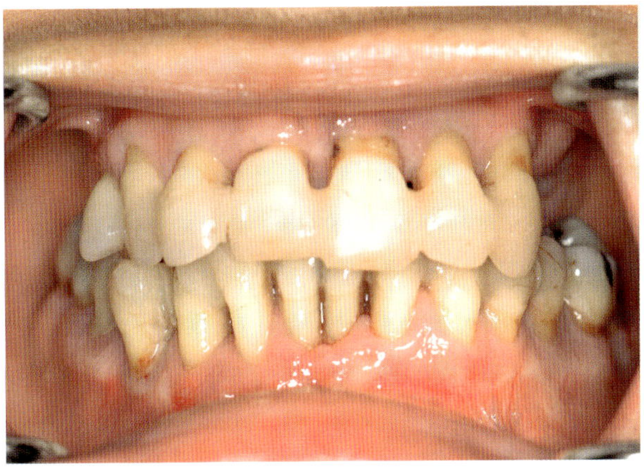

图4-586 患者F：一位44岁的1型糖尿病患者需要拔除所有牙齿（后续阶段见图4-587～图4-614）。

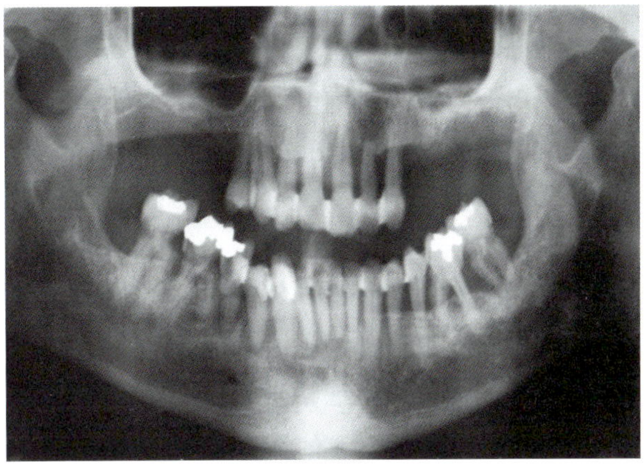

图4-587 曲面断层片示患者牙齿状态差，牙周感染严重。

Malo概念与Camlog导航系统

在有些病例中，如果颌骨前部骨量足够，患者也愿意，可以用带磨牙的桥来修复。

术中体会

如Malo在2005年首先描述的那样[59]，可以通过使后牙种植体成角度绕过上颌窦前壁来避免上颌窦穿孔（图4-585）。建议使用计算机辅助制作的骨固定式导板，例如Camlog导航系统。

我们在一位44岁患者身上使用了这个系统，患者是1型糖尿病患者，必须拔掉所有的牙齿（图4-586～图4-614）。计算机化设计采用了MED 3D（Med 3D Implantology）系统（图4-588）。局部麻醉下，该手术采用与技工室中种植体模型相同的钻孔导板（图4-590～图4-599）。

下面描述的所有工作步骤都是通过钻孔导板进行的。种植系统与钻孔导板相匹配，使得黏膜也可以通过导板打孔。

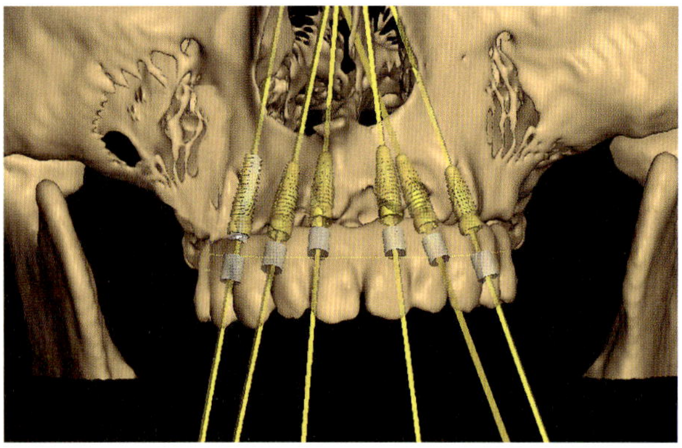

图4-588　完成Med 3D设计（Med 3D Implantolog）的三维示意，包括可视化的骨内植入情况以及种植体的位置和角度。

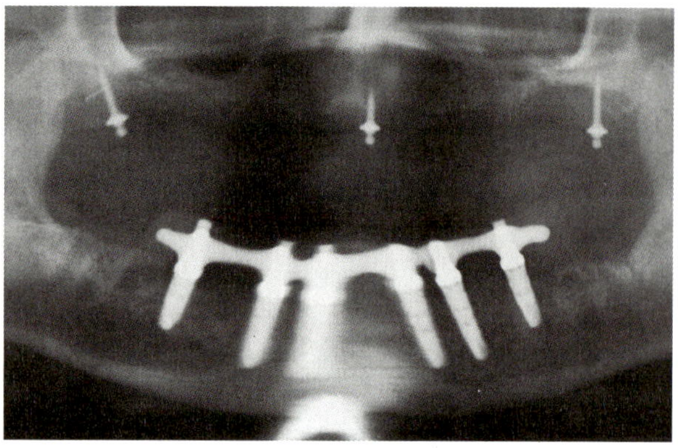

图4-589　全口牙拔除后下颌即刻种植+长期临时修复体修复后的口内情况。在上颌骨，临时球帽种植体通过计算机导航，导板引导植入。

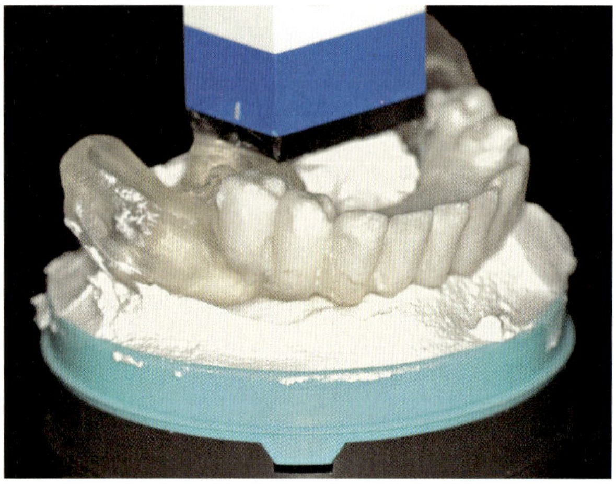

图4-590　导板必须以一种特定的方式用分铸模型固定在六足体上。第二块乐高积木牢固固定在六足体上（图片的上缘），从而在石膏凝固时将模板临时固定在六足体上。

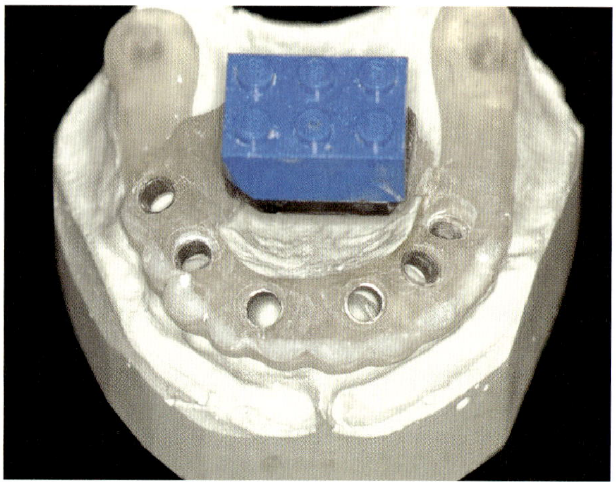

图4-591　基于计算机设计的黑色基底和蓝色中间层的钻孔导板。

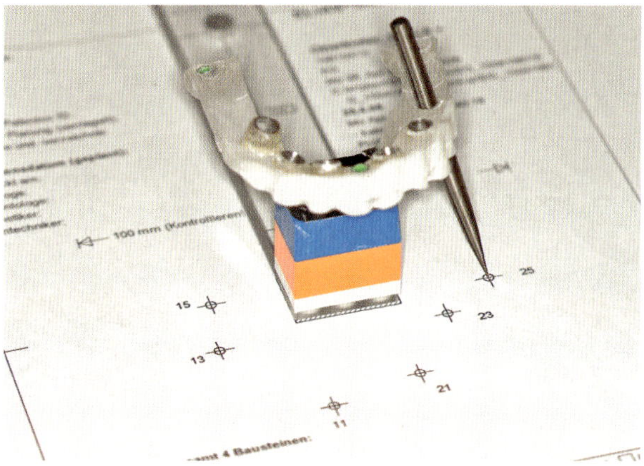

图4-592　使用穿过最终导板的导针在可控的技工室特殊的控制板上操作。

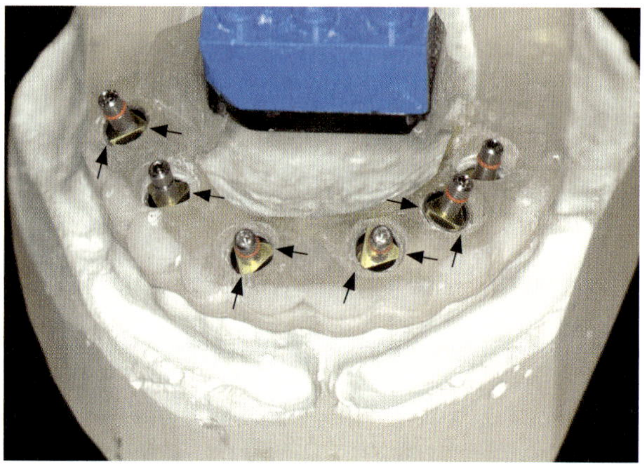

图4-593　在计算机辅助制作的钻孔导板的辅助下，技工室种植体植入和钻孔及边缘止动环（箭头所示）精确匹配。

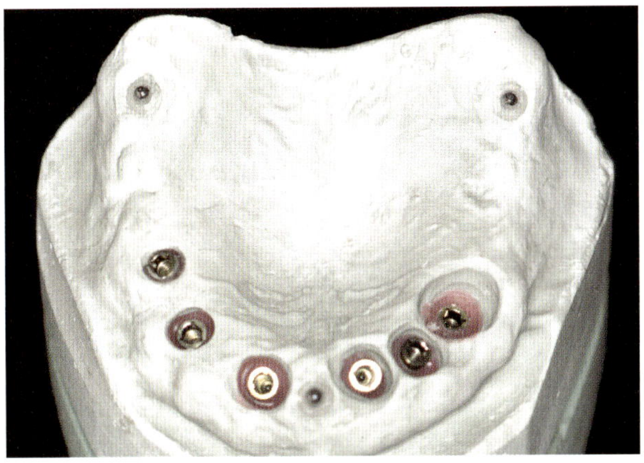

图4-594 将技工室种植体通过种植器械植入工作模型中。

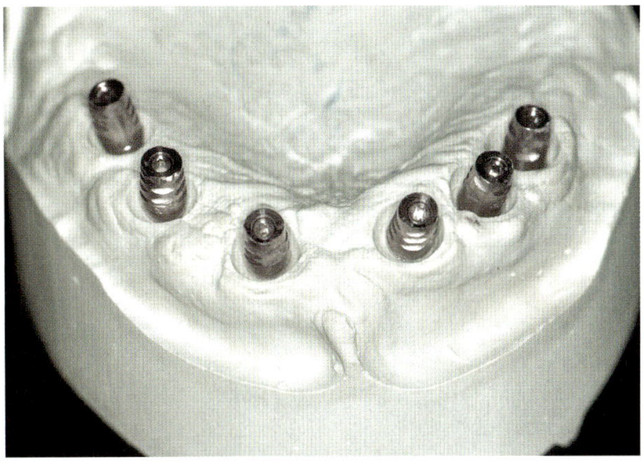

图4-595 带有钛基台的技工室种植体。

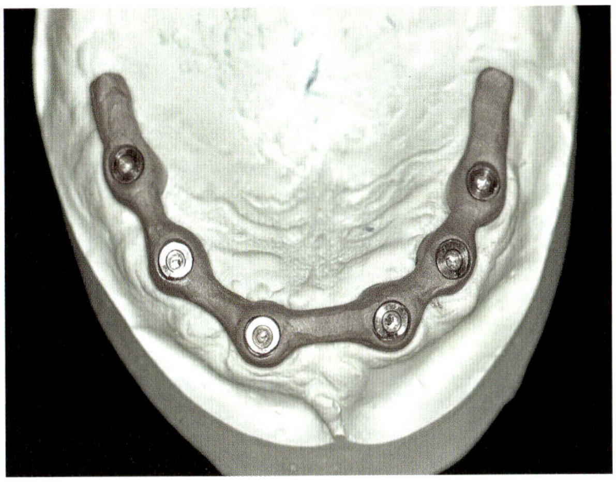

图4-596 在工作模型上放置钛支架。

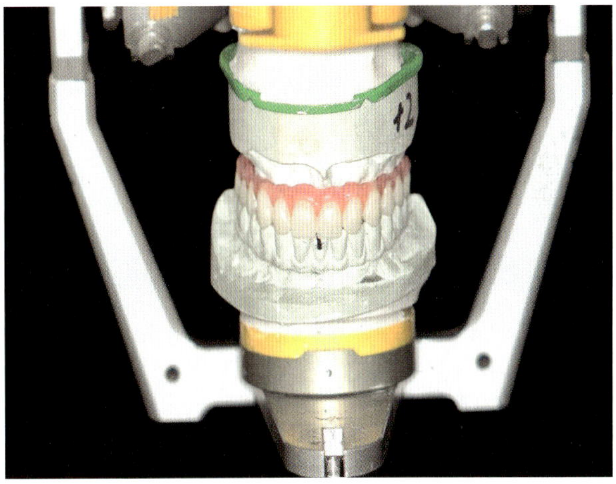

图4-597 蜡型上𬌗架。

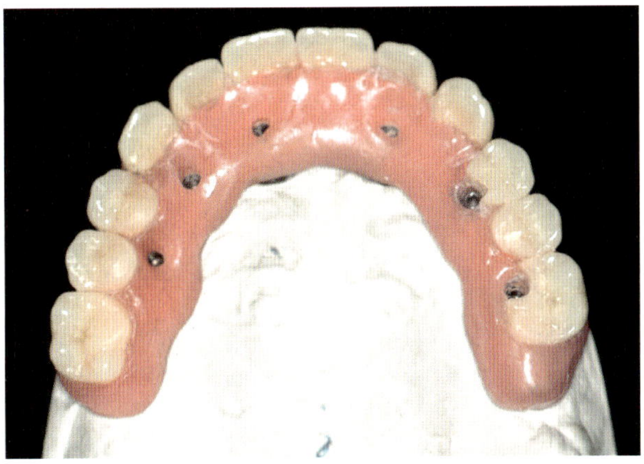

图4-598 在模型上完成最后的工作，在钛支架上排丙烯酸树脂牙并充胶。（图片来源：H.Taus, Guntramsdorf）

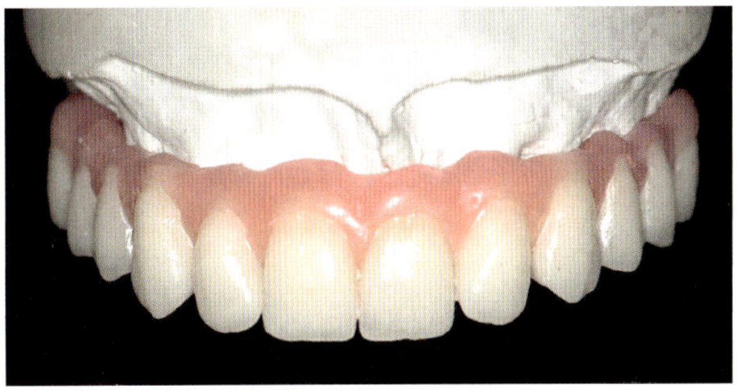

图4-599 蜡型正面照。

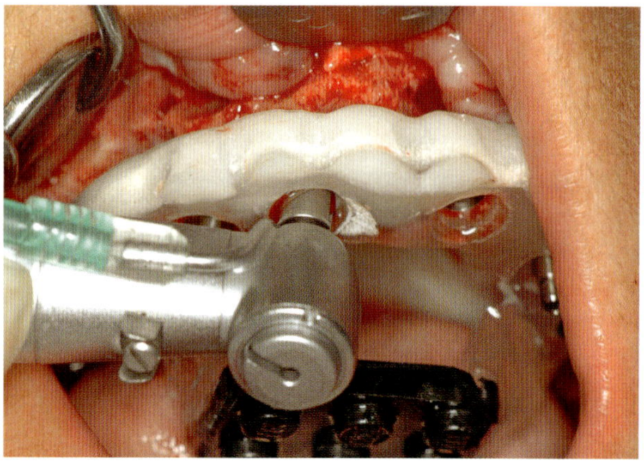
图4-600 通过导板制备种植孔。

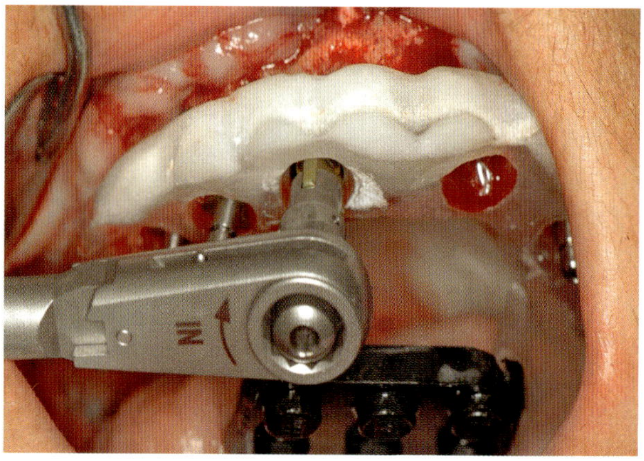
图4-601 用扭矩扳手将6颗3.8mm×13mm（25位点：11mm）的Camlog种植体通过导板孔植入。

为了制备种植窝，开发了用于Camlog导向系统的专用器械。根据种植体的长度，需要使用3个或4个长孔钻（图4-600）。种植体植入是手动进行的，再次通过钻孔导板，控制扭矩以避免过热（图4-601）。种植体的垂直位置（种植体深度）由钻孔导板的套管位置决定，导杆上的3个止动件避免将种植体植入太深（图4-602）。

随着种植体植入，取下种植体附件（图4-603和图4-604），固定局部义齿基托。钛基台可采用另一种螺钉连接方式适应种植体。这样就可以保证术前已经使用Logfit系统（Camlog）完成种植体的无应力植入（图4-596）。在最终种植体植入前，对组织适合性（在尚未移除的愈合基台前）进行试验和验证。然后最终将带有钛套管的种植体植入患者口腔内。粘接剂结固后，可将种植体（如长期的临时修复体）拧紧。然后取出牙槽突内的愈合基台和义齿的部件。最后的修整工作在牙科技工室完成。图4-606和图4-607为术后效果及最终曲面断层片。

这个工作流程有4个优点：

- 由于使用了临时球帽种植体，在所有工作步骤中具有较高的准确性。
- 计算机辅助设计的全方位功能。
- 在种植模型和种植过程中使用相同的导板。
- 使用导板进行手术简单方便。

4个月后，移除临时树脂桥，进行最终的修复工作，效果非常满意（图4-608～图4-611）。患者自述口腔内不再有感染，所以不再需要注射胰岛素。目前她正在进行口服降糖药治疗，2年后显示临床效果非常好（图4-612）。随访6年，无论是临床方面还是X线片检查结果均良好（图4-613和图4-614）。

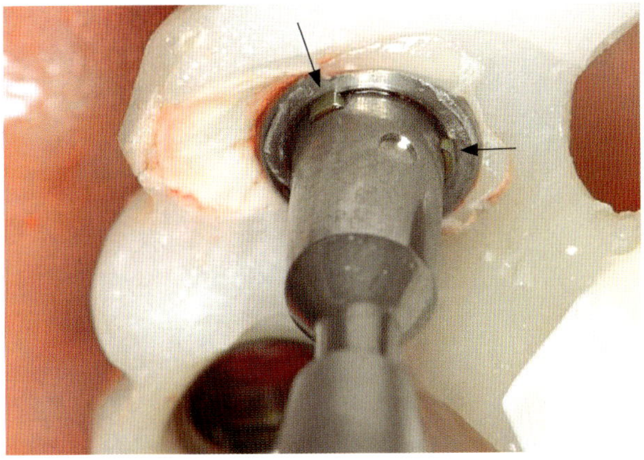

图4-602 种植体植入工具到达最终位置，顶部有止动环（箭头所示）。

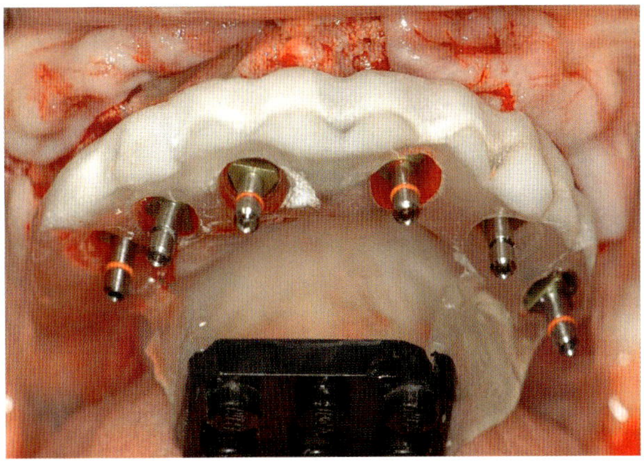

图4-603 植入6颗种植体后，黑色基底和钻孔导板仍然在原位。

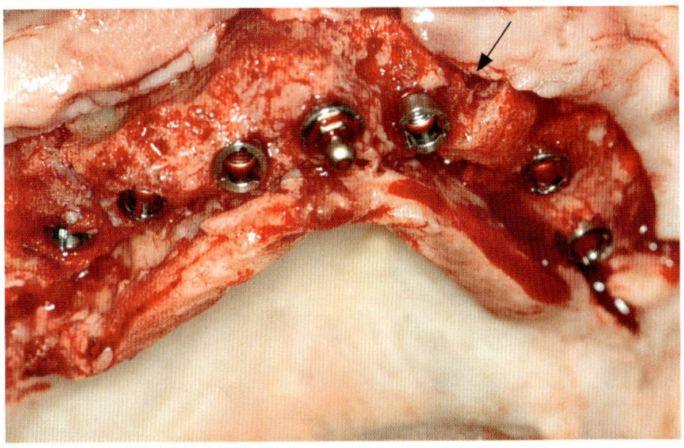

图4-604 6颗Camlog种植体植入并取出导板后的术中情况。中间的临时种植体仍在原位（箭头所示骨缺损，该骨缺损在3D CT中可见）。

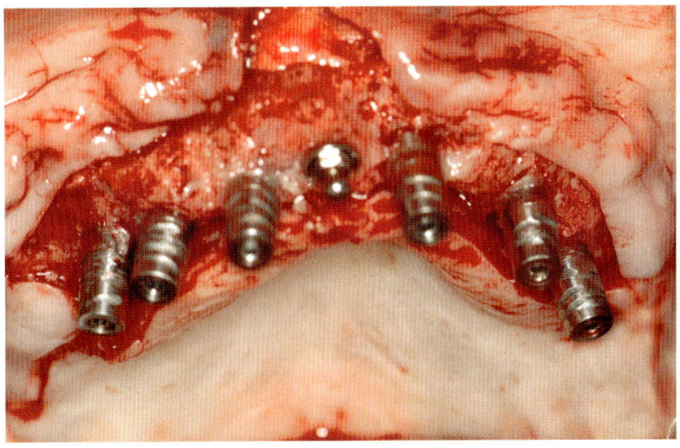

图4-605 在接入临时钛合金基台后的术中情况。中间临时种植体仍在原位。

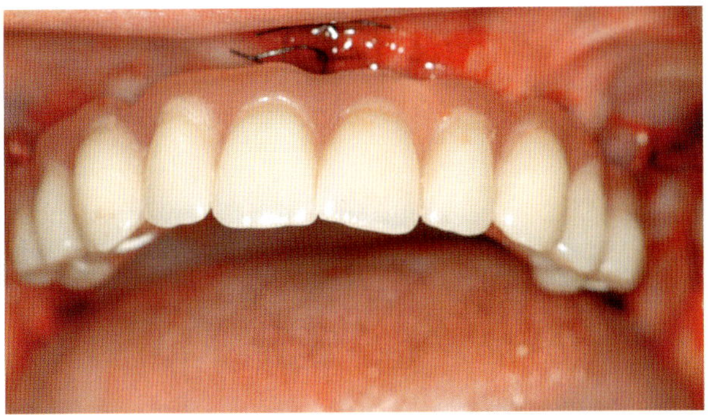

图4-606 手术结束时，通过Logfit系统（Camlog）将临时树脂桥固定在种植体基台上。（图片来源：Dr Fahrenholz, Vienna）

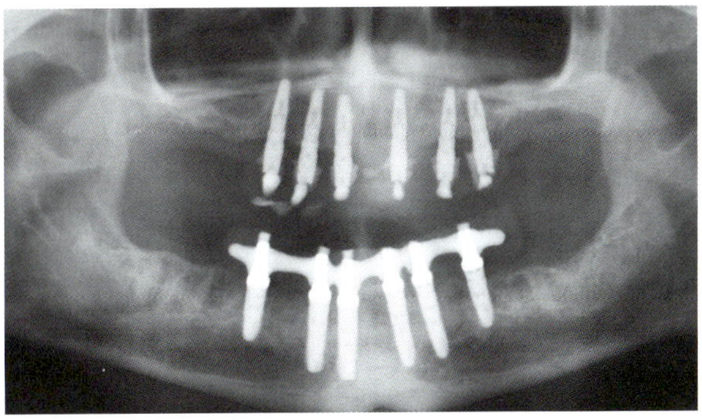

图4-607 术后曲面断层片示6颗种植体和临时树脂桥在位。之前下颌骨接受过即刻种植修复和长期临时修复体修复。

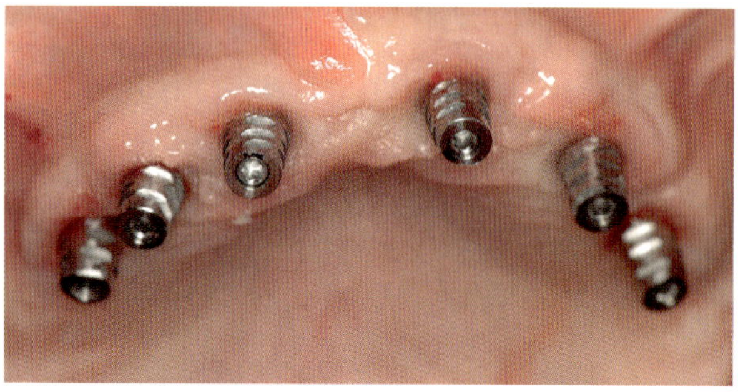

图4-608 4个月后，临时树脂桥去除，黏膜愈合，未见炎症。

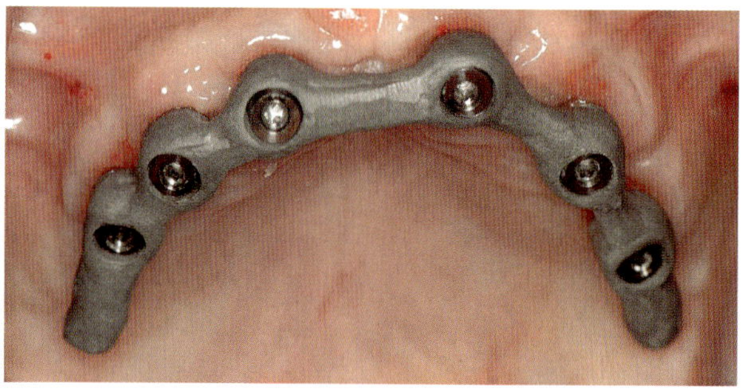

图4-609 4个月后，放置金属支架，并固定到位。这一步骤是固定局部义齿无应力就位的先决条件。

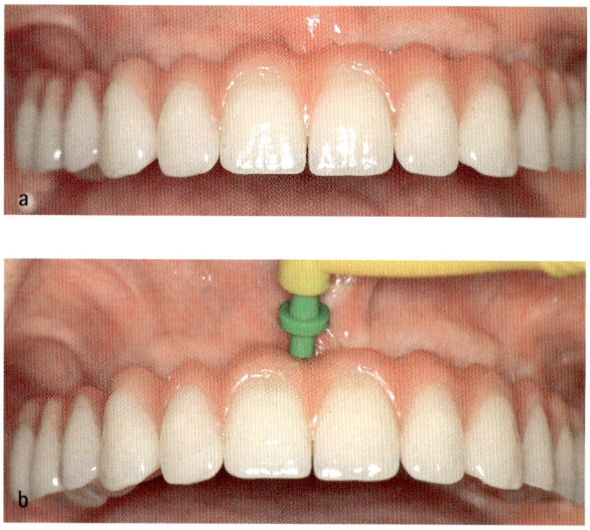

图4-610 种植后4个月，完成固定部分义齿，将丙烯酸树脂牙固定在6颗种植体支持的钛支架上（a）。固定义齿修复的前提是必须能够保证口腔卫生（b）。（图片来源：Dr Fahrenholz, Vienna）

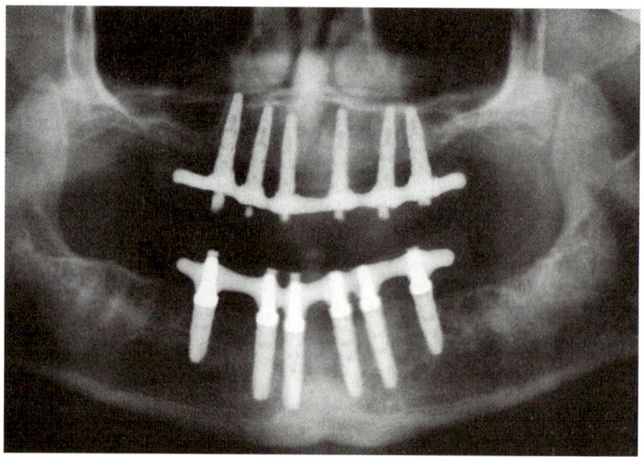

图4-611 上颌骨种植体植入4个月的曲面断层片，下颌骨较早期在骨固位种植导板引导下已经进行了种植（Camlog导航系统）。

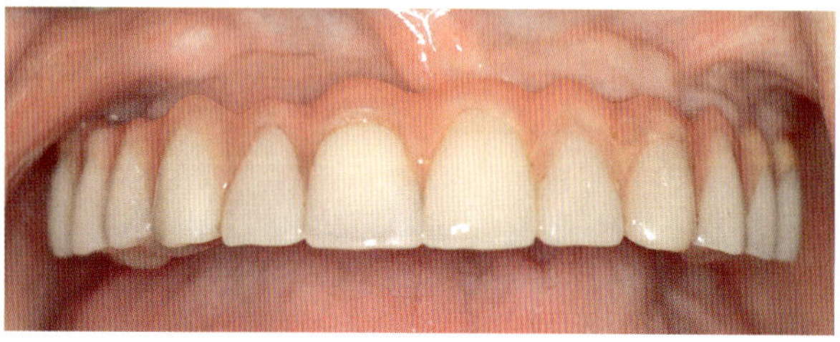

图4-612 最终的桥修复2年后的临床情况。（图片来源：Prof Krennmair, Wels）

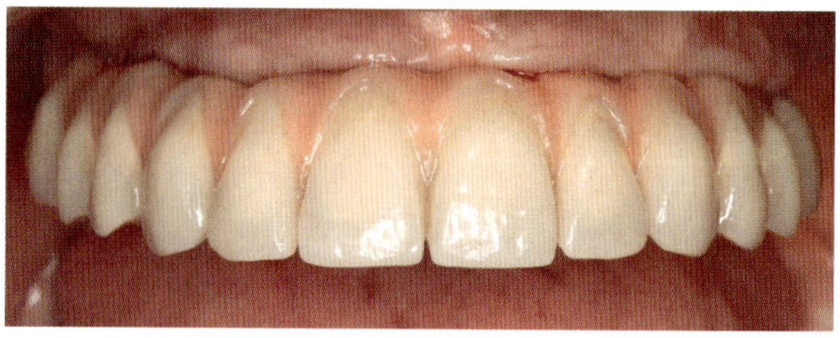

图4-613 6年后随访，口内情况稳定。

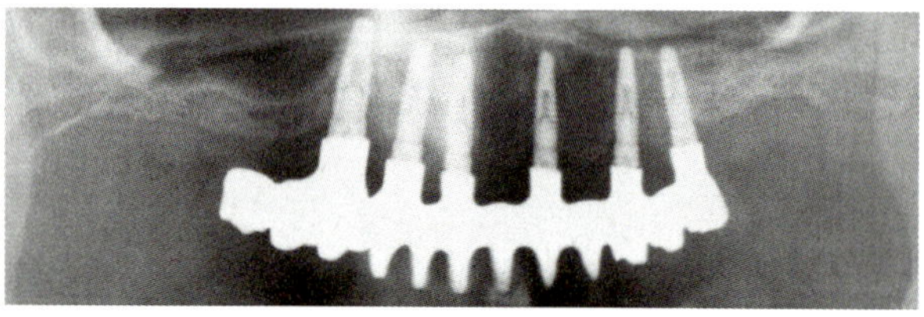

图4-614 6年后随访的曲面断层片示未见种植体周围骨吸收。

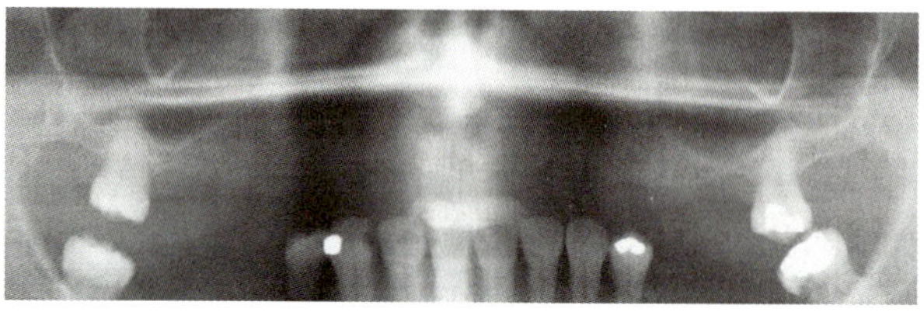

图4-615 患者G：部分曲面断层片示上颌骨仅存17和18（后续阶段见图4-616～图4-633）。

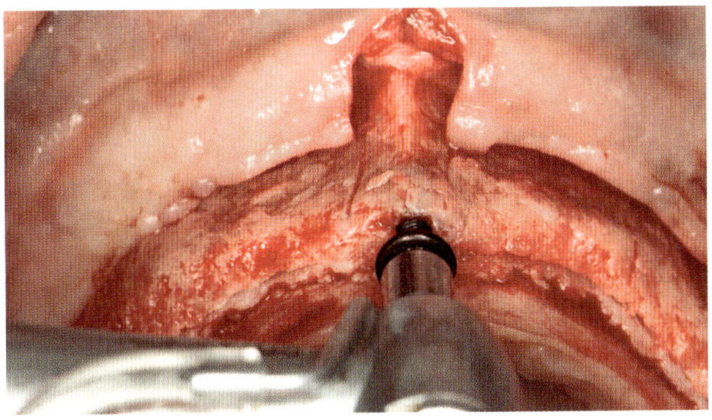

图4-616　第一期PSP手术结束后在上颌骨前部植入临时球帽种植体。

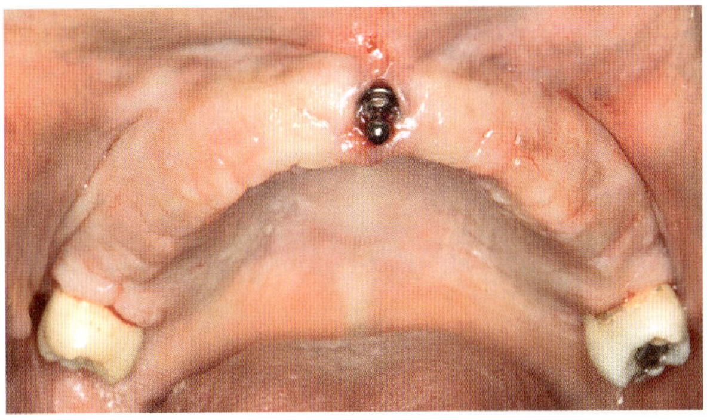

图4-617　临时球帽种植体植入10天后拆线的口内情况。

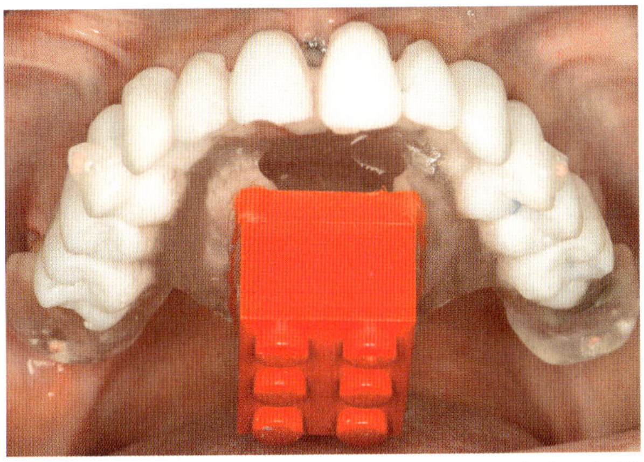

图4-618　用放射阻射性的牙齿和两个乐高积木在原设计种植部位制作导板，准备进行计算机断层扫描。这个导板将被转换成技工室和种植手术的导板。

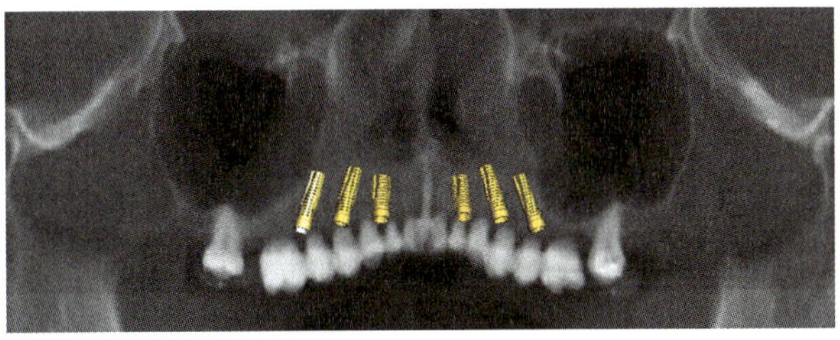

图4-619　在Med 3D（Med 3D Implantology）系统中设计的种植体的曲面断层片。

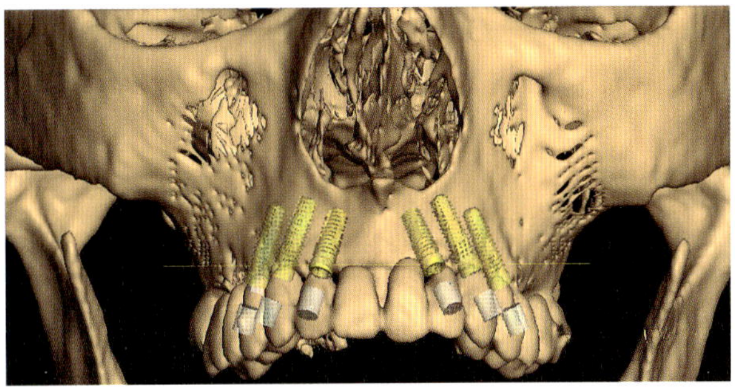

图4-620　Med 3D系统的三维影像图，以评估修复医生和种植医生逆向设计的种植体位置。

因为这个患者有17、27两颗牙齿，所以只需植入1颗临时球帽种植体（图4-615～图4-617）。Med 3D的设计表明可以植入6颗3.8mm×13mm的Camlog种植体（图4-618～图4-621）。由于患者30天之前已经进行了牙槽嵴顶成形术，所以能够通过Camlog导板使用增宽器械进行操作，这是本系统的一个非常便利的优点。

首先，使用一个带有特殊附件的导向钻钻孔（图4-622），检查钻孔的位置是否正确（图4-623）。然后用专门设计的用于Camlog导航系统的骨凿来扩大钻孔（图4-624）。用扭矩扳手（图4-625）将6颗3.8mm×13mm的Camlog Guide种植

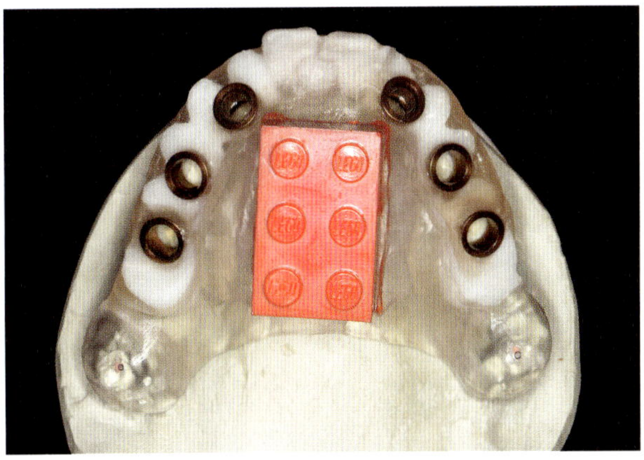

图4-621　在技工室和种植术中最终使用的Camlog导板。

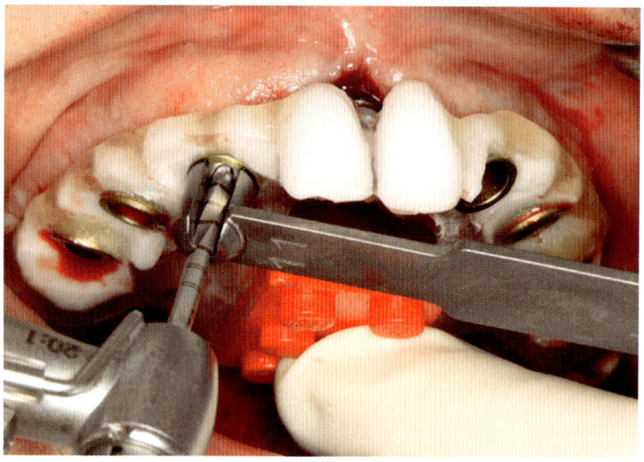

图4-622 使用导向钻穿过套管中的特殊导向装置的术中情况。

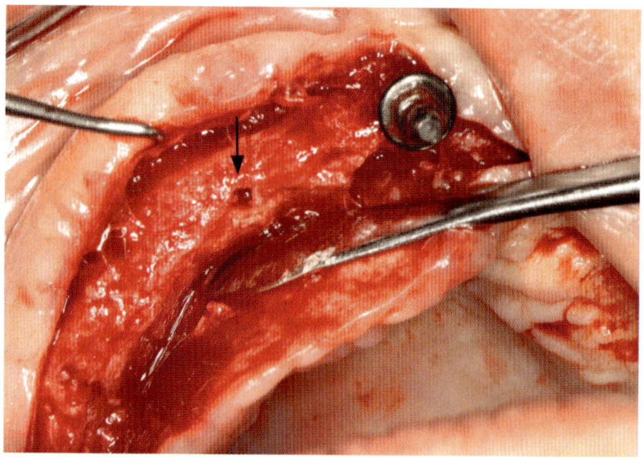

图4-623 用导向钻头钻孔后，取出导板，检查钻孔位置（箭头所示）。

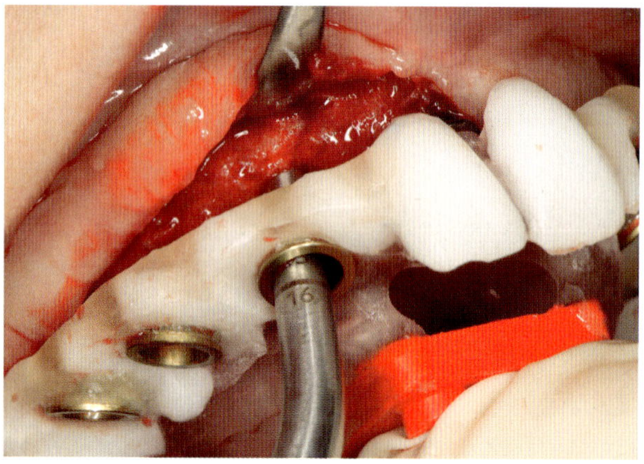

图4-624 用专门设计的Camlog骨凿来扩大钻孔。

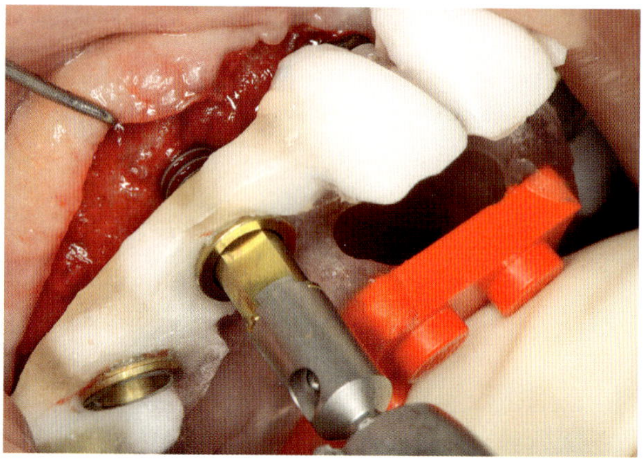

图4-625 通过套管用专用装置植入6颗3.8mm×13mm Camlog种植体。

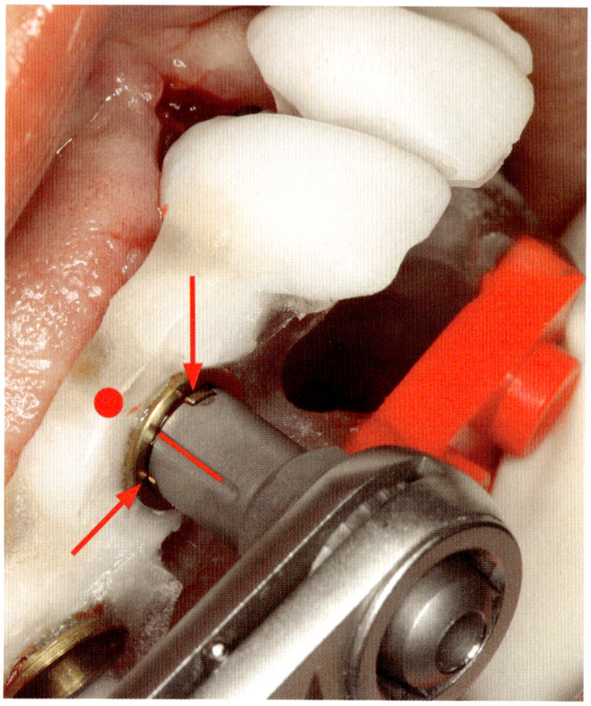

体植入，直到止动环到达套筒表面完成种植体植入（图4-626），此时确保扭矩扳手中的小凹槽位于颊侧（红色线）。6颗3.8mm×13mm的Camlog种植体通过导板套筒已全部植入（图4-627）。缝合前取出种植体附件并安装覆盖螺钉（图4-628和图4-629）。因为对种植体的角度调整较大，计划8周的愈合期后，为患者设计以17、27为基牙的固定局部义齿和临时球帽种植体。8周后，患者戴入固定桥，完成修复（图4-630和图4-631）。3年后随访的曲面断层片和临床检查显示情况稳定，令人满意（图4-632和图4-633）。

图4-626 止动环接触到模板套筒的上方（箭头所示）时完成种植体植入。此时扭矩扳手（红色线所示）中的槽必须位于颊侧（红色圆点所示）。

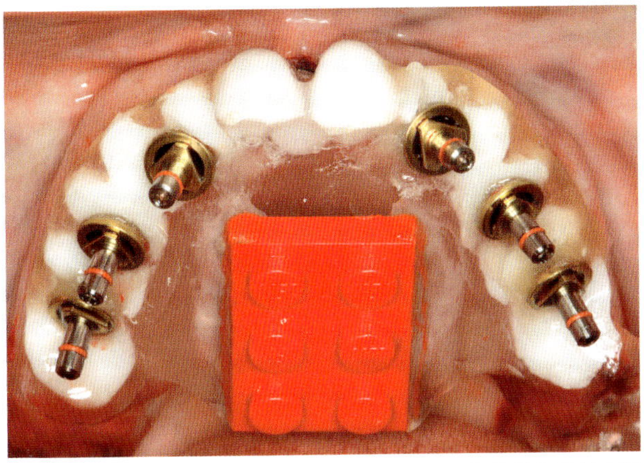

图4-627 6颗3.8mm×13mm的Camlog种植体通过导板套筒已全部植入。

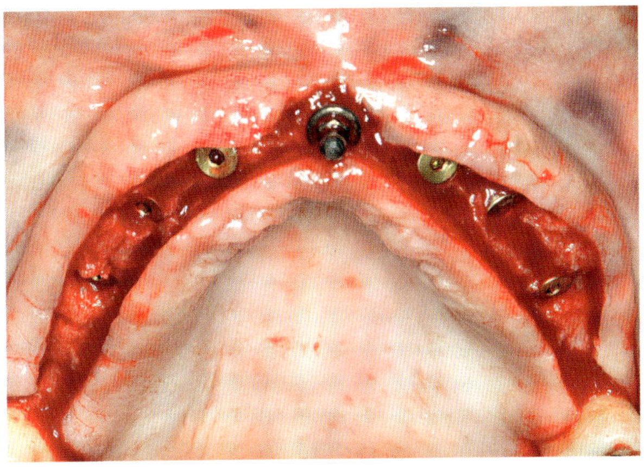

图4-628 在缝合前，取出种植体附件和Camlog导板并安装覆盖螺钉。

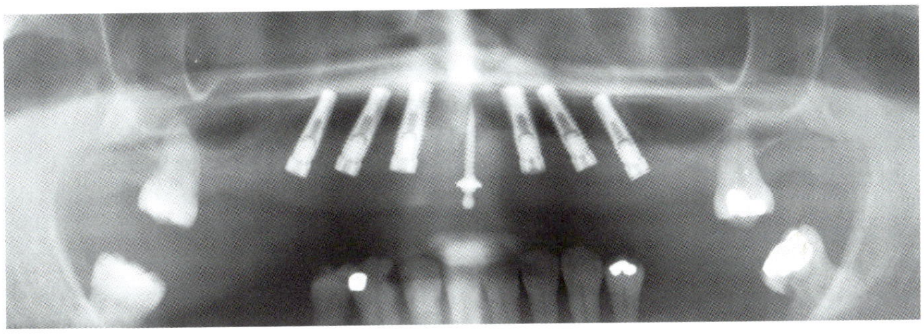

图4-629 术后即刻曲面断层片示种植体按设计植入，种植体位置合适。

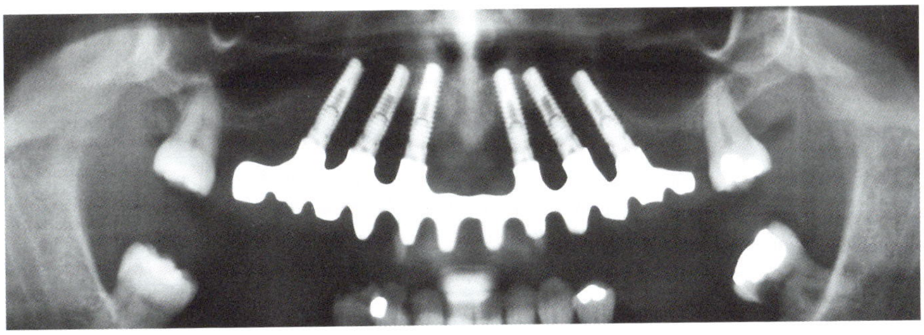

图4-630 修复完成后的即刻曲面断层片。

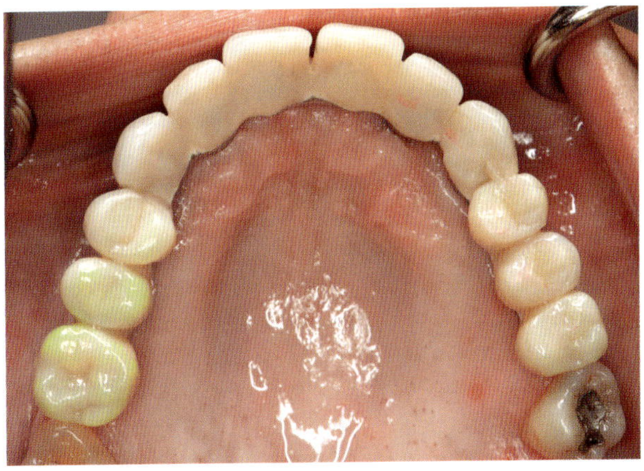

图4-631 固定桥戴入后的口内殆面观。（图片来源：Dr Ewronska, Vienna）

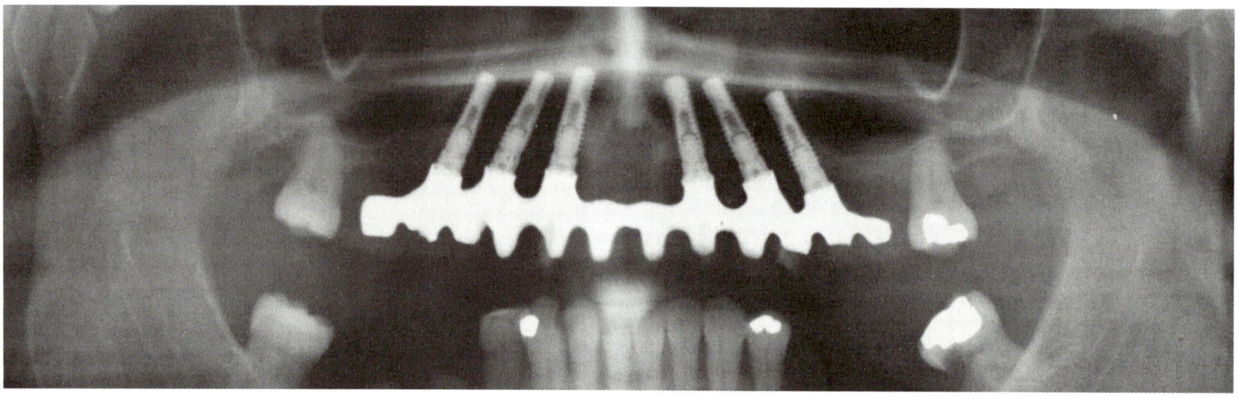

图4-632 3年后随访的曲面断层片示骨组织没有变化。

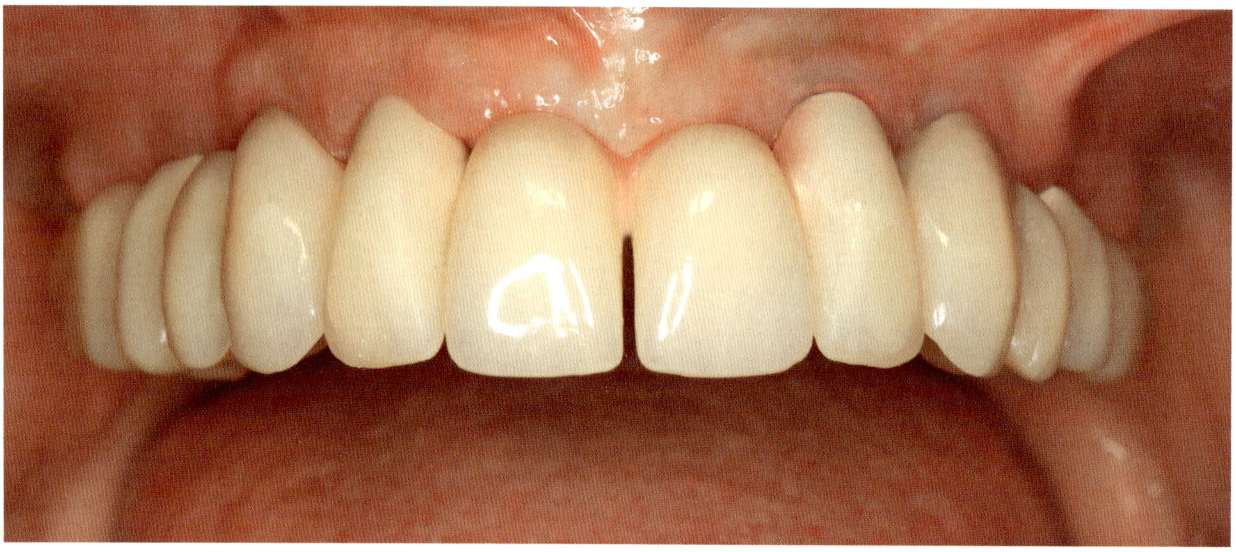

图4-633 3年后随访的口内照示口内情况稳定。

4.8 下颌牙列缺失

下颌骨的最重要问题是有可能损伤下牙槽神经或颏神经。所有的决定和方案实施的障碍主要源于这个问题。因此对于年龄较大的患者，主要在颏孔间植入种植体（中线到颏孔）。在老年患者中，下颌骨的颏孔间区域是可用骨量最多的区域。

下颌两颏孔间的种植不会损伤下牙槽神经和颏神经，是种植安全区。颏孔间牙槽嵴骨增量的适应证因年龄不同而不同。长度为8mm或10mm的种植体适合于老年患者，骨高度＜10mm的年轻患者是完全牙槽嵴骨增量术或垂直带蒂三明治成形术的适应证（见第3章，图3-201、图3-202和图3-162）。

颏孔间牵张成骨（Ⅱ类骨）

我们展示了一位72岁患者的典型病例，该患者属于Ⅴ类骨（根据Cawood和Howell分类[12]），严重萎缩，维也纳的Fock医生对其进行手术（图4-634～图4-646）。首先暴露牙槽骨，翻开黏骨膜，避免损伤颏神经，固定Track牵张装置（KLS Martin）（图4-636）。为防止下颌骨骨折和颏神经损伤，优先在下颌前部行箱状截骨术（图4-637）。然后用微型螺钉和缝线固定牵张装置。

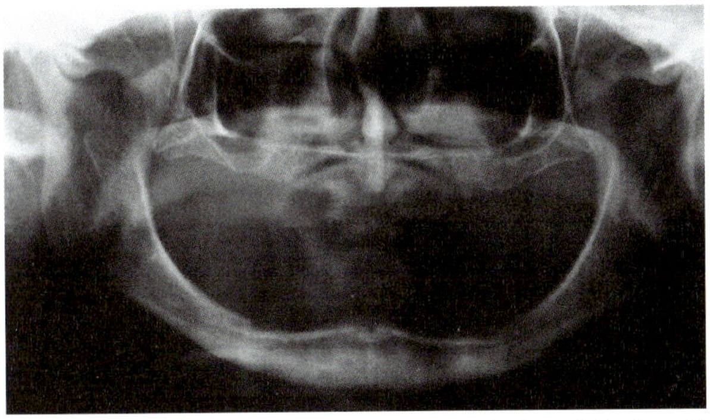

图4-634 患者A：无牙颌下颌骨严重萎缩患者的曲面断层片（后续阶段见图4-635～图4-646）。

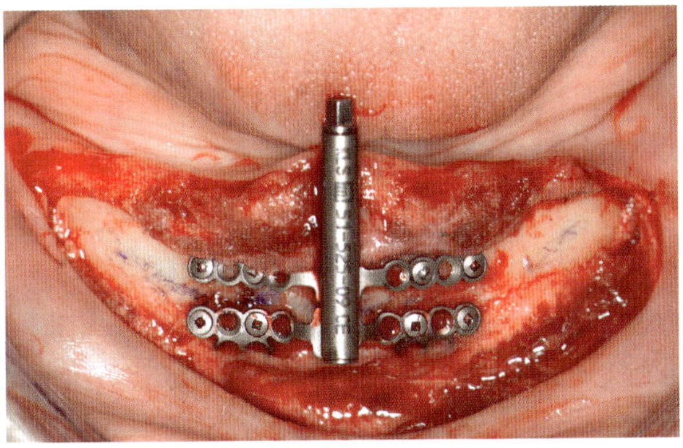

图4-636 术中暴露牙槽骨，翻开黏骨膜，固定Track牵张装置（KLS Martin）。

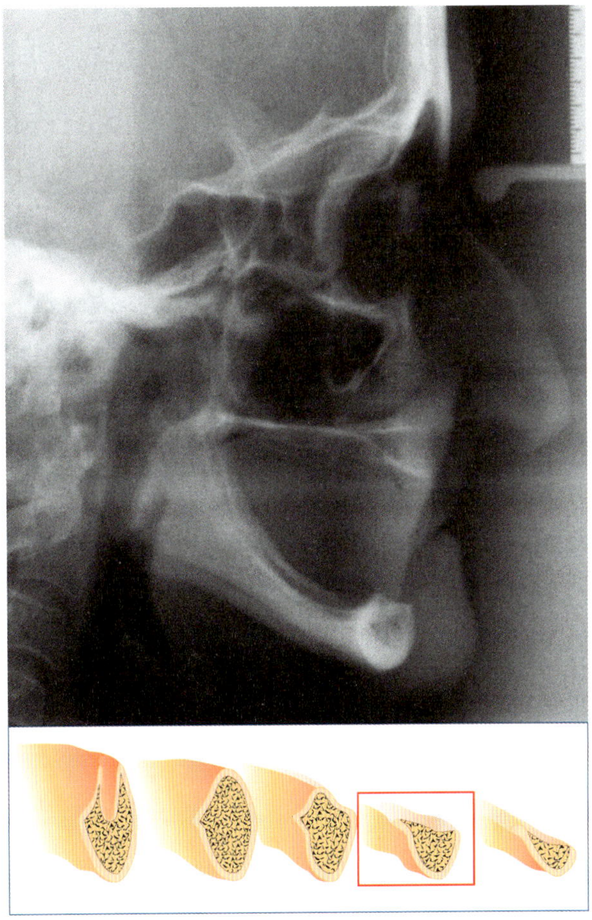

图4-635 头颅侧位片图像根据Cawood和Howell的分类[12]，颌骨萎缩为Ⅴ类。

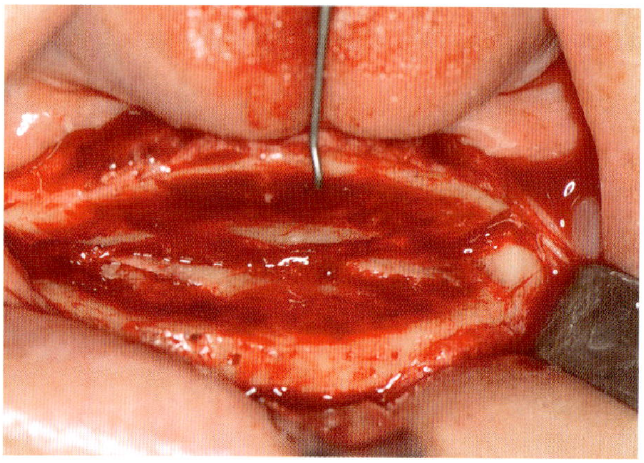

图4-637 切开上段骨段，骨段完全活动后的术中情况。

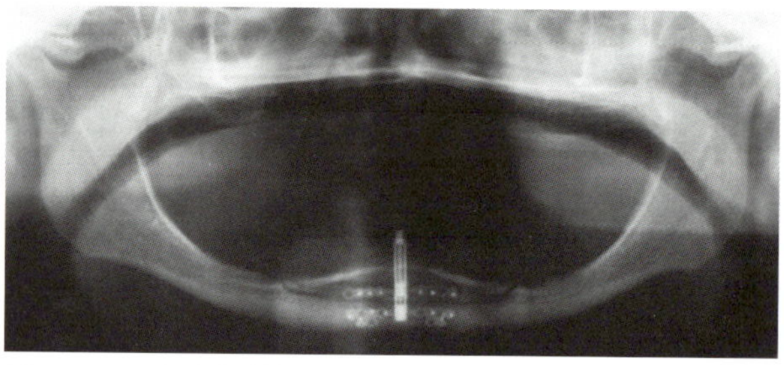

图4-638 牵张期前的术后曲面断层片。

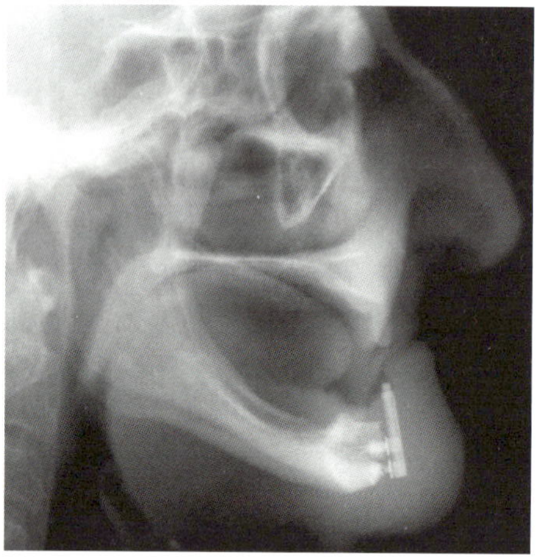

图4-639 牵张期前的术后头颅侧位片。

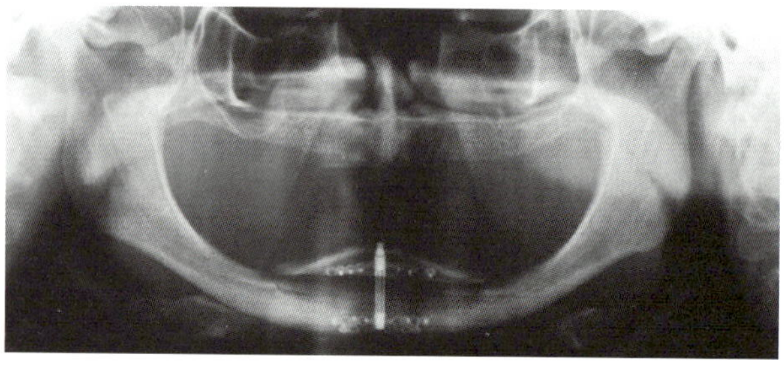

图4-640 牵张期结束时的曲面断层片。

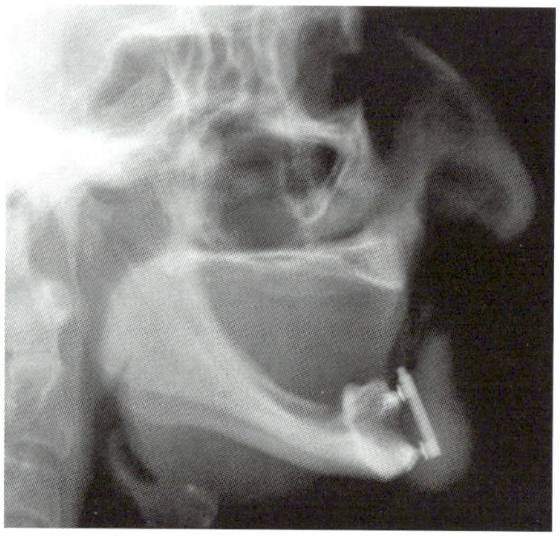

图4-641 牵张期结束时的头颅侧位片。可以观察到由于颏舌肌和颏舌骨肌的拉力以及口轮匝肌的压力，Track装置明显向舌侧移位。

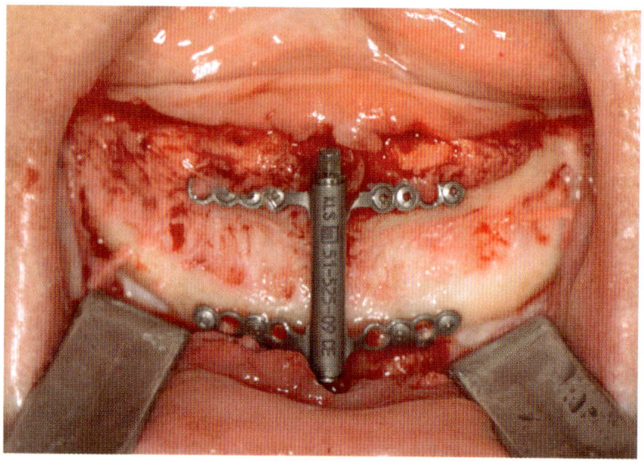

图4-642 术中情况：重新暴露牙槽骨，取出牵张装置，植入种植体。骨痂明显形成。

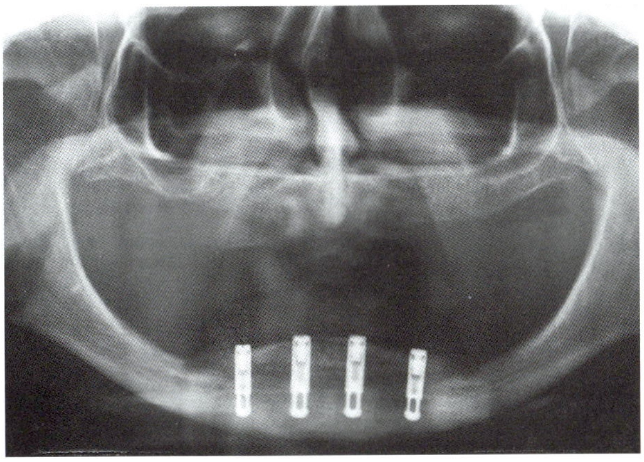

图4-643 在取出牵张装置并植入4颗IMZ（Dentsply Friadent）种植体后的曲面断层片。

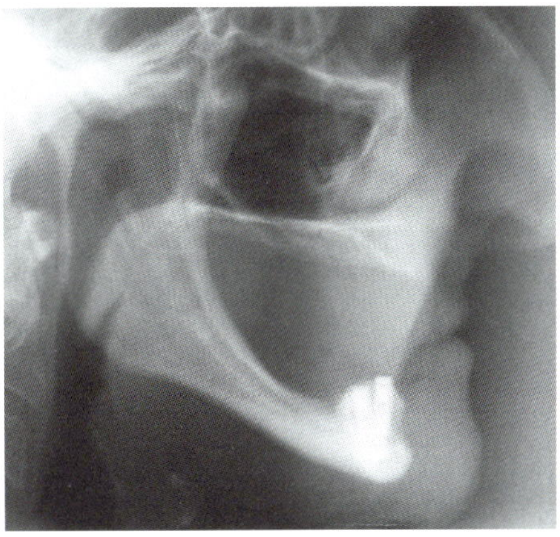

图4-644 在取出牵张装置并植入4颗IMZ（Dentsply Friadent）种植体后的头颅侧位片。

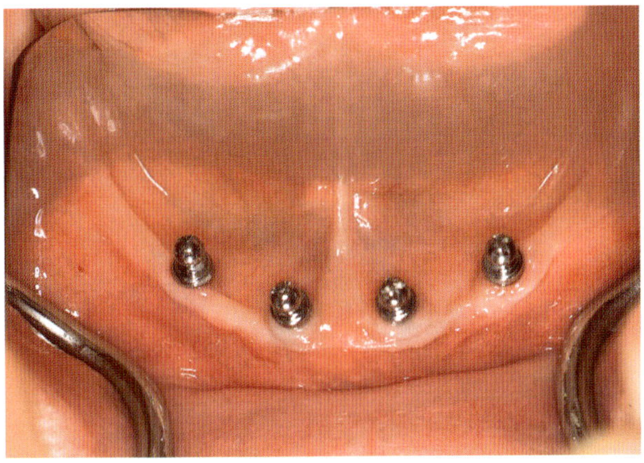

图4-645 在11年后随访中应用球附着体进行修复。

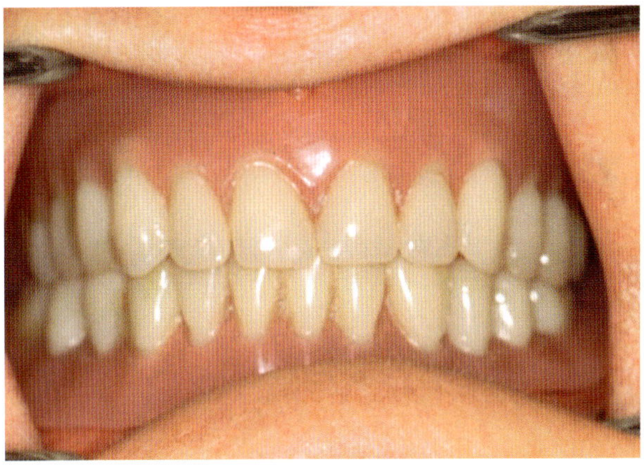

图4-646 在11年后随访的口内情况。（图片来源：Dr Fock, Vienna）

术后X线片示牵张装置位置合适（图4-638和图4-639）。经过1周的间歇期，每天牵张0.5mm（图4-640和图4-641）。经过3个月的牵张期和稳定期，再次暴露牙槽骨，可以看到极好的牵张效果，在钙化期中骨痂形成增宽大约10mm（图4-642）。由于新生骨非常柔软，所以必须立即植入种植体以防复发。植入了4颗IMZ（Dentsply Friadent）种植体（图4-643和图4-644）。这一满意效果已经稳定了11年（图4-645和图4-646）。

颏孔间垂直带蒂三明治成形术（PSP）（Ⅲ类骨）

下面展示了一位59岁的患者（图4-648～图4-660）行下颌骨颏孔间垂直PSP的病例（图4-647）。切开前庭沟后，用纵向摆动锯、Khoury锯或超声骨刀进行弯曲截骨，同时保留颏神经（图4-648和图4-649）。截骨后可活动的骨段带有骨膜。为避免已获得的牙槽嵴高度降低，附加了两颗可吸收骨螺钉。

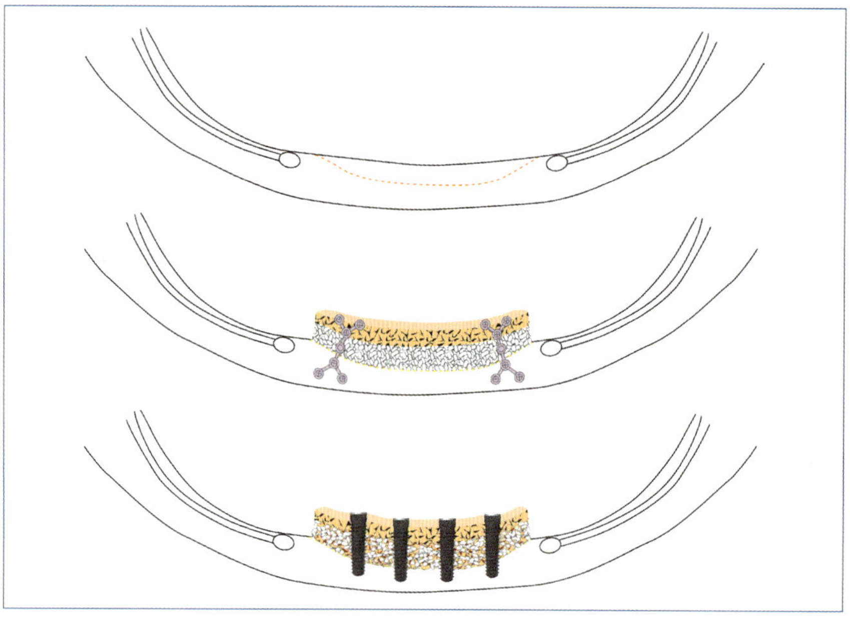

图4-647　颏孔间垂直PSP的顺序。

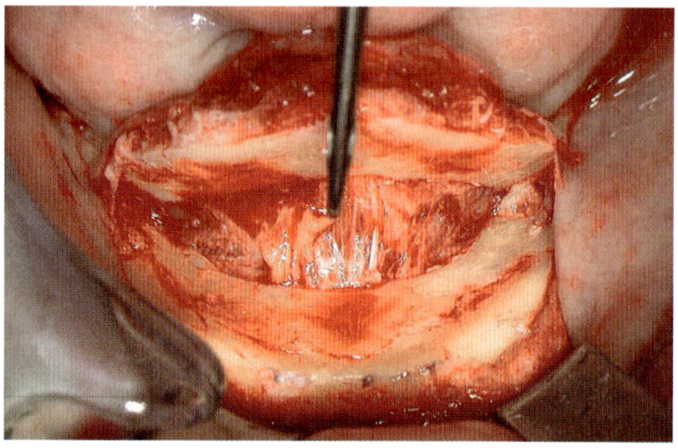

图4-648　患者B：弯曲截骨后的术中情况，在颏孔间垂直PSP中，用舌侧软组织蒂提升骨段（后续阶段见图4-649～图4-660）。

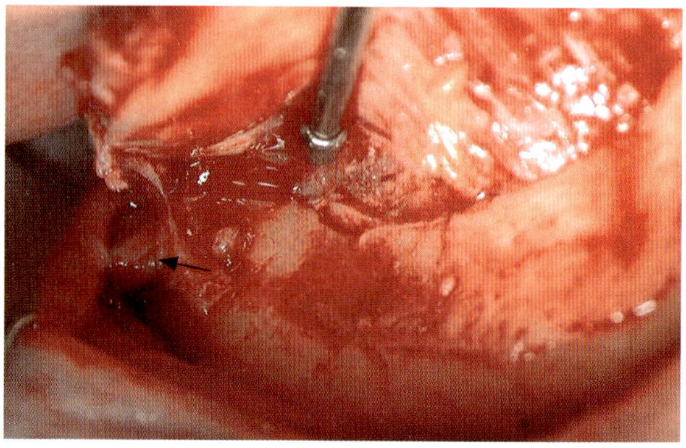

图4-649　保留颏神经（箭头所示）。

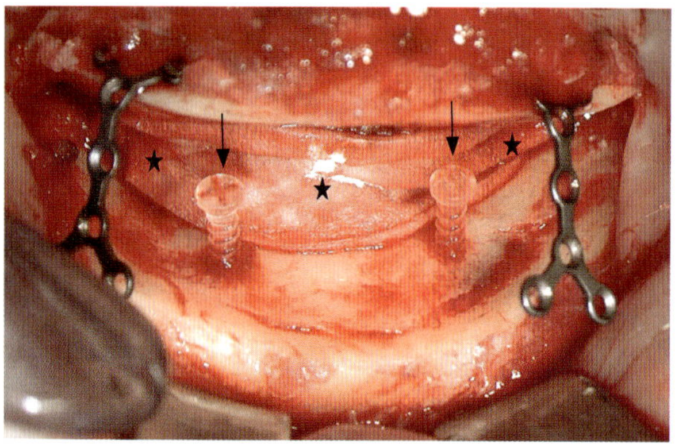

图4-650　膜（★）防止增生的骨移位，放置两颗可吸收微型螺钉（箭头所示）以防止已提升的带软组织蒂的骨段复位，最后将两块微型骨合成板固定在被提升的骨段上。

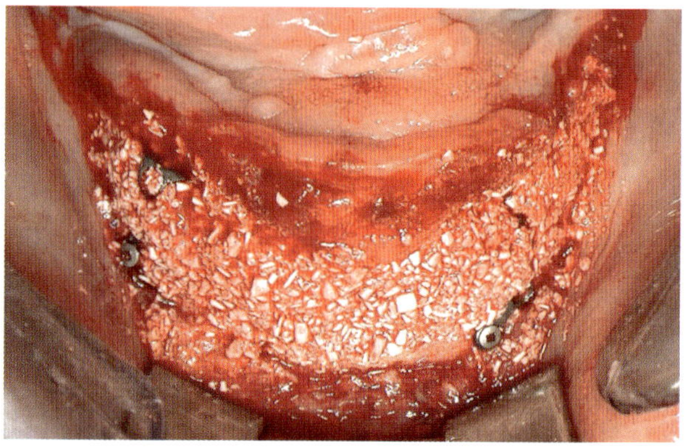

图4-651　在下颌骨后部固定两块微型板后，用Algisorb颗粒充填间隙。

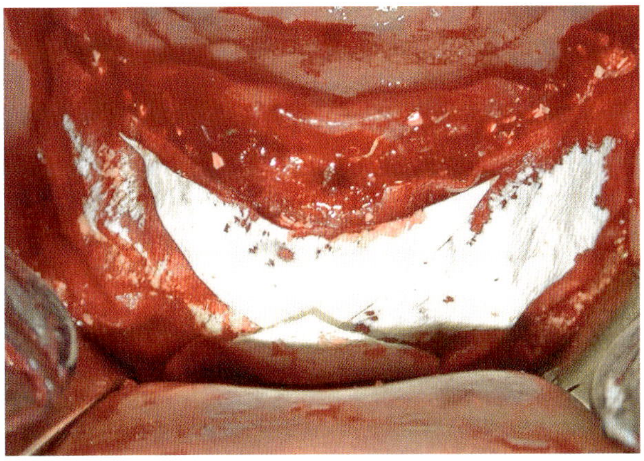

图4-652 覆盖可吸收胶原膜。

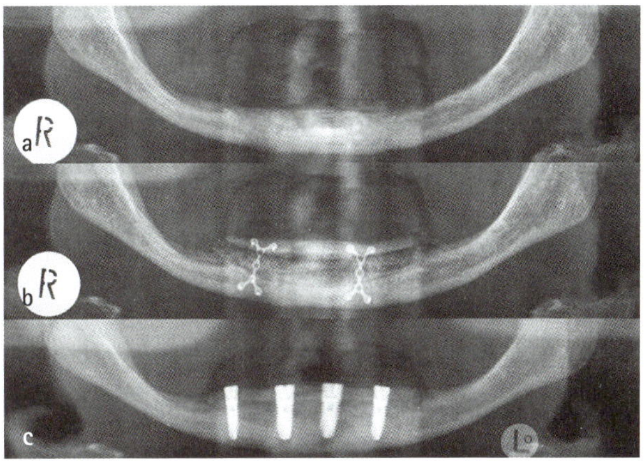

图4-653 曲面断层片示术前（a）。颏孔间垂直PSP后（b）。取出微型板并植入4颗3.8mm和4.5mm × 15mm Xive（Dentsply Friadent）种植体6个月后（c）。增生的骨质几乎完全骨化。

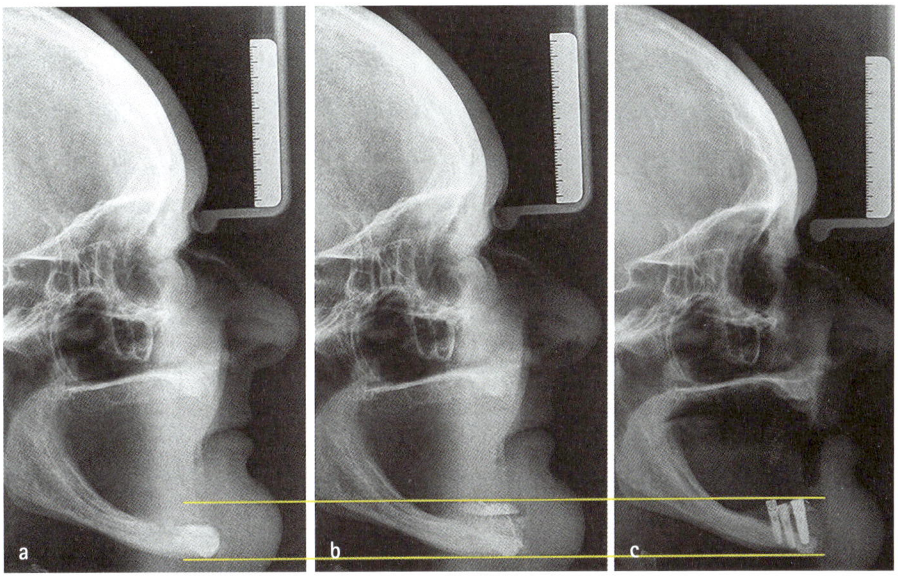

图4-654 头颅侧位片示术前（a）。颏孔间垂直PSP后（b）。取出微型板并植入4颗种植体6个月后（c）。图中黄色线说明了骨高度的增加。

为了防止增生的骨质移位，将膜放在舌侧（图4-650）。用两个双Y微型板（Sythes）固定稳定后，空隙用Algisorb颗粒充填（图4-651）。缝合前，用可吸收膜覆盖材料（图4-652）。曲面断层片、头颅侧位片和重建的曲面断层片示牙槽嵴顶增高（图4-653 ~ 图4-655），组织学检查显示成骨（图4-656）。9年后临床检查种植体周围黏膜状况稳定（图4-657），放射学检查显示种植体周围骨结合良好，没有牙槽骨吸收，种植体位置稳定，没有进一步的舌向移位（图4-658和图4-659）。9年后的随访检查也显示术后牙槽嵴垂直高度协调，美学效果良好（图4-660）。

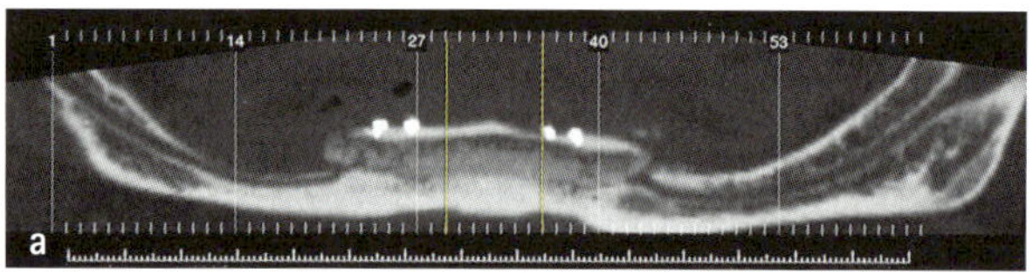

图4-655 术后重建的曲面断层片，下颌骨高度明显增加（a）。重建的正交断层片29和36显示（b和c），垂直向骨高度增加了40%，Algisorb颗粒发生骨化。

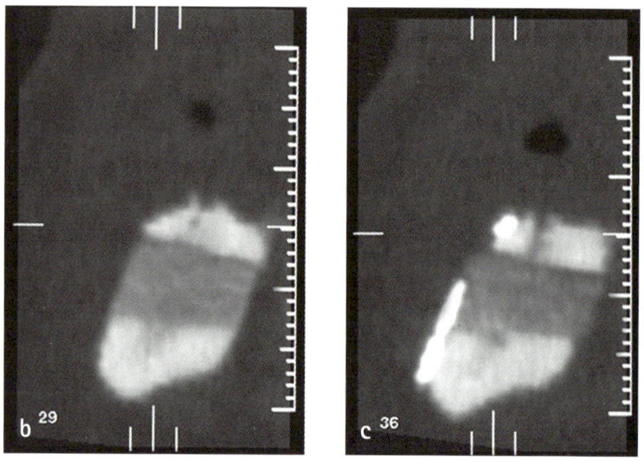

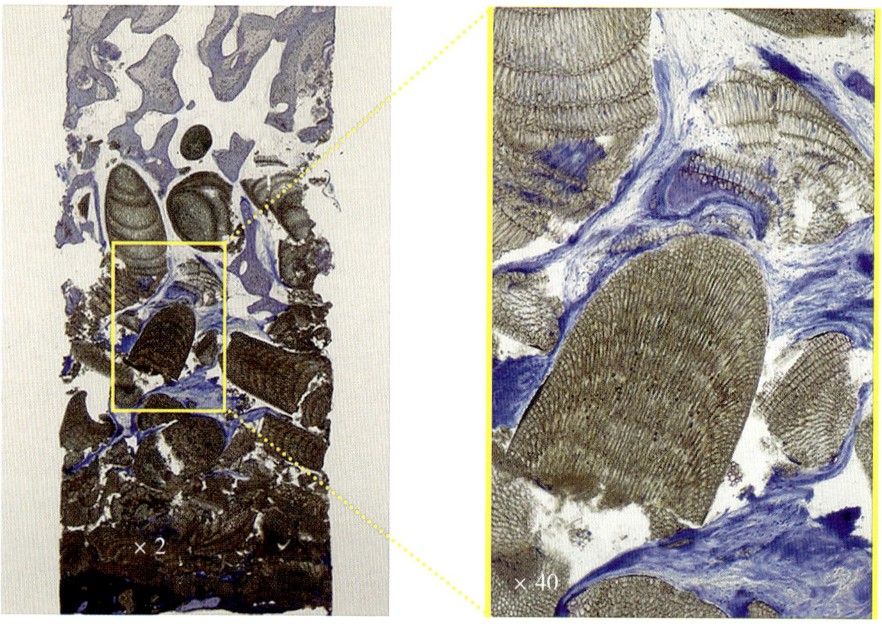

图4-656 骨组织标本横断面的切片，放大切片2×后，在Algisorb颗粒增生骨质周围区域显示出良好的成骨效果。黄色框显示放大20×，可以看到几个具有外表面骨化的Algisorb颗粒。孔隙部分由新生骨充填。小的Algisorb颗粒被骨质包围并充满骨质。

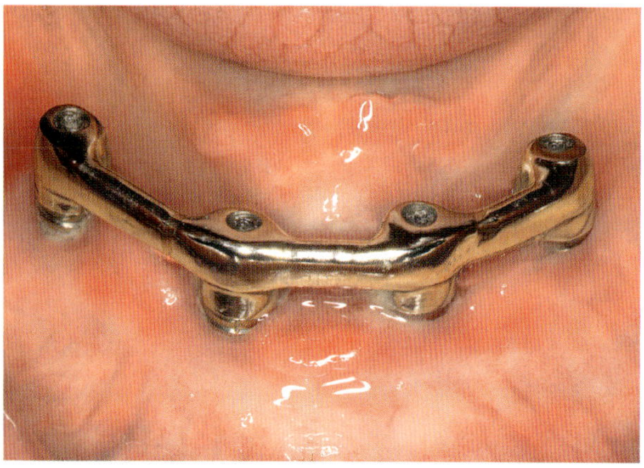

图4-657 修复治疗9年后的口内情况。（图片来源：Dr Finger, Eggenburg）

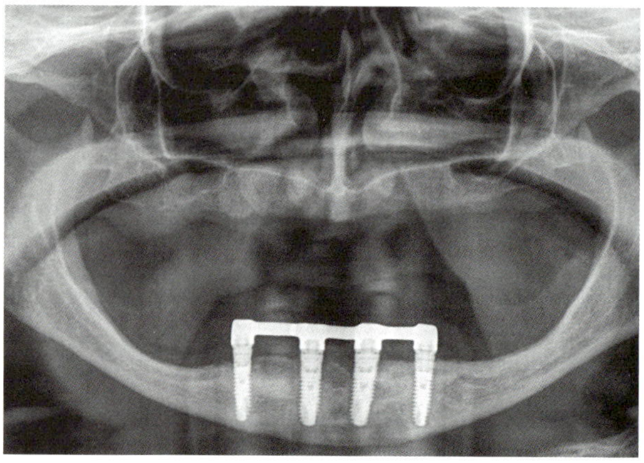

图4-658 修复治疗9年后的曲面断层片。增生骨质完全骨化，种植体周围骨无吸收的迹象。

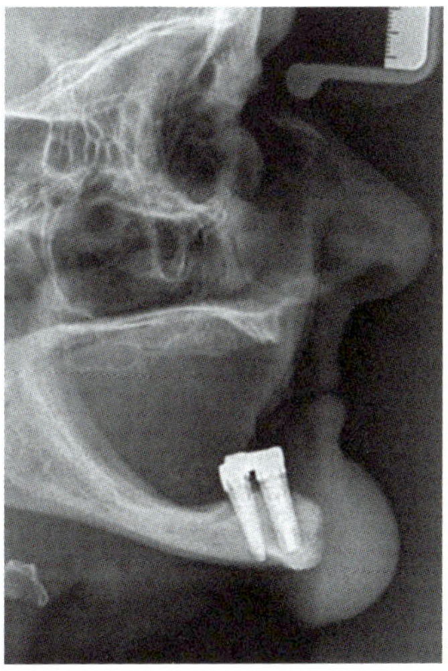

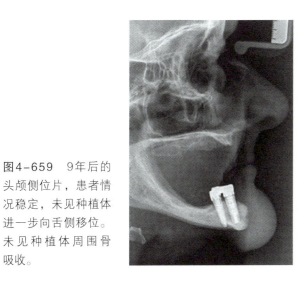

图4-659 9年后的头颅侧位片，患者情况稳定，未见种植体进一步向舌侧移位。未见种植体周围骨吸收。

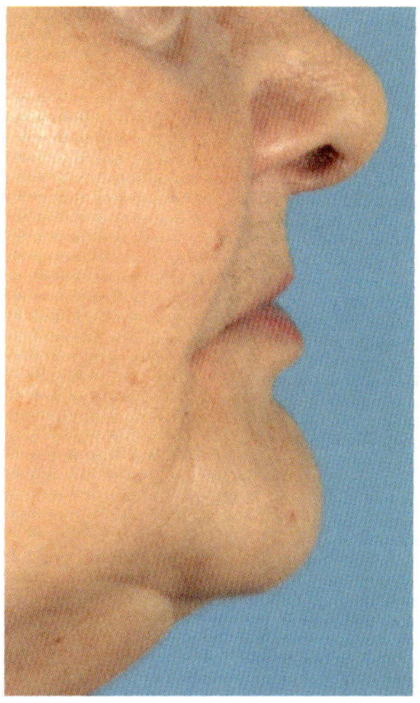

图4-660 9年随访侧位照示术后垂直高度协调，美学效果良好。

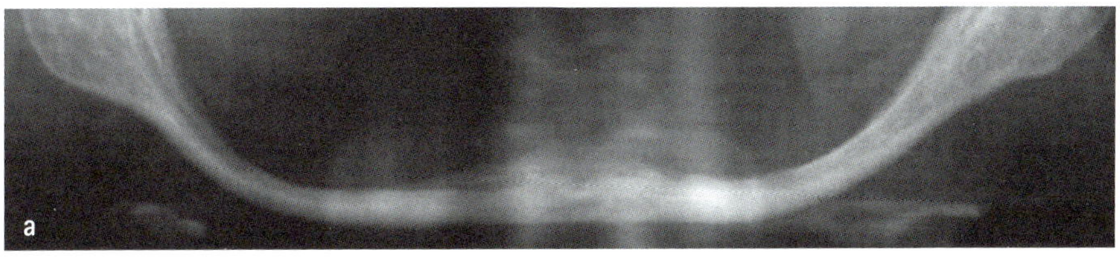

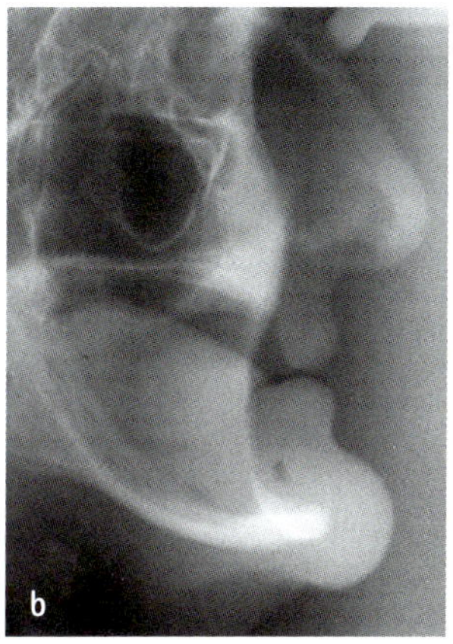

图4-661 患者C：下颌萎缩和两侧下牙槽神经显露的73岁患者的曲面断层片（a）和头颅侧位片（b）。患者因为疼痛无法佩戴义齿。头颅侧位片清楚地显示了根据Cawood和Howell分类[12]的Ⅵ类骨吸收（后续阶段见图4-662～图4-669）。

Onlay植骨（Ⅴa类骨）

Onlay植骨治疗下颌骨垂直缺损

颌骨严重萎缩不是牵张成骨术（Ⅱ类骨）和颏孔间垂直PSP（Ⅲ类骨）的适应证，尤其在剩余骨高度为4～7mm的下颌前部。这意味着颌骨严重萎缩只能考虑Onlay植骨（Ⅴa类骨）。

图4-661～图4-669展示了73岁患者下颌骨严重萎缩的情况。曲面断层片和头颅侧位片示与图4-634和图4-635病例相比骨萎缩更为严重，根据Cawood和Howell的吸收分类[12]，该病例为Ⅵ类骨吸收。因此，只能以自体髂嵴单皮质骨块作为Onlay移植骨块（Ⅴa类骨）（图4-662和图4-663）。另外，我们知道，预期移植骨会吸收50%左右，犹如曲面断层片中比较的那样（图4-664）。这3个曲面断层片的比较清楚地表明，髂骨移植骨吸收约50%，但超过14年后，种植体周围仍无炎症并且功能良好（图4-665～图4-668）。同样发生了约50%的骨吸收。这种情况已经稳定了14年，头颅侧位片示没有舌向移位（图4-669）。一个值得注意的发现是，根据Wolff定律[60]，由于功能适应，下颌骨水平向体积增加（图4-664）。

在经过选择的病例中，如果颏孔间区域有足够的骨，并且患者有意愿，则可以设计带磨牙的固定桥。

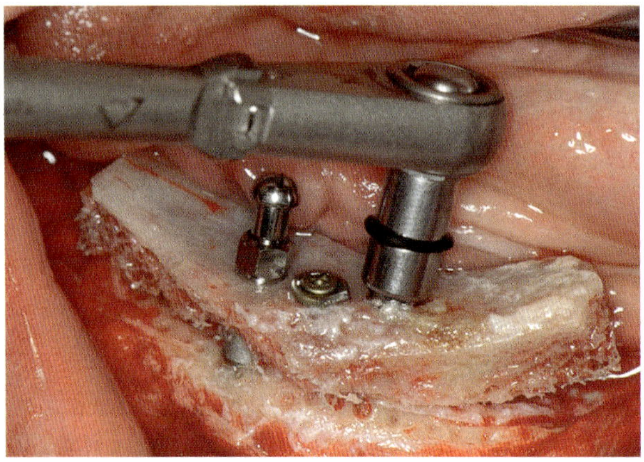

图4-662 自体髂嵴单皮质骨Onlay移植术中情况（Ⅴa类骨）：用微型骨固定螺钉（带垫圈）固定，同时植入4颗IMZ（Dentsply Friadent）种植体。

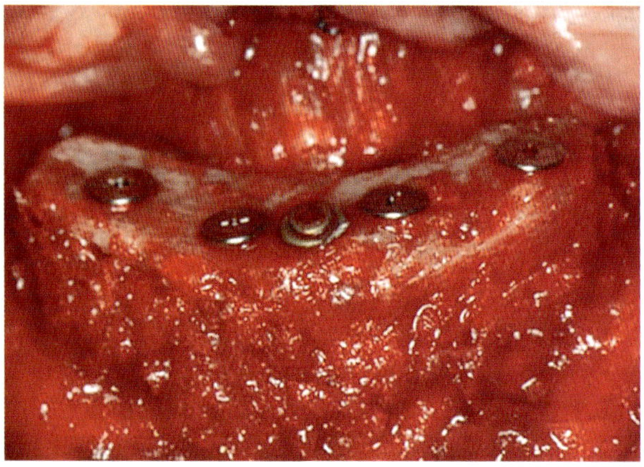

图4-663 Onlay移植术和种植体植入后的情况。

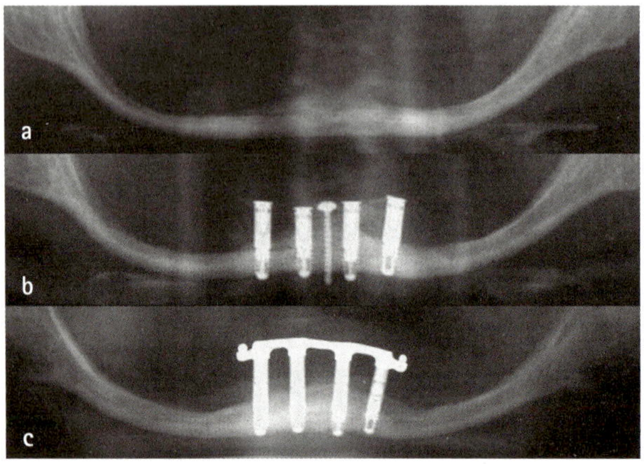

图4-664 术前曲面断层片（a）、Onlay移植术和种植体植入术后16个月（b）和8年半后（c）。可以看到功能诱导的下颌骨水平向骨量增加和Onlay移植物的部分垂直吸收。

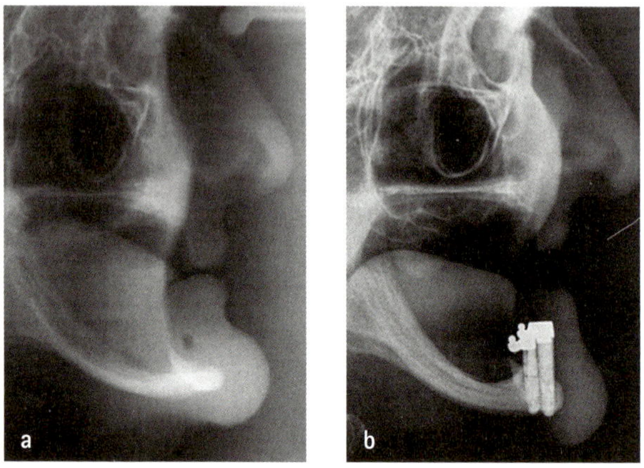

图4-665 自体髂嵴单皮质骨Onlay移植术前（a）及术后8年的头颅侧位片（b）。

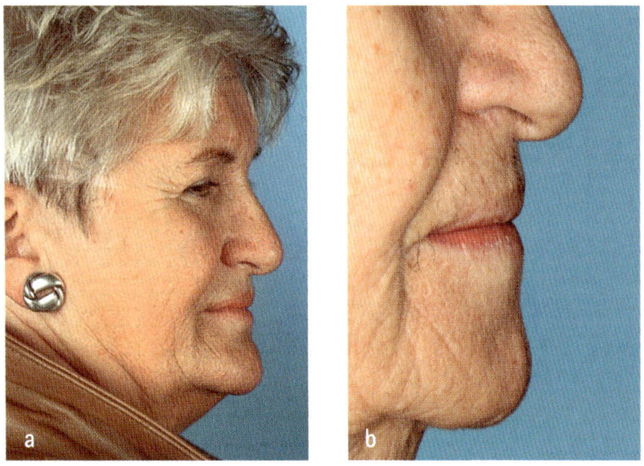

图4-666 8年半后的侧位照，面部轮廓和谐，前部垂直高度（a）稳定，14年后情况未变（b）。

Malo概念与Camlog导航系统

图4-670中显示了Malo和合著者（2003）[61]的原则，即使后牙种植体成角度，以便扩大桥的悬臂梁，从而可以添加磨牙修复体。

在第一个病例中，我们展示了一位48岁的有足够骨的无牙颌病例，通过Malo概念绕过颏孔和颏神经植入4颗种植体（图4-671～图4-682）。由于没有牙齿，我们首先植入了3颗临时球帽种植体，以便我们能应用Camlog导航系统实施骨组织负荷的三维计算机设计（图4-672～图4-676）。在颏孔区植入种植体，应避免种植体太靠近颏孔

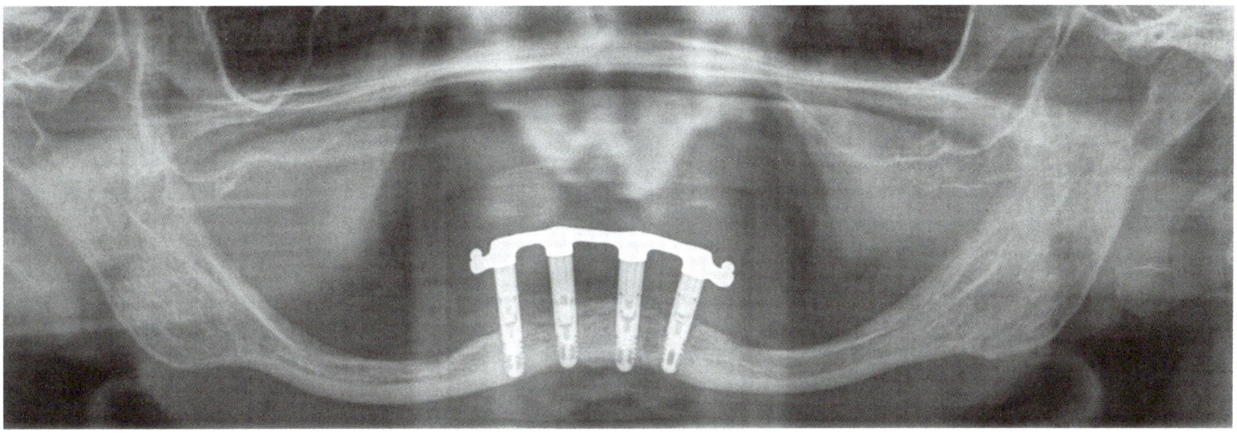

图4-667 术后14年曲面断层片，移植骨吸收无增加，种植体位置稳定。

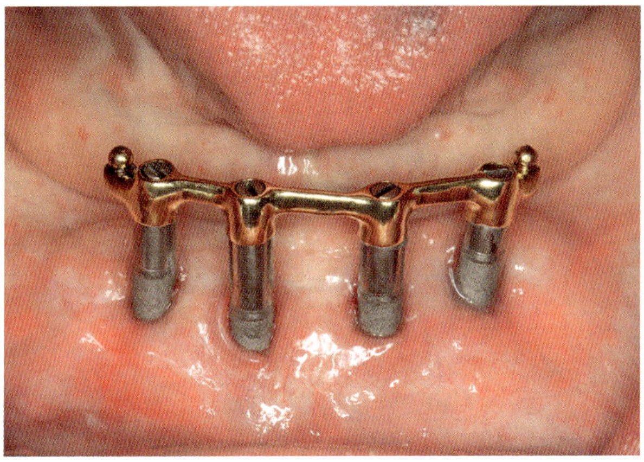

图4-668 14年随访的口内照，种植体周围黏膜无感染、种植体大部分暴露在口内。

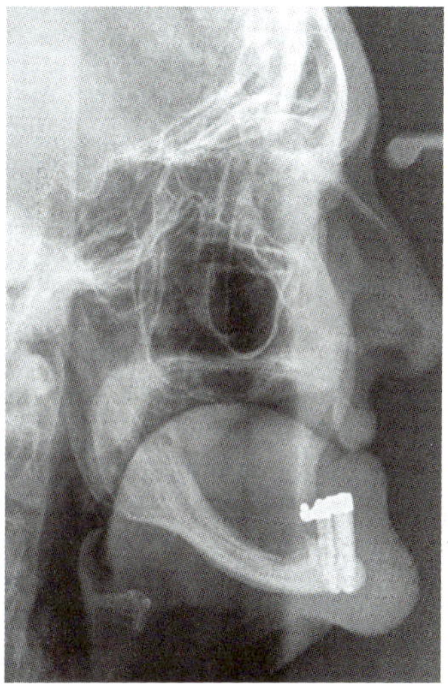

图4-669 术后14年头颅侧位片，种植体位置稳定，无舌向移位，根据Wolff定律[60]，由于功能增加，双侧水平支骨高度增加。

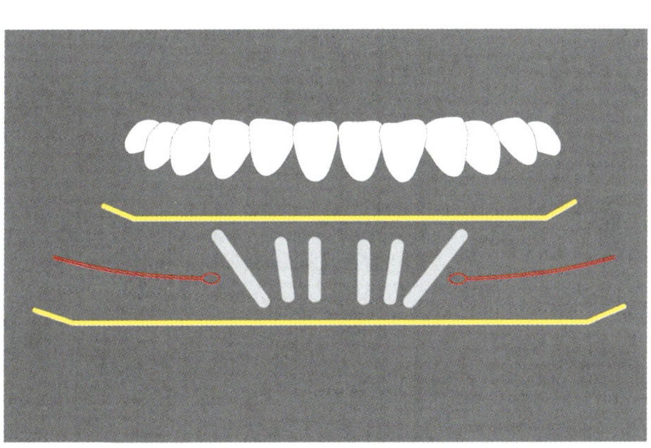

图4-670 下颌Malo概念的示意图[61]。

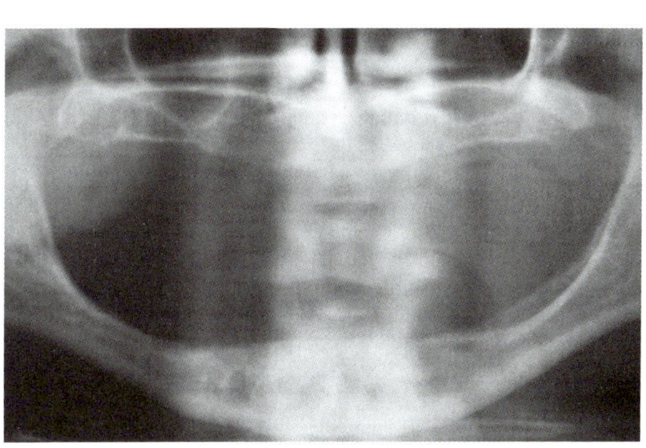

图4-671 患者D：48岁无牙颌患者的曲面断层片，下颌骨颏孔间区域有足够骨质用于种植体植入（后续阶段见图4-672～图4-682）。

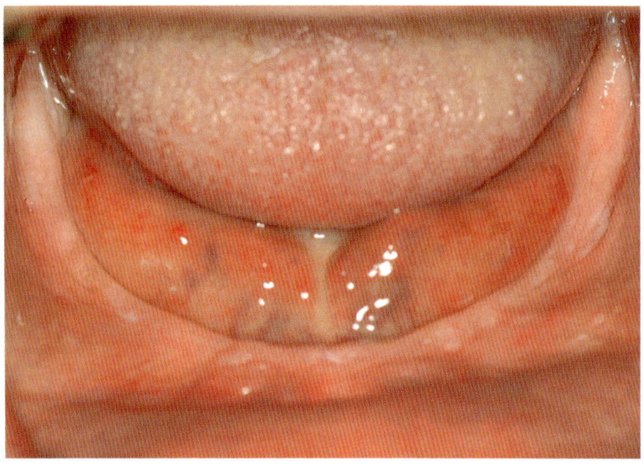

图4-672 无牙颌患者的下颌骨口内照，牙槽嵴狭窄，没有口底。

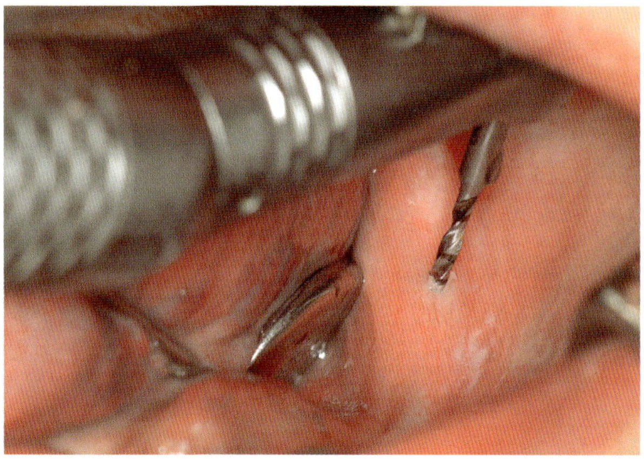

图4-673 穿黏膜钻孔制备种植窝。

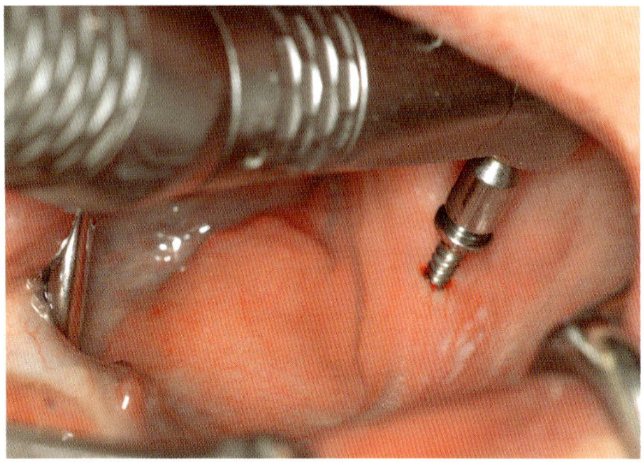

图4-674 自攻式球帽临时种植体的机械植入。

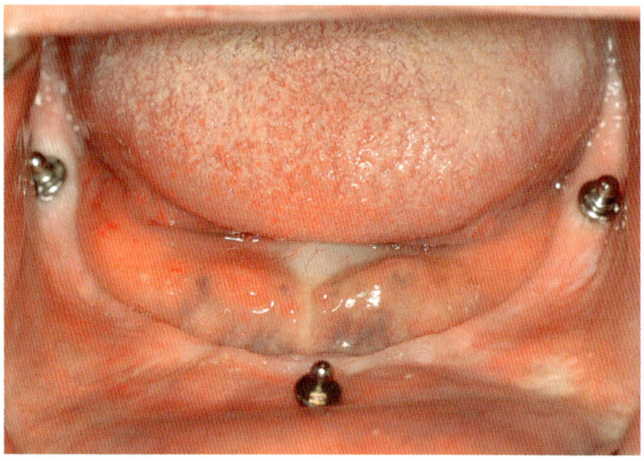

图4-675 3颗临时球帽种植体植入后的口内情况。

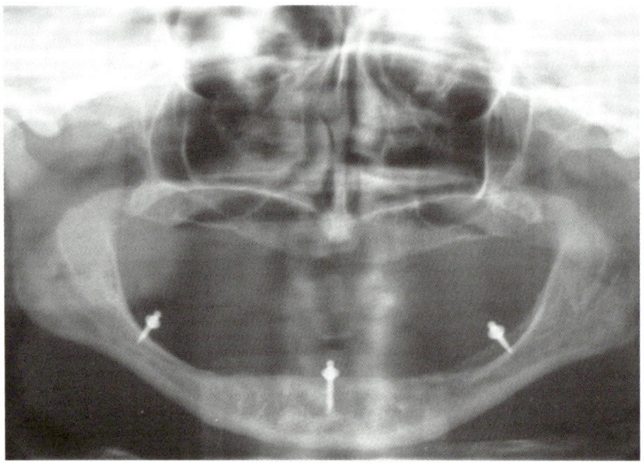

图4-676 植入临时球帽种植体后的曲面断层片。

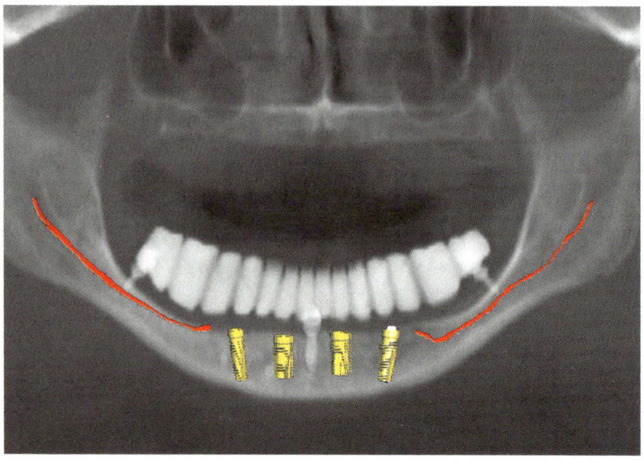

图4-677 用Msd 3D（Med 3D Impalantology）软件设计重建后的曲面断层片，其中4颗种植体的位置离颏孔近，但远不足以损伤神经。放射阻射性的牙齿使得有可能进行后续的设计。

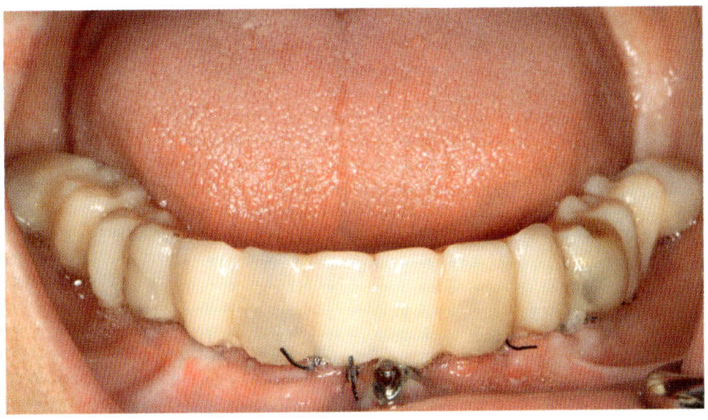

图4-678 在种植术后即刻行临时树脂桥修复。（图片来源：Prof Krennmair, Wels）

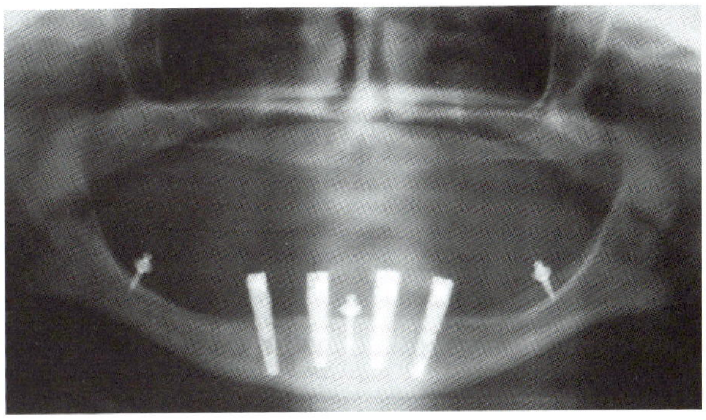

图4-679 术后的曲面断层片示种植体的位置和Med 3D系统中所精确设计的一样，并且使用了Camlog导航系统的导板。

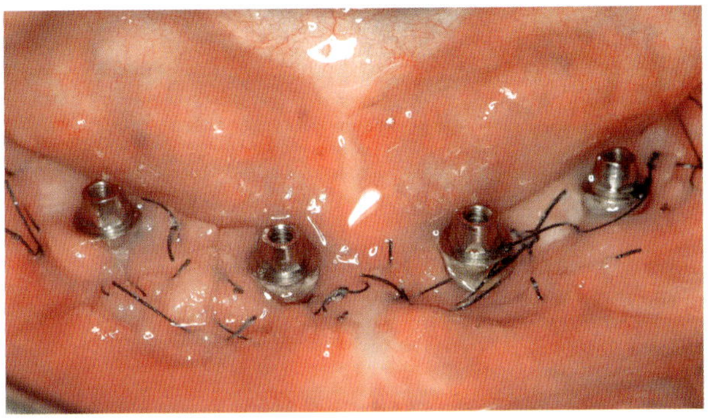

图4-680 术后10天拆线并重新使用临时树脂桥修复体。

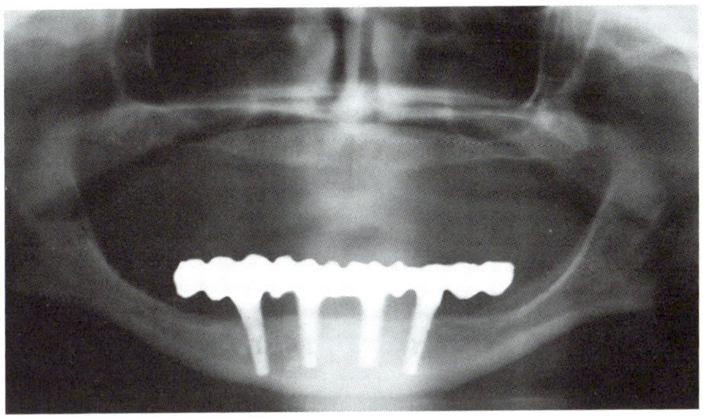

图4-681 种植体植入4年后的曲面断层片示种植体周围无骨吸收。

和颏神经（图4-677）。图4-678显示了在Camlog导航系统的导板和初级缝合的帮助下植入4颗3.8mm×11mm（中间）和3.8mm×13mm（侧面）Camlog种植体后的即刻口内情况。由于种植体的位置设计精确，可以在种植后即刻行临时树脂桥修复。曲面断层片示种植体精确地按照Med 3D系统所设计的植入，并且通过Camlog导航系统的导板植入（图4-679）。10天后，拆线并再次行树脂桥修复（图4-680）。4年后的随访曲面断层片和临床照片示种植体周围未见明显骨吸收，种植体周围黏膜健康（图4-681和图4-682）。

下面展示的是下颌骨仅有几颗不值得保留牙齿的66岁患者的病例。术前医生充分告知患者口内牙齿情况，如曲面断层片所示（图4-683）。首先拔除了除33和43之外的所有牙齿，以避免影响为Camlog导航系统进行骨定向临时植入（图4-684）。利用Med 3D（Med 3D Implantology）在计算机上进行CT重建，生成用于Camlog导引系统的导板（图4-685）。在利用Camlog引导模板的套筒进行预备种植窝之后（图4-686），用扭矩扳手将4颗3.8mm×13mm的Camlog种植体穿过模板的套筒植入，直到植入柱的3个止点到达套筒表面，扳手的凹槽在颊侧位置（图4-687和图4-688）。

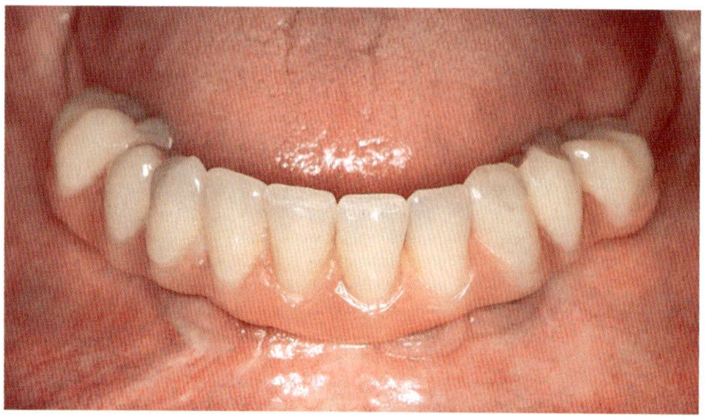

图4-682 4年后口内种植体周围黏膜良好。

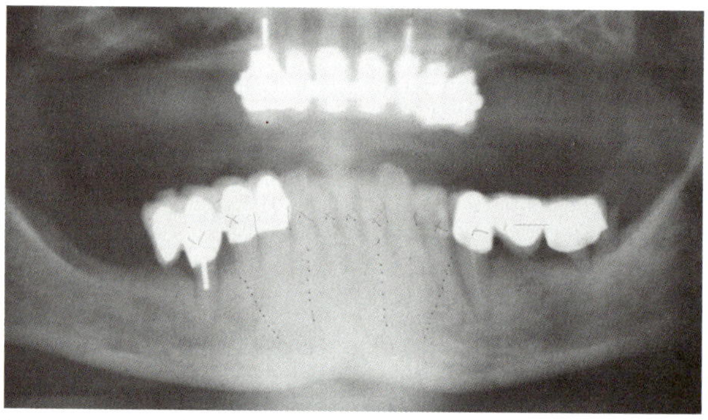

图4-683 患者E：曲面断层片示下颌牙无保留价值，患者有种植意向。医生解释了Malo治疗概念，在X线片上标记出来，并说明了神经的位置（后续阶段见图4-684～图4-695）。

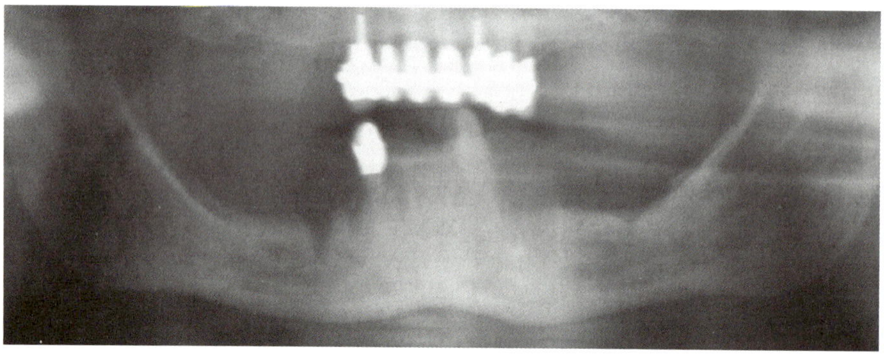

图4-684 拔除下颌牙齿（除了34、44）后的曲面断层片。

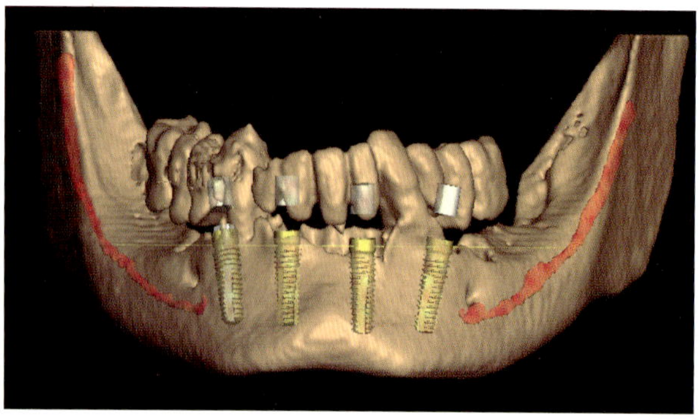

图4-685 Med 3D（Med 3D Implantology）设计，可以看到根据Malo概念所放置的4颗种植体和下颌神经。

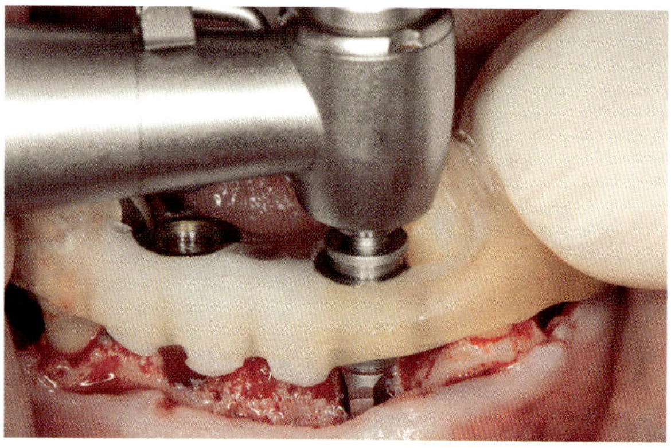

图4-686 制备种植窝，钻头严格按照套管钻入。

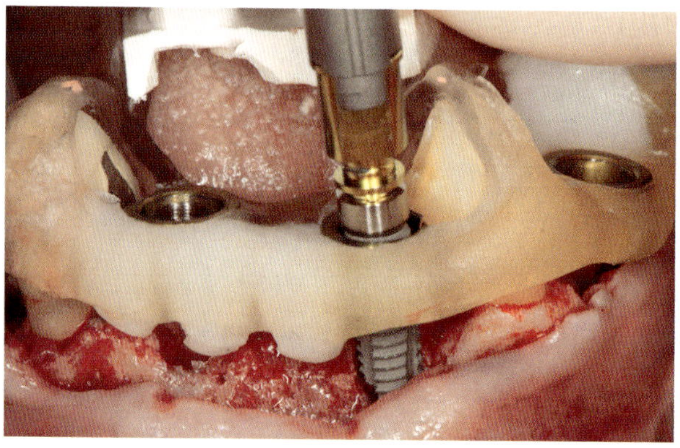

图4-687 用扭矩扳手植入种植体。

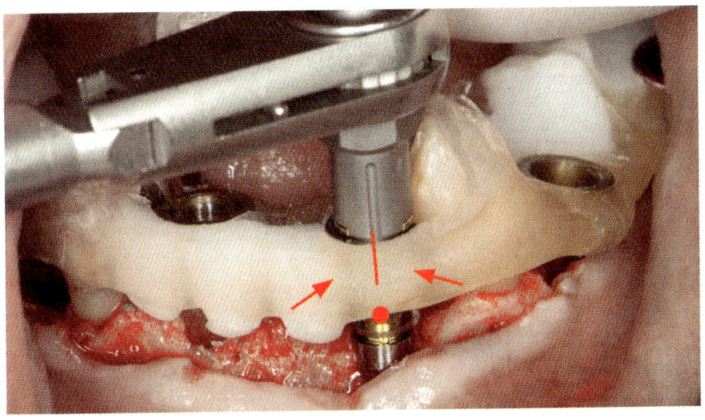

图4-688 持钉器的止点已经到达套筒的上方（箭头所示），扳手的凹槽在颊部（红色线和红色圆点所示）。这是理想的位置。

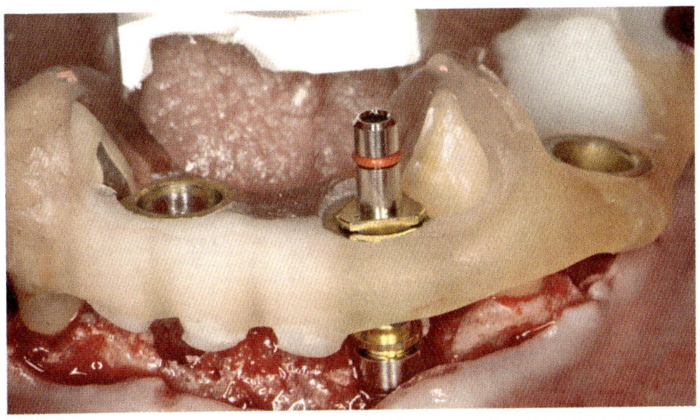

图4-689 在去掉扭矩扳手和持钉器之后，可以看到种植体植入在套筒中的位置和种植体在骨中的位置。

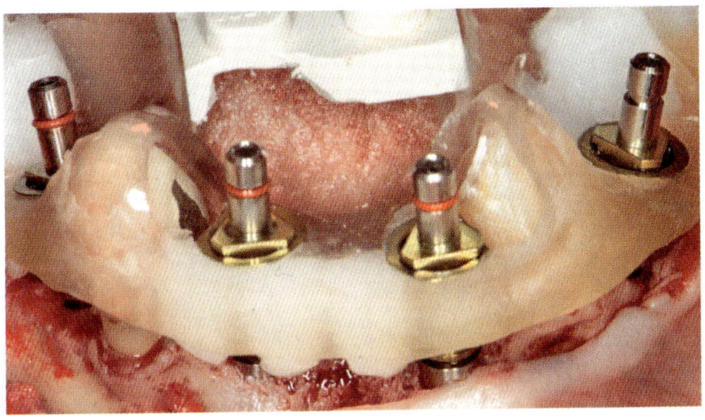

图4-690 通过套筒植入4颗种植体。

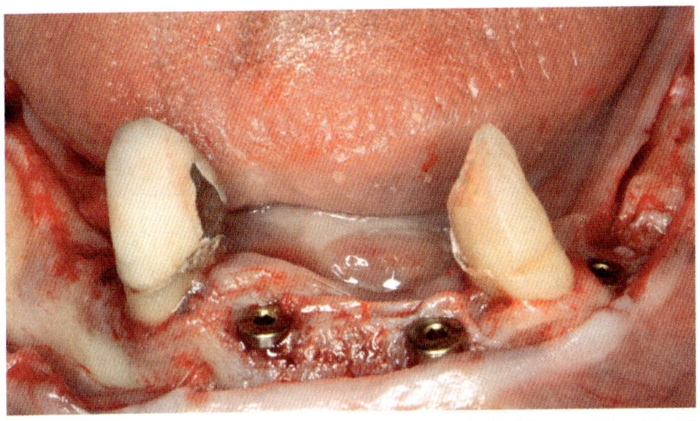

图4-691 拆除携带体和导板后在缝合前放入4颗覆盖螺钉。小缺损用Algisorb颗粒充填。

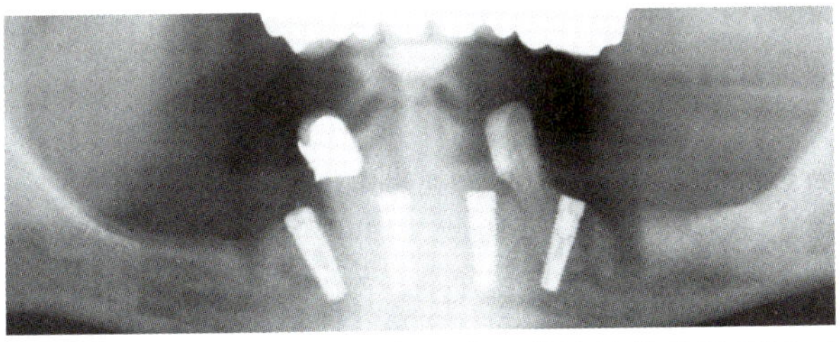

图4-692 拔牙前的曲面断层片，种植体的位置同Med 3D软件系统设计一样。

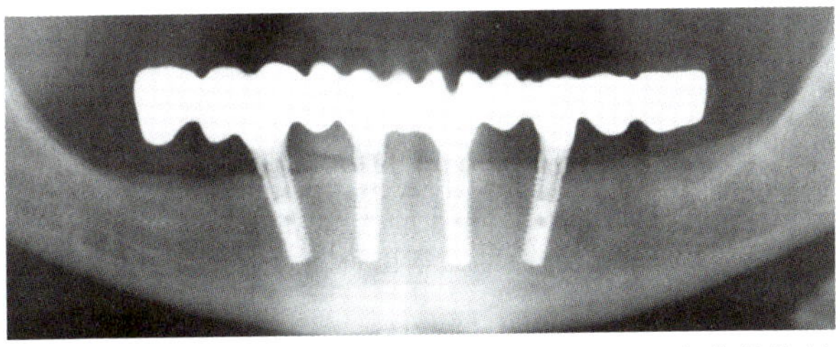

图4-693 拔牙3个月后植入种植体，以及最终种植体植入后行桥修复的曲面断层片。

在拆卸扭矩扳手和持钉器之后，可以看到种植体在套筒中的位置和种植体在骨中的位置（图4-689）。在植入4颗种植体之后（图4-690），移除携带体和导板以检查种植体的最终位置（图4-691）。图4-692为拔牙前种植体位置的检查影像。拔牙3个月后，种植体实现完全骨结合，最后行种植体支持式桥修复（图4-693）。3年后的随访显示，除中间、左外侧种植体外，其他种植体的周围黏膜稳定。种植体周围黏膜丧失是局部Pichler前庭沟成形术[32]的典型适应证，目的是在种植体周围形成附着龈并去除种植体颊侧周围的肌肉撕裂（图4-694）。3年后的X线片示种植体周围无骨吸收。因此，现在可以尽快进行Pichler前庭沟成形术（图4-695）。

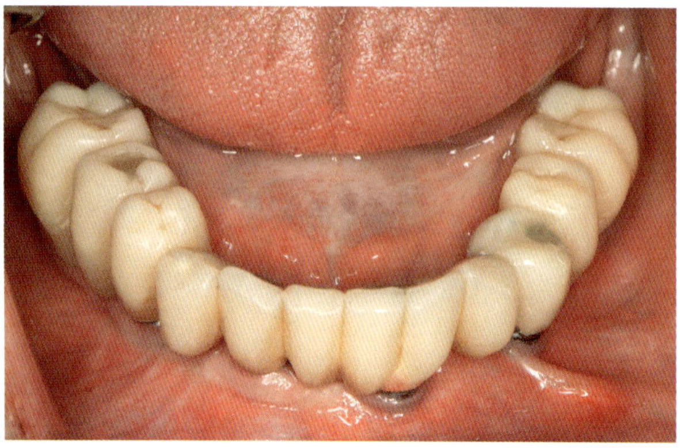

图4-694 3年后对种植体支持式桥体患者进行回访，见口内情况：32和34的种植体颊侧区域有黏膜问题。

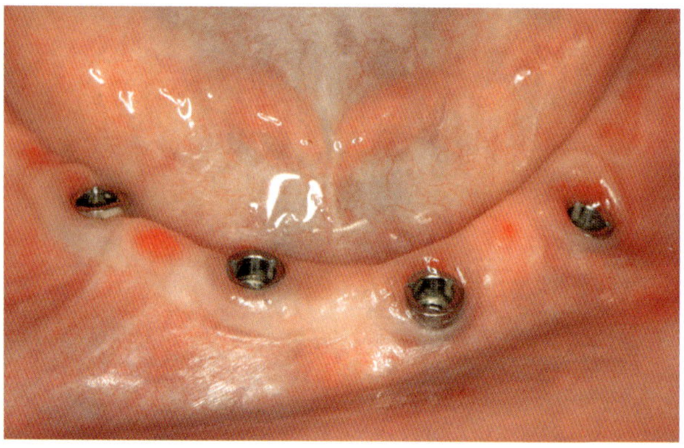

图4-695 3年后移除桥体后，可见32-34种植体周围的黏膜问题非常明显，必须用Pichler前庭沟成形术[32]治疗。

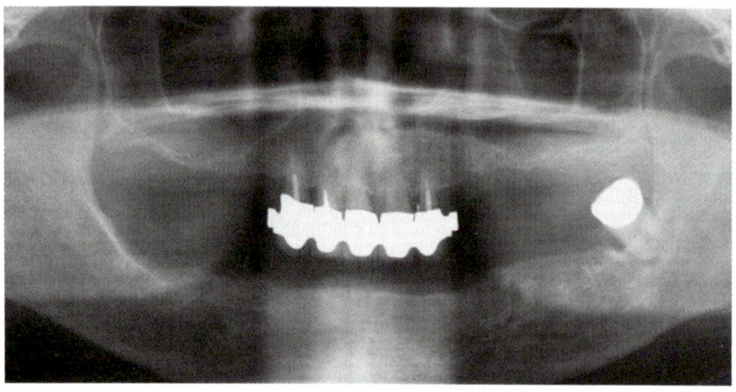

图4-696 患者F：下颌无牙颌的曲面断层片示骨量足够，可根据Malo概念植入6颗种植体（后续阶段见图4-697～图4-709）。

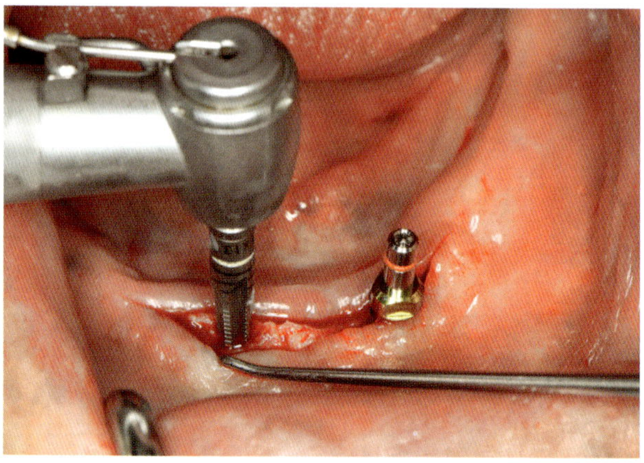

图4-697 在骨量足够区域预备第二颗种植体的种植窝时的口内情况。

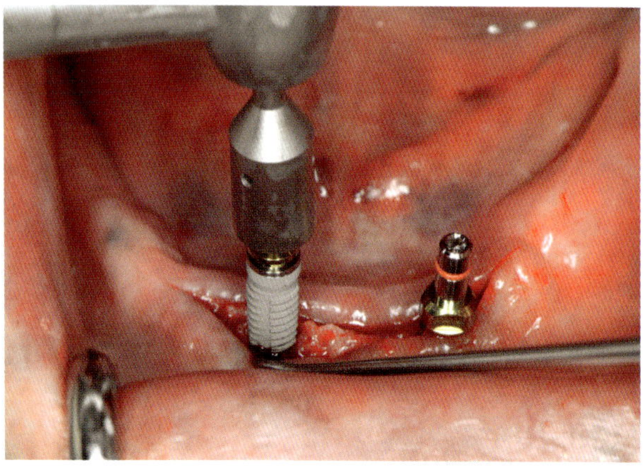

图4-698 植入第二颗种植体时的口内情况。

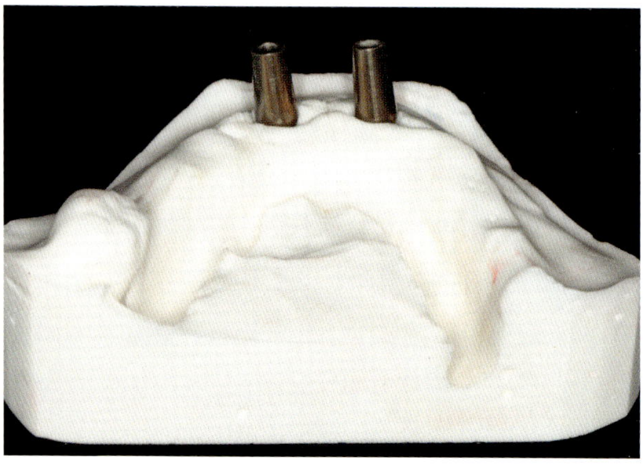

图4-699 将有两个标准基台的石膏模型固定在技工台上。

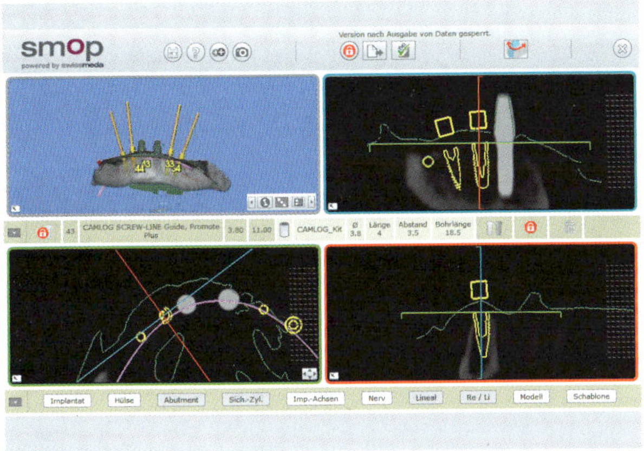

图4-700 Smop（SwissMeda）软件模拟4颗额外的3.8mm×11mm Camlog种植体。根据Malo概念向远中倾斜，以便尽量减少悬臂桥体。右上方的图片示种植体44的位置靠近颏孔。

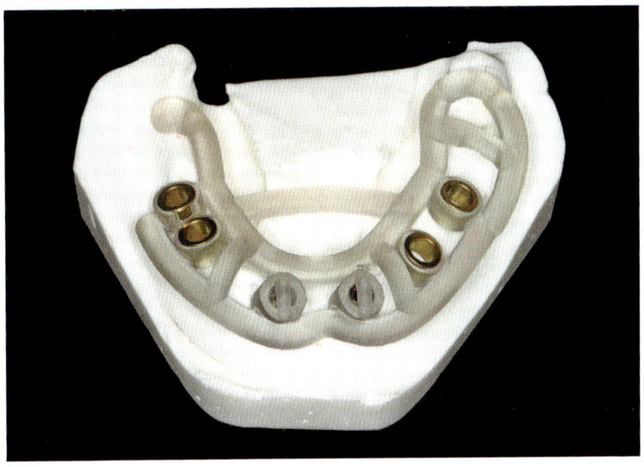

图4-701 在有可压入套筒的两个标准基台上安装最终导板。

在第三个病例中，展示了在69岁的患者身上应用进一步改良的Camlog导航系统[23]，不再需要临时种植体用于骨支持设计[62]（图4-696～图4-709）。在下颌和上颌的无牙颌病例中，首先将2颗3.8mm×13mm的Camlog种植体植入不会损伤神经处或上颌窦黏膜的安全区域（图4-697～图4-699）。使用这两个标准基台进行CT或DVT检查，并使用Smop软件（SwissMeda）来模拟后续种植体在可能损伤神经结构或鼻窦黏膜区域的种植情况（图4-700）。在种植医生确定了另外4颗3.8mm×11mm的Camlog种植体的植入位置之后，用SwissMeda制作一个打印导板，将Camlog引导套筒压入其中，导板就可以使用了（图4-701）。种植体植入遵循Camlog导航种植流程（图4-702和图4-703）。最后，移除两个用于稳定导板的基台、放入愈合螺钉并行初期缝合；或者可以应用Camlog Logfit基台使用Logfit系统来制作预制的临时桥修复（图4-704）。我们的病例选择种植体植入后进行初期愈合，最终用转移杆和替代体取印模（图4-705）。8天后，初期愈合良好，拆线并行临时桥修复（图4-706～图4-709）。

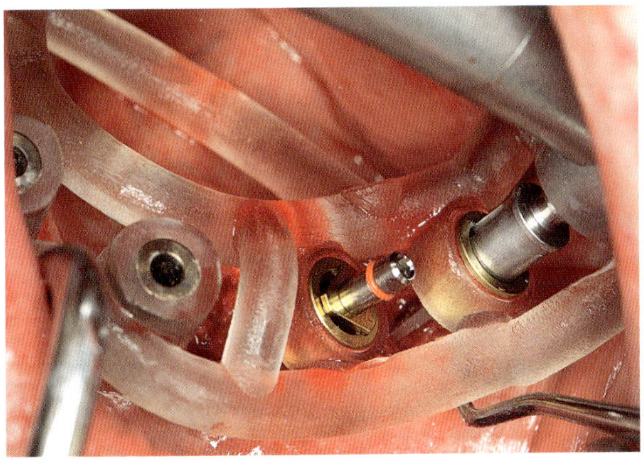

图4-702 在34备洞植入种植体的术中情况。

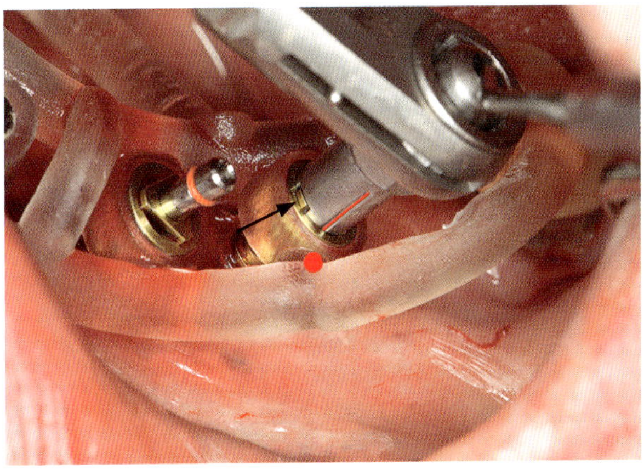

图4-703 在34植入种植体时的术中情况。携带体的止点已经到达套筒（箭头所示）的表面，并且扳手的小凹槽（红色线所示）位于在颊部（红色圆点所示）。

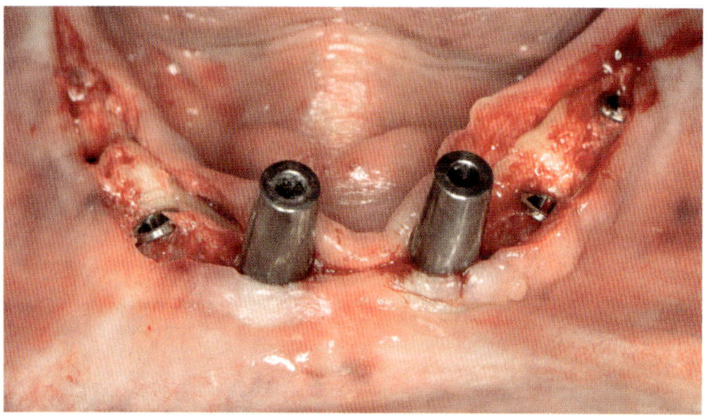

图4-704 在植入4颗附加种植体和移除两个标准基台前的术中情况。

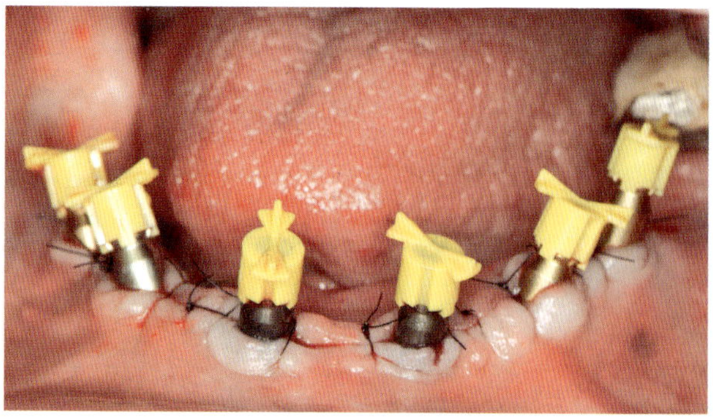

图4-705 局部缝合后、放入转移杆和替代体的术中情况。

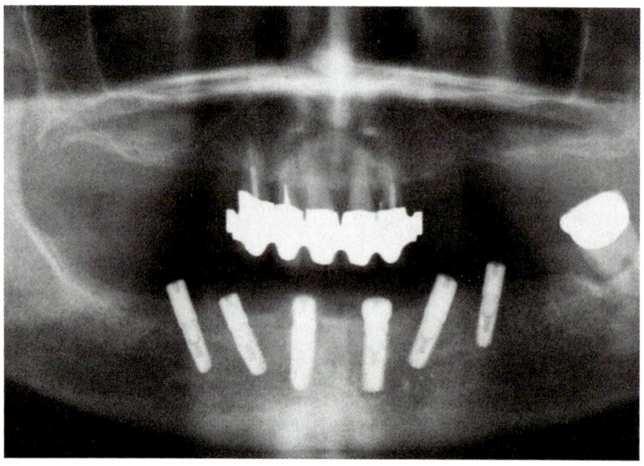

图4-706 术后的曲面断层片示6颗按照之前的设计并经导板引导而植入的种植体所在的位置。

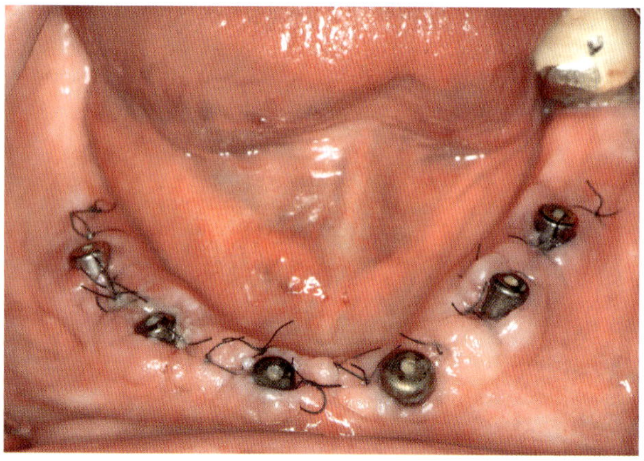

图4-707 种植术后8天，拆线前的口内情况。

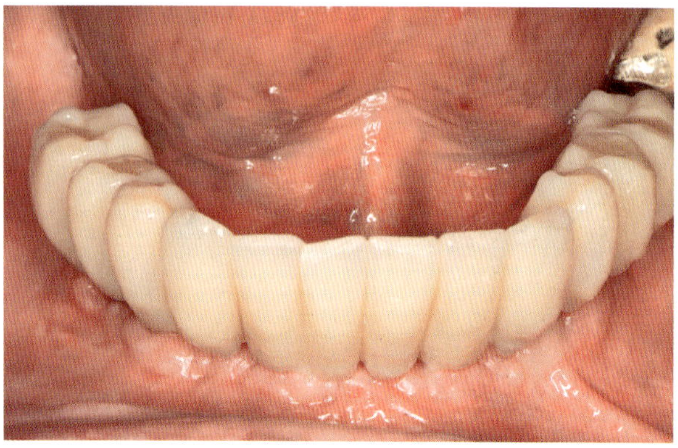

图4-708 种植术后8天，进行长期的临时桥修复。

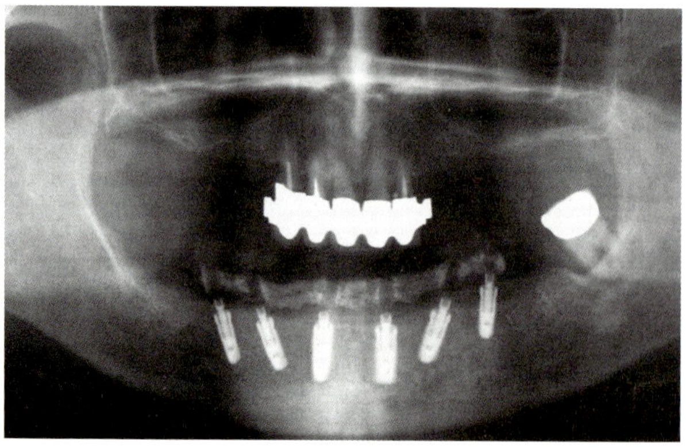

图4-709 种植术后8天，放入桥体后的曲面断层片。

4.9 重要软组织问题

龈缘切口

为了获得理想的黏膜条件，特别是良好的红白美学，龈缘切口（图4-710～图4-714）、牙槽嵴的中线切口（图4-710）或无牙区腭侧切口（图4-715～图4-717）已被证明是有效的[63-65]。当通过牙间乳头进行切口时，必须注意确保15C手术刀在腭侧或舌侧方向移动（图4-711），使分离黏膜时龈乳头完整（图4-712）。进一步分离牙龈之后（图4-713），可根据需要暴露上颌骨或下颌骨的整个牙槽嵴（图4-714）。龈缘切口允许无张力缝合，同时用垂直褥式缝合固定一颗牙的两个龈乳头[66]。软组织的闭合在骨手术中非常重要。只有当软组织闭合时，骨移植或骨增量才能行无刺激性愈合。

腭侧切口

Sato[67]推荐的腭侧切口（图4-715～图4-717）可以避免缝线脱落，尽管牙槽嵴的中央部位的组织表面去上皮化的时间大约是2周（图4-715d和图4-716）。一般情况下，黏膜在术后几周能完全愈合，无炎症，且无缝线松脱（图4-717）。

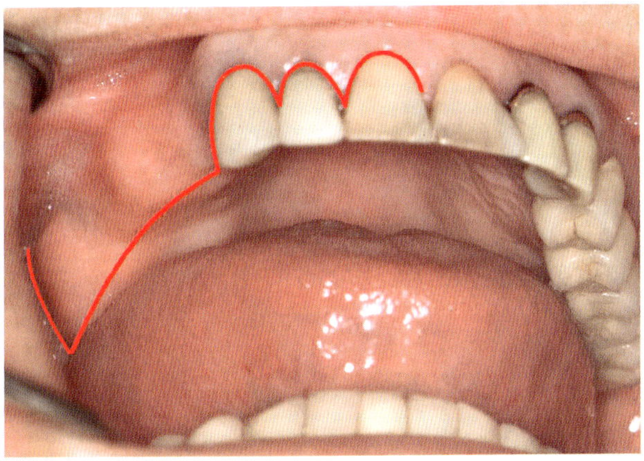

图4-710 进行龈缘切口和牙槽嵴中线切口。

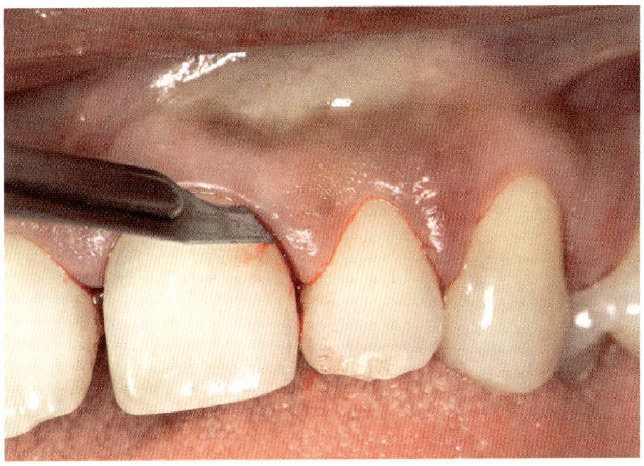

图4-711 用15C手术刀做楔形切口（后续阶段见图4-712～图4-714），切口进入前庭沟的结节区，作为上颌窦底提升术的入路。

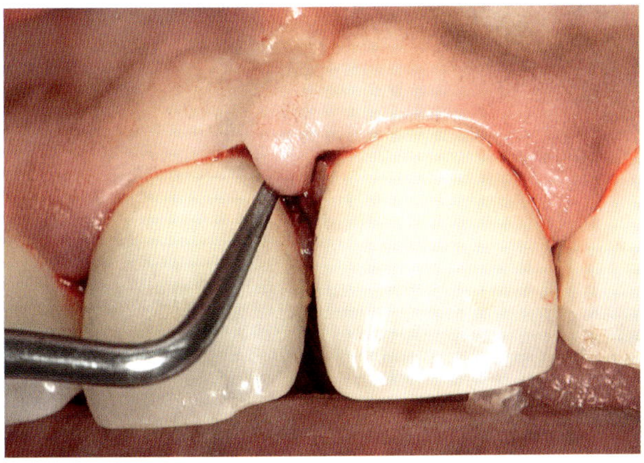

图4-712 用圆盘状骨膜分离器分离龈乳头。

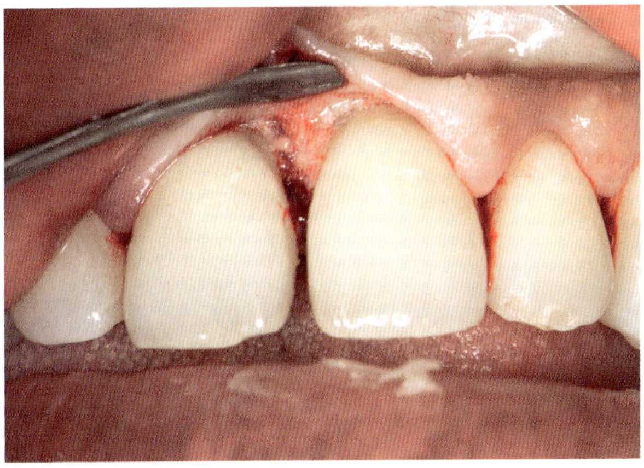

图4-713 通过移动Freer工具翻起全厚瓣。

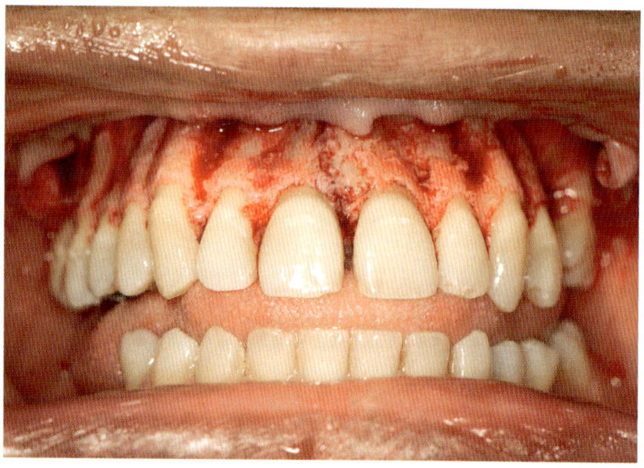

图4-714 翻起黏膜后的上颌骨。

带蒂的骨膜结缔组织瓣

避免缝线裂开的另一种方法是翻开带蒂的骨膜结缔组织瓣（图4-718）（见图4-301～图4-305，图4-397～图4-399）。这些局部带蒂的皮瓣必须仔细地从腭部或前庭黏骨膜瓣中分离出来，以提供足够的组织，然后无张力地推到对面的前庭或腭部黏膜区域的骨膜下。褥式缝合固定后，提供了两层软组织闭合。

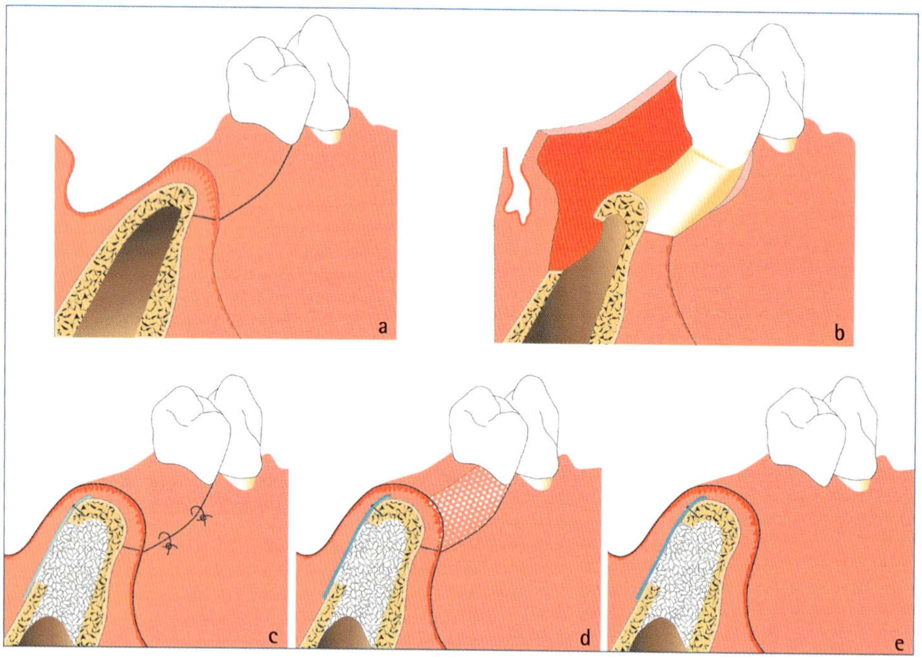

图4-715 根据Sato[67]上颌窦底提升术腭侧切口。（a）切开腭侧黏膜。（b）在上颌窦黏膜抬高之前，翻开黏膜之后并准备骨槽。（c）上颌窦底提升之后缝合。（d）约2周在牙槽嵴中部和腭侧切口之间的黏膜去上皮化。（e）黏膜愈合。

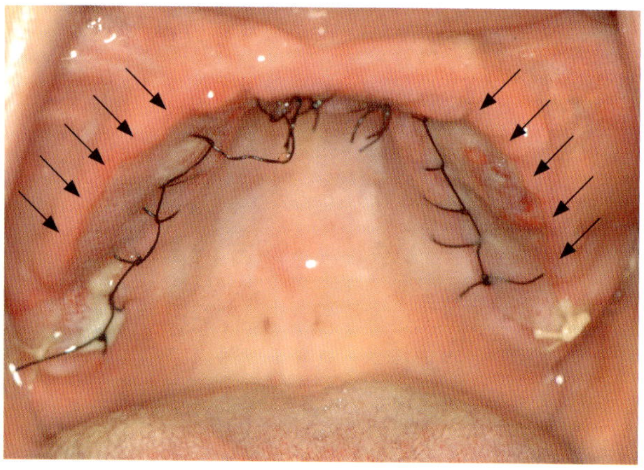

图4-716 术后10天，拆线前上皮剥落（缝线和箭头之间）。

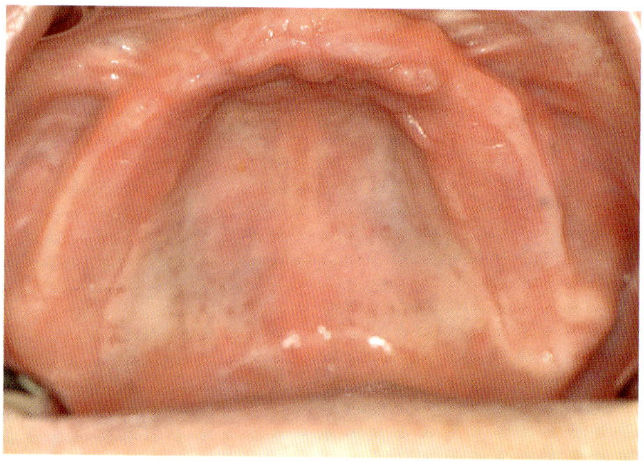

图4-717 几周后，黏膜完全愈合，没有开裂。

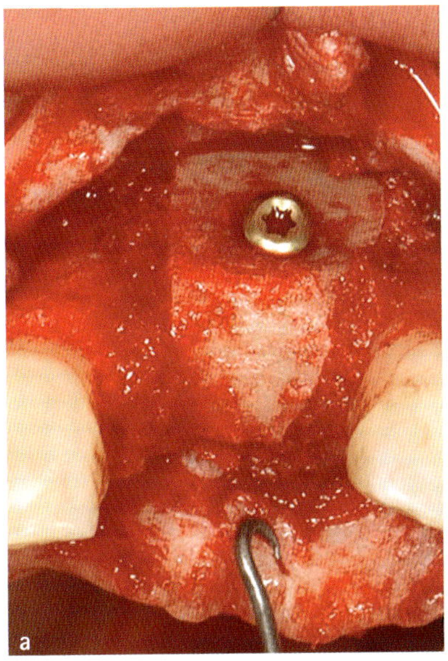

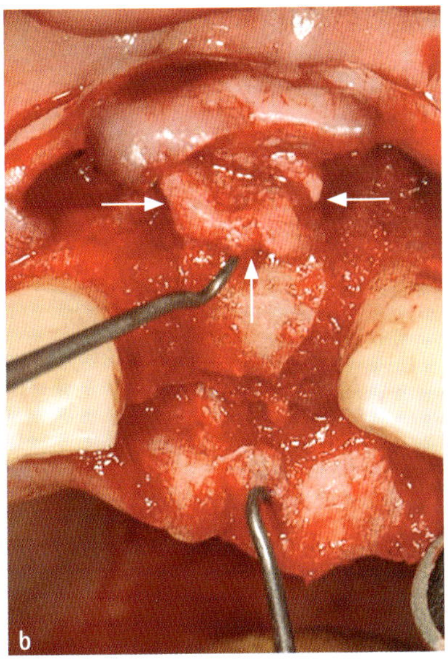

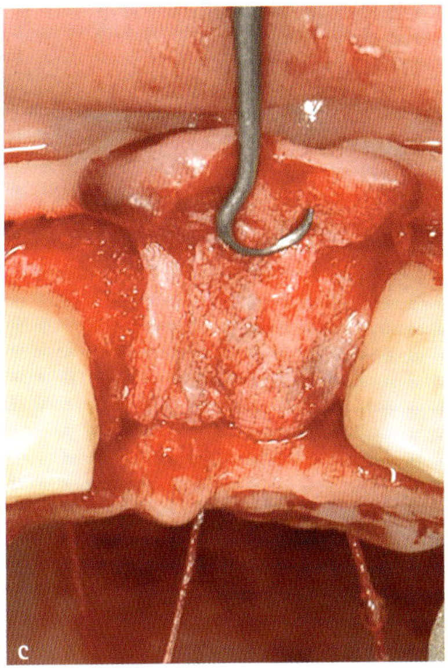

图4-718 从前庭侧翻起骨膜瓣。（a）将自体单皮质骨从升支固定到位，用微型骨合成螺钉固定。（b）移动前庭带蒂的骨膜结缔组织瓣（箭头所示）。（c）用4-0可吸收缝线垂直褥式缝合固定腭黏膜下的皮瓣。

缝合裂开

出现并发症并不意味着犯了错误。然而，如果犯了错误，就应该仔细观察并做出反应，根据歌德所讲："你只能看到你所知道的"和孔子所讲"过而不改，是谓过矣"。

本节主题是作为种植手术基础的不同的骨移植物和骨形成物的血管化。软组织闭合是骨形成的前提。

- 第一原则：当无骨存在时，有足量软组织和软组织闭合，不会有骨保存；骨和软组织是相互依存的，这必须加以考虑。
- 第二原则：只有无张力的黏膜闭合才会有无炎症的初级愈合。

这些原则不能改变。当缝合裂开时，应迅速进行矫正手术，以免骨移植受损。如果在异物区域如钛螺钉或钉子处出现缝合裂开，应尽可能取出。如果不是在这些区域，应尽最大可能地用带蒂的骨膜结缔组织瓣或带蒂的黏膜瓣覆盖缝合裂开区域（图4-301～图4-309）。

黏膜处理

正如本章开头所论述的，种植体周围的软组织对于种植体的美学效果和长期成功至关重要。如图4-719～图4-724所示，一位39岁的患者，由于严重的上颌萎缩，在16-26区进行了从髂前上棘取自体骨的环形Onlay植骨，然后使用多个种植体冠修复。如第3章（图3-13）所示，该患者骨萎缩严重。骨吸收致12处种植体颊部骨开窗，随后颊黏膜穿孔。为了避免种植体脱落，必须立即进行另一次骨增量治疗，在穿孔区缝合固定了一块取自硬腭的游离中厚黏膜瓣（图4-720～图4-722）。美学效果令人满意（图4-723）。虽然骨开窗原因没有得到纠正，但取得了令人满意的美观和功能效果，其效果维持了7年（图4-724）。

如本章开头所讨论的（图4-8），种植体周围至少有4mm厚黏膜是必需的[17,19]。黏膜越薄或移动性越大，种植体周围骨吸收的风险就越大。这将会导致种植体周围炎，引起进一步的骨吸收，甚至可能导致种植体脱落[18]。图4-725～图4-734

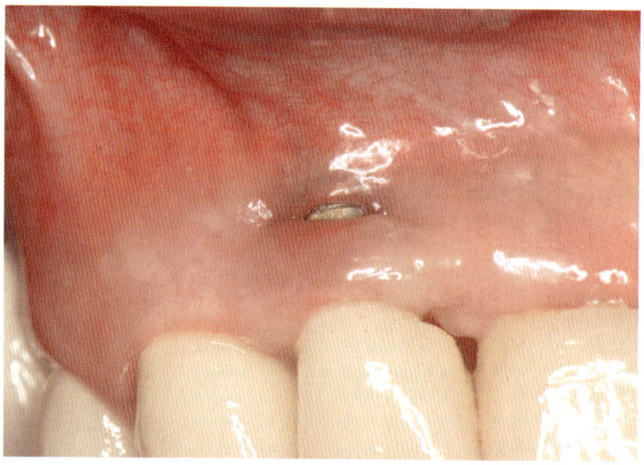

图4-719 患者A：种植体周围黏膜穿孔，在该位点上种植体周围没有骨形成（后续阶段见图4-720～图4-724）。

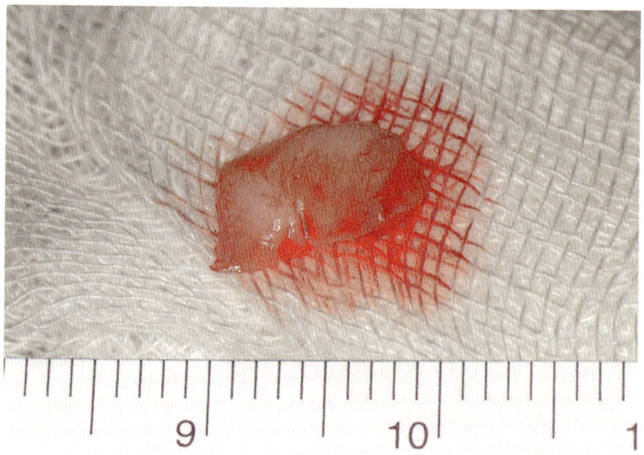

图4-720 中厚黏膜瓣。

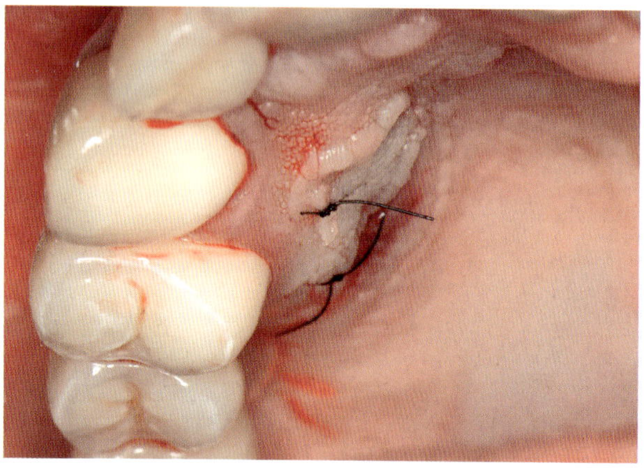

图4-721 移植供区用5-0可吸收尼龙缝线关闭。

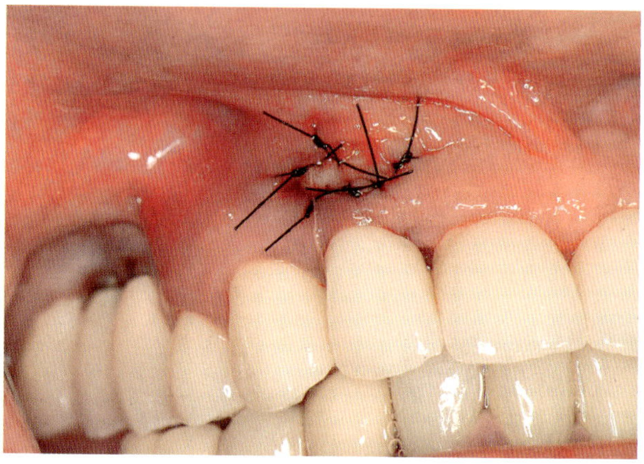

图4-722 黏膜瓣缝合就位。

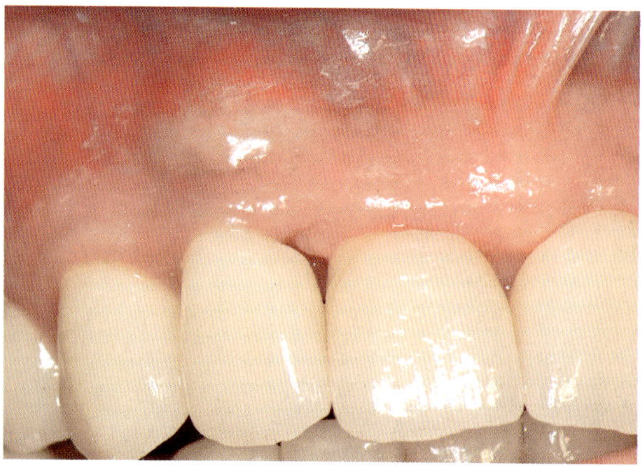

图4-723 治疗2年后黏膜瓣愈合情况。

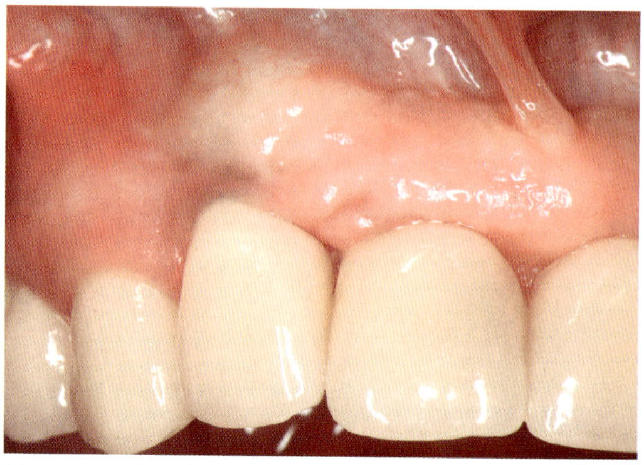

图4-724 术后随访7年，黏膜覆盖稳定。

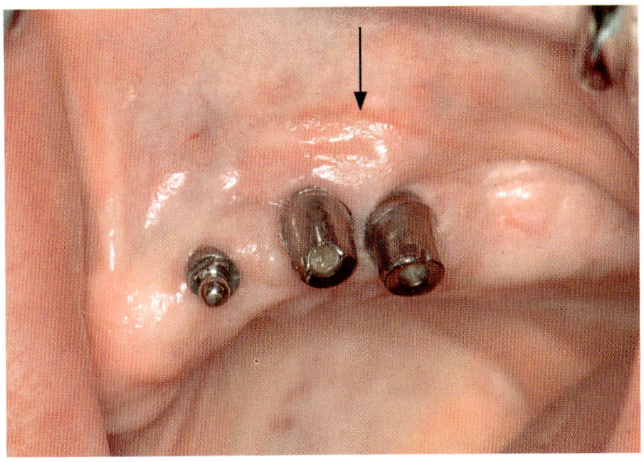
图4-725 患者B：两颗种植体之间的可移动黏膜（箭头所示）（后续阶段见图4-726～图4-734）。

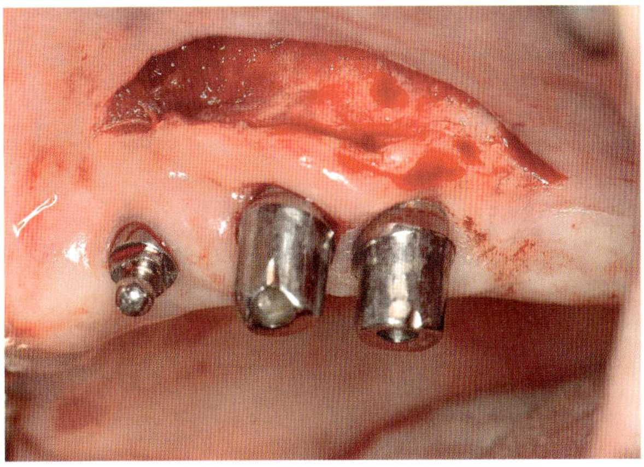
图4-726 前庭水平切口。

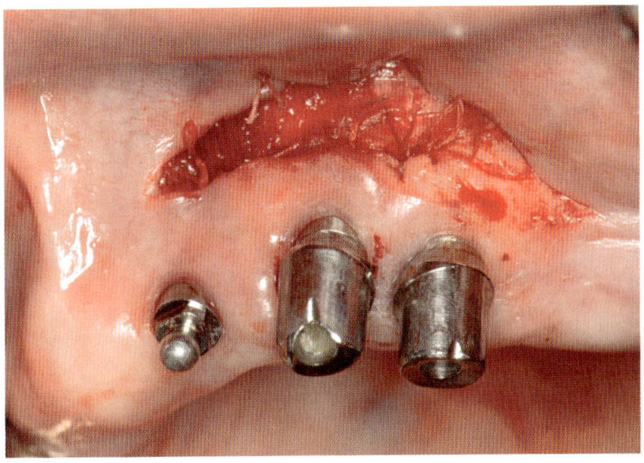
图4-727 在切开黏膜并取出可移动的结缔组织后，用5-0可吸收缝线缝合牙槽黏膜端口。

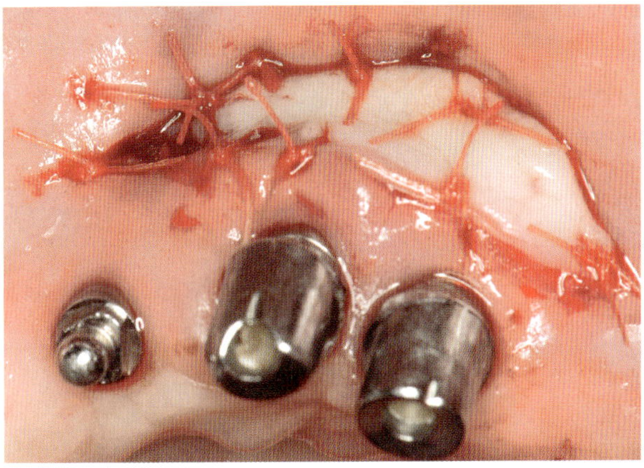
图4-728 用硬腭的游离薄黏膜瓣覆盖缺损，然后用5-0可吸收缝线固定。

展示了一位55岁患者的这一情况。该患者在23和24种植体之间周围黏膜活动松软（图4-725）。附着龈减少致种植体周围炎。这就是为什么要在前庭做一个水平切口，破坏黏膜，切除海绵状结缔组织（图4-726）。然后用5-0可吸收缝线缝合黏膜伤口边缘，用硬腭上薄的游离黏膜瓣覆盖缺损（图4-727～图4-729）。然后佩戴义齿并用牙周塞治剂覆盖移植瓣（图4-730）。图4-733和图4-734显示了供体缺损的无炎症愈合，23和24种植体之间有新的附着龈形成。

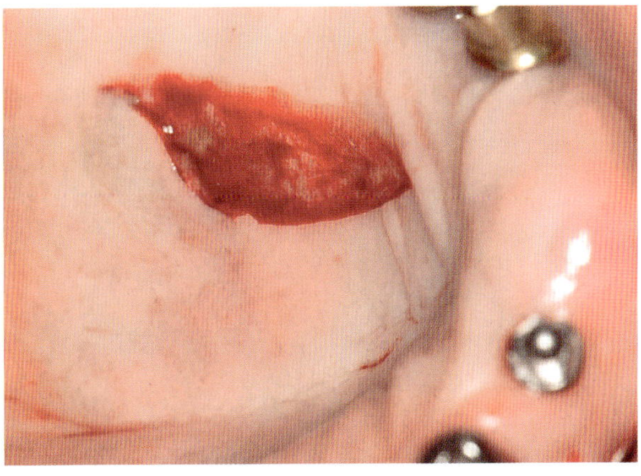
图4-729 硬腭右侧供区。

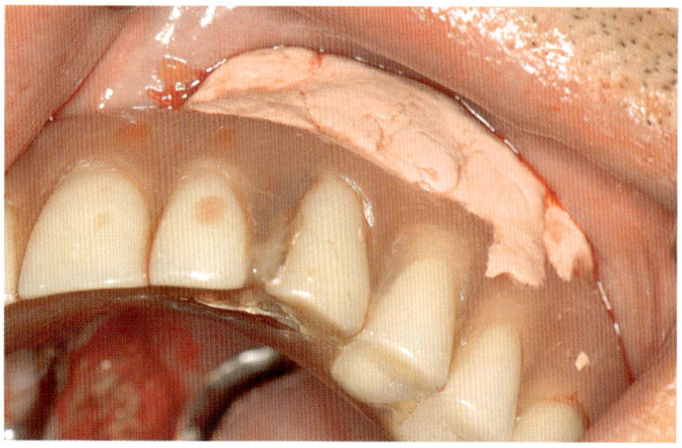

图4-730 用牙周塞治剂覆盖黏膜移植瓣。

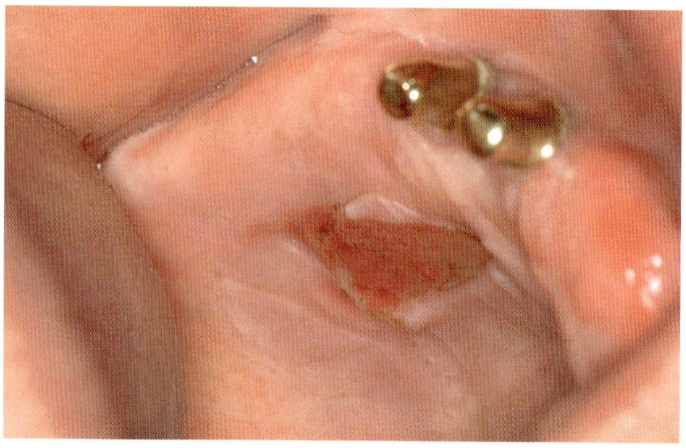

图4-731 术后8天黏膜无炎症愈合。

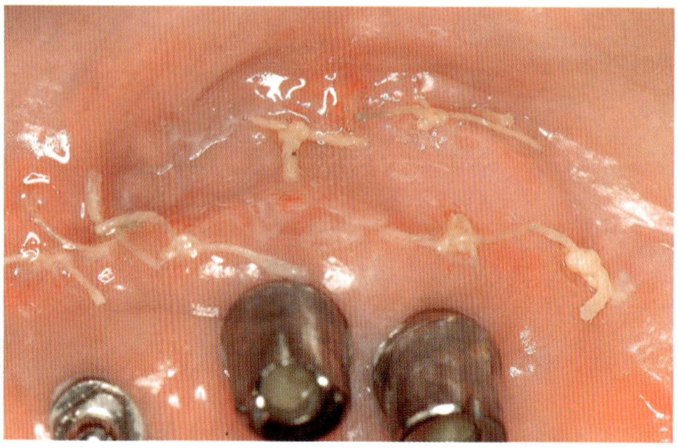

图4-732 术后2周，在拆除缝线前可见黏膜移植瓣无炎症愈合。

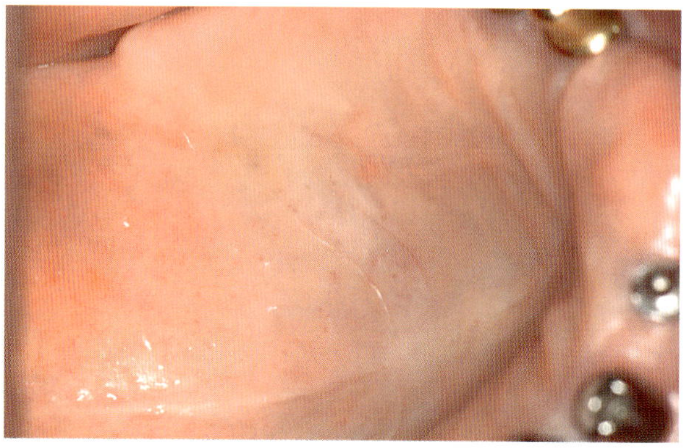

图4-733 术后4周供区完全愈合。

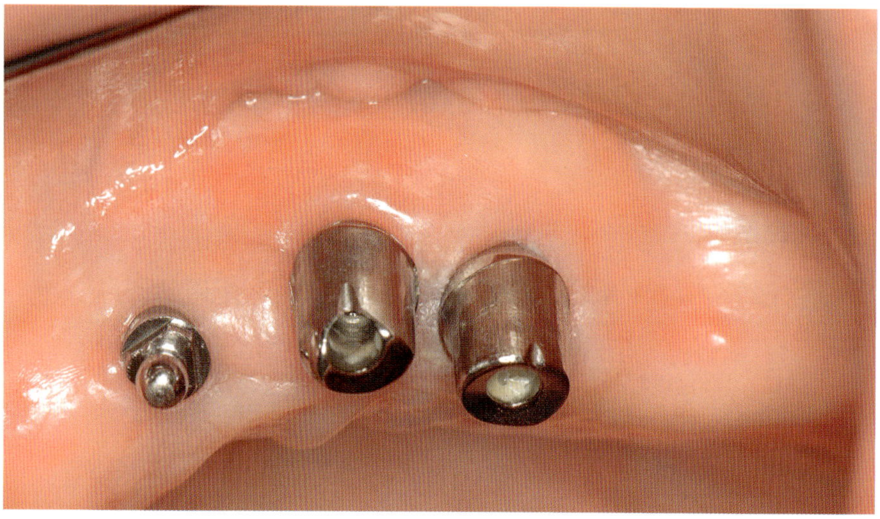

图4-734 4周后黏膜移植无炎症愈合。在这个阶段，两颗种植体周围可见较宽的附着黏膜。

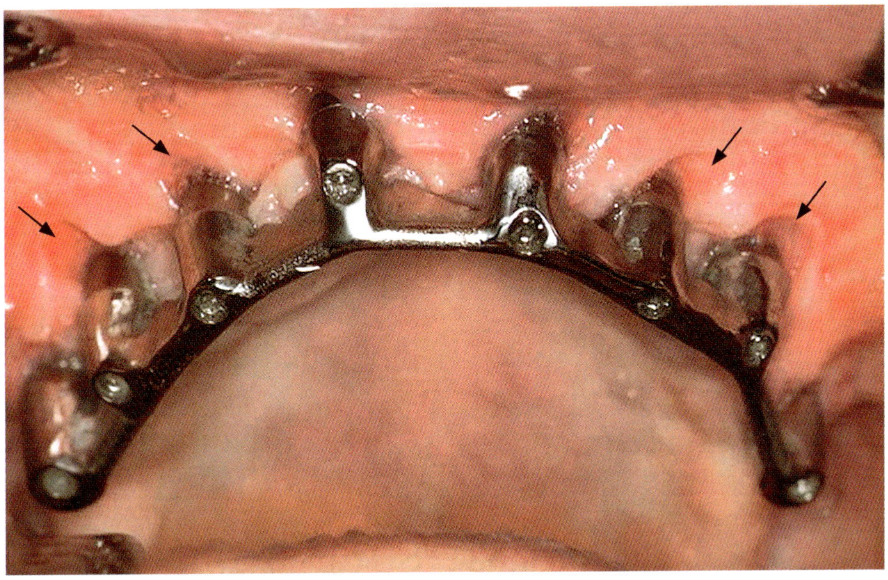

图4-735 患者C：马蹄形Le Fort Ⅰ型截骨术后5年，种植体周围有深的可移动黏膜（箭头所示）伴早期种植体周围炎，该患者应用8颗种植体和一个杆卡式的覆盖义齿（后续阶段见图4-736和图4-737）（同一患者如图4-506～图4-526所示）。

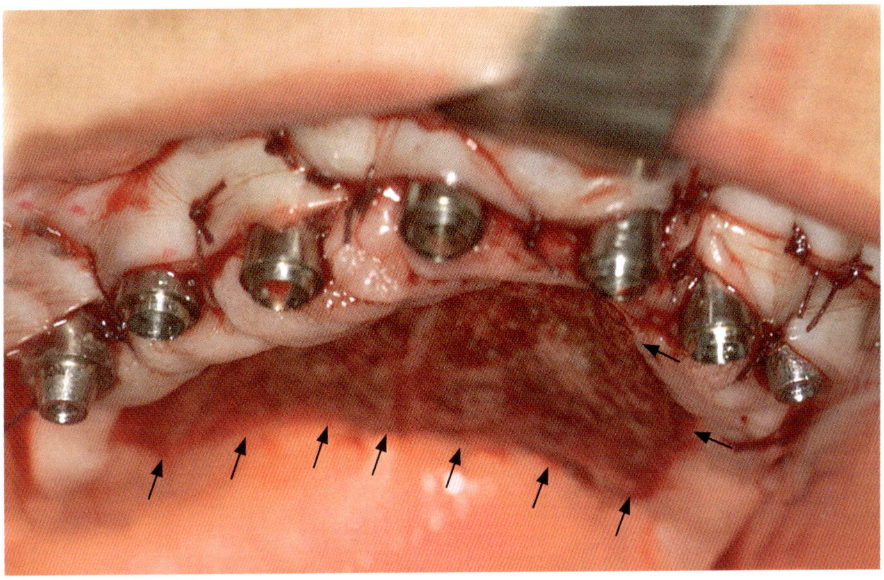

图4-736 在硬腭两侧切取圆形、游离薄黏膜瓣后的术后情况，箭头所示供区的边界。

图4-735～图4-737（与图4-506～图4-526相同的患者）显示了一位55岁患者在马蹄形Le Fort Ⅰ型截骨术后形成的可移动的海绵状黏膜的复杂情况。5年后，活动性黏膜在种植体周围形成环形深度凹陷，伴有早期种植体周围炎（图4-735）。使用几个从硬腭游离的薄黏膜瓣（图4-736），使种植体周围黏膜坚固和绷紧而没有凹陷（图4-737）。

现在还有很多事情不能解释，包括一些反常现象，种植体穿孔移植的小肠黏膜在几年内完全没有炎症，而且没有一点种植体周围炎的迹象（图4-738）。这是一个完全出乎意料的结果，并可能反映带有终末供血的被移植的小肠黏膜有良好的血管化。好的结果来自于经验，而经验来自坏的结果。

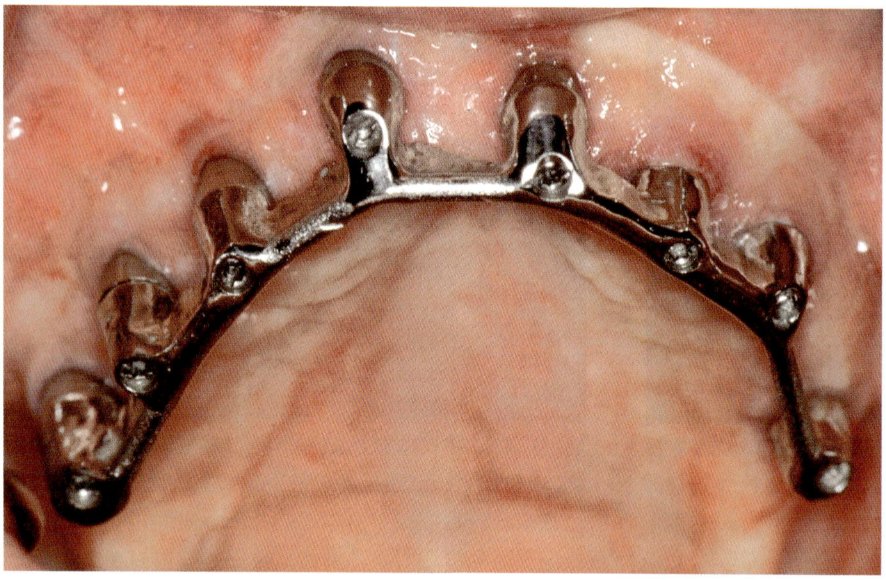

图4-737 游离腭黏膜瓣移植3年后种植体周围黏膜状况，种植体周围可见附着黏膜。

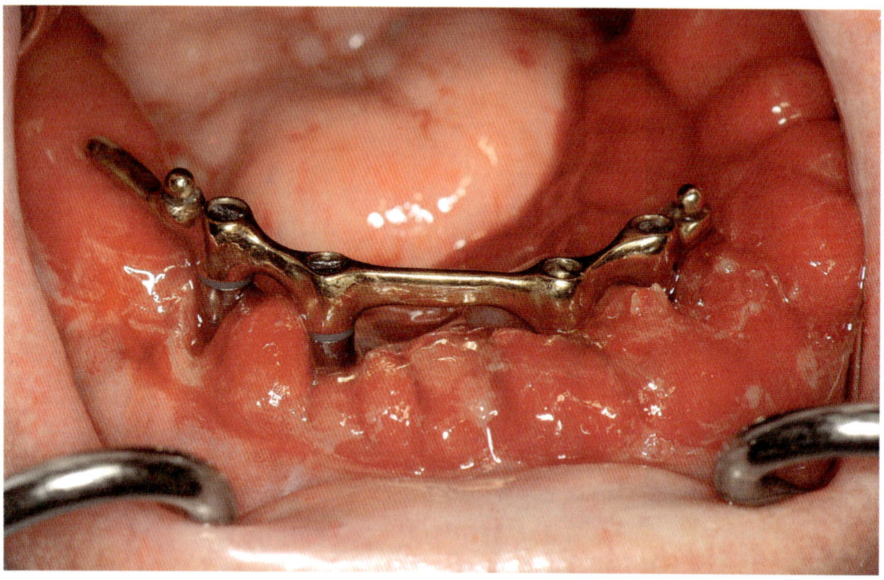

图4-738 植入4颗下颌种植体10年后，用小肠黏膜瓣覆盖种植体穿孔区，种植体植入点周围黏膜无肿胀，1年后在下颌骨内皮层、牙槽黏膜、口底部分切除后和用54 Gy放射治疗之后用游离的血运丰富的小肠黏膜重建黏膜缺损区。

第 5 章

特殊技术
Special Techniques

5.1 Robert E. Marx

5.2 Fouad Khoury

5.3 C.M. ten Bruggenkate, E.A.J.M. Schulten

5.4 Ole T. Jensen, Nardy Casap

5.5 Lorenz Brauchli, Klaus Sinko, J. Thomas Lambrecht

5.6 and 5.7 Andreas Filippi

5.1 重组人骨形态发生蛋白在当今口腔颌面外科的应用

Robert E. Marx

骨形态发生蛋白的发展史

骨诱导生物学原理于1963年提出，并于1965年由矫形外科研究员Marshall Urist首次发表，称为“自体诱导成骨”[1]。他的重大发现表明，死骨在特殊条件下可以再生新骨。也就是说，他将人脱钙骨基质（DBM）植入大鼠的肌肉袋中，发现了异位骨形成。然而，直到1971年，他才发明了骨形态发生蛋白这个术语，因为到那时，他的研究已经使他得出有活力的骨再生归功于一种可提取的蛋白的结论[2]。直到1977年，我们称作骨形态发生蛋白（BMP）的蛋白才从骨中分离得到[2]。从此到80年代中期，对人基因组20号染色体上的氨基酸序列、三级结构和基因进行了鉴定，发现了多个BMP[3]。

在20世纪80年代早期，各种BMP被加入到间充质细胞复合物中进行与新骨形成活性相关的测试。在这些实验中，BMP-2、BMP-6和BMP-9显示出最大的活性[4]。然后在1988年，分子生物学家John Wozney将BMP-2克隆成重组人骨形态发生蛋白-2（rhBMP-2）[3,5]。这一系列的老鼠[6]、兔子[7]、绵羊[8]、山羊[9]、犬[10]、猴子[11]的动物实验，每项研究都证明当rhBMP-2被输送到在加工牛肌腱衍生的脱细胞胶原海绵（ACS）的缺损处时，新生骨形成。因此，目前可用的生物材料是rhBMP-2/ACS（注入骨移植）。美国食品药品监督管理局（FDA）要求进行的3项口腔颌面部人体临床试验指标中的第一项是在1993年开始进行的，此前，对腰椎融合和胫骨骨折的矫形人体试验也有所进展。第一项名为Ⅰ期临床试验的人类颌面部试验证明了rhBMP-2在上颌窦底提升和牙槽嵴保留术的中安全性和有效性。也就是说，rhBMP-2/ACS证实有新生骨形成，而且没有严重的如过敏、气道阻塞、骨溶解等不良反应，以及危及生命的事件[12]。这使得Ⅱ期临床实验能够进行，使用同样的方法进行上颌窦底提升和牙槽嵴保留手术，确定了rhBMP-2/ACS最有效的浓度为1.5mg/mL[13]。这是一个重要发现，因为这个浓度对间充质干细胞和骨原细胞是最好的化学吸引剂。这项研究已于1999年完成，并完成了FDA批准的Ⅲ期临床试验。Ⅲ期“关键试验”直接对比了rhBMP-2/ACS与自体骨移植在上颌窦底提升术、未处理的拔牙窝中的应用，以及比较rhBMP-2/ACS与不含rhBMP-2的ACS海绵在牙槽嵴保留术中的应用。在上颌窦底提升术中，rhBMP-2/ACS与自体移植物相比取得了相同的结果[14]，在保留牙槽嵴的研究中，rhBMP-2/ACS再生了拔牙窝中骨的宽度和垂直高度，而对照组没有[15]。随后，FDA在2007年3月明确了两种移植物的适应证。FDA在2002年明确了腰椎融合的两个矫形适应证[16]，在2005年明确了新鲜胫骨骨折的矫形适应证[17]。

rhBMP-2/ACS的研究进展

在本质上，各种BMP通过指导发育中的胎儿的迁移、分割和骨形态发生来形成骨的某些部分。在成人中，BMP是破骨细胞介导的骨吸收后与骨改建相关的耦合因子。因此，BMP是正常骨更新循环的重要组成部分，有时也称为骨重建。在骨转换中，胚胎发生后，破骨细胞吸收释放酸不溶性BMP，这些BMP由分泌原始类骨质的成骨细胞放入矿物基质中。因此，释放的BMP能吸引局部和循环的干细胞，使其增殖，直接分化成骨细胞，并促进成骨样物质的形成，从而再生被吸收的骨。这些机制的临床意义是rhBMP-2首先形成类骨质和几乎为胚胎类型的松质骨，而不是致

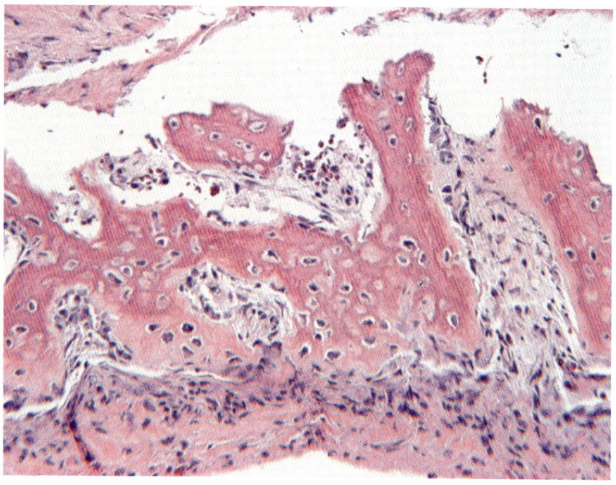

图5-1 rhBMP-2/ACS最初诱导的胚胎型骨。

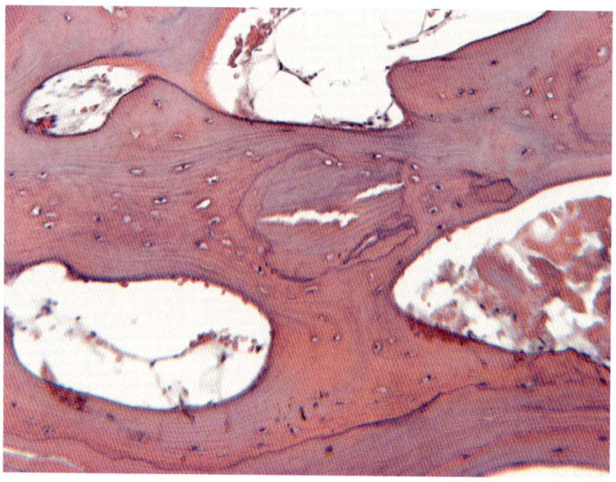

图5-2 刺激或功能负荷后rhBMP-2/ACS发育成成熟骨。

密骨或皮质骨。此外，成人体内天然的BMP量很低，因为它仅被编程来替代吸收的骨，而不增加新的骨量。因此，当骨移植时，需要重组技术，其能够增加移植物中的BMP量，使其比原生骨改建中的多100万倍，而同种异体骨或异种骨移植物中也含有重组技术。然而，骨再生需要6个月，并产生3型或4型血管松质骨。然而，如果在植入种植体时有创伤或行功能负荷（图5-1和图5-2）这种胚胎型骨会迅速成熟。

原位组织工程

下面讨论的是具有临床应用代表的原位组织工程。这意味着组织（在本例中是骨）的再生是通过结合各种生物元素而形成的，不需要直接采集骨。无论是在原位还是在无菌实验室中，为了构建任何组织，都必须确保经典组织工程的所有3个部分（图5-3），即细胞、生长因子和支架材料。在此描述的组织工程组合物中，这些细胞是间充质干细胞和骨原细胞，它们可能来源于局部骨表面、循环细胞或来源于骨髓来源的浓缩干细胞。主要细胞因子是rhBMP-2，但也可能由伤口中的天然血小板增强，这些血小板来自富含血小板的血浆或骨髓浓缩物的血浆。基质代表支架，可以在支架上成骨。可以使用各种支架，例如自体松质骨、异体松质骨、异种松质骨或羟基磷灰石的矿物复合材料，如C移植物。笔者更喜欢将同种异体细胞骨与来自血浆的细胞黏附分子纤维蛋白、纤维连接蛋白以及来自血小板的玻连蛋白结合。因此，对于骨形成，使用天然的血凝块或富含血小板的血浆是这个组织工程的一个不可分割的部分。

rhBMP-2/ACS的临床应用

适当制备rhBMP-2/ACS

rhBMP-2是作为干燥冻干粉末的形式被提供使用的。市售的试剂盒提供规定量的无菌水，当将无菌水放入rhBMP-2小瓶时，会形成1.5mg/mL的溶液，这个浓度被证明是有趋药性的，并能再生新骨。临床医生被告诫不要用Ⅳ溶液代替无菌水，因为这种溶液会使rhBMP-2/ACS制剂变得失效，而且在手术部位还会产生比rhBMP-2/ACS更严重的水肿。rhBMP-2粉末需要5分钟才能完全溶解。5分钟后，使用无菌注射器针头从小瓶中取出溶解的rhBMP-2，然后将其缓慢、均匀地加入到脱细胞胶原海绵中（图5-4），rhBMP-2将在15分钟内以93%的结合力与胶原海绵结合。因此，临床医生在使用rhBMP-2/ACS之前，除非放置在

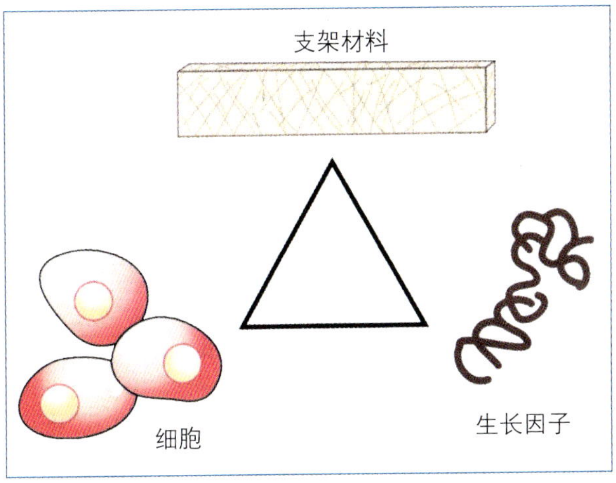

图5-3 经典组织工程三角。

一个防止干燥的有盖的无菌容器里，否则应让rhBMP-2与胶原海绵结合15分钟，必须在2小时内使用。建议临床医生不要将抑制激活的rhBMP-2给多位患者使用，因为不能保证无菌，这种行为需要医生承担责任，而不是某些人建议的超说明书使用。超说明书使用，即按照规程使用rhBMP-2/ACS，但用于FDA未明确批准的范围，则被认为是无责任的医疗实践。临床医生也被告诫不要使用溶解的rhBMP-2在除脱细胞胶原海绵以外的任何载体上。尽管不能依赖脱细胞胶原海绵作为骨再生的支架（基质），但它是蛋白质的超级载体，在21天内具有理想的释放动力学。

上颌窦植骨术

虽然rhBMP-2/ACS在Ⅲ期临床试验中证明了其在骨再生中的有效性，但是需要18～24mg的rhBMP-2，这种剂量进行常规使用是不切实际的，并且成本高昂。这种高剂量的rhBMP-2是补偿无支架胶原海绵的必要条件。使用2.1～4.2mg rhBMP-2/ACS与完成和增强组织工程三角的材料相结合，进行骨再生也是可行的。笔者使用粉碎性冻干异体骨（CCFDAB）和富血小板血浆（PRP），可以在上颌窦植骨术中实现可预测的骨再生和增加骨的成熟性。该移植物复合材料是

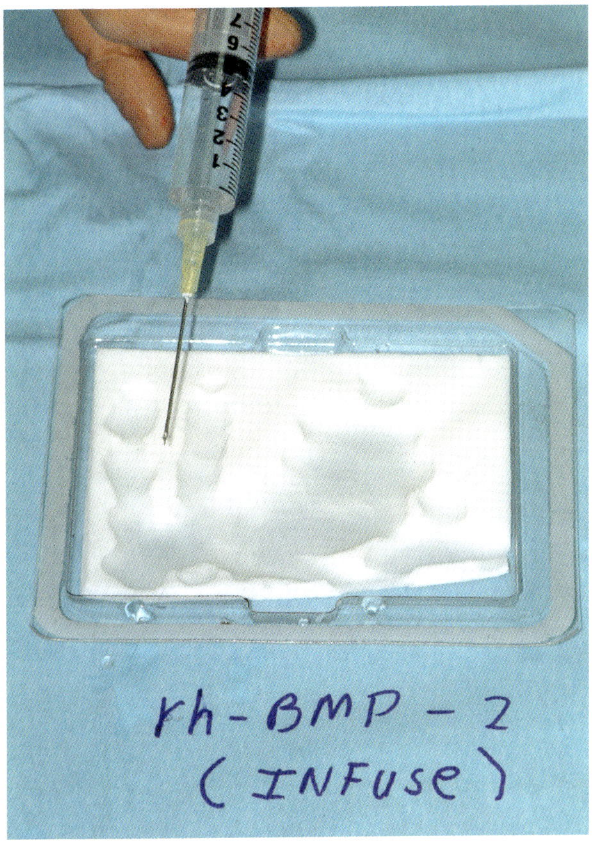

图5-4 溶解的rhBMP-2缓慢均匀地加入细胞胶原海绵中。

在CCFDAB中加入7mL活化的PRP制成的。将制备的rhBMP-2/ACS切成0.5cm×0.5cm的正方形，加入CCFDAB-PRP中并充分混合，使携带rhBMP-2的ACS均匀分布。然后将尽可能多的移植物材料放入上颌窦需植骨部位。大的过度气化的上颌窦需要4.2mg的rhBMP-2，而小的上颌窦需要2.1mg的rhBMP-2，而闭合性上颌窦植骨术只需要1.05mg的rhBMP-2。在此移植复合材料中，间充质干细胞的起源主要是宿主骨表面，其中添加了骨原/干细胞CD44^{+}、CD90^{+}和CD105^{+}细胞，这些细胞已知位于PRP内。该信号是rhBMP-2作用于干细胞的趋化剂，促分裂剂和骨形态发生剂。该信号是由来自PRP的基质衍生激活因子1α增强的。这是针对干细胞的归巢信号。该基质主要是来自PRP的同种异体松质骨颗粒和细胞黏附分子纤维蛋白、纤维连接蛋白和玻连蛋白的表面结构[18]。

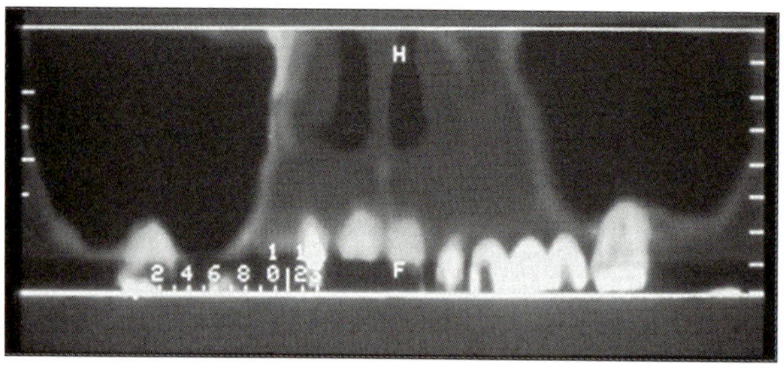

图5-5 （a）双侧过度气化的上颌窦。

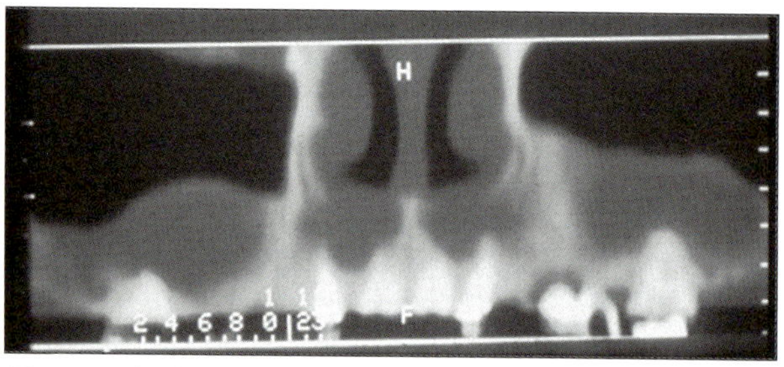

图5-5 （b）在上颌窦底提升术中使用rhBMP-2/ACS进行骨再生。

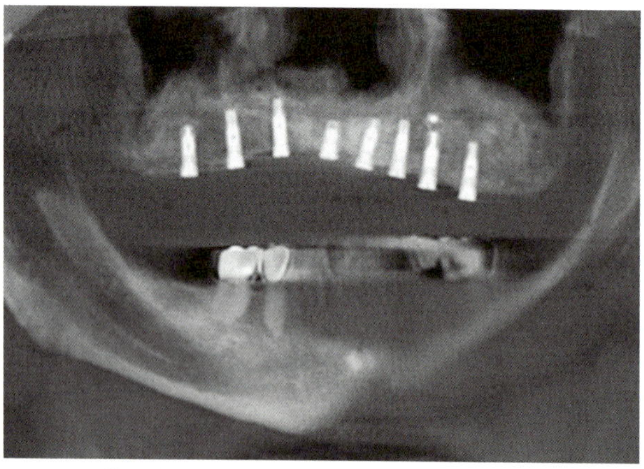

图5-6 进行种植时的骨损伤使rhBMP-2/ACS移植物改建成熟。

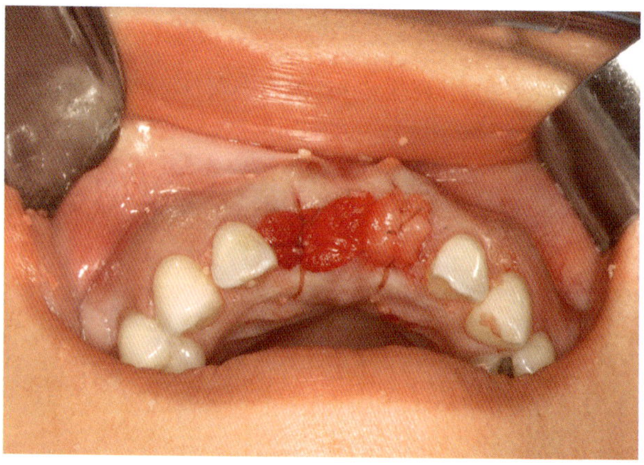

图5-7 使用带有胶原膜的rhBMP-2/ACS行牙槽嵴保存。

这种复合移植物将在6个月的时间内再生上颌窦底骨，使上颌窦底适合于牙种植体植入（图5-5和图5-6）。由于再生骨有高度反应性，临床医生被鼓励在放置复合移植物后6～9个月植入种植体。换言之，通过钻孔预备种植窝和在骨中放置种植体将导致新再生骨的成熟重塑，当种植体行功能负荷时，骨改建将继续进行。然而，上颌窦的再气化压力会使再生骨的这种相同的反应性重塑降低，并随着时间推移导致上颌窦骨量的减少或丧失。

牙槽嵴保存

牙槽嵴保存，也称为牙槽窝移植术，当牙齿存在时用来保持牙槽的原始高度和宽度。因此，这是一个即刻移植手术，如果存在明显感染时手术则应被推迟。这样的牙槽嵴保存术应该与牙槽嵴增量术相区分，牙槽嵴增量是为了增加一个现存的无牙颌牙槽嵴的宽度和/或垂直高度。后者移植需要使用更大剂量的rhBMP-2/ACS并且要考虑不同种植体的放置位置。这是下一节的主题。

由于单颗牙的拔牙窝较小，最小的1.05mg的rhBMP-2/ACS试剂盒可用于两个拔牙窝。如果颊壁是完整的，rhBMP-2/ACS连同天然血液凝块可再生骨以保持牙槽嵴高度和宽度（图5-7～图5-9）。如果颊壁丧失，最好将rhBMP-2/ACS与少量CCFDAB或其他支架材料结合，用膜覆盖颊壁和牙槽嵴区域（图5-10）。来自研发rhBMP-2的科学家的初步信息提醒临床医生不要在这种情况下使用膜技术。这是基于他们的假设，即骨再生将取决于骨膜。然而，一些临床研究发现，在rhBMP-2/ACS病例中，成人骨膜不产生骨再生，并且所有的骨再生都源于与骨表面的接触。因此，rhBMP-2/ACS移植物与其他移植物在对膜的利用方面有相同的适应证。

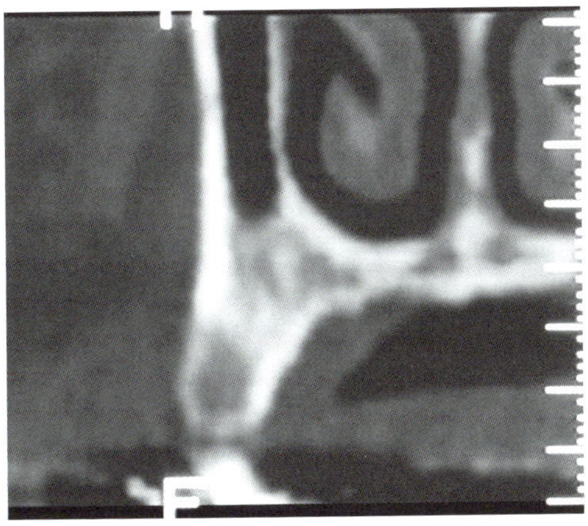

图5-8 使用rhBMP-2/ACS PRP-CCFDAB移植物行骨再生后保存了牙槽骨宽度。

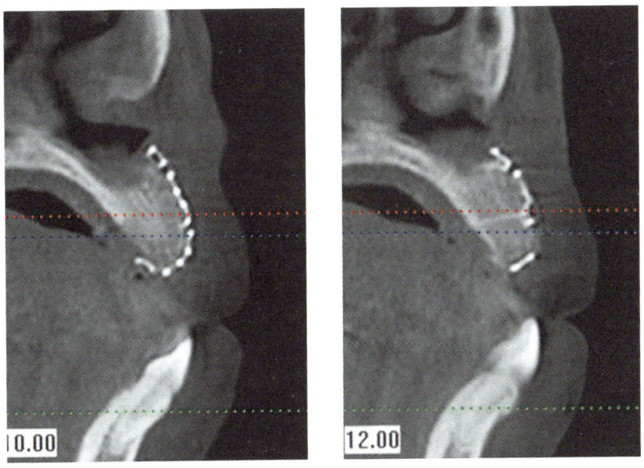

图5-9 在单个拔牙窝内放入1.05mg的rhBMP-2/ACS恢复牙槽嵴的宽度和高度。

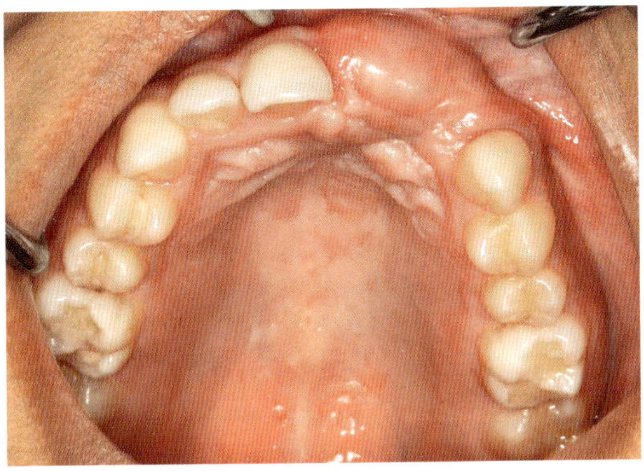

图5-10 在两个拔牙窝内使用rhBMP-2/ACS-PRP-CCFDAB移植物和膜可再生每个拔牙窝的全部高度和宽度。

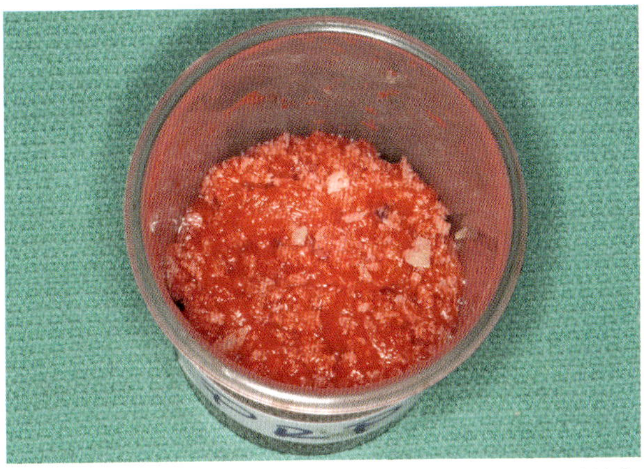

图5-11 进行有关rhBMP-2/ACS-PRP-CCFDAB移植物颗粒一致性的研究。

修复前进行水平向和垂直向骨增量手术

牙齿缺失时，骨组织也会在牙齿被拔除之前、期间或之后失去。因此，重建牙槽嵴高度和宽度是种植体植入前的常见需求。然而，除了自体骨移植外，很少有移植材料能满足这一要求。然而，rhBMP-2/ACS、CCFDAB和PRP的复合材料可以同时再生牙槽骨的高度和宽度，而没有自体骨采集所需的时间、成本和发病率。此外，避免了自体骨采集对于手术设备的需求，使这种手术可以在门诊中更多地完成。

将rhBMP-2/ACS的复合移植物，切割成1cm×1cm的方块，结合CCFDAB和PRP，可以在

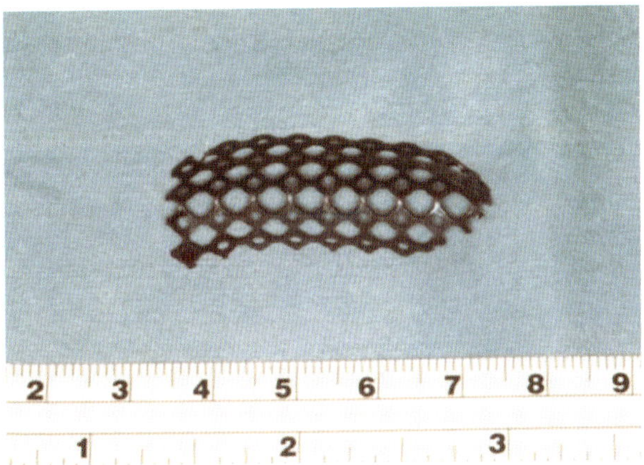

图5-12 钛网和容纳移植物的装置。

功能剂量的rhBMP-2下使任何大小的牙槽嵴增量，其颗粒一致性需要空隙保持装置（图5-11和图5-12）。笔者使用0.2mm有孔钛网或增强膜来

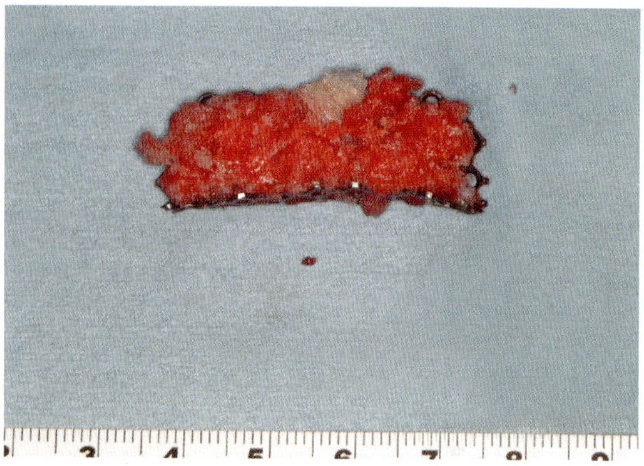
图5-13 将rhBMP-2/ACS-PRP-CCFDAB移植物放入网状物内。

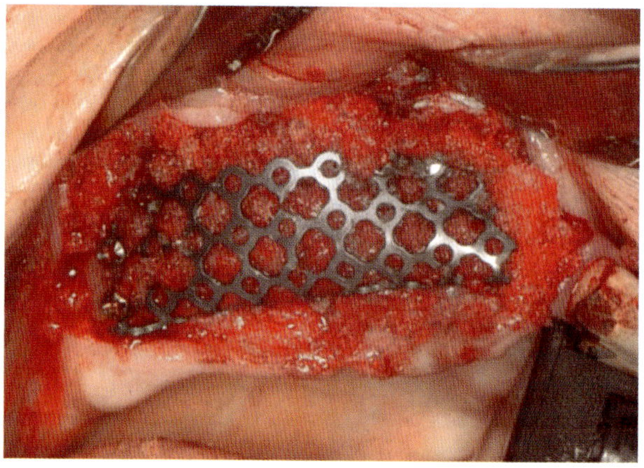
图5-14 将含rhBMP-2/ACS-PRP-CCFDAB移植物的钛网固定于上颌骨。

保证颗粒一致性。

这个手术的一个细节是需要行牙槽嵴中间切口或将这种切口作为外科医生的选择之一。但必须广泛剥离颊侧瓣，以便在移植物上进行绝对无张力的闭合，从而增加牙槽嵴的高度和宽度。在皮瓣形成后，外科医生建议用金刚石或丙烯酸钻对骨表面进行标记位置。在宿主骨中放置实际的钻孔是不必要的。然而，划伤骨表面去除骨表面凹陷处黏附的瘢痕组织，并暴露粗糙的骨表面，是骨母细胞对BMP做出反应的主要来源。在制备rhBMP-2/ACS的同时，外科医生应将钛网制作成所需的高度和宽度。为了避免不必要的钛网暴露，最好减少锋利的牙槽嵴边缘，并把钛板向内弯曲。对rhBMP-2/ACS结合CCFDAB和PRP的复合移植物进行研究，发现缺失1颗牙需要0.5mg的rhBMP-2。因此，缺失2颗牙需要1.05mg的rhBMP-2，缺失4颗牙需要2.1mg的rhBMP-2，缺失半口牙需要4.2mg的rhBMP-2，缺失所有牙需要8.4mg的rhBMP-2。当将钛网准备好放入缺损时，将rhBMP-2/ACS、CCFDAB和PRP的组合移植物与钛网一起放置在伤口外部，就像使用印模托盘一样（图5-13）。然后将装载移植物的钛网放在伤口并用单皮质螺钉固定（图5-14），进行无张力的严密缝合，必要时行双重缝合。

术后考虑

rhBMP-2/ACS使用后的水肿广为人知（图5-15）。虽然这是rhBMP-2的内在机制，因为它对干细胞具有化学吸引，并且它是高渗的，但是水肿可以通过几种方法被降到最小。第一种方法是使用最小剂量的能够再生足量新骨的rhBMP-2/ACS。刚才提到的剂量参数实现了这一点。第二种方法是在手术期间使用更高剂量的地塞米松，因为地塞米松在控制这种类型的水肿方面比索美松或泼尼松更好，它在稳定细胞膜从而减少水肿液体渗出方面具有更大的作用。此外，已知地塞米松是在实验室的骨培养中能够促进骨再生。在手术期间推荐地塞米松的剂量是12～20mg。第三种方法是避免使用可吸收的网状容器，其吸收是基于聚乳酸（PLA）/聚半乳酸（PGA）聚合物的。它们的水解再吸收对水肿有明显的促进作用。

水肿控制后下一个最需要考虑的术后问题是临时修复体的应用。由于水肿，在第2周～第3周内暂时不可能使用临时修复体。如果可行的化，在这段时间内建议使用避免对移植部位产生压力的临时修复体。由于钛网的刚性可以保护移植物，3周后可移植部位可以承受一定压力。

钛网暴露的确可以发生（图5-16）。这可以

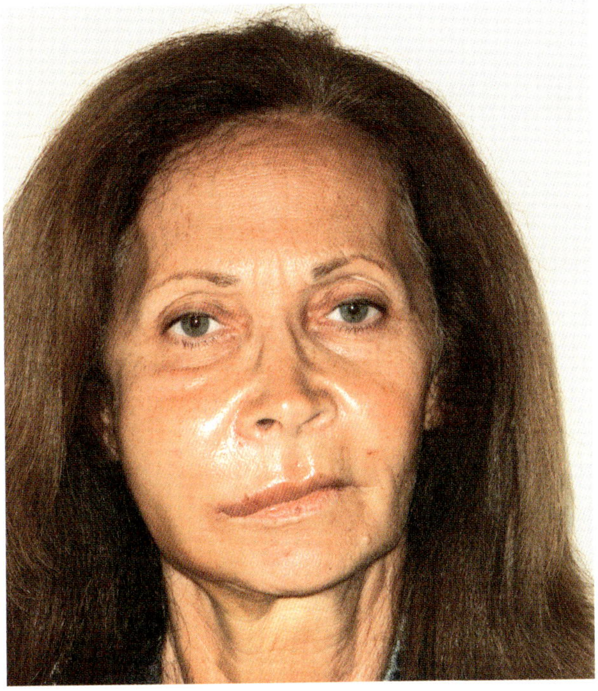

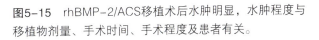

图5-15 rhBMP-2/ACS移植术后水肿明显，水肿程度与移植物剂量、手术时间、手术程度及患者有关。

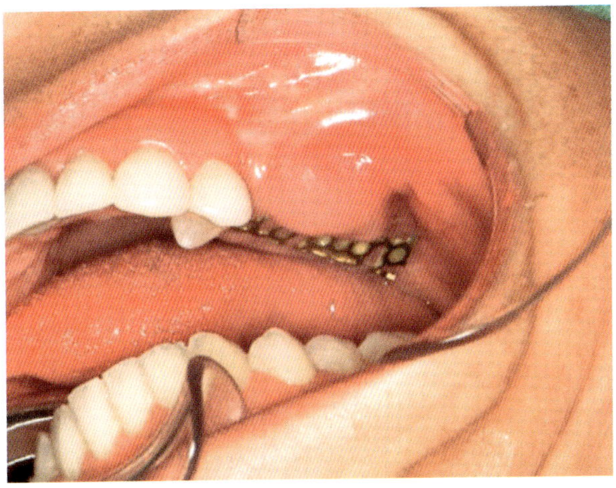

图5-16 该钛网暴露发生在rhBMP-2/ACS-PRP-CCFDAB移植后21天。

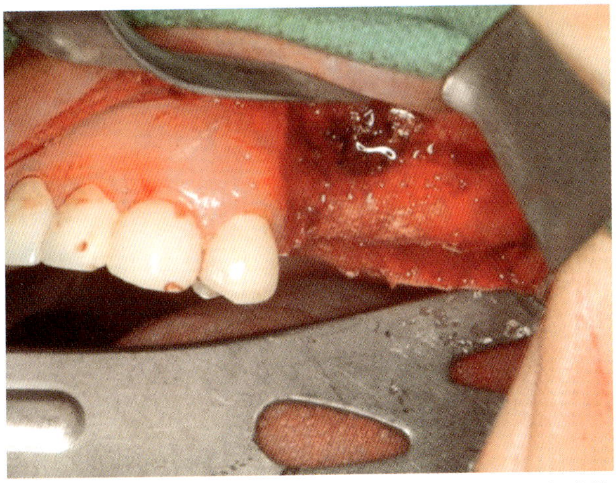

图5-17 因为在图5-16中看到的钛网暴露是发生在移植物血管重建之后，骨再生没有受到干扰，从而形成了理想的牙槽嵴。

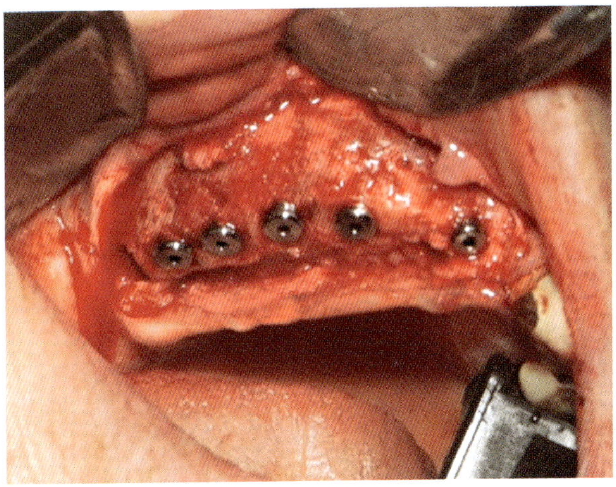

图5-18 用从图5-14中看到的复合移植物移植后，种植部位的再生骨具有理想的高度和轮廓。

通过使用本章中推荐的钛网轮廓和通过临时修复体减轻移植部位的压力来达到最小化。笔者发现在移植术后的前10天或2周内发生的钛网暴露，将导致移植物感染和移植物的部分或全部丧失。因此，这需要进一步剥离唇瓣来进行覆盖修复。如果在这个时间之后发生钛网暴露，暴露的钛网留在原位，嘱患者用0.12%氯己定每天清洁3次。在这次钛网暴露之后将会有新的骨再生（图5-17和图5-18）。

结果评估

如前所述，比较rhBMP-2/ACS-CCFDAB-PRP移植物与来自胫骨或髂嵴的自体骨移植物在水平向和垂直向骨增量的效果，结果为等同的效果（表5-1；图5-19和图5-20）。对每种移植物20个病例进行研究，发现每种移植物发生感染和失败的比率为10%，每种移植物暴露率为16.7%。然而，在20个人中，有18个人的移植物再生了足量的用于牙齿种植的骨，其成功率为90%。此外，

表5-1 对行功能负荷的种植体的结果评估，不需要在此区域重新移植或放置另外的种植体

	rhBMP-2 / ACS-CCFDAB-PRP移植物		自体骨移植物		T检验 *P*值
移植物感染	2/20	10%	2/20	10%	0.99
移植物丧失	2/20	10%	2/20	10%	0.99
钛板暴露	3/18	16.7%	3/18	16.7%	0.99
移植物再生可用于种植的骨	18/20	90%	18/20	90%	0.99
种植体骨结合	57/61	93.5%	55/58	94.8%	0.98
成功	18/20	90%	18/20	90%	0.99

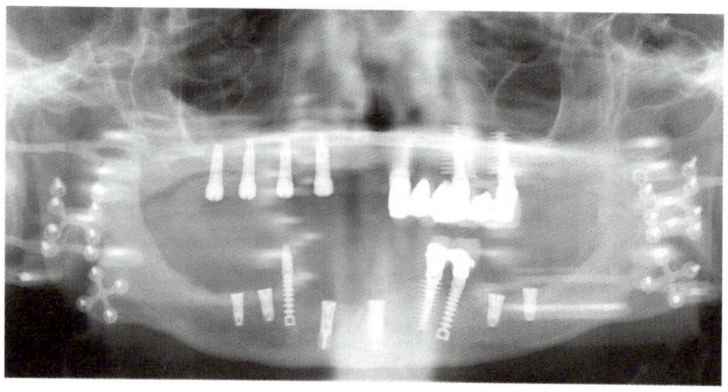

图5-19 曲面断层片示100%自体移植物使牙槽嵴垂直方向骨量增加。

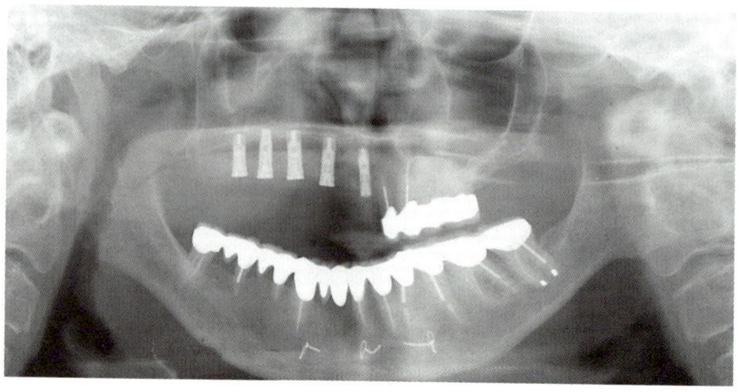

图5-20 rhBMP-2/ACS PRP-CCFDAB移植物使牙槽嵴垂直方向的骨量增加。

在移植物上进行牙种植后发现，85%的rhBMP-2/ACS-CCFDAB-PRP移植物和90%的自体移植物能进行功能负荷。

rhBMP-2-CCFDAB-PRP移植物在组织形态计量学上产生血管性更强、骨小梁面积相等的骨组织（表5-2）。rhBMP-2/ACS-CCFDAB-PRP移植物较自体移植物出血少（平均105mL vs 平均150mL），术后镇痛时间短（平均4天 vs 平均9天），手术时间短（平均49分钟 vs 74分钟）。如所预期的，rhBMP-2/ACS组在手术部位产生的水肿量几乎是自体移植组的2倍，持续时间是自体移植的2倍（表5-3）。

肿瘤切除后的垂直向的牙槽嵴再生

许多肿瘤切除是通过除肿瘤及其周边组织留下下颌骨的下界。这造成了水平向和垂直向的牙槽嵴丧失幅度要大于缺牙后修复前牙槽嵴的丧失。然而，使用较高剂量的rhBMP-2/ACS（4.1～12mg，平均：8.4mg作为功能计量）复合rhBMP-2/ACS-CCFDAB-PRP移植物可以修复这样的较大范围的缺损。在这种情况下，周边切除术后的三壁骨结合PRP中的CD44⁺、CD90⁺和CD105⁺干细胞是这些较大缺损能够再生骨的细胞来源。

在这样的情况下，按前面所述去制备rhBMP-2/ACS-CCFDAB-PRP复合移植物。手术入路通常是经口途径。建议放置一个横向的容器，如钛网或裂开的同种异体肋骨，以容纳移植物，并广泛剥离唇侧黏膜以获得无张力的缝合（图5-21）。

表5-4显示了一项对比40个与肿瘤相关的牙

表5-2 rhBMP-2/ACS-CCFDAB-PRP移植物组织学评估

	rhBMP-2 / ACS-CCFDAB-PRP移植物	自体骨移植物	T检验 *P*值
成骨细胞游动	+	+	N/A
片层结构	+	+	N/A
血管密度 血管/HPF	7.4	4.1	0.05
骨小梁区	（59%）± 12%	（54%）+ 10%	0.95

表5-3 影响愈合的术中和术后因素

	rhBMP-2 / ACS-CCFDAB-PRP移植物	自体骨移植物	T检验 *P*值
平均失血量	105mL （65 ~ 145mL）	150mL （80 ~ 190mL）	0.10
需要止痛药的平均天数	4天 （1 ~ 10天）	9天 （3 ~ 18天）	0.05
手术时间	49分钟 （30 ~ 90分钟）	74分钟 （60 ~ 100分钟）	0.005
术后第10 ~ 30天水肿分级	8.9	4.9	0.01
术后第10 ~ 80天水肿分级	8.7	3.4	0.01
术后第10 ~ 150天水肿分级	5.5	1.8	0.01

槽嵴缺损后进行修复用的不同移植物的研究结果，将20个rhBMP-2/ACS-CCFDAB-PRP移植物与20个后髂骨或前髂骨的自体骨移植物进行比较。发现各组骨再生率为95%，组织形态计量学骨面积为61%和62%，平均骨密度为714Hounsfield单位（HU）vs 703HU，种植体骨结合率为88%和82%，有功能恢复的患者为95% vs 90%，结果显示rhBMP-2/ACS-CCFDAB-PRP移植物的手术效果等于或略高于标准自体骨移植的手术效果。此外，由于手术时间短，术后住院时间短，rhBMP-2/ACS-CCFDAB-PRP移植物将患者的医院成本降低了50%（表5-5；图5-22和图5-23）。

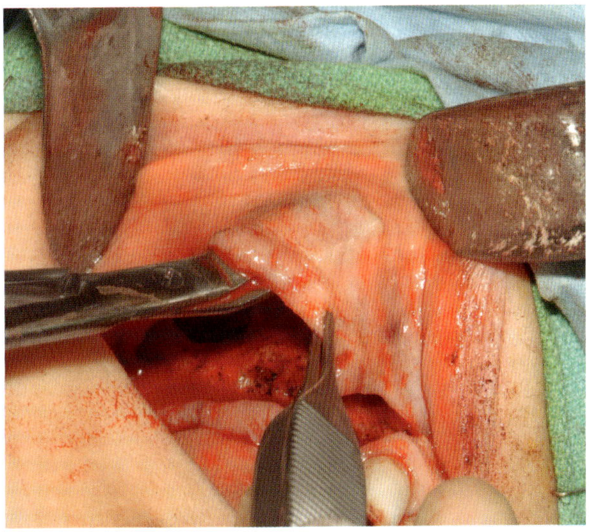

图5-21 需要进行广泛的剥离，以实现用移植物增加牙槽嵴的骨量后能进行无张力缝合。

表5-4 牙槽嵴垂直向骨增量术后1年的结果

术后1年的结果	*n*=20 自体骨	*n*=20 rhBMP-2/ACS CCFDAB + PRP
临床骨再生	19/20（95%）	19/20（95%）
平均有效骨小梁面积	62%	67%
平均骨密度	703 HU	714 HU
骨结合种植体	54/66（82%）	60/68（88%）
功能修复的患者	18/20（90%）	19/20（95%）

表5-5 不同的牙槽嵴骨增量术的成本分析（*$：美元）

	手术	材料	住院	总计
自体骨	$4400	$600	$26000	$31000
rhBMP-2/ACS + CCFDAB/PRP	$3200	$5750	$7000	$15950

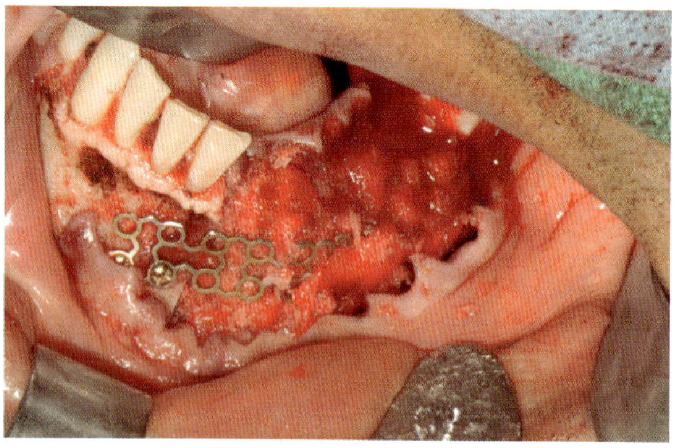

图5-22 在切除成釉细胞瘤及周围组织后用8.4mg的rhBMP-2/ACS-PRP-CCFDAB移植物恢复缺损，即刻重建的成釉细胞瘤切除后的结构。

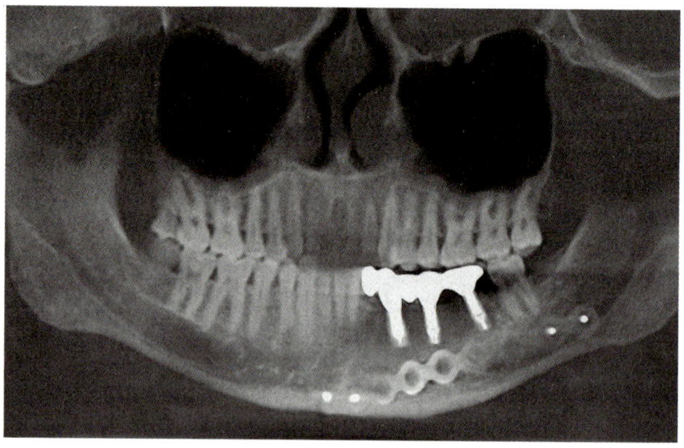

图5-23 与肿瘤相关的下颌骨缺损的完全骨再生和种植体修复。

连续性缺损

无论是由良性肿瘤、恶性肿瘤、骨放射性坏死、双膦酸盐引起的骨坏死引起的，还是由于创伤引起的下颌骨的连续性缺损，都是最具挑战性的，因为它们的缺损大，每次切除后的残余骨量最小。当今，两种相互竞争的标准方法是从后髂骨或游离腓骨移植物中获取自体松质骨细胞骨髓移植物，但现在游离腓骨移植远多于后髂骨移植。二者各有一定的骨采集后的发病率并且使手术室时间增加，并且每个移植手术平均住院时间较长（游离腓骨10天，后髂骨松质骨髓移植4天）。因此，用较少或没有骨采集的自体骨移植来完成连续性缺损重建的想法是非常令人感兴趣的（表5-6）。笔者使用12mg的rhBMP-2/ACS作为

表5-6 连续性缺损中两个骨增量手术的特殊方面（*$：美元）

12mg rhBMP-2/ ACS BMAC + CCFDAB		自体骨移植	*P*
n	20	20	0.99
骨再生	20	20	0.99
HU单位	744	712	0.99
骨小梁区	67.5%	63.0%	0.99
供体部位	N/A	15/15	—
平均住院时间	1.7天	4.2天	
平均花费	$18200	$39300 D = $18900	0.05
平均手术时间	3.7小时	5.7小时 D = 2.0小时	0.05

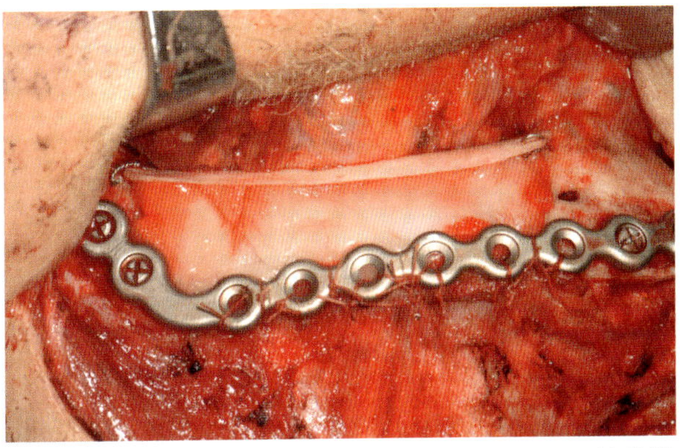

图5-24 仅使用7cm带有12mg的rhBMP-2/ACS的移植物重建连续性缺损中。

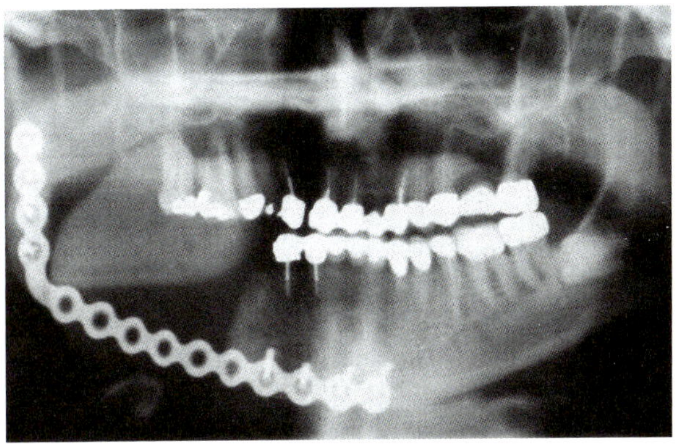

图5-25 由于缺乏足够的基质（支架）和细胞黏附分子，在下颌骨连续性缺损中如果单独使用rhBMP-2/ACS，将没有骨形成。

组织工程三角的单一组分进行试验，初步结果是在14例试验中14例没有形成骨再生（图5-24和图5-25）。这表明，组织工程三角的所有3个组成部分必须都存在和调整，以便在连续性缺损中实现预期的骨再生。为此，笔者使用12mg的rhBMP-2/ACS作为细胞因子，结合CCFDAB作为主要基质，从髂骨中提取浓缩骨髓作为间充质干细胞和骨母细胞的来源。

骨髓抽吸浓缩物（BMAC）对于在没有行骨采集的连续性缺损的骨再生至关重要。该技术使用套管套针，内涂有2000U/mL的肝素溶液。在4个穿刺部位（每个髂骨中两个）中插入套管针，并通过髂嵴穿入骨髓2.5～3cm。然后将锋利的套针移走，使带有Luer Lock附件的空心套筒留在骨髓内。一个也涂有肝素溶液的20mL注射器，大约含有0.5mL的肝素溶液，连接到Luer Lock连接器。将0.5mL残余肝素溶液注入骨髓间隙，吸取5mL骨髓，同时将套管针翻转360°。然后将套管针抽出0.5cm，再抽5mL骨髓，同时将套管针旋转360°，重新定位，之后将套管针再抽出0.5～1cm后，完成同样的操作。因此，从4个不同的穿刺部位各抽取15mL的骨髓，总共抽取60mL的骨髓（BMA）（图5-26）。一旦抽取15mL的BMAC，取出套管针，将BMA放入含4mL抗凝剂枸橼酸葡萄糖A（ACD A）的移植血袋中（图5-27）。然后将60mL的抗凝BMA提取到60mL注射器中（图

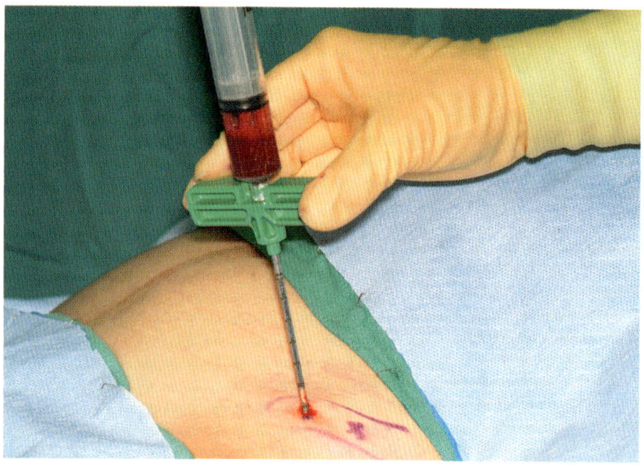

图5-26 从前髂骨的4个入口各抽取15mL的骨髓抽液（BMA）。

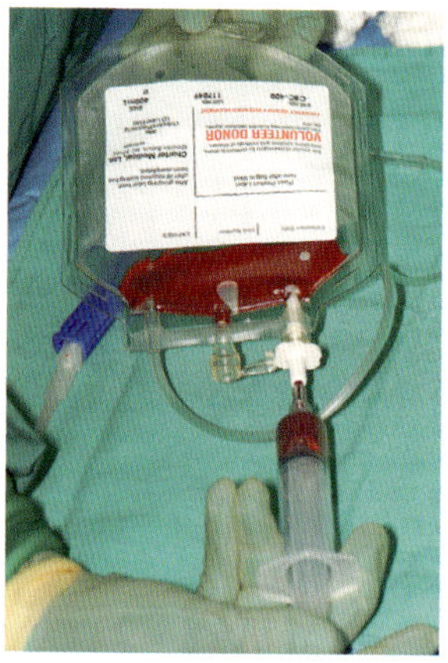

图5-27 每15mL的BMA放置在含有4mL抗凝剂枸橼酸葡萄糖A（ACD-A）的移植血袋中。

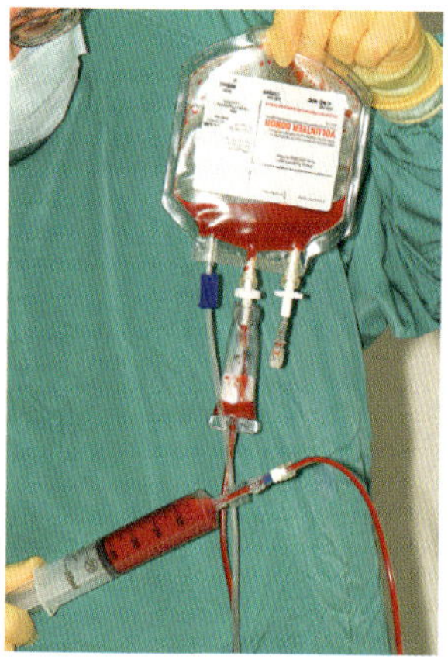

图5-28 将60mL抗凝BMA加入60mL注射器中。

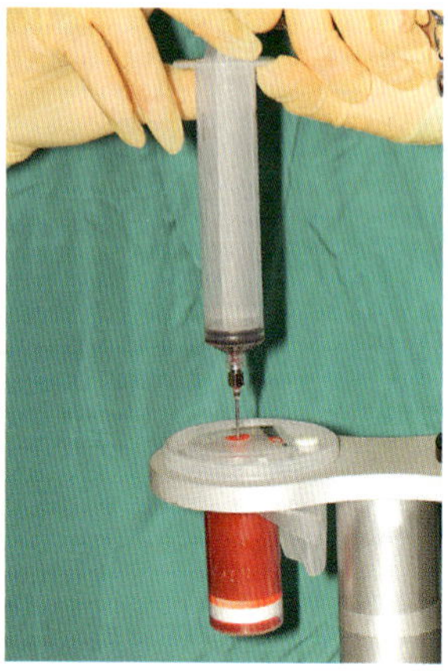

图5-29 将60mL的BMA置于设计成悬浮架的罐内。这个悬浮架能够从大多数其他细胞和骨髓血浆中分离出干细胞和骨原细胞。

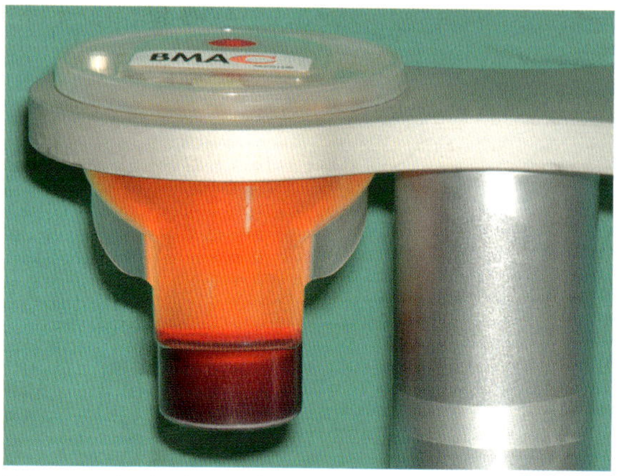

图5-30 间充质干细胞和造骨细胞被分离并位于在橙色血浆和红骨髓的界面。

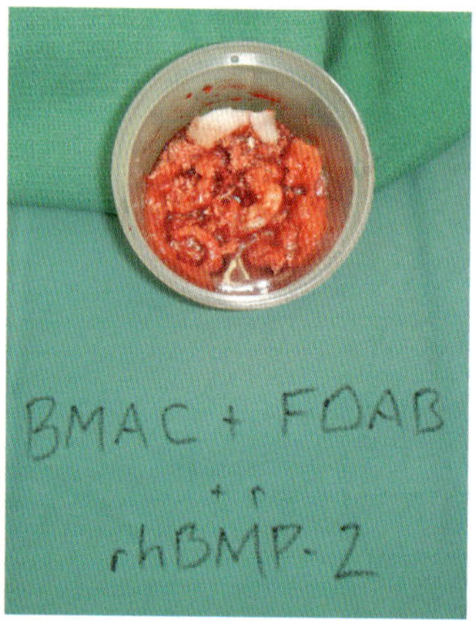

图5-31 显示rhBMP-2/ACS-BMAC-CCFDAB的移植物与自体松质骨骨髓移植物的颗粒相似。

5-28），并注射到设计成悬浮架的罐中，此悬浮架能将骨髓干细胞、成骨细胞、血小板/巨核细胞与骨髓血浆成分分离（图5-29）。然后将罐放置在与开发PRP（收获技术）完全相同的双旋转离心机装置中。该装置使骨髓间充质干细胞/骨母细胞在14分钟的循环中凝聚（图5-30）。对10mL的BMAC进行检测，发现每毫升的BMAC产生700万～800万的分化为成骨细胞的$CD44^+$、$CD90^+$和$CD105^+$的干细胞。

将12mg的rhBMP-2/ACS-CCFDAB用于10mL活化的BMAC作为骨再生的移植物进行移植时，与自体松质骨骨髓移植物具有相同的条件。换言之，如果初次手术需要，必须完成软组织复位，必须使用颌骨固定，还必须实现移植物的严密封闭。该移植物与自体松质骨骨髓移植物的颗粒性质相同（图5-31）。外科医生要将这种复合移植物放入全部缺损中并加以压实（图5-32和图5-33）。

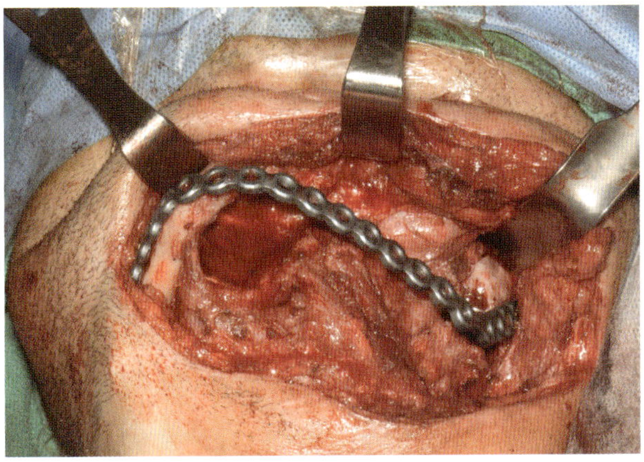

图5-32 12mg的rhBMP-2/ACS-BMAC-CCFDAB可重建非放疗患者的大面积连续性骨缺损。

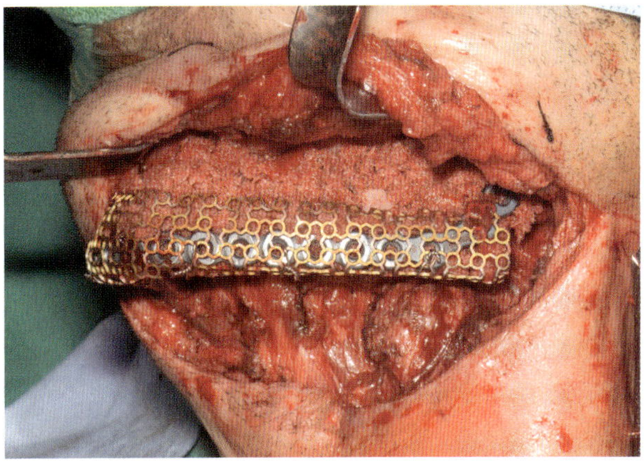

图5-33 将12mg的rhBMP-2/ACS-BMAC-CCFDAB的移植物压入手术部位，并放入钛网和钛板中。

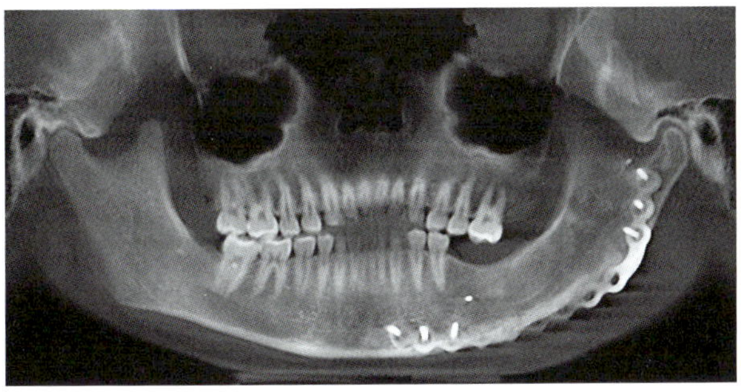

图5-34 用rhBMP-2/ACS-BMAC-CCFDAB重建下颌骨连续性骨缺损。

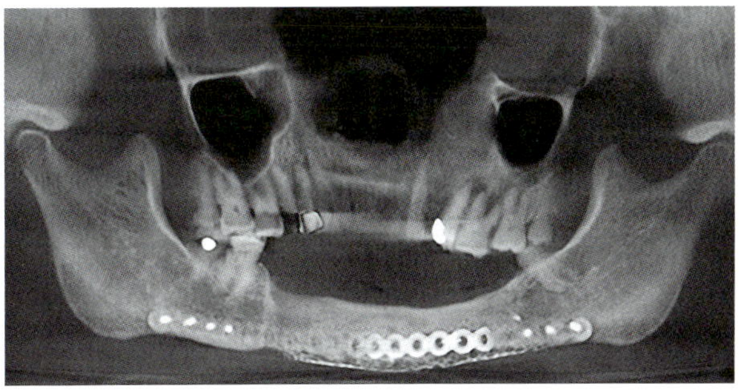

图5-35 用100%自体骨重建下颌骨连续性缺损。

表5-6列出了在20例未经放射治疗的6cm连续性骨缺损的患者中分别应用12mg的rhBMP-2/ACS-CCFDAB、10mL的BMAC复合移植物和自体髂后部松质骨骨髓移植物的对比结果。与以前的研究一样，结果显示了两种骨移植具有相同的骨再生、骨密度和组织学测量（图5-34和图5-35）。然而，rhBMP-2/ACS-CCFDAB-BMAC移植物没有供区发病率，住院时间缩短了2.5天（1.7天 vs 4.2天），手术室时间缩短了2.0小时（3.7小时 vs 5.7小时），并且住院成本降低48%（18200美元 vs 39300美元）。这些结果表明，这种基于原位组织工程学原理的复合移植物可以替代在下颌骨连续性缺损中使用的具有较长手术时间、较高感染率和较长的住院医院时间的自体骨移植。

放疗患者的特殊考虑

在放疗患者的连续性骨缺损的骨重建中，在放疗照射的组织内会有毛细血管血流和局部干细胞的额外减少。因此，在完成没有任何开放性自体骨采集的rhBMP-2/ACS-CCFDAB-BMAC移植物是否成功的研究之前，给这类患者推荐的是自体松质骨移植。然而，使用12mg的rhBMP-2/ACS、10mL的BMAC、50%的CCFDAB和50%的自体松质骨骨髓，将大大减少骨收获，获得了极好的骨再生。

笔者使用高压氧（2.4ATA，术前90分钟20次，术后10次）的标准方案对放疗患者进行选择性骨移植，并在颌骨放射性骨髓炎的骨切除术的术前给予30次和术后给予10次。将12mg rhBMP-2/ACS、10mg BMAC、50%自体松质骨骨髓-50%的

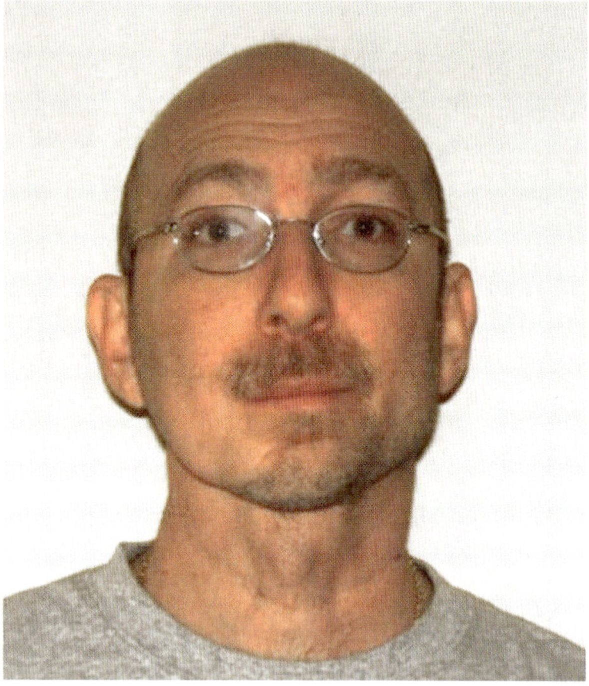

图5-36 明显经过放疗的组织，右侧无胡须生长，用12mg的rhBMP-2/ACS、BMAC、50%的CCFDAB和50%的自体松质骨髓成功重建。

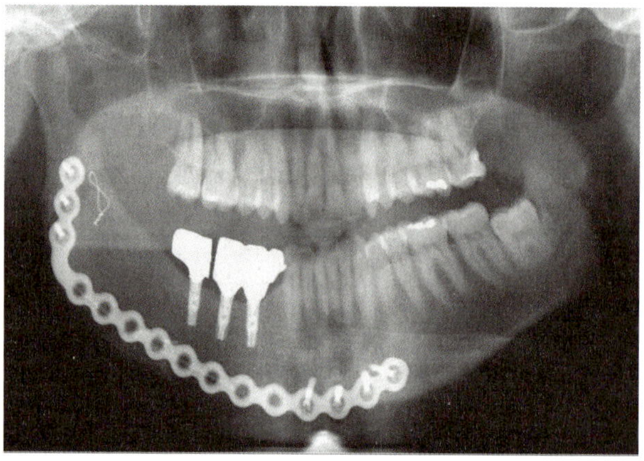

图5-37 图5-36的患者优良的骨再生和种植修复。

CCFDAB复合移植材料置于缺损处，紧贴近端和远端骨段并紧贴钛板、钛网或同种异体骨支架，从而充填整个缺损。

这种复合移植物将在6个月内再生出适合种植牙的2型或3型成熟骨（图5-36和图5-37）。

结论

21世纪带来了组织再生的新知识。重组人体蛋白，如今在牙周再生中普遍使用的rhPDGFbb，用于治疗严重骨质疏松症的rhPTH 1-34，用于骨再生的rhBMP-2，只是众多即将问世的重组人蛋白中的首批产品。

本节给出的结果和数据表明，无论临床医生何时使用自体骨，rhBMP-2都是自体骨的替代物。此外，完整包含经典的组织工程三角，使rhBMP-2/ACS能达到预期效果，并且使外科手术时间更短、住院时间更短，患者不适感更少、对患者造成更少的功能损害和更少的成本。人们希望原位组织工程能使那些腓骨和臀部遍布伤疤、蹒跚而行的患者成为过去。

5.2 临时种植体结合植骨术

Fouad Khoury

引言

种植体重建目前被认为是一种安全且经过临床检验的治疗方法，已成为牙科治疗的标准[1-5]。如果不能使用种植体，很多义齿修复将不能完成[6]。利用各种技术所完成的骨增量手术日益成为一种常规治疗方法，这种治疗方法能为不适合种植的患者提供种植治疗，完成后面的义齿修复[7-8]。在这些技术（如牙槽嵴分裂术、3D组织瓣转移、上颌窦底提升术）的帮助下，在当代几乎每一位患者都能进行种植治疗[9-17]。在这些患者中，临时修复体是非常重要的。在拔牙之后开始使用直到最终修复体完成，能获得到很好的功能和美学效果。若进行大范围的移植手术，这种手术的时间至少一年，在这种情况下，暂时修复体可以设计为马里兰桥。一个桥体固定在天然牙上（在全口无牙颌的修复中，每半个上颌/下颌至少需要2颗天然牙），另一端固定在单颗旧种植体上，与牙齿结合或在无牙颌中采用可摘修复体的形式。然而，特别是在无牙颌患者伴有广泛的上颌骨或下颌骨牙槽嵴萎缩的病例中这些应用是有局限性的。这些患者，在种植之前或与种植体植入时，需要用几个骨块进行复杂的牙槽嵴重建[14,18-20]。

由于这些患者没有任何牙齿或种植体来支持或稳定临时修复体，在1年之内他们不应接受任何修复治疗，因为使用黏膜支持式的修复体对移植骨施加压力会导致很多并发症和移植物的吸收[11,21]。然而，几周或几个月都没有修复体，可能导致患者无法融入社会和工作生活，因此患者通常不能接受。尽管他们目前的义齿行使的功能非常有限，但由于这些原因，许多过度牙槽嵴萎缩的患者拒绝这样的治疗。

近来，关于在永久种植体的愈合阶段为患者提供临时舒适的临时种植体的报道越来越多。制作临时修复体，临时种植体行即刻负荷[22-24]。直到永久种植体完成骨结合后，患者才可以去掉可摘的修复体[25]。自从20世纪70年代，一直在进行关于初期稳定的螺旋种植体的即刻负荷的试验，尤其是在下颌骨方面取得了很大的成功[26-32]。下面描述了一个广泛下颌骨重建结合使用临时种植体的方案，它让患者免于多月没有修复体的不便。

种植体选择

临时种植体是锥形钛压缩螺钉，表面粗糙，冠径为2.5～3mm。他们的龈下设计有一件或两件式种植体（图5-38）。种植体长度和基台长度可以缩短（图5-39和图5-40）。两段式种植体的优点在于可以在外科手术或修复时去除基台，特别是在最终修复期间（图5-41和图5-42）。

有时，如果有足够的骨量和良好的骨质来稳定临时修复体，可以使用直径较小的最终种植体（3.0mm和3.4mm的Xive种植体，Dentsply Friadent，Mannheim，Germany）并行即刻负荷（图5-42～图5-48）。与临时种植体相比，这些

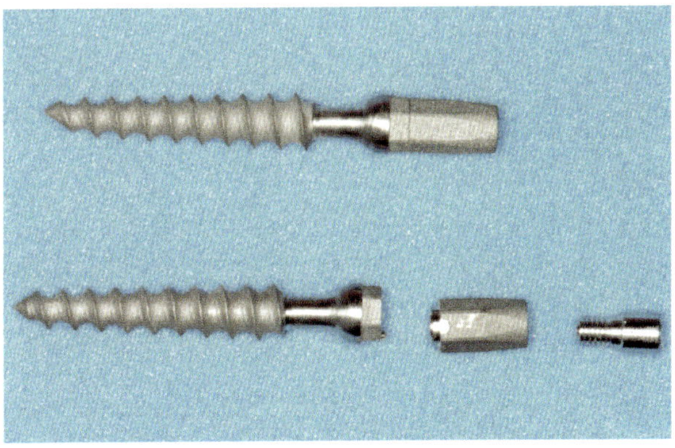

图5-38 两段式临时种植体（Tempion, GZG）。

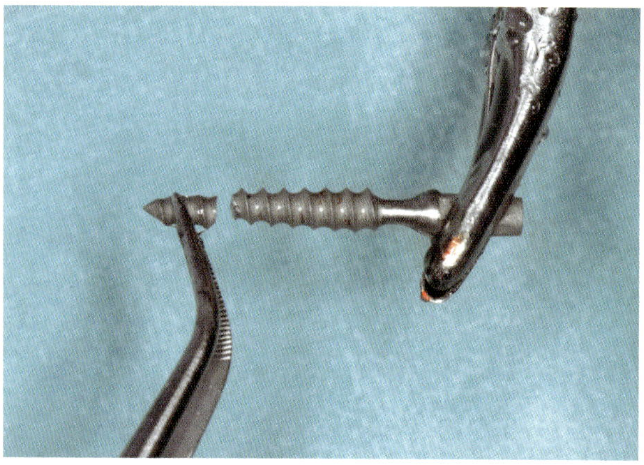
图5-39 种植体长度减少约4mm。

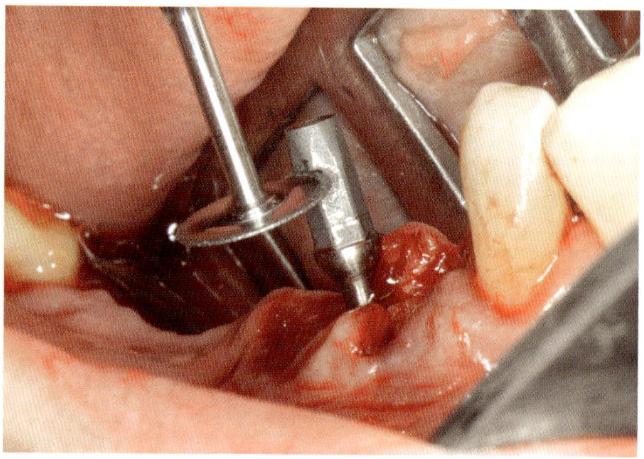
图5-40 也可以用金刚石圆盘来减少基台长度。

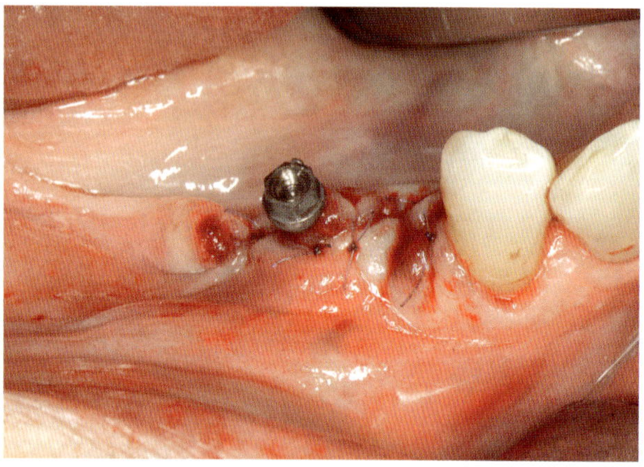
图5-41 用螺钉拧出基台进行抛光。

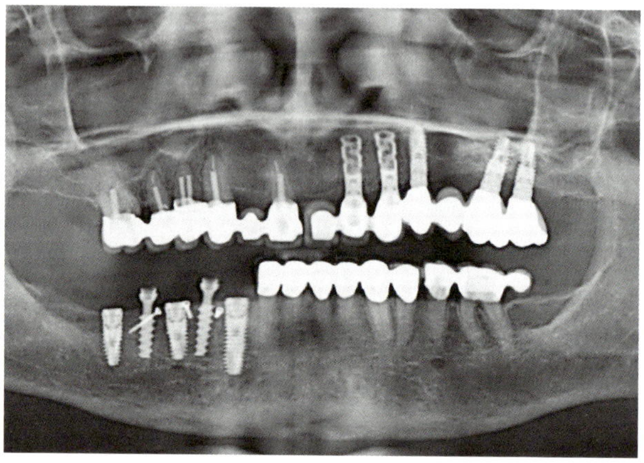
图5-42 下颌骨移植后和植入两颗临时种植体的曲面断层片。

种植体在治疗结束时不会被去除，它们将会与最终修复体相结合。这就是为什么必须要将最终种植体植入到合乎美学的位置上。

种植体植入

如果患者有余留牙，必须决定哪些牙齿可以暂时保留以支持固定修复。每个象限需要两颗基牙来支持从右侧第二前磨牙到左侧第二前磨牙的金属-树脂修复体。如果缺乏足够的基牙，则可以将临时种植体植入所设计的位置以支持修复。有时，很难找到足够的骨量来使临时种植体（最小35Ncm）保持稳定，特别是在拔除的牙齿患有严重的牙周病并伴有附着丧失和牙槽骨丧失的情况下。由于临时种植体是冠径为2.5～3mm的锥形，因此可以将其植入到牙间隔或牙槽窝的舌/腭侧（图5-49）。

拔除牙齿并植入临时种植体后，用硅橡胶材料取印模。为患者制作椅旁临时修复体，覆盖剩

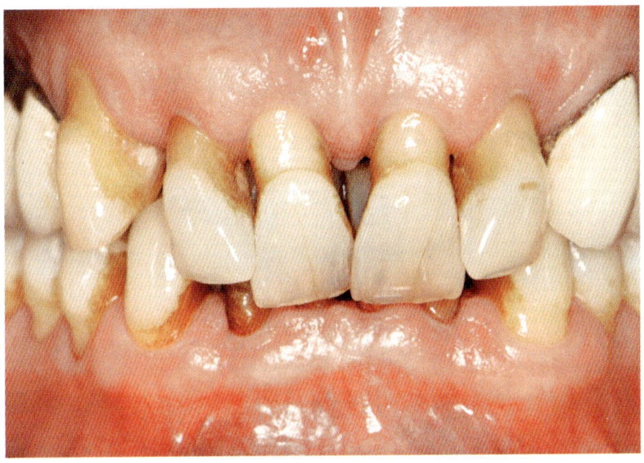

图5-43 严重骨丧失患者的临床图片（后续阶段见图5-44～图5-48）。

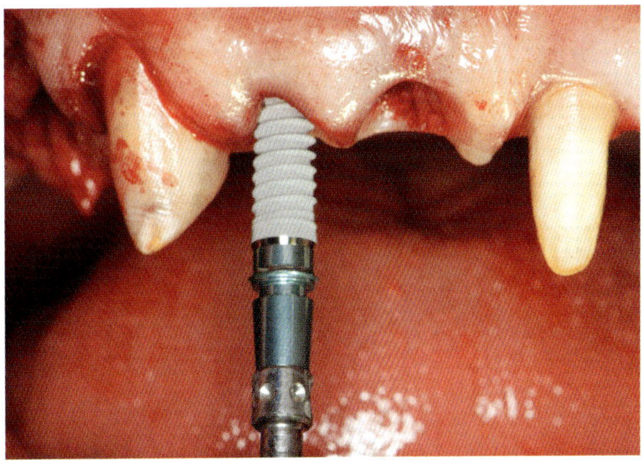

图5-44 拔除牙齿后留下3颗牙齿：将直径减小的Xive种植体植入一个牙槽窝中，即刻负荷，以支持临时修复体。

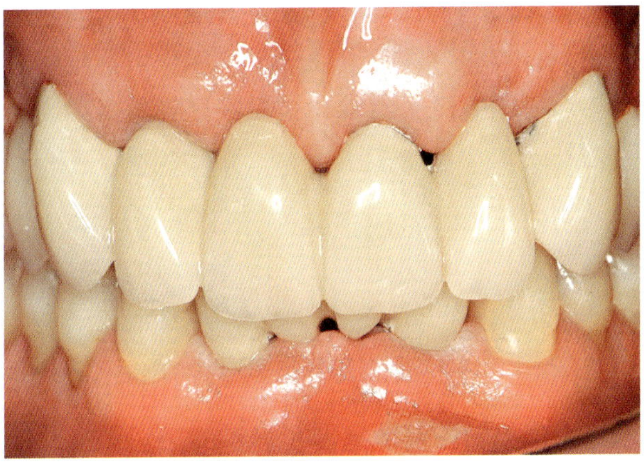

图5-45 放置临时修复体。

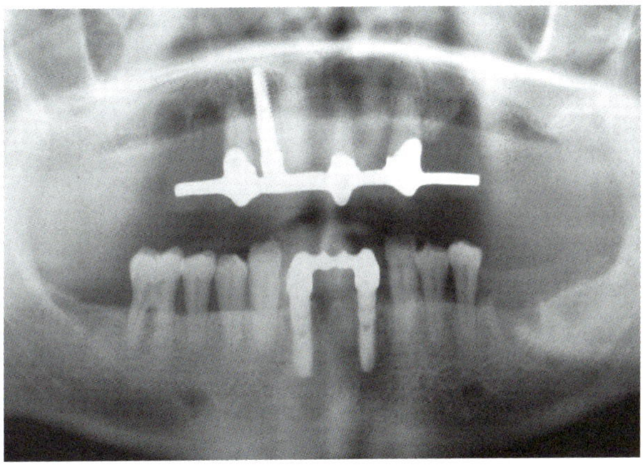

图5-46 拔牙后和放置临时修复体的曲面断层片，上颌骨后部有严重骨丧失。

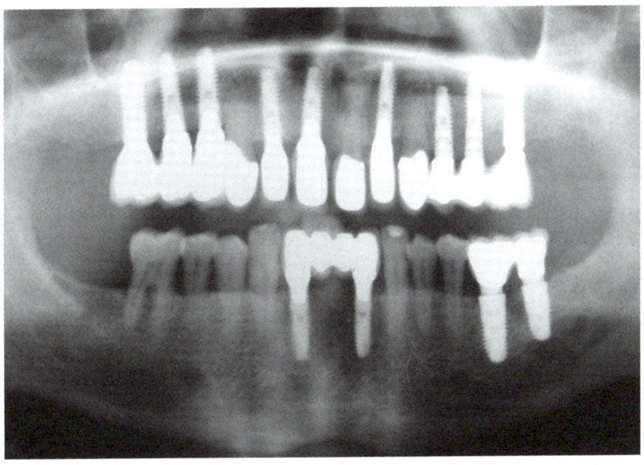

图5-47 牙槽骨移植和种植体植入后7年的曲面断层片。

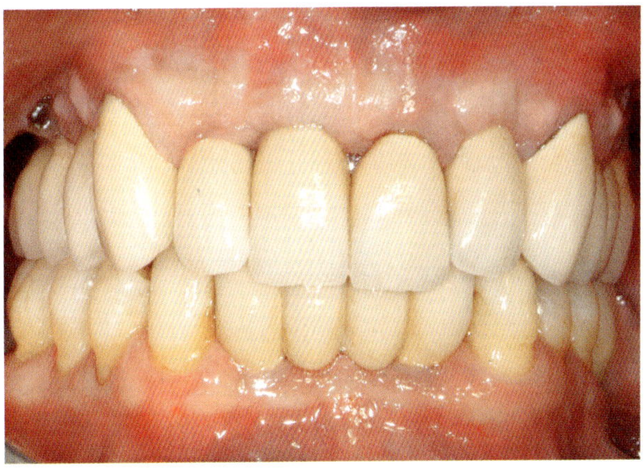

图5-48 术后7年的临床照。

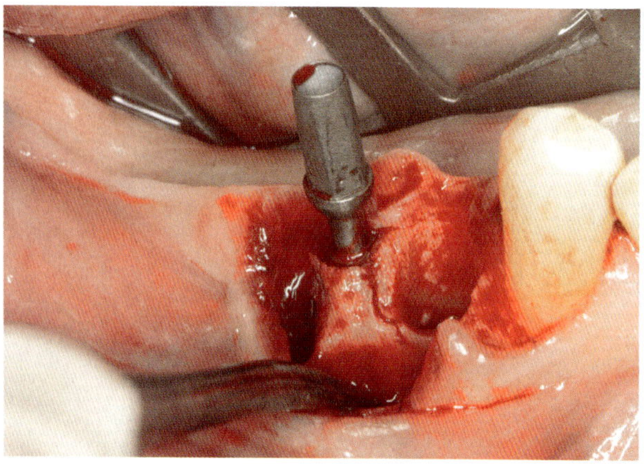

图5-49 在牙槽间隔中植入种植体。

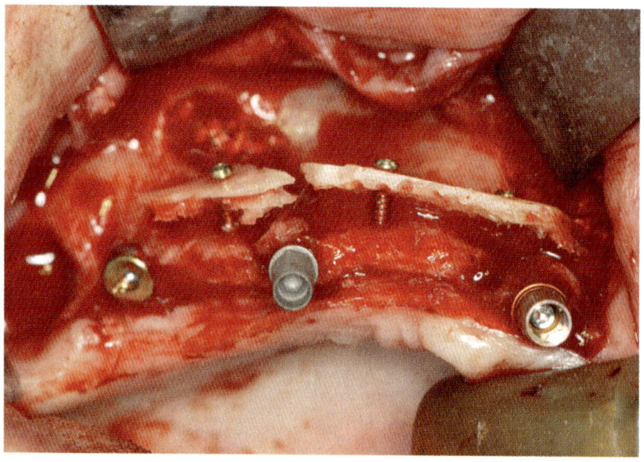

图5-50 在中切牙部位植入直径缩小的Xive种植体，在骨增量术后的第一前磨牙区植入临时种植体。用微型螺钉固定两个细骨块，用于水平向骨增量（后续阶段见图5-51~图5-55）。

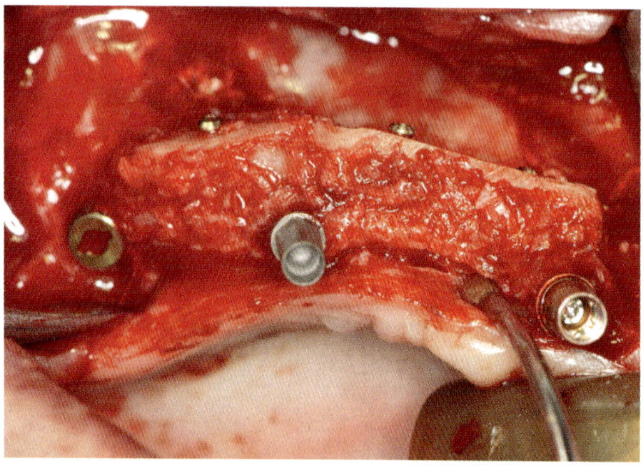

图5-51 在骨块和牙槽嵴之间的空间用颗粒状骨填满。

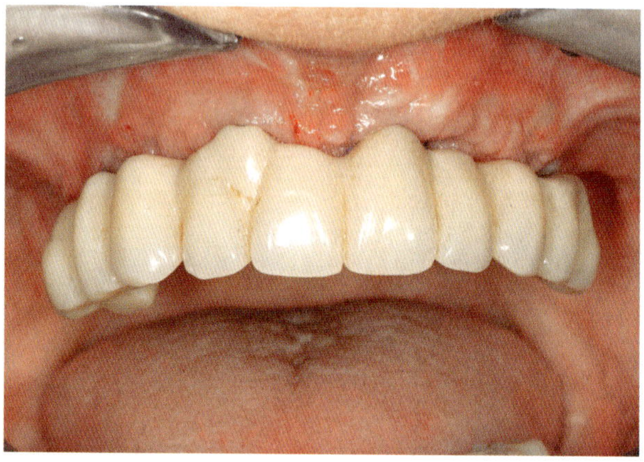

图5-52 放置临时修复体。

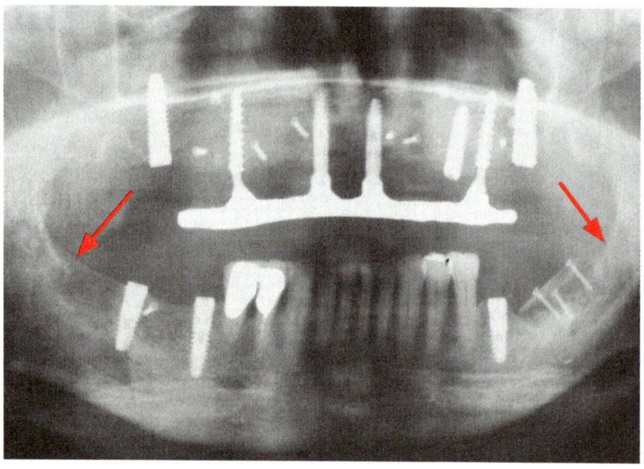

图5-53 术后曲面断层片，前牙区有2颗Xive种植体，前磨牙区有2颗临时种植体。用从左侧和右侧磨牙后区（箭头所示）收集的骨块进行骨移植。

余的牙齿和临时种植体。1天后，垂直方向的咬合关系固定，可以对临时修复体进行合乎美学的修改。技师可以在24小时内完成金属树脂修复体。骨移植和种植手术将在6~8周后继续进行（图5-50~图5-55）。

对于伴有严重牙槽嵴萎缩的无牙颌患者，应在骨移植术期间植入临时种植体。由于种植体的龈下设计，有时需要修改种植体，或者在临时种植体区域的皮瓣必须进行穿孔。进行水平向骨增量时，上颌牙槽嵴中部的皮瓣向腭侧翻开2~3mm，因此置于上颌牙槽嵴中心的临时种植

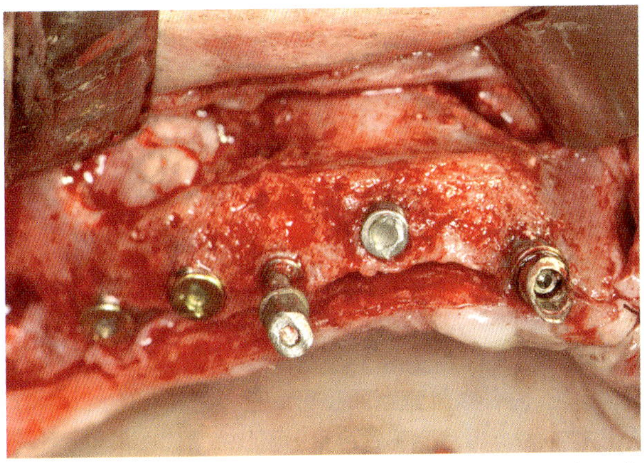

图5-54 术后3个月的临床照，在再生骨区域植入种植体。

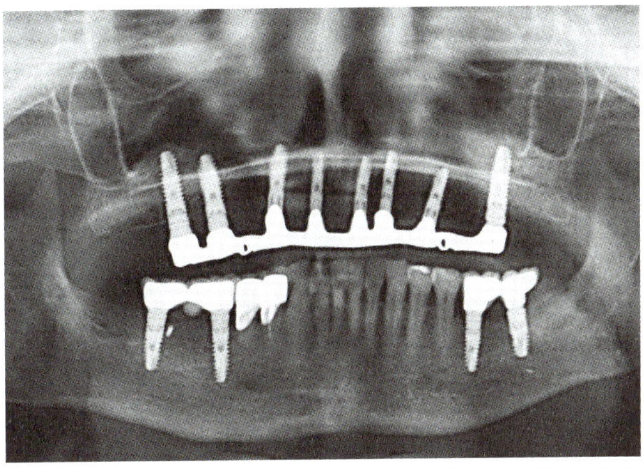

图5-55 术后8年的曲面断层片，去除了2颗临时种植体，2颗即刻负荷的Xive种植体与最终的修复体结合。

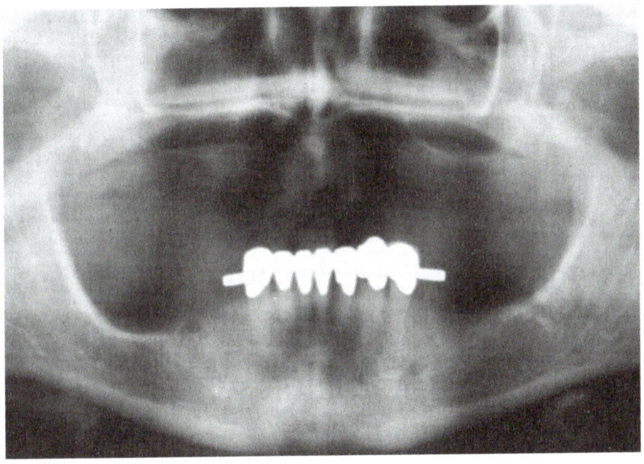

图5-56 上颌无牙颌（在图5-57中进一步展示）。

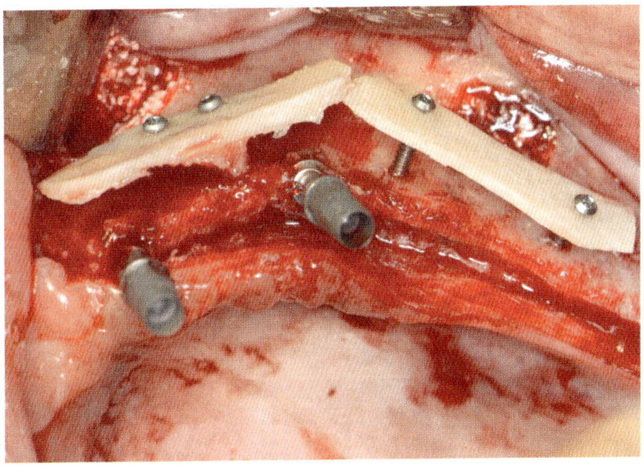

图5-57 在上颌骨一个象限中植入2颗临时种植体后，用微型螺钉固定薄骨块。

体的皮瓣必须被穿孔。在下颌骨进行骨增量或种植手术时行基于Kazanjian方法[10]的前庭沟切口，并且皮瓣也要被穿孔。当必须进行垂直向骨增量时，需要使用隧道技术。隧道技术避免了牙槽嵴切口，使创伤最小，具有极好的软组织愈合，并减少了软组织坏死和移植物暴露的风险。

在骨暴露后，将临时种植体以高扭矩放置在局部萎缩的牙槽骨中。由于种植体的颈部可延展，这种方法有可能将种植体的方向校正高达25°。在所有临时种植体都被植入之后，可以进行将骨块放入到合适位置的骨移植术。

在手术结束时进行临时种植体的取模。一天后记录有关美学修复的颌骨关系，通常术后1～2天将固定临时修复体粘接在临时种植体上（图5-56～图5-63）。

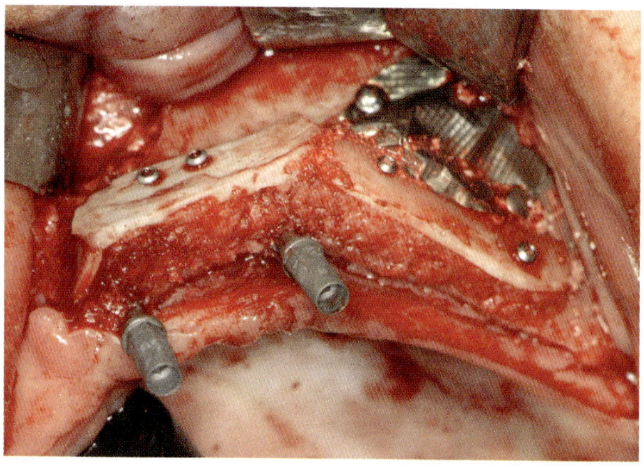

图5-58 在骨块与牙槽嵴之间的空隙植入颗粒状骨。

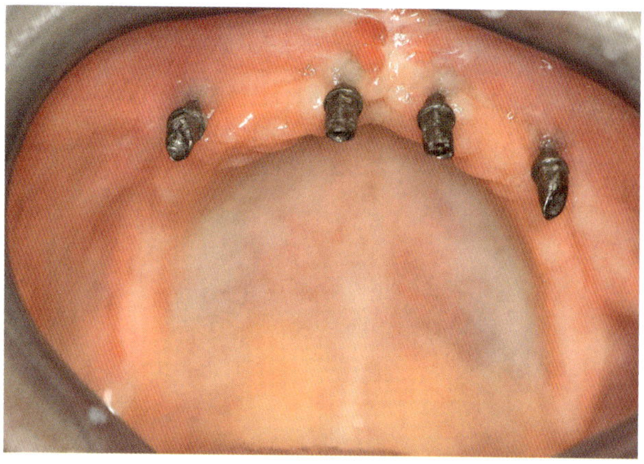

图5-59 术后3个月的临床图片。

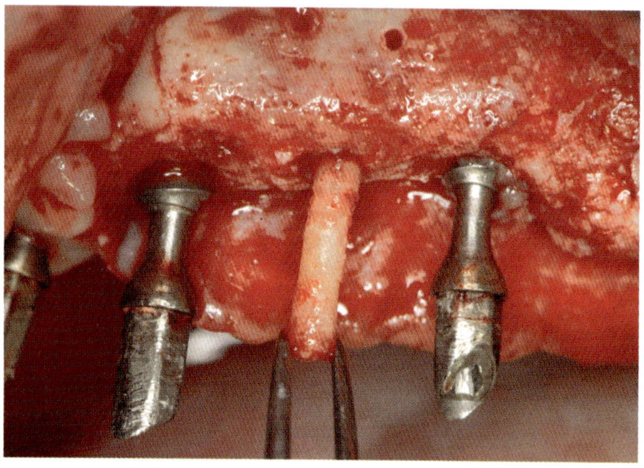

图5-60 移植区活检，显示移植骨在临时种植体保护下再生骨的质量。

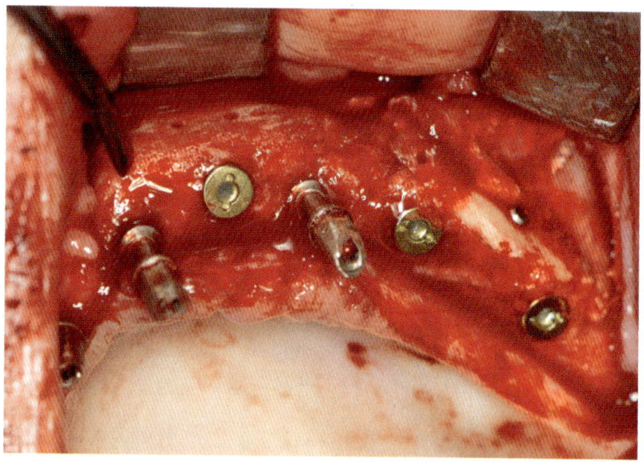

图5-61 在骨移植和骨再生区域植入3颗最终种植体。

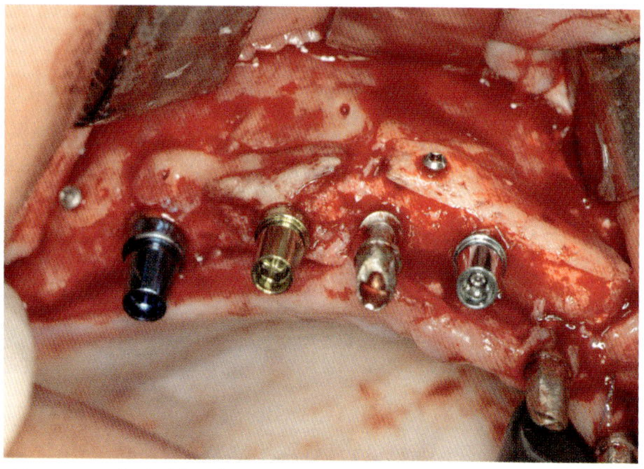

图5-62 在右侧上颌骨植入最终种植体。

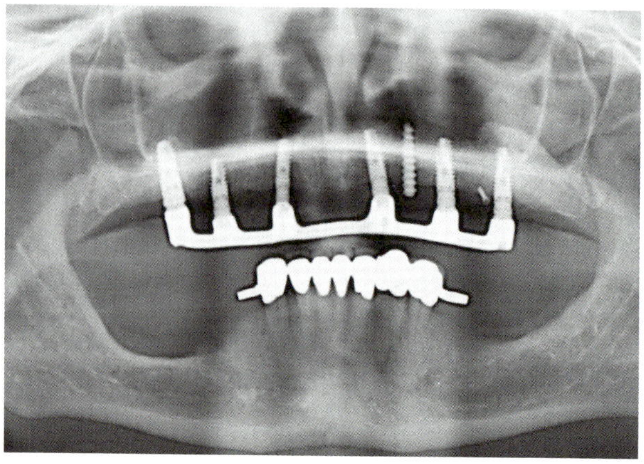

图5-63 术后3年，最终修复体的曲面断层片，在移除过程中1颗临时种植体发生折断，必须移除。

统计学分析

在1996—2002年的前瞻性研究中，总共有146例在行复杂颌骨增量术同时应用临时种植体[23]。其中对112名妇女和34名男子进行水平向骨移植和外置式骨移植的形式的广泛性骨增量术并植入497颗临时种植体。其中在上颌（452颗种植体）和下颌（45颗种植体）中使用了表面粗糙、最大直径为3mm的锥形钛压缩螺钉种植体。患者的年龄为32～79岁，平均为57.6岁。

所有的临时种植体都被植入到局部牙槽骨中。其中水平骨移植74例，嵌体骨移植15例，横向骨移植结合嵌体骨移植57例。其中57例的移植骨来自髂骨，87例的移植骨来自下颌骨。

术后护理

在患者出院时，已行固定临时修复体修复。这种修复体是种植体支持式或种植体-牙齿混合支持式的，并且要对移植骨没有任何压力。所有临时种植体的初期愈合均有令人满意的效果。在移植术后3～4个月植入永久种植体。永久种植体需要3～4个月的时间来形成良好的骨结合，并且不能行功能负荷，当然这段时间的长短取决于骨的质量。在此期间，仍然可以在任何时候从临时种植体上移除临时修复体，并在植入永久种植体之后重新放置修复体。

并发现初期伤口愈合的并发症。临时种植体与骨移植物的结合也被证明是没有问题的，未见炎症。无伤口感染或裂开。临时种植体支持式的治疗需要持续9～18个月，平均11.8个月。其持续时间的长短取决于永久种植体的放置时间和骨结合的持续时间。在此期间，总共51颗临时种植体（10.3%）过早松动。其中上颌骨47颗，下颌骨仅4颗。种植体松动的最早发生是在术后4个月。

单个临时种植体的松动与临时修复体无关。24颗松动的种植体被取出并即刻再植，并用合成树脂固定在现有临时修复体上。其中20颗种植体位于上颌骨。当移除临时种植体植入永久种植体时，另外4颗种植体显示出松动的迹象。将种植体更深地穿入上颌骨使这些种植体“重新固定”。在合成树脂的帮助下，调整了该区域的修复体。另外13颗临时种植体被从上颌骨中取出，没有进行更换。

临时种植体的松动和脱落对骨增量手术没有影响。在移植骨区域并没有观察到有炎症或延迟愈合的情况。在暴露永久种植体并完成用于永久修复的取模后，在局部麻醉下用螺钉扳手取出种植体。

在一个病例中，在将临时种植体初期植入到非常致密的下颌骨时，在种植体的中1/3处发生折断。4个月后，在植入永久种植体时，用骨盖法取出折断部分，发现无并发症[12]。

尽管所有患者在手术前都被告知临时修复体主要是为了美观和发音，并且不宜咬固体食物，但是所有患者对这种治疗方法都非常满意。他们带着固定修复体离开诊所，在痊愈后能回归工作和社会生活，患者满意。

利与弊

上述治疗方法能够在上颌和下颌的广泛性骨移植术后即刻放植固定临时修复体。通过使用临时种植体，避免了骨移植物、永久种植体和软组织的负荷。这使骨移植物和种植体过早暴露的风险降到最低，并消除了软组织临时重建造成的创伤[33]。

在本研究中，在移植物或永久种植体的愈合阶段，即刻负荷的临时种植体的松动率相对较低，为10.3%。上述所描述的方法在其他有问题的骨中也是有效的，这一事实与在上颌骨中看到的典型的牙槽嵴萎缩有关。与有严重垂直吸收的下颌骨相比，上颌骨骨量的减少在某种程度上为水平向[7]，使得上颌牙槽嵴变薄，海绵体的比例减少——在极端情况下，上颌牙槽嵴锋利，几乎全由皮质骨组成。这意味着，在萎缩的上颌骨有足够的残余骨时，种植体的初期稳定是可能的。

在这些病例中，可以确定的是种植体的过早松动不会导致骨移植物的感染或干扰伤口的愈合过程。在种植体负荷情况下，种植体界面周围可能出现结缔组织向下生长。而没有炎症。尽管其中一个种植体松动或脱落，但所有临时修复体依然能行使功能。

建议

考虑到上述过程，需要讨论以下方面。

令人满意的防唾液的伤口闭合是广泛性骨移植必不可少的条件。然而，使用临时种植体有时需要修改切口和皮瓣的几何形状。理论上，临时种植体必须穿透黏膜会导致邻近的永久种植体或移植物有潜在的感染风险。然而，临床上没有观察到这个问题，因为小的皮瓣穿孔可以被临时种植体的龈下部分充填[23]。此外，有时可能使用临时种植体作为另外的支持物来消除皮瓣边缘的张力。

穿孔意味着对皮瓣的额外创伤。由于穿孔对循环的干扰，并没有观察到伤口愈合的并发症或皮瓣坏死。

临时种植体植入位置基本为萎缩的牙槽骨（在上颌骨也是如此）。这些严重萎缩的牙槽骨主要由皮质骨组成，可以使种植体达到很好的初期稳定性。

种植体的初步阻塞是通过粘接的临时修复体实现的，这成功消除了种植体-骨界面的微小移动。这使得放置的种植体行即刻负荷并行使其功能，在大多数情况下，甚至在负荷的情况下（图5-64～图5-67）。该压缩螺钉的特定锥形设计还具有如下优点：当其被拧开时，从种植窝洞快速失去一致性，从而可以容易地将其取出。有时这种种植体骨结合良好时，尤其是新的临时种植体Tempion（GZG，Cologne，Germany），可能很难取出。在一些罕见的病例中，在临时种植体取出过程中已经观察到种植体的折断（图5-63）。

预制的印模桩和替代体可用于制取印模和模型灌注。术后第1天的处理要根据手术的范围和肿胀情况而定。然而，一般来说，术后第2天可以放置长期的临时修复体。但目前无法获得的预制部件将节省时间，并有助于临时部件的制造。事实上，技师必须在模型上制造第二组部件。

由于大多数临时种植体被放置在永久种植体之间，一段式的种植体的龈下设计有时会对最终的修复治疗有干扰[24-25]。在永久种植体上放置修复体进行重建时会有很多困难，因此，在永久治疗完成之前，有时需要取出一段式的临时种植体。那么就无法实现无干扰的稳定临时修复治疗。在这里两段式的临时种植体系统更有利（Tempion），可以移除龈上部件，为治疗提供帮助。

直径减小的最终种植体，例如直径为3.0mm和3.4mm的Xive种植体，有时可以被用来作为即刻负荷的临时种植体，尤其是当仍然存在小的拔牙窝时。该技术的优点是种植体可以整合到最终修复中[34]。

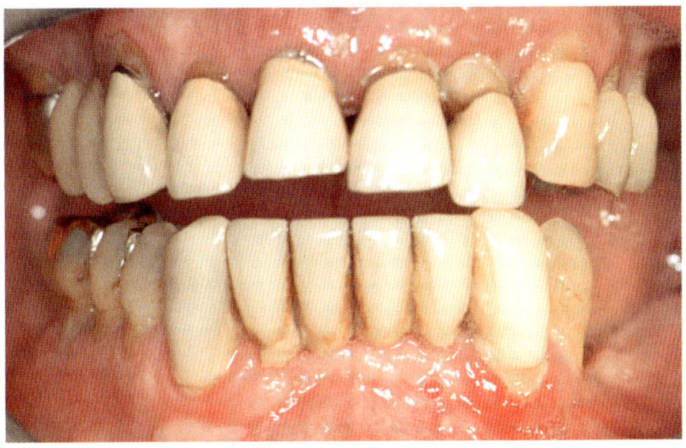

图5-64 术前照示该患者几乎所有牙齿都有严重附着丧失（后续阶段见图5-65～图5-67）。

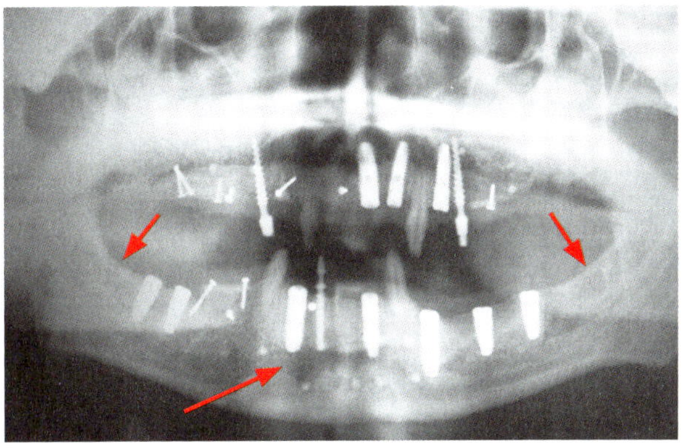

图5-65 拔除大部分牙齿、植入临时种植体和行多处骨移植后的患者的曲面断层片。从磨牙后部和颏部（箭头所示）来获取移植所需的骨。

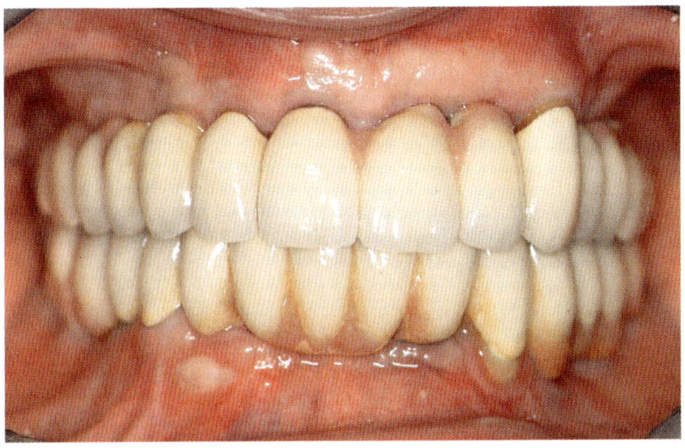

图5-66 术后8年的口内照。

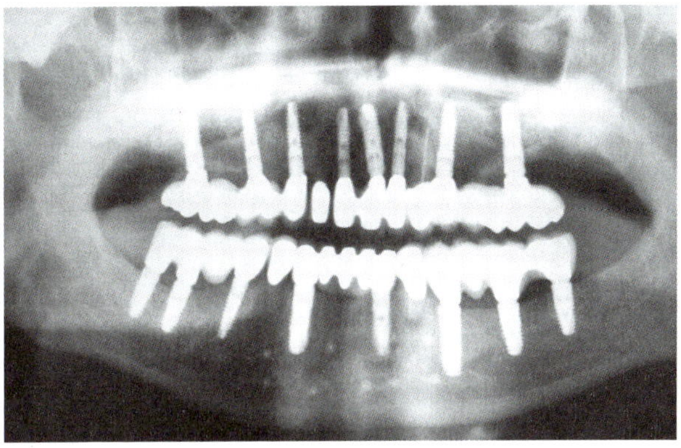

图5-67 术后8年的曲面断层片。

结论

综上所述，在对上颌骨和下颌骨进行广泛的骨增量术后，立即用临时种植体来行临时修复重建是可行的。这种治疗方案确保了患者能够快速地重新融入他们个人社会和工作生活中，并且种植体的早期功能负荷使移植骨和永久种植体成功愈合。

5.3 无翻瓣种植手术

C.M. ten Bruggenkate,

E.A.J.M. Schulten

引言

无翻瓣种植手术是指在不切开口腔黏膜和翻起黏骨膜瓣的情况下进行牙种植的外科手术。

有时“无翻瓣手术”、“盲手术”或“闭合手术”被用作同义词。无翻瓣植入手术通常与数字化导航手术或导航手术相混淆，后者仅表示引导，而非对覆盖颌骨的软组织的切开或不切开。然而，这并不奇怪，因为许多关于数字化导航种植术的文章实际上都报道了无翻瓣手术，反之亦然。

传统的口腔种植术是通过在口腔黏膜上做切口（主要是在牙槽嵴顶部）并翻起黏骨膜瓣来进行的，其目的是检查局部解剖结构，改变牙槽骨和软组织的形状来获得有利于植入种植体的解剖结构。牙槽骨的暴露程度取决于这些结构的实际形状和连续性，以及通过矫正或骨移植来改变局部解剖结构的必要性。因此，该方法可以同时进行诊断和纠正。暴露大面积牙槽骨的缺点可能是它通过暂时阻断来自覆盖骨膜的血液供应而引起牙槽骨出现一定程度的萎缩。一些人认为翻开黏骨膜瓣是很耗时的。

然而，在过去的几年中，一直有趋势推动无翻瓣手术原则作为牙种植手术的理想方法。支持这种方法的论点是无翻瓣手术给患者造成的痛苦较小，手术更快、更容易，至少同样安全（图5-68和图5-69）。

关于无翻瓣种植手术的文献

有关无翻瓣手术的文献是令人困惑的。如上所述，这有一部分原因是它经常与导航手术相混淆或关联。在许多情况下用导航工具进行无翻瓣手术。因此，文献往往同时涵盖这两个方面。以下的许多报告也是如此。

一个人如果读了相关文献，他可能对无翻瓣手术有不同的看法：一些临床医生提倡这些新技术，而另一些则对此进行了更为批判性的研究，并指出这种手术要考虑很多限制因素。Becker等[2]和Jeong等[3–5]在无翻瓣（和导航）手术方面都有很好的临床经验，并主张这种无翻瓣手术是一种有许多优点的、有价值的未来技术[1,3]。

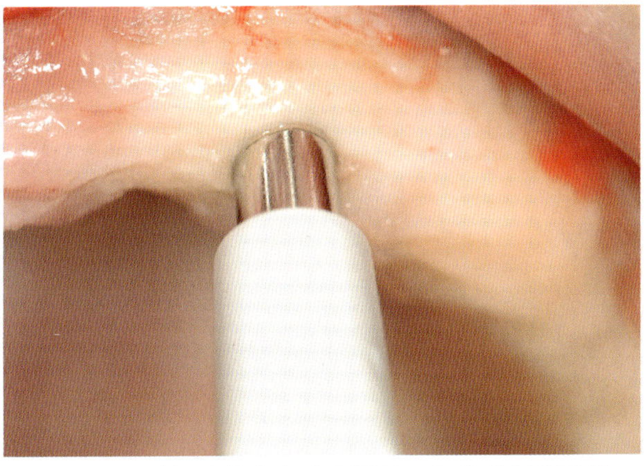

图5–68　通过打孔技术去除预期植入部位的局部黏膜，从而行无翻瓣手术植入种植体。

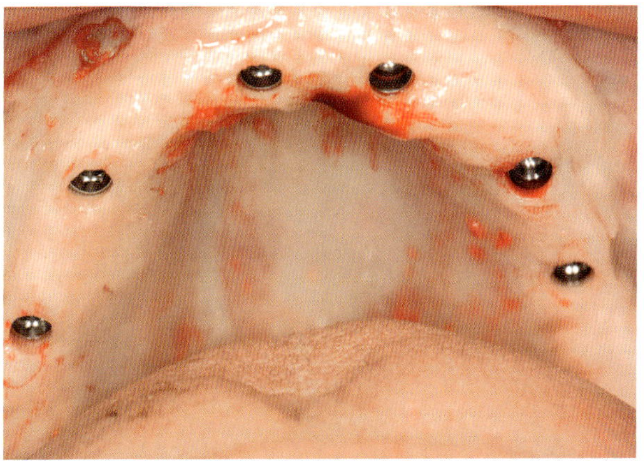

图5–69　在上颌无牙颌上行无翻瓣手术植入6颗种植体。

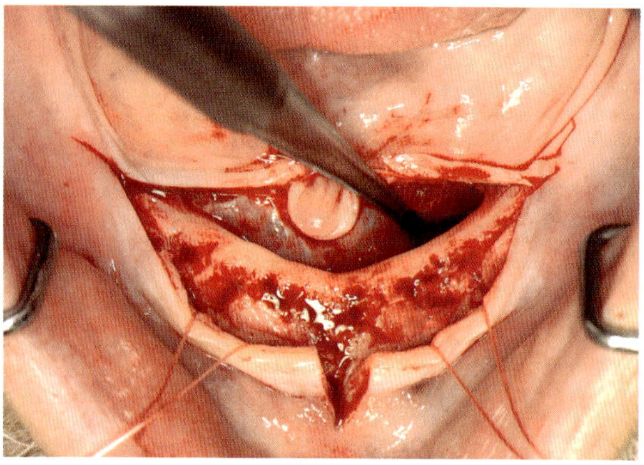

图5-70 翻开骨膜暴露下颌骨的舌侧，以检查牙槽骨的局部解剖结构并保护包括血管在内的舌侧骨膜。

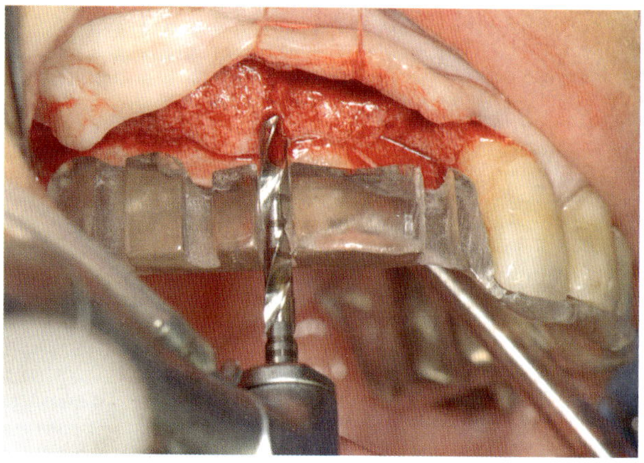

图5-71 采用导航系统和微型皮瓣术进行种植手术。同时，颌间距离应足以满足导航装置的高度和钻的长度。

然而，对29位无牙颌患者进行由Nobel Guide辅助的即刻牙种植术的回顾性研究中，Komiyama等[6]得出结论，与传统治疗方案相比，此手术和技术的并发症发生率更高。因此，他们得出的结论是，该方法仍必须被视为处于探索阶段[7]。Komiyama等[6]还研究了种植体行即刻功能负荷1年后种植体周围的软组织状况和边缘骨丧失情况，这些种植体在计算机引导治疗计划和无翻瓣手术下植入，边缘性骨丧失程度重于通常报道的成功水平。

Sclar指出，目前流行的无翻瓣种植手术有其优点，也有其局限性、问题和缺点[8]。在一篇有关无翻瓣种植手术的文献综述中，Brodala得出结论，两种方式（开放手术和无翻瓣手术）都显示出良好的疗效和临床效果，但这些数据都来源于短期研究。他认为，无翻瓣手术的成功取决于先进的影像学、临床训练和手术判断[9]。

De Bruyn等[10]调查了在单颗牙的种植中采用翻瓣手术和无翻瓣手术的情况。他们总结到，翻瓣手术和无翻瓣手术都非常成功，但是无翻瓣手术在术后第1年的骨质流失增加，无翻瓣手术骨丧失率高于翻瓣手术部位。

Van de Velde等[11]在一项实验研究中发现，种植体位置不正导致59.7%（43/72）的病例穿孔。采用无翻瓣手术进行植入的种植体的三维位置与理想位置有显著差异。这些偏差在临床情况下会导致种植体稳定性丧失、美学和发音问题等并发症。其结果不受植入手术经验水平的影响。

Malo和Nobre也发表了无翻瓣手术和开放手术的结果，通过比较这两种方法，发现无翻瓣手术比开放手术显示出更多的边缘骨吸收。他们建议对无翻瓣手术适应证的选择和手术难度的把控方面要格外注意[12]。Wittwer等[13]在一项针对20位患者的初步研究中得出结论，对于下颌牙槽嵴光滑、宽而规则的患者，导航无翻瓣种植体植入被认为是一种可预测且安全的手术，在不规则的牙槽嵴区域该技术不太准确且更复杂。

Cannizzaro等[14]将两组患者（共40例）进行比较，一组采用无翻瓣手术，另一组采用开放手术。他们得出的结论是，尽管这两组手术规模较小，但与开放手术相比，无翻瓣手术节省了手术时间，并减少了术后疼痛和肿胀。他们还报告说，在无翻瓣组的有4个病例，需要打开黏骨膜才能进行适当的种植手术。两组手术方法在种植体周围骨水平、种植体失败或并发症方面没有差异。

尽管Fortin等[15]报告了患者对无翻瓣手术的良

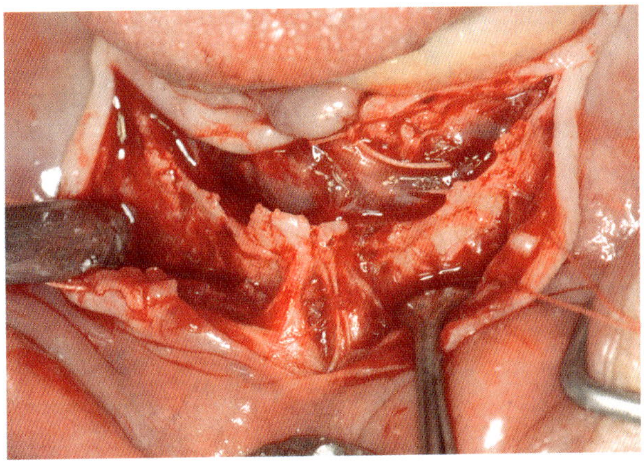

图5-72 下颌无牙颌的牙槽嵴极窄、锐利和形状不规则时不适合种植手术。

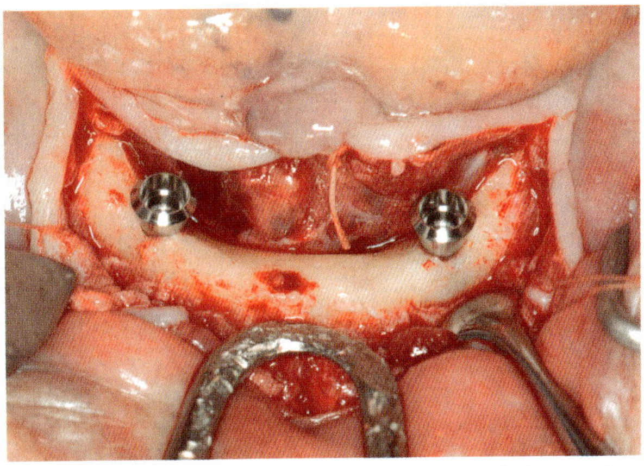

图5-73 牙槽嵴降低，变平后植入2颗种植体作为覆盖义齿的固位元件。

好评价，但Lindeboom等[16]在比较无翻瓣和翻瓣手术时提到，翻瓣手术组的患者最终比无翻瓣手术组承受得更少。

种植术中出血通常不会造成很大的问题，而且很少是由黏骨膜损伤引起的。然而，在某些病例中，如果黏骨膜瓣没有被翻起且下颌骨的舌侧皮质骨没有被暴露和检查，则仅由于舌侧皮质骨板及其覆盖骨膜（包括骨膜内的血管）穿孔（图5-70）[17]，而发生危及生命的出血。Jeong等[4]发表了一项有趣的技术。在一项动物研究中，他们研究了微创种植术作为无翻瓣手术的替代法的可能性，并得出结论：在愈合早期需要在软组织下方保护种植体部位进行小切口种植手术的临床应用是有利的，尤其是对于骨质差和/或种植体初期稳定性低的患者（图5-71）。

开放种植手术的优点

解剖学论据

开放手术的一个重要方面是能进行局部解剖结构的检查。三维图像可能会给人一个很好的局部解剖结构印象，但是直接观察解剖结构是最清晰的。

手术论据

开放手术是矫正局部解剖结构的唯一方法。在我们诊所对这方面一系列连续100位患者进行了研究，发现94%的患者需要手术检查，100位患者中有87位需要对牙槽嵴进行一些矫正（未公布的数据）（图5-72和图5-73）。这些结果表明牙槽骨暴露的必要性很高。如果在种植手术中需要额外的手术，除了暴露牙槽嵴（甚至翻开黏骨膜瓣）外，没有其他方法[18]。

开放手术可以避免种植体周围的角化龈丧失。角化龈对种植体的长久使用来说很重要（图5-74）。

技术论据

所有种植前的准备、检查和固定口内装置以及在导航装置和对侧牙咬合面之间的有限空间内操作器械，都会使在种植窝洞预备过程中耗时更多（图5-71）。

哲学论据

如果没有固定在颌骨上的精确导航装置，无翻瓣种植手术就变成了盲手术。固定（拧紧）此设备到位且无法移除此重要设备可能会使许多患者产生恐慌。

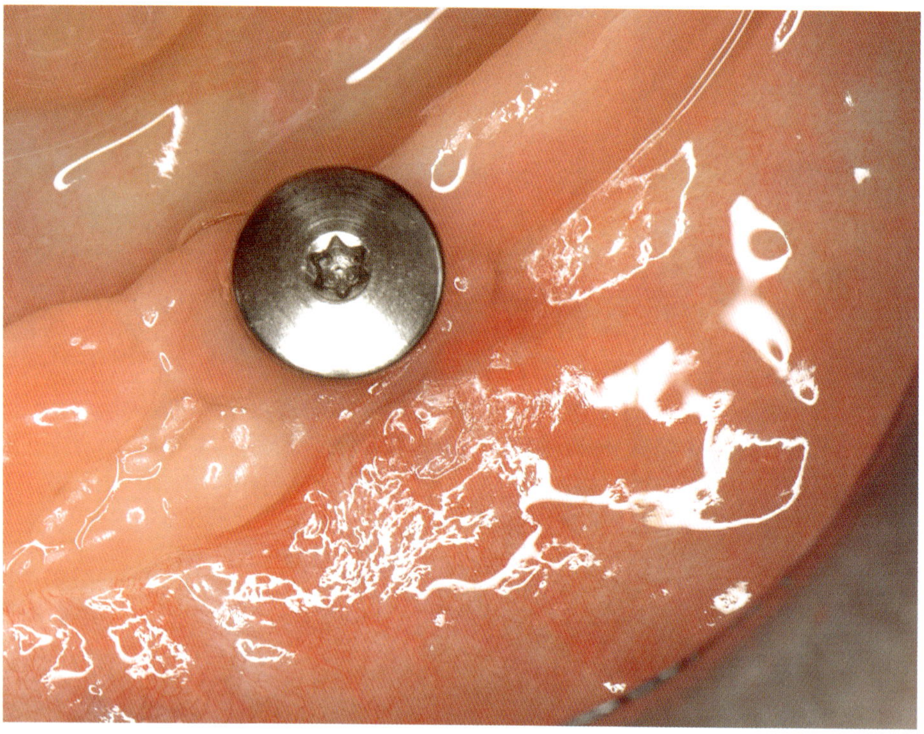

图5-74 利用无翻瓣手术在33位点植入种植体，可见种植体周围大部分的角化龈丧失。

无翻瓣种植手术的优点

如引言所述，无翻瓣手术的优点是保证骨膜血液供应。如果有足够的角化黏膜，不翻瓣可以减少手术时间。如果在导航种植术中使用导航装置，放置外科支架时，没有翻起的黏膜瓣阻挡操作。服用抗凝药物治疗的患者使用此种术法比翻起黏骨膜瓣的患者发生出血的可能性更小。

此手术方法对能否减少术后疼痛并不确定，因为在开放种植手术中也几乎没有术后疼痛。

导航手术的优点

尽管本节涉及无翻瓣手术，但也应提到导航手术，因为这种种植导航主要用于无翻瓣手术。

根据Tardieu和Rosenfeld[19]，导航手术的优点是更安全、更准确、更好的植入位置、更好的患者舒适度、更好的植入效率、简化治疗、提高固定义齿的制造精度、改善美学、使修复部件的成本降低以及增加即刻修复方案的可行性。

Becker等[2]的研究结果表明，按照诊断治疗计划标准，使用微创行不翻瓣的导航手术是一种预期良好的方法。他指出，这种手术的优点是：减少手术时间，使牙槽骨水平变化最小，减少出血，减少术后不适[1]。几位学者报告了导航手术具有很好的准确性[20-22]。此外，其准确性和种植效果与传统种植手术相当[5,23]。

然而，如果我们查阅有关种植准确性的文献，这些文献表明一般情况下导航种植手术在植入种植体时有一定的准确性，但是也会有很大的偏差。这些偏差与植入深度和轴向位置有关。在某些情况下，这些错位可能产生非常严重的后果，对患者的健康造成危害[24]。

结论

显然，永远不可能在需要改变牙槽嵴形状或进行骨增量术的情况下进行无翻瓣种植手术。无翻瓣手术有其缺点，只能在某些情况下才能使用，即术前成像良好，现有解剖结构良好不需进行改建，有足够的角化龈宽度和足够的手术技巧。

导航手术是一种有价值的外科手术，因此通常建议用于不进行翻瓣的种植手术，但不排除用于开放手术。

微创的开放手术可以避免上述无翻瓣手术的一些问题，但前提是使用骨固定导航设备进行适当的导航。在这些有利的条件下，对于无翻瓣手术和传统的开放手术来说，微创的开放手术可能是一个很好的折中解决方案。

5.4 带蒂骨瓣用于牙槽骨重建

Ole T. Jensen, Nardy Casap

引言

使用带蒂骨瓣（称为骨膜瓣）进行牙槽骨重建是获得骨宽度和高度的一种很好的方法[1]。这些骨瓣从正颌手术中获得，此方法在19世纪晚期被研究过[2-3]。Bell通过研究猴颌骨骨瓣的血管化来建立切口和研究皮瓣技术，最后确定需要血管化的带蒂骨瓣来维持骨的活力[4-5]。这些研究，虽然是动态的，但几乎都只涉及有牙齿的骨段，而不是萎缩的牙槽骨[6]。另外，此骨段相当大，是含有3颗或4颗牙齿的骨段，并且只进行了6周的随访，所以并未观察到后期的牙槽骨改建[6]。

虽然牙槽骨切除术后形成的带蒂的骨块最初能维持血管化，但有迹象表明，当骨段较薄时，如厚度＜2mm，会有一个加速的重塑过程，替换或有时溶解整个骨段[7]。对兔胫骨的研究显示，当带蒂骨段从基底骨分离时维持着活力[8]，也维持着骨膜和骨内膜细胞成分时是可以获得成功的，但是，还没有在实验室中完全确定骨段的长期存留率。

随着骨膜瓣，牙槽骨劈开截骨术或合页状皮瓣的普遍使用，临床上已开始广泛使用血管化皮瓣[9-10]。与牙槽骨牵张成骨术相比，三明治截骨术在某些情况下也越来越常用[11-12]。这些手术在临床上已被证明有很好的效果，但仍缺乏研究。而且由于萎缩牙槽骨的供血不足，长期维持该骨段的骨量所需的参数仍不确定。根据实验数据，血液供应、生长因子和前体细胞必须同时存在才能形成良好的愈合[13]。

临床医生应通过手术选择需要进行截骨术的病例。随着超声骨刀的出现，尽管可以切割小的骨碎片，但在维持血管性和骨量稳定性方面，超声骨刀可能并不是最佳的。一般的指导原则是形成不小于2mm厚（如果可能，应更厚）的分裂骨段，对于包括至少两颗牙的水平向牙槽骨截骨段，其高度和宽度至少为5mm[12]。然而，这些参数仅是现行的原则。

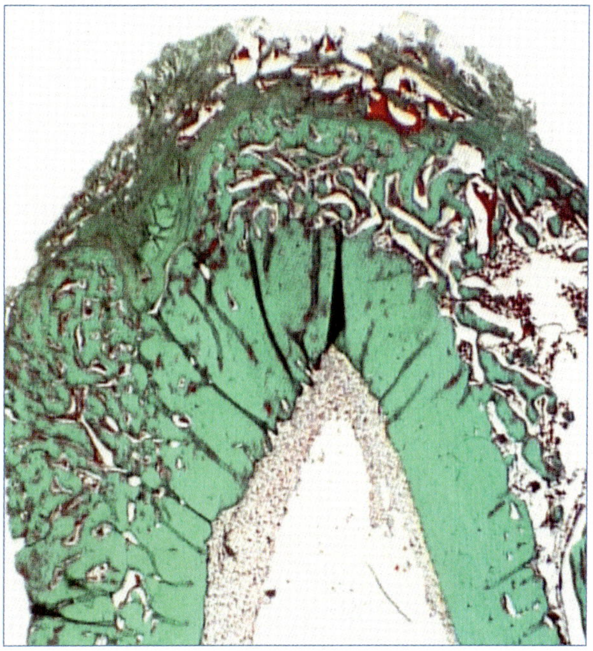

图5–75 对兔胫骨进行I形皮瓣外置式移植，移植部位I形皮瓣处愈合良好。

进行截骨术时翻瓣术也非常重要。临床医生应尽可能减少在截取骨段时引起骨膜反应。这将涉及进行相对的进行骨的盲切——对于一个有经验的临床专家是相对容易的。

最近的一项动物实验采用了骨劈开方法，形成了一个2～3mm厚的骨段，该骨段在没有内置式移植的情况下从兔子胫骨前部分离的。在所需植入的空间，在骨段和基底骨之间放置一个弹性屏蔽物。位于骨段内的岛状骨膜瓣在3周后显示出持续的细胞活性，这显然不需要内动脉血液供应来维持活力（图5–75）[14]。第二个实验证明，在6周后通过使用牛源异种移植物，植入的骨段愈合[8]。

无牙部位的骨膜瓣包括：Le Fort Ⅰ型向下移植瓣[15]、马蹄形截骨插入式移植瓣[16]和Le Fort Ⅰ

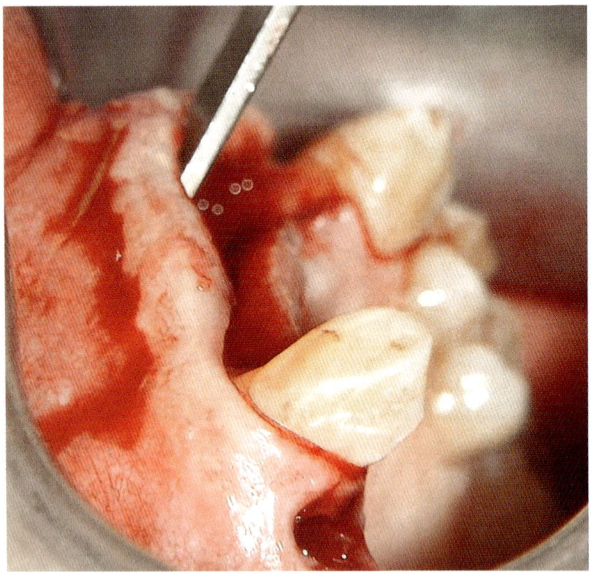

图5-76 患者A：在用骨凿劈开牙槽骨后形成一个合页状皮瓣，并劈开颊侧骨板，增宽牙槽骨获得能容纳移植物的空间（后续阶段见图5-77～图5-82）。

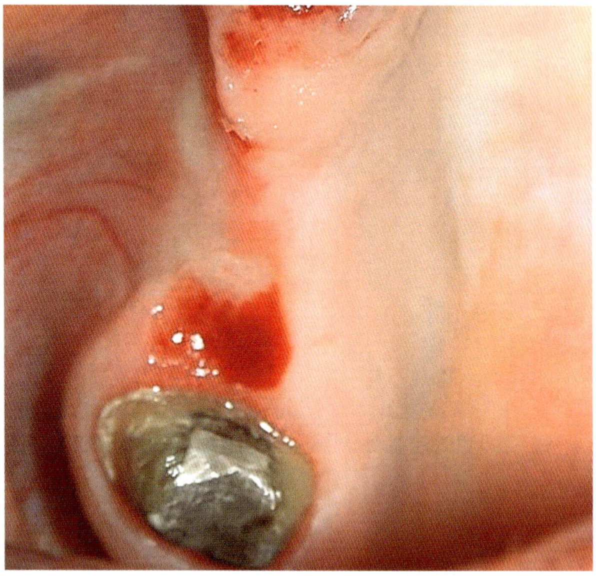

图5-77 上颌骨后部的牙槽嵴狭窄。

型分离[17]，这些均可用于上颌无牙颌节段性三明治截骨术[18]、节段性三明治截骨术结合和上颌窦底提升术[19]。牙槽骨分裂移植瓣，包括合页状皮瓣（骨折）、I形皮瓣（骨分离）[20]、延迟I形皮瓣（下颌骨）[21]和全上颌牙槽骨劈裂移植瓣[7]。本节将重点介绍使用牙槽骨劈裂移植物来获得牙槽骨的宽度和三明治截骨术来获得牙槽骨的高度。

牙槽骨劈裂移植瓣

合页状皮瓣

合页状皮瓣是通过行牙槽嵴切口，进行最小面积的翻瓣来完成的，只暴露了牙槽嵴顶骨。使用超声骨刀或锋利的铲形骨凿，将窄的牙槽突（理想情况下为4mm宽）垂直分裂至约10mm的深度。然后用骨凿劈开颊侧骨板（图5-76）。将牙槽突从骨折部位开始旋转，将牙槽骨的宽度加大2～5mm。然后对该部位进行插入式移植，有时行埋入式种植体以维持牙槽骨宽度[1]。无牙部位的血液供应通常很差，因此使用非自体材料进行移植可能不起作用。当然，BMP-2是牙槽骨分裂部位的最佳移植材料，研究指出牙槽骨劈裂部位类似于由拔牙产生的具有4壁的牙槽骨的拔牙创面[7]。

在放置可吸收材料（如同种异体移植）的移植部位，由于在牙槽骨劈裂部位固定过程中未用硬件固定，牙槽骨会失去宽度。在放置非可吸收材料的移植部位可以保持宽度，但也不能保持稳固。

经过4个月的愈合后，植入种植体，通常是位于龈下，确保种植体的根端与超出骨折部位的原生骨能与基底骨结合。这通常需要一定的扭力，但可能还不能维持即刻临时种植体的初期稳定性，这表明此方法是一个阶段性的方法。劈开的裂口越大，立即植入的种植体的松动程度越大，行即刻种植的成功率就越低。

通常在上颌骨的前部或后部使用此种手术方法，它几乎从未用于下颌骨，因为下颌骨皮质骨较厚，不容易断裂，下颌骨后段的皮质骨更厚[22]。

图5-76～图5-82显示了使用合页状皮瓣进行牙槽骨分裂术的最佳位置之一（本例中为在狭窄的上颌骨后部），并结合上颌窦底提升术和用BMP-2进行插入式移植，延缓种植体的放置[1]。

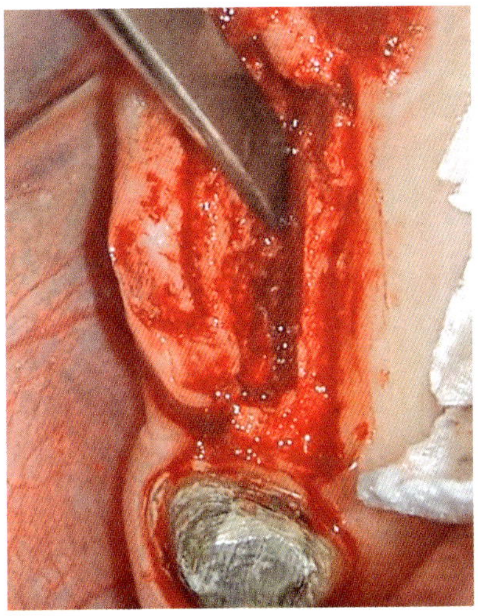
图5-78 形成一个合页状皮瓣，扩大了牙槽骨，创造了移植的空间。

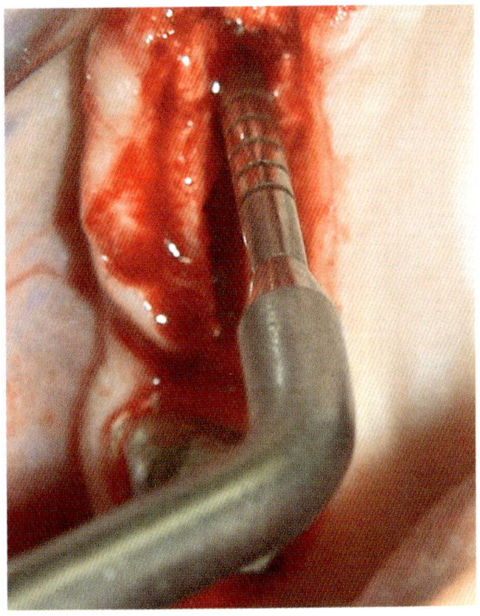
图5-79 使用骨凿进入上颌窦底，使上颌窦底升高几毫米。

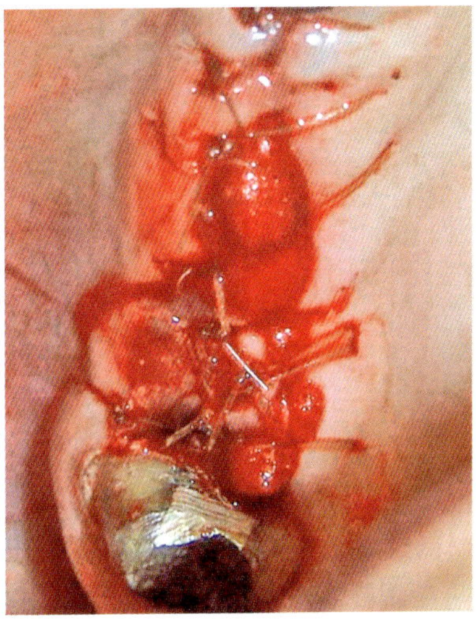
图5-80 将BMP-2/ACS放入上颌窦底和劈开部位进行移植后，伤口边缘不能初期闭合，增加5～6mm宽度的牙槽骨的伤口愈合需要二次治疗。

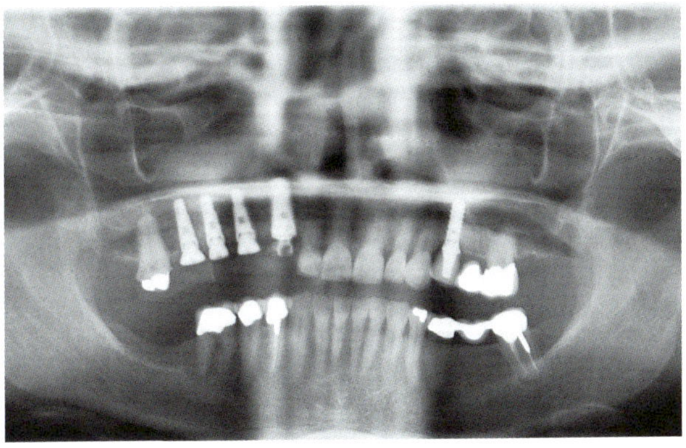
图5-81 术后4个月后的曲面断层片示牙槽骨的高度足够，可以植入种植体。

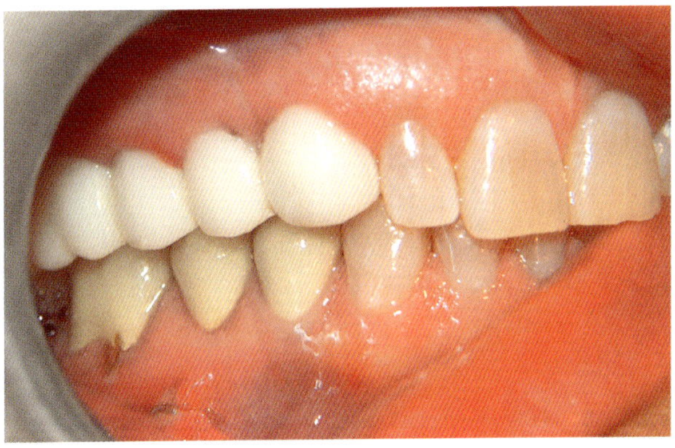
图5-82 进行修复和正畸。

I形皮瓣

牙槽骨扩增术使用的另一种瓣是岛状骨膜瓣，或称I形皮瓣，它是从合页状皮瓣中发展而来的，通过从基底骨上分离活动骨段，并使骨段上带有黏骨膜上来。这有时会发生意外断开的骨段上。I形皮瓣最好是在有3颗或更多牙齿的骨段使用，以确保能最大限度地保证皮瓣的血液供应（图5-83和图5-84）。

I形皮瓣几乎完全用于上颌手术。然而，I形皮瓣是从在下颌骨后段的Ⅲ型骨中进行的延迟的牙槽骨劈裂术发展而来的，在该手术中，翻瓣术首次用于切开需要进行牙槽骨劈裂的骨段的皮质骨，然后在不发生折裂的情况下缝合。4周后，做牙槽嵴切口，然后劈开牙槽骨使牙槽骨增宽，有些时候会行I形皮瓣时植入种植体。这样可以控制该骨段的牙槽骨劈裂范围，通过带蒂入路可以增加骨段的骨密度和血液供应[21]。

I形皮瓣的优点是可以基本闭合伤口，表面骨板能垂直地向前扩展几毫米（图5-85和图5-86）[1,20]。这再次说明所使用的移植材料非常重要，移植材料如髂骨颗粒或BMP-2，尽管两者都能在所有I形皮瓣需要的延迟种植体植入方面发挥

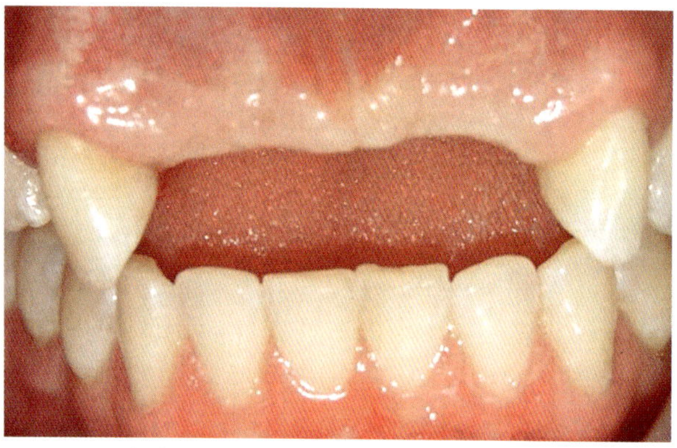

图5-83 患者B：I形皮瓣最好用于3颗或更多牙齿骨段，此图显示的是一个4颗前牙的骨段，此骨段的牙槽嵴狭窄（后续阶段见图5-84～图5-86）。

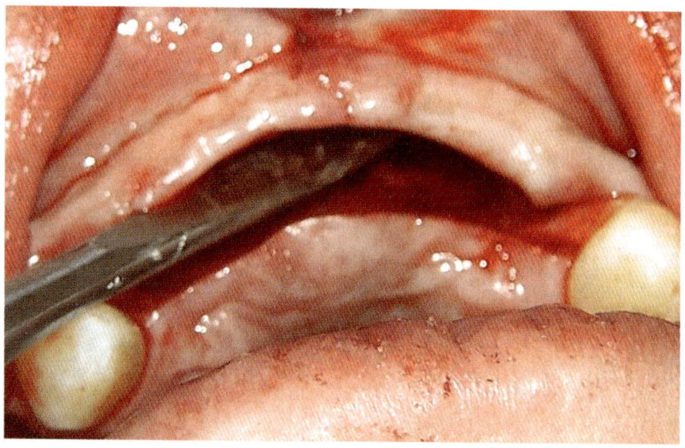

图5-84 行不翻开黏膜的牙槽嵴切口使用骨凿或超声骨并将牙槽骨劈开10mm深来形成I形皮瓣。

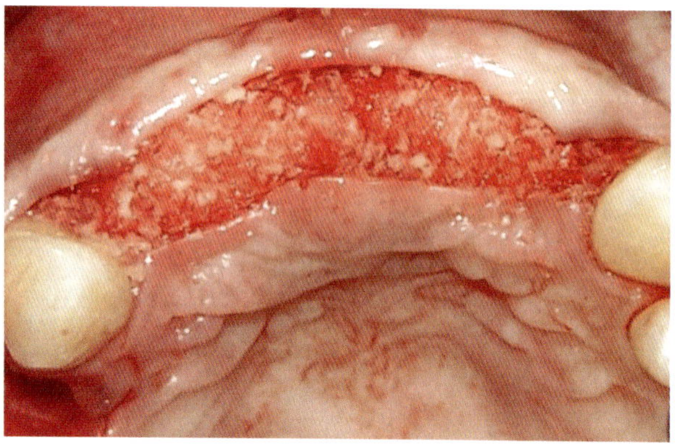

图5-85 将同种异体骨移植物混合BMP-2/ACS放置于I形皮瓣处，使牙槽骨加宽。

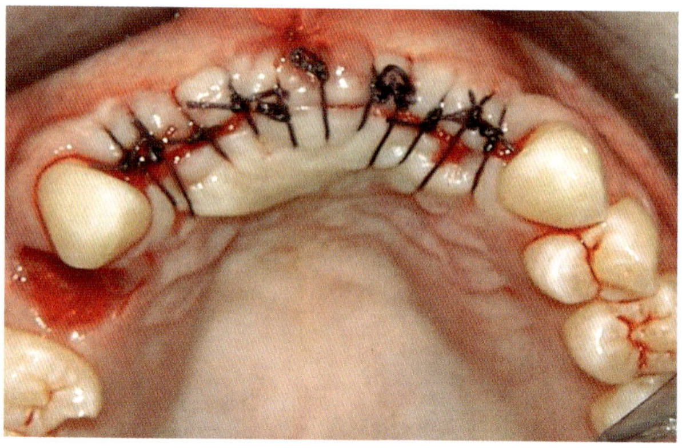

图5-86 I形皮瓣的颊侧游离可行初期缝合伤口，尽管这可能会在一定程度上限制牙槽骨宽度的增加。

作用，但这两种材料都比同种异体移植物更好。

I形皮瓣的最佳适应证之一是适用于高而窄的上颌骨，通过劈开上颌骨使宽度增加至10mm，其通常通过用骨凿劈开切开部位，与上颌窦底提升术相结合[7]。

三明治截骨术

三明治截骨术适用于宽度足够，但高度不足的上下颌骨。尽管已有报道说使用此手术方法可以在使骨头在垂直方向上增加10mm，但垂直向的增量是有限的，其与骨段的长度成比例。带有2颗牙齿的骨段可以垂直方向上移动约4mm，带有4～5颗牙齿的骨段可以在垂直方向上移动5～8mm，带有6颗牙齿的骨段或更大的节段可以在垂直方向上移动10mm或更大（这些全部在上颌骨中）。下颌骨对垂直向移动的限制要比上颌骨小得多，但在下颌骨的前端和后端，其典型的垂直方向上的骨增量为5～8mm，如果移动量超过这些数据，可能会造成软组织皮瓣撕裂并损害血液供应[23]。

由牙齿限制的骨段在垂直方向上的骨增量也受邻牙位于骨的垂直向的位置限制，因此，为了提高垂直向骨增量应考虑拔除受损的邻牙或将其包含在骨段中（图5-87和图5-88）[1]。此外，在上颌骨前部这样的美学区域，如需要拔除受损的中切牙达到预期结果的最佳方法可能是保留中切牙直到截骨术后完全愈合，然后立即拔除牙齿并

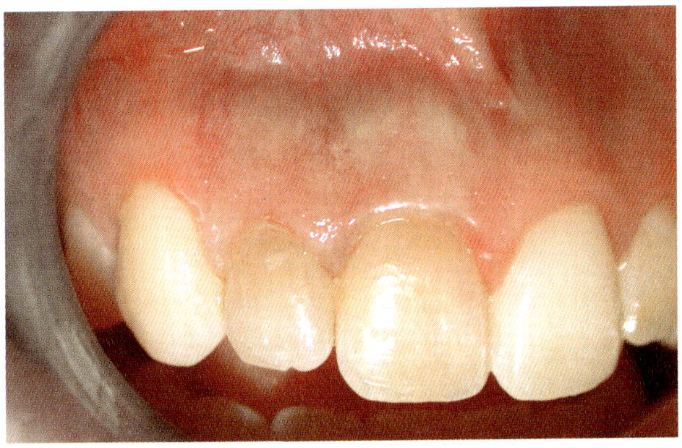

图5-87 患者C：对于要拔牙的前牙区的垂直向骨的丧失，拔牙前用三明治截骨术治疗该区域有时是有利的。在这里，侧切牙和中切牙将被拔除（图5-88）。

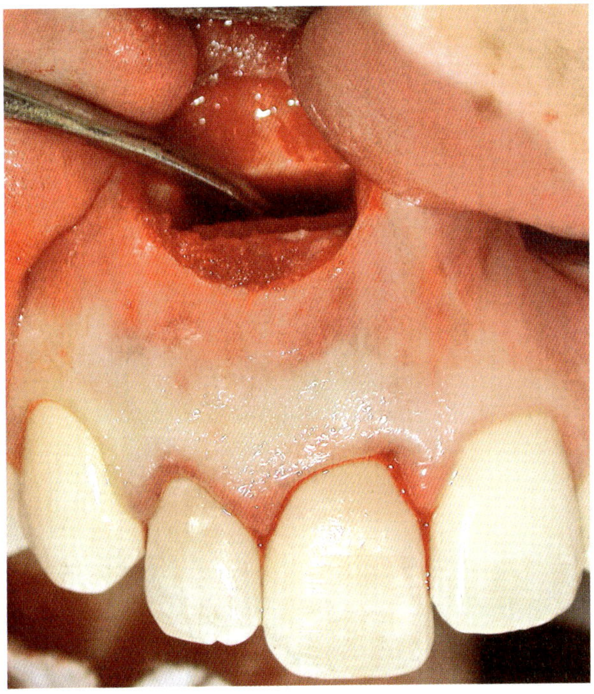

图5-88 在2颗牙齿的骨段进行的三明治截骨术，但对于如此小的节段，只能在垂直方向上移动4mm。

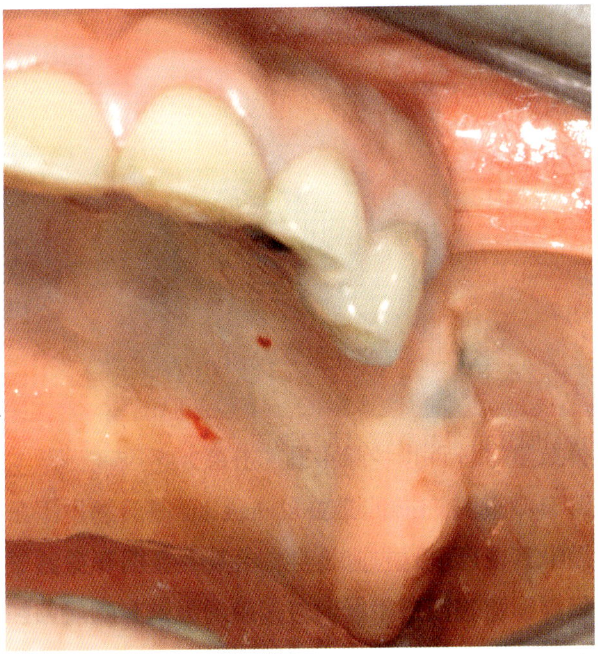

图5-89 患者D：上颌骨后段在上颌窦底较低的情况下失去了垂直向的高度（后续阶段见图5-90～图5-95）。

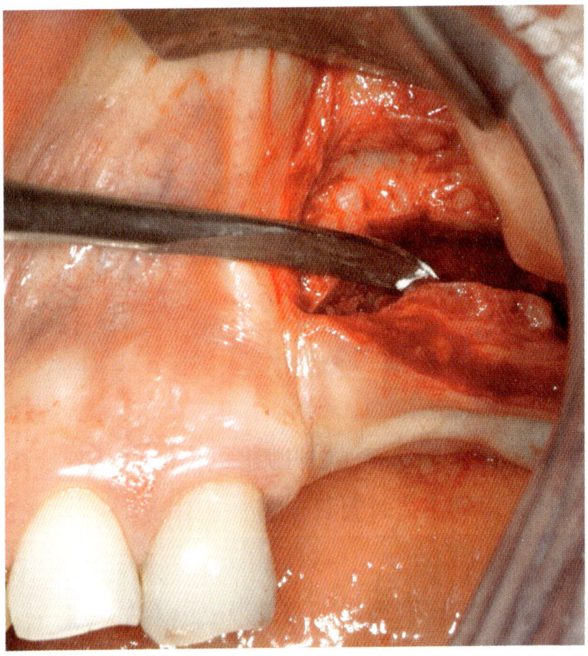

图5-90 在延伸至上颌窦的三明治截骨术中行前庭沟切口。

植入种植体，但种植体植入位置应在经过改建的拔牙位置[1]。

在有骨缺失的上颌骨的后部和上颌窦较低部位可以同时进行上颌窦底移植术、骨劈开和插入式移植术（图5-89～图5-94）[24]。但是，在上颌骨后段很难实现垂直向的骨增加，骨增量通常限制在5～6mm。当然，这已经是一个相当大的垂直向骨增量了。

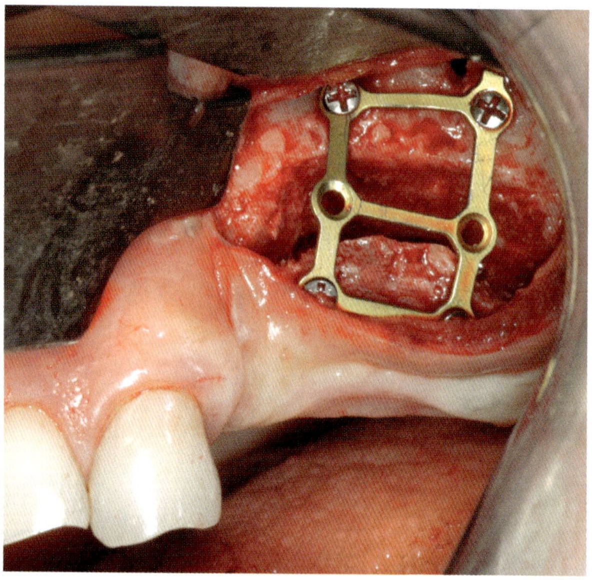

图5-91 用骨板固定骨段，以形成足够高度的牙槽骨。

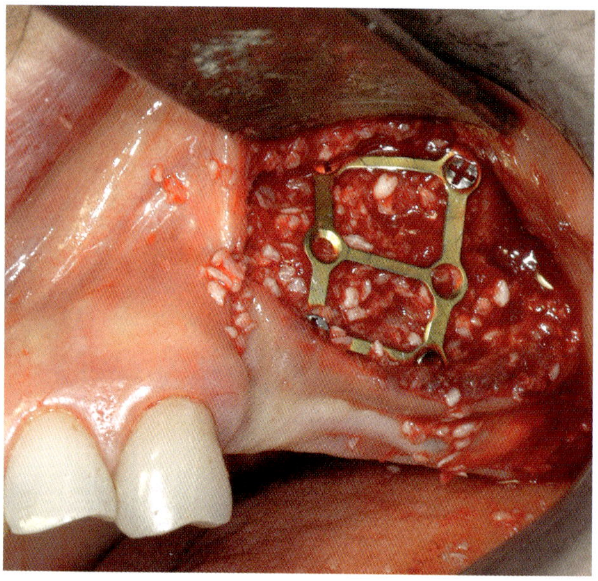

图5-92 同种异体骨移植和BMP-2/ACS进行骨移植。

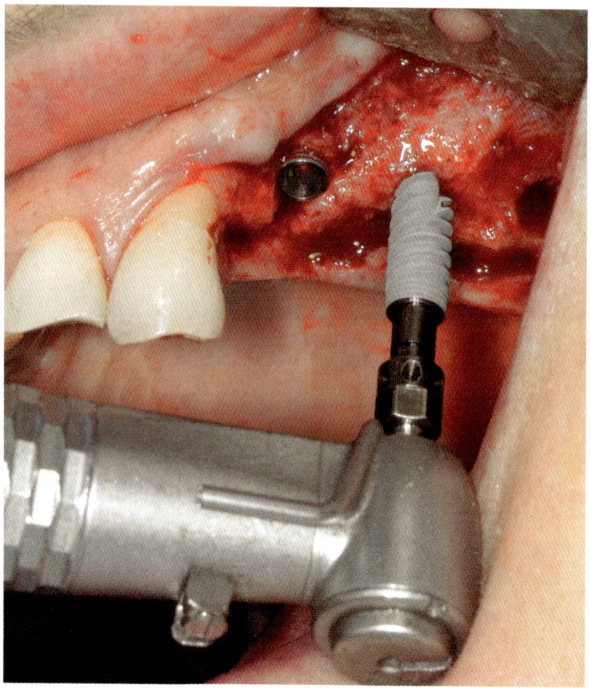

图5-93 4个月后，暴露手术部位，移除骨板并植入种植体。

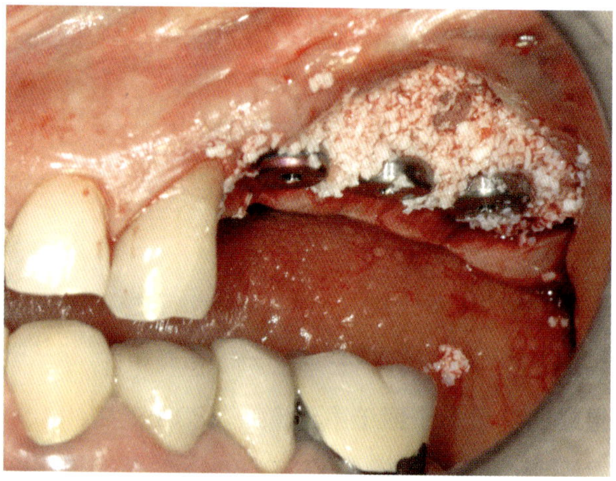

图5-94 异种骨移植用于牙槽骨成形。

在正颌手术方面缺少经验的临床医生不应尝试进行三明治截骨术，因为如果该骨段的血液供应中断，整个骨段将会不能成活[25]。考虑到这一点，三明治截骨术的首选部位仍是上颌骨前部，通常是在拔牙前进行（图5-95～图5-98）[1]。

三明治截骨术的优点是不会影响牙龈。在截骨术和种植体植入阶段，可以使用临时固定桥，并且此骨段能在其位置上保持稳定[18]。

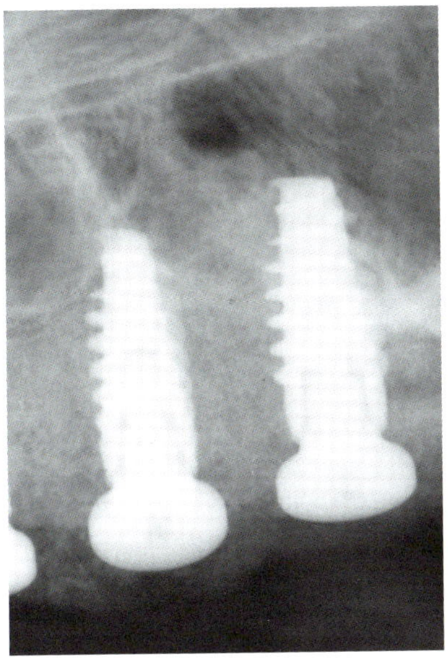

图5-95 患者E：植入种植体后，X线片示牙槽骨和上颌窦底部位有良好的骨结合，骨稳定性好，能满足足够长度的种植体。

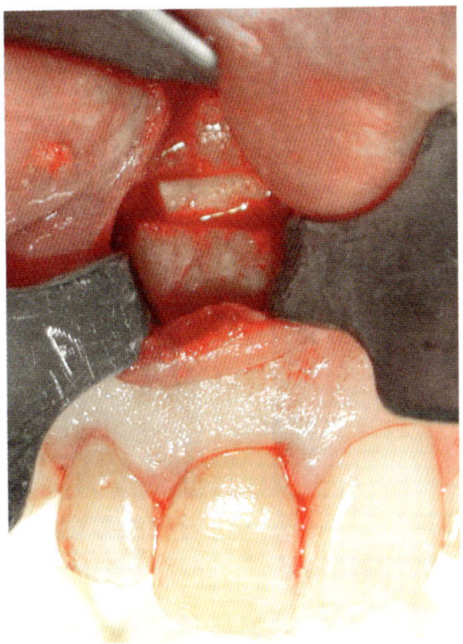

图5-96 患者F：使用三明治移植术进行垂直向的骨增量，用自体移植物行插入式移植（后续阶段见图5-97和图5-98）。

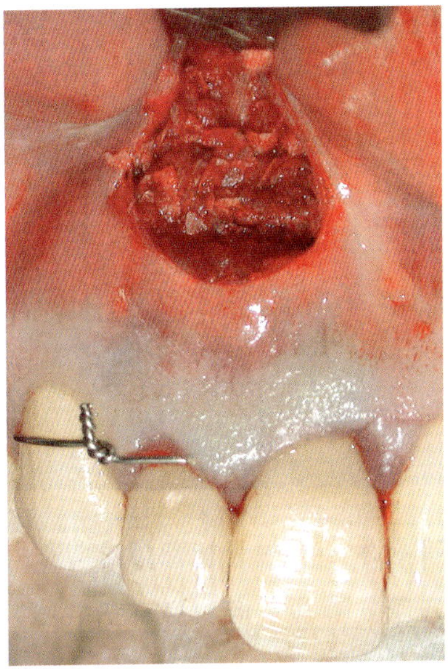

图5-97 用钢丝将骨段固定到相邻的齿上。

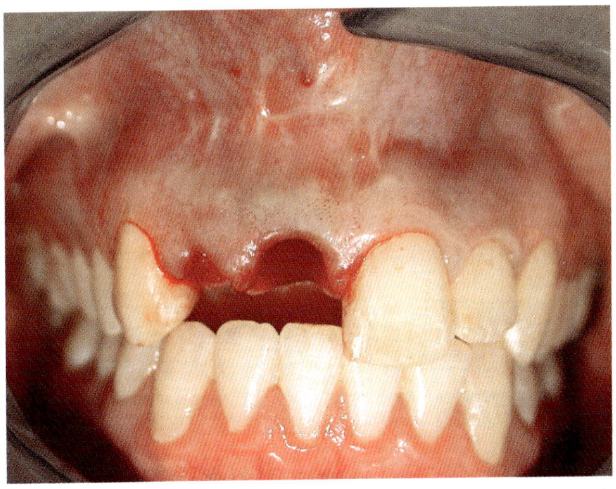

图5-98 术后4个月，拔除牙齿，可以获得更为理想的种植体位置。

讨论

外科医生必须明白，在牙槽骨增量术中应用骨膜瓣几乎可以不用进行引导骨再生术。其主要优点不是节省时间、预期良好或降低患者发病率，而是简单、经济。外科医生应尽可能地行微创和最简单的手术来达到满意的结果。例如，为了获得牙槽骨的宽度，合页状皮瓣通常需要10分钟来完成，与骨块移植相比，其发病率要低得多。对8颗牙齿的骨段进行三明治截骨术可以很容易地获得10mm的垂直向骨增量，发病率相对较低，可能不需要使用自体材料就能成功。与髂骨或颌面骨块移植物、BMP-2钛网移植物或引导性骨再生相比，三明治截骨术相对简单、经济。

然而，仍有待证实的是对萎缩牙槽骨的骨段进行移动后植入钛种植体后5～10年的成功率，正如有时在髂骨移植骨中显示的那样，是否会有缓慢的骨量损失和种植体螺纹暴露，或血管化的带蒂瓣是否有助于保存骨？

从历史上看，19世纪90年代的颌面外科医生第一次想到使用带蒂骨移植来修复颌面部缺损，只是第二次考虑到使用游离骨移植[26-28]。令人担忧的是，除非身体提供了重要的血液供应来确保移植骨的存活，否则术后可能会出现伤口裂开、感染和/或排斥反应。这是当今骨膜瓣外科医生的想法，他们观察到与现在的许多技术相比，带蒂骨移植伤口裂开少见，感染率更低或移植物丧失更少[1]。

5.5 正畸支抗种植体——生物活性视角

Lorenz Brauchli, Klaus Sinko, J. Thomas Lambrecht

引言

正畸治疗的目的是矫正牙齿在牙槽骨中的位置。通过施加合适的力和力矩来使牙齿移动。然而，用于移动错位牙的力和力矩也会影响这些作为支抗的牙齿。在大多数情况下，支抗牙和需要在牙槽骨中移动的牙齿之间可以找到良好的平衡。否则，必须通过含有弹性部件的颌间牵引或口外装置（如面弓）提供附加支抗。对于少数的患者，完全支抗控制是必要的，并需要进一步的强化，这可以通过使用正畸种植钉进行骨支抗来实现。

尽管用金属种植体代替牙齿的历史始于1909年，当时Greenfield[1]将金属框架底座以空心基托种植体的形式用于支撑修复体，但直到1945年，Gainsforth和Higley[2]才首次将种植体用于正畸。将钴铬合金种植体安装在6只犬的下颌升支上并使用140～200g的力来回收尖牙。但是，所有的种植体都在16～31天松动了。Linkow[3]描述了在正畸中使用得第一个叶状植入物，Creekmore和Eklund[4]报道了第一个正畸螺钉式种植体的使用。随后，研发了许多不同的设计。目前最常用的临时支抗装置（TAD）是腭部种植钉、微型螺钉和微型板。

腭部种植钉

腭部种植钉首先由Wehrbein和其同事描述[5]。Straumann矫形系统种植体（Straumann）基本上是一种长度为4mm或6mm、直径为3.3mm或4mm、有SLA表面的短型的钛种植体。它被放置在腭中部或在第一前磨牙高度的腭中部两侧区域（图5-99～图5-101）。然后，根据临床医生的要求制

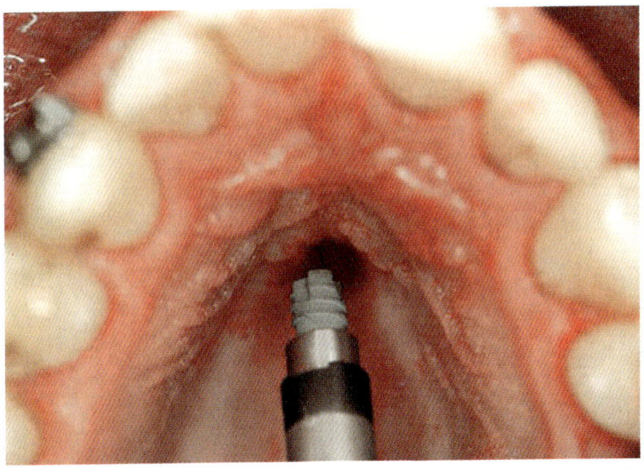

图5-99 患者A：植入腭部种植体（Straumann）（后续阶段见图5-100～图5-106）。

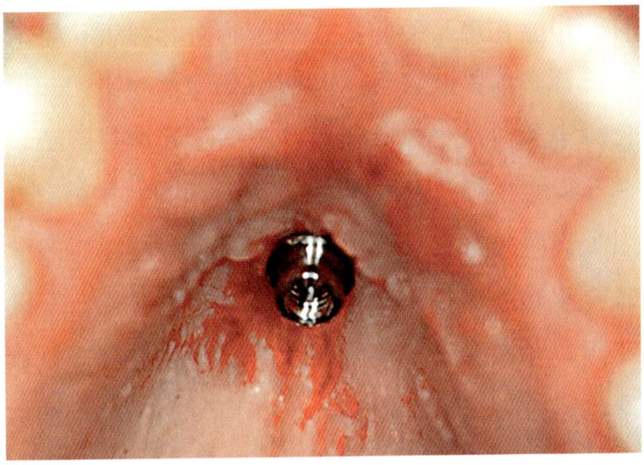

图5-100 植入种植体到达牙龈水平。

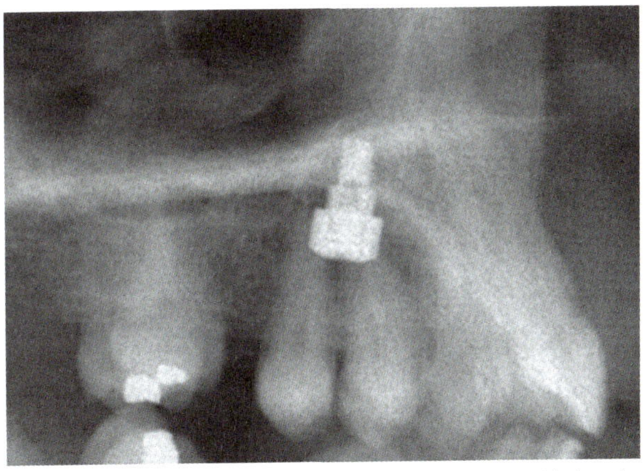

图5-101 侧位X线片示腭部种植体位于在第一前磨牙根部的腭中部区域。

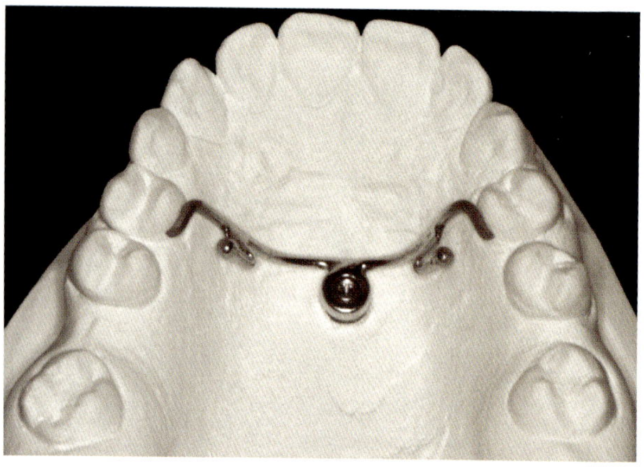

图5-102 腭部种植体的上部结构非常常用，可以根据临床医生的要求进行制作。

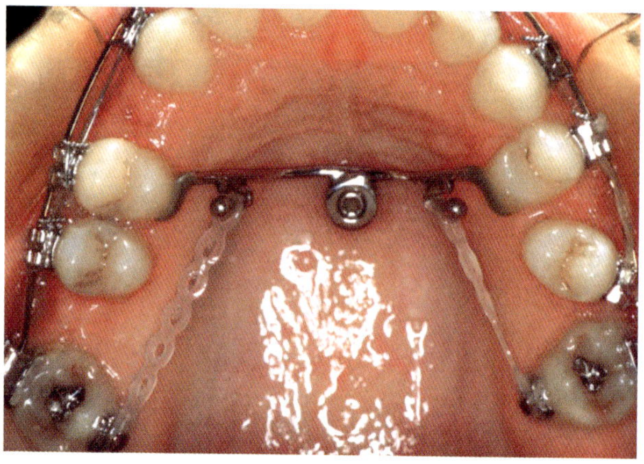

图5-103 固定在腭部种植体上的正畸矫治器。

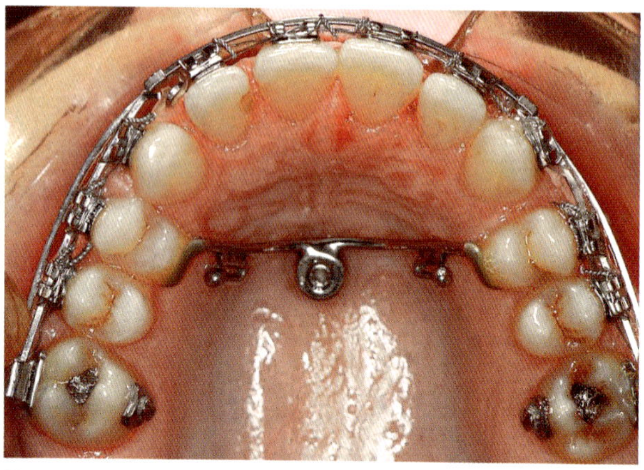

图5-104 关闭主要间隙后的临床情况。一些较小的间隙仍然存在，可以在没有骨支抗的情况下关闭。

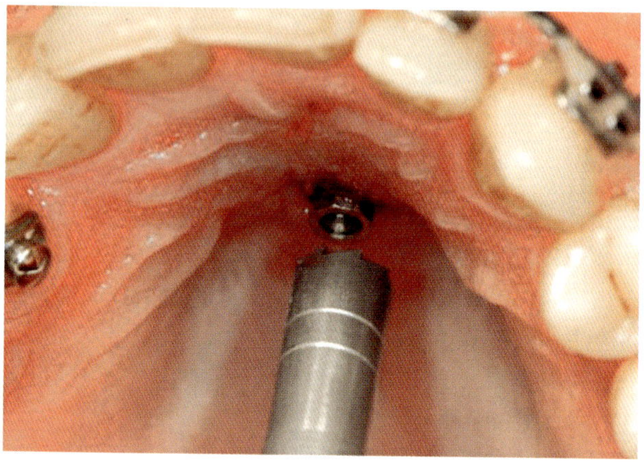

图5-105 完成正畸治疗后，用环钻取出腭部种植体。

作上部结构（图5-102）。此后，这颗种植体可作为牵引和扭转牙齿的稳定支抗（图5-103）。

图5-99～图5-103中的患者缺失了两颗上颌第一磨牙，在13和14之间有一颗乳牙，以及有严重的中线不齐。通过牙科粘接剂使种植钉上部结构与前磨牙相连，并通常延伸至磨牙，以此直接向种植钉施加正畸力。通过对腭部种植钉的间接加力，关闭了已拔除的乳牙间隙。图5-104显示了结果，未使用面弓。牙科粘接剂将腭部种植钉的上部结构固定在牙齿上。成功移动牙齿后，必须移除骨结合种植钉（图5-105和图5-106）。

上部结构可以作为牙齿移动的引导，或作为应用正畸力的直接支抗（图5-107和图5-108）。

微型螺钉

Kanomi[6]第一个报道了微型螺钉，在黏膜下愈合期后，暴露长度为6mm和直径为1.2mm的微型螺钉，并将其成功用于切牙上加力。

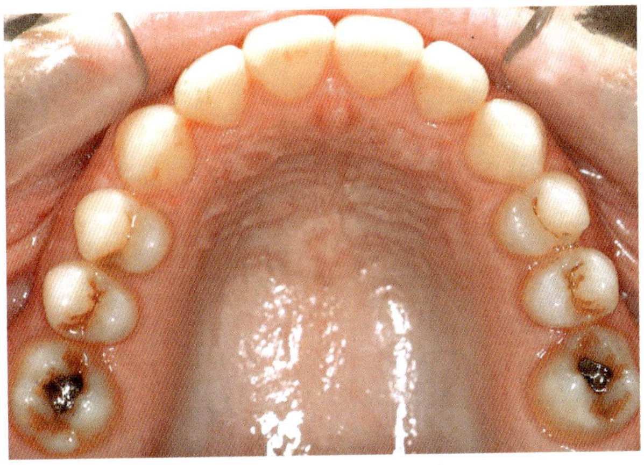

图5-106 腭正中部的种植体取出4周后。

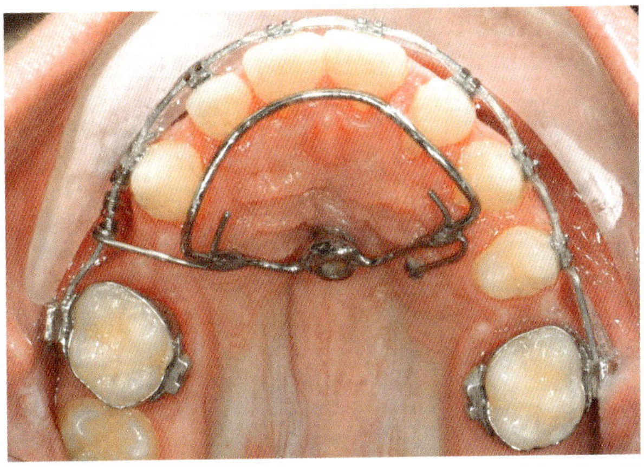

图5-107 患者B：上部结构稳定了切牙，并起到了导轨的作用，可以伸长至上牙弓中的所有牙齿。参见图5-108。

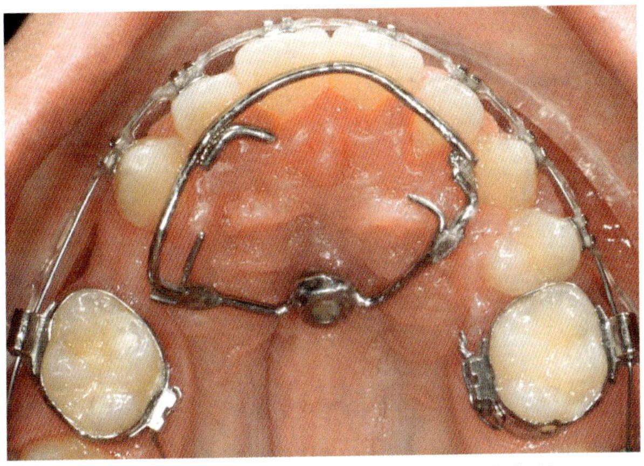

图5-108 上牙弓被伸长，14将被永久种植体代替。

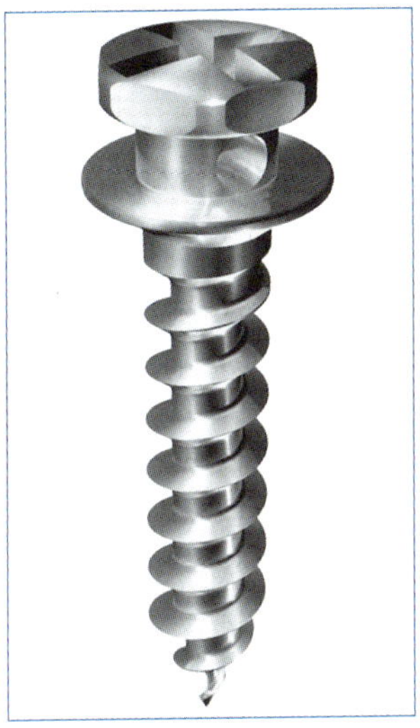

图5-109 双头微型螺钉（Jeil）。

然而，直到2000年，这些微型种植体才在临床实践中得到更广泛的应用。到目前为止，许多公司已经推出了不同设计的微型种植体。它们都易于植入和拆除，可用于有余留牙的上下颌，可以即刻负荷，并且治疗效果相对较好。大多数是自攻的，可以经黏膜途径放置。目前可用到的微型螺钉在长度、芯的直径和形状、螺纹和头部设计上不尽相同。没有证据证明一种螺钉设计优于任何其他螺钉。然而，增加芯的直径、长度和芯的锥形形状更有助于增加其初期机械稳定性[7-8]。

直径1.2～2mm和长度5～15mm的螺钉种植体由三部分组成（图5-109）：

- 头部，包括用于插入金属丝的正畸附件或固定组件（弹簧、橡胶链）的小孔。
- 头部下方的平台（圆柱形）或“颈圈”（平头金字塔），通过附着龈，保证与骨有足够的接触。
- 螺钉主体与螺纹部分，用于和骨头锚定。

在对患者进行临床评估后，根据曲面断层

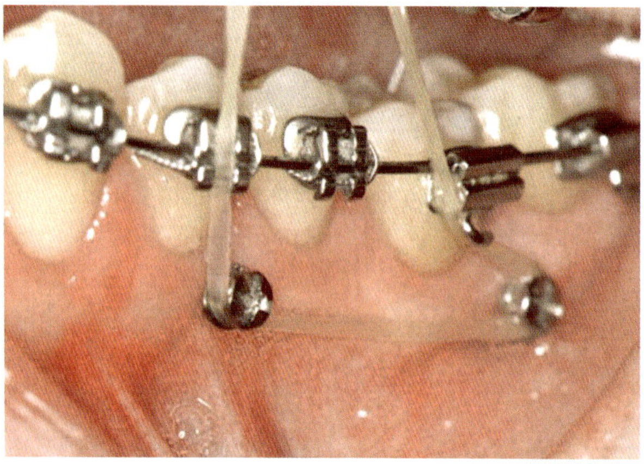

图5-110 下颌骨中的两个双头微型螺钉与垂直弹性部件结合用于上颌磨牙的独立牵引。参见图5-111和图5-112。

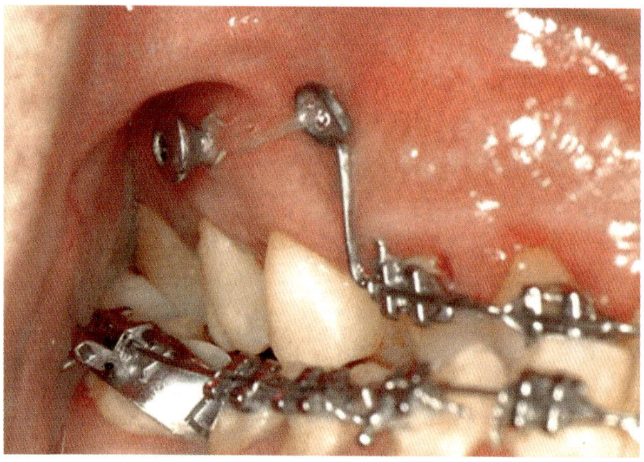

图5-111 上颌骨微型螺钉，在颊侧用弹性橡皮圈牵引整个前段。

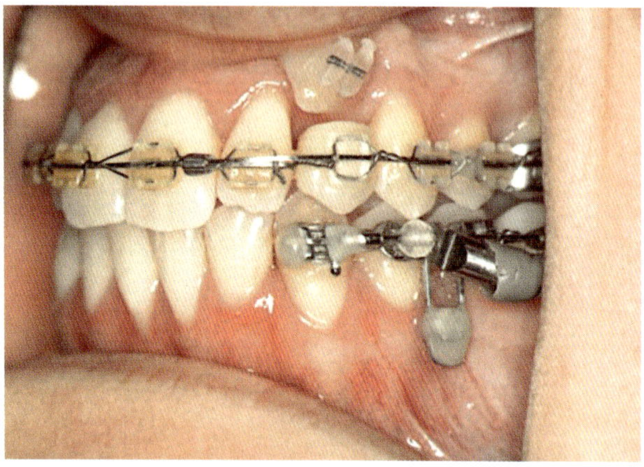

图5-112 微型螺钉结合Jasper-Jumper矫治器在下颌骨颊部与后牙固定。

片、头颅侧位片和CT、牙科CT或DVT，与正畸医生会诊做出治疗计划。

然后确定微型种植体的位置。用局部麻醉剂行终末麻醉，之后将穿过牙龈植入微型螺钉。如果微型螺钉有一个平台，用打孔器移除牙龈。对于没有平台或窄领（例如，Leone）的系统，此步骤是不必要的。根据系统的不同，要么进行初预备，要么用手动装置将自攻螺钉拧入。确保螺钉不会过紧很重要。双皮质支抗最初不是必需的，但是它是可取的。通常不需要缝合伤口和吃止痛药。螺钉植入后通常可以立即负荷50～300cN的正畸力（图5-110～图5-112）。通过DVT使螺钉定位正确（图5-113和图5-114）。可能的并发症包括牙根和神经的损伤、上颌窦穿孔、螺钉折裂、局部感染和初级稳定性差。

与较大的腭部种植体相比，微型种植体实现了骨结合，但支抗由机械稳定性提供。因此，只能使用牵引力，而不能使用扭转力。即使如此，失败率是很大的，约为15%[9]。种植失败的主要原因是螺钉接近牙根[10]。尽管微型螺钉的失败率相对较高，但是微型螺钉如今在正畸中应用广泛。这主要是因为它们易于植入和移除，以及放置的

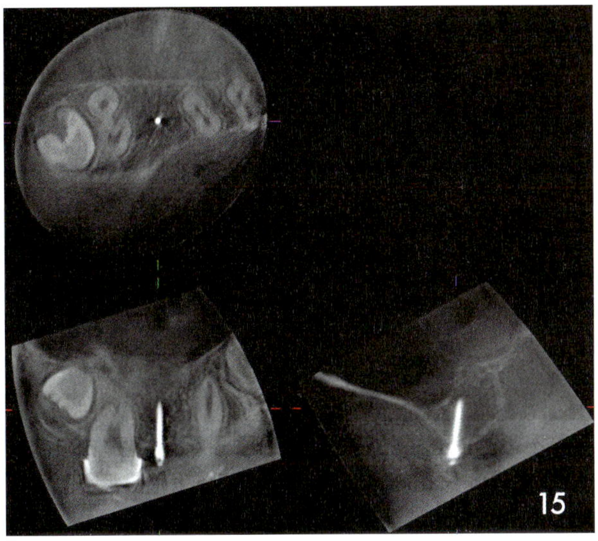

图5-113 DVT，正畸微型种植体在上颌的定位正确：没有上颌窦底穿孔。

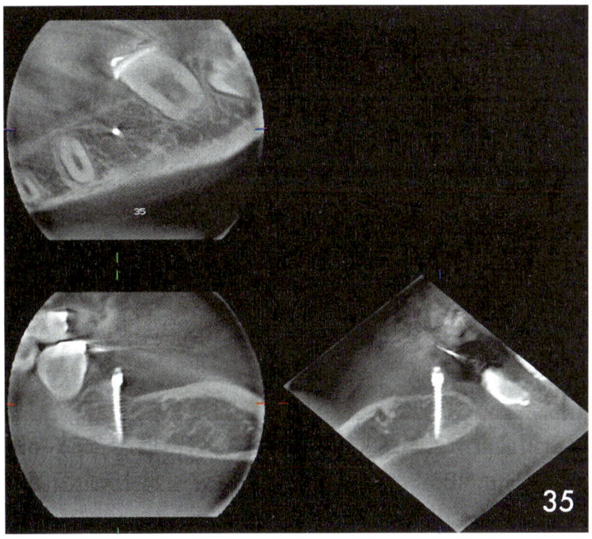

图5-114 下颌，未接触下颌管，不需双皮质固定，未见穿孔。

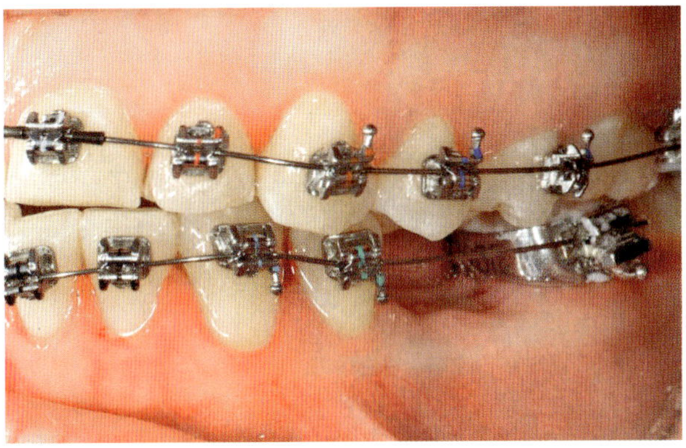

图5-115 患者C：先天性下颌第二前磨牙缺失。这些弓丝是为用微型螺钉进行牵引准备的（后续阶段见图5-116和图5-117）。

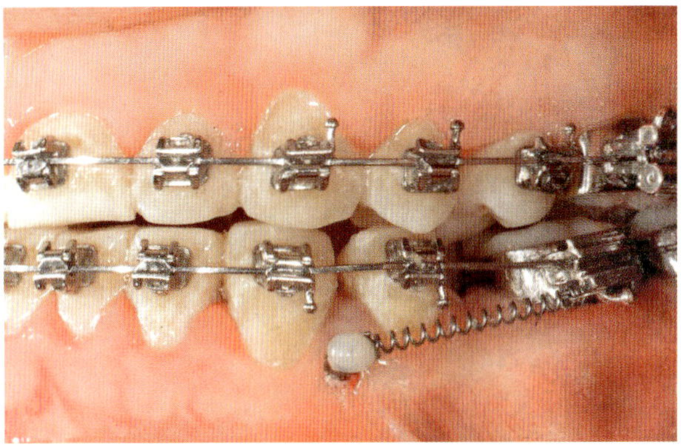

图5-116 在植入微型螺钉后，通过镍钛螺旋弹簧和微型螺钉直接牵引，间隙部分关闭。

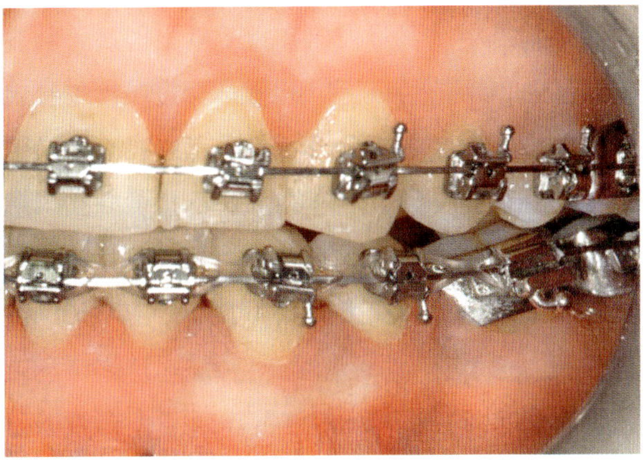

图5-117 完成关闭间隙后取出微型螺钉种植体。

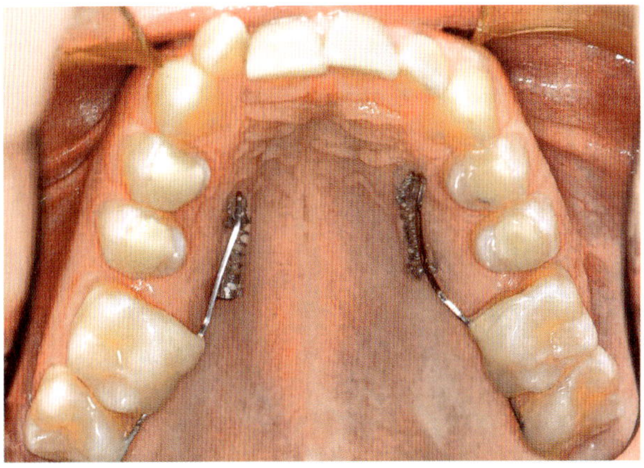

图5-118 患者D：安氏Ⅱ类错𬌗畸形的成年患者需要上颌牙列的远中移动。在腭侧左右两侧前磨牙区植入2颗微型螺钉。从磨牙向前延伸到腭部用于连接镍钛螺旋弹簧，直接实现微型螺钉加力（后续阶段见图5-119和图5-120）。

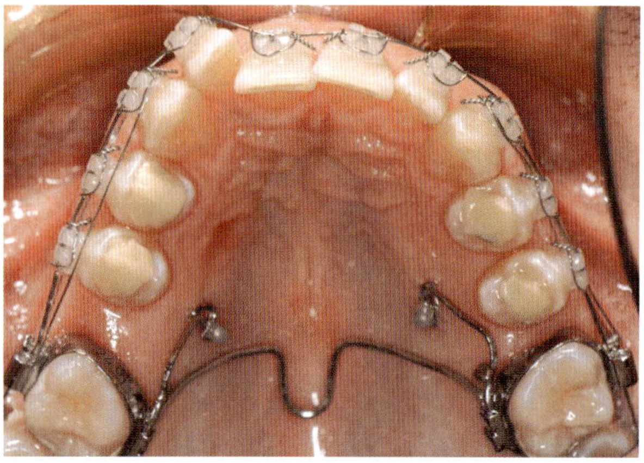

图5-119 磨牙实现远中移动后，微型螺钉现在可以用作远中磨牙的支抗，以间接加载微型螺钉来回收前牙。

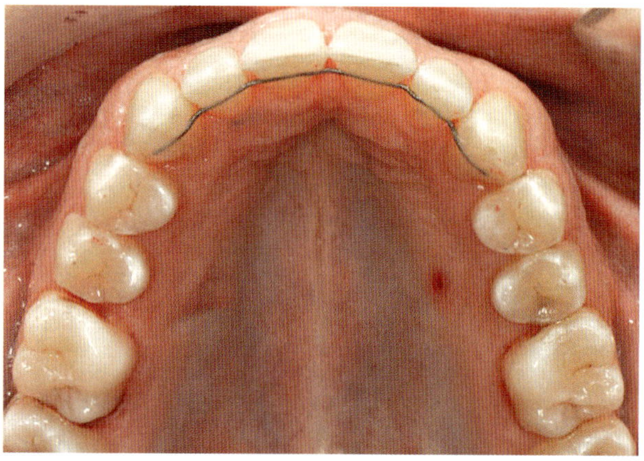

图5-120 在完成治疗时，微型螺钉很容易取出，只留下几天内便可愈合的小伤口。

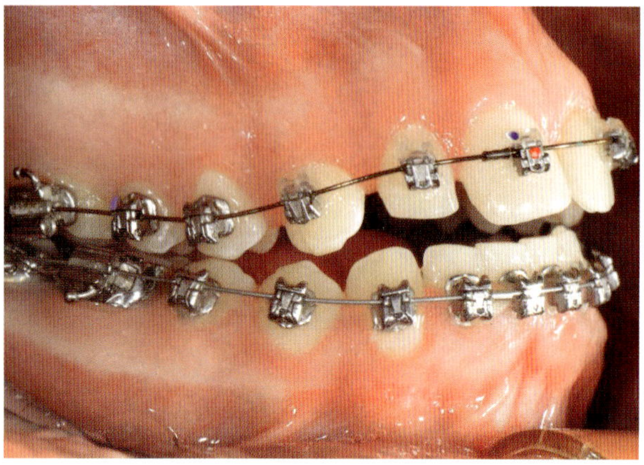

图5-121 患者E：表现为前牙开骀（后续阶段见图5-122和图5-123）。

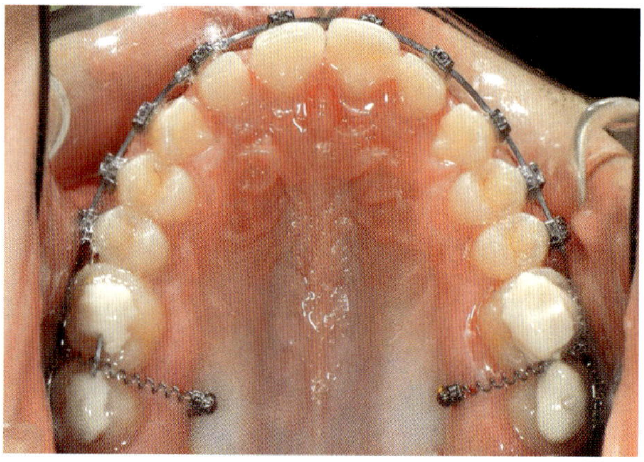

图5-122 放置4颗微型螺钉后的情况。每侧在磨牙间区域颊侧和腭侧各放置1颗微型螺钉，并通过镍钛螺旋弹簧连接。在磨牙的咬合面上添加咬合块以辅助咬合调整。

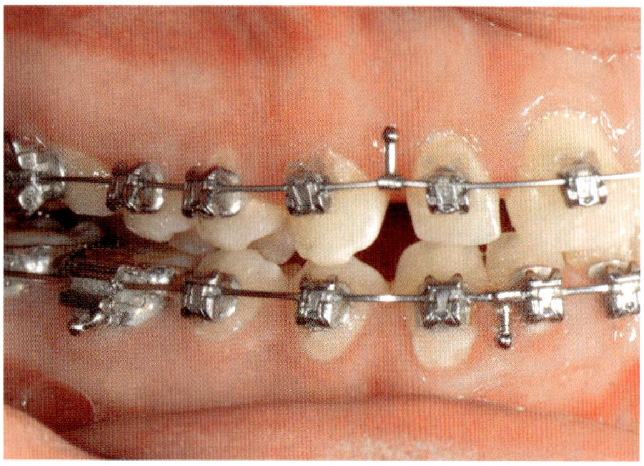

图5-123 前牙咬合关闭。

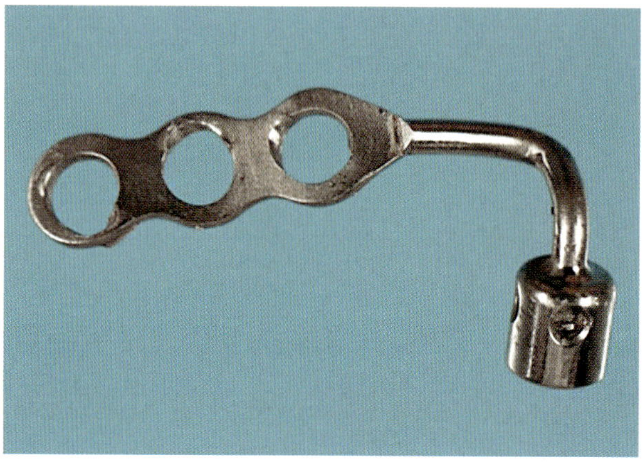

图5-124 Bollard锚（Tita-link）[13]。

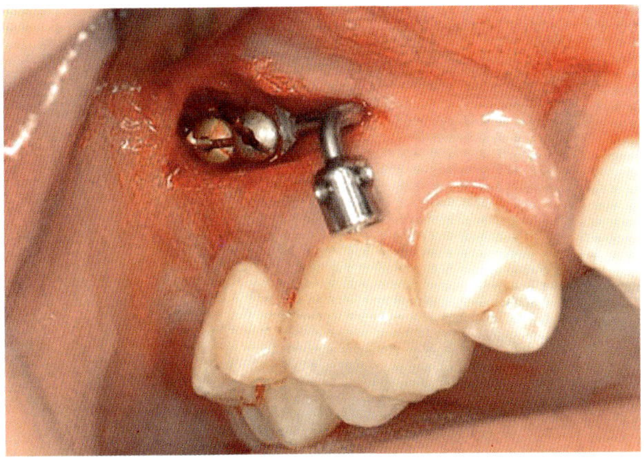

图5-125 患者F：术中植入微型螺钉将Bollard锚固定在上颌骨（后续阶段见图5-126～图5-128）。

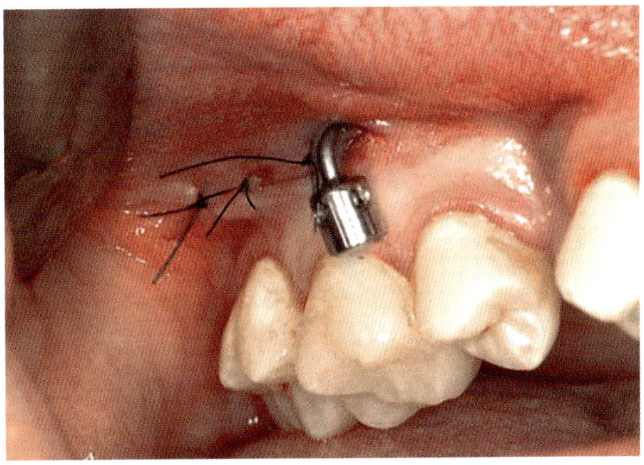

图5-126 黏膜缝合术后Bollard锚。

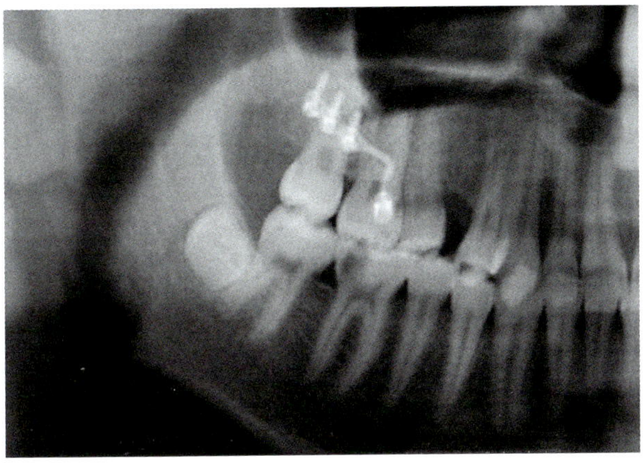

图5-127 Bollard锚的曲面断层片。

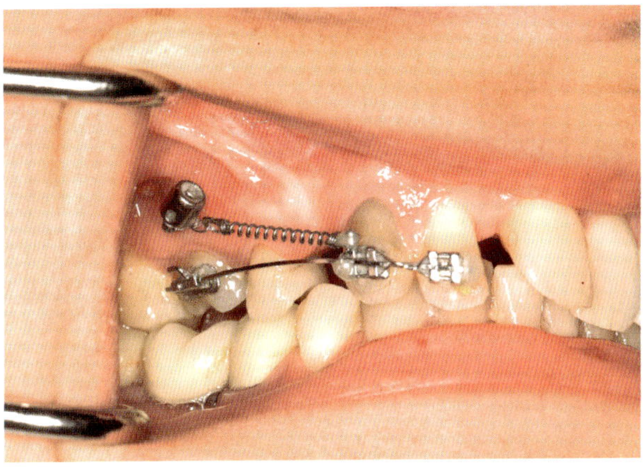

图5-128 用100g拉力的镍钛弹簧给Bollard锚加力。

多样性。最常见的临床应用是对牙齿的牵引（图5-115～图5-117）、回收（图5-118～图5-120）和压低（图5-121～图5-123）。

微型板

1985年，Jenner和Fitzpatrick[11]报道了使用外科微型板作为骨的支抗将下颌第一磨牙远中移动3.5mm。从那时起，许多系统已经升级了（图5-124）[12-14]。所有系统的原理都是相同的。用2～4颗单皮质骨螺钉将外科微型板固定在下颌骨或上颌骨上。微型板的一端穿黏膜延伸出各种形式的附着物，用于应用正畸生物力（图5-125～图5-128）。与微型螺钉相比，主要优点在于，大多数情况下可以使用较短的螺钉（2.9mm骨深），因此对牙根或神经损伤的风险较小，并且根据正畸力的需要，可以将顶端放置在几乎自由定位的正畸附着物的根方。这就产生了一个高度通用的系统。此外，使用多颗螺钉固定钢板会导致稍低的失败率[15]。然而微型板的植入和去除需要翻瓣，并且比微型螺钉的植入更加有创。因此，并不常用。

生物活性概念

种植体支持的牙齿运动是一种真正的生物活性概念，包括骨种植体界面的支抗单位和牙齿移动位置，在这里发生大量的骨吸收和重建，可以纠正牙槽骨中的牙齿位置。

关于种植体，金属支抗桩的骨结合量将合适的种植体与微型螺钉/微型板分离。和腭部种植体相比，微型螺钉的骨结合的作用仍然是有争议的。骨结合被定义为新形成的骨与种植体表面之间的直接接触，骨-种植体界面上没有任何纤维组织[16-17]。然而，金属表面与骨之间的直接接触在光学显微镜的组织学评价中被频繁发现[18]，只有电子显微镜能显示骨种植体的化学键合[19]。这还没有被证明适用于正畸微型螺钉。从临床角度来看，微型螺钉并不绝对稳定，因此不支持骨结合。

在Wang和Liou的一项调查中，在正畸负荷期间[20]，长10～17mm、直径2mm的微型螺钉平均位移0.4～0.8mm。这表明牙槽骨发生纤维结合。

微型正畸种植体的愈合过程包括几个阶段。微型螺钉植入后，表面覆盖着血液和骨片，骨片中含有纤维蛋白原或丝氨酸蛋白酶等复合凝血系统的生物活性物质[21]。这些物质形成纤维蛋白生物膜，类似于骨与种植体表面之间的血凝块[22]。植入后的组织反应是炎性的。首先是嗜中性白细胞明显增高，相邻骨中的骨细胞外观发生改变[23]。此后，炎性期逐渐进入修复阶段，骨和纤维组织再生，炎症细胞逐渐消失。这种情况最早发生在种植体植入后3～7天[23]。在接下来的4～6周内，形态活跃，长方体成骨细胞出现，骨形成清晰可见。此外，出现破骨细胞，在种植体周围的骨中生成新的血管[24]。这些变化表明在向重建阶段过渡。有趣的是，无论是在拉伸还是压缩部位，植入后即刻负荷的种植体都没有发现根本性差异[25-26]。微型螺钉周围的组织学反应存在一些差异。在直接骨接触的区域，钛表面发现磷酸钙晶体和成骨细胞，重建期前没有炎症反应。直接接触的骨在最初2周内被重新吸收并被新生骨所取代[27]。

未来展望

在未来，新的材料和表面结构或涂层可能会对种植体支抗产生重大影响。除了支抗单位外，正畸种植体的生物活性概念还必须考虑牙齿部分，该部分通过施加在种植体上的正畸力移动。

正畸力造成牙齿在牙槽窝内的初始偏转。这会形成牙周膜（PDL）内的压迫区域和牵张区域。这些力直接传递到牙周膜的不同细胞上。

此外，细胞外基质（ECM）被重塑，其大分子可能在机械传导中起主要作用。在骨水平，骨细胞负责重置和再吸收，似乎充当自主力传感器。最后，如果没有血液供应，骨重建就无法发生。总的来说，骨重建是基于生物结构的机械变形、化学信号和组织重组之间复杂的相互作用，这些相互作用围绕着细胞表面预先存在的拉伸应力的生理条件［称为“拉伸整体性”（张力依赖的细胞完整性）］进行[28]。ECM分子，如胶原或蛋白聚糖被整合到细胞膜或细胞间接触到钙黏蛋白，导致所有细胞表面的机械张力活跃。每次施加应力（如正畸力）细胞都会立即变形，这就产生了细胞反应。细胞骨架及其肌动蛋白丝和微管将机械变形传递到细胞核，并影响蛋白质合成和化学反应[29]。然而，在放松状态下，许多细胞不能对应激做出反应，甚至不能发生凋亡[30-31]。

这种反应非常复杂，如果将其细分为涉及的不同组织（如PDL、ECM、骨、神经组织和血管），就可以更好地理解。

在结缔组织（如PDL）中，成纤维细胞通过整合素受体对机械负荷做出反应，将机械能从ECM转移到细胞。增殖、分化、蛋白质分泌和

ECM产生可能是不同基因表达的结果[32]。正畸力导致Ⅰ型和Ⅻ型胶原主要在牵张部位分泌，而其他类型的胶原分布更均匀[33]。其中一些胶原纤维嵌入新形成的类骨中，其他重组成沙比纤维[34]。另一方面，胶原蛋白的降解是由几种酶的分泌引起的，如不同的蛋白酶、基质金属蛋白酶（MMP）或胶原酶等。Takahashi等[35]证实，正畸牙齿移动时，PDL受压力部位的MMP上调。

在骨内，应力导致骨细胞周围的液体运动和ECM变形。这反过来导致前列腺素的分泌，例如MLO-Y4——一种已知的促骨因子。这些物质能够刺激骨髓间充质干细胞成骨细胞的增殖并增强其活性[36-37]。在骨重建中最重要的介质之一是RANKL，它对破骨细胞途径至关重要[38]。Kreja等的一篇综述中详细描述了骨降解过程[39]。破骨刺激因子RANKL由成骨细胞释放，也由T淋巴细胞在炎症的情况下与TNF-α结合释放，通常存在于正畸牙齿运动中[40]。然而，相互作用非常复杂。根据破骨细胞上受体的表达，TNF-α可促进或抑制其活性[41]，并有许多间接途径，如MCS-F刺激，通过这些途径，TNF-α可影响破骨细胞生成[42]。除了多数细胞的机械敏感性，即跨整体性，正畸牙齿移动也改变伤害性和机械感受性神经细胞的激活。这些通常是围绕血管和毛细血管排列的。因此，内皮细胞可能是最早与神经细胞释放的神经肽相互作用的细胞之一[43]。因此，内皮细胞上表达蛋白质，允许循环炎症细胞的黏附和血细胞渗出。在PDL中，白细胞沿着趋化因子诱导梯度迁移减少[44]。如前所述，白细胞对化学活性物质的分泌反过来会引起直接参与牙齿移动的细胞的生化反应。此外，P物质和CGRP等神经肽会导致血管扩张，从而增加血液供应和代谢能力[45]。

最后，如果没有新血管化产生的血液供应，就不会发生组织再生。内皮细胞与ECM之间的相互作用对于内皮细胞的增殖、纤维化、组织乃至存活至关重要。新生血管形成过程中相互连接的小管的形成依赖于内皮细胞的形状变化，而内皮细胞又由Ⅰ型胶原基因控制。Ⅰ型胶原与内皮细胞整合素的结合抑制了cAMP的表达，随后蛋白激酶A的表达降低，从而导致应激纤维的增加，内皮细胞的牵张性增强，并在ECM中形成张力导向通路，最终导致内皮细胞索的形成[46-47]。新生血管形成的关键细胞因子是血管内皮生长因子（VEGF）[48]。在正畸牙移动中，发现了血管生成增加与时间相关[49]。

结论

骨支抗已成为当今临床治疗的重要工具。口内支抗的可能性无疑提高了正畸治疗的可接受性，尤其对于成人患者。在临床应用方面，市场上不同的系统都有各自的区别和优缺点。没有一个系统能为所有患者提供解决方案，系统的选择取决于临床情况和可使用的治疗机制。目前的研究非常多，这些研究试图通过改变种植体或增加对种植体-骨界面和正畸牙齿移动的生物学反应的科学理解来解决临床局限性。后者的目的是研发生物调节治疗方案，以增加或减少牙齿在正畸治疗过程中的移动。

5.6 意向再植

Andreas Filippi

引言

再植是指将牙齿拔除后再植入。有意向指有计划的治疗，与牙外伤后再植不同。意向再植包括拔除根尖周病、口外根尖切除术以及倒充填或放置桩的牙齿。然后行牙齿再植，行短期活动夹板固定。通常在保留牙齿的手术中考虑这种治疗方案，而在手术复杂的情况下（根尖靠近颏孔或因有外斜线存在的下颌第二磨牙）行根尖切除术时通常不考虑这种方案[1]。它也被用于治疗牙固连早期的牙齿和因牙固连致牙周损伤的外伤牙[2-3]。然而，它也可作为种植前治疗，目的是保持牙槽骨骨量[4]。

意向再植适应证

对于前牙外伤没有保留价值的儿童和青少年，以及不适合进行牙齿移植或正畸来关闭间隙的儿童和青少年，建议将意向再植作为种植前治疗来维持牙槽骨骨量[5]。治疗成功的必要条件是牙冠大部分完整或可获得充分重建和1～2mm健康的根颈部[6]。因此，该技术不适用于残根，主要适用于根折、根折断端感染或替代吸收的牙齿（图5-129和图5-130）。

外科手术

意向再植在局部麻醉下进行。用双刃手术刀分离龈牙纤维，以便在再植后可预测地实现龈牙边界的快速封闭（图5-131）。拔牙时尽量小心，以避免颈部折断或牙周膜受损。在上颌前牙区，由于颊侧骨壁非常薄，这种方法非常适用，为了避免颊侧骨壁骨折，主要通过旋转将牙齿拔除（图5-132）。然后，用拔牙钳钳夹牙齿。钳喙绝不能夹持牙根表面，因为这会对牙周膜造成不可逆转的损伤（图5-133）。注意在整个治疗过程确保用无菌等渗盐水保持根表面湿润。牙齿在特殊细胞营养液（Dentosafe，

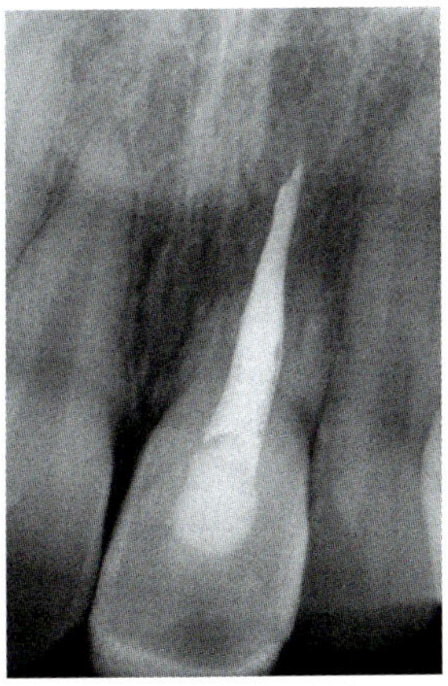

图5-129 青少年21牙外伤根尖吸收，根颈部保留。

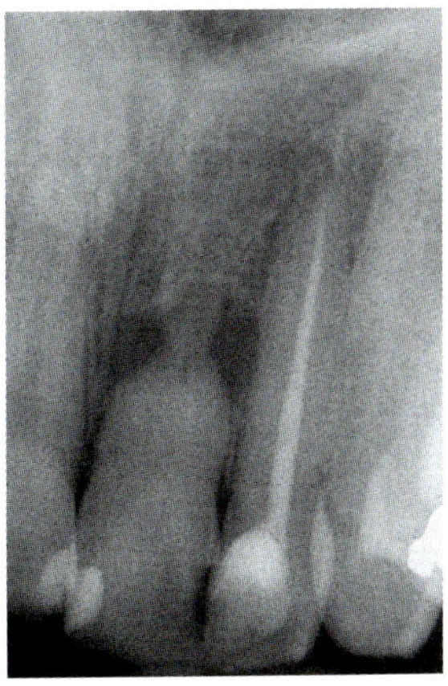

图5-130 根折后根尖端吸收、断端感染的情况。

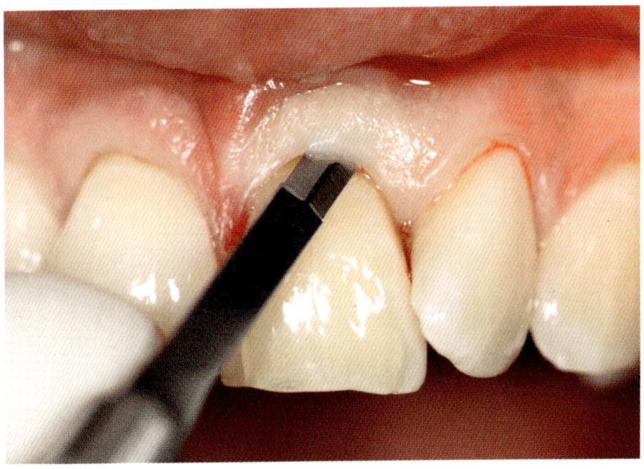

图5-131 用手术刀分离颈部牙周膜（后续阶段见图5-132～图5-140）。

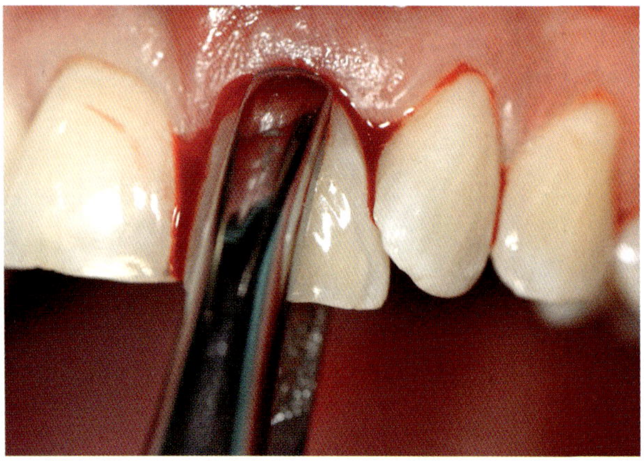
图5-132 拔牙。

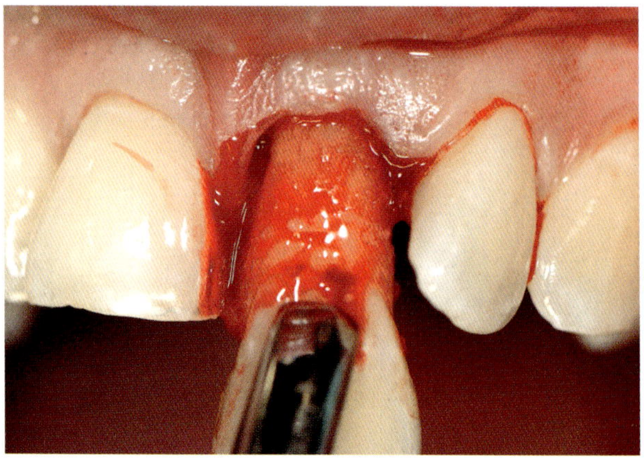
图5-133 钳喙不接触根面颈部。

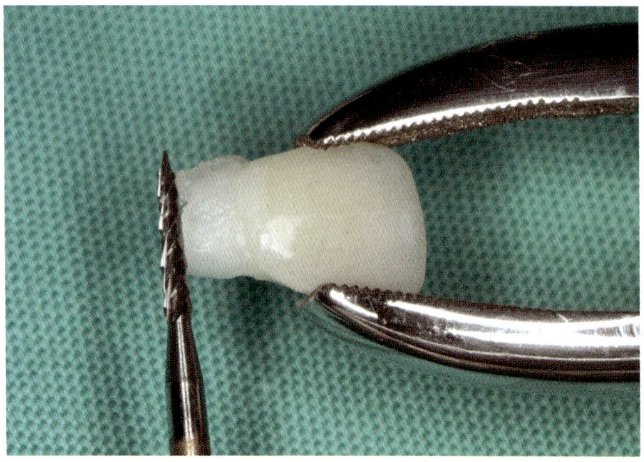
图5-134 截除大部分牙根。必须保留2～3mm的根颈部。

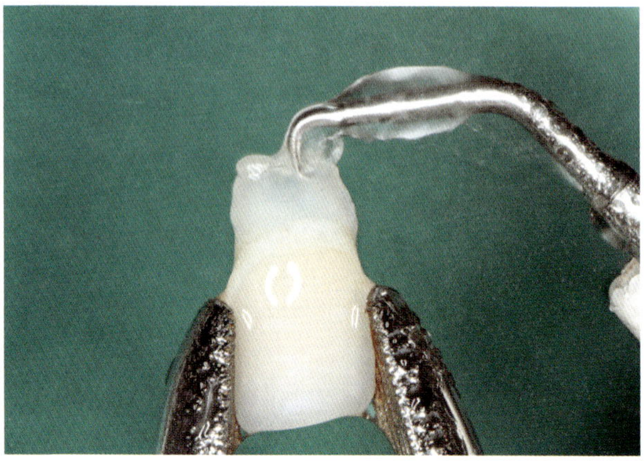
图5-135 髓室超声倒预备。

Medice Arzneimittel Pütter；SOS Zahnbox，Hager & Werken；Curasafe，Healthco-Breitschmid）中临时储存有助于修复因拔除而受损的牙周膜细胞[7]。然后，用碳化钨钻在口外将牙根截断，就像根尖切除术（图5-134）。

应保留2～3mm的根颈部。不必过长，过短不利于龈牙边缘的严格封闭。手术其他步骤类似于根尖切除术[1]：髓室用超声仪器进行倒预备（图5-135）。用吸潮纸尖干燥髓室（图5-136），用PrefGel（Straumann）去除玷污层，重新干燥髓室，将生物相容性水门汀（Super-EBA，Harry J.Bosworth；IRM，Caulk Dentsply；MTA，Pro Root，Dentsply）放置在髓腔，压实（图5-137）。去除多余材料。再植前，用等渗盐水彻底冲洗牙齿。然后小心行牙齿再植（图5-138）。应特别注意确保龈牙边缘封闭。在个别情况下，可用缝合确保这一过程。最后，将再植后初期仍然松动的牙齿通过活动夹板固定到左右两侧的邻牙上，为期2～4周（图5-139）。不能使用刚性夹板（颌骨骨折夹板或复合夹板）；可以也应该立即通过功能活动来支撑牙齿。在国际上钛外伤夹板（TTS，Medartis）已证明可行[8-9]。

术后病程

去除颊部固定夹板，同时安装腭部固定器。直到患者达到可种植年龄，然后可以用种植体替

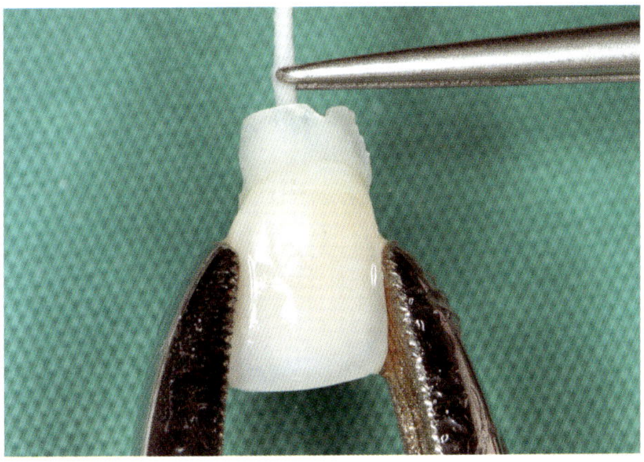
图5-136 用吸潮纸尖干燥髓腔。

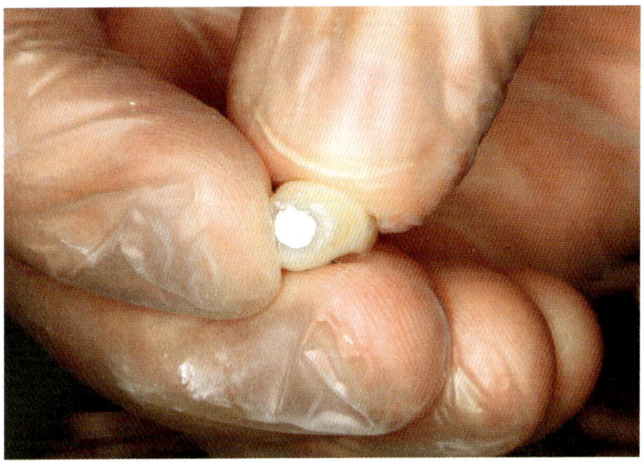
图5-137 再植前Super-EBA即刻倒充填。

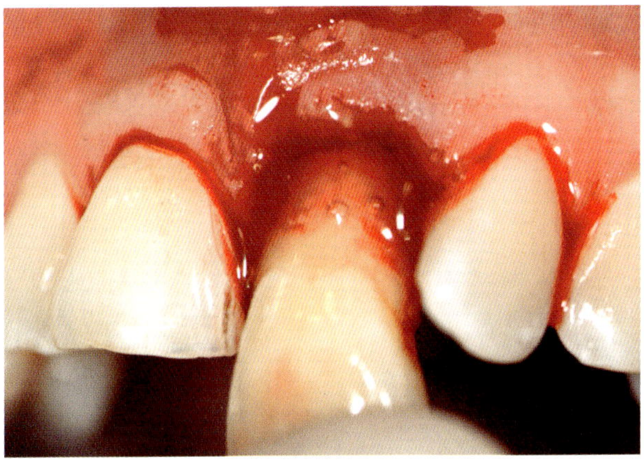
图5-138 根切牙再植。

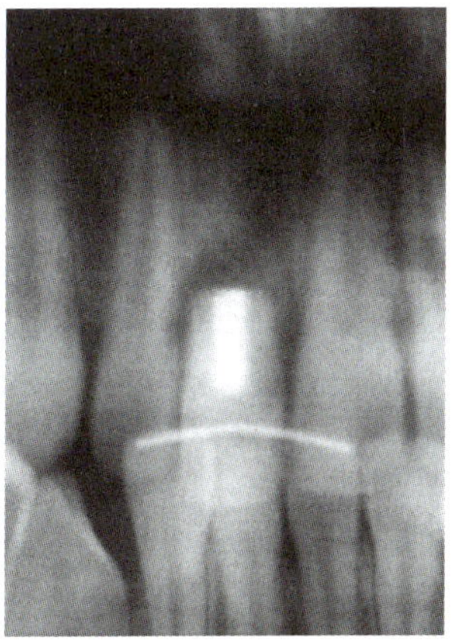
图5-139 术后2个月的放射影像：用腭部固定器固定在两侧相邻的牙齿上。

换牙齿。

在上颌前牙区，尤其是女性，如果可行的话，有一种趋势是将种植推迟到尽可能晚的时间，通常是在25～30岁之后[10]。在骨内，颊侧骨壁丧失，通常是在较长时间后发现的，或不会出现：口腔壁大部分或全部由束状骨构成。由于持续的功能性施力，颊侧骨壁保持完整，牙槽窝被骨充填直至切除面[4]（图5-140）。这就是为什么一旦患者达到可种植年龄，拔除残牙几年后就可以在不进行大量骨移植的情况下进行种植。

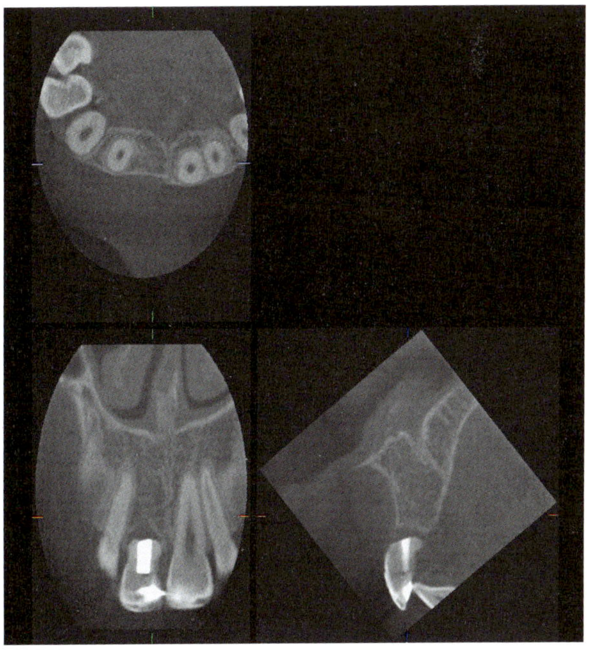
图5-140 术后1年的影像学情况：位点保存的过程。

5.7 去冠

Andreas Filippi

引言

在生长发育的颌骨中，创伤相关的牙固连和牙外伤的替换吸收不仅会导致可预测的牙缺失，而且会抑制局部的骨生长[1-3]。临床上，受影响的牙齿通常处于低位。

在身体和颌骨发育完成后，通常会出现垂直向骨缺损，需要在植入前进行充填。为了维持牙槽骨骨量和美观，对于表现为进行性错位的儿童，创伤性牙固连的牙齿应予以拔除，如有可能，用带有重要牙周膜的移植牙替代[4-5]。这保证了局部颌骨生长的进展和骨量的维持。事实证明，前磨牙移植是有效的[5-9]。

对于前磨牙尚未萌出的儿童，建议用尖牙移植替代治疗[10]。对于身体发育晚期的青少年（14岁起），不再建议进行牙齿移植，通常是出于正畸原因[9]。但是，在这个年龄段，牙固连和广泛吸收的牙齿应该不能通过拔除或截骨术移除，只能通过去冠[4,11-12]。

去冠适应证

去冠适应证是很局限的，因此，只在某些选择的病例中，可以取得不错效果。只考虑具有放射性可见、与创伤相关吸收的牙齿。牙周健康的残根是不适合的。受影响的牙齿应显示渐进性错位，患者应在14岁以上（图5-141～图5-143）。

外科手术

局部麻醉下，行沟内切口和两个减张切口后，形成可以移动的前庭矩形瓣（图5-144）。然后，在无菌等渗盐水冷却下，用圆柱形碳化钨钻去除牙冠（图5-145）。使用根管器械或圆钻完全清除根管（根管充填材料或发炎组织）内容物（图5-146和图5-147）。在这个过程中，根管壁大部分牙本质被去除。确保根管内充满血液是很重要的。在去除骨膜后，磨平尖锐的边缘，残根部分被塑性薄膜覆盖（图5-148）。如果附着龈狭窄，便不使用塑性薄膜，而应等待二次上皮化。

术后产生的间隙维持可通过临时修复体或单侧固定树脂粘接桥（图5-149）。2天后进行伤口检查，大约1周后拆线。应在术后即刻（图5-150）、1年后（如有必要）和2年后（图5-151）行X线检查。

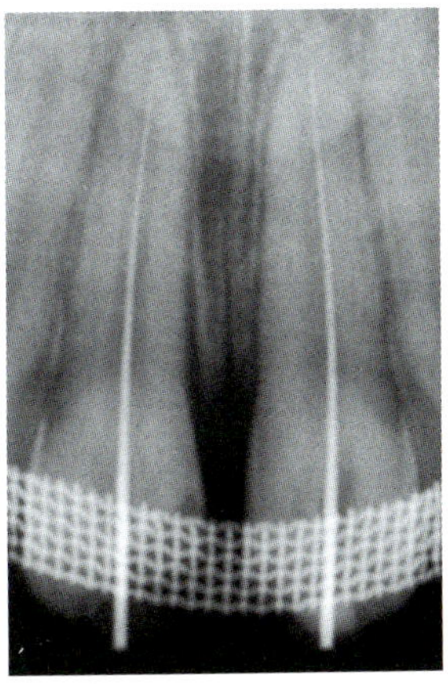

图5-141 12岁时11和21牙龈撕脱后的情况，无生理性口外储存和再植。

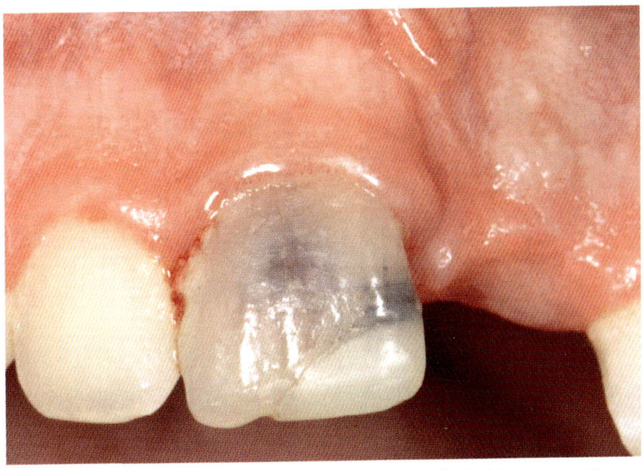

图5-142 患者16岁，牙外伤4年后的临床情况。11和21发生牙固连。21之前是由家庭牙医拔除的。

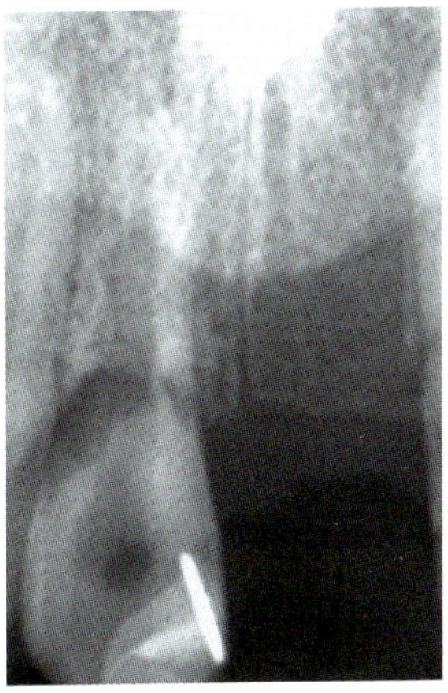

图5-143 11的放射影像，大量替代吸收。

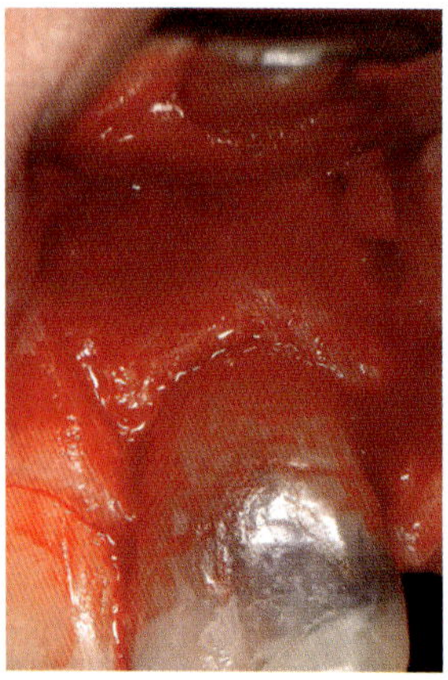
图5-144 颊侧黏骨膜翻瓣术。

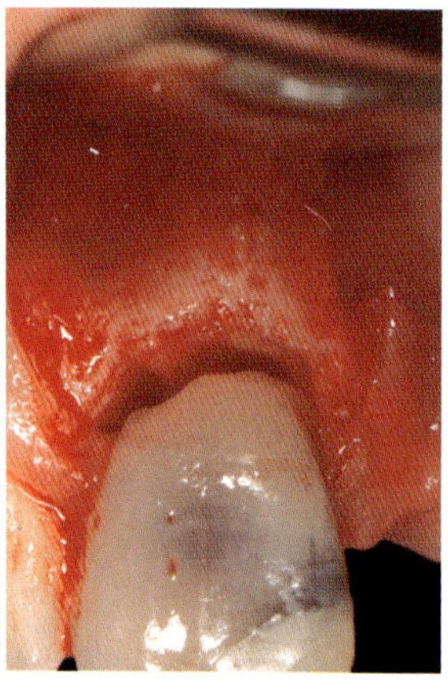
图5-145 截冠。

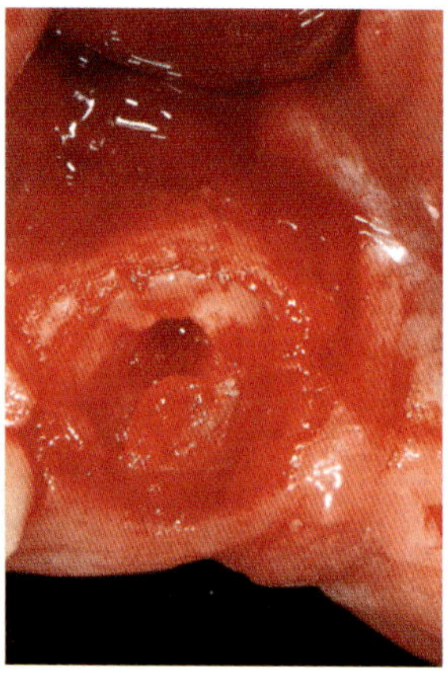
图5-146 断端照。

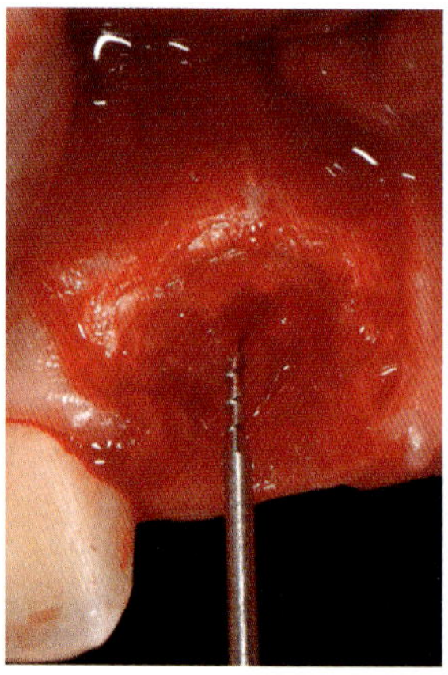
图5-147 去除根管内原充填物。

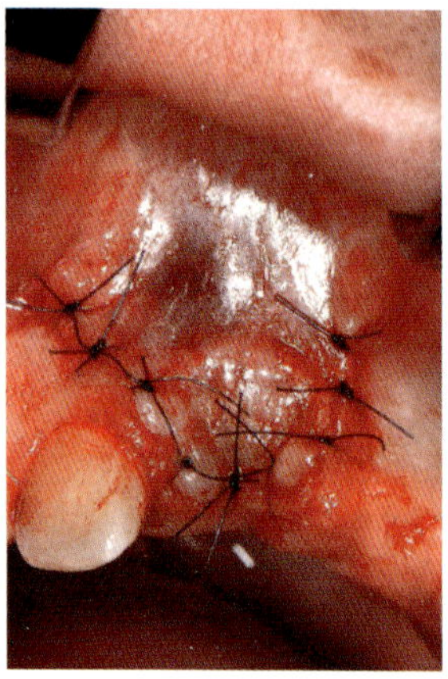
图5-148 覆盖塑性薄膜。

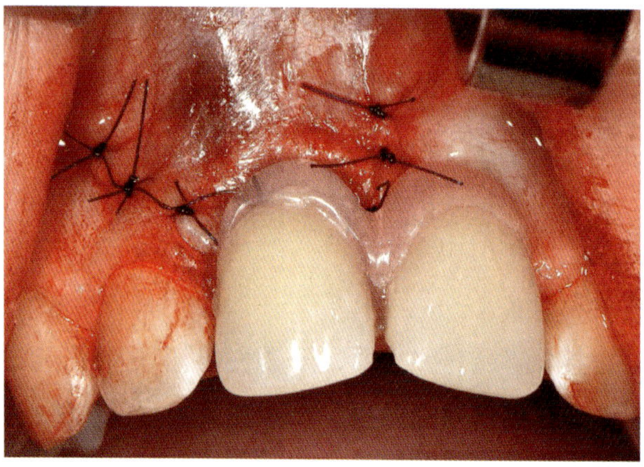
图5-149 临时修复体的放置。

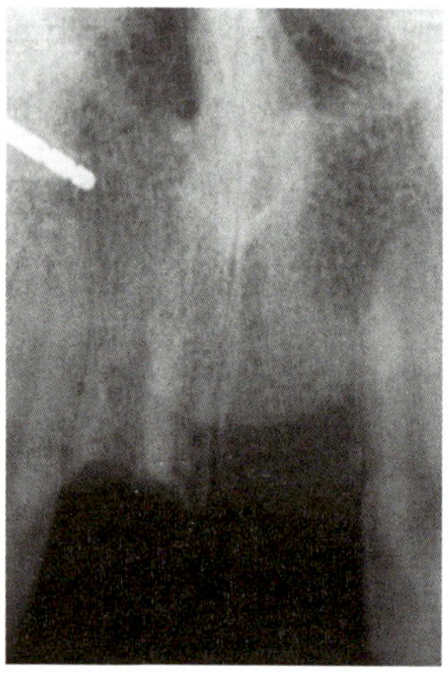
图5-150 术后即刻X线片。

术后病程

这颗牙齿在术前牙固连严重，它发生了颌骨的生理性骨重塑，在几个月到几年后，它被完全重塑成了牙槽骨（图5-151）。X线片示牙根的轮廓是如何逐渐消失的[4-5]。同时，牙槽骨的宽度保持不变，这提供了最终种植体植入所需的骨量，不像外科拔除固连的牙。作为骨重建的积极副作用，1～3mm的新骨可能沉积在残根上，这进一步改善了植入前垂直向骨供应（图5-152～图5-154）[4-5]。

总结

牙固连和置换再吸收是牙外伤的常见并发症。虽然，成人患者可在中期有计划地植入，但

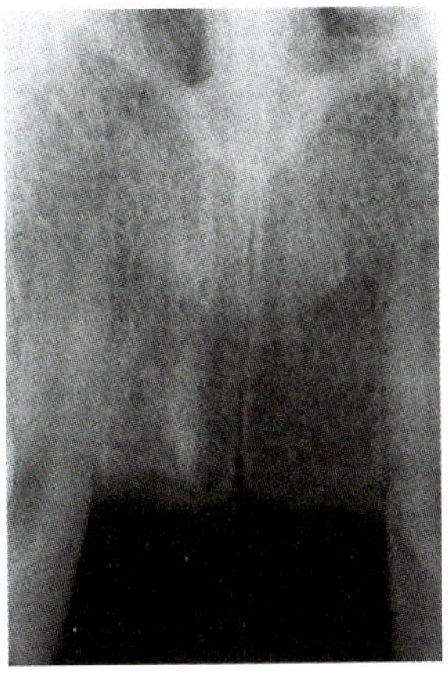

图5-151 1年后的X线片，牙齿在垂直向骨并置的同时被进一步重塑成骨。

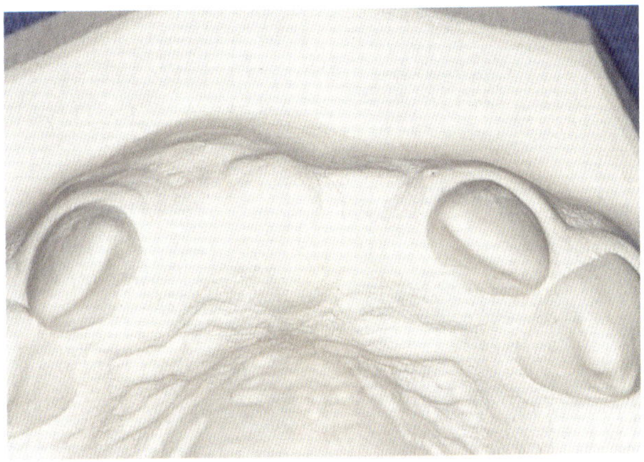

图5-152 牙槽突的宽度完全保持不变。拔牙术后21位点可见颊侧骨壁缺损（石膏模型）。

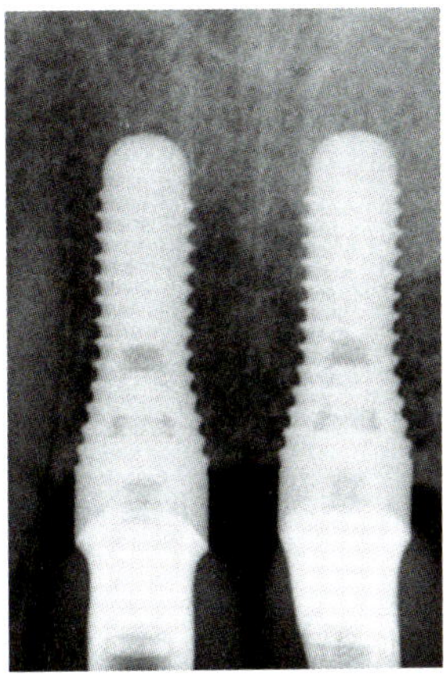

图5-153 种植10年后的X线片。

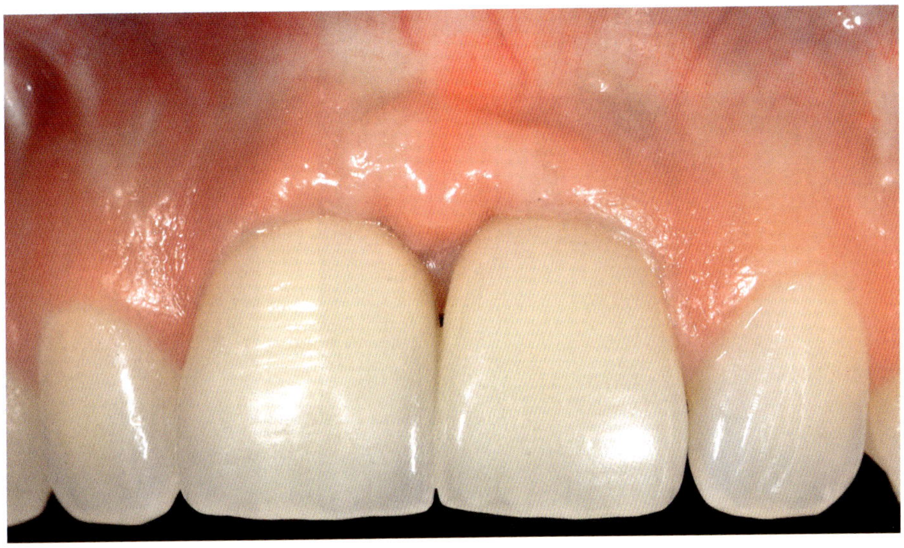

图5-154 种植10年后的临床情况。（图片来源：Prof Dr D. Buser, University of Berne）

出于功能和美观的原因，儿童和青少年的固连牙应拔除，但也应避免抑制局部颌骨生长[4-5]。

12～14岁的儿童适合保留牙周膜的牙齿移植，但14岁以上患者应进行去冠。拔牙被认为是一种替代方法，即使是在先前存在牙固连的情况下进行截骨术，也会导致颊侧骨壁的丧失，从而导致整体矢状骨的丧失。去冠是维持牙槽突宽度和高度的可靠方法[12]。如果牙釉质（即整个临床牙冠和牙髓）完全去除，根管充满血凝块，固连牙几乎可以完全吸收[4-5]。到目前为止，我们的患者没有并发症，没有发现残留牙根的再吸收，也没有文献报道[4,12]。一般来说，对于固连牙，去冠是一种容易操作和可靠的维持牙槽突高度的种植前治疗手段。

第6章

并发症
Complications

6.1 Boyd J. Tomasetti

6.2 Christian Foitzik

6.3 Sebastian Kühl, J. Thomas Lambrecht

6.4 Gido Bittermann, Michael Ermer, Rainer Schmelzeisen

6.5 and 6.6 J. Thomas Lambrecht

6.7 and 6.8 Arno Wutzl

6.9 Nicola U. Zitzmann, Sebastian Kühl

6.1 并发症（而非失误）

Boyd J.Tomasetti

并发症是手术不可避免的结果。有这样一句话：不做任何手术的外科医生也不会发生任何并发症。并发症并不一定意味着犯了错误。在一个并发症中，有两点至关重要：第一，并发症如何治疗；第二，外科医生从并发症中学到了什么。

认识问题或并发症是第一步。一旦认识到问题，就应尽快开始治疗。然而重要的是，我们的治疗不能太激进，以免并发症变得更加严重。在某些情况下，保守的方法是最好的（例如细微的骨裂），而其他情况，如大规模感染，就需要积极治疗。并发症和后续的治疗取决于最初使用的手术方法，例如，少量窦底提升和完全窦底提升。移植物的选择可能会影响后续治疗的类型。

口腔种植外科使用的移植材料要么是自体骨，要么是使用同种异体、异种或异质成形材料的移植物。常用的异质材料在材料类型和是否可吸收方面也会有所不同。除了材料本身，移植常常还与各种微型板、螺钉以及屏障膜有关。在处理与术中使用材料相关的并发症时，所有这些因素都需要加以考虑。

自体骨移植手术在供体部位[1]也有可能出现并发症。在口腔颌面外科中，最常见的部位是口内区、髂嵴、颅骨和胫骨。这些区域各有其特殊的问题，但都有一些共同的潜在并发症，包括感染、供体部位破裂和覆盖软组织开裂。在口腔内，大部分移植物都是从下颌升支区或颏部取出的。这两个部位都可能导致下牙槽神经或颏神经损伤，并可能对牙齿造成损害。

从髂嵴和胫骨区取出的移植物有诸多潜在缺陷，外科医生必须意识到这一点。除了移植区，供区也可能出现潜在的并发症。一般来说，来自胫骨的移植（不包括带血管的移植），比来自髂嵴的更不易出现并发症。Alt等[2-3]发现“来自胫骨近端的移植几乎不出现并发症”。在一项研究中，1/3的髂嵴移植患者在2年后仍有供区疼痛[4]。来自前髂嵴的髋部移植相比于后髂嵴，似乎有更高的并发症发生率。大多数情况下，口腔颌面外科手术中使用的移植物体积往往比骨科和脊柱外科术中用的更小。因而用于获取颅颌面部和口腔外科移植物的器械也会更小、更精细，有助于减少术中的创伤。

非血管化的外来物质，即同种异体、异种和异质成形材料，常用作移植材料。一些并发症可能与这些材料直接相关。此外，这些材料通常覆盖一层可吸收或不可吸收膜。这些材料的并发症可能包括材料移位、感染、软组织裂开、材料排斥和移植失败。此外，所使用的材料还可能导致与材料无关而与手术过程有关的并发症，例如采用异质成形材料进行窦移植而继发的上颌窦炎。外来材料也可能导致一种仅次于材料本身的不可预测的结果，例如无法获得或维持所需高度的垂直向骨增量术。

外来物质的移位可以导致严重的并发症，特别是当材料被用于骨增量术时。移位可通过适当采用可吸收和不可吸收的膜材料来缓解。膜本身也可能会导致并发症，特别是摆放不当时。

涉及这些材料的感染通常会导致移植物本身的丧失。感染的发生率相对较低，预防性抗生素的使用进一步减小了感染的可能性。移植材料被覆的软组织裂开会破坏移植物的存活。

软组织闭合是移植成功的先决条件。移植区的开裂应该迅速纠正，否则可能危及移植物。如果外来物质开裂，例如固定螺钉，应尽可能将其移除，并冲洗该区域，如果面积较小，则可以肉芽组织化。屏障膜的大面积暴露通常不久后移植膜会丧失。

移植材料的感染很可能导致整个移植物的丧失。在窦移植术中使用异质成形材料时，可以很容易地看出这一点。使用带微孔的材料，例如Algisorb颗粒（美国骨科技产品），通常可以进行表面清创，然后用抗菌漱口水冲洗，达到二期愈合和肉芽组织化[5]。如果感染发生在使用自体骨或异质成形材料的窦移植（而不是Algipore/Algisorb）时，则应彻底移除该材料，以使该区域能够愈合。

如果移植材料不吸收，可以看到另一种与材料相关的并发症。如果用自体骨作为移植材料的"金标准"，则移植物完全吸收，并被新骨替代才是我们的目标。不完全吸收的异质成形材料会成为在移植部位的"异物"[6]。这可能对移植区骨结合种植体的存活产生不利影响。

6.2 材料相关并发症

Christian Foitzik

引言

虽然牙科种植取得的临床成效相当可观，不过使用的材料也不能忽视。这不仅关乎种植体在颌骨中无刺激性愈合过程中的生物反应，而且长期的功能预后也取决于一定的生物和技术条件。

种植体的生物相容性，以及义齿部件的选择，对种植成功尤为重要。关于种植体、义齿材料以及附件的选择，有大量文献可供参考。对材料相关并发症问题的回答往往来自实际经验，而实际经验往往不能保证有很高的证据水平。

种植体在任何时候都可能出现并发症和失败。如果这些情况发生在6～12周的愈合阶段，在功能性负荷前，称为早期失败。较晚的种植体脱落（发生在义齿修复阶段之后）称为晚期并发症或晚期失败。

应该在许多可能的错误来源中寻找原因，从错误的诊断和计划，到外科和义齿治疗错误、不利于口腔卫生的牙周护理、通过材料引起的并发症影响义齿。

我们尚不清楚与骨内种植体有关的各种材料的所有不良反应。但无论如何，不良的生物反应都会损害骨内种植体的骨结合，然后导致失败。种植体脱落通常伴随着不可控的炎症反应（种植体周围炎）。

材料对骨结合的促进作用

纯钛种植体代表了无刺激且具有可靠强直性骨愈合的最好材料，即我们所熟知的骨结合。很长一段时间以来，大多数种植系统中最有益的宏观设计被证明是在种植体的骨内部分有自攻螺纹和微结构表面的圆柱形或微锥形螺钉，以及穿过口腔软组织的平滑（机械加工）区域（图6-1）[1]。

对于不同的骨质量和适应证，有一段式和两段式种植体可用，还有多种不同的直径和长度。这就意味着即使是最不适合的解剖情况，现在也可以植入种植体。

市场上的主流种植系统能够适用于治疗实践中遇到的大多数适应证。然而，每种系统通常都有相当多数量的器械、附件和种植体变异型，使得整个系统对于用户来说太过于复杂和不便操控。

然而，陶瓷种植体的开发和临床应用一直存在需求，不仅是因为它具有较高的耐蚀性和白色，而且是因为大家对其极佳的生物学特性的认识。

许多动物研究证明，锆种植体与钛种植体具有相似的骨结合，但与钛种植体相比，陶瓷种植体的生物学缺陷多年前已被发现[2]。

原则上，异物植入骨组织会引起各种反应，这些反应都会受到材料本身的影响。可能的反应分为[3]：

- 对生物耐受性材料［如钴基合金、聚合物（如PMMA）等］形成远期骨生成，异物周围形成结缔组织包膜（瘢痕）。
- 对生物惰性物质（如铝或氧化锆-陶瓷、钛合金、羟基磷灰石等）形成接触骨生成，异物与骨直接接触，而无组织防御反应的迹象（排异）。
- 结合骨生成（骨结合，如微结构钛）指的是骨内外来基质完全无刺激耐受，并通过桥粒和半桥粒在界面形成生物结合。
- 生物活性物质形成替代骨生成（通过重塑再生基质再次生成骨组织，如β-TCP），并转化为内源性组织。

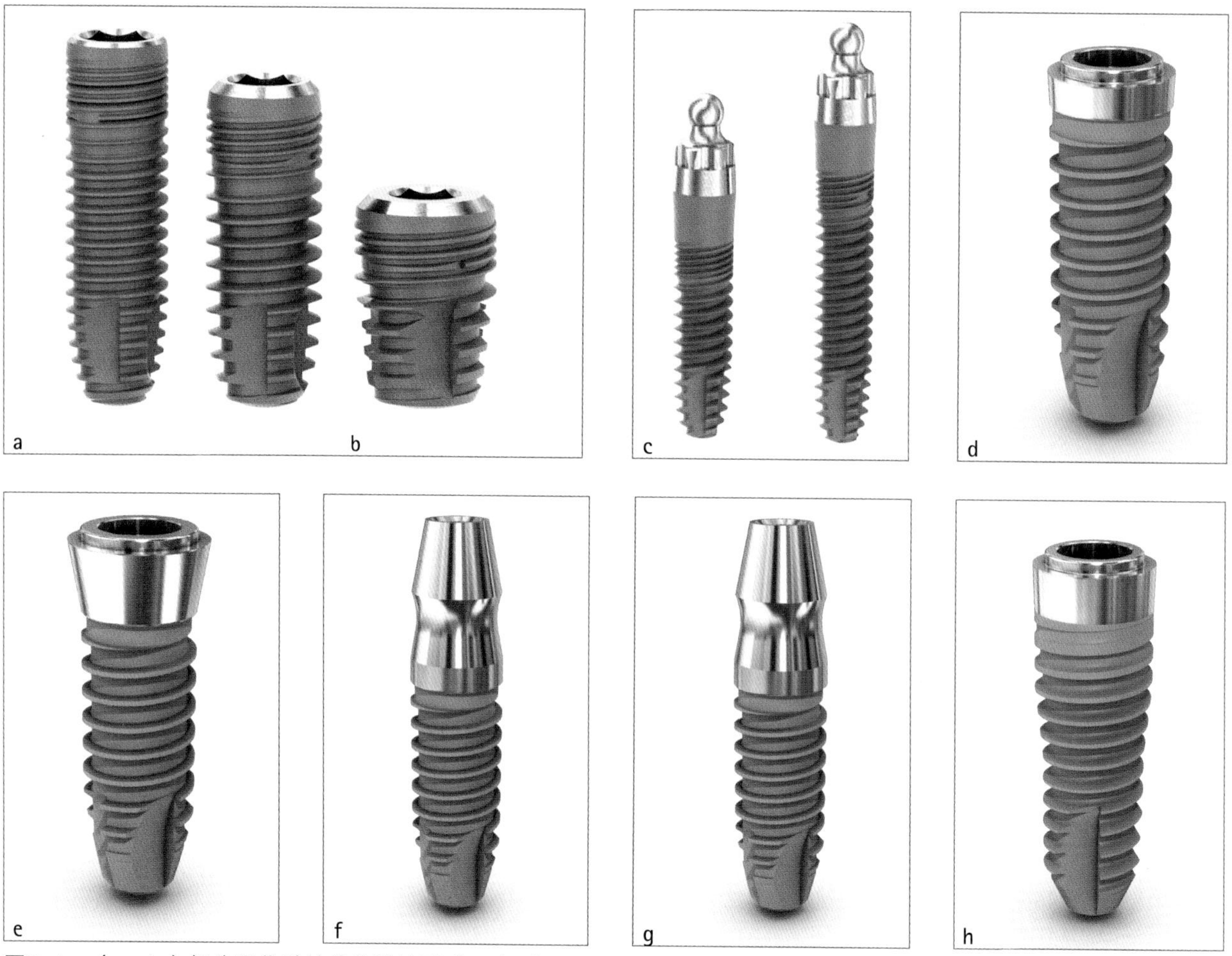

图6-1 （a~h）部分现代种植体的设计形式。（a）SICmax。（b）SICmax Short。（c）SICmax Onepiece（SIC-invent）。（d）SPI Element。（e）SPI Onetime。（f和g）SPI Direct。（h）SPI Contact（Thommen Medical）。

最近，还有研究表明，目前临床还不推荐使用陶瓷种植体，而且它们不能够替代钛种植体[4]，尽管已经报道了一例，表明全瓷种植体具有极佳的生物反应[5]。

全瓷修复体的美学优势完全可以通过单独加工和外形轮廓十分贴合的全瓷基台与全瓷冠来实现，因此没有必要出于美学因素而使用氧化锆种植体。在选择种植体时，还必须充分考虑其承载能力和足够的尺寸，因为不利的负荷条件会导致疲劳断裂或种植体松动。

材料钛有时可能出现裂纹或疲劳断裂（特别是种植体尺寸不够时），这时就必须要将种植体拆除。许多情况下，即使根尖折断的碎片达到了无刺激的稳定骨结合，但由于它对修复没什么作用，所以也必须去除（图6-2）。

因此，如果骨量充足，大尺寸种植体会比小尺寸的更好。如果骨量不足，或者出于各种原因已经使用了小尺寸种植体，则必须调整上部结构以适应降低了的种植体承载能力，例如减小磨牙的牙冠宽度，或使用一段式种植体，这样能获得更高的稳定性[6]。

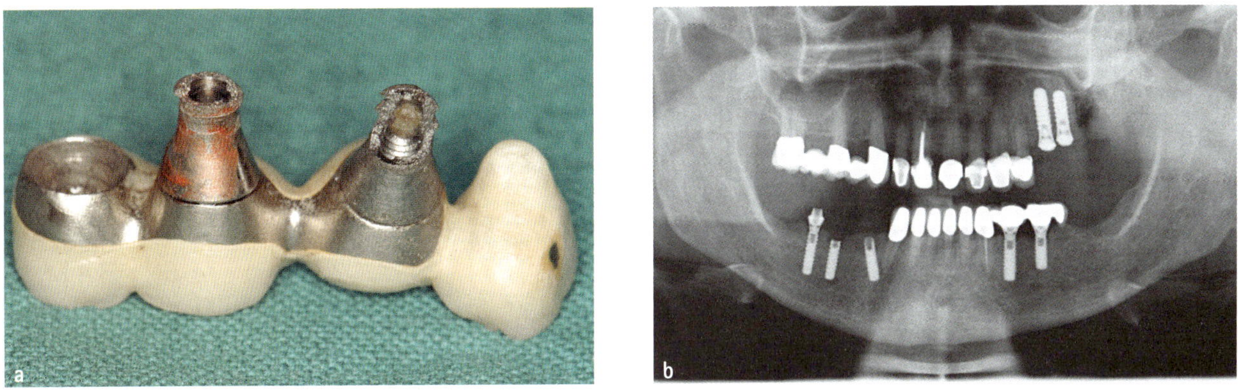

图6-2　（a和b）右下颌用于固位桥体的两颗种植体疲劳断裂。

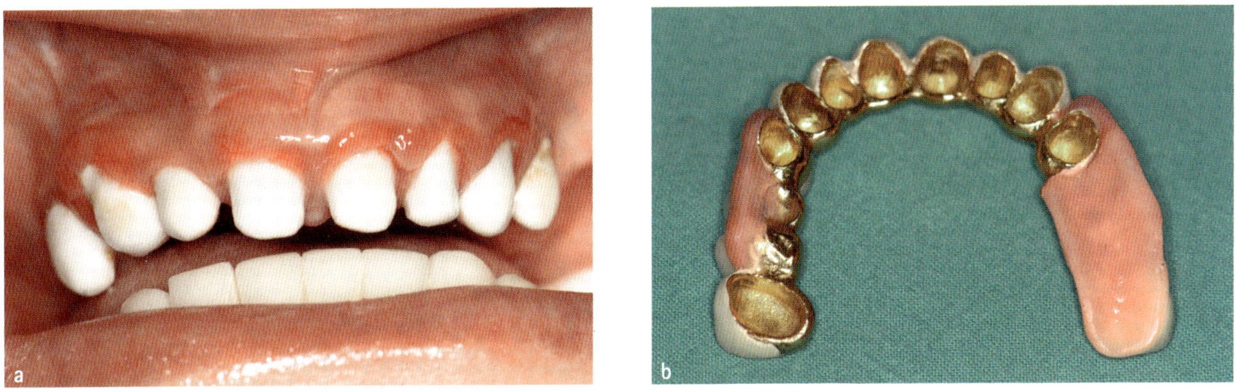

图6-3　（a和b）过敏反应：使用全瓷套筒冠和电铸外冠时，粘接树脂边缘的牙龈肿胀、发红。

种植体-修复体的材料风险

就像要从外科角度选择合适的骨内种植体材料一样，在制作修复体上部结构时，为了避免各种失败的发生，所用材料的化学、物理和生物反应也必须考虑到。

仅就冠桥修复体而言，就有大约700种铸造合金。牙医要对患者修复工作的质量负责，也要对其技术实现负全部责任。

每种材料都有使用和操作指南，必须要遵循这些指南。要制造修复体，牙医和牙科技工室应使用他们熟悉并且能够操作的材料，因此材料选择上是非常有限的。

几乎所有的材料都会释放其成分（在金属和合金中称为腐蚀[7-9]），从而可能会产生有害的副作用，因为释放的金属离子被身体吸收，引起局部或全身的毒性反应、过敏反应或者电流反应。裂缝腐蚀尤为重要，特征性地出现在螺钉固位的上部结构中[10]。

合金的热处理，例如所谓的氧化烧结，可以引起合金内相结构的变化，例如Cu/Zn的释放增加。若在天然牙和种植体上安装烤瓷牙，可能会导致牙龈炎的发展，如果不加以治疗，那么会发展为牙周炎或种植体周围炎[7]。

尽管使用牙科合金治疗的患者数量众多，发生过敏反应还是非常罕见的。这些反应更常见于家庭或工作环境中的致敏（例如时尚珠宝），这些反应大多出现在局部暴露部位，反应强度也不尽相同[10]。如果已知对某种金属敏感，要避免使用该合金。如果怀疑金属过敏（图6-3），那么在用牙科合金进行修复之前，应由皮肤科和过敏专科医生做出诊断性调查[11]。

有几种可能的测试可用于识别与材料有关的损坏案例，如碎屑测试或金相分析[10]。

局部毒性作用是指在使用材料附近的口腔黏膜的炎症反应，这种反应可能是由于合金的贱金属成分释放而引起的（例如铜）。

牙科技师的错误操作，例如铸造或焊接，以及金属框架上的瓷饰面，也会引起毒性反应。

材料不耐受的临床症状有：

- 黏膜肿胀发红。
- 黏膜增生。
- 牙龈炎，黏膜炎。
- 牙周炎，种植体周围炎。
- 黏膜和骨组织颜色加深（金属病）。
- 累及黏膜（缺损）及骨组织的坏死。
- 修复体的腐蚀现象（点蚀）。
- 味觉失调（金属味）。
- 口干症。
- 疼痛。
- 舌部灼烧感。
- 感觉异常等。

过敏反应和局部毒性反应在临床上是无法区分的，因此有时需要在去除刺激物的基础上，进行广泛的诊断工作，以查明病因并开始有效的治疗。

到目前为止，在专业文献中还没有关于牙科合金对组织的全身毒性损害的报道。然而，在选择修复体合金和处理材料时，还是要极为谨慎地避免这种风险。

大的植入体（如髋关节假体）可观察到全身毒性反应；在植入种植体者的骨或周围组织中金属产生的离子数量是未植入种植体者的几倍[7,9]。

电流元素在牙科中几乎没有任何作用，由于口腔潮湿环境中有各种金属，所以在口腔中可以定期检测到电流元素。冠和桥释放的物质大部分会被唾液稀释并自然消除[7]。

少数情况下（发病率大约0.2%），患者会抱怨放入含有金属的修复体后出现了非特异性症状，这种症状称为多重化学敏感（MCS）。这些症状的特点是它们无法用现有的医学诊断方法来测量[7]。在非常罕见的情况下，移除完全无刺激和病理上不显著的种植体后，该症状能够得到缓解。

多重化学敏感的症状包括下列[7]：

- 全身无力，淡漠。
- 疲乏。
- 精神紧张。
- 头痛（偏头痛）。
- 眩晕。
- 视觉障碍。
- 关节疼痛。
- 易怒。
- 睡眠障碍。
- 腹泻。
- 抑郁。
- 心律失常。

裂缝或点隙腐蚀是一种特殊形式的腐蚀，这种腐蚀在种植体的上部结构中并不少见。金属框架组件之间未通气的潮湿间隙为这种现象提供了良好的环境，而牙科技工室中相关配件的加工和制造会影响裂缝腐蚀的程度（图6–4）。

由于技术原因，在一个很小的间隙中，一边是牙科合金，另一边是牙科合金或非金属合金。由于缺乏氧气流通，间隙中的液体间质会酸化，导致牙科合金的表面蚀刻或溶解。用肉眼或放大镜可以清楚地看到牙科合金上的缺陷。此外，用于种植修复体的金属、聚合物、玻璃陶瓷和各种水门汀，如果使用不当，也会对金属和合金都造成类似的组织损伤。经过一段时间的暴露，损伤

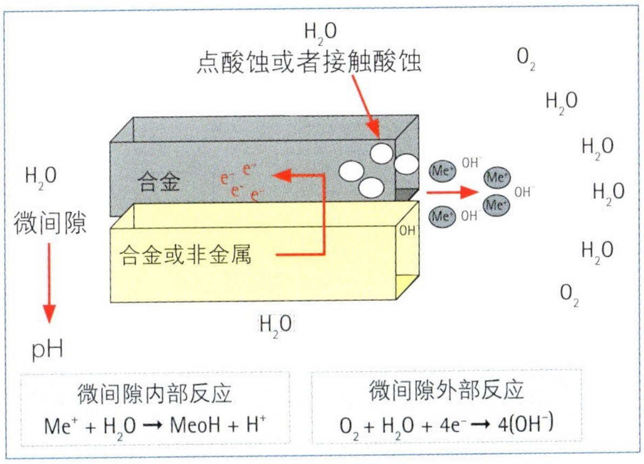

图6–4 裂缝或点隙腐蚀示意图（改编自Wirz）[17]。

不仅影响软组织，而且影响颌骨，最终导致种植体周围炎甚至种植体脱落[9]。

影响种植修复体设计原则的材料要求

从本质上说，种植修复体可以分为单纯种植体支持的固定上部结构和混合固位或可摘的上部结构。义齿的类型一方面取决于修复体基台的形貌，同时存在的全身疾病及相关风险、颌骨和骨供区的解剖特征；另一方面也取决于患者的意愿及其经济情况。

在设计和制作修复体时，必须考虑到功能、语音和美学。平衡这3种因素的同时，必须就义齿的类型做出决定：固定的或可摘的。除上述标准外，修复体的设计必须是促进口腔卫生的，这也限制了种植固定义齿的选择。在医学上，风险因素会增加疾病或感染的风险。而在种植牙科上，机械和技术风险起着相对重要的作用[12]。

机械风险因素：

- 由于较高的机械应力而出现并发症或预制部件丧失的风险。

技术风险因素：

- 由于牙科技师制造的上部结构或其部件出现并发症或丧失的风险。

这些风险因素导致义齿修理和重做的频率较高，并可明显降低患者与之相关的生活质量[12]。

这就是为什么修复体的设计必须考虑到它的机械和技术负荷稳定性，以及在失去一个或多个修复体基台时的调整策略，同时要减轻患者的额外经济负担。此外，这些机械和技术并发症的法医学意义并不少见。

基于过去的经验，以及协商一致性会议的结果，有可能就修复体上部结构的设计和实现提出建议。

无牙颌的种植固位

在萎缩的下颌无牙颌修复体稳定方面的经验已经积累了30多年，已经过试验和测试的锚固形式是在2颗或4颗种植体上固位的圆形或Dolder杆、球帽附着体、磁铁和最后特殊的螺柱（如Zest定位器）。

虽然磁铁仍很少用于修复体的锚固，但杆锚和螺柱仍然是常用的固位选择[13–15]，而且两种植体杆比四种植体杆的牙龈问题更少[16]。以杆结构固定的四种植体的优点在于缩短了治疗时间。如果杆的制造尺寸较小，就可能出现杆断裂之类的技术问题，从而降低了机械稳定性。延伸杆常常在种植体的远端折断。

虽然杆结构显示出很好的长期效果，但用这些方法都可以观察到牙龈的增生反应，如果不加以治疗，常常会导致种植体周围炎和种植体脱落（图6–5）[13,15]。炎性并发症可能发生在螺柱系统[12]，这意味着有必要仔细指导卫生和定期召回患者进行检查。因此，对于老年人的种植体支持固位，应始终根据卫生和稳定性考虑来选择。老年患者可能依赖于护理和协助，这常常导致对种植体支持式义齿的清洁不足，以及随后的炎性并发症。

螺钉固定的上部结构，以及缝隙腐蚀的风

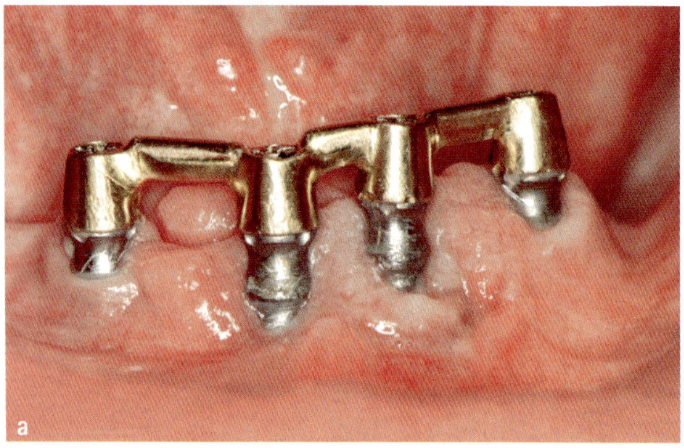

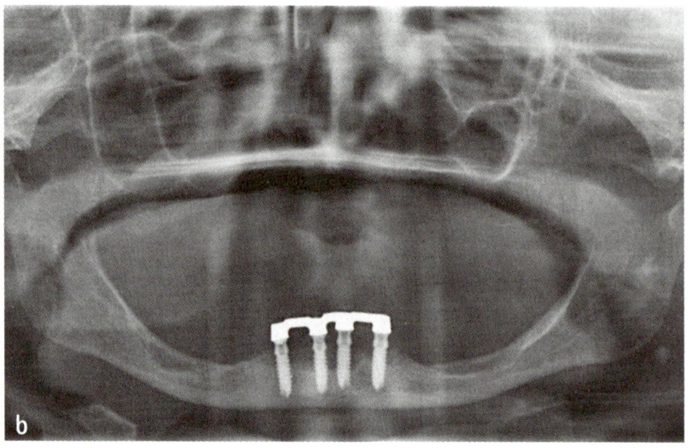

图6-5 （a和b）影响两个中间种植体的炎症反应和X线片上可见的深部侵犯，伴有边缘骨丧失。

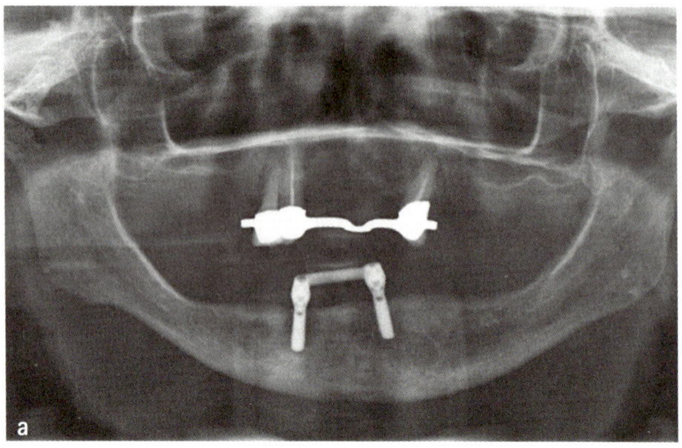

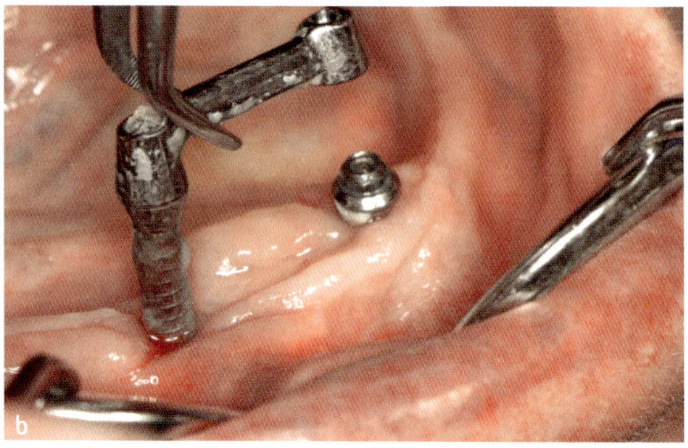

图6-6 （a和b）43位点种植体周围炎和种植体脱落。

险，可以促进高致病性口腔微生物在种植体周围区域的定植（图6-6）[9]。

图6-7和图6-8所示的病例，在他的上颌骨及下颌骨上的杆结构式种植体约20年后，因患上痴呆症而被转到疗养院。由于缺乏对基台和种植体的检查，患者的杆结构出现了断裂，由此导致了种植体周围炎，致使其牙列缺失。由于已经出现了骨缺损，因而无法通过传统的修复方法进行充分治疗。双侧上颌骨的杆和种植体断裂，随后导致断裂碎片区域脓肿形成。因此，在急性感染消退后，有必要做一个切口并通过手术去除种植体残留物。

种植体固定上部结构

类似的建议也适用于固定义齿的杆结构：适当的修复体尺寸。经验表明，约有30%的悬臂桥上部结构在几年的时间内会出现技术问题，特别是当悬臂长度＞15mm时（图6-9）[12,16]。

随着时间的推移，即使上部结构的密合稍有偏差，也会导致构件的裂缝和断裂。在图6-9和图6-10的临床病例研究中，经过6年的佩戴时间，将微结构固定在远端种植体（15位点）的颈部螺钉出现断裂，导致桥体松动。意外的是，在拆除螺钉固位桥后，中间结构也发现了裂缝（图6-10）。可以更换远端基台，桥结构也需要更新（图6-11）。

上部结构应该用螺钉固位还是粘接固位是常见的问题。一般的建议是将较小的上部结构粘接在种植体上，例如单冠至三单位桥。而对于延伸超过颌骨一个象限的较大重建，通常是螺钉固定

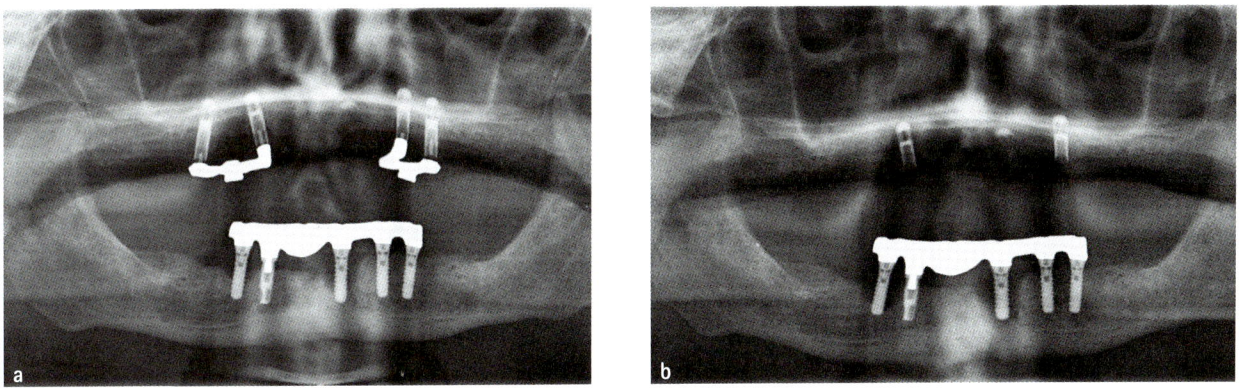

图6-7 （a）患者刚转到疗养院前的X线片恢复状态。（b）1年后的X线片（见图6-8）。

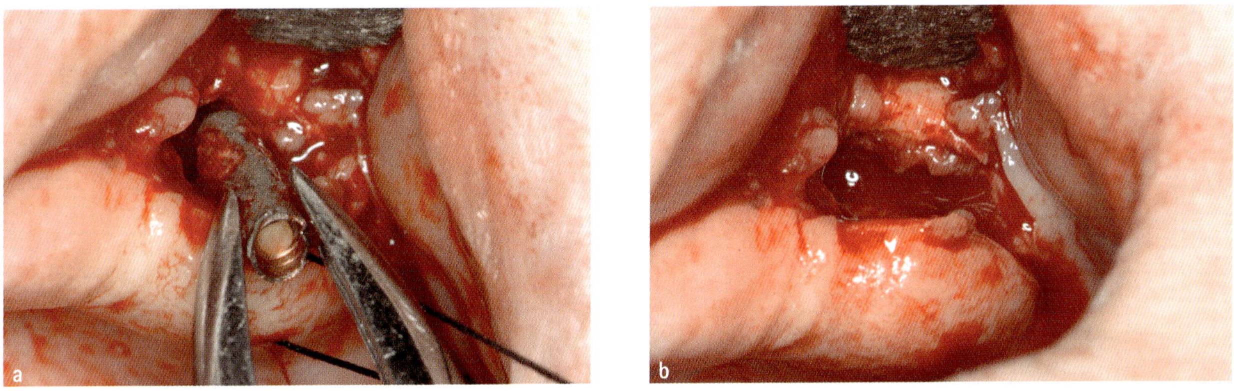

图6-8 （a和b）手术去除图6-7所示患者的左上颌断裂种植体。

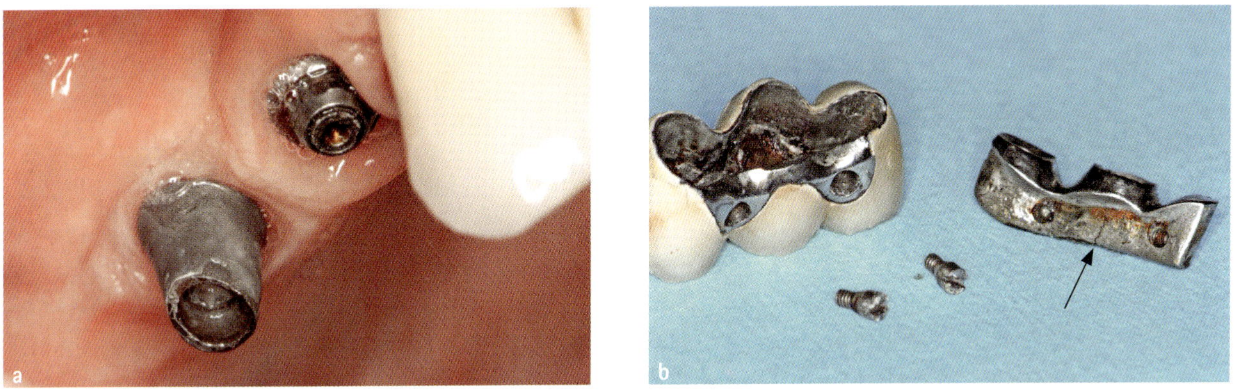

图6-9 （a）以微结构进行螺钉固位的桥结构基台内的固位螺钉断裂（采用悬臂式16单元）。（b）15位点微结构形成裂纹（另见图6-10和图6-11）。

的，这样使得在出现基台脱落后，能够更容易地有效重塑义齿。

文献报道中，更多的技术并发症出现于螺钉固位型重建，而不是粘接固位型[11-12]。技术并发症通常涉及材料疲劳，而且大多数技术并发症都有必要重新制作种植体支持的义齿。此外，也必须考虑到螺钉固定的制造成本也更高。

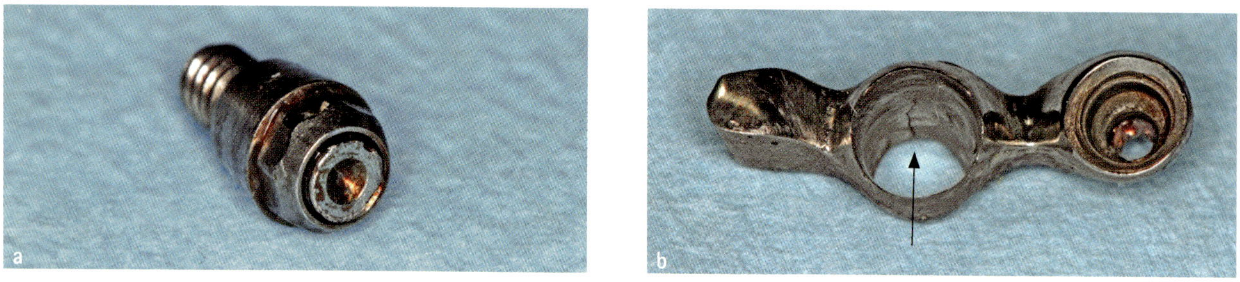

图6-10 （a）远端种植体（15）微结构的松动固位螺钉与裂纹形成（b）。

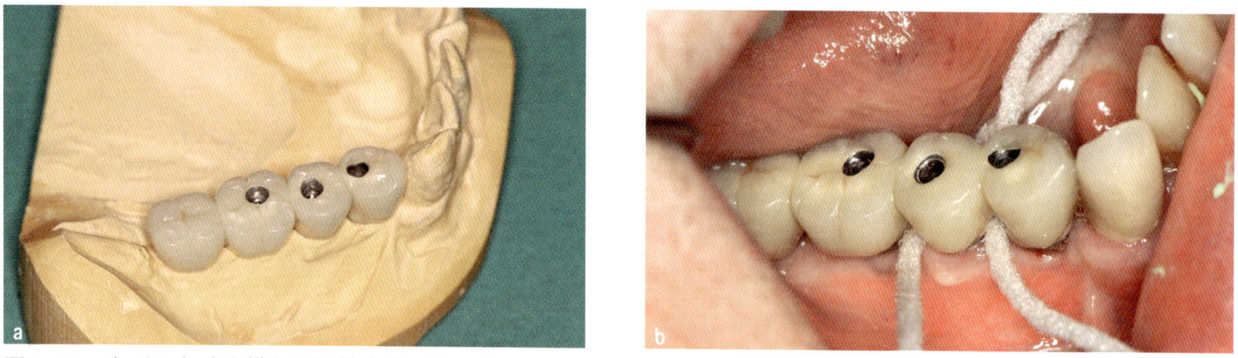

图6-11 （a和b）减小横向冠设计（磨牙的预成型）以减少剪切力。

6.3 神经损伤

Sebastian Kühl,

J. Thomas Lambrecht

引言

种植手术相关的神经损伤是一种罕见但严重的并发症[1-2]。机械、温度和化学创伤，以及急慢性感染可能是一些神经障碍的原因[3]。适当的术前诊断计划和相应的风险评估是最优先的，因为与拔牙相比，牙科种植大多没有医学适应证，而只是根据患者想要优化功能或美观的意愿。

尽管有精确的种植计划和风险评估，神经损伤还是可能会发生。这种情况下，牙医必须了解一些可能有助于恢复的新策略。接下来这一章节介绍种植体手术对下牙槽神经不同形式损伤的风险评估及治疗方法。

神经病变的发生率及风险因素

由于与种植体顶端解剖关系密切，骨内种植体植入时最受影响的神经是下牙槽神经、颏神经和舌神经[3]。与种植手术相关的神经病变发生率差别很大，分别为0.08%[4]、13%[5-6]和40%[2]。尽管神经损伤的原因众多，但在种植手术中最常见的原因是与洞型预备和种植体植入有关。下牙槽神经和舌神经的损伤也可能是由于阻滞麻醉引起的[7-8]。

切口及皮瓣预备

切开预备皮瓣时可出现神经损伤。累及的是舌神经和颏神经。尤其是下颌骨萎缩的无牙颌患者，颏神经可能位于牙槽嵴顶部，因此与不适当的切口技术相关的神经损伤风险很高。当颏孔位于牙槽嵴顶部时，最好用原位模板进行三维X线摄影（CT或CBCT），这样有助于在手术时准确定位颏孔，并相应地修改该区域的切口方式。必须移动切口，以免对颏神经产生机械性损害。颏神经的探查总是要先于孔间种植，特别是解剖情况微妙，以及垂直切口的设计与颏孔关系密切时。

皮瓣预备或切口有关的舌神经损伤非常罕见，与不专业的舌侧深皮瓣预备或磨牙区的舌侧切口有关。

洞型预备和种植体植入

大部分与种植手术相关的严重神经损伤都是由洞型预备或种植体植入引起的。因此，最受影响的神经是下牙槽神经和颏神经及其分支，尤其是切牙支。下颌神经和颏神经的损伤会造成严重的后果。为了避免神经损伤，必须对解剖情况进行正确的评估。已知的风险因素之一是下牙槽神经和颏神经的解剖变异。下牙槽神经一般在下颌管内由舌侧向颊侧前行[9]。

可找到通向颏孔的曲线平缓的异常通道和上升或下降的途径[10-12]。大约1%的病例可出现双裂管[13-14]或双颏孔（图6-12）。颏孔可能有不同的位置，通常位于下颌第二前磨牙根尖附近或前磨牙根尖之间[15]。有时，颏神经可以形成一个环（图6-13），这种前环的发生率从7%[16]至88%[17]不等，是一个有争议的问题[16-26]。当怀疑有环形成时，为了弄清解剖情况，建议进行三维X线摄影（如CT或CBCT）。在许多情况下，下牙槽神经变成前切牙神经（图6-14），这种神经末梢被钻或种植体损伤后，可能会引起前庭区牙龈的感觉减退或感觉异常。检测切牙神经多数不过是碰运气而已，因为它很难在曲面断层片上被看到（图

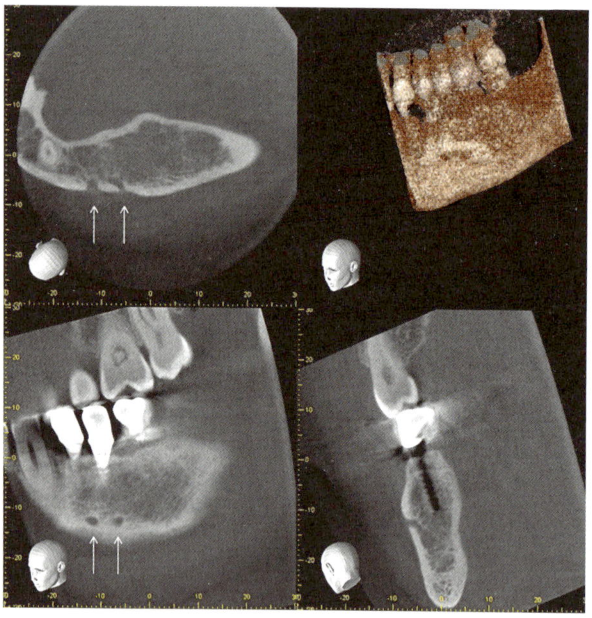

图6-12 不典型的颏神经正常变异：左下颌骨的CBCT有两个颏孔（箭头所示）。

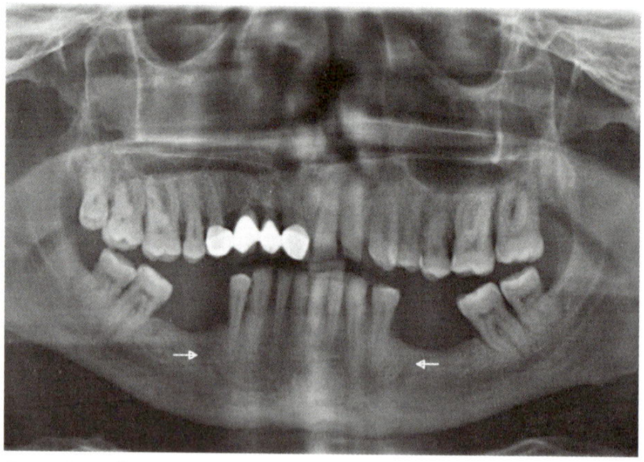

图6-13 曲面断层片，下颌管环（箭头所示）。

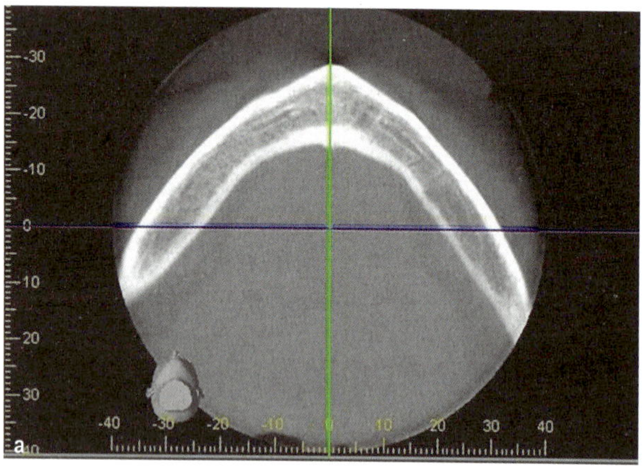

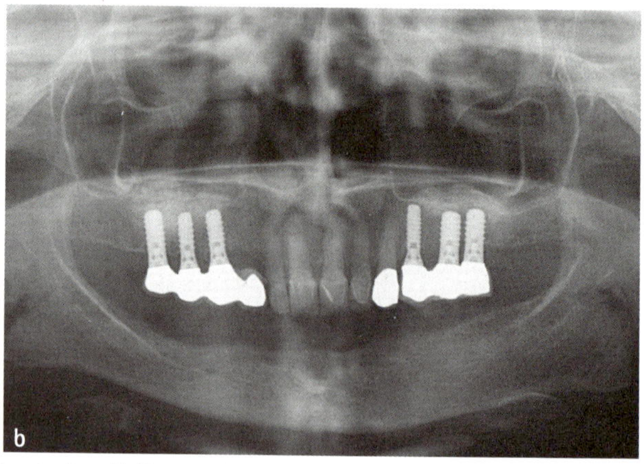

图6-14 下颌神经切牙管（颏支）在曲面断层片（b）中不可见，但在三维锥形束计算机断层扫描（a）中可见。

6-14）。

种植体压迫神经所造成的机械损伤主要与对可疑骨量或局部解剖的评估不正确或不足有关（图6-15）。各种成像技术（包括常规X线片、CT和CBCT），可以在种植术前成功地用于定位重要的解剖结构，如下颌管或颏孔。全景检查是一种简单、快速、低成本和低剂量的术前诊断工具[4]，被认为是标准的术前X线检查[27]。用曲面断层片进行植入前诊断时，建议使用模板（包括已知直径的金属球等参考元素），以确保正确评估种植区的X射线片放大量（图6-16）。必须重视下颌神经上方至少2mm的安全边缘。无论何时在曲面断层片中评估垂直向骨量，都必须记住——从牙槽嵴的最高点到下颌神经的顶部测量。由于

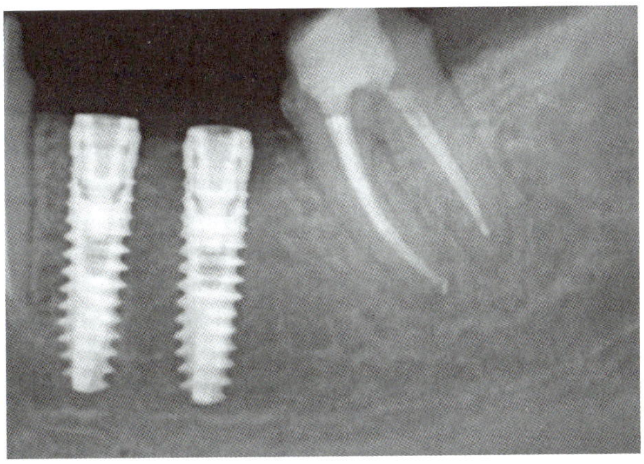

图6-15 错误测量垂直向骨量，两个种植体都投射在下颌管上。患者临床表现为完全麻木。

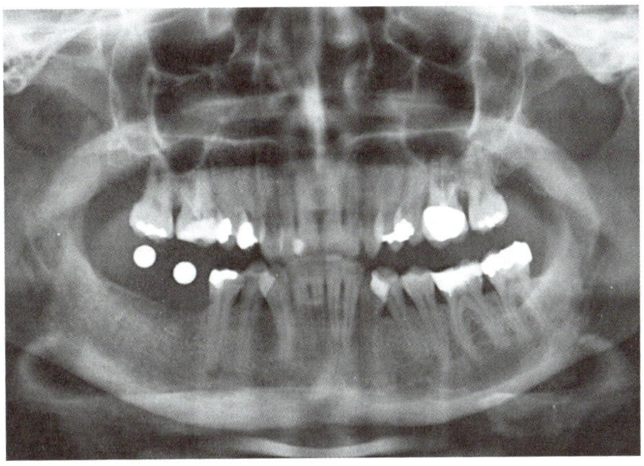

图6-16 金属球包括在植入区的射线模板中，可以确定放大率和有效骨高度。

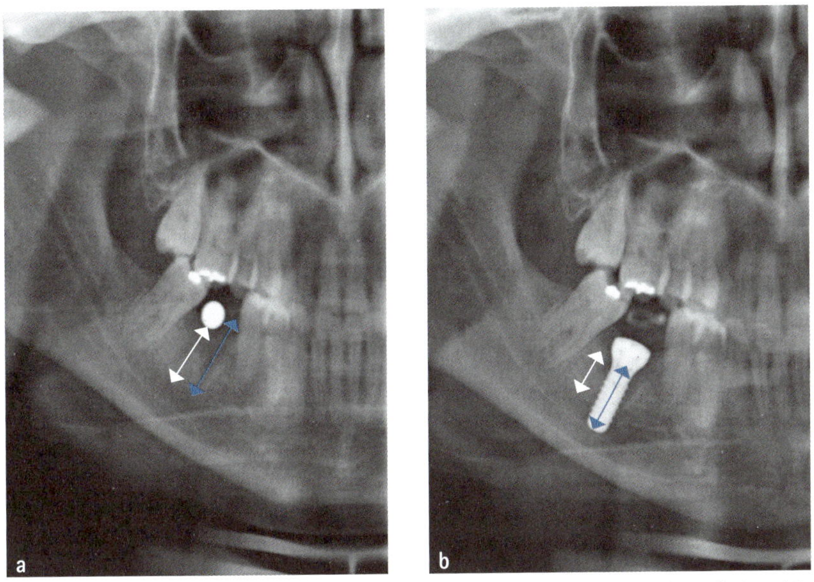

图6-17 （a和b）尽管使用了金属球，还是出现了神经损伤。在手术中，深度控制是从前庭侧进行的，它至少在舌侧骨下方4mm（白色箭头所示，a），这与拔牙后牙槽骨的吸收有关。蓝色箭头所示种植体的长度。

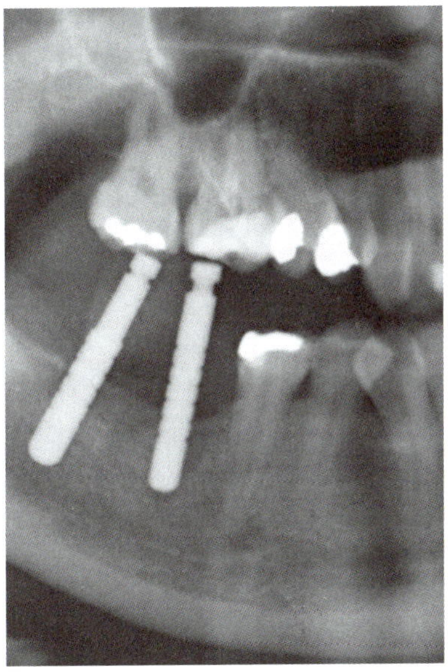

图6-18 曲面断层片术中深度控制。在预制洞型中放入金属桩，以控制轴向，保证与神经的有效距离。

拔牙后颊侧壁萎缩，X线片中牙槽嵴的最高点主要反映舌侧壁（图6-17），这可能会导致洞型预备时过高估计有用的骨量，因为洞型预备通常是从前庭侧进行的。在某些情况下，有必要在钻孔过程中进行术中根尖周X线检查（图6-18）。这是一种价廉且可靠的工具，使术者在植入过程中能够有信心地对植入的方向和深度进行调整。最重要的是，在做垂直牙槽骨高度有限的病例时，它有助于避免下牙槽神经损伤[1]。

神经损伤的分类

一旦怀疑神经损伤时，应进行正确的临床和影像学诊断，以分类和正确评估损伤程度。实现正确的诊断具有挑战性，而且对恰当的治疗有

表6-1 神经病变分类，病因，临床表现及预后（引自Seddon分类和Sunderland分类）[28-29]

	Sunderland	损伤	病因	临床表现	预后
神经失用	Ⅰ	神经及鞘膜未破坏	由于出血/水肿引起的机械压迫	可能出现自主神经或感觉神经功能障碍	良好，数日至3周内完全恢复
轴突断裂	Ⅱ	轴突细胞破坏	与神经失用相同，但更严重	完全感觉改变	同上
神经断裂	Ⅴ	神经内膜、束膜及外膜破坏	钻磨引起的机械性离断	完全感觉改变	差，只有下颌神经的管内段才能自愈

很大影响。两种不同的分类有助于估计损伤程度[28-29]，但是Seddon分类更实用。Seddon分类基于3种不同的神经病变（表6-1）：神经失用，轴突断裂和神经断裂。神经失用是最轻微的损伤（Sunderland Ⅰ度），神经及其鞘膜未被破坏，可能出现自主神经或感觉神经功能障碍，预后良好，通常有望在3周内完全康复。神经失用与神经的机械压迫有关（图6-19和图6-20），机械压迫可由水肿、出血、种植体与神经的接触或神经管顶部的骨碎片造成。任何时候怀疑神经失用，术后3周再评估都可证实临床诊断。如果4周后仍未恢复，则神经损伤至少为轴突断裂（Sunderland Ⅱ度）。在这种情况下，神经细胞轴突破坏和Wallerian变性发生在损伤部位的下方和略近端，髓鞘受损，但Schwann细胞、神经内膜、神经束膜和神经外膜完好。临床表现为完全感觉改变，预后相同，完全恢复可能不需要手术，每天恢复1mm。轴突断裂的原因可能与神经失用相同，但程度更严重。

最严重的神经损伤是神经断裂（Sunderland Ⅴ度）。这是一种对神经的机械性损伤，神经内膜、束膜和外膜都被破坏。如果影响的是下颌神经，由于其部分位于下颌管，这种完全性的神经破坏可能部分恢复。而对于其他所有的情况，都应行神经重建术。神经断裂的预后很差，即使做了手术，也会有不同程度的损害。

神经损伤的X线诊断

X线摄影在避免神经损伤和术后即刻识别神经损伤方面起着重要作用。有时候，为了纠正种植体轴向，以及控制洞型预备深度，拍摄术中X线片可能会起到一定作用（图6-18）。

术后X线片能够评估种植体与神经之间的关系（图6-19）。由于有伪影的存在，在二维X线片中可能会出现误读（与平行扭曲有关）。第二平面的偏心图像或X线片有助于阐明种植体与神经之间的解剖关系。一旦提示有种植体造成的直接创伤，三维成像技术将有助于确定种植体与神经之间的关系（图6-19和图6-20）。术中三维X线片可能有助于检查洞型预备是否正确，特别是计划将种植体放置在下牙槽神经的外侧或内侧时，在没有任何参考元素（可能导致三维X线片出现伪影）的情况下控制第一次钻入操作可能会有用（图6-21）。

神经损伤的临床诊断

神经损伤有多种不同的临床表现（表6-2）。神经感觉测试可以准确评估和分类神经损伤的程度。为了确保解释正确，最好在植入前进行临床检查，特别是之前做过其他外科治疗，如种植体植入、智齿拔除或根尖切除术。由于局部已经麻醉，临床上不可能在术后立即诊断出神经是否有损伤。应用甲磺酸酚妥拉明作为局部麻醉的逆转剂已被证明成功地缩短了患者恢复正常感觉所需的时间，并可能是一种能够在可疑神经损伤的情

表6-2 不同神经元紊乱的命名法

感觉消失	刺激时完全没有感觉
感觉减退	刺激时感觉减弱
感觉迟钝	不愉快和反常的感觉（自发或被激发）
感觉异常	与刺激不相对应的误导性感觉
感觉过敏	触摸后感觉过敏
触诱发痛	无痛操作激发的疼痛感
痛觉过敏	有痛操作时疼痛加剧

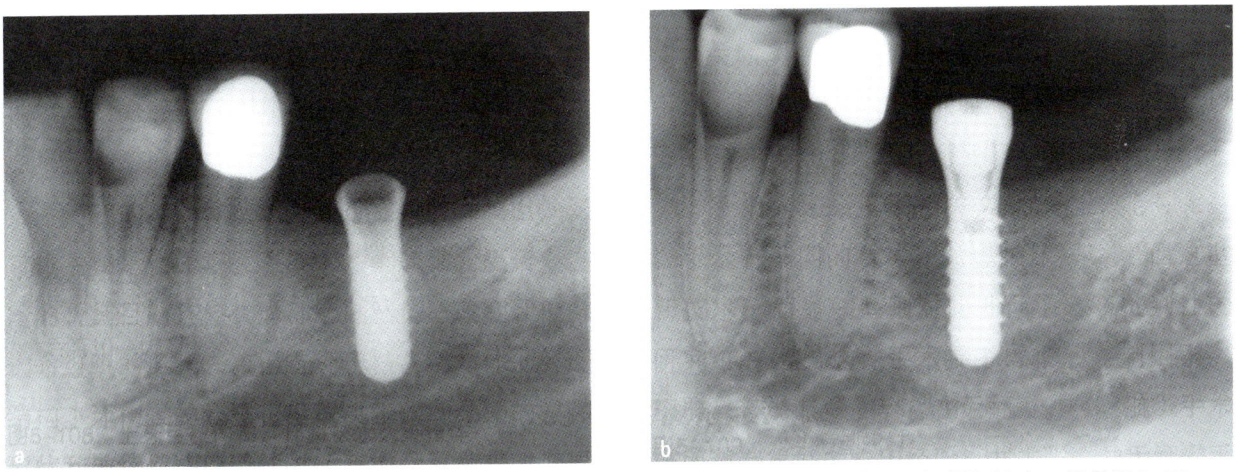

图6-19 种植体尖端与下颌管顶靠得太近，造成神经受压（a）。种植体松开2mm后，压迫减轻（b）。另见图6-20。

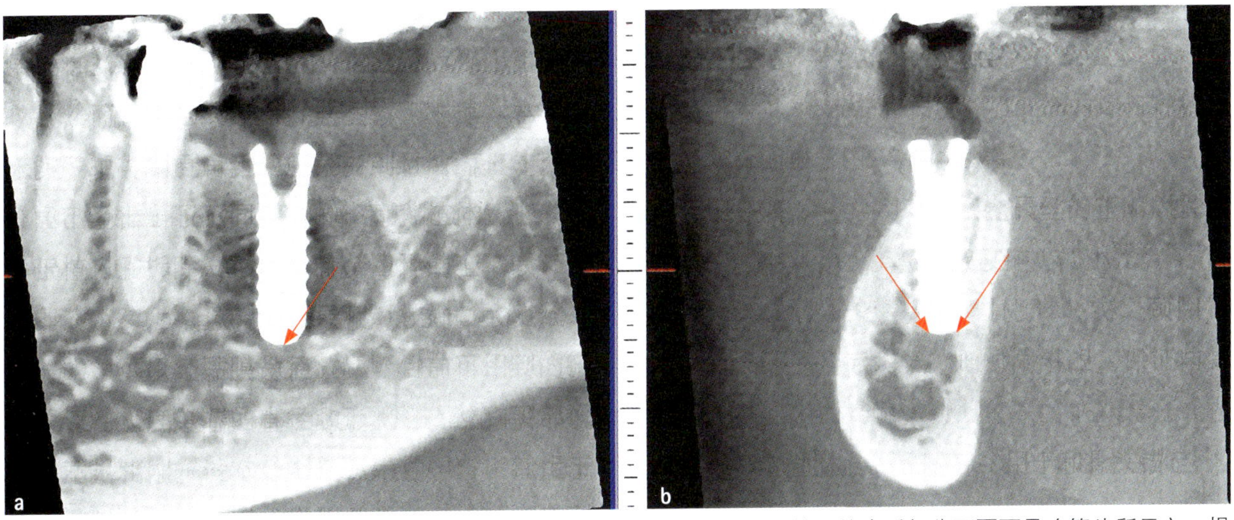

图6-20 CBCT冠状位（a）和矢状位（b）（与图6-19为同一患者）。下颌管顶的皮质部分不再可见（箭头所示），提示在洞型预备过程中有神经的直接创伤。

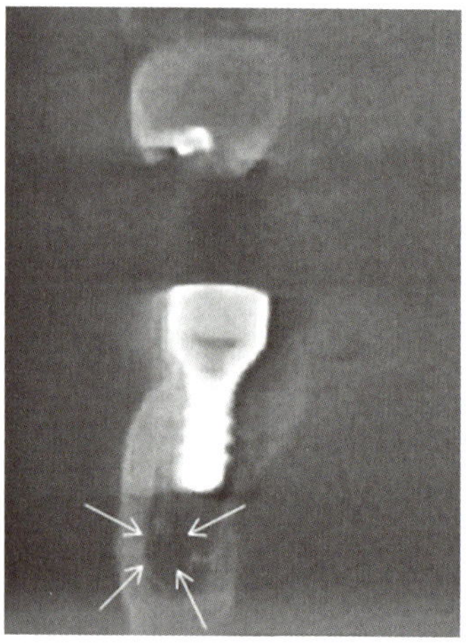

图6-21 将图6-17中的种植体立即换成较短的种植体之后的CBCT影像。下颌管（箭头所示）位于洞型的颊侧，对牙槽神经只产生了轻微的刺激，意外神经损伤9个月后，感觉功能完全恢复。

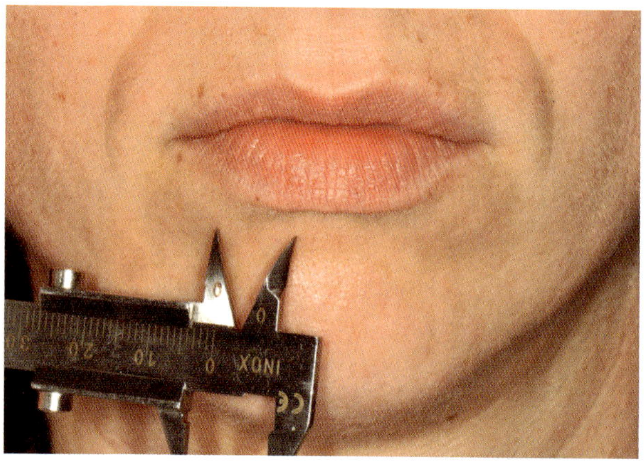

图6-22 嘴唇的两点辨别测试。

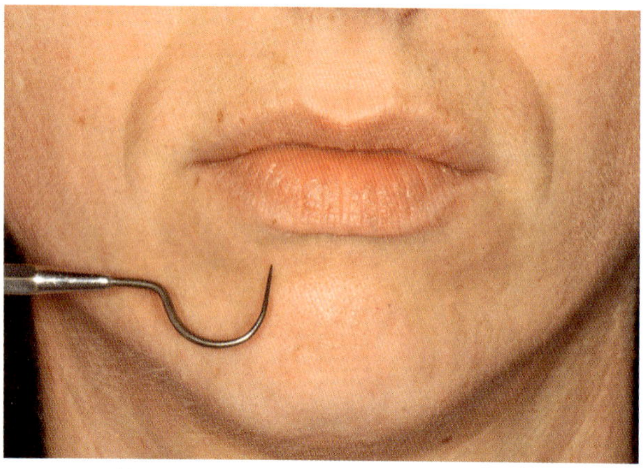

图6-23 针压伤害性测试。

表6-3 机械感受测试和伤害性测试的临床应用

机械感受测试	伤害性测试
静态轻触检测	针压测试
毛刷方向辨别	热分辨测试
两点辨别测试	棉絮分辨测试

况下做出快速诊断的有用工具[15,30]。各种神经感觉测试可以区分为两种（图6-22～图6-25）：机械感受测试和伤害性测试（表6-3）。机械感受测试基于对（机械）刺激的感觉能力。做静态轻触检测时，检验员触摸患者脸上的任意点，然后让患者重复指出触摸的确切位置。做毛刷方向辨别时，要求患者一感觉到刷子就说出来，并辨别出刷子运动的方向。要求患者确定一点和两点触觉时，可以进行两点辨别测试（图6-22）。

可以用针压测试来进行伤害性测试，这种测试要求患者确定是否有针刺的感觉。使用探针时，可以用两端来区分锐痛和钝痛（图6-23）。可以用热分辨测试评估患者是否可以注意到冷或热（图6-24）。对于更敏感患者的临床检查，也可以用棉絮测试伤害感（图6-25）。伤害性试验是基本的诊断方法，应在手术后2天、神经损伤后3周和3个月进行。为了评估恢复情况，建议标记感觉改变的区域并拍照记录（图6-26）。

除了这些在技术上容易操作的测试外，还有很多更复杂的神经测试，例如三叉神经体感诱发电位（SSEP）和痛觉及温觉敏感法（PATH试验）。SSEP是在刺激三叉神经的一个分支后，通过初级皮层阈推导出电位[31]，非常适合于感觉神经的测试。

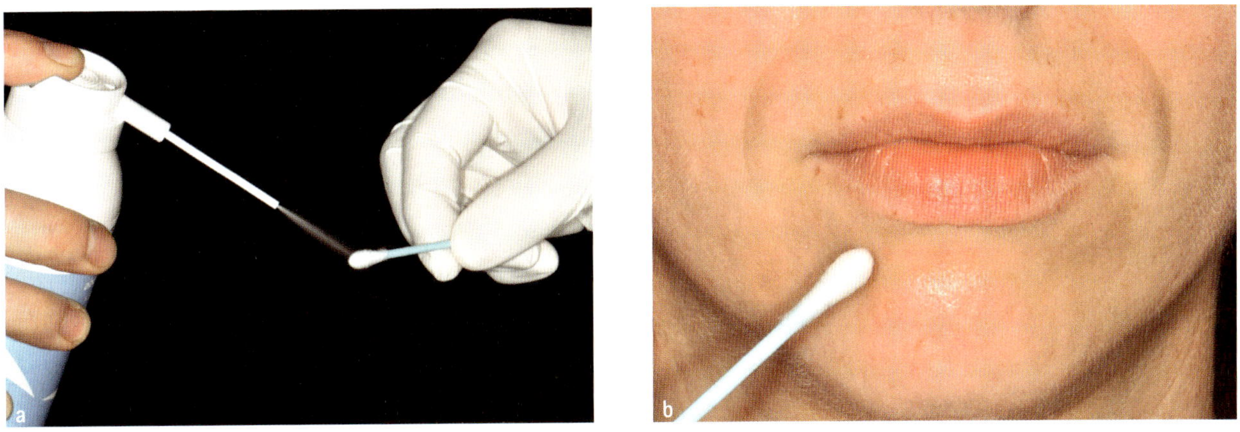

图6-24 （a和b）热分辨测试。

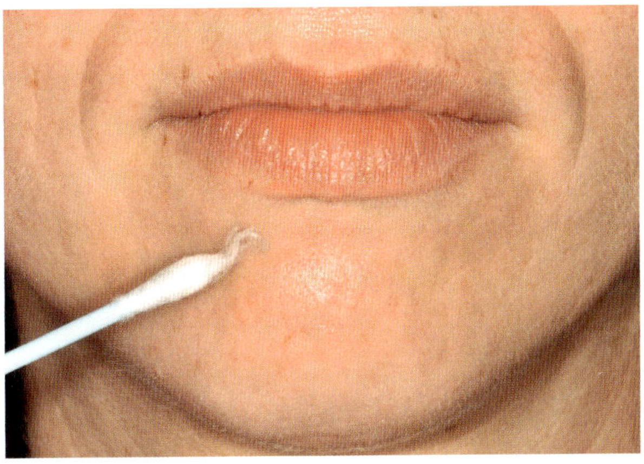

图6-25 用于敏感性伤害测试的棉絮。

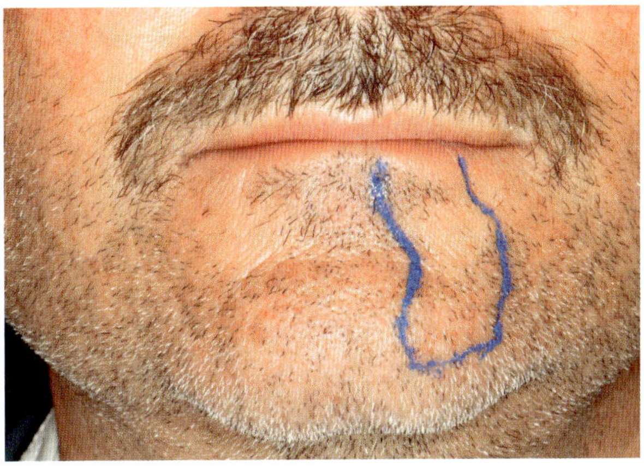

图6-26 为记录和评估恢复情况，对意外神经损伤（图6-20）造成感觉丧失了的范围进行标记和拍照。

神经损伤的治疗

如果植入太深，立即移除种植体已被证明是一种有效的治疗方法，神经有望恢复[32]。也可以植入距离下颌管顶至少2mm的较短种植体，或者可以将种植体拧松2mm。如果患者的神经损伤持续时间超过3周（尽管种植体已经拆除），建议将患者转诊至颌面外科医生，评估是否需要外科治疗（神经松解或神经再吻合）[5]。是否需要拆除种植体或将其旋松几毫米取决于以下几个方面。

种植体必须拧到一个与神经无接触的位置。这一操作多数会导致种植体的粗糙表面暴露在黏膜或口腔中，对于这类情况，还是应该拆除种植体，再植入一颗较短的。如果是种植体插得太深，例如粗糙表面位于冠方骨边缘以下几毫米处，旋松种植体并保持在原位的做法也许可行。

推荐术后使用皮质类固醇和非甾体类抗炎药，这可能有效[32]，其主要作用与减轻肿胀有关，可能有助于避免因压迫而附加的神经损伤。维生素B_{12}在神经再生方面的有效性尚未证实，但鉴于没有副作用和可能的积极心理作用，维生素B_{12}可能也有用。

如果在植入后怀疑有神经损伤，一般应在2天、3周和3个月后进行随访，并拍照记录神经紊乱的临床评估，以便监测神经恢复过程中的改善或停滞。

6.4 医源性下牙槽神经损伤

Gido Bittermann, Michael Ermer,

Rainer Schmelzeisen

引言

神经损伤对患者的生活质量产生一定负面影响。口面部感觉和疼痛的改变可能会干扰讲话、吃饭、喝酒、刮胡子、接吻和化妆等行为。这些医源性的神经损伤导致显著的负面心理影响[1]。医源性三叉神经第三支损伤仍然是一个复杂的问题。下颌第三磨牙拔除后舌神经暂时性损伤，患者神经功能基本不需要治疗就能够恢复正常；超过80%的舌神经损伤术后10周内恢复[2]。下牙槽神经损伤的发生率近几十年来由于种植手术的增加而增加，发生率从0至13%不等[3-4]。然而，大约25%的无牙颌患者在种植术前就有下牙槽神经功能的改变。只有极少数永久下牙槽神经损伤的患者是由创伤和正颌外科手术引起并造成较严重的投诉。可行的方法是术前跟患者沟通将手术的利与弊交代清楚[2]。

医源性与种植手术相关的神经损伤分为术中和术后，还可以进一步分为直接性（例如机械性）或间接性（出血）。

在85%～94%的病例中，研究报告恢复时间需要8以上[5]。此外，神经损伤可能是由于种植位点骨质比较松软情况下钻入过深而引起的（图6-27）[6]。

通过钻或植入的种植体造成下牙槽神经管根管顶部破裂导致出血，血液进入骨性下牙槽神经管内，从而挤压神经，造成神经损伤（图6-28）。由于钻孔时产热过多，导致种植体周围骨坏死，纤维化和溶骨性退行性变。此外，神经组织对热应激更敏感可诱发原发性神经损伤[7]。

不论神经损伤的位置如何，外科医生有责任立即向患者通报现实情况、解释、获得患者理解和支持及治疗的可能性与神经恢复程度。

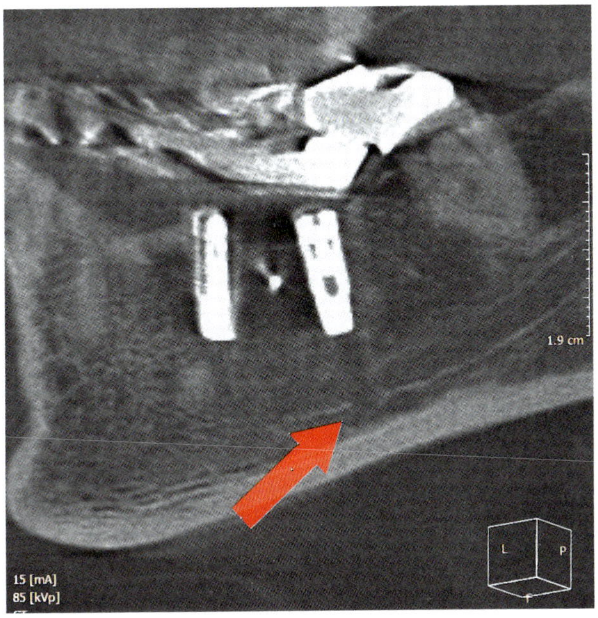

图6-27 种植术后CBCT，由于先锋钻备洞钻入过深，损伤下牙槽神经管顶部及底部（箭头所示）。

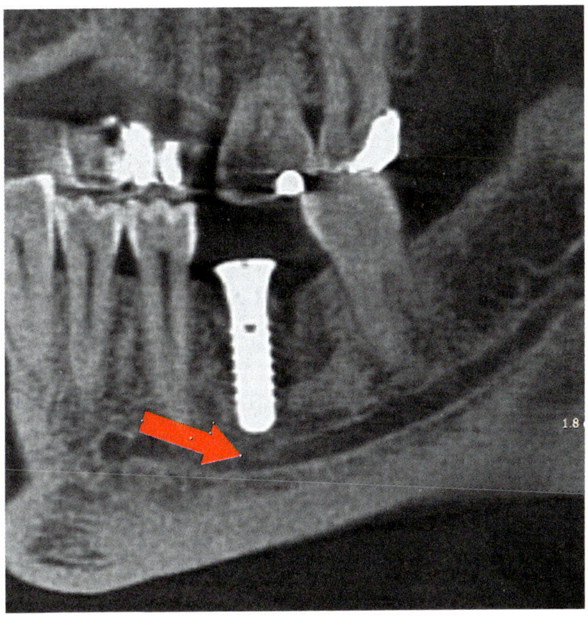

图6-28 CBCT。箭头所示下牙槽神经管顶部破损，建议神经管周围至少2mm安全距离。

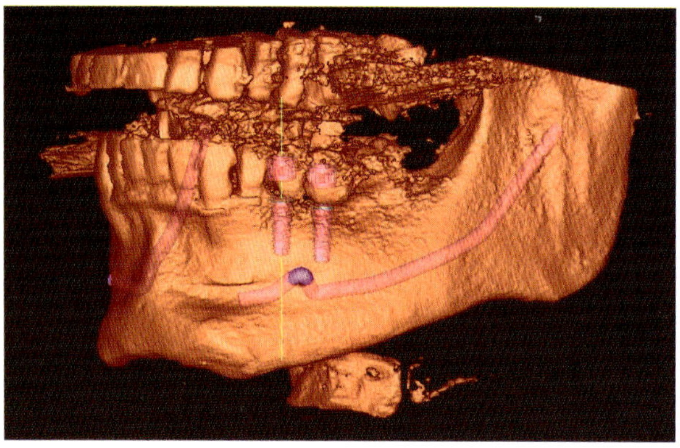

图6–29 利用CBCT进行种植手术设计，可以标记出下颌管和颏孔位置。

因此，患者术前须签订种植治疗知手术同意书。告知女性和老年患者的神经感觉缺陷风险更大[2,8]。最近几年出现了基于锥形束的CT（CBCT）的种植设计软件，通过软件程序模拟种植手术，可以描记下牙槽神经管位置，确定安全区，种植体可以放在它的前面或后面或上面安全区（图6–29）。对患者进行精确虚拟设计，定制手术导板。种植手术时用生理盐水进行充分冷却，这是一种常规的避免对神经产生热刺激的方法[9]。

在局部麻醉或种植手术过程中，出现任何异常反应，如突然疼痛或电流样刺激感觉，应引起注意是否损伤神经。如果下牙槽骨动静脉出血量增大，最好不要立即植入种植体。但是，即使手术平安无事，术后临床医生应联系患者是否存在神经损伤临床表现（表6–4）。

治疗

操作过程中的异常反应，如尖锐疼痛、电感觉或下牙槽动脉或静脉出血，应检测并记录在案。钻孔过程中突然释放阻力可能会导致损伤神经管[6]。如果神经管顶部破裂或有潜在的神经损伤，最好不要植入或取出种植体，因为会导致出血并压迫神经。

如果下牙槽神经受损，建议24小时内取出种植体。同样，任何对下牙槽神经有刺激的东西，如骨碎片，血肿或者植骨材料应该移除，以利于神经组织再生。

如果获得神经的连续性，自发的再生是可以预期的。建议观察时间为4周[10]。一般来说，受损神经修复时间为3～6个月[11–12]。

如果感觉功能没有改善，治疗选择是显微外科下牙槽神经松解术。神经外膜修复加周围瘢痕组织切除术。神经周围的纤维组织反应将提供足够的成功改变。周围神经松解术的定义是清除神经外膜浅表处的瘢痕。相反，内部神经松解术的定义是游离神经干内单个神经束[10]。

种植造成的下牙槽神经完全横断（神经损伤）很罕见，但受损中断的神经通常没有自愈的机会，早期进行外科手术以恢复神经感觉，时间越长损伤神经恢复潜力将会降低。最好的修复神经损伤时机是在神经刚受损的时候。

下牙槽神经损伤的治疗仍然存在争议。所有学者都赞同神经吻合优于神经移植，并且为了达到这个目的，可以接受做一些神经拉伸。

在标准显微外科神经修复术实施程序中，显微镜下暴露神经是绝对必要的。手术从颏孔开始，用小钻头在颏孔处薄的皮质骨磨起，磨除皮质骨暴露下牙槽神经。神经松解术后，应将神经替换成血管化良好、无瘢痕的组织。在外科神经修复术中，非损伤性剥离技术和手术显微镜下精确的神经束复合，比区分外缝合或神经束缝合更为重要。此外，需要使用直径为15～35μm的非创伤性单丝缝线。

避免进行束间分离，则可以避免神经进一步损伤和结缔组织过度增生。

神经束表面的精确附着防止了神经末梢之间血肿的形成。

Hausamen[13]假设神经周围组织修复可以到最

表6-4 下颌骨种植体植入术后临床评价及随访算法研究[19]

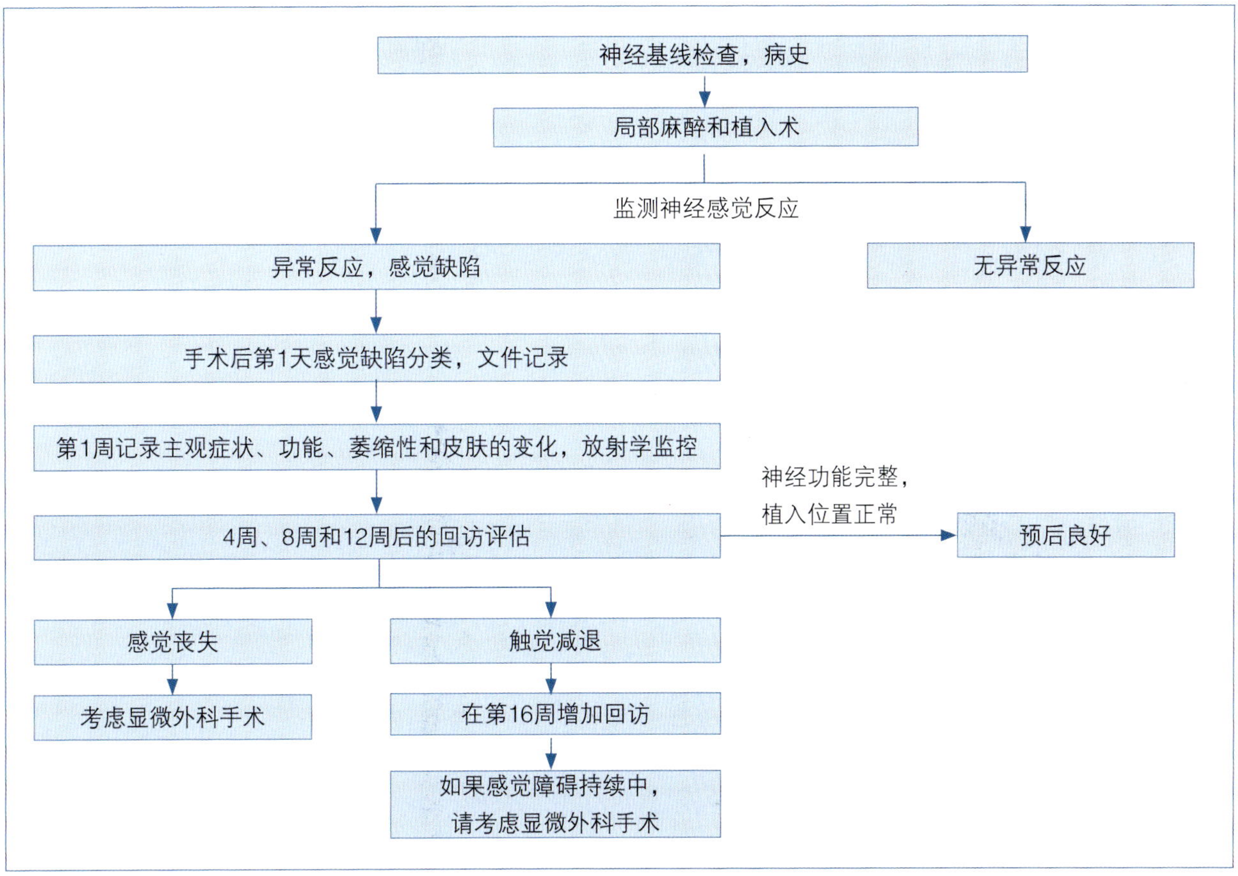

好的程度，但大部分是不可能的，因此神经外膜能够得到修复足以了[9]。无论是神经外膜或神经周围组织修复，无张力（减张）是至关重要的[14]。如果不能进行无张力吻合，则应考虑神经移植（图6-30）。此外，临床经验显示直接神经吻合比神经移植效果更好。如果3个月后发现神经损伤，通常会形成近端神经瘤，偶尔还会形成较小的远端神经瘤。这显然是由于自发性的神经修复现象，但事实上，神经瘤必须在神经手术治疗前切除。因此，要吻合的间隙较大。这就是说，必须松解移动下牙槽神经（IAN），否则可能需要进行神经移植。

在确定神经切断的情况下，通常需要进行神经移植[10]。在选择合适的神经移植物时，应首选容易邻近且对供区造成的损伤较轻微的神经移植物。如果神经移植是用来修补连续性缺损，大多数研究都表明应该使用自体移植。为此，腓肠神经、耳大神经和前臂内侧神经备受关注[15]。

由于是第二个手术部位，自体神经供体部位的神经病变包括：感觉丧失和神经瘤形成，有可能导致神经源性疼痛。自体神经移植的替代品必须达到类似的神经感觉恢复潜力，才可能被认为是可行的替代品。

为了减少自体神经移植相关的供区出现的病变，提出预成型神经引导导管（NGC）形成术概念[16]。

导管类型包括同种异体Gore-Tex管，冻干肌肉移植和自体静脉移植。后者也被认为是一种管道技术，因为它们是自体移植，具有生物相容性，含有神经生长因子。目前还不能完全推荐它

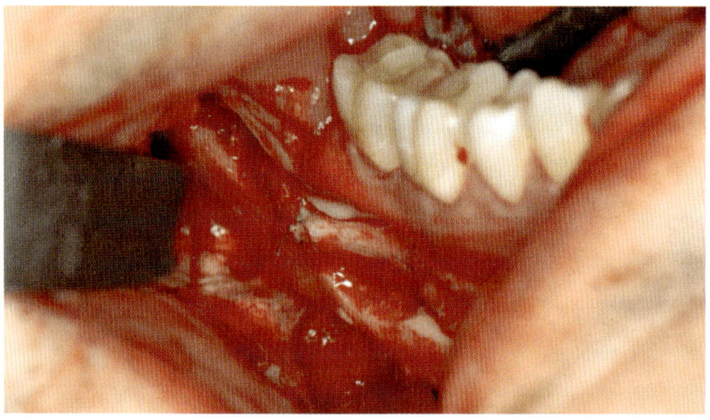
图6-30 下颌根尖切除术后的显微外科神经重建，神经损伤在无张力下进行耳大神经移植。

们作为神经修复的移植物[17]。

为了避免自体神经移植引起的供区并发症，同种异体神经组织移植已被用于周围神经重建。由于全身免疫抑制，同种异体神经移植临床应用变得有些困难。因此，为了保留自体神经组织结构和细胞外基质成分，避免了抗原特性，应用去细胞化同种异体神经移植。Shanti和Ziccardi报道了去细胞异体神经移植重建IAN的初步临床应用案例[18]。尽管结果很有希望，但只有一份病例报告不足以推荐用于常规临床使用。

除了损伤的类型外，神经损伤的位置对恢复也很重要。一般来说，损伤越近端，结果越差，因为轴突再生到感觉终端的距离越长。因此，颏神经的损伤比第三磨牙部位的损伤有更大的恢复机会[9,19]。另一种减少水肿引起的压迫神经的方法是使用冷敷。口外冷敷显示可以改善术后反应加快恢复[9]。

6.5 植入性上颌窦炎

J. Thomas Lambrecht

引言

当在口腔和上颌窦之间的连接建立时，可能发生与上颌窦有关的牙源性并发症。当种植体植入上颌骨外侧牙槽中时，可能会出现这种不良的连接（图6-31）。在使用Summers[1]介绍的上颌窦底提升技术或通过各种方式进行上颌窦底外提升时[2-3]，种植体过长（图6-32）可能会发生这种情况。一个重要的生物活性改性是跨窦种植体上带有BMP-2涂层，移植即可向前后扩散，以便在严重上颌骨萎缩的情况下立即发挥功能[4]。上颌窦底提升术早在1996年就已经达成共识，它是一种高度可预测和有效的治疗方式[5]。

一些并发症可以被预测，并且在多数情况下可以在术前避免；有些可能会意外发生在术中和术后。

术前诊断

至关重要的是要记录全身性疾病（糖尿病、出血性疾病等）的病史和可能的风险（使用药物、放射治疗、尼古丁滥用），并在必要时改变治疗方案。

在进行术前X线诊断时，必须考虑与解剖相关的风险，如鼻窦隔膜和上牙槽后动脉以及病理风险（囊肿、乳头状瘤）。口内X线片上已经可以看到窦隔（图6-33和图6-34），而血管和神经的骨性通道需要通过CT或CBCT查看（图6-35和图6-36）。

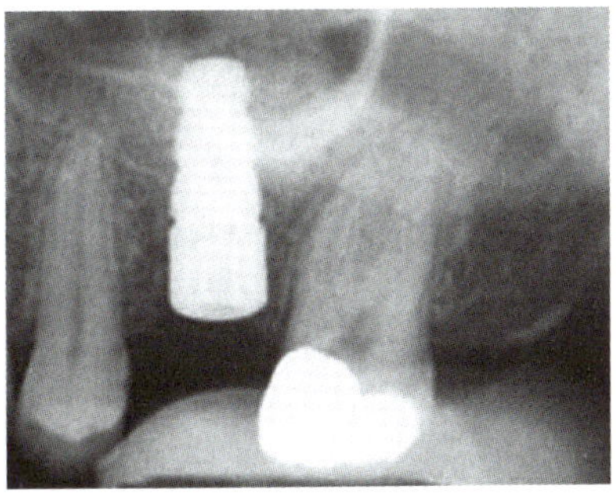

图6-31 根尖片示位于上颌窦左上牙槽突的种植体。

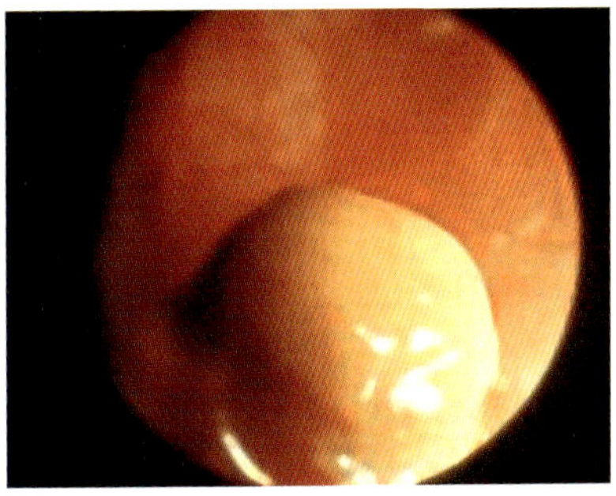

图6-32 与图6-31相同的情况，内镜观察鼻窦黏膜的中度炎症。

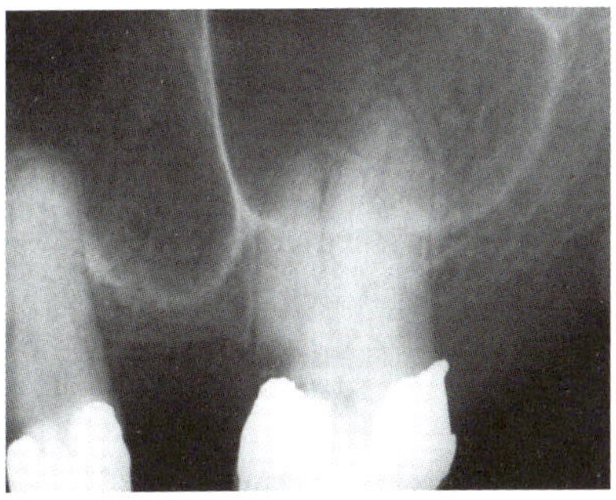

图6-33 根尖片示上颌窦间隔。

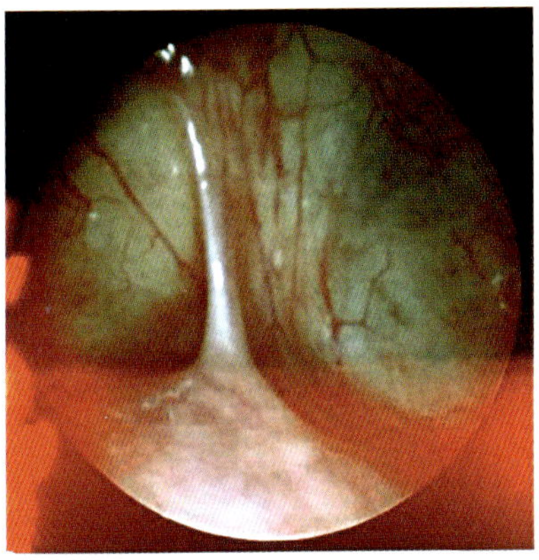

图6-34 与图6-33相同的情况，上颌窦间隔的内镜图。

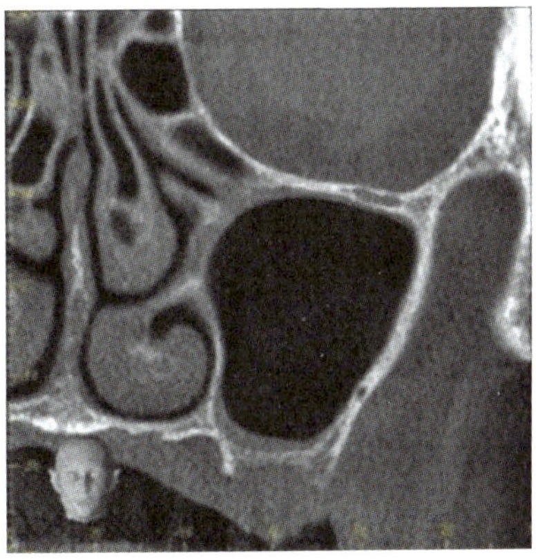

图6-35 CBCT冠状切片示左上颌窦侧壁含有上牙槽后动脉穿经的骨管。

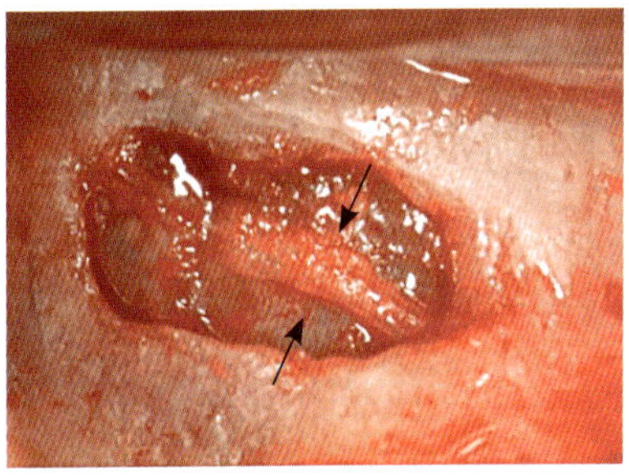

图6-36 与图6-35相同的情况，术中观察由外科手术切开的上牙槽后动脉（箭头所示）。

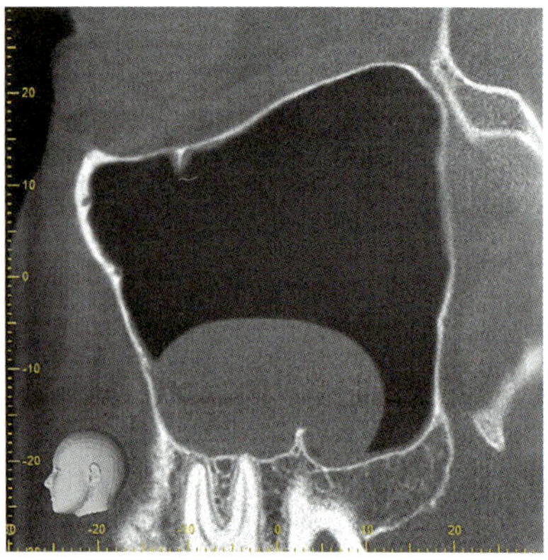

图6-37 CBCT冠状切片示上颌窦中的假性囊肿。

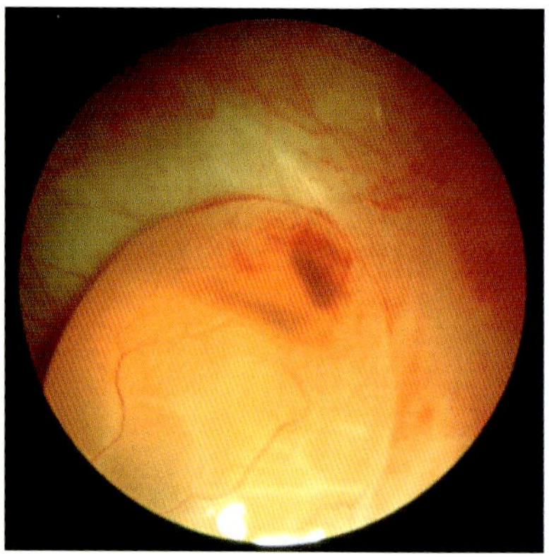

图6-38 内镜观察假性囊肿。

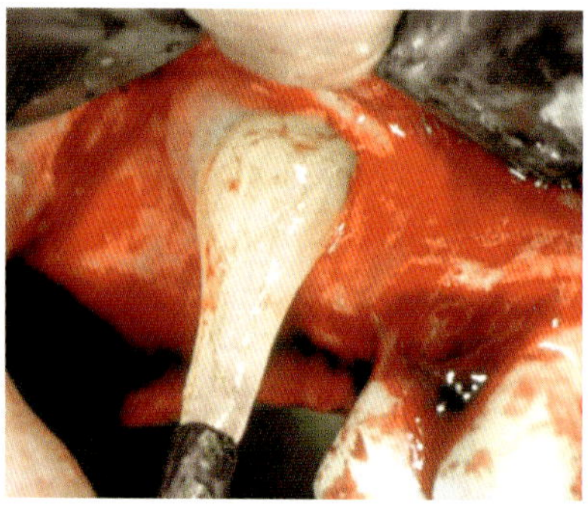

图6-39 术中观察通过侧壁微创手术切除假性囊肿（穿刺和抽吸液体后）。

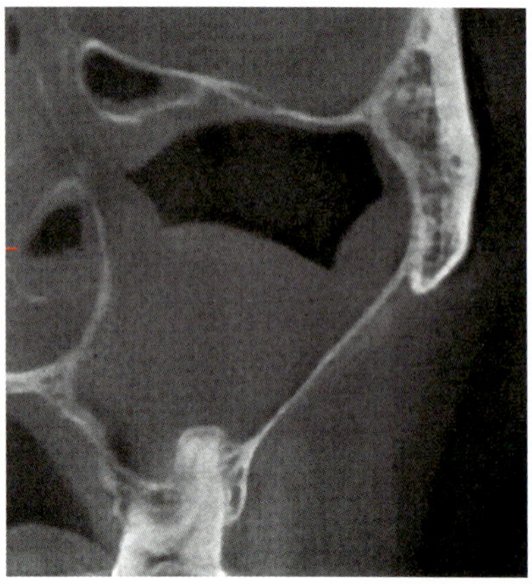

图6-40 CBCT冠状切片示左上颌窦实性息肉。

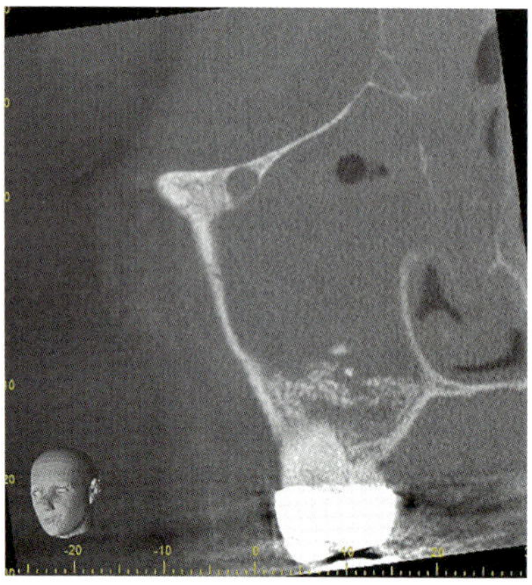

图6-41 CBCT冠状切片示由移植物材料入窦引起鼻窦炎包括上颌窦和筛窦细胞系。

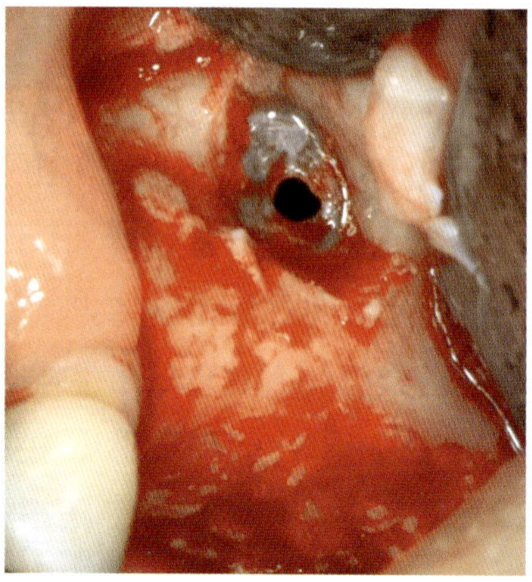

图6-42 术中观察鼻黏膜穿孔。

临床上，上颌种植手术的最常见风险是慢性上颌窦炎。临床特征是由于鼻源性的感冒复发；牙源性感染的原因大部分在于死髓牙齿伴有或不伴有靠近鼻窦黏膜的根尖肉芽肿。充满浆液的基底部的假性囊肿可以通过放射诊断（图6-37～图6-39），并且必须严格与上颌黏膜实体息肉（图6-40）进行区分。两者都应提前取出，以避免术中危险[6-7]。

慢性鼻窦炎可能不仅限于上颌窦，还可以扩展到筛窦和额窦（图6-41）。这种情况可以局限在单侧，而双侧疾病是全鼻窦炎。有时患者有继续手术的历史，如柯-陆氏术式或鼻窦筛漏斗开放术。

将种植体放入上颌骨侧壁的先决条件是无感染的上颌窦并且没有任何进一步的病理变化。由口腔外科医生或颌面外科医生治疗牙源性感染，耳鼻喉科医生治疗鼻源性疾病[8]。

术中并发症

鼻黏膜的穿孔是通过开窗进行上颌窦底提升过程中最常见的并发症（图6-42）[9]。很少导致术后上颌窦炎[10-12]。Fungazotto和Vlassis[13]提出了一种简化的鼻窦分类和针对窦黏膜穿孔的修复系统。

通过侧壁开窗的发生率为11%～35%，对种植体长期存留率的影响不显著（表6-5）。

对于经上颌窦内提升，Tan等[14]将种植体的

表6-5 术中并发症，侧壁入路膜穿孔

作者	上颌窦底提升数	穿孔数量	%
Chavanaz (1990)[22]	241	48	20
Jensen et al (1994)[23]	128	45	35
Kaptein et al (1998)[24]	88	14	16
Khoury (1999)[25]	216	52	24
Raghoebar et al (2001)[26]	182	47	26
Engelke et al (2003)[27]	118	28	24
Ewers (2005)[28]	209	43	21
Papa et al (2005)[29]	76	8	11
Barone et al (2006)[30]	124	31	25
Hitz Lindenmüller & Lambrecht (2006)[12]	98	11	11

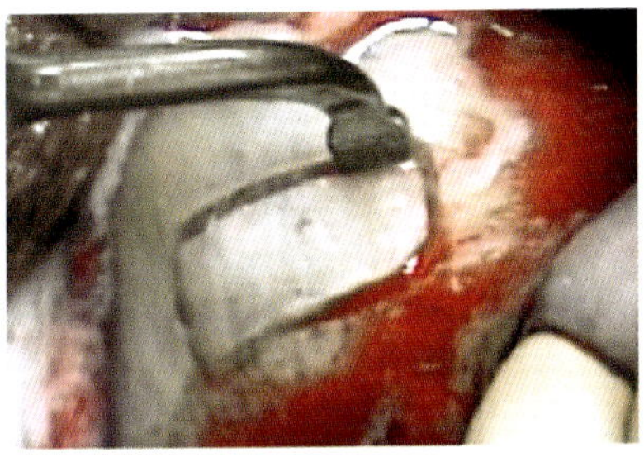

图6-43 术中观察用超声骨刀准备侧向开窗口。

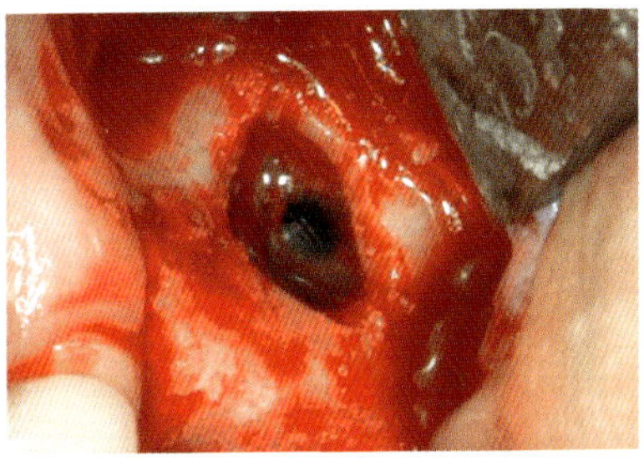

图6-44 与图6-42相同的情况，用纤维蛋白组织胶关闭穿孔。

数量（1776）与黏膜穿孔（61）相联系，发现总体百分比为3.8%，而Ferrigno等[15]则记录了类似的2.2%的低比率。这意味着与经侧壁的窦底抬高相比，经上颌窦内提升，窦膜穿孔的风险更低。

进行上颌窦侧壁开窗时，使用超声骨刀进行仔细的术中预备可以降低膜穿孔的数量（图6-43）[16]。

术中修复穿孔膜可以通过用可吸收的膜或胶原带覆盖较大的穿孔，而较小的穿孔可以用纤维蛋白组织胶来关闭（图6-44），这是一种非常快速，简单和可靠的方法[6,12]。

膜缝合不在我们的治疗计划中，因为它太耗时并且在相当大程度上中断了正在进行的手术过程。出血，尤其是来自上颌骨后动脉的出血，可以在CBCT上进行预测（图6-35），在许多情况下取决于其分辨率。仔细避开血管，使用电刀手术（图6-36），是避免这种并发症的可行方法。如果血管挡住了，可以将其夹紧并结扎。如果血管意外断开，则必须进行仔细的烧灼。必须通过压迫止血来治疗骨外弥散性出血。优选颗粒自体骨移植而不是骨蜡来充填开放的海绵组织[17]。控制血压和物理手段（抬高患者）或药物（抗高血压药物）将有助于降低出血量[18]。

经鼻穿孔很少发生（图6-45）。到目前为止，文献中有一份报告[19]看到了类似案例。如果前磨牙区域的解剖结构使得牙槽嵴位于下鼻道下方，那么就不是鼻窦被打开而是鼻腔的底部（图6-46）被打开。鼻腔出血是警告信号。如果患者在回访期间抱怨鼻出血，则必须排除上颌窦出血，并且必须通过内镜、CT或CBCT检查种植体位置。

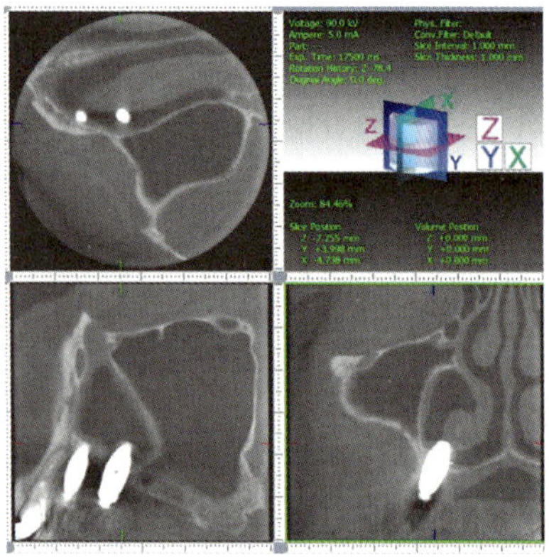

图6–45 CBCT：经鼻腔进行放入牙槽突前磨牙区域的种植体。

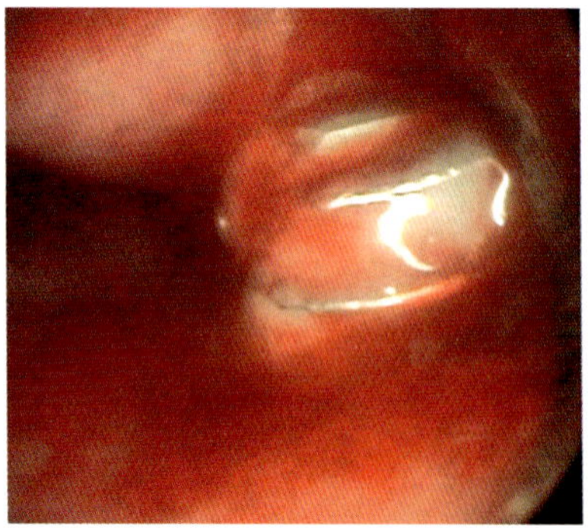

图6–46 与图6–45相同的情况，经鼻内镜。左上：下鼻甲；底部：鼻腔底部。

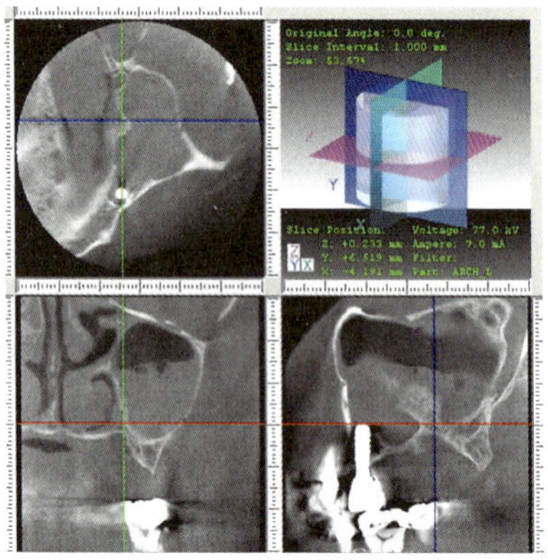

图6–47 CBCT：植入性鼻窦炎由种植体置于左上颌窦前部的凹陷处引起。

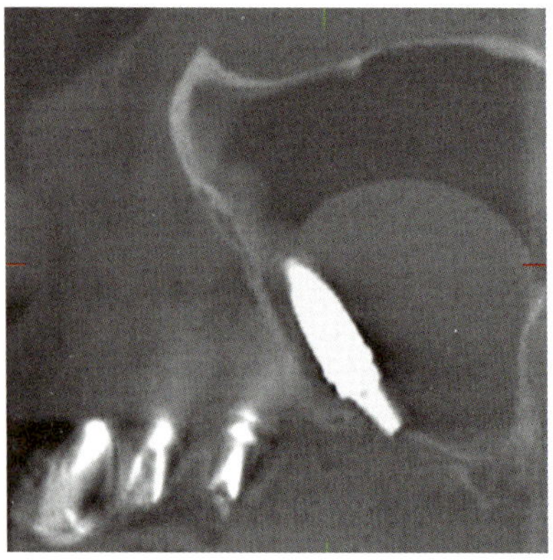

图6–48 CBCT：移植到上颌窦内的种植体与相邻的息肉。

必须取出具有临床症状（鼻出血、化脓、疼痛）的开放性跨膜种植体。

术后并发症

即刻术后并发症包括伤口裂开，可能是与生物膜的暴露和手术部位的急性感染相关，可能随后种植体和移植物脱落。这些并发症的原因可能在于不正确的手术和/或免疫力下降与细菌攻击相结合的结果。必须控制相邻的牙齿敏感度以排除术后鼻窦感染的其他原因。

根据每周2~3次定期回访检查抗菌谱，局部使用氯己定冲洗和含漱以及全身使用抗生素开始治疗。如果没有发生二次愈合，则必须采取相应的措施，并且必须移除膜、移植物或种植体以提供第二次植入的机会。

如果不采取这种措施，将会出现长期的术后并发症。

一种可能的术后并发症是植入性鼻窦炎（图6–47）。但是，它似乎相当罕见。Tidwell等[20]和Timmenga等[10]发现慢性鼻窦炎局限于易患此病的患者，建议在评估患者时考虑诱发因素。Tan等[14]采用对884个通过内提升[1]植入的种植体进行Meta分析，报告术后感染率为0~2.5%，平均为0.8%。作者自己的横向研究结果[12]是1.5%。根据Pjetursson等[21]的研究，在1996—2008年的22项研究中，它的感染率为0~12%，平均值为2.9%。

由于过度加压和移植物材料进入鼻窦而导致的鼻窦膜穿孔是可能的原因（图6–41）。

当没有建立种植体初期稳定性时，就会发生"种植体移位"（图6–48）。移位到窦内的种植体不可避免地导致慢性的，最终发展为化脓性的植入性鼻窦炎。如果用抗菌溶液冲洗和全身抗生素无效，必须移除移植物和移位的种植体以避免进一步损伤。

如果解剖条件允许，在未受污染的情况，可以实现重新植入。术后必须使用鼻腔血管收缩剂和抗生素。

总之，如Pjetursson等[21]所述颌骨窦底抬高与牙种植体的植入相结合，显示手术并发症发生率低，对种植体存留率影响很小或没有影响。

6.6 下颌骨舌侧穿孔

J. Thomas Lambrecht

引言

Krenkel和Holzner[1]是第一个发表关于下颌舌侧穿孔作为种植手术并发症的报告，此并发症可能会危及生命（图6–49）。一份病例报告（Germany），描述了一位59岁的女性患者，她接受了种植手术以修复左下颌的牙。在种植的预备过程中，牙医突然失去了骨性阻力。他用探针判断出舌侧穿孔。植入种植体后，临床和放射学上骨量足够。然而，4小时后，患者在口腔相邻部位出现疼痛肿胀，并再次咨询她的牙医。他诊断出血肿越来越多，并试图通过移除种植体来消除血肿。这个过程不成功，患者被转诊到Salzburg（Austria）医院的口腔颌面外科。在全身麻醉中除去血肿，并通过结扎动脉止血。在抗生素治疗下愈合，没有并发症，并且在手术后第6天将种植体取出。

笔者在1年前发表了一份报告[2]，有6例口腔外科手术（非种植）造成舌下动脉分支创伤，引起口底内严重出血。这严重的出血能力是由于舌下动脉、颏下动脉和下牙槽动脉之间复杂的吻合。

4年后发表了两篇关于同一主题的国际性论文[3–4]。与Salzburg的情况类似，初始出血的原因是下颌骨区的种植体。然而，舌头肿胀和口腔底部的血肿发展得更加剧烈并最终导致呼吸困难。鼻气管插管仅通过纤维支气管镜完成，并且需要通过口外方法结扎受损动脉。

据我们所知，这是迄今为止世界文献中22个可比案例的前3个报告（表6–6）。其中10例病例是由在诊所进行种植手术后转诊到综合医院或大

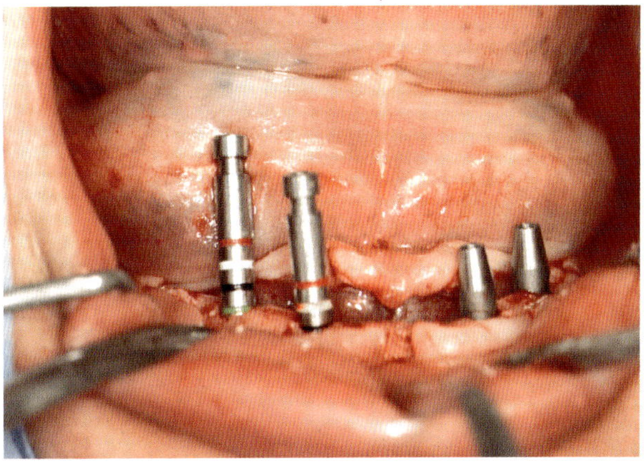

图6–49 种植体预备部位出血引起的口腔底部严重肿胀。舌被上抬至上颌。（图片来源：Prof Chris ten Bruggenkate）

学医院机构进行紧急手术。口腔颌面外科医生发表了12篇文章报告自己的经验。其中3人是私人执业者，7人在大学中心或医院机构。

患者的性别比例相等（11：11），年龄为42～80岁。9份没有关于风险因素的数据。6份没有提到病史，没有出血疾病或“健康”，一位患者有明确的动脉瘤病史，另一位患有心肌梗死，一位患有哮喘，一位患有高血压。

初次种植的麻醉量是常规局部麻醉的17倍，3例与镇静结合使用，1例患者全身麻醉，1例患者未给予数据。大多数患者在尖牙区域进行种植手术（17），2个在前磨牙区域，3个在磨牙区/下颌后区域。

11位同事在术中注意到舌侧穿孔，7位没有注意到，其中一例是“骨膜撕裂”，接受紧急病例的口腔颌面外科医生提到两次“有害手术操作”。

Darriba和Mendonça–Caridad[5]报告的大量出血和危及生命的气道阻塞的病例纯粹是医源性的，

表6–6 下颌舌侧穿孔后出血危及生命的文献

作者	年份	性别	年龄（岁）	风险因素	麻醉：种植手术	穿孔区域	舌穿孔注意到术中出血	开始出血、肿胀
Krenkel & Holzner[1]	1986	女	59	n. d.	LA	尖牙	是	4小时
Laboda[3]	1990	男	67	主动脉瘤	LA-Sed	尖牙	是	i. op.
Mason et al[4]	1990	女	54	正常的实验室值	Gen	尖牙	是	4小时
Davis[27]	1991	男	n.d.	n. d.	n. d.	下颌	n. d.	n. d.
ten Bruggenkate et al[16]	1993	女	58	没有特殊用药史，没有出血史	LA	颏孔间	否	6小时
ten Bruggenkate et al[16]	1993	女	42	没有特殊用药史，没有出血史	LA	前磨牙	是	i. op.
Ratschew et al[34]	1994	女	80	卒中，无出血史	LA	尖牙	是	i. op.
Darriba & Mendoca[5]	1997	男	72	n. d.	LA	颏孔间	n. d.	i. op.
Mordenfeld et al[8]	1997	女	69	n. d.	LA-Sed	尖牙	是	i. op.
Panula & Oikarinen[33]	1999	男	42	n. d.	LA	尖牙	否	30分钟
Givol et al[31]	2000	女	63	n. d.	LA	尖牙	否	i. op.
Niamtu[22]	2001	女	64	n. d.	LA	尖牙	是	i. op.
Boyes-Vorley & Lownie[25]	2002	男	50	身体健康	LA	尖牙	否	20分钟
Weibrich et al[28]	2002	男	60	没有出血参数异常	LA	磨牙	是	i. op.
Isaacson[32]	2004	男	56	青霉素过敏和哮喘	LA-Sed	颏孔间	否	i. op.
Kalpitis & Konstantindis[23]	2005	女	43	不易察觉的药物史	LA	前磨牙	是	i. op.
Woo[30]	2006	女	47	胃反流	LA	颏孔间	是	i. op.
Budihardja et al[7]	2006	男	80	n. d.	LA	颏孔间第二阶段	n. d.	i. op.
Del Castillo et al[29]	2008	男	53	高血压	LA	前磨牙	是	i. op.
Pigadas et al[18]	2009	男	71	药物：阿司匹林	LA	颏孔间	否	i. op.
Dubois et al[26]	2010	女	76	没有出血史	LA	颏孔间	否	i. op.
Dubois et al[26]	2010	男	62	没有出血史	LA	颏孔间	否	7小时

n. d.：无数据；LA：局部浸润麻醉；Gen：全身麻醉；LA-Sed：局部浸润麻醉联合镇静；i. o.：口内；e. o.：口外；

迹象–症状	呼吸扩张	麻醉：紧急手术	气管造口术	手术入路	住院观察时间（天）	远期
口底：提升 血肿：舌下	n. d.	Gen	否	i. o.	6	n. d.
口底：提升 血肿：舌下	是	Gen	否	e. o.	4	稳定
口底：提升	是	Gen NF	否	e. o.	5	稳定
血肿：舌下，颏下，舌头抬高	是	LA	是	n. d.	n. d.	身体健康
口底：提升 血肿：舌下	是	Gen NF	否	i. o.	8	身体健康
口底：提升 血肿：舌下	否	LA	否	i. o.	1	无异常
口底：提升 血肿：舌下	是	Gen	否	i. o.	8	稳定
转诊前的有害手术操作	是	Gen	是	i. o.	14	稳定
口底：提升 血肿：解剖性纵隔	是	Gen NF	否	e. o.	4	n. d.
口底：提升 血肿：舌下	是	Gen	否	i. o.	14	稳定
口底：提升 血肿：舌下，舌，颌下	是	Gen	是	i. o.	11	稳定
口底：提升 血肿：颏下，舌，舌体突起	是	Gen	是	compr.	6	n. d.
口底：提升 血肿：颏下，舌下	是	Gen	是	i. o.	7	稳定
口底：提升 血肿：舌，舌下，颌下	是	Gen NF	否	e. o.	n. d.	n. d.
口底：提升	否	LA	否	compr.	1	稳定
口底：提升： 血肿：舌，舌下	否	LA	否	i. o.	1	稳定
口底：提升，舌体突起	是	Gen NF	是	i. o.	2	n. d.
转诊前的有害手术操作	是	Gen	否	2	4	清除颌下腺体
口底：提升： 血肿：舌，舌下	否	LA	否	i. o.	2	n. d.
口底：提升 血肿：舌下，颏下，颌下，舌体突起	否	NF	是	i. o.	5	稳定
口底：提升 血肿：舌，舌下，舌体突起	是	NF	是	i. o.	10	n. d.
口底：提升 血肿：舌，舌下，舌体突起	是	Gen	是	i. o.	6	n. d.

i. op.：术中；compr.：加压；NF：经鼻气管/纤维光学

正如Triplett[6]在他的讨论中明确指出的那样。缺乏经验和不仔细处理软组织，导致了一位72岁男性患者出现危及生命的情况，他被送来到笔者的手术室时，已经没有明显的呼吸迹象，需要进行紧急气管切开术。建议在送到医院之前进行预防性插管，但没有进行。缺氧情况没有导致脑损伤，患者在手术后2周出院并正常生活。

Budihardja等[7]描述了第二例在种植手术的第二阶段放置愈合基台前，牙医进行有害手术操作，以致转入医院。

术中注意到出血和肿胀的发生15次，在种植手术结束后20～30分钟出现出血和肿胀的2次，4～7小时后开始出血和肿胀的4次（无数据：1）。

临床症状在口底和舌、舌下、颏下、颌下血肿或混合出现了21例（无数据：1）。据报道，舌头伸出口腔外达到6cm的有7例，之前报告过2次有害的外科手术操作（见上文），一位患者出现了解剖性纵隔血肿。

Mordenfeld等[8]对一位69岁的女性进行手术，在尖牙区域穿孔并注意到在不到1小时内出现造成急性气道阻塞的肿胀。纤维镜引导行鼻气管插管后3小时，血肿的大小明显增大，胸片示气管在上纵隔左偏，在主动脉弓水平右偏，显示夹层血肿。采用口外颏下手术入口，咽右侧大量血肿被清除，位于下颌骨后4cm的活动性出血点被结扎。

术后过程很顺利。16位患者有呼吸窘迫，4位患者没有，1位报告有争议，1位报告没有数据。

直接插管麻醉的急诊手术8次，喉镜插管9次。1位患者局部麻醉下行急诊气管切开术，4位患者进行局部麻醉以进行口腔急诊手术。在9例中，气管切开术是必要的。手术止血治疗通过口内方法进行12次，口外方法进行4次，压迫止血进行2次（无数据：4）。

进行压迫、纱布填塞、结扎和注射以及局部和/或全身使用止血药物是所有病例在去除血凝块后的首选治疗方法。

大约13位患者住院1～6天，7位患者住院7天或更长时间（无数据：2）。1位患者后期将种植体取出，下颌下腺切除（无数据：8）。

解剖学考虑因素

多年来，有关于经典口腔颌面外科手术中类似病例的报道[2,9]。对于这种意外并发症的发生，最关注的是口底和下颌骨供血动脉的解剖结构（图6-50）。

特别针对这一问题，已经有3项尸体研究发表。Bavitz等[10]解剖了74具人类成人尸体，颏下动脉在口底和舌侧牙龈的血液供应中起着重要作用。大约38例解剖显示舌下动脉很小或缺失，但颏下动脉的较大分支穿过颏舌肌，补偿较小的或不存在的舌下动脉。颏下动脉似乎是口底血液供应的主要来源。Hofschneider等[11]剖析了34具人体头部尸体，发现24例舌下动脉存在，平均直径为2.04mm。他们的结论是与Bavitz等[10]相反，口腔内受伤的血管很可能是舌下动脉的分支，而不是颏下动脉。然而，这两项研究都表明，颏下动脉和舌下动脉在口腔底部和舌侧皮质骨都有重要作用。

Mardinger等[12]解剖了12具人体尸体。大多数尖牙区血管是在下颌舌骨肌表面，第二磨牙区的血管是在下颌舌骨肌下方。他们得出结论，口底的血管有时非常靠近种植体种植部位。

3篇关于该主题的放射学研究发表：

- Tepper等[13]对下颌骨可见血管的70位患者进行了CT检查。所有患者均显示至少一个舌侧穿孔通道。
- Longoni等[14]检查了100位白人下颌骨并进行CT检查。他们发现80%的下颌骨和60%

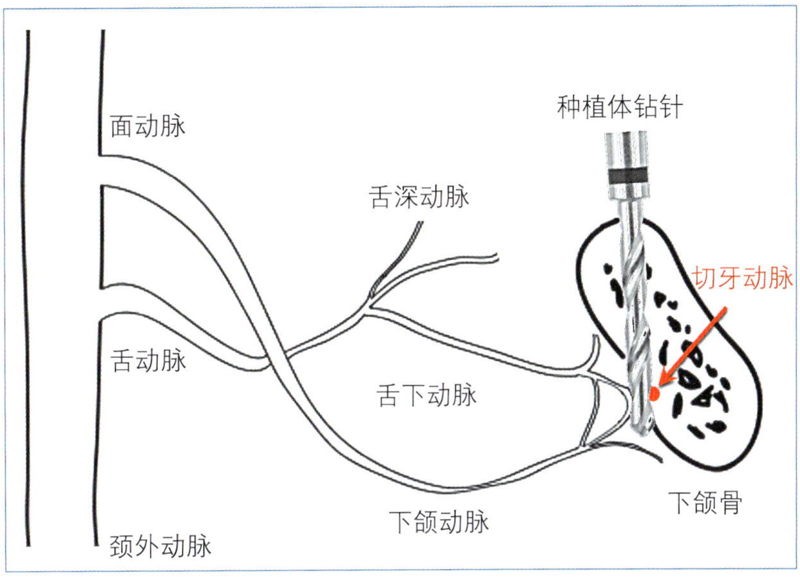

图6-50 口底相关动脉的解剖。（由ten Bruggenkate等[16]改编）

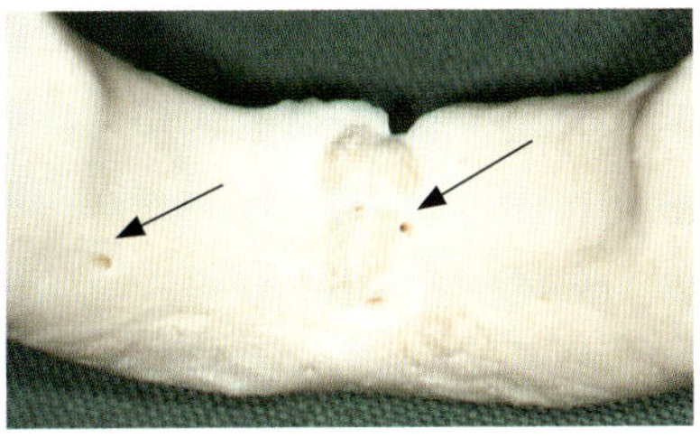

图6-51 干下颌骨显示舌血管蒂孔。

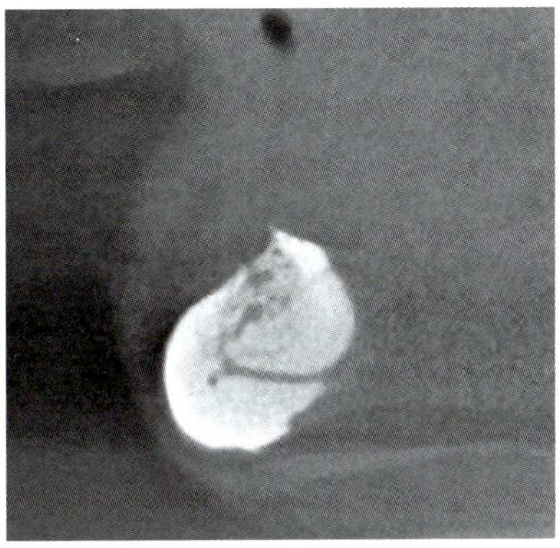

图6-52 垂直CBCT扫描前下颌骨，舌血管连接骨内外。

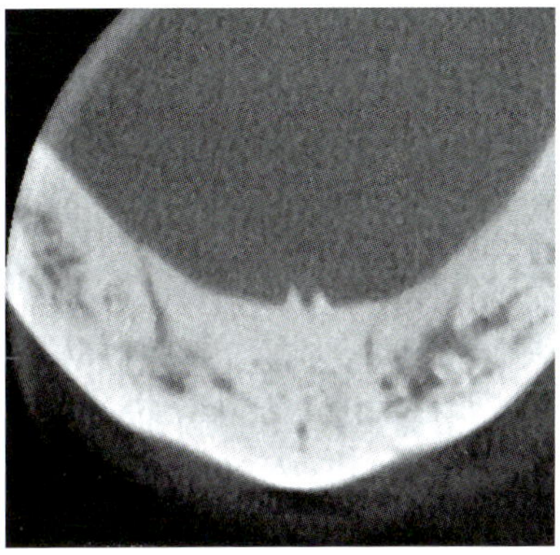

图6-53 水平CBCT扫描前下颌骨，与图6-52相同。

的患者至少有一条舌侧血管连接着口底与骨内组织（图6-51）。

- Chan等[15]基于103次CT扫描评估在下颌第一磨牙区域中舌侧穿孔的风险为1.2%。

以解剖学的角度而言，口底动脉（舌下动脉、颏下动脉）和骨内小动脉（切牙动脉、下牙槽动脉分支）的动脉路径与重叠提供了一个非常发达的血管网络，当种植体植入下颌骨时可能会损伤这些血管网。

预防和初期紧急治疗

对操作人员进行充分培训和备用急救设备是避免这种并发症的基本预防措施[4-6,16-18]。

患者的病史非常重要，特别是在心血管疾病和抗凝治疗方面[19-21]。在进行这种手术之前，需要多方会诊[7]。

在任何需要钻孔的区域进行手术之前[13-14]，应常规进行CT检查。这也可以通过CBCT完成（图6-52和图6-53）。

在复杂病例中的三维导航工具也是先进的工

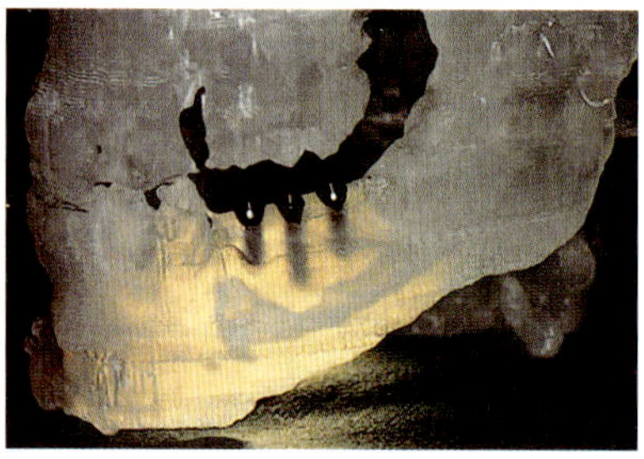

图6–54 预防性3D模型。

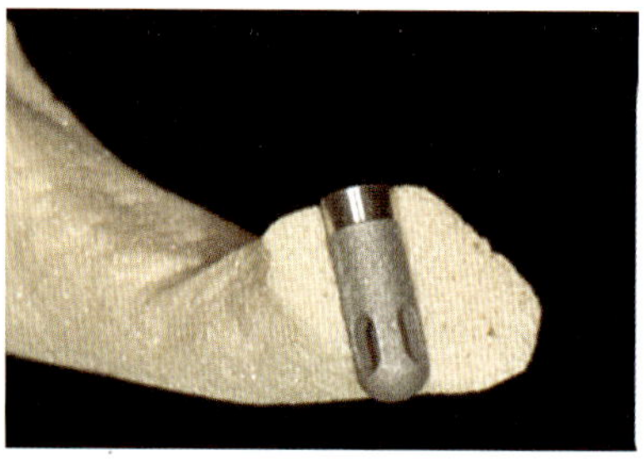

图6–55 3D模型，穿透下颌骨，舌侧穿孔→颏下动脉穿孔。

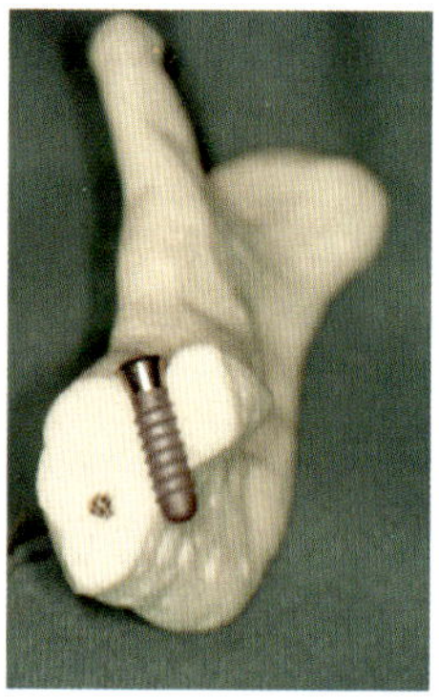

图6–56 3D模型，侧位偏离，舌侧穿孔→舌下动脉穿孔。

具[7]，虽然建立预防性的3D模型被认为成本太高（图6–54），但是推荐临床上术前对下颌舌侧进行扪诊。足够的舌侧黏膜厚度对术中倾斜钻孔提供了重要保障。

足够的骨高度意味着不会破坏连接骨内外的血管。与舌下窝相关的问题可以通过改变角度或选择短的种植体来解决[8,24–25]。

在种植预备时，必须注意末端穿孔（图6–55和图6–56）。在可疑情况下进行探诊至关重要。在22位患者中，11位未观察到穿孔，3位没有数据。如果怀疑或已发生穿孔，应立刻进行压血至少5分钟，并观察患者达到6小时[22,25]。从22位患者中，4位报告4～7小时后出血和肿胀。如果患者发现此类变化，必须建议患者进行复诊咨询。

风险管理

应尽早保持气道通畅[26]。应同时进行内外按压（双手或双指）[26]。并告知当地医院及患者[17]。在口腔医生的陪伴下前往医院。

在22位患者中有9位患者不能进行气管插管，必须进行急诊气管切开术。有1位患者[27]是在局部麻醉下进行气管切开。

虽然在大多数情况下可以通过口内方法止血，但22例病例中有4例需要口外方法，因为口内急诊手术没有达到预期效果。有趣的是，需要口外手术的患者不用进行气管切开。

去除血凝块始终是第一步。舌动脉的结扎被认为是控制口底过度出血的经典方法。Weibrich等[28]另外结扎了面动脉。在弥散性出血情况下，颏下动脉或舌下动脉似乎难以解剖分离。在电极凝固后，纱布压迫与局部使用止血药物（Tabotamp）是常见的止血方法，并且在所有情况下都是成功的。术后应密切监测患者血肿大小的变化，并评估可能存在的凝血功能障碍。

应使用抗生素预防广泛血肿，尤其是口内的感染扩散。类固醇有助于减少肿胀[30]。住院治疗持续1～14天，平均4天或5天。文献中记载的所有22位患者均存活，只有1位患者在后期进行了颌下腺切除术[7]。

结论

种植手术期间发生下颌舌侧穿孔无疑是危及生命的并发症。虽然世界文献记载的22位患者均存活，但仍有20位患者进入ICU，9位患者必须接受气管切开术。

这种并发症无法完全避免，但人们必须意识到这一点。ten Bruggenkate等[16]指出：“只有经验丰富的从业者才能进行种植手术。在种植学课程中经常听到的建议是新手应该从简单的病例开始，例如在下颌骨的颏孔区之间可直视条件下植入种植体。”

6.7 药物相关并发症

Arno Wutzl

双膦酸盐相关的颌骨坏死

自2003—2004年以来，口腔颌面外科医生一直在报告双膦酸盐治疗的患者颌面部不愈合并暴露坏死骨[1-4]的病例。同义词是双膦酸盐相关的颌骨坏死（以下简称BRONJ）[5]、BON[6]和BION[7]。

双膦酸盐已被广泛用于各种骨疾病长达20多年，包括Paget病、骨质疏松症、成骨不全症、多发性骨髓瘤和恶性疾病的溶骨性骨病[8]，并且是全球20种最常用的药物之一[9]。

双膦酸盐是焦膦酸盐的非代谢类似物，并与骨矿物质结合。虽然确切的机制尚未完全阐明，但靶细胞是破骨细胞，其在成骨过程中被抑制[10]，并缩短其寿命[11]，使其活性降低[12]。许多研究已显示双膦酸盐在临床试验中的功效[13]。文献报道了双膦酸盐的轻微不良反应为流感样症状、疲劳性胃肠道反应或水肿[14]。双膦酸盐也可能提高肌酐水平，特别是对于已有肾功能损害的患者。

首次报道的经静脉注射治疗后的口腔并发症是黏膜溃疡（图6-57）[15]。双膦酸盐与BRONJ相关的机制包括双膦酸盐相关的破骨细胞凋亡，抗血管生成作用和毒性作用[5]。颌骨的骨重建受到抑制，导致拔牙后自发破溃或愈合不良。应该注意的是，原先的骨位置可能不是最重要的。双膦酸盐不会改变编织骨，但编织骨改建为板层骨过程可能会受损[16]，导致BRONJ。一些学者怀疑其他癌症疗法，如类固醇、沙利度胺和化学治疗剂也会导致BRONJ的发生[4]。局部风险因素，如牙槽嵴手术、局部解剖[17]、伴随疾病[18]、人口分布[19]和遗传因素[20]也有报道。颌骨双膦酸盐相关骨坏死的发生率仅限于有限样本量的回顾性研究，估计BRONJ的累积发生率为0.8%～12%[21-22]。

Ruggiero等[2]报道了双膦酸盐相关的颌骨坏死不仅发生于恶性疾病患者，也发生于患有骨质疏松症的患者。Hellstein等[10]甚至将“双膦毒性颌骨坏死”与19世纪普遍存在的历史疾病“膦毒性颌骨坏死”进行了比较。由Ruggiero等[2]建立了BRONJ患者的分阶段系统（图6-58～图6-60）。

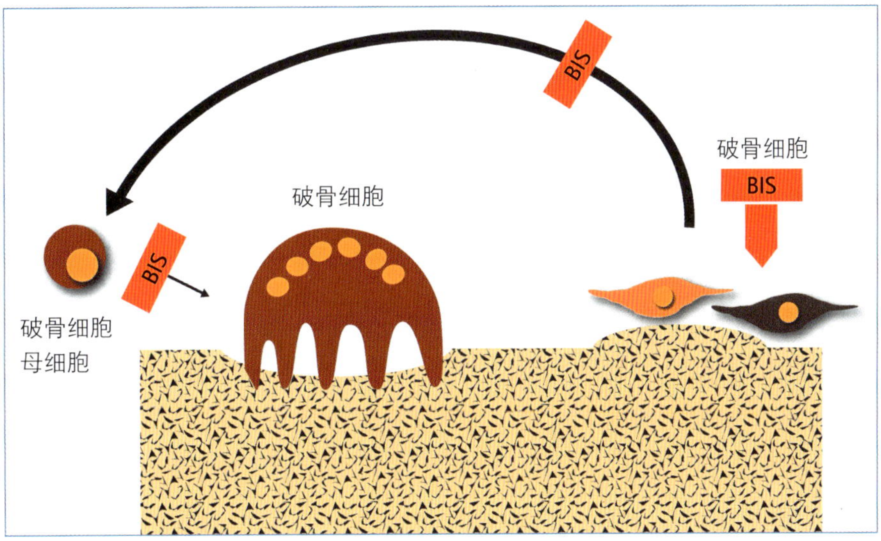

图6-57 双膦酸盐对骨细胞的影响机制（根据Marx）。

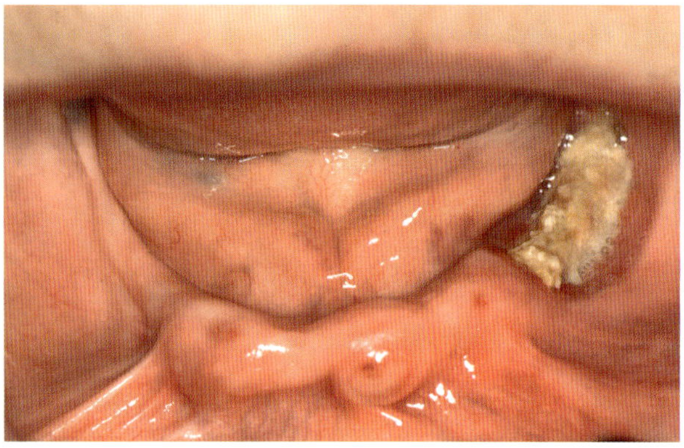

图6-58 BRONJ阶段1。

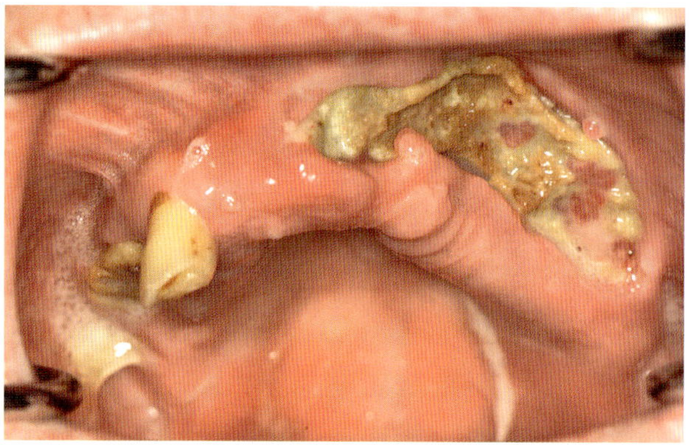

图6-59 BRONJ阶段2。

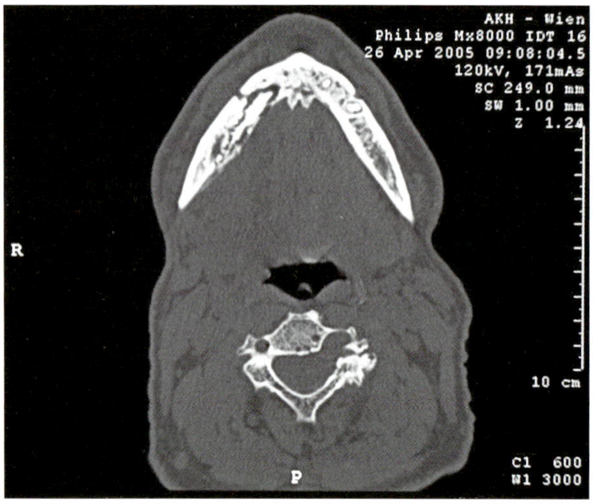

图6-60 BRONJ阶段3。

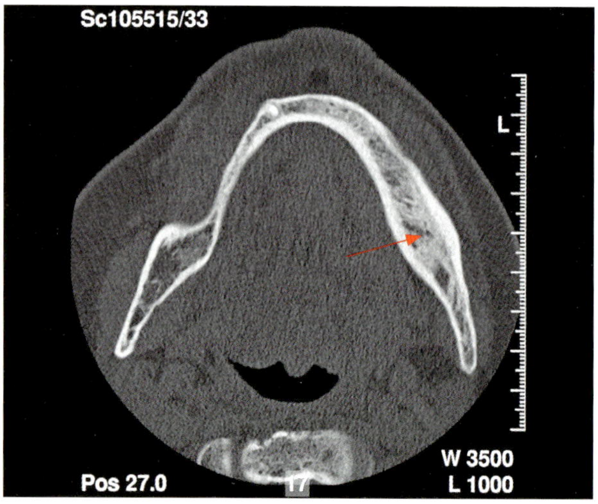

图6-61 患有BRONJ的患者的CT扫描示坏死区域周围有硬化区（箭头所示）。

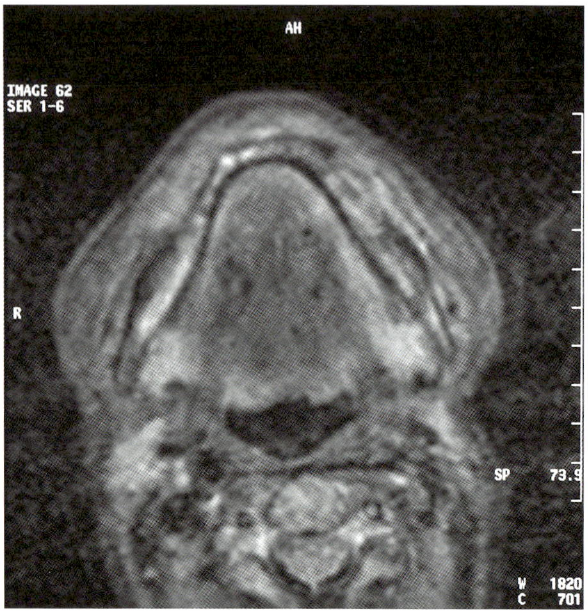

图6-62 磁共振成像示松质骨的低信号和使用造影剂时的增强信号。

BRONJ的影像学发现

那些患者进行另外的X线评估，主要显示为没有愈合迹象的拔牙窝。除此之外没有其他具体变化。

BRONJ患者的CT扫描显示坏死区域周围包围着硬化区（图6-61）。CT扫描还可依据潜在的恶性疾病排除静脉病变。磁共振成像（MRI）显示松质骨的低信号（图6-62），并在使用造影剂时信号增强。

很多文献坚持对疼痛和感染的控制进行保守治疗[2,23]。指南建议尽可能延迟任何类型的手术。手术干预应局限于去除坏死骨和通过使用钢板治疗骨质的固定术。通过血管化和非血管化的骨转

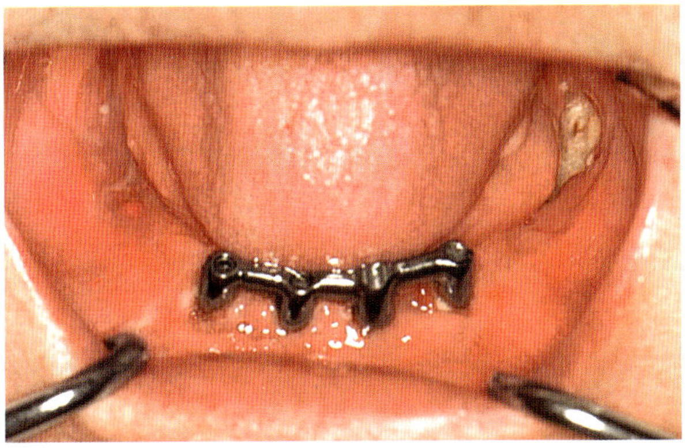

图6-63 一位62岁女性患有BRONJ的临床照，其中无法植入种植体，接受唑来膦酸盐治疗26个月。

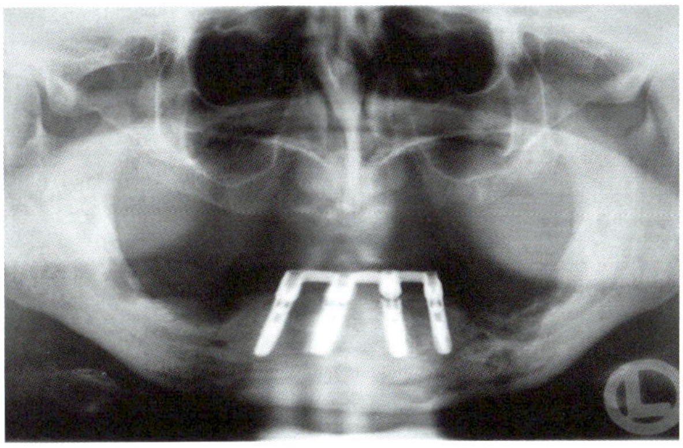

图6-64 曲面断层片示BRONJ的透射区（与图6-63相同）。

化的重建仍然是一个值得争论的问题。然而，一些文献赞成以手术为导向的方法，包括我们机构发表的一项研究[24-25]。然而，BRONJ患者的治疗方式仍然是一个激烈争论的问题。

在文献中，人们意识到出于预防考虑，牙医必须在患者接受双膦酸盐治疗前对患者进行评估。必须进行详细检查，我们建议消除所有潜在的感染源。应该积极治疗潜在的口腔疾病，并且在使用双膦酸盐之前拔除应该拔除的牙齿。

回顾过往病例，合并使用双膦酸盐治疗的种植手术比其他牙科手术的效果更差。我们认为静脉注射双膦酸盐治疗是植入种植体的禁忌证（图6-63和图6-64）。以前的建议与我们的发现一致[6]。Marx等[26]发表了关于口服双膦酸盐患者种植手术的明确建议。他们建议术前分析破骨细胞因子C-末端多肽X（CTX）。最近的一篇综述[27]认为CTX测试的可靠性尚未得到证实。此外，他们认为口腔外科手术可以安全地进行，而口服双膦酸盐治疗的患者不需要进行CTX试验。在我们的机构，开展了一项研究，通过骨转换因子CTX和骨钙素来评估植入种植体的可能性。调查结果尚未公布。

鉴于患有BRONJ的患者有时无法避免手术治疗，因此下列细节应引起关注。患有骨质疏松症和多发性骨髓瘤的患者比癌症患者在更大程度上受益于手术，而患有乳腺癌的患者可能根本没有改善。然而，Kyrgidis和Toulis[28]未发现任何潜在疾病与BRONJ起源之间存在关联。比较各种给药途径和双膦酸盐治疗持续时间显示，多发性骨髓瘤、骨质疏松症、乳腺癌和其他癌症之间没有差异。癌症患者不能通过手术治疗改善病情的原因可能是类固醇和化学疗法等其他因素破坏骨代谢。他们提供的证据表明，皮质类固醇和化疗药物是BRONJ发展的另外一个风险因素[4]。在最近的一份报告中[29]，有人提出抗血管生成剂会增加BRONJ的发生率，并可能增强唑来膦酸的抗血管生成特性。

据报道，每年新生大约25%的松质骨和3%的皮质骨[30]。显然，新形成的骨在停止静脉给药后不能吸收双膦酸盐。这也许可以解释为什么在治疗前停用双膦酸盐对愈合有积极影响[16]。最近的报道有支持在口腔手术前给患者一个药物暂停期[26]，BRONJ的自发愈合仅仅是由于停止双膦酸盐治疗。鉴于这些报告，在即将进行的对照研究

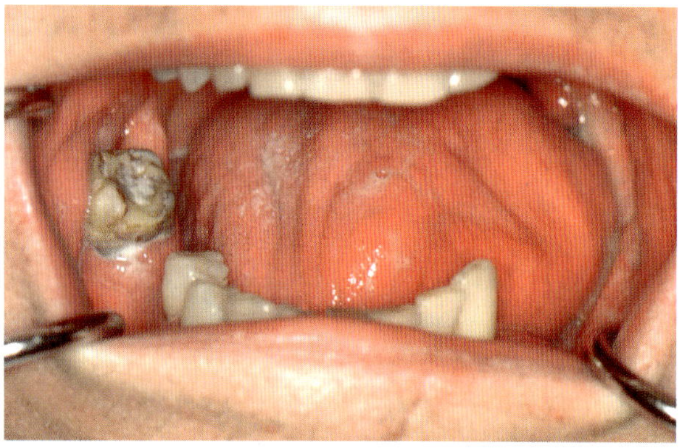
图6–65 患有右下颌牙槽嵴和右舌的鳞癌的患者，术前放化疗后的严重黏膜炎。

中，药物暂停期需要用于明确的口腔手术或用于治疗原因。所有负责这些接受双膦酸盐治疗患者的医疗工作者都面临这种严重并发症。

影响病理性骨转换的另一种方法是通过使用单克隆IgG2抗体来阻断靶向核因子κB受体活化因子配体（RANKL）[31]。地诺单抗模拟骨保护素对RANKL的作用，并减少骨转换提高骨密度[32]。最近有关巨细胞瘤[33]和前列腺癌[34]患者地诺单抗相关颌骨坏死的报道引起了人们对这种新药的关注[28]。

EMEA批准地诺单抗的适应证是绝经后患骨质疏松症且骨折风险高的女性[35]，也可治疗患有前列腺癌接受雄激素缺乏治疗的男性骨质流失[36]。在这些试验中，地诺单抗相关颌骨坏死不常发生，显示2%的发病率。最近的报告显示，其他抗体治疗也可能出现颌骨坏死[37]。

颌骨坏死：癌症化疗的并发症

化学疗法优先破坏快速分裂的癌细胞。它还影响快速分裂的正常组织，如口腔上皮和颌骨的骨髓。由于牙齿的存在，通常颌骨会受到复发感染的影响。颌骨也是骨免疫学系统中的多细胞宿主。化疗抑制体液和细胞免疫反应，并可能产生白细胞减少症。

因此，化疗可能导致颌骨易发生受严重感染，如黏膜溃疡等（图6–65）。这些溃疡可能因不贴合义齿的创伤而加深，并可能导致颌骨甚至鼻窦的暴露[38–40]。而化疗的独特之处是每个病例都出现黏膜破坏和骨坏死。继发于损伤，坏死部位可能被细菌定植。严重感染可能需要进一步抗生素或手术治疗。特别是与放疗相结合的病例，这些感染可能很严重，甚至可能导致颌骨放射性骨坏死。

皮质类固醇引起的缺血性坏死

在过去几年中，已经积累了一些令人印象深刻的证据，证明骨的无菌性坏死与使用皮质类固醇药物有关。关于继发于皮质类固醇的骨坏死的致病机制，存在各种理论，包括脂肪栓塞和血管炎[41]。

关于骨坏死的潜在因素的推测包括肝脏的脂肪变性形成脂肪栓塞进入循环系统。肾上腺皮质激素改变脂质代谢，增加胆固醇、总脂质和磷脂。血管炎也被认为是缺血性坏死的原因。患有类风湿性疾病和使用皮质类固醇治疗的患者经常出现严重的组织坏死。然而，坏死可能与潜在的类风湿病有关。

虽然文献中经常报道髋部骨坏死[42]，但根据现有的文献显示继发性皮质类固醇颌骨坏死与此的病理学行为并不相关。最近的文献并不认为存在皮质类固醇引起颌骨坏死的风险。

6.8 放射治疗

Arno Wutzl

引言

对颌骨放疗后的患者进行种植手术仍然是一个有争议的问题。面部恶性肿瘤患者术后的外科义齿修复与并发症有关。接受放疗的患者在外科修复中更易出现并发症[1]。颌骨放疗后的义齿修复也导致软组织的自发破坏和骨放射性坏死[2]。

放射疗法在骨分子机制方面有严重影响。放射疗法可以导致血管和软组织进行性纤维化并降低两者的愈合能力。放射疗法对骨、骨膜、黏膜和血管内皮造成损伤。后期效应是组织缺氧、细胞数降低和低血流量，这样的组织对感染和创伤的抵抗力大大降低。伤口组织愈合能力受损，组织愈合的质量也受到影响。一些学者认为，骨质疏松症发生的主要因素之一是血管生成障碍。其他理论认为辐射后的感染和创伤是导致结缔组织愈合能力受损的主要原因[3]。Marx和Johnson[2]认为，放射性骨坏死的主要病理原因在于骨细胞数减少，其次是通过缺氧和低血流量，接着就发生组织破解。在他们的研究中，放射剂量与放射性骨坏死的严重程度相关。Widmark等[4]证实了辐射剂量与放射性骨坏死程度的相关性，特别是65Gy以上的放射剂量。不仅小手术伤口愈合失败的风险升高，种植体早期脱落的风险也会升高[5]。

恶性肿瘤放射治疗后的口腔修复重建可能因术后组织缺损和放疗而受阻[6]。对患者进行根治性切除术后，修复重建通常是必需的过程。义齿修复可能对放疗后的组织造成破坏。因此，患者可以从种植体的使用中受益。放射治疗后患者的种植体失败率增加[7]。由于放疗后血管的纤维化，组织的愈合能力受损。此外，口腔干燥和术后身体状态不佳都会危及牙种植体的成功率。口腔解剖结构在切除手术后受损，移植物和皮瓣可能会影响种植体植入和修复重建（图6-66～图6-69）。这可能导致种植体超负荷和不利的状态。

最近的一些学者研究了植入在口腔受射线照射的骨中的种植体[8]。虽然种植体在未经射线照射的颌骨中有很好的成功率，10年后成功率约为98%[9]，但受辐射颌骨内的种植体在5年后的成功率仅约为75%[10]。

在这些研究中，放疗和种植手术之间的间隔时间各不相同。Visch等[10]假设放疗后6个月的间隔时间足以进行种植手术，而Yerit等[8]认为在进行种植手术前组织需要1年的愈合时间。

在文献中受放射线照射的上颌骨比下颌骨显出更高的种植失败率[11]。关于高压氧治疗（HBO）是否能提高放射性颌骨种植体的存留率，文献中没有严格的共识[12]。高压氧治疗可能会减少因放射治疗造成的远期并发症，通过组织过氧饱和导致氧气张力增加，促进毛细血管的新生和骨形成[2]。此外，HBO治疗似乎可以提高种植体的存留率[13]。因此，一些学者赞成在进行牙种植术时辅以HBO治疗，可增强骨结合，减少愈合不良和骨质疏松症的发生。

值得注意的是，肿瘤切除治疗后移植颌骨中的种植体比放疗后颌骨内的种植体的存留率低50%[11]。一般来说，种植体在放疗后的移植皮瓣中植入比照射后的自体骨中效果差[14]。

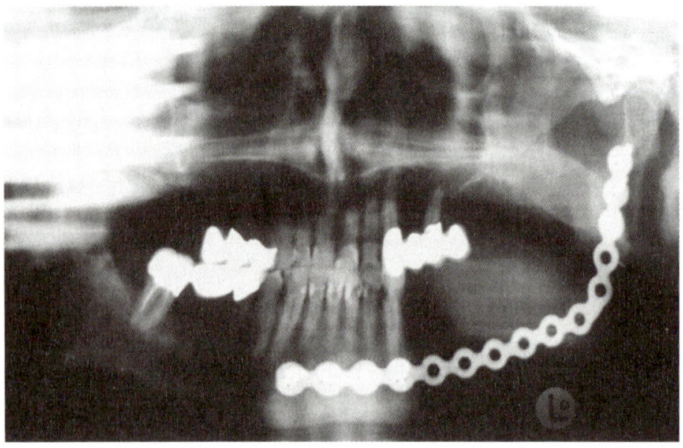

图6-66 曲面断层片示左侧下颌骨部分切除后用骨固定板固定，用带血管的转移皮瓣覆盖口内缺损。

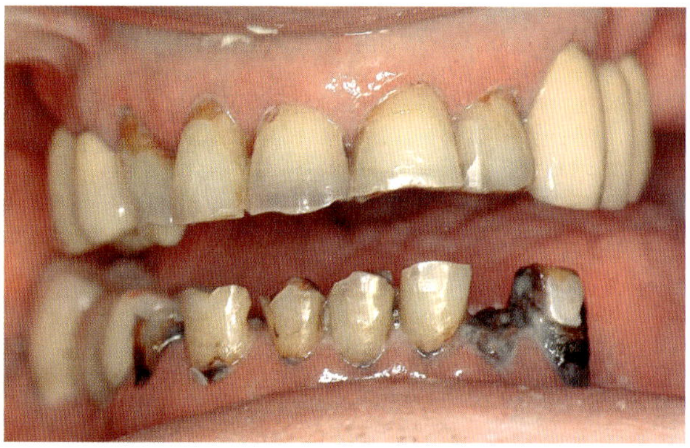

图6-67 术前放化疗和鳞癌切除术，部分下颌骨切除术和皮瓣转移覆盖术后的口内情况。

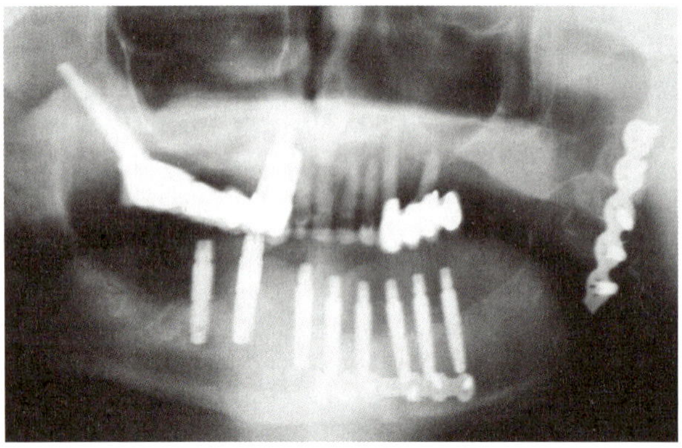

图6-68 下颌骨重建术后的曲面断层片，采用血运重建髂骨移植和植入8颗种植体。

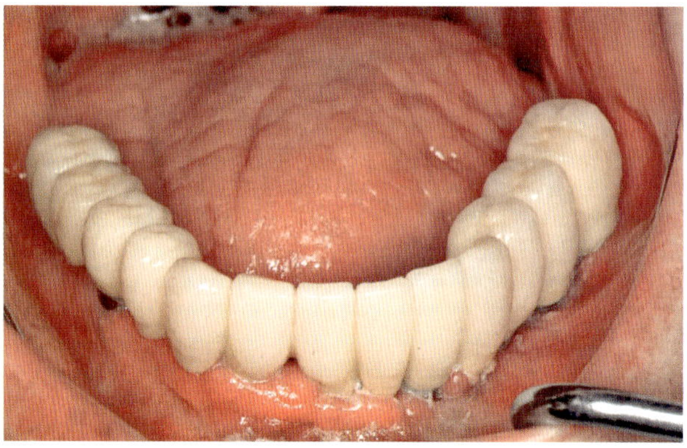

图6-69 种植体冠部修复后的口内情况。从下颌骨切牙区到下颌升支的牙槽嵴覆盖有移植黏膜，与左舌侧黏膜一致。

在上述研究的基础上，我们相信放疗后的外科和修复重建是肿瘤患者的基本治疗需要。尽管放射治疗会损伤面部组织，但种植体的存活可提供良好的长期效果[15]。种植手术应在放疗后1年进行，应改善局部解剖条件，患者也可从HBO治疗的应用中受益。

6.9 种植体周围炎

Nicola U. Zitzmann, Sebastian Kühl

引言

长远来看，在种植治疗中，种植体周围组织或种植体组件可能会发生生物或机械并发症（如基台螺钉折断或松动，瓷贴面或支架折裂），进而影响种植治疗的成功率。种植体周围炎是一种常见的生物并发症，其特征是种植体周围组织的炎性病变，并伴有支持骨的丧失[1-2]，这些炎性病变统称为种植体周围疾病。与牙周疾病的分类相一致，种植体周围疾病包括种植体周围黏膜炎（对应牙龈炎）和种植体周围炎（对应牙周炎）。根据第一届欧洲牙周病学研讨会（EWOP）的共识报告，两种种植体周围疾病的实体定义如下[3]："种植体周围黏膜炎是功能状态下种植体周围软组织的可逆性炎症反应，种植体周围炎反映了功能状态下种植体周围支持骨丧失相关的炎症反应。"与牙周炎一样，种植体周围感染可能也需要数年时间的发展。因此，长期的前瞻性临床研究（至少10年）最适合于指示发病率和确定风险因素。根据一项最新研究，大约80%的受试者和50%的种植体出现了种植体周围黏膜炎。种植体周围炎的检出率在受试者中为28%～56%，植入部位为12%～43%[2]。

正确诊断种植体周围感染是恰当治疗种植体周围疾病的关键。检测种植体周围黏膜炎的炎性体征和症状，需要采用牙周探诊来识别该机械刺激后的出血和/或溢脓。感染的其他临床指征可能包括触诊后溢脓和/或化脓，探诊袋深相对基线增加，种植体周围黏膜发红、肿胀或增生。对于种植体周围炎的评估，X线片上检测到边缘骨的丧失是另一个先决条件（图6-70～图6-73）。理想情况下，根尖片要用上底片夹，X线束要垂直于种植体长轴。这样的话，区分"生理性"骨改建（种植体植入后早期发生）和支持骨丧失（种植体发挥功能期间，即骨结合过程完成后再植入部位检测到）就非常重要了[4]。在没有额外干扰和/或创伤发生的情况下，比如两段式种植体的基台连接（种植体肩台平齐骨边缘），骨改建推测会在种植体植入创伤后的3～6个月完成。尤其在那些埋入愈合模式的两段式种植体中，预期在负荷

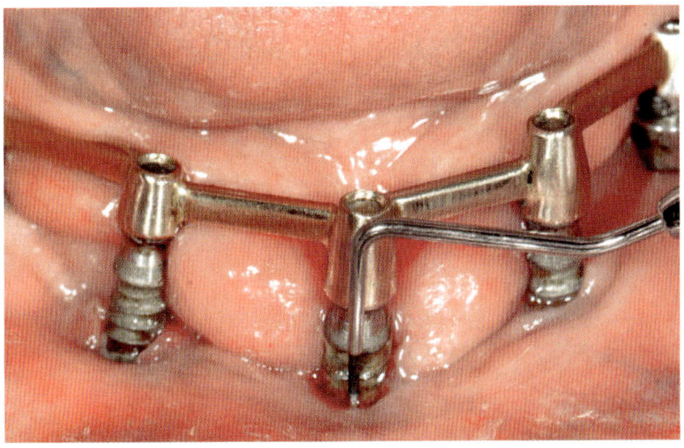

图6-70　种植体使用28年并诊断为种植体周围炎的临床情况。初始治疗3周后的探查（后续阶段见图6-71～图6-73）。

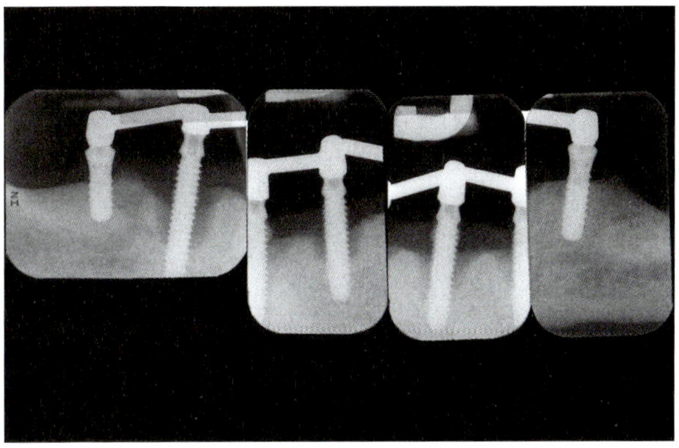

图6-71　种植体周围炎，伴有严重支持骨丧失（典型的环形骨缺损）的影像学表现。

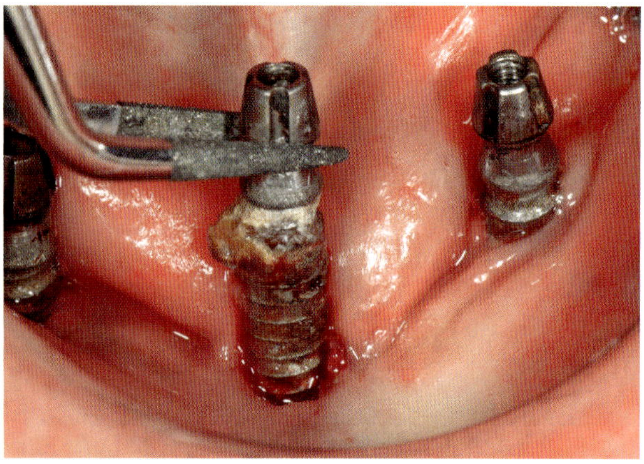

图6-72 拔除种植体。

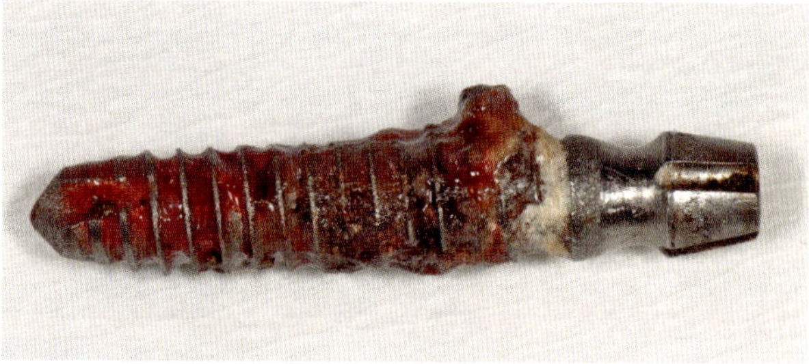

图6-73 种植体螺纹周围的硬屑。

第1年后有≤1.5mm的生理性骨改建[5]。此改建过程与创伤钻孔、血管化不足的薄层皮质骨吸收、基台连接操作，以及基台-固件连接处与边缘骨水平（生物学宽度）之间一定距离的建立有关[6]。在非埋入式愈合的种植体中，即跨黏膜的部分与骨内种植体部分相互延续，发现骨改建的量较不明显[7]。无论种植体的设计和愈合模式如何，在此改建过程之后的任何边缘/嵴骨的丧失都与感染性疾病有关，并且需要适当的治疗。基线数据的记录必不可少，而且应包括修复体戴入后的X线片和重建屏障（结合）上皮后（即修复体戴入后1～2周）探诊袋深的测量。

种植体周围黏膜炎和种植体周围炎的病因学

种植体周围疾病是与微生物膜相关的感染性疾病，可以清楚地与罕见的咬合过载情况区分开来，咬合过载会导致骨结合突然丧失和种植体松动，但没有临床炎性指征（图6-74～图6-76）[8-9]。因过载而失败的种植体，超出了单独确定的骨-种植体接触负荷阈值。骨质更为疏松，种植体表面光滑，夜磨牙期间的侧向咬合力（相比于紧咬牙时的垂直向咬合力），这些情况下的种植体负荷限度可能处于更低的水平[10]。相比之下，以种植体周围炎为代表的感染性疾病，与细菌生物膜有明显的因果关系，这已在动物和人类研究中得到证实[11-13]。牙种植体周围的定植经历了与自然牙相同的步骤[14-15]。定植菌与含有唾液和龈沟液成分的薄膜结合。尤其在龈下（种植体周围：黏膜下）建立了稳定的生物膜，与此同时，单种病原菌也可作为移动的“浮游者”形式存在。在黏膜下区域，细菌菌落受到保护，不受机械干扰，但由于仍然在组织之外，因此几乎无法获得免疫应答和全身抗菌治疗。附着在黏膜边缘区域的生物膜累积导致炎性过程的延续，随着血管化的增加，形成炎性浸润的结缔组织（ICT），并降低胶原纤维的比例。在动物实验中，种植体周围黏膜和牙龈经过3周未受干扰的菌斑积累，观察到了类似大小和组成的浸润[13]。此种人体试验性龈炎模型（3周菌斑累积）表明，相比于种植体周围黏膜，牙龈中的免疫应答趋势更为明显。然而，在本研究中，种植体在口腔中的暴露时间平均为13个月，并且假定在这短暂期间过后免疫应答机制还未完全建立[11]。

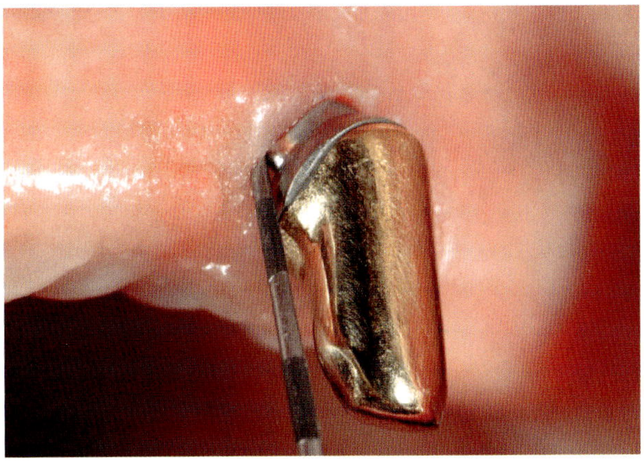

图6-74 晚期种植体丧失的临床情况（在使用8年后），很可能是由咬合负荷过重引起的。探袋深度3mm，无临床炎症征象（后续阶段见图6-75和图6-76）。

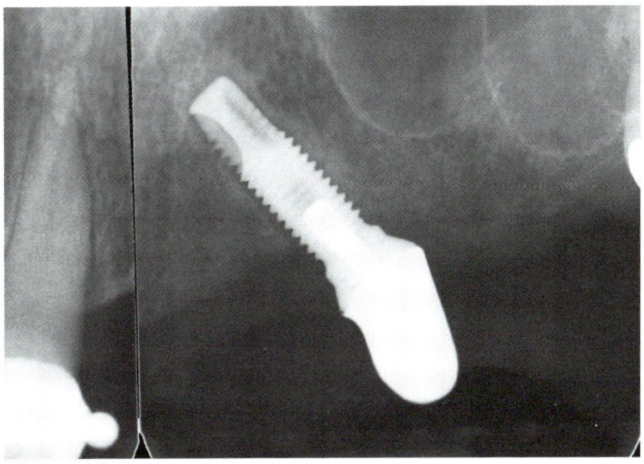

图6-75 X线片示在种植体腔室周围没有任何骨丧失和PDL间隙的存在，表明骨结合完全由于过载而丧失。

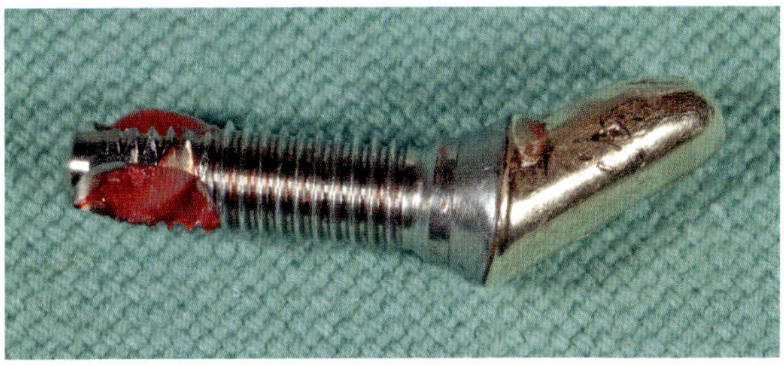

图6-76 将松动的种植体拔除，表面无杂物，有结缔组织残留。

种植体周围疾病的诊断

由于血管供应更少，牙周组织炎症的典型症状（如红肿）在种植体周围黏膜一般不会那么强烈，其血管供应仅来源于周围骨膜。与此相反，牙龈血液供应是来源于骨膜上血管和牙周膜血管[16]。探诊和探诊后出血（大约在探诊后20秒，象限测量完成时）是评估牙齿和种植体周围健康状况的一种合适诊断工具[17-18]。牙周探诊中，还需记录以釉牙骨质界或冠边缘为参考的附着水平，以便评估附着丧失的量，监测疾病的进展情况。然而，由于冠-基台与种植体连接的不同水平，在种植修复体周围探诊附着水平并不是一种常规使用的可靠措施。根据动物研究结果，采用压力控制探针（直径0.4mm，探诊力0.2N）在健康的种植体组织中进行探诊，结果在种植体和牙齿周围产生了相似的探诊延伸[19]。探诊延伸与屏障上皮的延伸相一致，在种植体周围和牙周组织中，探针尖端与牙槽嵴顶的距离均约1mm。随着种植体和牙齿周围的实验性边缘性炎症程度的增加，导致探针穿透结缔组织的增加。即使种植体周围的轻微炎症与探针穿透增加有关，探针穿透相比于轻微牙龈炎症的牙齿周围更接近于边缘骨[20]。得出结论：骨结合种植体周围的临床探诊对软组织封闭和钛表面均无不良影响，对种植体周围健康和疾病的纵向监测是必要的[17,21]。

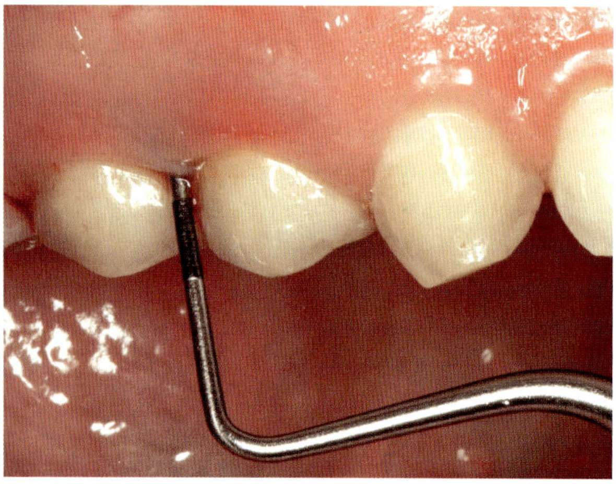

图6-77 种植体周围探诊。

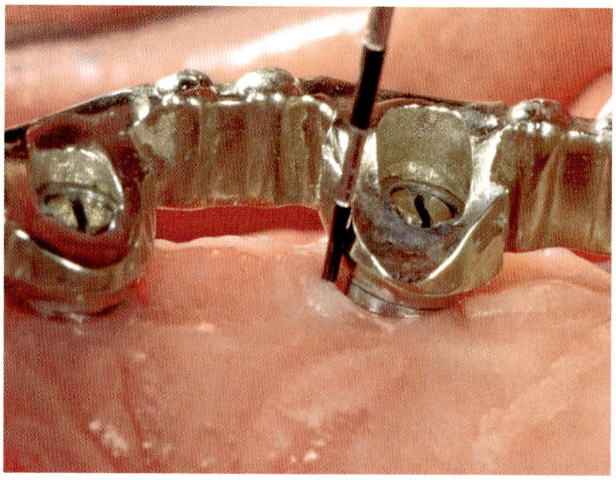

图6-78 当轮廓过大而无法恰当进入时，至少选择舌侧面某个部位。

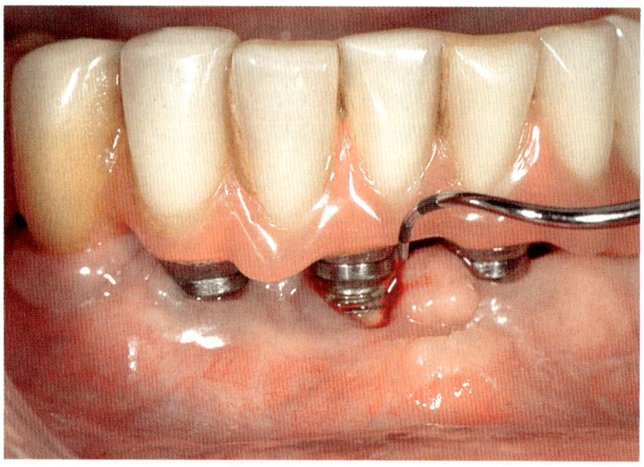

图6-79 使用测量根分叉病变的弯曲的探针，通常有助于充分探测，以诊断种植体的健康状况。

临床上应当注意到的是，由于种植修复体的轮廓与种植体或种植体基台较小直径之间的差异，轴向进入沟区的途径经常受到阻碍。这种情况下，临床医生可以省去评估4~6个位点（即近颊、中颊、远颊、远舌、中舌、近舌），而是选择至少一个位点进行适当的测量（图6-77和图6-78）。这个区域主要选在舌侧面，代表评估探诊出血的最决定性症状。若是修复体轮廓过大，弯曲定标的Nabers探针（最初用于测量根分叉病变）常有助于恰当进入（图6-79）。由于炎症过程在种植体周围呈环状快速扩散，评估至少一个有足够通路的位点，就可以得到可靠结果，而牙齿周围的探诊则需要完整的环状操作，以确保局部的缺损被检测出来，就像使用缝纫机一样。

牙周炎和种植体周围炎的风险因素

牙龈炎向牙周炎发展的进程中，受到某些称为宿主易感性的个体因素影响。其主要原因是存在以革兰阴性、完全或兼性厌氧菌为主的致病性生物膜，如伴放线聚集杆菌、牙龈卟啉单胞菌、梅毒螺旋体或福赛坦氏菌。其他的获得性辅助因素是免疫抑制、糖尿病、HIV感染、吸烟、饮酒或压力[21-22]。此外，基因辅助因素可以影响患者的牙周炎易感性。在种植体周围炎中，有几个因素与罹患该病的风险增加有类似的相关性[21]，包括个人口腔卫生不良、牙周病病史和吸烟[23]。种植体周围炎与糖尿病及饮酒之间进一步的相关性已经被提出，而遗传因素和粗糙种植体表面与种植体周围炎之间可能存在的关联目前还未得到证实。有研究表明，最初植入骨内部分的粗糙种植体表面一旦暴露于口腔中，可促进生物

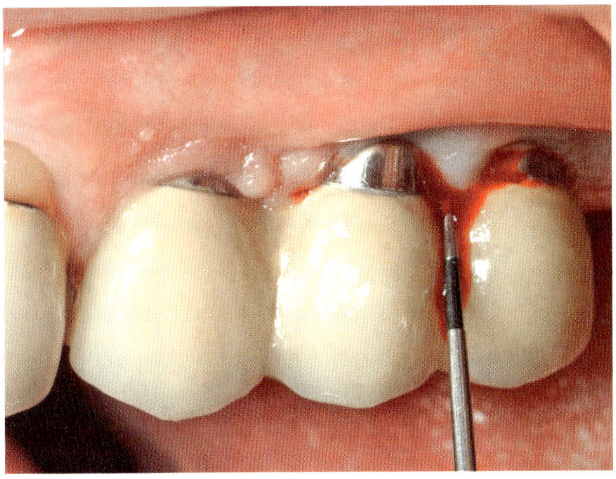

图6-80 促进生物膜黏附和扩散的医源性辅助因子。临床症状为探诊时伴有出血，探诊深度增加（后续阶段见图6-81和图6-82）。

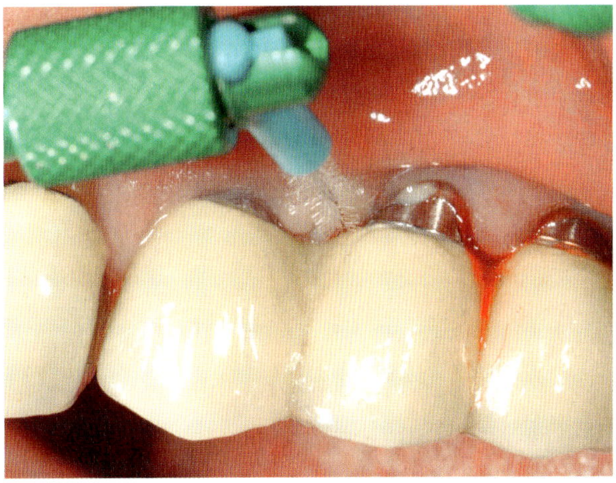

图6-81 封闭的邻间隙区域妨碍适当的清洁。

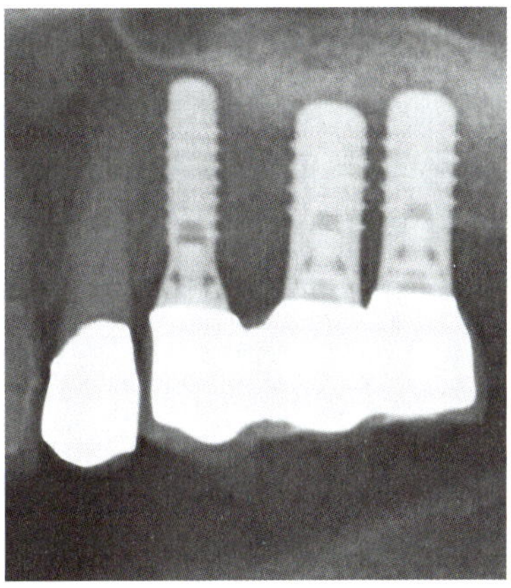

图6-82 支持骨丧失影像。

膜的黏附。然而，最近有报道称，通过加层机制产生的非常粗糙的表面，如TPS（钛-等离子体喷涂）和HA（羟基磷灰石），会产生有害的影响[24]。

一旦菌斑不可控并促进了生物膜的建立，医源性因素被认为是影响种植体周围炎发展的辅助因素（图6-80～图6-82）[21]。这些医源性因素包括：粘接剂过多、修复体边缘悬突、修复体组件不贴合、邻接区闭合、相邻种植体植入位置过近、种植体肩台垂直位置/深度不当[4]。最后一个因素对单颗牙种植体的影响最为不利，因为跨黏膜种植体部件距离牙槽骨间隔太过根方。这种情况下会形成长上皮和结缔组织附着，一旦黏膜下生物膜建立，反过来可能会发展成为深袋，破坏附着机制。一旦屏障上皮转变为袋上皮，并且结缔组织附着从种植体基台表面分离，炎性组织破坏就会进展并可能包含骨吸收。边缘/嵴支持骨的丧失表明从种植体周围黏膜炎到种植体周围炎的转化。

种植体周围炎的破坏过程并非主要由细菌侵袭或细菌毒素本身渗透引起，而是由激活的个体局部宿主反应引起。在几项实验研究中，将结扎丝置于龈下位置，使菌斑形成不受干扰，从而促进局部微小创伤和开放性龈/黏膜袋的形成，进一步允许生物膜在深层龈下/黏膜下的部位形成[1,25]。这导致了急性炎症反应，包括转换成革兰阴性厌氧杆菌微生物菌群，致使早期组织破坏和骨丧失[15,26]。根据最近一项研究，结扎丝取出后，在种植体和牙齿周围的组织反应是不同的[1]。实验性种植体周围炎病变延伸至袋上皮根方并且接近牙槽嵴，而保护性结缔组织被膜在结扎丝去除1个月后将牙周炎病变和骨分开（称为“自限”过程）[27]。种植体周围的组织破坏要么停止，从活跃的破坏过程转变为慢性病变，要么继续破坏到达种植体尖端部分，骨结合完全丧失，导致种植体松动。如若长期（1年）不进行治疗，在可能的局部因素影响下，实验性种植体周围感染的进展往往会在大多数位点被发现[28]。与实验性牙周炎相比，在结扎丝去除后，实验性种植体周围炎部位在不同时间表现出急性炎症征兆，牙槽嵴表面排列有大量的破骨细胞[1]。ICT显示较大比例的免疫活性细胞广泛播散。ICT的根方部分未被覆盖，且与袋内定植在种植体表面的生物膜直接接触。这些发现表明，在上皮未能覆盖ICT的开放/非闭合袋中，结缔组织不能够保护骨和封闭ICT[1,29]。

在种植体周围炎中，组织破坏常伴有袋区脓液，脓液中主要含有多形核粒细胞和纤维蛋白。种植体周围炎部位的缺损形态通常呈弧形轮廓，而牙周炎病变在邻间区域通常呈位点特异性骨内病变。在牙齿周围，具有非角化胶原的邻接区域是众所周知的典型参与区域（“好发部位”），因为该部位更容易被细菌毒素渗透，往往表现为更频繁的食物嵌塞，而且更要注意邻间清洁。然而，种植体周围似乎更可能发生生物膜的快速环状扩散。它可能通过较弱的上皮附着和结缔组织附着内缺乏明显的纤维排列而得到促进，尤其是缺乏锚定在牙骨质中的纤维。

有牙周炎病史患者的种植体

许多因牙周炎而丧失牙齿的患者通过种植体固位重建修复而得到治疗。临床研究报告种植体周围感染的发病率越来越高可能表明，由于宿主相关因素的影响，该患者群体可能更易患种植体周围疾病[21]。

最近一项观察期为（48±26）个月的研究，就牙周受损患者是否对种植体周围感染易感性增加的问题进行了探讨[30]。与慢性牙周炎（ChP）病史患者的3.6%和健康对照组的3.1%相比，有侵袭性牙周病（AgP）病史的患者，出现种植体周围炎和种植失败的风险尤为增加，为15.3%。在AgP患者中，吸烟者的种植体成功率降低到63%，而曾经吸烟者的成功率为78%，不吸烟者的成功率为86%。在ChP组和健康患者组，吸烟与否对成功率的影响较小。

在牙周病患者中，建立健康牙周组织的治疗在种植体植入前是必不可少的。深牙周袋可作为致病微生物的储藏库，这些微生物可被转移至种植体周围区域[15,31–34]。然而，应当指出的是，在健康环境（牙齿或种植体）中也可能检测病原菌，并且其简单存在并不一定会引起疾病[14,32,35]。因而，在种植体植入前进行微生物学诊断通常是相对多余的。种植体周围炎病变中的微生物菌群与慢性牙周炎相似。过去人们常常错误地认为，在种植体植入前必须拔除剩余牙齿，以消除病原菌并预防种植体周围炎的发生。这种假设是基于严重牙周炎患者拔除剩余牙列3个月后，观察到口腔黏膜中仅仅检测出中间普雷沃菌（Pi），而伴放线聚集杆菌（Aa）和牙龈卟啉单胞菌（Pg）不再被检测到[36]。此外，种植体植入1年后，在种植体周围的龈沟内未检测到Aa和Pg[37]。在一项包含经历牙齿拔除后和种植体植入前一段无牙期患者的长期研究中，Aa、Pg和福赛坦氏菌（Tf）在10年后再次被检测到[38]。这些观察表明，大多数微生物存活于口腔环境中，如口腔颊黏膜、舌背、扁桃体和临床冠表面，而不必考虑牙周袋的消除[36,39–40]。

在一项采用自身对照设计的实验研究中，比较了中度至重度牙周病患者接受了两种不同治疗后的免疫应答：切除治疗（去除袋上皮和结缔组织病变的牙龈切除术、刮治和根面平整）或非切除治疗（翻瓣清创术）[41]。在愈合并经历了3周的菌斑积累后，发现接受切除治疗的部位免疫反应较不明显，细胞浸润较少，破坏较小[42]。这些发现表明，时间对于建立局部免疫应答机制起着决定性的作用，包括招募免疫活性细胞到新生组织复合体中的能力[38,42-43]。类似地，我们也假设种植体周围组织需要数年反复受到微生物的挑战，以建立有效但破坏性的免疫应答机制。考虑到这些因素以及发生种植体周围炎危险性增加的趋势，对于有牙周炎病史的患者，保存牙齿和维持牙列显得更为重要。

可以得出结论，有牙周病病史的患者，尤其是吸烟者和AgP患者，发生种植体周围感染的风险更高。在种植体植入前应当治疗牙周病，患者应该接受适当的牙周维持治疗并仔细监测[21-22]。内科医生应密切监测和管理糖尿病患者的代谢率。目前关于乙醇摄入、遗传因素、角化黏膜和种植体表面的证据尚不足，但医源性因素应被视为种植体周围感染的风险因素[21-22]。

种植体周围炎的部位被发现有更高的复发性生物并发症或失败的风险[44]。类似地，先前经历种植失败的患者有30%的可能会发生进一步的失败[45]。本研究中，在将近6年后种植体的累积存留率为90%，但22%的患者至少受到一次种植失败的影响。

种植体周围疾病的治疗选择

在支持性牙周和种植体周围护理期间，通过充分的个人口腔卫生和专业的清洁来预防种植体周围疾病，牙科种植体和种植修复体能得到最好的保留。一旦诊断出种植体周围疾病，主要的治疗目标是通过生物膜去除、菌斑控制和抑菌措施来控制感染。基于修复体的设计，必须提高个人卫生的可及性，比如打开邻间隙。在不考虑疾病严重程度的情况下，这些非手术操作作为一般的初始阶段，进一步的治疗计划包括清洁种植体表面和消除种植体周袋的手术治疗，可能需要分阶段进行。理想情况下，伴随着骨再生和骨–种植体接触的重建（“骨结合”），袋的探诊深度降低。通过降低袋的深度，可以建立一个更加有氧的环境，并且抑制厌氧菌种。

对于牙周缺损，通过刮治和根面平整的非手术治疗在探测袋深达到7～9mm时，也被证实有效，单根牙的长期疗效比有根分叉的磨牙要好[46]。然而，在种植体周围炎的部位，由于修复体轮廓过大（种植体直径与冠轮廓的差异）造成的有限通路、狭窄的环形缺陷形貌、固有的种植体粗糙表面，以及螺钉区域的倒凹，常常会限制非手术治疗的恰当清洁，而且第二阶段的手术干预通常不可避免（图6–83～图6–85）。

种植体周围疾病的非手术治疗

种植体周围黏膜炎通常需要适当的治疗来处理炎症，防止其发展成为种植体周围炎。治疗包括使用机械仪器来去除细菌生物膜和结石、抛光、建立适当的个人口腔卫生和消毒措施，即局部应用氯己定凝胶和/或漱口液（0.2%的氯己定溶液）[47]。根据最近一项综述，非手术性机械清洁在治疗种植体周围黏膜炎中是成功的（BOP+位点减少），并且可辅以抗菌漱口液[48]。虽然非手术措施应作为初始阶段的治疗，但是这些措施并不足以解决种植体周围炎[48-49]。

最近，塑料刮匙（碳）和由聚醚醚酮制作的超声工作尖被引进以避免钛种植体表面的改变[50-51]，但它们在结石去除方面的效率似乎有限[52]。由于对被侵入种植体表面的净化是主要目标，因此这种表面改性（例如，涂层去除、降低表面粗糙度或产生刮痕）可能具有积极而非有害的影响。因此，使用稍钝的钢刮匙仍然是首选，并且应该结合超声和喷砂抛光（图6–86和

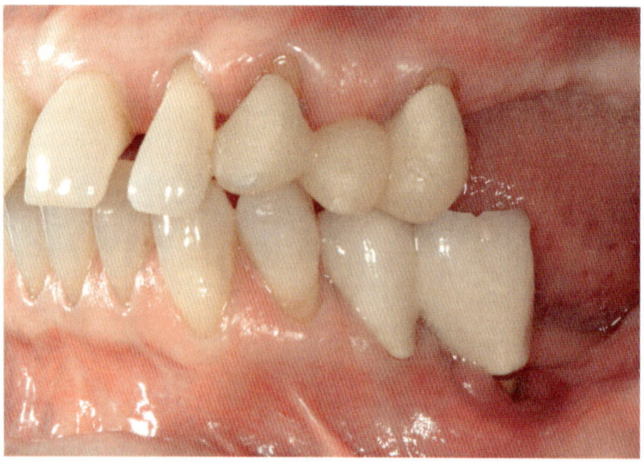

图6-83 临床情况，牙周炎和种植体周围炎（后续阶段见图6-84和图6-85）。

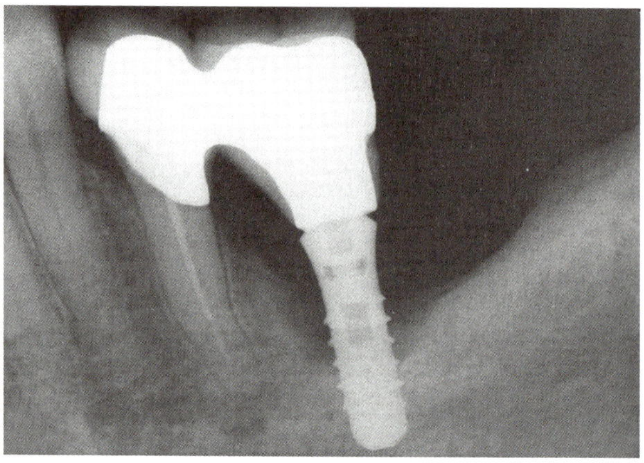

图6-84 影像学情况，左下颌注意种植体与修复体之间的间隙。

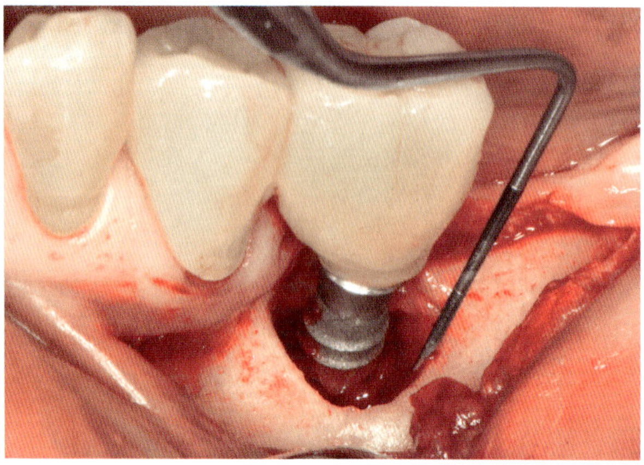

图6-85 术中可见骨质破坏。

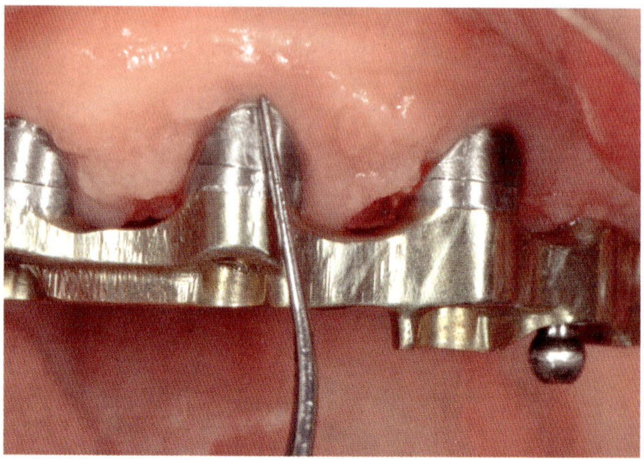

图6-86 用于去除生物膜的常规超声头。

图6-87）。喷砂装置必须清楚指向种植体表面以免形成栓塞，可与碳酸氢钠粉末或较细腻的可吸收氨基乙酸一起使用[53-54]。激光去污（CO_2或Er:YAG）已用于种植体表面清洁和消毒，但尚缺乏临床证据表明这会改善治疗效果[48,53,55-56]。

在一些研究中，咬合调整已被纳入种植体周围炎治疗初始阶段的一部分[57]。然而，应当明确区分生物膜和咬合过载这两种不同的致病因素。虽然在修复体就位过程中显然要推荐咬合调整，但不要期望之后的咬合调整能够解决种植体周围组织的感染性疾病，或者对种植体周围疾病产生任何潜在的愈合效果。

局部应用抗生素和在初始治疗阶段结束时全身使用抗生素，这在文献中已有描述[58-60]。局部用药时，药物释放应持续数天，全身摄入抗生素时，由于种植体周围组织血管供应受损而使局部浓度降低，因而具有额外的限制。局部与全身应用的益处应该在使用和不使用抗生素的对比研究中进行测试[61]。为了预防抗生素耐药，其目前的使用应当限定在高危患者和长期骨暴露的外科干预[62]。

种植体周围炎的手术治疗

尽管改善了口腔卫生和去除了生物膜，非手术治疗依然可能不成功。如果探诊袋深≥6mm和BOP+增加的炎症征象持续，则应进行外科干预。在3～4周的非手术预处理后，急性感染征象应该得到降低[58]。外科干预应该改善获得充分表面清洁的入路，并切除结缔组织中的炎性病变。尖锐的骨嵴可能需要被修整，特别是狭窄缝隙样的缺损，以确保足够的入路并建立积极的骨结构，同时美学方面也应考虑到[58]。根据动物研究发现，手术干预在减少袋深和炎性征象方面比非手术措施更有效[63]。在动物模型中，对种植体表面清洁的各种措施（例如，盐水、浮石、化学剂、超声波、喷砂和空气抛光、激光）进行了研究，但这些方法均未显现出明确的益处[63]。手术治疗后观察到新的骨-种植体接触的骨再结合，粗糙表面被发现更难以清洁，但相比于光滑表面，粗糙表面可获得更多的骨再结合。因此，与实验性光滑表面的22%相比，SLA表面（Straumann）显示出84%的骨再结合[64]。这些结果表明，骨再结合不仅需要足够的表面清洁，而且需要清洁缺损区的血凝块足够稳定。

牙种植体骨内部分的粗糙和光滑表面有明显不同的优势与不足。虽然粗糙表面有助于种植体植入后早期愈合阶段骨-种植体的更紧密接触，也能促进种植体周围炎治疗后的骨再结合，但如果一旦暴露于口腔中，特别是有牙周病病史的患者，粗糙表面可能会增加生物膜黏附及种植体周围炎继续进展的风险。应该注意到，附有额外的跨黏膜组件的表面修饰会干扰探诊这一最基本的诊断工具，比如平台转换时，跨黏膜种植体组件直径减小。而且，一旦就位于黏膜上，这种种植体基台修饰便得不到恰当的清洁。此外，使用旋转仪器（金刚钻、Arkansas、橡胶抛光车针）整平污染的粗糙种植体表面在文献中（“修整术”）已有描述，其短期有益的临床效果已被记录下来[65]。然而，要在光滑表面实现骨再结合是不太可能的[64]。

在人体研究中，通过清创手术并结合全身抗生素治疗，60%的部位可显现愈合[63]。在所有其他研究中，采用或不采用屏障膜的骨替代品被附加使用。必须要指出的是，这种再生方法主要用于填补骨缺损，并不一定有助于感染的解决，且有可能会干扰愈合过程。尽管抗生素的附加益处还未得到证实，但几乎所有的人体研究都报道了种植体周围炎的外科治疗中使用了抗生素[63]。显然，如果可行的话，拆除种植修复体有益于提高手术操作通路。拆除修复体和埋入式愈合似乎可取，特别是再生措施打算采用骨移植材料的时候[53]。在这方面，短距的螺钉固位型种植修复体要比粘接固位型修复体更可取[2,9,66]。

由于文献中没有描述到哪种特定的治疗方案被证明更为优越，所以在种植体周围疾病的治疗中，破坏精密生物膜、去除结石、菌斑控制和减小袋深，仍然是主要的步骤。根据牙周炎的系统性治疗，推荐采取以下策略[47,57,67-68]。

初始阶段：

1. 指导个人口腔卫生，促进口腔卫生，邻间区也是如此，即建立充分的邻间隙和去除过突的外形。
2. 机械（手动器械或超声波，结合喷砂和/或抛光）去除细菌生物膜和可探及的结石，即让菌斑固位的因素，采用氯己定凝胶和漱口液（0.2%）局部抗菌治疗3～4周。

如果炎性症状持续（探诊袋深≥6mm，伴有BOP+）：

3. 翻瓣进行外科干预，切除肉芽组织，使用机械设备去除种植体表面的软硬碎片，表

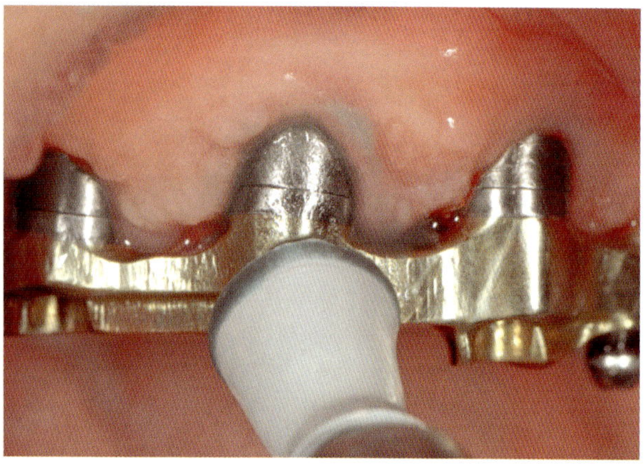

图6-87 抛光钛和黄金表面以消除划痕。

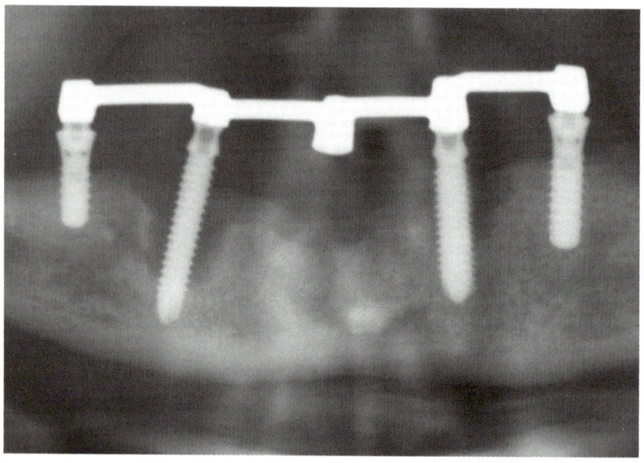

图6-88 放射线影像情况（与图6-71～图6-73为同一患者；后续阶段见图6-89～图6-93）。

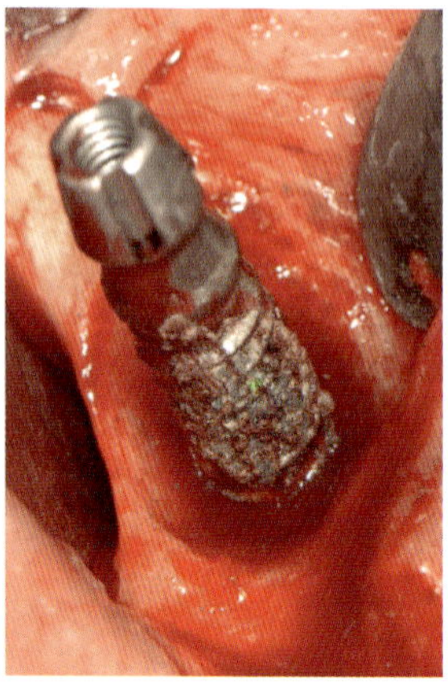

图6-89 用CO_2激光对表面进行净化处理。

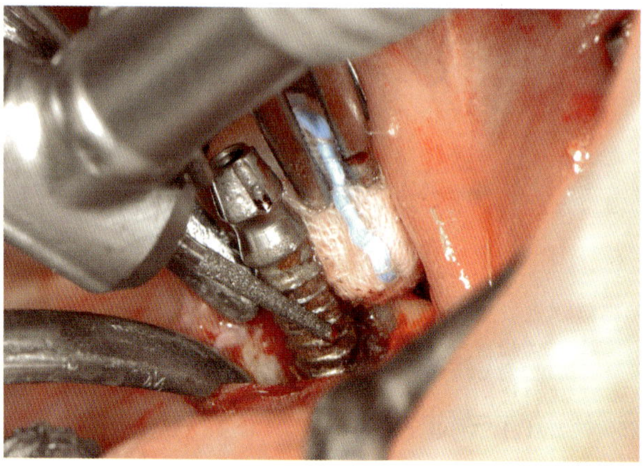

图6-90 金刚砂车针种植体修整术。

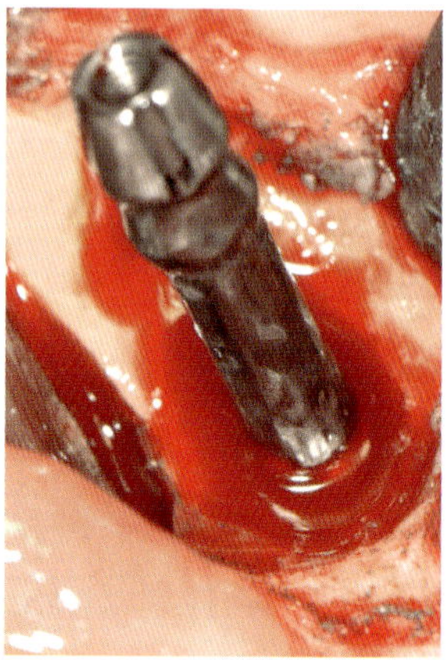

图6-91 抛光、冲洗、切除骨缘后的术区。

面抗菌处理（氯己定或聚维酮碘，潜在性激光处理），修整骨边缘，实施根向复位瓣术或黏膜切除术以减小袋深（警示：保留部分角化黏膜，避免完全切除），考虑在拟暴露区实施种植成形术。

4. 由于美学原因，考虑在阶段性治疗中采用再生疗法来替代切除术，特别是在前牙区域。

切除疗法

对于切除性治疗（图6-88），可以应用牙龈切除术切除浸润的肉芽组织，同时应确保在边缘区域保持至少有2～3mm的角化黏膜。用刮匙去除肉芽组织。激光去污后（图6-89），用金刚砂车针打磨露于口腔中的粗糙种植体表面区域（图6-90和图6-91）。在研磨种植体表面之前进行表面去污，避免在研磨期间污染的钛颗粒扩散到软硬组织中。建议使用热消毒的棕色、绿色和深绿色抛光头进行表面抛光，以便于清洁和减少菌斑黏附。然后仔细清洁伤口区域并去除钛颗粒。通过截骨术平整锋利的骨边缘。与再生疗法相比，种植体颈部在愈合后将暴露，导致美学效果（特别是前牙区）受损（图6-92和图6-93）。

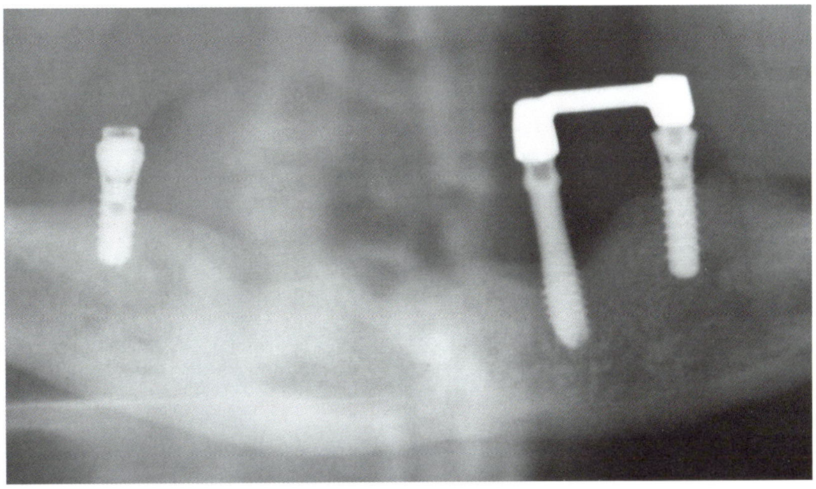

图6-92 6个月后的影像学情况。

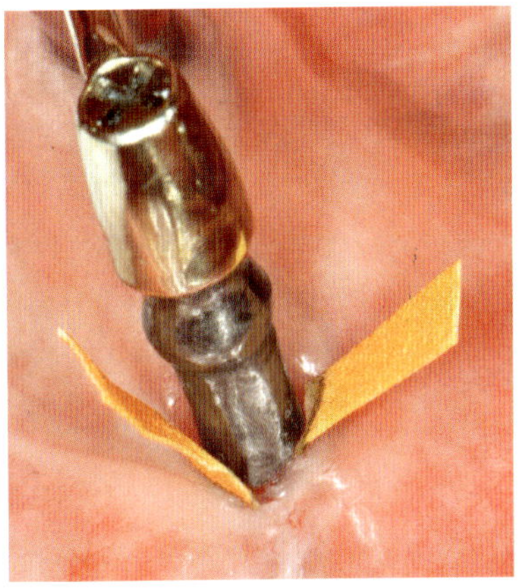

图6-93 术后6个月用纸带检查临床健康情况。

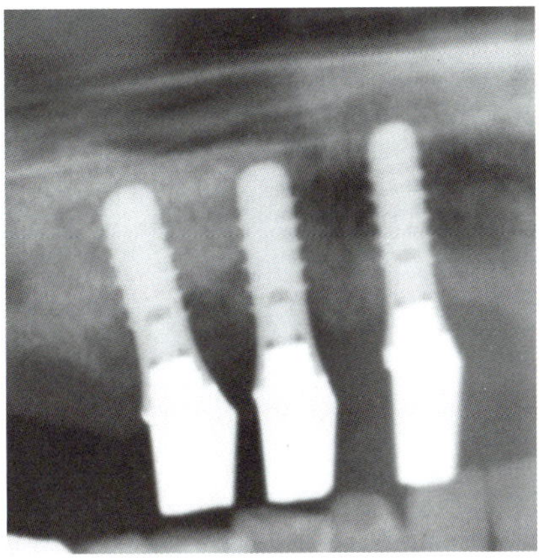

图6-94 16位点种植体诊断为种植体周围炎的X线片（后续阶段见图6-95~图6-100）。

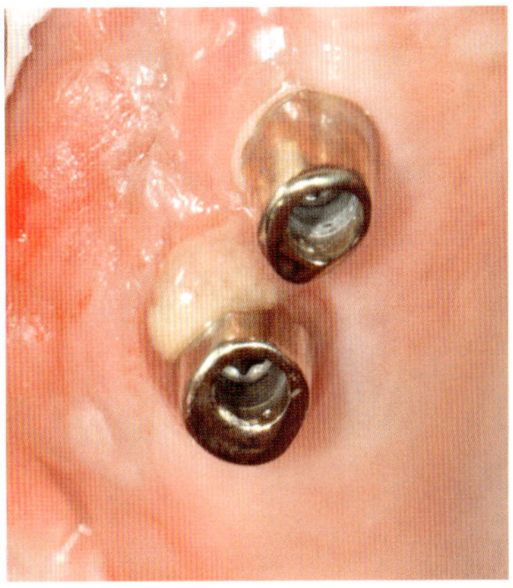

图6-95 触诊后脓液排出。

再生疗法

对于再生疗法，也需要翻开全瓣暴露种植体（图6-94和图6-95）。通过龈切除术或刮除术去除浸润的牙龈组织（图6-96）。种植体表面的净化可以通过激光或喷砂来进行。与CO_2激光相比，喷砂去除了菌斑和细菌，同时对种植体表面结构的破坏更少[69-70]。去除污垢后，可使用骨替代物，自体骨或两者的组合来填补骨缺损（图6-97）。然后用膜覆盖骨缺损部位引导骨再生（图6-98）。由于其缓慢的吸收及转化成骨能力，可以将衍生藻类如Algipore（Dentsply Friadent）用于引导骨组织再生。将替代材料碾碎以减小其体积，优化与种植体表面的直接接触。添加釉质基质蛋白（Emdogain，Straumann）来增强成骨细胞分化，可在愈合的前10天内提供抗微生物作用。无张力伤口闭合非常重要，添加增强材料后，需要使用薄膜覆盖材料表面来减少其移动，避免退缩（图6-99和图6-100）。

如果不能事先确保种植体周围炎治疗后的口腔卫生（例如，较长的种植体组件或暴露于口腔的空心圆柱体），则可考虑拔除种植体。必须告知患者再植入的风险，并应考虑替代的重建治疗方案。

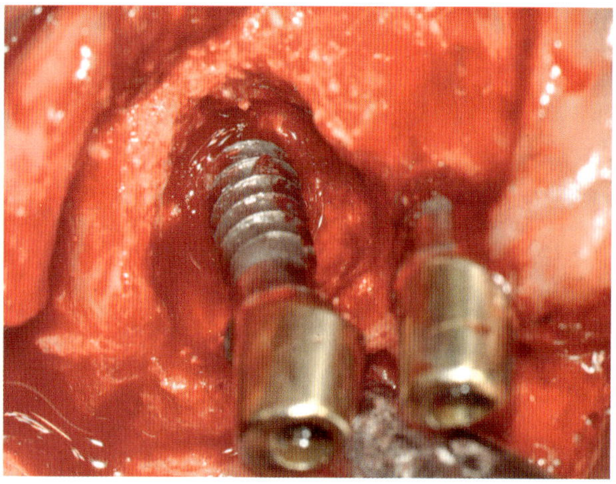

图6–96 牙周冲洗手术清洗及去污。

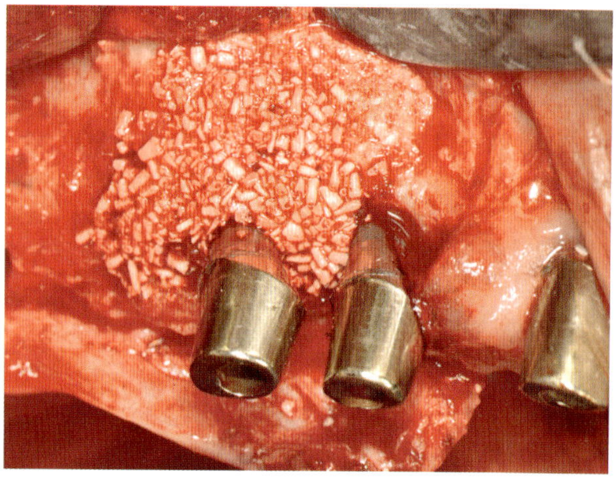

图6–97 Algipore充填缺损处。

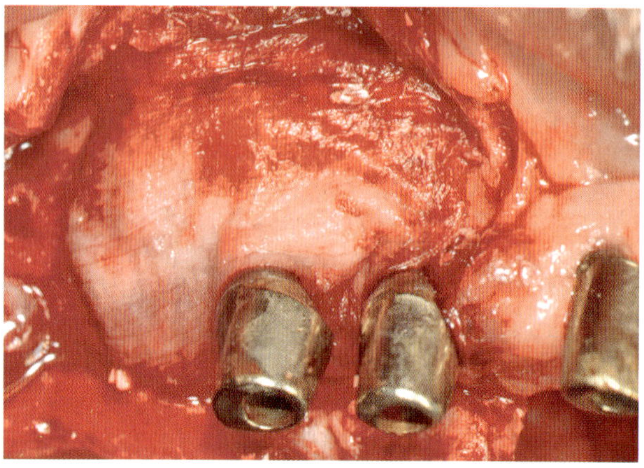

图6–98 覆盖胶原蛋白膜。

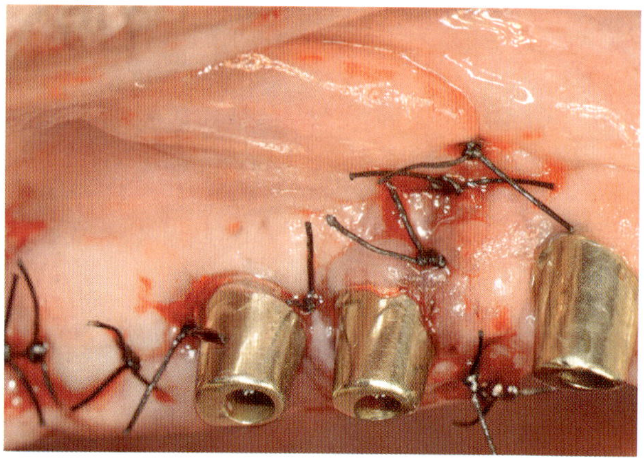

图6–99 伤口缝合。

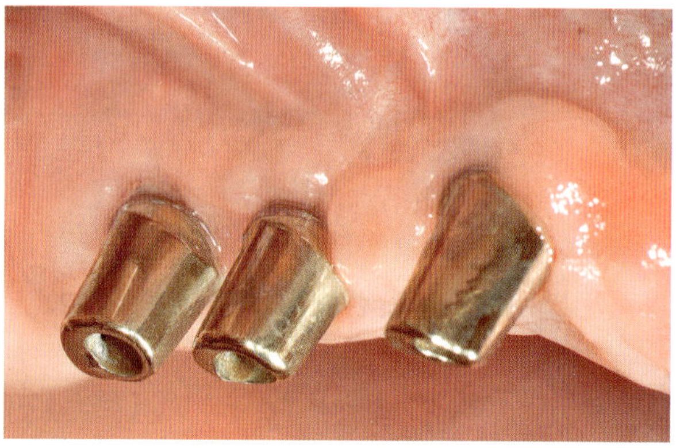

图6–100 术后3个月的临床结果。

牙周及种植体周围炎治疗的愈合

在牙周治疗中，理想的愈后包括牙槽骨的再生、牙周膜（PDL）的重建，以及嵌入牙周纤维的新生牙骨质附着。愈合也可与长结合上皮相关，代表新生的上皮附着。新生的上皮和结缔组织附着都减少了探诊袋深。在根尖片中，经常可见皮质化与再矿化边缘骨的明显对比。在种植体周围炎治疗中，愈合的临床症状包括无BOP+的种植体周袋变浅（图6–101和图6–102），而X线片同样揭示有明确的边缘/牙槽骨轮廓再矿化（图6–103）。在骨再生方法中使用骨替代物的情况下，X线片并未显示是否已发生骨再结合或结缔组织是否生长于骨与种植体表面之间。在软组织中，由于瘢痕样组织稀疏血管化，新生上皮和结缔组织附着得以建立。

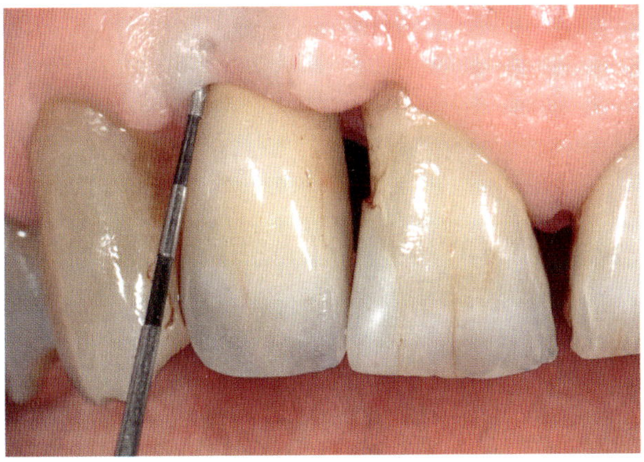

图6-101 1例患者手术治疗成功10个月后的临床情况：探测袋深度减少到2mm（后续阶段见图6-102和图6-103）。

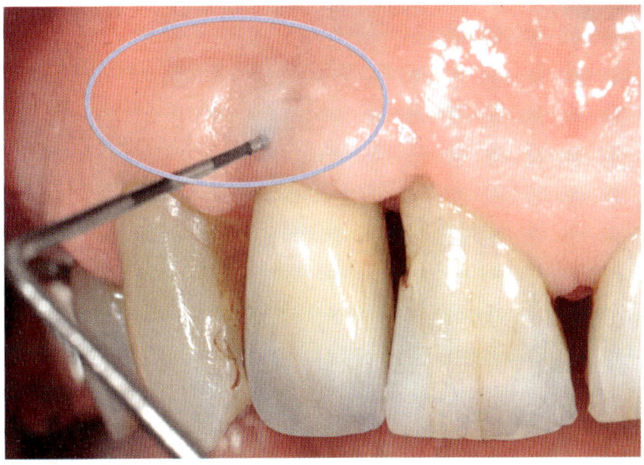

图6-102 两个小开口作为前瘘管的残余存在于有瘢痕的种植体周围组织中。

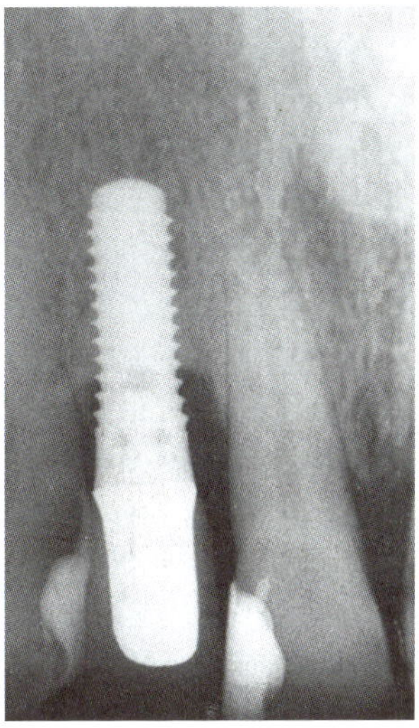

图6-103 骨边缘矿化的清晰影像。

临床意义和结论

根据第6届和第7届牙周病研讨会的共识报告[4,22]，种植体周围炎是一种影响种植体周围软组织和硬组织的感染性疾病。临床上，种植体周围炎与袋加深、探诊出血和/或化脓，以及支持性边缘骨的丧失有关。与牙周炎相似，主要的病因是微生物菌斑生物膜，植入部件和种植修复体的设计应易于个人口腔卫生的实施。应告知患者，种植体周围组织对菌斑累积的反应与牙周组织相似，并且该疾病可能会在种植体周围组织中发展，最终会危及种植体的寿命。充分的个人口腔卫生是必不可少的，有牙周病病史的患者，特别是吸烟者和患有糖尿病的患者，在种植体植入前应该被告知增加的种植体周围疾病风险。在种植体植入前必须治疗牙周病[71]。在决定治疗之前，戒烟咨询应由牙科专业人员监督[72]。

为避免种植体周围炎的发生，患者应定期接受牙周/种植体周围的维护，包括重新指导口腔卫生措施，通过探诊诊断，去除黏膜上和黏膜下的生物膜。此外，个人复诊时间间隔将取决于是否存在炎症的迹象以及患者个人清洁的效果。复诊时间间隔不应超过3～6个月，特别是有牙周病病史的患者。

尽管种植体周围组织血管化减少可能导致其症状和体征不明显，探诊出血依然是种植体周围疾病的主要临床表现。化脓和/或溢脓通常与骨质破坏有关，应通过X线片进一步评估。修复体就位后所拍的基线片可作为评估后期骨吸收的参考。基线探诊测量应在修复体就位后1～2周的检查期间进行。然后，它们可以作为全年监测的临床参考。如果种植修复体和种植体直径之间的差异，干扰了探针在所有4～6个部位中的轴向穿透通路，则要找出至少一个能够进行恰当探诊的部位（最可能位于舌侧），以评估种植体周围的健康状况。使用常规钢探针在轻力（≤0.25N）下的轴向穿透探诊，既不会危及黏膜附着，也不会伤及种植体表面[22]。如果临床症状表明存在种植体周围炎，应进行根尖周X线片检查以明确诊断。由于多种医源性因素可能有利于微生物群的形成，因此为了选择合适的治疗方案，正确诊断该疾病及潜在的相关因素是至关重要的。

种植体周围感染的发展可能需要数年时间，并且在大多数情况下，种植体周围感染需在行使功能5年以上才变得明显。该疾病可影响患者的单颗种植体并导致未经治疗的种植体丧失。与牙周炎类似，该疾病缓慢进展并伴有周期性发作破坏。结缔组织附着区域中缺失的纤维排列，可能有利于种植体周围病变的快速扩散，并随后导致环形骨缺损。在治疗种植体周围炎时，必须清除细菌沉积物。临床医生应该意识到种植体周围炎比牙周炎更难治疗，且其结果可能无法预测。如果非手术机械治疗无法解决病变，建议使用辅助抗菌药物和进行翻瓣手术。为了恢复骨组织缺损，可以考虑重建手术。如种植体松动，表明完全缺乏骨结合，需要将其取出。